# CDC
# 国际旅行健康信息

CDC Health Information for International Travel
（"The Yellow Book 2016"）

# 2016
（黄皮书）

**原著** 美国疾病预防控制中心
**主译** 韩辉　方志强

中国健康传媒集团
中国医药科技出版社

## 内 容 提 要

《CDC 国际旅行健康信息》（黄皮书）以美国疾控中心编写的 *CDC Health Information for International Travel 2016* 为蓝本，经中国检验检疫科学研究院组织卫生检疫领域的相关专家整理、翻译成书，旨在为中国旅行者的海外旅行提供健康出行、疾病预防参考，同时也可供广大的旅行健康从业者阅读。

**图书在版编目（CIP）数据**

CDC 国际旅行健康信息：黄皮书. 2016 / 韩辉，方志强主编. —北京：中国医药科技出版社，2018.7

ISBN 978-7-5067-9909-6

Ⅰ. ① C… Ⅱ. ①韩… ②方… Ⅲ. ①旅游保健－研究报告－世界－2016 Ⅳ. ① R128

中国版本图书馆 CIP 数据核字（2018）第 013185 号

**美术编辑** 陈君杞
**版式设计** 锋尚设计

出版 中国健康传媒集团｜中国医药科技出版社
地址 北京市海淀区文慧园北路甲 22 号
邮编 100082
电话 发行：010-62227427 邮购：010-62236938
网址 www.cmstp.com
规格 710×1000mm ¹/₁₆
印张 57
字数 918 千字
版次 2018 年 7 月第 1 版
印次 2018 年 7 月第 1 次印刷
印刷 三河市国英印务有限公司
经销 全国各地新华书店
书号 ISBN 978-7-5067-9909-6
定价 168.00 元

# 译者名单

**主 译** 韩 辉 方志强

**译 者（按照姓氏笔画排序的其他译者）**

马晶晶 尹海萍 田 睿 冯 姝 杨 立 李云峰
邱文毅 何 蕾 张 瑾 周煜博 郎少伟 孟 菁
赵 欣 胡 婷 舒 砚

# 译者的话

　　随着旅游业的发展，中国连续多年成为全球第一大出境旅游消费国，同时也是全球第四大入境旅游接待国。全球化航空运输变得更加便捷，极大地方便了旅行者，但同时跨境旅行也成为传染病传播的桥梁，旅行者及其随身物品或运输工具成为微生物的免费通道。有时，上述微生物搭便车的现象会改变历史的进程。其中最著名的例子莫过于中世纪从亚洲横扫欧洲的鼠疫、欧洲探险者带到美洲的天花以及同样一批探险者逆向带到欧洲的梅毒。现今全球人口流动的步伐和规模越来越大，疾病扩散的机会和速度都在不断增加。2003 年 SARS 疫情大流行，数月扩散至 30 个国家和地区。2009 年甲型 H1N1 流感启动了 21 世纪第一次流感大流行，2014 年西非埃博拉疫情引起全球恐慌，2015 年韩国 MERS 疫情暴发威胁周边国家，2016 年塞卡病毒病疫情暴发再次拉响国际关注公共卫生风险的预警。旅行除了引起传染病疫情传播，还会引起意外事故、慢性病加重、高山病、晒伤等健康问题。美国一项关于旅行者的队列研究表明：64% 的旅行者在旅途中出现健康问题，其中 8% 的人被迫就医；26% 的旅行者回国后患病，其中 12% 的人去医院诊治。

　　旅行对人类健康的影响由来已久，但是从 20 世纪后期旅行卫生和健康问题逐渐受到社会的广泛关注，在欧美国家逐渐发展成旅行医学学科。作为一门跨领域的学科，包括了传染病学、热带病学、地理、旅行等多学科的相关知识。旅行医学在过去的 20 年中得到了很大的发展。旅行医学的首要目的是帮助旅行者避免疾病与死亡；其次就是通过"自我治疗"，使疾病和事故造成的伤害最小化。

　　自旅行医学诞生以来，欧美国家一直引领学科的发展。美国疾病预防控制中心（CDC）1967 年首次出版《国际旅行健康信息》，最初它只是一本小册子，出版的目的是为了满足《国际公共卫生条例》和《国际卫生条例》（IHR）的要求。随着旅行医学和国际旅行的快速发展，该书目的调整为解决旅行者可能遇到的各种健康风险，同时帮助旅行者和临床医生更好地了解在国际旅行途中避免患病或受伤需要采取的措施。一直以来，《CDC 国际旅行健康信息》是一个值得信赖的旅行医学专业资源。

　　《CDC 国际旅行健康信息》（2016 版）介绍了旅游医学的发展，分析了旅行者可能存在的健康风险，旅行者在旅行前、旅行中和旅行后的健康咨询和预防措施，特殊旅行者的注意事项等。

该书分为八章。第一章旅行医学及旅行风险简介；第二章旅行前健康咨询；第三章旅行相关传染性疾病；第四章选择目的地的健康提示；第五章旅行后健康评估；第六章交通工具与运输中的健康问题；第七章携带婴幼儿的国际旅行；第八章对有特殊健康需求旅行者的建议。

美国 CDC 的 Gary W. Brunette 博士是 2016 版的主编，数十位美国 CDC 的专家以及来自美国、加拿大、泰国、中国香港等国家和地区的大学教授和旅行医学专家共同组成权威的专家队伍完成了此书的编写。这些专家根据各自擅长的领域撰写了不同的章节，这些章节可以反映当前旅行医学在不同方面的最高水平。

本书内容丰富，既全面又简要，其科学性、实用性、可操作性好，论述全面系统，可提供实用的建议和重要的背景知识，为旅行风险评估和风险控制措施提供了依据。因此，本书不仅可供所有旅行健康从业者，包括旅行医学咨询师、公共卫生人员、流行病学家等使用，更可供旅游从业人员、广大旅行者阅读。

本书适用面广，不仅适合于美国，同样也适合于包括中国在内的其他国家，并对其他国家旅行医学具有重要的借鉴和参考价值。当然在使用过程中，除更好地借鉴国际先进经验外，还应考虑并结合我国实际情况，做到洋为中用。

本书的翻译和出版得到美国 CDC 的 Gary W. Brunette 博士及其编写团队的大力支持，他是本书英文版的主编，他们在国际旅行医学和公共卫生流行病学领域具有很高的威信和影响力，对于中国国际旅行卫生的发展给予了极大的支持。在此对他及其编写团队和美国疾病预防控制中心的辛勤工作表示崇高的敬意。

本书的翻译承蒙海关总署卫生司领导的大力支持和鼓励。在本书的编译出版过程中，中国检验检疫科学研究院和全国卫生检疫系统的编译人员付出了辛勤劳动，这是他们对卫生检疫和国际旅行卫生事业的重要贡献。在此一并表示衷心的感谢。

为了进一步提高本书的质量，以供再版时修改，恳请读者不吝指正。

译者

2017 年 2 月

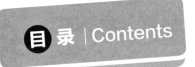

# 目录 | Contents

## 第三章　旅行相关传染性疾病

## 第四章　选择目的地的健康提示

## 第五章　旅行后健康评估

## 第六章　交通工具与运输中的健康问题

## 第七章　携带婴幼儿的国际旅行

## 第八章　对有特殊健康需求旅行者的建议

## 附　录

# 第一章

# 简介

# 旅行健康和黄皮书简介

Amanda W. Lee, Phyllis E. Kozarsky

## 旅行健康

在过去的十年中，国际旅行人数持续大幅度增长。根据世界卫生组织的统计，2013 年全球国际旅行者超过十亿，比 2012 年增长 5%，比 2003 年增长 57%。2013 年，美国居民的旅行次数超过 6150 万，而且至少在美国境外逗留一夜。保护个人旅行者的健康并且使旅行者回国后入住的社区不受健康问题的影响，其重要性不言而喻。国际旅行的形式多样，包括旅游观光、商业、出国留学、研究、探亲访友、生态旅游、探险、医疗观光、传教以及应对国际灾难。旅行者本人与其行程一样各具特点，涵盖所有年龄段，其原有的健康问题及身体条件也各不相同。旅行者遇到传染病的风险亦变幻不定——有些旅行目的地越来越安全，有些地区却出现新病种，还有些地区疾病会卷土重来。

在国际旅行中患病或受伤的风险取决于多个因素，比如造访世界的哪个地区、旅行者的年龄和健康状况、行程的长短以及活动计划是否复杂。美国疾病控制中心（CDC）提供国际旅行的卫生保健信息，旨在解决旅行者可能遇到的各种健康风险，同时帮助旅行者和临床医生更好地了解在国际旅行途中避免患病或受伤需要采取的措施。本书和 CDC 旅行者健康网（www.cdc.gov/travel）是了解 CDC 旅行健康建议的两个主要途径。

## 黄皮书的历史和作用

自从 1967 年以来，《CDC 国际旅行健康信息》（"黄皮书"）就是一个值得信赖的资源。最初它只是一本小册子，出版的目的是为了满足《国际公共卫生条例》和《国际卫生条例》（IHR）的要求。国际卫生组织（WHO）分别在 1951 年和 1969 年采纳了这两种条例；2005 年对 IHR 进行了全面的修订。IHR 旨在确保最大限度地防止疾病在国际范围内蔓延，同时尽量减少疾病对国际旅行和商业活动的影响。有关现行 IHR 以及辅助性信息，请访问 WHO 网站（www.who.int/csr/ihr/en）。

除了报道国际关注的公共卫生事件以外，美国还必须告知公众进入其他国家的健康要求，比如接种预防黄热病疫苗的必要性。黄皮书和 CDC 旅行者健康网旨在传达 IHR（2005 年）规定的有关要求。虽然本书包括了付梓出版之际的最新信息，上述要求也可能会发生变化。您可以访问 CDC 旅行者健康网（www.cdc.gov/travel），查找定期更新的信息，确保了解并达到国际旅行的种种要求。

《黄皮书》的主要阅读对象为临床医生，包括内科医生、护士和药剂师。其他人员也可以在书中找到大量有助信息，比如旅游业、跨国公司、传教和志愿者组织的从业人员和个人旅行者。

本文的作者是来自 CDC 内部以及外部的旅行医学专家。本书陈述的指南遵从循证方法且有最佳做法为支持。本书不含有内部文字引用，但在每个章节的结尾处提供了参考书目，以便让读者了解更多详细信息。CDC 旅行者健康计划和 CDC 基金有幸与牛津大学出版社公司通力合作推出了 2016 版。除了印刷版之外，黄皮书还提供了可供检索的在线版本，具体内容请访问 CDC 旅行者健康网站（www.cdc.gov/yellowbook）。

## CDC 联系信息

如果希望对 CDC 旅行者健康提出问题、意见和建议，包括对本出版物的意见，请拨打 CDC-INFO 联系中心，免费电话 800-CDC-INFO（800-232-4636），东部时间上午 8 点到晚上 8 点（周一到周五，节假日休息）；或者访问 www.cdc.gov/info，采用在线电子邮件的形式提交您的问题。

## 旅行前或旅行后的临床问题

由于 CDC 不属于医疗机构，如果临床医生在协助患者做国际旅行的准备过程中需要获得援助，请考虑把患者转到旅行诊所或国际旅行医学会（ISTM）网站（www.istm.org）上列出的诊所。

如果患者在旅行后遇到健康问题，临床医生可以考虑把患者转到 ISTM 网站、美国热带医学和卫生协会网站（www.astmh.org）上列出的诊所，如果遇到传染性疾病，可以转到拥有传染病学专家的医学院。

由于旅行相关疾病的复杂性，文本框 1-1 为需要临床支援的医生列出了这方面的联系信息。

## 文本框 1-1　CDC 临床医生联系信息

### CDC-INFO 国家联系中心

适用于临床医生和普通公众的全部主题（英语和西班牙语）

🕐 东部时间上午 8 点到晚上 8 点：免费电话 800-CDC-INFO（800-232-4636）

✉ 电子邮箱：www.cdc.gov/info

### CDC 紧急行动中心

急诊或紧急患者医疗支援（注意：本电话不面向普通公众。）

📞 全天候在线：770-488-7100

### CDC 药物服务

配发特殊的生物制剂和药物

🌐 处方集：www.cdc.gov/laboratory/drugservice/formulary.html

🕐 周一到周五东部时间上午 8 点到下午 4:30：404-639-3670

📞 非工作时段 / 周末 / 节假日：770-488-7100

✉ 电子邮箱：drugservice@cdc.gov

### 基孔肯雅热、日本脑炎、蜱传脑炎和黄热病

上述疾病的诊断检测支援并解答与黄热病疫苗接种有关的抗体反应等问题

🕐 虫媒传染病分部（Division of Vectorborne Diseases），周一到周五山区时间上午 8 点到下午 4:30：970-221-6400

📞 病毒性特殊病原体分部（Viral Special Pathogens Branch）也可以为蜱媒脑炎提供支援，周一到周五东部时间上午 8:30 到下午 5:30：404-639-1115

📞 非工作时段 / 周末 / 节假日：770-488-7100

🌐 州或当地健康部门也有可能提供支援：www.cdc.gov/mmwr/international/relres.html

## 登革热

**登革热诊断检测支援**

🕐🕭 周一到周五大西洋时间上午 8 点到下午 5 点（办事处设在波多黎各）: 787-706-2399

🕭 非工作时段 / 周末 / 节假日: 770-488-7100

🕭 临床 / 实验室指南: www.cdc.gov/Dengue/clinicalLab/index.html

## 疟疾热线

**疑似疟疾病例的诊断或控制支援**

🕐🕭 周一到周五东部时间上午 9 点到下午 5 点: 770-488-7788，或拨打免费电话 855-856-4713

🕭 非工作时段 / 周末 / 节假日急诊咨询: 770-488-7100，可咨询疟疾分部的临床医生

## 寄生虫病（不包括疟疾）

**热线**

为评估和治疗疑似患有寄生虫病的患者提供支援

🕐🕭 周一到周五东部时间上午 8 点到下午 4 点: 404-718-4745

🕭 非工作时段 / 周末 / 节假日急诊咨询: 770-488-7100，咨询寄生虫病的值班临床医生

✉ 电子邮箱: parasites@cdc.gov

## DPDx

为实验室工作人员、病理医生和其他健康专业人员提供的在线寄生虫病诊断援助

🌐 www.cdc.gov/dpdx/contact.html

## 立克次氏体病

**诊断和治疗支援**

🕐🕭 周一到周五东部时间上午 8 点到下午 4:30: 404-639-1075

病毒性出血热

诊断

诊断咨询以及上报疑似或者要求撤离返回美国的病例

周一到周五东部时间上午 8:30 到下午 5:30：404-639-1115

非工作时段 / 周末 / 节假日急诊咨询：770-488-7100

治疗

通过食品药品管理局（FDA）申请 Valeant Pharmaceuticals 提供的利巴韦林

医疗机构通过 FDA 进行申请的电话：301-736-3400

同时通报 Valeant 的电话：800-548-5100，分机 5（国内）或 949-461-6971（国际）

## 参考书目

1. United Nations World Tourism Organization. UNWTO World Tourism Barometer, Vol. 12 (January). Madrid: United Nations World Tourism Organization; 2014 [cited 2014 Aug 7]. Available from: http://dtxtq4w60xqpw.cloudfront.net/sites/all/files/pdf/unwto_barom14_01_jan_excerpt.pdf.

2. US Department of Commerce, Office of Travel and Tourism Industries. 2013 Monthly US Outbound Air Travel to International Regions. Washington, DC: US Department of Commerce; 2014 [cited 2014 Aug 8]. Available from: http://travel.trade.gov/view/m-2013-O-001/index.html.

3. World Health Organization. International Health Regulations (2005). 2nd ed. Geneva: World Health Organization; 2008 [cited 2014 Aug 8]. Available from: http://www.who.int/ihr/9789241596664/en/index.html.

# 规划健康旅行：
# CDC 旅行者健康网站和移动应用

Kathryn E. Spruit-McGoff, Ronnie Henry

## 旅行者健康网站

经过 2013 年的更新后，CDC 旅行者健康网站包括两个相互独立的入口，可以为旅行者和临床医生提供不同的内容（图 1-1）。同时，旅行者和临床医生也能够选择旅行者的类型（比如"携孩子旅行"或"免疫力低下的旅行者"），从而让这

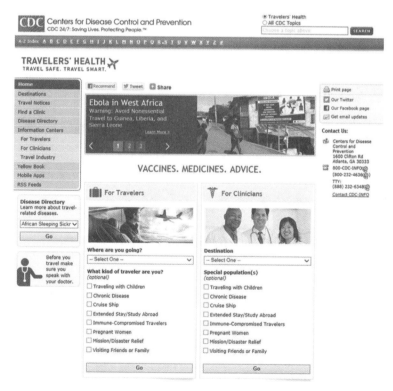

图 1-1　CDC 旅行者健康网站主页

些特殊人群能够获得量身定做的健康建议。旅行提示的等级是基于可能遇到的健康威胁以及旅行者可采取的保护自己的预防措施修订。其他更新包括为临床医生、旅行者和旅游业提供资源的信息中心以及与旅行相关的疾病目录。

### ■ 目的地页面

旅行者健康网站最受欢迎的特色是"目的地页面"（图1-2）。在每个目的地页面上都提供了临床医生和旅行者的视图，可轻松地来回切换。目的地页面为前往特定目的地提供了健康建议，包括以下信息：

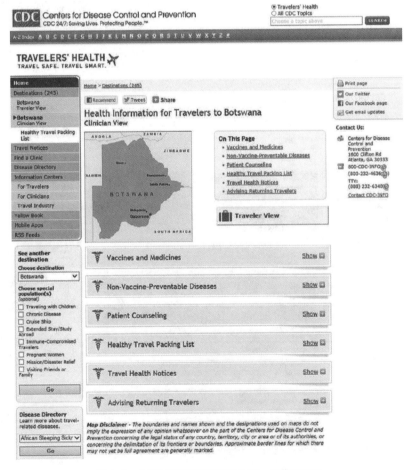

图 1-2　CDC 旅行者健康网站示例：目的地网页

## ▰ 目的地网页

　　旅行者健康网站最受欢迎的特色是"目的地网页"（图1-2）。在每个目的地网页上都提供了临床医生和旅行者视图，来回切换相当轻松自如。目的地网页为具体的目的地提供了健康建议，其中包括以下信息：

- 疫苗和药品建议
- 保持健康以及安全/患者咨询信息：
  - ★ 饮食安全（预防食源性和水源性疾病）
  - ★ 预防蚊虫叮咬（预防虫媒感染）
  - ★ 保证户外安全（在户外活动中避免受伤和患病）
  - ★ 远离动物（避免动物伤害以及人畜共患性感染）
  - ★ 减少接触细菌的机会（避免呼吸道和其他感染的一般性卫生措施）
  - ★ 避免体液交换（预防血源性感染）
  - ★ 了解如何在旅行途中获得医疗服务（在国外找到医疗服务）
  - ★ 选择安全的交通工具（国际道路安全）
  - ★ 保证个人安全（避免成为暴力或犯罪的受害者）
  - ★ 健康旅行装箱清单
  - ★ 旅行健康注意事项
  - ★ 旅行结束后的健康信息

## ▰ 信息中心

　　临床医生信息中心（wwwnc.cdc.gov/travel/page/clinician-information-center）提供很有用处的资源，如旅行医学相关主题的临床更新、与旅行医学有关的期刊文章、与旅行医学有关的继续教育课程以及诊所内医疗服务的快速链接，其中包括免疫接种和特殊人群的内容（图1-3）。

　　旅行者信息中心（wwwnc.cdc.gov/travel/page/common-travel-health-topics）提供一系列可供打印的资料单，涵盖40多个旅行健康主题，采用适合国际旅行者阅读的平实语言编写。主题包括旅行健康保险、时差反应、晕动病、游轮旅行以及去往高海拔地区的旅行。旅行者信息中心与黄皮书专门针对旅行者的章节功能相同。

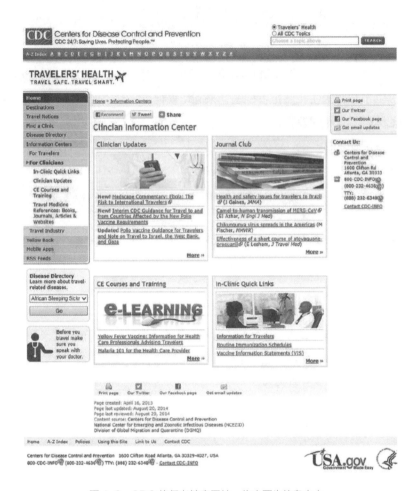

图 1-3　CDC 旅行者健康网站：临床医生信息中心

　　旅游业信息中心（wwwnc.cdc.gov/travel/page/travel-industry-information-center）为航空旅行和游轮业提供特殊指南。其中包括与上报旅行者患病和死亡、控制患病组员有关的信息，以及其他指南。

## ■ 疾病目录

　　疾病目录（wwwnc.cdc.gov/travel/diseases）是一个与旅行有关且内容不断得到充实的疾病列表。该目录旨在起到资源的作用，涵盖各种罕见和常见传染病、旅行者的感染风险以及旅行者如何防止感染。

## ■ 旅行通报

CDC 发布与疾病暴发和国际事件有关的旅行健康通报（比如自然灾难或大规模集会），因为这些问题可能会影响到旅行者的健康（图 1-4）。通报包含的信息涉及即将面临何种形势或哪些健康风险、谁会受到影响、旅行者如何保护自身的健康以及更多信息的链接。有关旅行健康通报的事宜，请访问 wwwnc.cdc.gov/travel/notices。

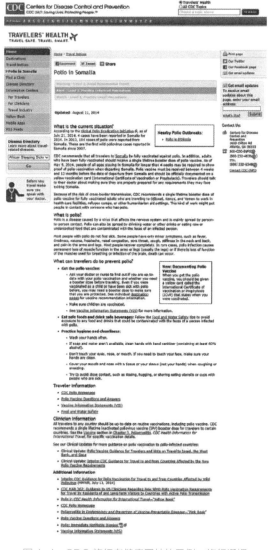

图 1-4　CDC 旅行者健康网站的示例：旅行通报

　　CDC 仅发布官方来源且经过确认的事件通报。无论有利还是有害，在发布通报之前必须充分考虑所造成的影响。为了确定是否要发出通报，CDC 将会使用以 2005 年版《国际卫生条例》以及机构专家的一致意见为基础的标准决策工具。同时，CDC 还会采用针对具体疾病的标准来确定发布通报的时间。

　　CDC 为国际旅行者发布不同类型的通报。2013 年 4 月 5 日对上述定义再次进行了完善，使公告更易于被旅行者、医疗机构和普通公众所理解。有关定义的修订事宜，请参阅表 1-1。根据其健康建议把通报划分为不同的等级。所有通报都会描述旅行者的风险水平，同时针对每一个风险水平推荐可采取的防范措施。

### 表 1-1　CDC 旅行通报的定义

| 通报水平 | 旅行者采取的措施 | 疫情 / 事件示例（假定情况） |
|---|---|---|
| 1 级：关注 | 要求遵守该目的地的一般性注意事项 | **巴拿马登革热 – 疫情关注：**<br>登革热属于巴拿马的地方病，该通报认为登革热病例要比预期稍多。旅行者必须遵守"一般性"防虫措施<br>**伦敦奥运会 – 事件关注：**<br>在举办奥运会期间，伦敦可能出现影响旅行者健康的问题，比如麻疹。旅行者必须采取一般性的健康防范措施，确保及时接种麻疹疫苗、遵守交通安全法规并且使用防晒霜 |
| 2 级：严重关注 | 要求遵守该目的地的高级注意事项 | **巴西黄热病 – 疫情严重关注：**<br>巴西爆发的黄热病发生在以往报道过的黄热病高风险地域之外，因此"一般性"注意事项必须相应地有所变更。旅行者应当接种黄热病疫苗，遵循针对该风险区域的"高级注意事项"<br>**萨尔瓦多水灾 – 事件严重关注：**<br>可能存在影响旅行者健康的状况，该目的地某些地方的基础设施可能会受到破坏。旅行者应当采取针对水灾的特殊防范措施 |
| 3 级：警告 | 避免去往该目的地的所有不必要的旅行 | **亚洲非典 – 疫情警告：**<br>非典扩展迅速，病死率高，通报认为旅行者受到感染的可能性很大。旅行者应当尽量避免去往上述目的地<br>**海地地震 – 事件警告：**<br>目的地的基础设施（包括卫生和运输设施）届时可能无法为旅行者提供支持 |

## ■ 移动应用

除了黄皮书的移动版本，CDC 还为旅行者开发了两款移动应用，即"这个我能尝尝吗？"和"TravWell"。上述应用同时提供了适用于 iOS 和安卓设备的版本，访问地址：wwwnc.cdc.gov/travel/page/apps-about。

### "这个我能尝尝吗？"

CDC 的"这个我能尝尝吗？"应用为国际旅行者提供食品和饮品指导，帮助避免发生腹泻。旅行者选择将要入境的国家，回答几条与饮食有关的问题，应用将反馈这些食品和饮品是不是安全。除了帮助人们当场做出决定之外，该应用还会为旅行者提供与食品安全和水安全有关的基本原则。所有建议都存储在用户的本地设备，在旅行途中使用该应用时不需要提供国际数据连接。

### "TravWell"

CDC 的"TravWell"是旅行者健康目的地网页的网站伴侣。能够让用户规划行程路线、获得目的地特定的疫苗接种及药品建议。对于每一条行程路线，"TravWell"还可针对具体的目的地生成量身定做的待办事项清单和行李打包清单。另外，该应用还可以提示用户为健康行为设置提醒，比如服用预防疟疾的药物或接种疫苗加强针。该软件还为用户的健康旅行文件电子版提供了保存空间，比如处方或疫苗接种证明。

# 旅行流行病学

Mark J. Sotir, Regina C. LaRocque

旅行者流动度大、易于接触母国境外的疾病和其他不利于健康的因素，同时还可能把非地方性疾病从原发国带回母国或者将其从母国带往造访国，因此从流行病学角度来看，旅行者属于极其重要的一类人群。2012 年的全球旅游人数超过 10 亿，预计在 2030 年可能增加到 20 亿，因此旅行对公众健康的影响将会与日俱增。去亚洲（2011～2012 年入境人数增加 7%）和非洲（2011～2012 年入境人数增加 6%）地区各目的地旅行的人数逐步增加，当地存在各种与旅行有关的疾病，比如疟疾、登革热、麻疹和其他热带或疫苗可预防的传染病，这将让越来越多的旅行者置身于患病危险之中。

为了向旅行者提供最佳的行前忠告、防范措施并对其加以指导，医疗机构应当熟悉流行病学的基本概念并对相关疾病和病症的流行病学和地理分布有所了解。通过研究既往和当前的疾病流行趋势可以完成风险评估。不过，用于上述评价的数据尚十分有限。虽然人们在过去数十年中对全球监控表现出浓厚的兴趣且取得了长足的进步，但对于许多目的地来说，仍然难以准确了解在某个特定地点患某种疾病的风险，尤其是旅行者可能去往的目的地。

与旅行者遇到的实际风险有关的信息（通常表示为事件数 /10 万名旅行者）因众多的缘由而不够丰富。很难获得准确的分子（旅行者中患病的人数）和分母（旅行者总人数或者前往特定目的易感染或易患病的旅行者人数）。在其出现体征和症状时，许多去过某个地点的旅行者已经返回母国，即使上报渠道比较理想，这些人数仍不能纳入疾病发生国的国家监控数据中。与此类似，在旅行者安然返乡时，潜伏期短或持续时间短的疾病可能已经痊愈，因此可能没有计入旅行者母国的监控数据。如果疾病较为轻微，旅行者可能永远不会寻求医疗帮助，或者接受检查以确诊病因。旅行者通常会造访多个地点，因此很难确定接触疾病的地点。对于所有造访某个特定地点的旅行者而言，用于计算发病率的分母通常同样问题重重。即使可以提供这样的分母数据，其估算水平通常仅基于国家或地区水平，而非基于当地目的地的水平。

常被引用的研究都是根据对有限数据的推断确定旅行者的感染率，而接受采样的旅行者人数也很有限。此外，开展上述研究的时间一般都在 20 年以前，所以与当前旅行者的关联度同样不够。另外，这些研究使用了多种多样的方法设计，每种方法都具有自己的优缺点，因而对结果的比较或合并都非常困难。上述研究大部分仅探讨为数不多的重要疾病或病症，同时把所有旅行者放在一起综合考虑，其间并未顾及旅行者到达的目的地。许多研究都属于单一诊所或单一目的地研究，得到的结论并不适用于地点、国家或文化背景各不相同的旅行者分组。

对于与旅行有关的疾病或不良健康事件而言，与流行病数据相关的因素很多。

首先必须考虑疾病的特征，包括传播模式、潜伏期、体征和症状、病程以及诊断检测。其次必须评价疾病的出现、频率、季节性和地理分布；上述因素可能会随着时间的推移而发生变化，因为还存在疾病在新地区或人群中发作、出现或重新出现、成功的公共健康干预措施或者其他因素。再次，旅行者仅代表一个独特的人群子组，其接触情况、行为和疾病易感性可能与旅行目的地的当地人群之间存在着很大的不同。除了流行病学特征，还应当考虑旅行带来的其他特定因素，包括行程长短、目的地（包括当前和以往）、具体的旅行路线以及旅行的目的。另外，旅行者自身就是一个异质群体，不同的旅行者子组可能具有不同的风险，因为旅行过程中的活动、行动和其他因素各有不同。例如，与其他类型的旅行者相比，探亲访友的旅行者（VFR 旅行者）患严重发热性疾病的比例自始至终要高些，其中以疟疾为最。最后，旅行前的准备工作同样可以计入旅行疾病的流行病学因素之中，特别是采用诸如疫苗接种之类的预防性措施。

在过去的 20 年中，与旅行疾病的发生率联系最紧密的数据来自于对旅行者本身实施的监控。在当地人群中，基于与发病率有关的数据也许能够确定需要在全国范围内进行监测的最重要的疾病，但旅行者的风险行为、饮食习惯、住宿情况、对预防措施的了解以及参与的活动各不相同，因此上述疾病与旅行者的关联性通常比较有限。在描述与旅行相关的患病模式和风险时，监控数据的用处甚大，因为这些数据主要关注旅行者本身或者采集将会影响旅行者的疾病数据，同时又在其数据采集方法中采用了旅行的某些特定变量。

监控数据源的一个范例便是 GeoSentinel Surveillance Network，这是国际旅行医学会（International Society of Travel Medicine，ISTM）与 CDC 当前正在开展的合作项目。GeoSentinel 是一个基于全球医疗机构的旅行和热带医学诊所网络，从 1997 年就开始系统地采集与旅行疾病有关的数据。截止到 2014 年，GeoSentinel 在 6 个大陆上拥有 57 家参与其中的诊所，数据库的记录条目超过 20 万，涉及的患者都能够提供明确或可能与旅行相关的诊断。在 CDC 发病率与死亡率周报（MMWR）的监控汇总中，公布了 GeoSentinel 采用的数据采集设备、诊断类别和患者分类方法的详情。有关 GeoSentinel 的更多信息，请访问 www.istm.org/geosentinel。

GeoSentinel 的最新数据显示，亚洲（32.6%）和非洲撒哈拉以南（26.7%）是最容易患旅行相关疾病的地区（图 1-5）。最常被发现的疾病类别分别是胃肠疾病（34.0%）、发热（23.3%）和皮肤病（19.5%）。疟疾、登革热、伤寒、斑疹热

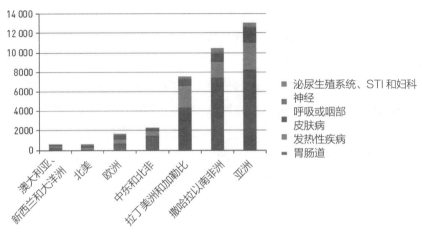

图 1-5　GeoSENTINEL 诊断类别和地区图示（2007～2011 年）[1]

类的立克次体感染症、基孔肯雅热和非特异性病毒综合征都属于急性全身性发热性疾病类别的主要病种。最常患恶性疟疾的地点是西非，而伤寒主要集中在印度次大陆；钩端螺旋体病、恙虫病和鼠型斑疹伤寒则主要发生在东南亚。超过三分之二的登革热感染病例发生在亚洲，大部分在泰国、印度尼西亚和印度；登革热的流行周期随着目的地的不同而有所不同。普通的皮肤和软组织感染、蚊虫叮咬（通常导致感染）和过敏性皮炎是旅行者最常遇到的皮肤问题。在更为罕见的诊断中，与钩虫有关的皮肤幼虫移行疹、利什曼病、蝇蛆病和穿皮潜蚤病却显得尤其突出。许多疾病的相对频率随着旅行目的地和旅行季节的变化而发生变化，VFR 旅行者患严重发热性疾病（疟疾）的概率高得不成比例，而在旅行之前寻求建议的比例又非常之低（18.3%）。在 GeoSentinel 的全部旅行者中，上报旅行前就医的比例仅达到40.5%。

虽然 GeoSentinel 和类似的旅行者监控网络（比如欧洲的 TropNet）比针对具体疾病的研究或在单中心采集的数据更有优势，上述网络却具有自身的局限性。数据以患病返乡且造访专科诊所的旅行者便利样本为基础。这个分组可能无法全面体现健康旅行者遇到的情况，即那些在其他医疗机构就诊的患有轻微或自限性疾病的旅行者以及生病期间未就医的旅行者。此外在 GeoSentinel 的参与地点中，患

1　数据来源：Leder K, Torresi J, Libman MD, Cramer JP, Castelli F, Schlagenhauf P, et al. GeoSentinel surveillance of illness in returned travelers, 2007-2011. Ann Intern Med. 2013 Mar 19;158(6):456-68.

者群体和旅行目的地亦存在着不同。由于 GeoSentinel 数据中缺乏真正的分母，因此不可用于确定绝对或相对风险。不过，它们能够反映各种患病旅行者样本的疾病相对频率和范围。

流行病学资料另一个颇具价值的来源是 Global TravEpiNet（GTEN），这是 2009 年在美国成立的医疗服务提供商网络，该网络系统地采集在 26 个诊所联盟就诊的旅行者数据，其中包括专门的旅行诊所、基层医疗机构和公共健康网站以及以药房为依托的从业机构。GTEN 服务提供机构可以评估旅行者的健康特征以及旅行前的医疗卫生状况并把上述数据记录在中央电子数据库；截止到 2014 年 1 月 1 日，共计采集了 5.1 万条记录。GTEN 不会收集在海外寻求旅行前医疗帮助的旅行者的信息，而且参与机构可能无法代表美国各地的临床实践情况。有关 Global TravEpiNet、网络工具及其成员的更多信息，请访问 www.healthful.travel。

GTEN 诊所 2009 年到 2011 年从 13 235 名旅行者中获得的数据显示美国寻求旅行前医疗帮助的旅行者最常去往的目的地分别是印度、南非和中国，超过三分之一的旅行在六月、七月和八月启程。在接受采样的 GTEN 诊所中，旅行者的年龄范围在 1 个月到 94 岁，中值 35 岁。旅行的平均持续时间为 14 天，其中 22% 的旅行者行程超过 28 天，3% 的旅行者行程超过 6 个月。共计 75% 的旅行者会造访疟疾流行的国家，38% 造访黄热病流行的国家。3% 的 GTEN 旅行者免疫功能降低，比如患有 HIV 感染和 AIDS、接受器官移植或免疫受损药物治疗的。

旅行医学仍然属于新兴领域。旅行流行病学及其相关方法相应地同样处于不断发展之中。尽管已经可以成功地采集并发布旅行者疾病的数据，但挑战和局限性却依然尚存。以全国人口为基础的调查或者增添与旅行有关的问题（包括旅行期间或其后出现的疾病和不良后果）可能会生成前景看好的新数据，以进一步定义旅行者的患病概率和风险。2010 年，ISTM 研究委员会发表了一份总结旅行医学研究优先级的报告；应用流行病学（包括网络上的工作成果，比如 GeoSentinel 和 GTEN）提供的数据可用于解决上述的某些优先级问题，其中包括：

★ 旅行前咨询有什么好处（例如，哪些咨询能够使性行为更加安全以及使公路交通事故、动物咬伤、溺水和发生其他影响健康的非传染性威胁的概率降到更低）？

★ 旅行前的会面对确保旅行者根据当地的免疫接种情况更新接种疫苗有多少作用（可能属于或不属于需要考虑的旅行免疫接种范畴）？

★ 医疗观光有哪些风险（比如血源性病原体、医院内感染和手术并发症）？

★ 长期旅行者与短期旅行者的行为会有所不同吗？

★ 患旅行腹泻的旅行者服用他们的备用抗生素吗？

★ 以旅行者惯用的方式重复或长期使用（例如，在衣物上使用）氯菊酯和其他杀虫剂安全吗？

★ 旅行者在扩散新出现的感染时起到什么作用，比如基孔肯雅病毒？

## 参考书目

1. Adachi K, Coleman MS, Khan N, Jentes ES, Arguin P, Rao SR, et al. Economics of malaria prevention in US travelers to West Africa. Clin Infect Dis. 2014 Jan;58(1):11–21.

2. Behrens RH, Carroll B. The challenges of disease risk ascertainment using accessible data sources for numbers of travelers. J Travel Med. 2013 Sep-Oct;20(5):296–302.

3. CDC. Malaria surveillance—United States, 2011. MMWR Surveill Summ. 2013 Nov 1;62(5):1–17.

4. Harvey K, Esposito DH, Han P, Kozarsky P, Freedman DO, Plier DA, et al. Surveillance for travel-related disease—GeoSentinel Surveillance System, United States, 1997–2011. MMWR Surveill Summ. 2013 Jul 19;62:1–23.

5. LaRocque RC, Rao SR, Lee J, Ansdell V, Yates JA, Schwartz BS, et al. Global TravEpiNet: a national consortium of clinics providing care to international travelers—analysis of demographic characteristics, travel destinations, and pretravel healthcare of high-risk US international travelers, 2009–2011. Clin Infect Dis. 2012 Feb 15;54(4):455–62.

6. Leder K, Torresi J, Libman MD, Cramer JP, Castelli F, Schlagenhauf P, et al. GeoSentinel surveillance of illness in returned travelers, 2007–2011. Ann Intern Med. 2013 Mar 19; 158(6): 456–68.

7. Leder K, Wilson ME, Freedman DO, Torresi J. A comparative analysis of methodological approaches used for estimating risk in travel medicine. J Travel Med. 2008 Jul-Aug;15(4):263–72.

8. Sotir M, Freedman D. Basic epidemiology of infectious diseases, including surveillance and reporting. In: Zuckerman J, Leggat P, Brunette G, editors. Essential Travel Medicine. Chichester, UK: John Wiley & Sons; Forthcoming 2015.

9. Talbot EA, Chen LH, Sanford C, McCarthy A, Leder K, Research Committee of International Society of Travel Medicine. Travel medicine research priorities: establishing an evidence base. J Travel Med. 2010 Nov-Dec;17(6):410–5.

10. United Nations World Tourism Organization. UNWTO Tourism Highlights, 2013 ed. [Internet]. Madrid: World Tourism Organization; 2013 [cited 2014 Aug 8]. Available from: http://www.e-unwto.org/content/hq4538/? p=537baaabf5c5d4cb0a1a08132a5066cff&pi=15.

# 旅行者在疾病传播中的作用

Stephen M. Ostroff

自从人们开始在不同地点间迁移以来，他们自身、随身物品或运输工具就成为微生物的免费通道。有时，微生物搭便车的结果会改变历史的轨迹。其中最著名的例子莫过于中世纪从亚洲横扫欧洲的大瘟疫、由欧洲探险者带到美洲的天花以及由同一批探险者逆向带回欧洲的梅毒。

尽管病原体依靠旅行者迁移并非什么新现象，现今全球人口流动的步伐和规模越来越大，疾病扩散的机会和速度都在不断增加。HIV 感染通常需要数年才会显现症状，然而它在 20 世纪 80 年代初首次被人们发现之后，不到十年的时间就扩散到世界的每一个角落。在 21 世纪，从地球上的任何一个地方到另一个地方都不会超过一天的时间。通过人类的流动，潜伏期很短的疾病迅速播散的机会也是先前不可比拟的。以下记述了在过去数年中发生的上述现象的鲜活示例，展示了旅行在新出现疾病的扩散中扮演的角色愈发关键。这也提醒我们，无论旅行者的目的、时长或距离有什么不同，所有旅行者都必须采取措施，避免把行李之外的其他物品带到或者带出目的地。

## ■ 中东呼吸综合征（MERS）

2012 年 9 月，荷兰研究人员首次鉴别出 MERS，研究源于他们对死于重度肺炎的沙特阿拉伯患者标本的分析。同一个月，一名卡塔尔肺炎患者成为诊断出该疾病的第二个病例。仅两个病例便可证明 MERS 能够通过国际旅行者扩散。此后，这种现象便反复出现。尽管所有已知的 MERS 病例都与阿拉伯半岛内或附近国家的接触史存在关联，但从 2014 年年中开始，在中东的其他地区、欧洲、北非、亚洲和北美的旅行者中也诊断出 MERS（地图 1-1）。有些上述旅行相关病例已造成有

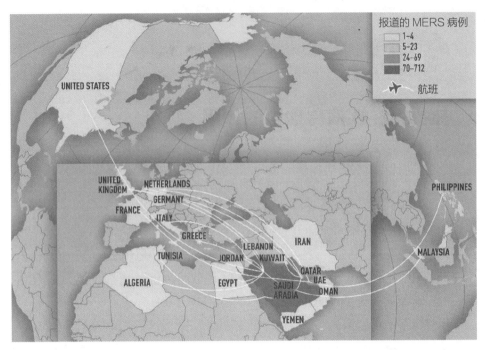

地图 1-1　上报国家提供的中东呼吸综合征确诊病例的分布图[1]

限的人际传播。

　　MERS 是由新发现的冠状病毒引发的疾病；2012 年 4 月，位于约旦 Zarga 的医院最早从一组呼吸疾病中确诊人类病例。MERS 是最近十年中引起全球严重健康问题的第二种冠状病毒。2003 年，严重急性呼吸道综合征（SARS）冠状病毒发生横跨大陆的大爆发，在当年的年末被扑灭之前，患病人数达到 8098 人，病死率达到 9.5%。关于旅行如何推动疾病的传播，这里有一个最惊人的例子：SARS 的全球扩散源起于一家中国香港酒店中的十名房客，他们的逗留时间正好与一名中国医生发生重叠，后者在住店期间患病并且迅速死亡。由于这 10 名住店客人接触到疾病，且在发作之前便登上飞机去往了不同的国家，因此在诸如遥远的加拿大多伦多等各个目的地之间形成了主要的传播链。

　　SARS 和 MERS 都会导致急性呼吸道疾病，其特征即为重症肺炎（尽管也有

1　图 2 改编自：欧洲疾病防控中心。流行病学更新：Middle East respiratory syndrome coronavirus (MERS-CoV). 25Nov 2013 [cited 2014 Sep 26]。来源：http://www.ecdc.europa.eu/en/press/news/_layouts/forms/News_DispForm.aspx?List=8db7286c-fe2d-476c-9133-18ff4cb1b568&ID=913.

较轻微的感染情况），两者都曾经在医院环境中传染（包括医务人员），两者在成年人中传播的年龄段出现重叠，在儿童中发现的感染病例很少。不过，试验表明MERS更加致命。在首批经实验室确诊的 837 个 MERS 病例中，共计有 291 人（34.8%）死于该病。

人们正在努力了解 MERS 传染到人类的来源和传播模式。血清学研究表明，MERS 冠状病毒和类似的冠状病毒在骆驼中广泛分布。某些后来患 MERS 的人接触过可检测到 MERS 病毒的骆驼，这表明骆驼在该病毒扩散中可能扮演着某种角色，甚至可能充当了动物宿主。为了制定预防和治疗的策略，了解接触的风险因素显得至关重要，特别是中东作为全球旅行的枢纽地区，包括旅游、大量外国劳工和麦加朝圣以及其他宗教活动，每年抵达沙特阿拉伯的访客高达数百万之巨。旅行者进入受 MERS 影响的地区为该疾病的全球扩散提供了重要机遇。

## ■ 流感

最近发现的甲型流感病毒能够导致人类患病，这种挥之不去的病毒在最近几年中显得尤其扎眼。该趋势对所有国际旅行者来说都意义非凡。最突出的例子是 2009 年的甲型流感病毒变种（H1N1），它启动了 21 世纪第一次流感大流行。2009 年初，在墨西哥中部地区首次出现这种病毒，它造成了呼吸道疾病的大规模爆发。但在 2009 年 4 月跨越美国边境并在南加利福尼亚州出现第一个病例之前，人们仍未认识到这是一种全新的流感病毒变种。经证明该病毒极易传播，尤其是在儿童之间，因此传播迅速。鉴别这种病毒以后，世界其他地区迅速检测出造访过墨西哥旅游地点且携带流行性 H1N1 病毒的旅行者，对流行早期的空中交通模式分析表明，从墨西哥携带出来的空气量与在目的地病毒大流行早期时段检测出的 H1N1 病例数量之间似乎存在关联。病毒借助旅行者在全球快速传播。世界卫生组织仅在 2 个月后就把这次爆发事件定性为流行性传染病。虽然传染病来而复往，病毒却以季节性甲型流感病毒（H1N1）亚型的形式迁延不去，并且在 2013 年到 2014 年间成为美国最主要的流感毒株。

禽流感（H5N1）同样成为一个严峻的全球问题，虽然它的流行特征与流行性病毒有着相当大的不同且旅行对其影响甚微。1997 年，这种病毒在中国香港首次掀起一次小范围的爆发高潮，但其后数年间并未发现 H5N1 导致的人类患病病例。2003 年，该病毒在越南和泰国重新露面，从此以后在家禽和野鸟中盛行不衰。从

2003 年以来，禽流感人类患病病例相对少见，至 2013 年末仅报道 650 个确诊病例。不过，H5N1 确诊病例几乎都会出现重症肺炎，而且疾病的整体病死率高达 59%。考虑到大多数病例都发生在儿童和年轻人（中值年龄 18 岁）中，这个数字显得更为触目惊心，因为大多数季节性流感引起的死亡病例都发生在老年人中。

亚洲、欧洲、中东和非洲的多个地区的超过 60 个国家在鸟类中发现 H5N1 病毒，记录在案的国际交通运输及动物的迁徙或许能够说明其地域性扩散的原因。其中三个国家（印度尼西亚、越南和埃及）的患病人数最多，占全部病例的 76%，而且这三个国家都是重要的旅游目的地，尽管在造访这些国家的国际访客中至今未发现与旅游有关的疾病。这是因为密切接触受感染的禽类通常被视为接触病毒必不可少的条件；目前未观察到持续的人际传播。2014 年 1 月，北美首次记录到 H5N1 病例，一位加拿大公民去北京旅行 3 周，在返家途中患肺炎和脑炎。患者死亡，但在北京并无已知的家禽接触史，感染的来源未知。这个病例表明 H5N1 可能对旅行者构成危险，再次强调应避免在受到该病毒影响的地区接触活禽。

最近出现的第三种重要的流感病毒是甲型禽流感（H7N9）。2013 年 3 月，中国东部首次检测出这种导致人类患病的病毒，病例见于上海和邻近的省份。在 2013 年春季，确诊病例数量猛增，然后逐渐减少，直到当年冬季和 2014 年春季第二波流感来袭。在 2014 年 4 月初，总计确诊 418 个病例，病死率达到 30%。据报道，H7N9 感染者较 H5N1 感染者年龄显著偏大（平均年龄 55 岁）。

大多数与人类疾病有关系的禽流感病毒同样也在家禽中引发大规模死亡（属于高致病性病毒）。因此，根据家禽疫情暴发的地点即可确定人类有风险接触和感染禽流感的地区。相比之下，H7N9 并未展示出这种特征，因此很难确定这种病毒在何时何地流行。迄今为止，几乎全部病例都发生在中国东部和南部的人群中，多与集市上接触活禽有关。在中国香港和台湾地区的旅行者中发现了此病例，这些旅行者都曾往来于中国内地的感染地区。

### ■ 基孔肯雅热

国外由蚊虫叮咬引起的传染疾病（特别是疟疾和登革热）长久以来一直是主要的旅行健康问题。旅行者将会遇到虫媒传播疾病的挑战，但令现状更雪上加霜的是最近许多经蚊虫传播的病毒随着受感染的蚊子、受感染的宿主（比如鸟类或受感染的人）的迁移扩大了其地理分布范围。当代最突出的例子是西尼罗病毒在 1999 年迁移到西半球。显然这种病毒在某次被带入纽约市后，就开始无情地横扫西半球的大多数地区，如今每年都在整个美国大陆不停地制造病例。

基孔肯雅热与在这之前的西尼罗病毒类似是人们所知不多的病毒，这种病毒最近在西半球站稳了脚跟。20 世纪 50 年代在坦桑尼亚首次发现了这种病毒，基孔肯雅热会导致发热，伴严重的肌肉和关节疼痛。在 21 世纪以前，基孔肯雅病毒在很大程度上局限在东非和亚洲范围内，在那里曾经造成小规模的局部疫情。从 2005 年开始，这种病毒穿越印度洋诸岛进入印度次大陆，导致疫情大规模爆发，波及数个地点的数十万人，比如留尼旺岛、毛里求斯和印度南部。这种病毒的传播链仅包括蚊子和人类，受感染的旅行者可能对这种病毒的传播发挥了不小的作用。2007 年，这一点得到了证实，病毒通过在印度受感染的旅行者带进意大利，并导致亚得里亚海沿岸邻近拉文纳的数个城镇暴发 205 例本地获得性病例。2010 年，法国东南部亦发生了基孔肯雅热在当地传播的现象，但在欧洲的其他地区并没有能持续下去。基孔肯雅热还向东传播到亚洲的其他地方，甚至到达西太平洋诸岛，导致地方性获得性人类疾病的发生。

最近几十年，西半球在往来于受感染区域（特别是南亚）的旅行者中偶尔还会诊断出基孔肯雅热。但直到 2013 年末，西半球并不存在本地的感染证据，但这种状态在加勒比海圣马丁岛的法语地区突发该病症后便戛然而止，该地是主要的旅游目的地，而患病人群却无旅行史。依此来看这似乎是一次性传入事件，基孔肯雅热踩着加勒比海诸岛前进，甚至闯入美国南部和中部，使当地的疫情频发。截止到 2014 年 8 月，在加勒比的当地检测到获得性人类疾病，而北方的巴哈马群岛也未能幸免，在别处也检测出旅行相关病例，包括美国的 600 多个病例（主要在佛罗里达州）。在传入不到一年后，加勒比地区就报道了将近 60 万个确诊和疑似基孔肯亚热病例，病例最多的地区包括多米尼加共和国、海地以及法属瓜德罗普和马提尼克群岛。截止到 2014 年 8 月，美国就上报了 6 个本地获得性基孔肯亚热病例，所有病例都发生在南佛罗里达。上述结果表明，基孔肯雅热在北美大陆的某些地区有安营扎寨的可能。

## ■ 加勒比地区的霍乱

2010 年 10 月，霍乱有史以来第一次出人意料地在海地现身。在 2010 年 1 月海地毁灭性的地震灾害后，霍乱肆虐了 10 个月，估计夺走了 31.6 万人的生命。导致疫情暴发的霍乱弧菌株（产毒型 O1 群，小川血清型，埃尔托生物型）在基因上与拉丁美洲爆发菌株并不相同，后者在 20 世纪 90 年代初期出现，而且与墨西哥湾沿海偶尔发现的菌株也不相同。实际上，它与最近在南亚和非洲流行的菌株颇为相似。推测这种生物体抵达海地是因尼泊尔军队可能意外传入了这种霍乱，当时该部队正是联合国维和部队的组成部分，驻扎在该地区的上游，而正是在那个地方发现了第一批病例。由于海地普遍存在的贫困、卫生状况差以及地震后的人口迁移问题，霍乱扩散非常迅速。仅仅数周，全国就涌现数千个病例。随着卫生状况的改善，虽然疫情一直在持续，但强度逐渐减弱。截止到 2014 年 8 月，海地上报了 70 多万个霍乱病例，包括将近 40 万个住院病例和 8579（1.2%）个死亡病例，而该国的总人口仅约 1000 万人。霍乱还传播到该地区的其他国家，特别是多米尼加共和国，该国与海地共享伊斯帕尼奥拉岛的统治权，2010 年 11 月出现第一个病例。从那以后，多米尼加共和国共计上报超过 3.1 万个病例。2012 年，古巴发现霍乱，共计出现 700 多个病例；到了 2013 年秋季，墨西哥湾沿岸亦出现病例，共计发现 187 个病例。来往于海地的旅行者的其他国家也检测到了霍乱，其中包括美国，但这些地方的卫生基础设施通常要好些，一般认为当地的蔓延风险比较低。

## ■ 儿童接种疫苗可预防的疾病

接种疫苗被视为最具成本效益比的公共健康干预措施之一，能够大幅度降低儿童传染疾病在全球的流行水平。美国宣布分别在 2000 年和 2004 年消灭了全年流行的本土麻疹和风疹，与接种疫苗之前的时代相比，诸如腮腺炎和风疹的疾病发病率大幅度降低。美洲地区保证在各个地方消灭麻疹和风疹。脊髓灰质炎属于第二种疫苗可预防且有计划根除的疾病（排在天花之后）；2014 年初，世界卫生组织证实印度不再存在脊髓灰质炎。不过，大多数疫苗可预防的疾病具有很强的传染性，能够轻易地在未接种疫苗且受到感染的旅行者中扩散。每年传入美国境内的麻疹及其相关的疫情说明了旅行者在传播疫苗可预防的疾病中所起到的重要作用，脊髓灰质炎病毒野生株传入赤道几内亚和巴西的现象也证明了这一点。

## ■ 麻疹

由于西半球范围之外的疫苗接种覆盖率过小，麻疹仍然很流行。尽管美国已经宣布消灭了麻疹，但麻疹病例和疫情仍然屡见报端。未接种疫苗且在国外旅行的美国居民、国际访客和海外被收养者在国外的时候可能会感染，并且会把病毒带入美国。由于美国某些社区的人群免疫水平不容乐观，特别是在那些父母因为宗教、哲学或个人原因选择不为孩子接种疫苗的地区，病毒传入会导致国内局部性的疫情暴发。从 2001 年到 2008 年，美国上报的麻疹病例中值数量很小（每年 56 例），但病例数量的上升速度很快。2011 年，共计报道了 220 例麻疹。在这些病例中，90% 与传入有关（无法确定其余 10% 的来源）。2014 年，美国上报的麻疹病例数量达到 1994 年以来的最高峰；到了 8 月 22 日，共计上报了 592 例。2014 年，99% 的病例与至少 18 个国家的传入有关（其余的来源不明）。在 49 个直接传入的实例中（疫情暴发的源病例），45 例（92%）涉及从国外返乡的美国居民（49%从菲律宾回国），而其他 5 例（8%）则为来到美国的国外访客。当阿曼门诺社区的成员在造访菲律宾时受到感染（当时正在爆发大规模的麻疹疫情），其后回到俄亥俄州并把麻疹带进疫苗接种覆盖率较低的阿曼门诺社区时，便爆发了大规模的疫情（378 例）。

2014 年 2 月，欧洲一艘航行在地中海西部的游轮爆发了麻疹疫情。共计发现了 27 个麻疹病例（22 例确诊，5 例疑似），大部分患者为船员。不过，4 名乘客（包括 2 名婴幼儿）也接触到这种疾病。游轮暴发疫情的病毒株与菲律宾流行的麻疹病毒相似。

## ■ 脊髓灰质炎

1988 年，世界卫生大会把脊髓灰质炎确定为完全根除的目标。通过大规模的疫苗接种活动，这个目标的实现在 2012 年似乎触手可及，当时 5 个国家仅上报了 223 例野生型脊髓灰质炎，且该病种仅在 3 个国家流行（阿富汗、尼日利亚和巴基斯坦）。不过，2013 年的病例数量上升 86%（达到 414 个病例），大部分病例都出现在巴基斯坦。中东和非洲的 5 个国家同样也发现了脊髓灰质炎，而该疾病近来并未在这些地方流行。上述国家包括叙利亚和索马里，都属于发生内战和人道主义危机的地区。脊髓灰质炎之所以出现在这些地方，极有可能是从流行国家通过旅行者传入的。2014 年初，确诊的病例数量比 2013 年同一时期翻了一番（从 34 例上升到 82 例），而且在另外两个国家也发现了该疾病的踪影（伊拉克和赤道几内亚）。因此，世界卫生组织在 2014 年 5 月 5 日宣布，根据《国际卫生条例》的标准，脊髓灰质炎被列入需要引起国际关注的突发性公共卫生事件，并且对已知可能会输出脊髓灰质炎的国家（巴基斯坦、叙利亚和喀麦隆）提出建议，要求这些国家确保离境居民和长期访客在旅行之前接种一个剂量的脊髓灰质炎疫苗，同时鼓励出现病毒但目前尚无病毒输出的各个国家执行类似的政策。

上述例子进一步说明微生物通过旅行迁移的机会多种多样，在当今出现的许多重大疾病威胁中，旅行者在其中发挥了重要作用。提高警惕似乎不足以扑灭这样的机会，因为微生物可以是"沉默的旅客"。不过，所有旅行者都应当了解其目的地存在的传染病风险，采取防范措施，避免疾病的蔓延。

## 参考书目

1. Bermingham A, Chand MA, Brown CS, Aarons E, Tong C, Langrish C, et al. Severe respiratory illness caused by a novel coronavirus, in a patient transferred to the United Kingdom from the Middle East, September 2012. Euro Surveill. 2012;17 (40):20290.

2. Cassadou S, Boucau S, Petit-Sinturel M, Huc P, Leparc-Goffart I, Ledrans M. Emergence of chikungunya fever on the French side of Saint Martin island, October to December 2013. Euro Surveill. 2014 Apr 3;19(13).

3. CDC. Measles—United States, 2011. MMWR Morb Mortal Wkly Rep. 2012 Apr 20;61:253–7.

4. CDC. Measles—United States, January 1-May 23, 2014. MMWR Morb Mortal WklyRep. 2014 Jun 6;63(22):496–9.

5. Charrel R, Leparc-Goffart I, Gallian P, de Lamballerie X. Globalization of chikungunya diseases:10 years to invade the world. Clin Microbiol Infect. 2014 Jul;20(7):662–3.

6. Chen LH, Wilson ME. The role of the traveler in emerging infections and magnitude of travel. Med Clin North Am. 2008 Nov;92(6):1409–32, xi.

7. Cheng VC, To KK, Tse H, Hung IF, Yuen KY. Two years after pandemic influenza A/2009/H1N1: what have we learned? Clin Microbiol Rev. 2012 Apr;25(2):223–63.

8. European Centre for Disease Prevention and Control. Updated rapid risk assessment: severe respiratory disease associated with Middle East respiratory syndrome coronavirus (MERS-CoV). 9th update ed. Stockholm: European Centre for Disease Control; 2014 [cited 2014 Jun 12]. Available from:http://www.ecdc.europa.eu/en/publications/Publications/Middle-East-respiratorysyndrome-coronavirus-risk-assessment-25-April-2014. pdf.

9. Khan K, Arino J, Hu W, Raposo P, Sears J, Calderon F, et al. Spread of a novel influenza A (H1N1) virus via global airline transportation. N Engl J Med. 2009 Jul 9;361(2):212–4.

10. Liu J, Xiao H, Wu Y, Liu D, Qi X, Shi Y, et al. H7N9: a low pathogenic avian influenza A virus infecting humans. Curr Opin Virol. 2014 Apr;5:91–7.

11 Moturi EK, Porter KA, Wassilak SG, Tangermann RH, Diop OM, Burns CC, et al. Progress toward polio eradication—worldwide, 2013–2014. MMWR Morb Mortal Wkly Rep. 2014 May 30;63(21):468–72.

12 Nasci R. Movement of chikungunya virus into the Western Hemisphere. Emerg Infect Dis. 2014 Aug;20(8):1394–5.

13 Raj VS, Osterhaus AD, Fouchier RA, Haagmans BL. MERS: emergence of a novel human coronavirus. Curr Opin Virol. 2014 Apr;5:58–62.

14 Stoddard ST, Morrison AC, Vazquez-Prokopec GM, Paz Soldan V, Kochel TJ, Kitron U, et al. The role of human movement in the transmission of vector-borne pathogens. PLoS Negl Trop Dis. 2009 Jul 21;3(7):e481.

15 World Health Organization. Cumulative number of confirmed human cases of avian influenza A(H5N1) reported to WHO. Geneva: World Health Organization; 2012 [cited2014 Jun 9]. Available from:http://www.who.int/influenza/human_animal_interface/H5N1_cumulative_table_archives/en/index.htm.

16 World Health Organization. Map and epidemiological curve of confirmed human cases of avian influenza A(H7N9). World Health Organization; 2014 [cited 2014 Jun 11]. Available from:http://who.int/influenza/human_animal_interface/influenza_h7n9/Data_Reports/en/.

17 Zaki AM, van Boheemen S, Bestebroer TM, Osterhaus AD, Fouchier RA. Isolation of a noval coronavirus from a man with pneumonia in Saudi Arabia. N Engl J Med. 2012 Nov 8;367(19):1814–20.

 观点：

# 指南为什么存在不同之处

Alan J. Magill, David R. Shlim

## 简介

众多的国际、国家和专业组织出版指南和建议，旨在为旅行健康服务机构提供帮助，让旅行者获得最佳的建议。CDC 黄皮书属于出版建议的一个范例。不过，临床医生和患者很快就发现各种指南和建议存在不同之处，有时甚至泾渭分明。如果权威来源的信息存在冲突，患者和临床医生就会感到无所适从，同时也会降低对权威来源的信任度。医疗服务提供机构提供的旅行医学建议、疫苗和抗疟药处方可能会让患者心生疑窦，因为这些建议与患者从其他来源听取的意见（甚至从其他顾问听到的内容）大相径庭。旅行健康服务提供机构应当拥有高超的技能，通过让旅行者更多地了解各种指南存在差异的原因，帮助他们从诸多发生冲突的建议中突出重围。

## ■ 指南是如何制定的？

旅行健康服务提供机构和旅行者感兴趣的大多数指南侧重为免疫接种、预防药物和自我治疗方案提供建议（比如针对旅行者腹泻的建议）。指南的来源很多。各国的监管机构都必须对产品赞助商的申请进行审核和批准，以便让商品投入商业销售。主管部门负责评审从审批前临床试验中获得的数据，同时还必须对制造工艺进行评估。像世界卫生组织（WHO）之类的国际组织都会推广自己的指南。而在国家级别上，类似于 CDC 的机构会在使用经批准的疫苗和药物上为旅行者提供建议。此外，专业组织会基于已发表的医学文献和专家意见制定获得大家认可的临床实践指南。面向旅行医学的订阅服务机构通过专家为临床医生组织和提供与旅行医学有关的建议。不过，上述机构使用的信息和来源可能未经国家和国际权威部门的全面确认。最后，互联网上还公布了大量无拘无束的观点。首次接触旅行医学的人可能不了解决策流程或来源信息，因为上述组织正是基于这些因素提出正式建议。

### 监管机构

各国通常都设有国家级监管机构，作为政府机构负责疫苗和药物批准事宜。美国设有食品药品管理局（FDA）。对于在旅行前处方中经常出现的疫苗和药物来说，应要求服务提供机构根据 FDA 批准的产品标签使用产品。产品标签属于重要的信息来源，能够保证其内容的在公布时完全正确。制造商提交详细经过严格的多学科评审的申请。经过批准后，产品标签能够反映制造商提供的信息，因为制造商必须达到众多监管法规提出的要求，而制定这些监管法规也非一日之功。由于各国的法律和要求存在不同，各国经批准的产品及其产品标签亦可能存在不同。这方面的差异就体现在与该产品有关的国家指南之中。

### 国际组织

旅行者的健康信息可以参见 WHO 的出版物《国际旅行卫生》（"绿皮书"），也可参见 WHO《国际卫生条例》2005 年版。如果某国的监管机构不够成熟或者根本未曾设立，那么通常默认采纳 WHO 的指南；如果某国发展较成熟且拥有面向旅行者健康的资源，那么可以了解 WHO 的建议，但本国的建议与 WHO 的建议不可能在每一种情况下都保持一致。

### 美国国家组织

CDC 提供旅行健康方面的建议并且在本书中公布了上述建议。CDC 的主题专家负责评审其专业领域中的信息，同时亦提出诸多建议。就疫苗而言，免疫接种咨询委员会（Advisory Committee on Immunization Practices，ACIP）为平民中的儿童和成人接种疫苗提出书面建议，其中包括旅行者接种的疫苗。在建议中包括接种疫苗的年龄、剂量和接种时间间隔以及注意事项和禁忌证。ACIP 是联邦政府指定参与上述建议工作的唯一实体，由 15 名免疫接种领域的专家组成，在控制疫苗可预防的疾病方面为卫生与公众服务部和 CDC 提供建议和指导（文本框2-1）。

### 专业组织

专业组织一般通过其成员专家委员会制定、编撰和发表实践指南。上述实践指南通常采用循证医学方法，从而在建议和委员会成员评定的证据强度和质量之间建立联系。美国感染疾病协会出版了旅行医学实践指南，许多人都觉得从中受益匪浅。

### 同行评审医学文献和开放来源

多年来已经在疫苗或药物上积累了丰富的经验，这些成果通常发表在同行评审的医学文献上。此外，长期使用这些产品的人们也有自己的体验并且形成了自己的观点（"经验医学"）。在已公开的报告中，可能未提供对确定疫苗或药物用法最有用处的数据，因此专家观点可用来对现有的信息进行解读或者用于提供背景观点。

## ■ 指南为什么存在差异？

不同国家和组织的指南可能存在相当大的差异。指南存在差异的原因包括不同国家的产品可用性不同、对风险的文化认知程度不同、缺少证据（或对同一个证据具有不同的解读），而且有时只是专家的观点的差异。有时，公众的看法同样会对建议造成影响（例如，媒体对甲氟喹的报道受到公众广泛的抨击）。

### 产品的可用性

旅行健康服务提供机构仅能使用可用的产品。可用性取决于产品的监管批准状态，在较小的程度上还取决于制造商的营销和销售计划。对于全球的各种商用疫苗和抗疟药物而言，其监管审批流程千差万别。例如，在美国注册某种新疫苗或抗疟药物是一个十分昂贵且严格的过程。如果市场回报并不承担注册费用，商业公司可能不会选择在这个国家进行注册。发放许可证的标准同样相差甚大，在一个监管机构获得认可，并不等于在另一个机构可以行得通。例如，作为美国境内疟疾预防性药物的一种选择方案，伯氨喹在瑞士就无法注册，也无法投入商业应用。阿托伐醌－氯胍作为疟疾预防性药物在美国投入使用的时间要比其他国家早好多年。另一方面，许多国家批准使用口服霍乱疫苗且已投入广泛应用，但 FDA 并未批准这种疫苗；因此，CDC 和 ACIP 指南也没有包括所有应用该疫苗的建议。

即使供应的是同一种产品，针对这种产品的建议也可能存在不同。例如，注射用荚膜多糖伤寒疫苗和口服伤寒疫苗。在美国，建议在 2 年后加强接种多糖疫苗，而欧洲的大多数国家建议在 3 年后加强。美国配发的是一袋 4 枚口服伤寒胶囊，而欧洲却认为 3 个剂量较为合适。监管机构审核的可能是同一个数据，但得到不同结论，或者在不同的时间审核的是不同的数据，最后得出不同的结论。提交到各种机构的申报文件很少能够准备就绪，也很少在同一个时间提交；因此，供各机构评审的数据可能不同，其原因并不出人意料。

### 对风险的认知

对于预防风险的成本和收益而言，背景不同的人看待同一种风险数据可能会得出不同的结论。例如，如果需要去往印度，与预防疟疾有关的国家级建议将会变化很大。德国不主张为去往印度这样的目的地使用标准的防范措施；对于已经发现风险的目的地，建议采用备用应急治疗（SBET 或自我治疗）。对于印度次大陆超过一半的地区，包括南部和北部的大城市和受欢迎的旅游目的地，英国的指南只把警惕和预防蚊虫叮咬作为默认的建议，同时建议基于旅行活动和类型接受个人风险评估，以便考虑使用预防性药物。对于某些已确认的高风险地区，建议大多数人采用标准的预防性药物，而低风险旅行者考虑避免受到蚊虫叮咬。不过，CDC 建议除北部海拔高于 2000m（6561ft）的几个邦的某些山区外，印度的所有目的地都必须使用疟疾预防性药物，而这也是考虑了风险与获益适用于大多数旅行者的默认建议。其中的某个建议是不是优于其他建议呢？那可不见得，因为这些建议可能基于不同类型旅行者的国家经验，而且制定国家指南的组织也可能使用不同的风险评价方法。例如，CDC 在 2011 年上报过 223 个返美旅行者在印度感染疟疾的病例，这个绝对病例数量在所有目的地中是最高的。不过，如果将其看作估算的相对患病率（各国的美国病例数量除以去往该国的美国旅行者的估计旅行人数），撒哈拉以南非洲地区的国家远高于估算的中值风险，印度低于估算的中值风险，因为去往印度的旅行人数要多得多。印度上报该国所有省份都有活跃传播。由于印度的人口众多，有些省份的绝对病例数量很大，但患病率却很低。有些国家的建议基于上述相对较低的患病率，但其他国家认为病例的绝对数量多说明大量传染性蚊虫反过来又会使旅行者受到感染。无论如何，如果旅行者去往印度，那么就有可能从不同来源获得与疟疾预防有关的不同建议，互联网或其他旅行者。

为了降低患病风险，最理想的数据应当在风险预防与成本之间取得平衡，从而让推荐使用疫苗或预防性药物的决定能够被临床医生和旅行者所理解。

### 缺少证据

在许多情况下，用于循证评估的数据有限或根本不存在。此时，旅行健康服务提供机构会遵从专家的观点，或者结合专家的观点对有限的数据进行外推处理。对于旅行医学而言，旅行者患可通过疫苗预防的疾病的风险很少能够提供真实的预估分子和分母数据。例如，与旅行者甲型肝炎风险有关的数据必须考虑到甲型肝炎疫苗的免疫接种率。这样的数据严重不足，因此我们通常依赖于从为数不多的实际病例中获得的历史数据。

## ■ 我们能够做好各指南的协调工作吗？

我们获取、评估和验证数据的方法非常复杂，再加上在风险认识方面存在巨大的差异，各种指南发生重叠，有时甚至存在冲突的现象还会持续下去。不过，由于旅行医学具有的国际特征以及国际旅行医学会的存在，彼此之间发生冲突的指南数量在过去十年中正在减少。例如，在 2008 年到 2010 年对指南所做的协调工作中，WHO 成立了一个黄热病和旅行医学国际小组，旨在对黄热病病毒的传播数据开展评审。上述合作成果为基于风险的地理分布推出了针对具体国家的黄热病疫苗建议列表（见第三章，黄热病和疟疾信息，按国家划分）。

总之，在了解各种指南的差异、解读该信息以及采用令人放心和舒适的方式将其传达给旅行者等方面，旅行健康服务提供机构所起的作用正变得越来越完善。

## 参考书目

1. CDC. Advisory Committee on Immunization Practices (ACIP). Atlanta: CDC; 2014 [cited 2014 Sep 10]. Available from: http://www.cdc.gov/vaccines/acip/.

2. CDC. Malaria surveillance—United States, 2011. MMWR Surveill Summ. 2013 Nov1;62(5):1–17.

3. Chiodini PL, Field VK, Whitty CJM, Lalloo DG. Guidelines for malaria prevention intravellers from the United Kingdom. London: Public Health England; 2014 [cited 2014Sep 16]. Available from:https://www.gov.uk/government/uploads/system/uploads/attachment_data/file/337761/Guidelines_for_ malaria_prevention_in_travellers_UK_PC. pdf.

4. Committee to Advise on Tropical Medicine and Travel (CATMAT). Canadian recommendations for the prevention and treatment of malaria. Ottawa: Public Health Agency of Canada; 2014 [cited 2014 Sep 10]. Available from:http://publications.gc.ca/collections/collection_2014/aspc-phac/HP40-102-2014-eng.pdf.

5. German Society for Tropical Medicine and International Health Association (DTG). [Recommendations for malaria prevention]. 2014 [cited 2014 Sep 10]. Available from:http://www.dtg.org/malaria.html. German.

6. Hill DR, Ericsson CD, Pearson RD, Keystone JS, Freedman DO, Kozarsky PE, et al. The practice of travel medicine: guidelines by the Infectious Diseases Society of America. Clin Infect Dis. 2006 Dec 15;43(12): 1499–539.

7. World Health Organization. International Health Regulations (2005). Geneva: World Health Organization; 2008 [cited 2014 Sep 10]. Available from:http://www.who.int/ihr/9789241596664/en/index.html.

8. World Health Organization. International Travel and Health. Geneva: World Health Organization; 2012 (with 2014 updates) [cited 2014 Sep 10]. Available from:http://www.who.int/ith/en/.

以编者讨论的形式撰写的观点部分，其目的是为本书中的官方建议增加深度并提供临床视角。本章节表达的见解纯属作者个人观点，并不代表 CDC 的官方立场。

韩辉、方志强　翻译
何蕾　校对

# 第二章

# 旅行前咨询

# 旅行前咨询

Lin H. Chen, Natasha S. Hochberg, Alan J. Magill

旅行前咨询为准备启程的旅行者专门辟出时间，以便应对旅行过程中可能出现的健康问题。旅行前咨询的目的是对旅行者的行程计划做出评估，并且确定潜在的健康危险；为旅行者应对可能遇到的风险以及实施防范措施提供指导；为疫苗可预防性疾病提供免疫接种并提供预防性药物和自我治疗的方法或者同时提供这两种解决方案；指导旅行者并让其有能力在旅行过程中通过咨询和预防信息确保自身的健康。

## ■ 提供旅行前咨询的资质

与旅行者健康有关的证据日积月累，为旅行前的建议奠定了基础。旅行前咨询医生应当大概了解证据基础、了解疾病的流行病学以及传播途径和预防措施，并且能够明确无误地与旅行者就风险问题开展讨论。

旅行前咨询的效果在很大程度上取决于提供服务医生的专业知识和交流技巧以及旅行者对于健康的看法。由受过培训的员工当面解答可有效地提供某些信息，特别是与疟疾风险和防范措施有关的信息。熟悉旅行者目的地、目的地文化、基础设施和致病模式有助于旅行健康顾问提供具有针对性的信息。

可能会要求多种医疗机构提供旅行前咨询，其中包括基层医疗机构以及定期接诊患者的专科医生（比如器官移植外科医生或肿瘤医生）。上述临床医生熟悉旅行者的病史，但可能不具备旅行医学的详细知识。旅行医学专家十分了解免疫接种、与具体目的地有关的风险以及基础疾病对旅行的影响。因此，如果旅行者的健康史很复杂、有特殊的风险或者旅行路线过于复杂、奇特，那么就需要全面咨询旅行医学专家。

## ■ 旅行前咨询的项目

有效的旅行前咨询要求重点关注旅行者的健康背景并且通盘考虑行程路线、旅行时间、旅行目的和活动，因为所有这些因素都将对健康风险起到决定性的作用（表2-1）。建议应当个性化，重点强调可能发生的接触风险，同时提醒旅行者注意随处可见的风险，比如受伤、食源性和水源性感染、呼吸道感染以及血源性和性传播感染。书面信息是讨论的重要补充，对旅行者获取关键建议起到进一步强化的作用。既要对旅行持谨慎态度，又要正确评价旅行具有积极意义的各个方面，这样才能让旅行前的咨询变得更有意义。考虑推荐干预措施的成本非常重要。有些旅行者可能无法负担所推荐的全部免疫接种和药物费用，此时就需要对干预措施的轻重缓急做好安排（参见本章结束部分的观点：资源受限的旅行者优先考虑的问题）。

### 表 2-1　旅行前咨询中风险评估的必要信息

| | 健康背景 |
| --- | --- |
| 既往病史 | • 年龄<br>• 性别<br>• 基础疾病<br>• 过敏（特别是对疫苗、蛋类或乳胶过敏）<br>• 用药 |
| 特殊状况 | • 怀孕<br>• 母乳哺育<br>• 残疾或生理缺陷<br>• 免疫受损状态<br>• 高龄<br>• 精神状况<br>• 癫痫<br>• 近期手术史<br>• 近期心肺问题<br>• 近期脑血管问题 |
| 免疫接种史 | • 常规疫苗接种<br>• 旅行疫苗接种 |
| 旅行前的经验 | • 服用疟疾预防性药物的经验<br>• 高海拔经验<br>• 与之前旅行有关的疾病 |

续表

| 旅行的详细情况 | |
|---|---|
| 行程路线 | • 国家和特殊地区，如果超过一个国家，则包括国家的顺序<br>• 农村或城市 |
| 时间安排 | • 旅行持续时间<br>• 旅行的季节<br>• 离境时间 |
| 旅行原因 | • 观光<br>• 商业<br>• 探亲访友<br>• 志愿活动、传教或援助工作<br>• 研究或教学<br>• 探险<br>• 朝圣<br>• 领养<br>• 寻求医疗帮助（医疗旅游） |
| 旅行方式 | • 自助旅行或跟团旅行<br>• 倾向于"冒险式"饮食<br>• 旅行者的风险承受能力<br>• 目的地的一般卫生标准<br>• 交通方式<br>• 住宿（比如观光或豪华酒店、宾馆、招待所或廉价旅馆、宿舍、当地家庭或寄宿家庭或者帐篷） |
| 特殊活动 | • 救灾<br>• 医疗（提供或接收）<br>• 高海拔或登山<br>• 潜水<br>• 游轮<br>• 皮划艇运动<br>• 自行车运动<br>• 极限运动 |

## 评估个人风险

在评估旅行者健康风险的过程中需要考虑多种因素（表2-1）。某些旅行者可能会面临特殊的风险。如果最近因为严重的问题而住院治疗，咨询人员可能会建议推迟行期。航空旅行是某些疾病的禁忌，旅行健康机构和旅行者应与对基础性疾病最为熟悉的医疗机构进行沟通。有些旅行者还具有其他与特殊风险有关的特征，这些旅行者包括探亲访友的旅行者、长期旅行者、患有慢性疾病的旅行者、免疫受损的旅行者、怀有身孕的旅行者以及携带小孩的旅行者。为具有特殊需求的旅行者提供建议，第八章提供了更为全面的讨论。

除了需要识别旅行者的特征、健康背景和目的地特有的风险外，还需讨论与特殊活动有关的传染病风险。例如，急流泛舟可能会让旅行者暴露于血吸虫病或钩端螺旋体病，而在中美洲参加洞穴探险会使旅行者有患组织胞浆菌病的风险。从低地飞上高海拔地区以及在山区徒步或登山有患高山病的风险。因此，相关服务提供机构应当问清楚特殊活动的计划安排。

### 控制风险

免疫接种是旅行前咨询的重要组成部分，在提供与旅行前的疫苗接种有关的建议时，风险评估即奠定了上述建议的基础。同时，旅行前咨询还为更新常规疫苗提供了机会（表2-2）。在考虑旅行前的免疫接种时，应当解决"全部旅行"或者多年旅行的累积风险，而非仅考虑与一次旅行有关的风险，这样的做法可以让旅行者能够为多次旅行做好准备工作。旅行者应当收到所接种疫苗的记录。

对于许多目的地而言，旅行前咨询的另一个要点是预防疟疾。疟疾持续导致大量旅行者发病和死亡。2011 年，美国上报到 CDC 的疟疾病例数量达到 1971 年

#### 表 2-2　在旅行前咨询中需要更新或考虑的疫苗接种问题

| 疫苗 | 旅行相关事件和建议 |
| --- | --- |
| **常规疫苗** | |
| 乙型流感嗜血杆菌 | 尽管这种生物体随处可见，但未报道过与旅行有关的感染事件 |
| 乙型肝炎 | 如果旅行者造访的国家其 HBsAg 发生率 ≥ 2%，即可建议旅行者接种乙型肝炎疫苗，同时建议来自 HBsAg 发生率 ≥ 2% 的国家的人员筛查慢性乙型肝炎（参见地图 3-4）。无论目的地在哪里，应根据健康咨询机构和旅行者对旅行者行为风险的判断，考虑为所有国际旅行者进行疫苗接种 |
| 人乳头瘤病毒（HPV） | 未报道过因旅行而导致的感染；不过，旅行途中的性行为可能会导致 HPV 和其他性传播感染 |

续表

| 常规疫苗 | |
|---|---|
| 流感 | 在游轮上曾经爆发过疫情，2009 年甲型流感（H1N1）说明旅行能导致其快速扩散。如果旅行者造访新型流感病毒（比如禽流感 H5N1 和 H7N9）流行的地区，那么可能会导致旅行者感染 |
| 麻疹、腮腺炎和风疹 | 未对儿童实施常规免疫的国家和社区（包括欧洲在内）发生感染很常见。受感染的返乡旅行者曾导致美国暴发疫情 |
| 脑膜炎 | 非洲撒哈拉以南地区的"脑膜炎流行带"在旱季经常爆发该疫情，爆发时间通常是在 12 月到次年 6 月。麦加朝圣曾经暴发疫情，沙特阿拉伯王国要求朝圣者接种四价疫苗 |
| 肺炎链球菌 | 这种生物体无处不在，与旅行者的因果关系很难确定 |
| 脊髓灰质炎 | 未接受过免疫接种或免疫接种程度不够的旅行者都可能感染脊髓灰质炎病毒，在宣布脊髓灰质炎被扑灭的拉丁美洲国家，曾报道住在寄宿家庭而感染该病毒的事例 |
| 轮状病毒 | 常见于发展中国家，但并非成年旅行者发生腹泻的常见病因。仅推荐对幼童接种疫苗 |
| 破伤风、白喉、百日咳 | 可归因于旅行的白喉病例极为罕见。百日咳可见于旅行者中，最近曾见于免疫能力下降的成人中 |
| 水痘 | 该感染常见于儿童未常规接受免疫接种的国家，大部分为发展中国家。自然发生的病例亦见于热带国家的青少年或成人 |
| 带状疱疹 | 旅行（亦为一种压力形式）可能会触发水痘带状疱疹反应，但很难确定其因果关系 |
| 旅行疫苗 | |
| 霍乱（美国无此疫苗） | 近期去多米尼加共和国和海地旅行的旅行者中发生过数起病例 |
| 甲型肝炎 | 旅行暴露前接种率为 3～20 例 /1000 人每月，但近期的监测显示旅行暴露前接种率降低到 3～11 例 /100 000 人每月。在一个国家的各个地区中，甲型肝炎病毒感染的流行模式可能有所不同，数据丢失或过于陈旧是个问题。来自流行国家的旅行者可以考虑接受血清学检验，因为这些人员可能已经免疫。根据某些专业旅行医师建议，无论旅行者的目的地在哪里，去往美国境外旅行都应当考虑接种甲型肝炎疫苗 |
| 日本脑炎 | 病例极为罕见，去往流行国家的发病率估计 < 1 例 / 百万旅行者 |
| 狂犬病 | 狂犬病暴露前免疫能够简化暴露后免疫预防措施，尤其许多目的地很难获得免疫球蛋白 |

| 旅行疫苗 | |
|---|---|
| 蜱媒脑炎（美国无此疾病） | 在旅行者中曾经出现过病例，预计的旅行者风险为 1/10 000 人每月。欧洲的流行区域正在扩大 |
| 伤寒症 | 虽然许多目的地的风险巨大，英国的监测数据表明在印度（6 例 / 100 000 个访客）、巴基斯坦（9 例 /100 000 个访客）和孟加拉国（21 例 /100 000 个访客）旅行的风险最高 |
| 黄热病 | 风险主要存在于非洲撒哈拉以南地区的特定区域以及南美的亚马逊地区。某些国家要求提供接种疫苗的证明方允许入境。对于造访多个国家的旅行者而言，旅行的次序可能会影响到上述要求 |

缩写：HBsAg，乙型肝炎表面抗原。

以来的最高峰；因此，旅行前咨询应当仔细评估旅行者患疟疾的风险并推荐预防措施。对于将要造访疟疾流行国家的旅行者来说，必须讨论疟疾传播的问题、降低风险的方法以及建议使用预防性药物。

如果旅行者的基础性健康问题与目的地以及参与的活动存在关联，则必须关注自身的健康问题。例如，如果旅行者存在心脏病史，则必须带上医学报告，包括最近的心电图。如果旅行者造访受污染的城市或者在徒步过程中体力消耗过度，则可能发生哮喘；为哮喘发作制定治疗计划有助于挽救生命。旅行者应当咨询如何在目的地找到可靠的医疗机构。应在手镯或卡片上明确所有的过敏或严重病史，以便在紧急情况下尽快获得医疗帮助。

同时，旅行前咨询提供了理想的条件与旅行者共同评价健康策略，同时提醒旅行者在旅途中恪守健康准则。需要探讨的问题很多，因此应当归纳成一张清单，优先考虑最严重和发生最频繁的问题（表 2-3）。常见的问题，比如防止受伤和晒伤同样需要引起注意。书面资料是口头建议的重要补充，能够让旅行者温习在就诊时听到的众多指导。对可以自我治疗的疾病所提出的建议能够在最大限度上减少旅行者在国外寻求医疗帮助的需求，尽快恢复身体健康。

## 表2-3 旅行前咨询涉及的主要话题

| 免疫接种 | • 审查常规免疫接种和具体行程路线的旅行相关疫苗接种情况<br>• 如果无法提供接种记录或者记录不甚可靠，可讨论病毒滴度测定的可行性，特别是麻疹、腮腺炎和风疹<br>• 出生在 HBsAg 发生率 ≥ 2% 国家的人们，应当筛查慢性乙型肝炎<br>• 讨论免疫接种的适应证、效果和不良反应 |
|---|---|
| 疟疾预防性药物 | • 确定是否存在疟疾风险<br>• 讨论个人预防措施<br>• 讨论预防性药物的风险和受益以及针对行程推荐的预防性药物方案 |
| 旅行者腹泻 | • 推荐在最大限度上减少腹泻的策略<br>• 讨论适用于自我治疗的抗生素和辅助性药物，比如洛哌丁胺 |
| 呼吸道疾病 | • 讨论需要特别关注的区域（比如亚洲地区的禽流感或者阿拉伯半岛的 MERS）<br>• 考虑为高危旅行者提供流感治疗 |
| 其他虫媒性疾病 | • 确定在具体行程中患病风险以及所需的防虫措施 |
| 高山病 | • 确定旅行者的行程是否存在患高山病的风险<br>• 讨论诸多防范措施，比如逐渐登高、适当补充水分以及预防和治疗药物 |
| 其他环境危害 | • 告诫旅行者避免接触动物，减少可能传染狂犬病的咬伤和抓伤<br>• 建议旅行者避免赤足行走，因为寄生虫可能进入完好或受损的皮肤<br>• 建议旅行者避免在存在血吸虫病或钩端螺旋体病风险的淡水中涉水或游泳<br>• 提醒旅行者在暴露于阳光的皮肤上涂抹防晒霜 |
| 个人安全 | • 针对具体行程，讨论减少旅行者的风险必须遵循的注意事项，比如交通事故、酗酒、人身攻击、抢劫或溺水<br>• 提供与旅行健康和医疗撤离险有关的信息 |
| 性健康和血源性病原体 | • 告诫旅行者避免可能导致性传播感染、意外怀孕或血源性感染的行为<br>• 提醒旅行者在发生性行为时使用安全套 |
| 针对具体疾病的咨询 | • 提醒旅行者随身携带药物和补给品<br>• 建议旅行者为基础性疾病的恶化或并发症预备好应对措施 |

缩写：HBsAg，乙型肝炎表面抗原；MERS，中东呼吸综合征。

## ■ 可自我治疗的疾病

尽管服务提供机构做到了尽心尽力，有些旅行者还是逃不脱患病的厄运。在许多目的地，要想在旅行中获得可靠和及时的医疗帮助可能是个问题。因此，预先开好某些药物能够让旅行者进行自我诊断并且应对常见的健康问题。如果在边远的地区参与某些活动（比如徒步），自我治疗唯一的选择便是不治疗。旅行前咨询也许可以促成更准确的自我诊断和治疗，由此在某些地区不必寄希望于当地的医疗帮助。此外，由于在发展中国家的药房中横行的不合格和假冒药物越来越引起人们的重视（几近占到货架上的半数药物），旅行者随身携带本国可靠供应商提供的高品质药物显得尤其重要（见本章后面的内容——观点：药物质量和假药）。

旅行健康机构应当识别旅行者可能遇到的风险，并且针对某些具体疾病的诊断和治疗为旅行者提供指导。成功的自我治疗策略的关键在于提供简单明确的疾病或病情定义、提供治疗方法以及让旅行者了解治疗的预期效果。以旅行者腹泻作为例子，从业人员应当提供以下建议：

★ "旅行者腹泻"系指突发的不正常的多次腹泻、稀便。

★ 治疗方案是环丙沙星 500 mg，每 12 小时一次，持续使用一天（2 个剂量）。

★ 旅行者应在 6～24 小时内感觉好转。

★ 如果症状在采用自我治疗的情况下持续到 24～36 小时，则需要就医。

为了在最大限度上减少自我治疗策略带来的潜在负面影响，建议应当遵循以下关键要点：

★ 推荐在自我治疗中使用的药物应当安全、耐受性良好且效果明显。

★ 如果使用错误或者过量使用，药物的毒性或潜在损伤应当轻微。

★ 简单明确的说明书十分重要。考虑提供描述药物使用方法的小册子。简单的说明书能够提升自我治疗策略发挥的作用。

以下列出最常见的情况，旅行者会发现在这些情况下自我治疗很有用。提供给旅行者的自我治疗建议的程度应当反映旅行的偏僻性和艰难程度以及某个目的地是否能够提供可靠的医疗帮助。黄皮书的指定章节及以下讨论为每一种疾病都提供了自我治疗的推荐方案。

★ 旅行者腹泻（参见本章相关章节）

★ 高山病（参见本章相关章节）

★ 飞行时差反应（参见本章相关章节）

★ 晕动病（参见本章相关章节）

★ 呼吸道感染（参见本章相关章节）

★ 皮肤病：皮肤对过敏性或刺激性诱因产生的反应（通常是对局部类固醇药膏产生的反应）；对表层性真菌感染产生的不适（对抗真菌乳剂产生的反应）。同时参见第五章，返乡旅行者的皮肤和软组织感染。

★ 尿路感染：常见于妇女；携带经验性治疗使用的抗生素可能很有价值。

★ 阴道酵母菌感染：对于容易发生感染、性生活活跃或者因为其他原因而接受抗生素的女性患者，可为其开具用于自我治疗的抗真菌药物（包括疟疾预防性药物多西环素）。

★ 职业性 HIV 暴露（见第八章，卫生保健工作者）

★ 疟疾的自我治疗（见第三章，疟疾）

综上所述，应鼓励旅行者随身携带装有处方药和非处方药物的旅行药箱。典型的药物包括疟疾预防药物、旅行者腹泻的自我控制药物以及急性高山病的预防或治疗药物。如果旅行者觉得需要治疗晕动病、时差反应或严重的过敏反应，应考虑携带自我控制使用的药物，比如晕动病治疗药物、安眠药和肾上腺素。如果旅行者已经在服用药物，在开具多种药物的时候应注意会不会出现药物交叉反应。有关为服务提供机构和旅行者提供的更多详情，请参见第二章，旅行保健药盒；第八章，患慢性疾病的旅行者；以及第八章，人道主义救援人员。

## 参考书目

1. Chen LH, Hill DR, Wilder-Smith A. Vaccination of travelers: how far have we come and where are we going? Expert Rev Vaccines. 2011 Nov;10(11):1609–20.

2. DuPont HL, Ericsson CD, Farthing MJ, Gorbach S, Pickering LK, Rombo L, et al. Expert review of the evidence base for self-therapy of travelers' diarrhea. J Travel Med. 2009 May-Jun;16(3):161–71.

3. Freedman DO. Clinical practice. Malaria prevention in short-term travelers. N Engl J Med. 2008 Aug 7;359(6):603–12.

4. Hatz CFR, Chen LH. Pre-travel consultation. In: Keystone JS, Freedman DO, Kozarsky PE, Connor BA, Nothdurft HD, editors. Travel Medicine. 3rd ed. Philadelphia: Saunders Elsevier; 2013. p.31–6.

⑤ Hill DR, Ericsson CD, Pearson RD, Keystone JS, Freedman DO, Kozarsky PE, et al. The practice of travel medicine: guidelines by the Infectious Diseases Society of America. Clin Infect Dis. 2006 Dec 15;43(12):1499–539.

⑥ International Society of Travel Medicine. Body of knowledge for the practice of travel medicine—2012. Atlanta: International Society of Travel Medicine; 2012 [cited 2014 Oct 1]. Available from: http://www.istm.org/bodyofknowledge.

⑦ LaRocque RC, Rao SR, Lee J, Ansdell V, Yates JA, Schwartz BS, et al. GlobalTravEpiNet: a national consortium of clinics providing care to international travelers—analysis of demographic characteristics, travel destinations, and pretravel healthcare of high-risk US international travelers, 2009–2011. Clin Infect Dis. 2012 Feb15;54(4):455–62.

⑧ Leder K, Chen LH, Wilson ME. Aggregate travel vs. single trip assessment: arguments for cumulative risk analysis. Vaccine. 2012 Mar 28;30(15):2600–4.

⑨ Leder K, Torresi J, Libman MD, Cramer JP, Castelli F, Schlagenhauf P, et al.GeoSentinel surveillance of illness in returned travelers, 2007–2011. Ann Intern Med. 2013 Mar 19;158(6): 456–68.

⑩ Schwartz BS, Larocque RC, Ryan ET. In the clinic. Travel medicine. Ann Intern Med. 2012 Jun 5;156(11):ITC6–1–16.

## 旅行者的风险意识

David R. Shlim

　　旅行医学是基于降低风险这个概念的。在旅行医学领域，"风险"系指在预定的行程中可能发生的伤害。某些风险是可以避免的，有些则无法避免。大部分疫苗预防性疾病是可以避免的，但这取决于疾病的风险以及疫苗的防护效果。旅行者的非疾病风险（比如车祸或溺亡）所造成死亡比例远高于传染病风险。

　　旅行医学从业人员多年以来已经认识到，如果能够了解给定风险的统计数据，那么就能够客观地为旅行者提供与该风险有关的建议。不过在应对旅行风险之际，必须考虑诸多主观因素，比如风险意识和风险容忍度，这一点正变得越来越明确。旅行健康服务机构可能了解针对给定风险的统计数据，但风险的高低却取决于旅行者或旅行健康服务机构的认知程度。例如，尼泊尔徒步的死亡风险达到每十万徒步旅行者有 15 个死亡病例，但却不存在确定该风险高低的客观方法。对报道上述徒步死亡风险的手稿同行评审，一位评述者这样写道，"必须强调的一点是，这些数据显示徒步旅行实际上有多么危险。"另一位评述者写道，"必须强调的一点是，这些数据显示徒步旅行有多么安全。"

对风险的主观感受取决于一个人对风险的认知程度（"15/100 000 意味着危险"）以及一个人对风险的容忍度（"可能达到 15/100 000，但还是值得的"）。对风险的主观感受在旅行医学领域随处可见，但却很少被讨论。由于惧怕 H5N1 禽流感，有些旅行者取消去往亚洲的旅行计划，即使旅行者的实际风险接近于零。其他旅行者计划攀登珠穆朗玛峰，即使攀登珠穆朗玛峰的死亡风险高达 1：40。

无论风险意识和容忍度怎样，都不能消除与旅行有关的风险，即使足不出户也不能确定风险为零。在极为罕见的例子中，为预防风险采取的措施（比如黄热病）也可能导致对疫苗产生的致命反应。因此，旅行和旅行医学的目标应当是巧妙地控制风险，而非试图消除风险。旅行前咨询是讨论风险及制定最大限度减少上述风险的计划的机会。对于疫苗、预防和行为矫正的风险和收益，每位旅行者都有自己的看法。

同时，旅行者应当考虑在国外旅行的心理和情感问题。旅行始末都会遇到文化冲击：抵达之际会遇到完全陌生的新环境，返家时原来的环境会暂时显得过于陌生。患有基础性精神疾病的旅行者，特别是孤身旅行者，出发且来到充满压力的新环境时必须小心应对。

旅行医学服务机构应当提倡充分理解承诺的概念，即旅行的特定部分无法轻易逆转的理念。如果某个人在边远地区徒步旅行并需要救援，即使确实存在这些救援措施，也可能需要耽搁多日。在没有先进心脏医疗服务的国家里，如果某人发生心肌梗死，那么很难获得可靠的医疗帮助。如果旅行者已经意识到上述问题并且表示能够接受，那么在遇到这些问题时就能够轻松应对。

旅行医学从业人员应当弄明白自己对风险的认知和容忍程度，在决定目的地、活动和预防措施的时候，才能够帮助旅行者确定适合于自身的舒适水平。

# 资源有限的旅行者优先考虑的问题

Zoon Wangu, Elizabeth D. Barnett

在旅行前诊所咨询中，常常发现旅行者资金有限。应当基于旅行路线、疫苗和药物的效果和安全性以及相关费用确定免疫接种和预防性药物的优先顺序，并使之成为个性化评估的组成部分。旅行者通常需要为旅行前的医疗服务自掏腰包，而许多健康保险计划并未涵盖旅行免疫接种或预防性药物。例如，如果美国背包客计划去西非旅行四周，估计旅行前咨询关于初次咨询和疫苗接种方面的费用就可能高达1400美元，其中还不包括疟疾预防性药物。不过，预算有限的旅行者被旅行相关感染侵袭地区风险更高，因为他们常常造访边远地区、住在等级较低的住处，而且更有可能吃当地的街头食物。因此，治疗的费用（比如疟疾）在许多情况下都会超过接种疫苗和购买预防性药物的费用。在旅行前购买旅行健康保险和撤离险的经济效益也应考虑（参见本章稍后的旅行保险、旅行健康保险和医疗救助保险）。临床医生必须了解旅行者的财务限制，以便提供切实可行的建议。保险计划多种多样，大量旅行者的保险覆盖面不够以及存在大量的学生和经济型旅行者的情况，对最精明能干的旅行医学临床医生来说都能构成挑战。本章节旨在为繁忙的从业人员提供对疫苗和预防方案的优先顺序的指导。

## ■ 疫苗

### 强制疫苗

从种类上来说，只有两种疫苗明确为必须接种的疫苗：麦加朝圣需要接种的脑膜炎疫苗以及去非洲和南美某些国家需要接种的黄热病疫苗（见第三章，黄热病和疟疾信息，按国家划分）。如果某条路线同时需要上述两种疫苗，则应对其进行优先排序，因为旅行者在无法提供疫苗接种证明的情况下可能被拒绝入境。注意，如果旅行者仅短时间停留在黄热病流行的国家（比如在机场转机），可能仍然在进入其形成路线上的其他国家时，要提供疫苗接种证明。在某些特定情况下，如果旅行者进入输出脊髓灰质炎病毒的国家并在该国逗留的时间超过 4 周，则在离境时可能会要求其出示脊髓灰质炎疫苗接种的证明（见第三章，脊髓灰质炎）。

### 常规疫苗

无论目的地在哪里，CDC 建议所有旅行者在国际旅行之前，不考虑其目的地，更新接种常规疫苗。注射疫苗带来的益处超过旅行时间，在许多情况下可获得终生免疫。常规疫苗通常价格低廉，因为这些疫苗的生产规模大且属于预定的国家级儿童和成人疫苗接种计划的组成部分。此外，许多健康保险计划会报销患者接受疫苗接种的费用。如果接种常规疫苗的成本造成了负担，旅行者可以在卫生保健部门或基层医疗机构寻求接种疫苗的机会，因为这些地方的费用比旅行诊所要低些。如果常规疫苗能够预防旅行者极可能感染的疾病，则要优先考虑。此时，大多数目的地最需要优先考虑的疫苗包括预防流感、麻疹以及甲型和乙型肝炎的疫苗。

### 推荐疫苗

基于目的地或旅行目的对行程路线进行检查，确定是否需要特定的疫苗，比如进入狂犬病流行国家的探险旅行者需要接种狂犬病疫苗，而在当地的流行季节进入亚洲农村地区需要接种日本脑炎苗。此外，还应当考虑目的地国家是否可提供狂犬病暴露后的预防措施。美国大使馆的医务人员在最近的调查中表明，在全球 37% 的地区，狂犬病疫苗或免疫球蛋白的供应率仅能够达到"偶尔"到"根本没有"之间。

在某些情况下，患者可能对考虑接种的疫苗防范的疾病具有免疫力。检测抗体的浓度可能在保险的覆盖范围之内，而接种疫苗不包括在内。特别需要指出的是，大多数旅行者都应当考虑接种甲型和乙型肝炎疫苗，特别是那些患有基础性肝病的旅行者。针对这些感染的免疫检测可以确定是否需要接种疫苗。

同时还必须考虑离境之前的时间、目的地的患病风险、疫苗的效果和安全性以及重复旅行的可能性。例如，肠伤寒疫苗对某些旅行者的成本效益比可能不高（特别是离境在即以及行程过短的情况），因为其效果相对较差、预防时间过短，保护作用的出现还需要时间。

让旅行者了解降低风险的多种方法。例如，建议旅行者避免被动物咬伤并且在发生咬伤时寻找医疗帮助，遵从防虫注意事项，始终遵守食物和水的防范措施。所有旅行者都应该采纳上述预防行为，但对于因为任何原因未接受推荐的疫苗接种的旅行者来说，这些措施尤其重要。

## ▪ 疟疾预防性药物

疟疾预防性药物会对旅行者构成经济负担。住在装有空调的酒店以及驾驶租来的车辆作为代步工具，这类旅行者感染疟疾的风险远低于住在农村客栈的背包客，也远低于返回家乡并与亲友们待在一起的旅行者。除了医疗需求之外，根据旅行者的财务状况提供量身定制的建议，能够提高旅行者对预防性措施的依从性并且为风险最大的旅行者提供保护。

在每次旅行前咨询中，都必须提供预防蚊虫叮咬的详细建议（参见本章稍后的防蚊、蜱和其他节肢动物）。如有必要，应根据旅行者的风险状况提供预防疟疾的药物。

不同方案的费用相差很大。例如，根据美国现行价格，如果需要去往疟疾流行的国家并采取针对 3 周旅程的预防性治疗时，使用多西环素的费用为 100～250 美元，使用氯喹为 50～70 美元，使用甲氟喹为 100 美元，使用阿托伐醌－氯胍为 200～250 美元（取决于健康保险和其他因素）。短期旅行使用阿托伐醌－氯胍的费用可能等同于甲氟喹，但甲氟喹（或氯喹，在少数几个疟疾仍然对其敏感的地区）对于 2 周或 2 周以上的旅行更具成本效益比。如果旅行者提出在其目的地购买抗疟疾药物的问题，应建议其考虑无适当药物、不合格以及假冒药物的风险（参见本章稍后的观点：药物质量与假冒药物）。

## ▪ 预防行为

对于旅行医学从业人员来说，经济型旅行者或无法承受昂贵旅行疫苗费用的旅行者仍然是亟待解决的问题。上述旅行者可以从其他策略中获益，确保在旅行过程中保持健康状态。这些策略包括遵循安全（特别是公路交通安全）和保障指南以及注意防晒、遵守防虫措施、避免食物危害以及遵从安全的性行为规范。旅行者应对规避上述危险的措施感到放心，从长期来看，这些方法对流行度较低的疾病来说比接种疫苗以及使用预防性药物更有益。

### 参考书目

1. Adachi K, Coleman MS, Khan N, Jentes ES, Arguin P, Rao SR, et al. Economics of malaria prevention in US travelers to West Africa. Clin Infect Dis. 2014 Jan;58(1):11–21.

2. Jentes ES, Blanton JD, Johnson KJ, Petersen BW, Lamias MJ, Robertson K, et al. The global availability of rabies immune globulin and rabies vaccine in clinics providing indirect care to travelers. J Travel Med. 2014 Jan-Feb;21(1):62–6.

3. Johnson DF, Leder K, Torresi J. Hepatitis B and C infection in international travelers. J Travel Med. 2013 May-Jun;20(3):194–202.

4. Mangtani P, Roberts JA. Economic evaluations of travelers' vaccinations. In: ZuckermanJN, Jong EC, editors. Travelers' Vaccines. 2nd ed. Shelton, CT: People's Medical Publishing House; 2010. p. 553–67.

5. Steffen R, Connor BA. Vaccines in travel health: from risk assessment to priorities. J Travel Med. 2005 Jan-Feb;12(1):26–35.

6. Wu D, Guo CY. Epidemiology and prevention of hepatitis A in travelers. J Travel Med. 2013 Nov-Dec;20(6):394–9.

观点：

# 旅行医学的成本分析

Edward T. Ryan

旅行前咨询面临的资源和经济问题是什么，我们应从哪个立场解决这个问题：社会、旅行者还是承保人？咨询需要特殊的资源并且会产生特定的费用，包括咨询（无论是基层医疗的一部分还是专家就诊）、注射疫苗和开具药物的费用以及与错过工作和机会相关的费用。咨询的益处体现在预防或降低患病风险的可能性上，并且综合考虑了旅行相关疾病的全部支出。不过，目前尚未对旅行医学的上述因素进行统一的经济分析。

我们首先应当了解对旅行前咨询的临床收益究竟哪些是我们知道的，哪些是我们不知道的。我们知道接种疫苗和预防性药物在医学上会发挥作用（虽然疫苗的许多疗效数据是基于与旅行无关的研究推断出来的）。同时，我们还知道上述收益可能持续很长时间（比如接种疫苗后获得的长期免疫效果），且这样的收益在旅行次数频繁的人们身上体现得最为充分。但是，旅行前指导和建议会产生什么样的影响，对此我们仅拥有少量数据；例如，我们可以在控制食源性和水源性疾病方面为旅行者提供指导，但对旅行者的腹泻风险却无明显的影响。另外，我们还必须认识到评估罹患旅行相关疾病的风险（以及潜在收益）是困难的，因为这不仅涉及目的地，而且涉及行程路线、旅行的持续时间和时间选择以及旅行者在目的地的诸多行为。此外，不同的旅行者（比如免疫功能不全、高龄、儿童或怀孕）患病的情况也可能不同（以及潜在的收益和开支），而且旅行者的患病地点也有所不同。许多与旅行有关的风险并不固定：目的地基础设施的变化和经济变化、疾病控制计划的进展或者新型或新发性传染病演化或扩散到新的地区，这一切都会让风险发生新变化。我们采用的数据仅能在最大限度上对目的地的患病风险进行推算，而这些数据一般反映的是当地人群的发病率，可能与旅行者面临的实际风险没有什么干系，上述状况更使问题雪上加霜。

不过，旅行前咨询最被人们忽视的经济收益是它对可能影响公众健康的许多与旅行有关的疾病的影响。例如，如果旅行者把麻疹或甲型肝炎带入某个社区，则会启动广泛的接触追踪、干预和随访活动。旅行者还会传播流感；中东呼吸综合征冠状病毒；各种虫媒病毒，包括西尼罗病毒、登革热和基孔肯雅热；高度耐药的病原体，比如 NDM-1 表达细菌和耐多药结核分枝杆菌。与应对上述病原体有关的公众健康和感染控制费用将会十分惊人。当前，上述费用在很大程度上由公共健康部门和社会承担，尚未出现在个人旅行者或承保人的财务清单中。

## ■ 旅行医学的复杂建模和后果分析

与旅行医学相关的经济后果分析理应非常复杂。旅行医学模型应当体现旅行者实际存在的多样性（探亲访友、商业、休闲、服务），同时还应当考虑到许多旅行者并未寻求旅行前的医疗帮助，从而稀释了寻求医疗帮助者产生的收益。同时，旅行医学模型应当考虑各种疾病，认识到某些疾病可能出现较晚（比如肺结核），而且许多疾病还会导致慢性后遗症（比如脑型疟疾、脑炎或创伤性脑损伤导致的神经损伤）。模型还应当考虑到风险的精确评估、风险潜在的相互作用（例如，有较高风险罹患一种疾病的旅行者或许患另一种疾病的风险较低）以及对旅行前咨询在降低风险方面进行精确评估。重要的一点是，模型必须考虑公众健康问题，即与病原体传入有关的相关资源和支出，不仅需要追踪和控制本国社区中正在发展的疾病传播，而且还需要降低成为环境或动物宿主的风险。由于目的地的疾病风险总在发生变化，应以敏感性分析的方式进行建模。

在开始着手的时候，最具逻辑性的方式也许是围绕着众多的核心区域开展初始分析。例如，最近对 GlobalTravEpiNet（GTEN）计划（见第一章，旅行流行病学）的数据进行了分析，针对美国旅行者去往西非的情况，评估健康咨询在预防疟疾方面产生的经济影响。合理的方式也许是对每一组旅行相关疾病实施类似的分析，旨在通过此类分析定义核心指标以及依赖关系，并将其纳入一个单一的综合分析之中。虽然存在上述可能性，采用这样的分析方式却并非易事。

**参考书目**

① Adachi K, Coleman MS, Khan N, Jentes ES, Arguin P, Rao SR, et al. Economics of malaria prevention in US travelers to West Africa. Clin Infect Dis. 2014 Jan;58(1):11–21.

# 疫苗接种和免疫预防的一般性建议

Andrew T. Kroger, Raymond A. Strikas

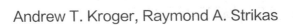

免疫接种咨询委员会（ACIP）提出在美国境内使用疫苗和其他生物产品［比如免疫球蛋白（Ig）产品］的建议并且与 ACIP 组织联络协调，其中包括美国儿科学会、美国家庭医生学会、美国医师协会、美国妇产科医师学会等等。ACIP 对

建议进行表决并由 CDC 主管负责审核，如果予以采纳，该建议将发表在 CDC 的发病率与死亡率周报（MMWR）上，成为卫生与公众服务部 /CDC 的官方建议。ACIP 的建议以收益（疾病免疫）和风险（疫苗不良反应）的科学证据为基础，如果数据很少或暂缺，则以专家意见为准。建议包括与一般性免疫问题和具体疫苗的使用相关的信息。文本框 2-1 提供了与 ACIP 有关的更多信息。本节主要依据 ACIP 有关免疫接种的一般性建议。

## 文本框 2-1　免疫接种咨询委员会（ACIP）

1964 年，美国卫生及公共服务部特许免疫接种咨询委员会（ACIP）为 CDC 制定免疫接种政策提供指导方针。指导方针包括疫苗剂量的安排、推荐接种疫苗的特定风险群体以及疫苗的禁忌证和注意事项。

ACIP 包括美国卫生及公共服务部部长选定的 15 名投票委员。ACIP 主席、1 名消费者代表和 13 名委员平均分布在各种行业中，包括免疫学学术研究、医学和公共卫生学。除了 15 名投票委员以外，委员会还包括 8 名代表联邦机构的当然委员和来自联络组织的 35 名非投票代表，对疫苗研发、管理面向不同人群的疫苗以及免疫接种计划的运作担负广泛的责任。ACIP 划分为 4 个永久性工作小组，分别负责儿童 / 青少年免疫接种计划安排、成人免疫接种计划安排、流感疫苗和一般性疫苗接种事务。除了 4 个永久性工作小组之外，还有 10 个工作小组各自负责具体的疫苗事宜。为制定免疫接种计划而提出的意见将与专业组织分享，其中包括美国儿科学会、美国医师协会、美国家庭医生学会、美国妇产科医师学会以及美国护士助产士学会。

ACIP 工作小组由 ACIP 的委员领导，该委员与 CDC 工作小组的领导层成员紧密合作。疫苗制药行业的成员不能担任工作小组的成员。工作小组应在各个政策要点上取得一致意见，然后由 CDC 工作小组领导撰写提供给全体 ACIP 的具体内容。如果难以达到一致，则会制定具备多种计划的方案，提交给全体 ACIP 进行投票。

ACIP 每年召开 3 次公开会议，各个工作小组在会中提交已经撰写完毕的内容，以便进行讨论或投票。有时，ACIP 成员也会参与制药业支持的学术性疫苗研究。上述成员应当声明存在这方面的利益冲突，如果疫苗是为其提供支持的公司负责生产的，则这些成员不得参与投票。各种讨论和投票的结果形成

ACIP 文件，发表在 CDC 发病率和死亡率周报（www.cdc.gov/mmwr），代表卫生与公众服务部的官方政策。

旅行前的评估应包括根据年龄和其他个人特征进行评估并推荐常规疫苗。此外，某些常规疫苗推荐给年龄较小的国际旅行者使用。例如，MMR（麻疹－腮腺炎－风疹）疫苗推荐给需要到国外旅行且年龄为 6 到 11 个月的幼儿，用于预防麻疹感染。推荐与旅行有关的特定疫苗应以行程路线、旅行持续时间以及宿主因素为根据。美国常规接种预防以下疾病的疫苗：白喉、破伤风、百日咳、麻疹、腮腺炎、风疹、水痘、脊髓灰质炎、甲型肝炎、乙型肝炎、乙型流感嗜血杆菌（Hib）、轮状病毒、人乳头瘤病毒（HPV）和肺炎球菌和脑膜炎球菌侵袭性疾病，且通常在儿童或青少年时期使用。推荐所有年龄大于等于 6 个月的人群每年常规接种流感疫苗。对于年龄大于等于 60 岁成年人，推荐接种一剂带状疱疹病毒（缠腰龙）疫苗。如果未对上述疾病采取过适当的预防措施，无论是否计划参与国际旅行，都应当接受与其年龄或既往免疫接种状况相对应的免疫接种处理。拜访临床医师接种旅行相关疫苗应视为难得的机会，未完成疫苗接种人员可更新其常规疫苗。

每年都会公布儿童和青少年以及成人的疫苗接种计划。临床医生应从 CDC 疫苗和免疫接种网站（www.cdc.gov/vaccines/schedules）获得最新的计划。该出版物的文字内容和许多表格提供了疫苗用法、剂量数量、剂量间隔、不良反应、注意事项和禁忌证等诸多建议，可为旅行者提供指导。为旅行者提供的建议与常规建议并非总能保持一致。例如，建议大多数在 1956 年以后出生的成年人接种 1 剂 MMR 疫苗；不过，该年龄段的国际旅行者建议接种 2 剂。特定的疫苗和类毒素疫苗的背景、不良反应、注意事项或禁忌证有关的其他详情，请参阅各自的 ACIP 建议（www.cdc.gov/vaccines/acip/index.html）。

## ■ 免疫生物学的时间间隔

### 同时接种

除了某些特殊情况以外 [ 比如 PCV13，PPSV23，PCV13 和 MenACWY-D（Menactra）]，所有的常用疫苗均可以安全有效地在不同的部位同时（同一天）接种，不会对抗体反应造成不利影响，也不会使不良反应率升高。上述常识对于国际旅行者来说显得尤其有用，因为他们也许很快就要接触到数种传染病。对那些处于接种上述疫苗的年龄以及不存在禁忌证的人员，鼓励同时接种所有适用的疫苗。如果无法在同一天接种疫苗，则可在接种某种不同的灭活疫苗或某种活病毒疫苗前后的任何时候接种某种灭活疫苗。

如果在接种另一种活病毒疫苗的 28 天内（黄热病疫苗为 30 天内）注射或鼻内接种某种活病毒疫苗（比如 MMR、水痘、黄热病或减毒活流感疫苗），那么后者的免疫反应可能受损。只要可能，在不同日期注射活病毒疫苗至少应间隔 28 天（黄热病疫苗应达到至少 30 天）。如果不在同一天使用两种注射或鼻内接种的活疫苗，但时间间隔不到 28 天（黄热病疫苗不到 30 天），第二种疫苗应间隔至少 28 天（黄热病疫苗达到或超过 30 天）再次接种。

麻疹和其他活病毒疫苗可能会干扰对结核菌素皮肤试验的反应以及干扰素 γ 释放试验。如果适用，结核菌素试验可在接种活疫苗的当天或 4 到 6 周后进行。结核菌素皮肤试验并非接种任何疫苗的先决条件。口服伤寒疫苗属于减活细菌疫苗，它与抑制对结核菌素试验的反应并无关联。

### 错过剂量和加强针

为了确保免疫效果，所有疫苗都需要一个初始剂量或系列剂量，有些疫苗则需要定期重复接种或加强针，以便维持免疫效果。有时对疫苗的需求可能会超过供应量，医疗机构因此难以获得疫苗。有关疫苗短缺和建议方面的信息，请访问 CDC 疫苗和免疫接种网站 www.cdc.gov/vaccines/vac-gen/shortages/default.htm。

在有些情况下，可能无法按时接种预定的疫苗。这种情况下，应在下次就诊时接种该疫苗。不过，旅行者可能忘记回来完成系列疫苗的接种或者在指定时间接种加强针。当前可用数据表明，只要按计划完成接种，即使各剂量之间的时间间隔比常规推荐的间隔更长些，这种情况并不会影响到血清转阳率或滴度。因此，如果各剂量之间的间隔延长，并无必要重新接种疫苗或增加剂量。但在某些情况下，口服伤寒疫苗是上述规则的唯一的例外。根据某些专家的建议，如果接种 4 个剂量的延长时间超过 3 周，则必须重新接种口服伤寒疫苗的系列。

### 含抗体的血液制品

美国含抗体的血液制品［比如免疫球蛋白（Ig）制品］不会影响对黄热病疫苗的免疫应答，同样也被认为不会影响活伤寒、减活流感、轮状病毒或带状疱疹疫苗的免疫反应。在使用含抗体的血液制品之前、期间或之后，如果立即接种MMR或水痘疫苗，对疫苗的应答可能会减弱。禁用MMR和水痘疫苗的时间与制品中Ig的剂量有关。MMR和水痘疫苗应在接受血液制品2周或更长时间之前接种，或者在接受血液制品3～11个月后接种，根据疫苗的不同而有所变化（表2-4）。

| 适应证 | 剂量和途径 | 接种麻疹或水痘疫苗之前推荐的间隔时间 |
|---|---|---|
| **表2-4　使用含抗体制品与含麻疹疫苗或含水痘疫苗之间的推荐间隔时间[1]** | | |
| 输血 | | |
| 红细胞（RBCs）洗涤 | 10 ml/kg( 可忽略 IgG/kg) IV | 无 |
| RBC，添加腺嘌呤盐水 | 10 ml/kg (10 mg IgG/kg) IV | 3个月 |
| 红细胞浓厚液（红细胞压积65%）[2] | 10 ml/kg (60 mg IgG/kg) IV | 6个月 |
| 全血（35%～50%）[2] | 10 ml/kg (80～100 mg IgG/kg)IV | 6个月 |
| 血浆／血小板制品 | 10 ml/kg (160mg IgG/kg) IV | 7个月 |
| 肉毒杆菌免疫球蛋白，IV | 1.5 ml/kg (75 mgIgG/kg) IV | 6个月 |
| 预防巨细胞病毒（CMV IGIV） | 150 mg/kg IV（最高） | 6个月 |
| 甲型肝炎（Ig），国际旅行时间 | | |
| ＜3个月 | 0.02 ml/kg (3.3mg IgG/kg) IM | 3个月 |
| ≥3个月 | 0.06 ml/kg (10mg IgG/kg) IM | 3个月 |
| 预防乙型肝炎（HBIG） | 0.06 ml/kg (10mg IgG/kg) IM | 3个月 |
| 静脉注射免疫球蛋白（IVIG） | 300～400 mg/kg IV | 8个月 |
| 替代疗法 | 400 mg/kg IV | 8个月 |
| 免疫性血小板减少性紫癜（ITP） | 1 g/kg IV | 10个月 |
| 接触后麻疹（包括免疫受损的人群） | 400mg/kg IV | 8个月 |
| 接触后预防水痘[3] | 400 mg/kg IV | 8个月 |
| 川崎病 | 2 gm/kg IV | 11个月 |
| 预防麻疹（Ig） | | |
| 免疫活性接触 | 0.5 ml/kg (80 mg IgG/kg) IM | 6个月 |

| 适应证 | 剂量和途径 | 接种麻疹或水痘疫苗之前推荐的间隔时间 |
|---|---|---|
| 呼吸道合胞病毒（RSV）F 蛋白的单克隆抗体 [帕利珠单抗（MedImmune）] [4] | 15 mg/kg IM | 无 |
| 狂犬病预防（HRIG） | 20 IU/kg (22 mg IgG/kg) IM | 4 个月 |
| 破伤风（TIG） | 250 个单位 (10 mg IgG/kg) IM | 3 个月 |
| 水痘 – 带状疱疹免疫球蛋白 [3] | 125 个单位 /10 kg (60～200 mg IgG/kg) IM( 最多 625 个单位 ) | 5 个月 |

缩写：Ig，免疫球蛋白；IM，肌肉注射；IV，静脉注射。

[1] 根据表 5 改编，CDC. General recommendations on immunization: recommendations of the Advisory Committee on Immunization Practices (ACIP). MMWR Recomm Rep. 2011 Jan 28;60(RR-2):1-61。采用 CDC 的信息进行更新。CDC. Prevention of measles, rubella, congenital rubella syndrome, and mumps, 2013: summary recommendations of the Advisory Committee on Immunization Practices (ACIP). MMWR Recomm Rep. 2013 Jun 14; 62(RR-04):1-34. 该表并非用于确定使用 Ig 制剂的适应证和剂量。未接种的人群在所推荐的整个间隔时间内可能无法达到完全预防麻疹的目的，在接种麻疹后，可以考虑增加 Ig 或麻疹疫苗的剂量。在 Ig 制剂中，麻疹抗体的浓度可能随着制造商的批次而有所不同。例如，在不同的 Ig 制剂中发现麻疹滴度的变化超过 4 倍。在接受 Ig 制剂后，抗体的清除率亦有所变化。推荐接种的间隔时间是根据被动获得性抗体估计 30 天的半衰期以及在接受 80 mg IgG/kg 剂量的 5 个月内观察到麻疹的免疫反应推断得出。未包含带状疱疹疫苗。在接种带状疱疹疫苗的同时可以给予含抗体的制品。

[2] 假定血清 IgG 浓度为 16 mg/ml。

[3] 如果未提供水痘 – 带状疱疹免疫球蛋白，可以使用 IVIG。基于专家的最佳判断而推荐使用 IVIG，而与在 IVIG 和水痘 – 带状疱疹免疫球蛋白制剂中以及在接受 IVIG 和水痘 – 带状疱疹免疫球蛋白的患者中测定的水痘 IgG 滴度相比，各种报告支持使用 IVIG。尽管经过许可的 IVIG 制剂含抗水痘抗体，各个批次的 IVIG 滴度并不确定，因为 IVIG 并不常规测定抗水痘抗体。对于 IVIG 在接触后预防水痘而言，目前尚无临床数据为其效果提供支持。对于接触后预防水痘，推荐的 IVIG 剂量为静脉内给予 400 mg/kg（参见 http://aapredbook.aappublications.org/content/1/SEC131/SEC289.body）。

[4] 仅含有呼吸道合胞病毒的抗体。

在接种 MMR 或水痘疫苗后，可能会因为其他适应证使用 Ig。在这种情况下，Ig 可能会影响对 MMR 或水痘疫苗的免疫应答。疫苗的病毒复制和免疫刺激作用通常在接种疫苗 2～3 周出现。如果接种其中的一种疫苗与随后使用 Ig 制剂的间隔时间≥ 14 天，则不需要重复接种疫苗。如果间隔时间不到 14 天，则在表 2-4 规定的间隔时间后重新接种疫苗，但血清学检测表明已经产生抗体的情况除外。应在表 2-4 显示的时间间隔之后实施上述检测，从而避免检测到来自 Ig 制剂中的抗体。

如果必须给予 Ig，则 MMR 或水痘疫苗可以与 Ig 同时使用，但必须知道疫苗诱导的免疫作用可能因此受到影响。接种疫苗的部位应与 Ig 注射部位不同。应在表 2-4 标明的间隔时间后重复接种疫苗，但血清学检测表明已经产生了抗体的情况除外。

同时给予 Ig 与第一个剂量的甲肝疫苗时，不会影响到产生保护性抗体水平的接受者所占的比例，但抗体的浓度要更低些。由于抗体的最终浓度比被认为能够起到保护作用的水平高许多倍，上述免疫原性降低的现象并不具有临床意义。

Ig 制剂对其他灭活疫苗和类毒素疫苗的影响甚微。其他灭活疫苗可在使用含抗体的血液制品的同时或者使用前后的任何间隔时间接种。不过，此类疫苗的接种部位应与 Ig 的注射部位不同。

## ■ 患有急性病的人群接种疫苗的问题

应当争取每一个接种必要疫苗的机会。应根据症状的严重程度及病因确定是否有必要因为当前或近期患的急性病而推迟接种疫苗。尽管中度或重度急性病是推迟接种疫苗的充分理由，但轻度疾病（比如腹泻、有 / 无低热的轻度上呼吸道感染、其他低热性疾病）并非接种疫苗的禁忌证。

如果人们患中度或重度急性病，无论是否出现发热症状，在病情得以缓解的情况下应当尽早接种疫苗。上述注意事项是避免疫苗对基础性疾病造成更大的不良作用，或者把基础性疾病的临床表现错误地归结于疫苗。抗菌疗法并非疫苗接种的禁忌，但以下三种情况除外：

★ 抗菌剂可能会影响对口服伤寒疫苗的应答。

★ 抗疱疹病毒的抗病毒剂（比如阿昔洛韦）可能会影响对含水痘病毒的疫苗产生的反应。

★ 抗流感病毒的抗病毒剂（比如扎那米韦和奥司他韦）可能会影响对减活流感疫苗产生的反应。

如果某人看上去健康状态良好，体检或体温测量就不属于接种疫苗的先决条件。在某人患病时应当注意询问，患有中度或重度急性病的人员可以推迟接种疫苗，对于临床免疫接种而言，为不存在禁忌证的人员接种疫苗当属正确的程序。

## ◾ 免疫功能改变

免疫功能改变是一个经常与免疫抑制、免疫缺陷和免疫系统衰弱等术语互换的泛称术语。导致免疫功能改变的原因包括疾病（白血病、HIV 感染）或者药物或其他治疗方法（肿瘤化疗、放疗、长期大剂量使用皮质类甾醇）。同时，该术语还包括其他诸多病情，比如无脾畸形和慢性肾病。

确定免疫功能改变非常重要，因为患有免疫功能改变的人员患某些疫苗可预防疾病的可能性更高，也更严重。因此，推荐患有免疫功能改变的人员使用某些疫苗（例如，灭活流感疫苗、肺炎球菌疫苗）。接种灭活疫苗对于患有免疫功能改变的人员来说是安全的，但对此类疫苗的应答可能不那么理想。在免疫功能得到改善以后，需要再次接种上述疫苗。

在接种灭活疫苗以后，患有免疫功能改变的人员出现不良反应的风险有可能增加，因为其产生有效免疫应答的能力有所下降。在提升免疫功能之前，通常推迟接种活疫苗。在接种黄热病疫苗的时候，这一点显得尤其重要（见第三章，黄热病）。对于感染 HIV 且轻度到中度免疫抑制的人员，推荐接种 MMR 疫苗，同时亦可考虑水痘疫苗。

有关更深入的讨论，请参见第八章，免疫缺陷的旅行者。

## ◾ 为即将启程的旅行者提供的疫苗接种计划

如上所述，对于即将开启旅程的人们来说，可以在同一次就诊中接种大多数疫苗制品。除非接种的疫苗属于儿童时期接种的加强针，疫苗可能需要一个月或更长时间才能诱发有效的免疫反应，这取决于疫苗自身以及系列中的剂量数量。有些疫苗需要多个剂量才能达到最佳预防效果。在各个剂量之间应当维持所推荐的时间间隔（表2-5）。如果给予剂量的时间比最小间隔时间更短，则会降低抗体反应。需要强调的一点是，如果旅行者根据《国际卫生条例》必须接种黄热病疫苗，以便达到某个国家的要求，黄热病疫苗在接种后的 10 天之内并不能视为有效。如果能够完成整个计划，即使各剂量之间的间隔时间超过常规推荐的间隔，此时并不会影响到免疫反应。因此，如果各剂量之间的间隔时间延长，不需要重新接种整个系列或者增加疫苗的剂量。

表2-5　推荐的最小年龄和各疫苗剂量之间的最短间隔时间 [1,2]

| 疫苗和剂量数量 | 该剂量的推荐年龄 | 该剂量的最小年龄 | 至下个剂量之前的最短间隔时间 [3] |
|---|---|---|---|
| 白喉和破伤风菌疫苗以及无细胞百日咳疫苗，儿童 [6 周~6 岁 ][DTaP]-1 [4] | 2 个月 | 6 周 | 4 周 |
| DTaP-2 | 4 个月 | 10 周 | 4 周 |
| DTaP-3 | 6 个月 | 14 周 | 6 个月 [5] |
| DTaP-4 | 15~18 个月 | 12 个月 | 6 个月 [5] |
| DTaP-5 | 4~6 岁 | 4 岁 | 不适用 |
| 乙型流感嗜血杆菌 [Hib]-1 [4,6] | 2 个月 | 6 周 | 4 周 |
| Hib-2 | 4 个月 | 10 周 | 4 周 |
| Hib-3 [7] | 6 个月 | 14 周 | 8 周 |
| Hib-4 | 12~15 个月 | 12 个月 | 不适用 |
| 甲型肝炎 [HepA]-1 | 12~23 个月 | 12 个月 | 6 个月 [5] |
| HepA-2 | ≥ 18 个月 | 18 个月 | 不适用 |
| 乙型肝炎 [HepB]-1 [4] | 出生 | 出生 | 4 周 |
| HepB-2 | 1~2 个月 | 4 周 | 8 周 |
| HepB-3 [8] | 6~18 个月 | 24 周 | 不适用 |
| 带状疱疹病毒 [9] | ≥ 60 岁 | 60 岁 | 不适用 |
| 人乳头瘤病毒 [HPV]-1 [10] | 11~12 岁 | 9 岁 | 4 周 |
| HPV-2 | 剂量 1 后 2 个月 | 9 岁，4 周 | 12 周 |
| HPV-3 [11] | 剂量 1 后 6 个月 | 9 岁，24 周 | 不适用 |
| 灭活脊髓灰质炎病毒 [IPV]-1 [4] | 2 个月 | 6 周 | 4 周 |
| IPV-2 | 4 个月 | 10 周 | 4 周 |
| IPV-3 | 6~18 个月 | 14 周 | 6 个月 [5] |
| IPV-4 [12] | 4~6 岁 | 4 岁 | 不适用 |
| 流感，灭活 [13] | ≥ 6 个月 | 6 个月 [14] | 4 周 |
| 流感，减活 [13] | 2~49 岁 | 2 岁 | 4 周 |
| 日本脑炎，绿猴肾脏细胞 [Ixiaro]-1 [15] | ≥ 2 岁 | ≥ 2 岁 | 28 天 |
| Ixiaro-2 | 剂量 1 后 28 天 | ≥ 2 岁，28 天 | 不适用 |
| 麻疹、腮腺炎和风疹 [MMR]-1 [16] | 12~15 个月 | 12 个月 | 4 周 |
| MMR-2 [16] | 4~6 岁 | 13 个月 | 不适用 |
| 流脑 [MenACWY-I] [17] | 11~12 岁 | 2 个月 (Menveo) 或 9 个月 (Menactra) | 8 周 [18] |

| 疫苗和剂量数量 | 该剂量的推荐年龄 | 该剂量的最小年龄 | 至下个剂量之前的最短间隔时间[3] |
|---|---|---|---|
| MenACWY-2 | 16 岁 | 4 个月 [Menveo] 或 11 个月 [Menactra] | 如果患病的风险增加，则为 3～5 岁[18] |
| 脑膜炎球菌多糖 [MPSV4]-1[17] | 不适用 | 2 岁 | 5 岁 |
| MPSV4-2 | 不适用 | 7 岁 | 不适用 |
| 肺炎球菌 [PCV]-1[6] | 2 个月 | 6 周 | 4 周 |
| PCV-2 | 4 个月 | 10 周 | 4 周 |
| PCV-3 | 6 个月 | 14 周 | 8 周 |
| PCV-4 | 12～15 个月 | 12 个月 | 不适用 |
| 肺炎球菌多糖 [PPSV]-1 | 不适用 | 2 岁 | 5 岁 |
| PP5V-2[19] | 不适用 | 7 岁 | 不适用 |
| 狂犬病 -1[ 接触前 ] | 参见脚注 20 | 参见脚注 20 | 7 天 |
| 狂犬病 -2 | 剂量 1 后 7 天 | 剂量 1 后 7 天 | 14 天 |
| 狂犬病 -3 | 剂量 1 后 21 天 | 剂量 1 后 21 天 | 不适用 |
| 轮状病毒 [RV]-1[21] | 2 个月 | 6 周 | 4 周 |
| RV-2[21] | 4 个月 | 10 周 | 4 周 |
| RV-3[21] | 6 个月 | 14 周 | 不适用 |
| 破伤风和减活白喉疫苗 [Td] | 11～12 岁 | 7 岁 | 5 岁 |
| 破伤风菌疫苗、减活白喉疫苗和减活无细胞百日咳疫苗 [Tdap][22] | ≥ 11 岁 | 7 岁 | 不适用 |
| 伤寒，灭活 [ViCPS] | ≥ 2 岁 | ≥ 2 岁 | 不适用 |
| 伤寒，减活 [Ty21a] | ≥ 6 岁 | ≥ 6 岁 | 参见脚注 23 |
| 水痘 [Var]-1[16] | 12～15 个月 | 12 个月 | 12 周[24] |
| 水痘 [Var]-2 | 4～6 岁 | 15 个月 | 不适用 |
| 黄热病 | ≥ 9 个月[25] | ≥ 9 个月[25] | 10 岁 |

[1] 根据表 1 改编，CDC. General recommendations on immunization: recommendations of the Advisory Committee on Immunization Practices (ACIP). MMWR Recomm Rep. 2011 Jan 28;60(RR-2): 1-61.

[2] 提供联合疫苗。相比其等效的成分疫苗而言，一般首选经许可的联合疫苗（CDC.Combination vaccines for childhood immunization. MMWR Recomm Rep. 1999 May 14;48[RR-5]:1-14.）。在接种联合疫苗时，最小接种年龄应当是各成分的最大年龄（例外：MenHibrix 第一个剂量的最小年龄为 6 周）；各剂量之间的最短间隔时间等于各成分的最长间隔时间。

[3] 有关再接种（加强针）计划的建议，请参见 www.cdc.gov/vaccines/schedules/。

4 可以供应含 HepB 成分的联合疫苗（HepB-Hib、DTaPHepB-IPV、HepA-HepB）。由于其他成分的存在（Hib、DTaP、IPV），上述疫苗不适用于年龄＜6 周的婴儿。美国尚未许可把 HepA-HepB 应用于年龄＜18 岁的儿童。

5 公历月。

6 对于 Hib 和 PCV，如果儿童在 ≥ 7 月时接种第一个剂量，那么完成整个系列所需的剂量要少一些（有关当前儿童和青少年免疫接种计划的问题，请参见 www.cdc.gov/vaccines）。

7 如果在 2 个月和 4 个月龄时接种 PRP-OMP（Pedvax-Hib，Merck Vaccine Division），就不要接种第 6 个月的剂量。最终剂量接种的最小年龄为 12 个月。

8 HepB-3 应在接种 Hep B-2 后 ≥ 8 周进行接种，在接种 Hep B-1 后 ≥ 16 周进行接种；在年龄达到 24 周之前不得接种。

9 建议为年龄 ≥ 60 岁的人群接种一个剂量的带状疱疹病毒（腰缠龙）。

10 批准把二价 HPV 疫苗用于年龄在 10～26 岁之间的女孩 / 妇女。建议为年龄在 11～26 岁之间的女孩 / 妇女预防宫颈癌和其他肛门生殖器癌以及前兆。批准把四价 HPV 疫苗用于年龄在 9～26 岁的男孩 / 男性和女孩 / 女性。建议为年龄在 11～26 岁之间的女孩 / 女性预防宫颈癌和其他肛门生殖器癌、前兆以及生殖器疣。建议用于年龄在 11～21 岁的男孩 / 男性以及年龄在 22～26 岁之间的高风险男孩 / 男性（男 - 男性活动、HIV 阳性男性或免疫缺陷男性）。年龄在 9～10 岁之间的女孩可以接种该疫苗来预防同样的疾病，而年龄在 9～10 岁以及 22～26 岁之间的男孩 / 男性接种后可预防生殖器疣。

11 HPV 的第三个剂量应在接种第二个剂量 ≥ 12 周后进行接种，在接种第一个剂量后 ≥ 24 周后进行接种。如果在接种第一个剂量后 ≥ 16 周进行接种，则无须再次接种第三个剂量，此时第一个剂量和第二个剂量之间至少应相隔 4 周，而第二个剂量和第三个剂量之间至少应相隔 12 周。

12 对于接种全 -IPV 或全 -OPV 系列疫苗的人群，如果第三个剂量是在第四个生日后接种的，则不再需要第四个剂量。对于 IPV，倒数第二剂和最后一剂之间应相隔 6 个月。

13 对于首次接种疫苗且年龄超过 9 岁的儿童以及某些疫苗接种不完全的儿童，建议接种两个剂量的流感疫苗（参见参考文献 2）。

14 疫苗生产厂商规定的接种灭活流感疫苗的最小年龄各不相同。有关疫苗的具体最小年龄，请查阅药品说明书。

15 经食品药品管理局的批准，Ixiaro 可用于年龄 ≥ 2 岁的人群。

16 联合 MMR- 水痘（MMRV）可用于年龄在 12 个月～12 岁之间的儿童。

17 年龄在 2～18 个月之间的婴幼儿。对于年龄在 2～18 个月之间且罹患脑膜炎球菌病的风险不断升高的儿童，建议接种常规疫苗与 HibMenCY-TT (MenHibrix) 或 Menveo 的（4 个剂量的基本系列）。各疫苗的第一个剂量可以早在第 6 周接种。第四个剂量可以晚至第 18 个月接种。如果婴幼儿和儿童接种过 Hib-MenCY-TT，前往脑膜炎球菌病高发地区旅行时，比如非洲的"脑膜炎流行带"，无法预防血清群 A 和 W-135，且必须在旅行之前接种四价流脑疫苗。

年龄在 9 个月～55 岁之间的人群。如果年龄在 9 个月～55 岁之间的人群患脑膜炎球菌病的风险升，则必须接种 Menveo 或 Menactra。建议 9～23 个月的婴幼儿接种 2 个剂量的基本系列，接种间隔时间为 12 周。

年龄 ≥ 56 岁的人群。Menomune 是唯一允许应用于年龄 ≥ 56 岁成人的脑膜炎球菌疫苗，并可使老年人产生免疫原性。对于此前接种过脑膜炎球菌结合疫苗的成年人，后续接种结合疫苗与后续接种 Menomune 相比，有限的数据显示抗体反应较高。如果未接种脑膜炎球菌疫苗且年龄超过 56 岁的人员希望接种一个剂量的脑膜炎疫苗（比如旅行者以及因为社区发生疫情而处于危险之中的人群），首选接种 Menomune。如果年龄超过 56 岁且此前接种过脑膜炎球菌结合疫苗，此时推荐再次接种疫苗或者希望接种多个剂量（比如患有无脾畸形的人员以及微生物学家），首选接种结合疫苗。

18 如果此前接种过疫苗且患脑膜炎球菌病的风险较高，建议再次接种脑膜炎疫苗。如果再次接种的人员其年龄在 2～55 岁之间，首选接种 MenACWY［CDC. Prevention and control of meningococcal disease. Recommendations of the Advisory Committee on Immunization Practices（ACIP）. MMWR Recomm Rep. 2013 March 22;62（RR-2）:1-28.］。

19 如果年龄达到或超过 65 岁，且第一次接种的年龄不到 65 岁，最短间隔时间为 5 年，建议此类人员接种第二个剂量的 PPSV。同时，如果年龄不到 65 岁且出现肺炎球菌感染的风险极高，以及肺炎球菌抗体浓度有可能迅速降低，建议此类人员也接种第二个剂量［CDC. Updated recommendations for prevention of invasive

pneumococcal disease among adults using the 23-valent pneumococcal polysaccharide vaccine（PPSV23）. MMWR Recomm Rep. 2010;59（34）:1102-6.]。

[20] 狂犬病接触前免疫接种并无最低年龄限制[CDC. Human rabies prevention—United States, 2008: recommendations of the Advisory Committee on Immunization Practices. MMWR Recomm Rep. 2008 May 23;57（RR-3）:1-28.]。

[21] 应在第14周零6天之前接种RV的第一个剂量。不应当在大于等于15周的年龄开始接种疫苗系列。应在8个月第0天之前接种系列中的最后一个剂量。如果在2个月和4个月接种罗特律轮状病毒疫苗，则无须接种第6个月的剂量。

[22] 仅推荐接种1个剂量的混合疫苗（Tdap）。后续剂量应接种Td。对于未完整接种百日咳疫苗以及对百日咳疫苗无禁忌证且年龄在7～10岁的儿童，应接种一个剂量的Tdap。如果需要接种更多剂量的含破伤风以及白喉类毒素的疫苗，年龄在7～10岁的儿童应根据强化指南进行接种，第一个剂量首选Tdap。接种Tdap时，应不考虑与上次接种Td疫苗的间隔时间。为了控制易发生破伤风的伤口，自上次接种任何含破伤风疫苗以来的最短间隔时间为5年。怀孕妇女推荐接种一个剂量的Tdap，首选在怀孕27～36周进行接种，无须考虑此前Tdap疫苗接种史。

[23] 每隔一日，推荐在餐前1小时，用冷饮或微温饮料[温度不超过体温98.6℉（37℃）]口服伤寒疫苗，共计4个剂量。

[24] 年龄≥13岁后接种Var-1到Var-2之间的最短时间间隔为4周。

[25] 在某些情况下，年龄不到9个月的儿童可以接种黄热病疫苗[CDC. Yellow fever vaccine: recommendations of the Advisory Committee on Immunization Practices（ACIP）. MMWR Recomm Rep. 2010 Jul 30;59[RR-7]:1-27.]。

不鼓励在达到最小推荐年龄之前接种某种疫苗，或者接种的间隔时间短于所推荐的最短间隔时间。对于美国常规推荐的疫苗，表2-5列出了最小年龄和各剂量之间的最小间隔时间。

由于有些旅行者会在最后时刻造访医疗机构，目前已经开展了诸多研究以确定加速计划是否合适。这方面主要关注乙型肝炎疫苗或甲肝和乙肝联合疫苗。美国食品药品管理局已经批准了与甲肝和乙肝联合疫苗有关的加速计划。如果旅行者未能接种整个多剂量疫苗系列，目前尚无法明确此类旅行者能够获得什么水平的保护。

## ■ 疫苗成分过敏

疫苗成分能够在某些接种者中引发过敏反应。这种反应可能是局部的，也可能是全身的，包括过敏性和过敏样反应。引起反应的疫苗成分可能包括疫苗抗原、动物蛋白质、抗生素、防腐剂（比如硫柳汞）或稳定剂（比如明胶）。最常见的动物蛋白过敏原是使用鸡胚生产的疫苗（流感和黄热病疫苗）中含有的鸡蛋蛋白质。通常来说，能够安全食用鸡蛋或蛋制品的人群都可以接种此类疫苗，而对鸡蛋或鸡蛋蛋白质有过敏史（口咽肿胀、呼吸困难、低血压、休克）的人员通常不能接种这样的疫苗。询问患者在食用鸡蛋时是否出现不良反应，这是对人们进行筛查的合理方法，由此能够鉴别存在黄热病和流感疫苗接种风险的人员。对于因为食用鸡蛋而出现过敏反应的人员，已有检测和接种疫苗的方案。在生产重组流感疫苗 Flublok 的过程中未使用蛋类，因此不会导致鸡蛋过敏的禁忌证。Flublok 可以应用于存在各种程度的鸡蛋过敏的人群中，只要年龄在 18~49 岁之间且不存在其他禁忌证即可。最近的研究表明，疫苗中除鸡蛋蛋白质之外的其他成分（比如明胶）也可能导致过敏反应，包括罕见病例中的过敏性反应。

某些疫苗含有防腐剂或微量抗生素，而这可能会导致过敏。在决定具有这种罕见过敏现象的人员是否应当接种疫苗之前，疫苗接种机构应当认真审核处方信息。在推荐的疫苗中不含青霉素或青霉素衍生物。有些疫苗［MMR 疫苗、灭活脊髓灰质炎疫苗（IPV）、甲肝疫苗、某些乙肝疫苗、某些流感疫苗、狂犬病疫苗、水痘疫苗和天花疫苗］含有微量新霉素或其他抗生素；使用少量疫苗进行皮肤试验，确定是否会发生过敏。然而，如果曾经对上述抗生素发生过敏反应，则不得接种这种疫苗。在很多时候，新霉素过敏是一种接触性皮炎，即迟发型（细胞介导）免疫反应的表现，而非过敏性反应的表现。对新霉素存在迟发型反应史并不属于接种这些疫苗的禁忌证。

硫柳汞是一种有机汞化合物，自 20 世纪 30 年代就已经投入使用，它被用作防腐剂添加在某些免疫生物制品中。在一些疫苗品牌的多次剂量瓶中含有达到防腐浓度的硫柳汞。据认为接种含硫柳汞的疫苗会诱导过敏反应。不过，这种论断的科学证据却极为有限。硫柳汞过敏反应通常包括局部迟发型过敏反应。在 1%~18% 接受检测的人群中，硫柳汞会引起迟发型过敏反应阳性，但这种检测方法的临床意义有限或根本没有意义。当硫柳汞被用作疫苗的成分时，大多数人并未出现反应，即使硫柳汞的斑贴或皮内试验显示会发生过敏反应的时候也是如此。在接种含硫柳汞的疫苗时，硫柳汞的局部或迟发型过敏反应并不属于禁忌证之列。

从 2001 年年中以来，在生产常规推荐在婴幼儿中使用的疫苗时，已经不使用硫柳汞防腐剂。更多有关硫柳汞以及疫苗硫柳汞含量的信息，请访问 FDA 网站（www.fda.gov/cber/vaccine/thimerosal.htm）。

### ■ 上报免疫接种后的不良事件

现代疫苗极为安全有效。风险和收益与所有免疫生物学制品的应用息息相关，对于全体接种人员来说，没有哪种疫苗完全有效或者完全安全。所有疫苗都曾上报过免疫接种后的不良事件，从常见的局部轻微反应到极为罕见且严重的全身性疾病都列在其中，比如与黄热病疫苗有关的疾病。在 ACIP 的每一次声明中，都详细讨论过接种特定疫苗和类毒素后发生的不良事件。经推荐的儿童系列中的任何疫苗被接种后，美国法律要求临床医生上报其后发生的某些不良事件（参见 www.hrsa.gov/vaccinecompensation/authoringleg.pdf）。此外，即使与疫苗接种的因果关系尚不明确，CDC 也强烈建议把所有疫苗不良事件上报"疫苗不良事件上报系统（VAERS）"。VAERS 报告单和信息可在网址 www.vaers.hhs.gov 以电子形式获得，或者可以采用电话形式申请上述文件：800-822-7967（免费电话）。鼓励临床医生以电子形式进行上报（https://vaers.hhs.gov/esub/step1）。

## ■ 注射途径和注射部位

可以通过肌肉、皮内和皮下途径接种可注射疫苗。可注射疫苗的给药方法部分取决于某些疫苗中使用的辅剂。辅剂系指与抗原不同的疫苗成分，该成分能够增强对抗原的免疫反应。含有辅剂（DTaP、DT、HPV、Td、Tdap、肺炎球菌结合物、Hib、甲肝、乙肝）的疫苗应当肌肉注射，因为皮下或皮内接种可能会导致局部刺激、硬结、皮肤变色、炎症和肉芽肿形成。

生产厂商为每一种免疫生物制品推荐了给药途径。如果采用的方法与推荐的给药途径不同，则可能降低疫苗效果或者加剧局部不良反应。在 ACIP 的建议中，公布了所有疫苗接种途径和部位的详细建议；有关上述出版物的汇总列表，请访问 CDC 网站 www.cdc.gov/vaccines/hcp/acip-recs（同时参阅附录 B 的表 B-1）。

### 参考书目

1. CDC. General recommendations on immunization: recommendations of the Advisory Committee on Immunization Practices (ACIP). MMWR Recomm Rep. 2011 Jan28;60(RR-2):1–64.

2. CDC. Human rabies prevention—United States, 2008: recommendations of the Advisory Committee on Immunization Practices. MMWR Recomm Rep. 2008 May 23;57(RR-3):1–28.

③ CDC. Prevention and control of meningococcal disease: recommendations of the Advisory Committee on Immunization Practices (ACIP). MMWR Recomm Rep. 2013 Mar 22;62(RR-2):1–28.

④ CDC. Prevention and control of seasonal influenza with vaccines: recommendations of the Advisory Committee on Immunization Practices—United States, 2013–2014.MMWR Recomm Rep. 2013 Sep 20;62(RR-07):1–43.

⑤ CDC. Prevention of measles, rubella, congenital rubella syndrome, and mumps, 2013:summary recommendations of the Advisory Committee on Immunization Practices (ACIP). MMWR Recomm Rep. 2013 Jun 14;62(RR-04):1–34.

⑥ CDC. Prevention of pneumococcal disease among infants and children—use of 13-valent pneumococcal conjugate vaccine and 23-valent pneumococcal polysaccharide vaccine:recommendations of the Advisory Committee on Immunization Practices (ACIP).MMWR Recomm Rep. 2010 Dec 10;59(RR-11):1–18.

⑦ CDC. Updated recommendations for prevention of invasive pneumococcal disease among adults using the 23-valent pneumococcal polysaccharide vaccine (PPSV23). MMWRMorb Mortal Wkly Rep. 2010 Sep 3;59(34):1102–6.

⑧ CDC. Updated recommendations for use of tetanus toxoid, reduced diphtheria toxoid, and acellular pertussis (Tdap) vaccine in adults aged 65 years and older—Advisory Committee on Immunization Practices (ACIP), 2012. MMWR Morb Mortal Wkly Rep.2012 Jun 29;61(25):468–70.

⑨ CDC. Yellow fever vaccine: recommendations of the Advisory Committee on Immunization Practices (ACIP). MMWR Recomm Rep. 2010 Jul 30;59(RR-7):1–27.

⑩ Varricchio F, Iskander J, Destefano F, Ball R, Pless R, Braun MM, et al. Understanding vaccine safety information from the Vaccine Adverse Event Reporting System. Pediatr Infect Dis J. 2004 Apr;23(4):287–94.

# 旅行疫苗与药物之间的交叉反应

Ilan Youngster, Elizabeth D. Barnett

在旅行前的咨询中常常开具疫苗和药物，因此必须考虑疫苗与药物（包括旅行者已经使用过的药物）之间可能存在的交叉反应。虽然完整的交叉反应清单超出了本节的范围，在此还是要讨论使用与旅行相关的常见疫苗和药物发生的一些严重交叉反应。

## 疫苗之间的交叉反应

通常来说，同时接种多种疫苗（包括减毒活疫苗）是安全有效的。在接种某种活病毒疫苗 4 周后，接种另一种活病毒疫苗可能会降低第二种疫苗的免疫原性。上述观测结果形成了这样的建议，即活病毒疫苗应当在同一天接种，或者接种时间应相隔 4 周或以上。如果不能保证达到 4 周的间隔时间，可以提前一点接种第二种疫苗，以便获得某种程度的预防作用。但是，如果旅行者持续面临风险，那么应当在 4 周后重新接种一次。在一次研究中，对 12 个月大的儿童同时接种黄热病疫苗和麻疹 – 腮腺炎 – 风疹（MMR）疫苗，结果显示与单独接种 MMR 和黄热病疫苗且彼此间隔 30 天相比，这种方案对黄热病与腮腺炎成分的免疫原性稍有下降。上述结果的临床意义尚不确定。与此类似，在一次对成人同时接种 13 价肺炎球菌结合疫苗和 3 价流感灭活病毒疫苗的研究中，发现对 PCV13 成分的免疫原性有所降低。不过，该观测结果的临床意义尚无法确定，因为反应还能够达到 FDA 的非劣效标准。在同时接种 PCV13 和流感灭活病毒疫苗的婴幼儿中，发热和热性惊厥的风险稍有升高。不过，必须根据旅行前对两种疫苗的需求以及两者之间的间隔时间权衡上述风险。

## 旅行疫苗与药物之间的交叉反应

### 口服伤寒疫苗

免疫受损的旅行者通常应避免接种减活疫苗，其中包括使用免疫调节剂、钙调磷酸酶抑制剂、细胞毒剂、抗代谢物以及大剂量类固醇的旅行者（表 8-8）。

抗菌剂可能会影响口服伤寒疫苗中的疫苗株，也可能阻碍对疫苗产生足够的免疫反应。因此，使用抗菌剂的人们应当避免使用口服伤寒疫苗。服用上述药剂后，至少应在 72 小时后接种口服伤寒疫苗。此类人员接种非口服伤寒疫苗似乎为更佳的选择。

采用疟疾预防药物的使用剂量时，氯喹和阿托伐醌 – 氯胍似乎可以与口服伤寒疫苗同时使用。

在接触前的疫苗接种中，同时使用氯喹可能会降低对皮内接种狂犬病疫苗的抗体反应。同时使用氯喹的时候，应当选择肌注（当前，美国尚未批准皮内注射狂犬病疫苗）

## ■ 抗疟药与其他选定药物的交叉反应

本节描述了经常遇到的一些药物交叉反应。开出一种新药时，临床医生应当检查是否存在交叉反应并且把潜在的危险告知旅行者。

### 甲氟喹

甲氟喹可以与多种药物发生交叉反应，包括其他抗疟药物、改变心脏传导的药物以及抗惊厥药物。甲氟喹可能会增加抗疟药本芴醇（美国以固定的组合治疗患有无并发症恶性疟原虫疟疾的患者）的毒性，而且还可能致命地延长 QTc 间隔。因此，如果患者正在使用甲氟喹预防性药物，应当避免或谨慎使用本芴醇。对于同时使用甲氟喹和其他可能影响心脏传导的药物，虽然目前尚无法提供结论性数据，但正在使用抗心律不齐或 β-受体阻断剂、钙通道阻滞剂、抗组胺剂、$H_1$- 阻断剂、三环抗忧郁剂或吩噻嗪的患者应当谨慎或避免同时使用甲氟喹。在通常情况下，具有癫痫史的旅行者也应当避免使用甲氟喹。甲氟喹也可能会降低许多抗惊厥药的血浆浓度，比如丙戊酸、卡马西平、苯巴比妥和苯妥英；应当避免甲氟喹与上述药物同时使用。甲氟喹还会导致钙通道阻滞剂和 mTOR 抑制剂（他克莫司、环孢素 A 和西罗莫司）的浓度升高（表 8-10）。强效 CYP3A4 抑制剂 - 比如大环内酯（克拉霉素、红霉素）、唑类抗菌剂（酮康唑、伏立康唑和伊曲康唑）、抗逆转录病毒蛋白酶抑制剂（利托那韦、洛匹那韦、地瑞那韦、阿扎那韦）和可比司他（与埃替拉韦组合使用）- 可能会提高甲氟喹浓度，增加 QT 延长的风险。像依法韦仑、奈韦拉平、依曲韦林、利福平和利福布汀之类的 CYP3A4 诱导剂可能会降低甲氟喹的血浆浓度，应当避免同时使用。同样，也必须避免甲氟喹与丙型肝炎治疗药物新型直接作用蛋白酶抑制剂波普瑞韦（boceprevir）和特拉匹韦同时使用。

### 氯喹

与其他 QT 延长剂（比如索他洛尔、胺碘酮和本芴醇）同时使用时，氯喹可能会使 QTc 间隔延长的风险增加，因此应当避免联合使用。抗逆转录病毒的利匹韦林同样也会延长 QTc，应当避免联合使用。氯喹能够抑制 CYP2D6；如果与这种酶的底物同时使用 [ 比如美托洛尔、普萘洛尔、氟西汀、帕罗西汀、氟卡因（Flecainide）]，应当更密切地对副作用进行监测。抗酸剂或高岭土会降低氯喹的吸收；使用上述药物的间隔时间至少应达到 4 个小时。应当避免同时使用西咪替丁和氯喹，因为西咪替丁会抑制氯喹的代谢并可提高药物浓度。CYP3A4 抑制剂（比如利托那韦、酮康唑和红霉素）同样会提高氯喹浓度，应当避免同时使用。氯喹能够抑制氨苄青霉素的生物利用率，服用两种药物应相隔 2 小时。另外根据报道，氯喹也会降低环丙沙星和甲胺喋呤的生物利用率。氯喹可能会提高地高辛浓度；必须加强对地高辛的监测。同时，使用氯喹可能会提高钙调磷酸酶抑制剂的浓度，因此应当谨慎使用。

### 阿托伐醌 – 氯胍

四环素、利福平和利福布汀可能会降低阿托伐醌的血浆浓度，因此应当避免与阿托伐醌 – 氯胍同时使用。甲氧氯普胺可能会降低阿托伐醌的生物利用率；除非无法提供其他止吐剂，否则这种止吐剂不得用于为服用治疗剂量阿托伐醌的人群治疗呕吐。不得同时使用阿托伐醌 – 氯胍和其他含氯胍的药物。如果使用抗凝剂的患者需要使用阿托伐醌 – 氯胍，尽管联合使用这些药物并不属于禁忌证，患者也可能需要降低抗凝剂的剂量或者更密切地监测其凝血酶原时间。除了会与非核苷逆转录酶抑制剂（包括奈韦拉平、依曲韦林和依法韦仑）发生交叉反应之外，阿托伐醌 – 氯胍可能还会与抗逆转录病毒蛋白酶抑制剂发生交叉反应，包括利托那韦、地瑞那韦、阿扎那韦、茚地那韦和洛匹那韦。尽管可能发生这些交叉反应，大多数接受上述抗病毒药物的患者对阿托伐醌 – 氯胍都具有良好的耐受性，而且该药物也是短期旅行的首选抗疟药。西咪替丁和氟伏沙明会与氯胍的代射物发生交叉反应，因此应当避免使用。

### 多西环素

苯妥英、卡马西平和巴比妥酸盐可能会缩短多西环素的半衰期。如果使用抗凝剂的患者需要使用多西环素，那么就必须减少抗凝剂的剂量，因为这种药物能够抑制血浆凝血酶原的活性。次水杨酸铋、含铁制剂以及含钙、镁或铝的抗酸剂可能会影响到四环素的吸收；在使用多西环素的 3 小时内，不得使用上述制剂。多西环素可能影响青霉素的杀菌活性，因此通常情况下不得同时使用这些药物。多西环素与抗反转录病毒药物并无已知的交叉反应，但同时使用可能导致钙调磷酸酶抑制剂和 mTOR 抑制剂（西罗莫司）的浓度升高。

## ■ 与治疗旅行者腹泻的药物发生交叉反应

### 氟喹诺酮

如果同时使用左氧氟沙星和华法林，曾有报道声称国际标准化比值有所上升。同时使用环丙沙星和含氢氧化镁或氢氧化铝的抗酸剂可能会降低环丙沙星的生物利用率。环丙沙星会减少茶碱和咖啡碱的清除率；同时使用环丙沙星时，应当监测茶碱的浓度。环丙沙星和其他氟喹诺酮类药物不得与替扎尼定同时使用。使用环丙沙星的患者不得使用西地那非，因为联合使用会提高不良反应率。氟喹诺酮类药物与抗反转录病毒药物无已知的交叉反应，但同时使用可能会提高钙调磷酸酶抑制剂和氟喹诺酮的浓度，而且使用这种药物能够反映肾脏功能。

### 阿奇霉素

同时使用阿奇霉素与奈非那韦时，建议密切监测阿奇霉素的副作用。同时使用阿奇霉素与华法林时，曾发现抗凝效果有所提高；建议对同时使用这些药物的人群监测凝血酶原时间。如果抗疟药蒿甲醚与阿奇霉素同时使用，可能会进一步延长 QTc，因此应当避免上述联合疗法。据报道，该药物还会与大环内酯类和抗逆转录病毒蛋白酶抑制剂以及依法韦仑和奈韦拉平发生交叉反应，增加 QTc 延长的风险；不过，如果不存在基础性的心脏异常，短期疗程并不属于上述药物的禁忌。与大环内酯同时使用可能会导致钙调磷酸酶抑制剂浓度升高。

### 利福昔明

利福昔明在肠道不大量吸收，迄今为止，尚未报道过在利福昔明的使用过程中出现具有临床意义的药物交叉反应。

## ■ 与去往高海拔地区使用的药物发生的交叉反应

### 乙酰唑胺

乙酰唑胺形成的碱性尿能够提高巴比妥酸盐和水杨酸盐的排泄率，而且可能会增加水杨酸盐的毒性，在使用大剂量阿司匹林的时候尤其明显。另外，还可能减少右旋苯异丙胺、抗胆碱能药物、美加明、麻黄碱、美西律或奎尼丁的排泄。皮质类甾醇与乙酰唑胺同时使用时，可能会导致低钾血症。不得为使用抗惊厥药物托吡酯的患者提供乙酰唑胺，因为同时使用这两种药物会使毒性升高。如果同时使用环孢霉素、他克莫司和西罗莫司与乙酰唑胺，则必须加强对这些药物的监测。应对同时使用二甲双胍和乙酰唑胺持谨慎态度，因为这会增加乳酸中毒的风险。在胃的酸性环境中，乙酰氨基酚和双氯芬酸钠会与乙酰唑胺形成复杂的结合现象，从而影响吸收。在使用乙酰唑胺的 30 分钟内，不得使用上述药物。

### 地塞米松

地塞米松能够与多个种类的药物发生交叉反应。不过，使用这种药物治疗高山病可能起到挽救生命的作用。地塞米松可能与以下药物和药物类别发生交叉反应：大环内酯类抗生素、抗胆碱酯酶剂、抗凝血剂、降血糖药物、异烟肼、洋地黄制剂、口服避孕药和苯妥英。

## 与 HIV 药物的交叉反应

HIV 患者对于旅行前咨询是一个挑战（见第八章，免疫缺陷的旅行者）。欧洲最近的一次研究表明，多达 29% 的 HIV 阳性旅行者在听取旅行前的建议时并未公开自身的病情和用药状况。抗逆转录病毒药物存在多种药物交叉反应，特别是通过激活或抑制 CYP3A4 和 CYP2D6 产生的反应。患者在使用蛋白酶抑制剂以及核苷或非核苷逆转录酶抑制剂时，抗疟治疗失败和预防失败的案例曾见诸于数个报告中，以上列出了一些潜在的交叉反应，在这里提供两个优秀的 HIV 药物交叉反应资源：www.hiv-druginteractions.org 和 www.aidsinfo.nih.gov。

**参考书目**

1 Bouchaud O, Imbert P, Touze JE, Dodoo AN, Danis M, Legros F. Fatal cardiotoxicity related to halofantrine: a review based on a worldwide safety data base. Malar J.2009;8:289.

(2) Frenck RW Jr, Gurtman A, Rubino J, Smith W, van Cleeff M, Jayawardene D, et al. Randomized, controlled trial of a 13-valent pneumococcal conjugate vaccine administered concomitantly with an influenza vaccine in healthy adults. Clin Vaccine Immunol. 2012 Aug;19(8):1296–303.

(3) Hoey LL, Lake KD. Does ciprofloxacin interact with cyclosporine? Ann Pharmacother.1994 Jan;28(1):93–6.

(4) Horowitz H, Carbonaro CA. Inhibition of the Salmonella typhi oral vaccine strain,Ty21a, by mefloquine and chloroquine. J Infect Dis. 1992 Dec;166(6):1462–4.

(5) Jabeen E, Qureshi R, Shah A. Interaction of antihypertensive acetazolamide with nonsteroidal anti-inflammatory drugs. J Photochem Photobiol B. 2013 Aug 5;125:155–63.

(6) Kolawole JA, Mustapha A, Abdul-Aguye I, Ochekpe N, Taylor RB. Effects of cimetidineon the pharmacokinetics of proguanil in healthy subjects and in peptic ulcer patients. J Pharm Biomed Anal. 1999 Sep;20(5):737–43.

(7) Kollaritsch H, Que JU, Kunz C, Wiedermann G, Herzog C, Cryz SJ Jr. Safety andimmunogenicity of live oral cholera and typhoid vaccines administered alone or incombination with antimalarial drugs, oral polio vaccine, or yellow fever vaccine. J Infect Dis. 1997 Apr;175(4):871–5.

(8) Nascimento Silva JR, Camacho LA, Siqueira MM, FreireMde S, Castro YP, Maia Mde L,et al. Mutual interference on the immune response to yellow fever vaccine and a combined vaccine against measles, mumps and rubella. Vaccine. 2011 Aug 26;29(37):6327–34.

(9) Nielsen US, Jensen-Fangel S, Pedersen G, Lohse N, Pedersen C, Kronborg G, et al.Travelling with HIV: a cross sectional analysis of Danish HIV-infected patients. Travel Med Infect Dis. 2014 Jan-Feb;12(1):72–8.

(10) Pappaioanou M, Fishbein DB, Dreesen DW, Schwartz IK, Campbell GH, Sumner JW, etal. Antibody response to preexposure human diploid-cell rabies vaccine given concurrently with chloroquine. N Engl J Med. 1986 Jan 30;314(5):280–4.

(11) Ridtitid W, Wongnawa M, Mahatthanatrakul W, Raungsri N, Sunbhanich M. Ketoconazole increases plasma concentrations of antimalarial mefloquine in healthy human volunteers. J Clin Pharm Ther. 2005 Jun;30(3):285–90.

(12) Uriel A, Lewthwaite P. Malaria therapy in HIV: drug interactions between nevirapine and quinine. Int J STD AIDS. 2011 Dec;22(12):768.

# 疫苗犹豫

Paul Offit

旅行前咨询通常可以为儿童和成人提供更新常规疫苗的机会。在此讨论的第一批话题之一是旅行者是否对某些疾病免疫,比如麻疹和水痘。不幸的是,某些情况下旅行者对自身或让自己的孩子接种疫苗没什么兴趣,无论是为了预防麻疹还是其他可能威胁生命且与旅行相关的感染,比如黄热病。

尽管与旅行相关的疫苗并不能保证社区的健康,比如提供群体免疫,但还是能够让人们避免严重且有时亦很致命的疾病。对于此类疫苗,临床医生可以与患者进行磋商,而这也是针对具体目的地权衡旅行相关疫苗的风险与收益的方式之一。即使去欧洲国家旅行,旅行者也很有可能经常暴露于常规疫苗能够预防的疾病。例如,2012 年,世界卫生组织在欧洲地区报告了 27 134 例麻疹,而 2013 年又报告了 31 520 例。欧洲的麻疹疫情打破了一个陈旧的观念,那就是只有发展中国家的某个省份才会出现严重甚至有时致命且疫苗可预防的疾病。

由于存在如此多利害攸关的因素,旅行健康服务方应当指导旅行者如何使用疫苗,特别是为人父母者。提供旅行健康建议的人员应当熟悉与常规及旅行相关的疫苗的安全性文献,从而解决患者可能面对的问题。

人们对疫苗的偏爱和拒用有一个非常让人费解的历史。20 世纪 40 年代,美国的父母们对白喉、破伤风和百日咳疫苗趋之若鹜;他们认识到白喉和百日咳是小孩子的常见杀手,而且也目睹过破伤风在一战和二战中夺去了许多士兵的生命。在 20 世纪 50 年代,脊髓灰质炎疫苗成了天赐之物;大家都知道脊髓灰质炎的所作所为。20 世纪 60 年代,父母乐于接种麻疹、腮腺炎和风疹疫苗。他们知道麻疹每年让成千上万人住院治疗,还让数百人命丧黄泉,大多数都是死于肺炎;腮腺炎是耳聋的常见原因,也是不育症的罕见病因;风疹导致数千新生儿患有眼睛、耳朵和心脏方面严重的先天缺陷。

疫苗的广泛使用使严重疾病迅速减少，在某些情况下还能够实质性地消除这些疾病。父母不再为周围的疾病而惊慌失措，转而变得志得意满。免疫接种率进入平台期。今天，美国（以及欧洲的许多国家）发现已经面临这样的形势，即疫苗的安全问题（无论确实存在还是来自于人们的想像）成了大家关心的主要问题。为人父母者被电台和电视台节目、杂志和报纸文章、反疫苗博客、YouTube 和推特的海量错误信息淹没，疫苗曾经被视为人类最伟大的拯救者，如今有些人担心疫苗会导致各种各样的慢性病，包括孤独症、糖尿病、过敏、哮喘、学习障碍、多发性硬化症和注意力缺陷障碍。因此，某些父母选择不再根据所推荐的计划为孩子接种疫苗。旅行健康服务方应当了解上述问题，掌握准确的信息，以便为患者提供正确的指导。

除了保护疫苗接种者的健康以外，接种疫苗还会保护家乡或者旅行目的地的社区健康。可以想像，如果社区中存在成群未接种的儿童，那么疫苗可预防的疾病出现的风险就会增加。某些社区爆发的疫情与美国的国际旅行之间存在关联。2014年美国报告的麻疹病例超过 1994 年以来的任何年份。2014 年的许多病例与从菲律宾回到美国的旅行者有关。百日咳疫情曾经横扫整个国家，疫苗接种不恰当的儿童可能是其部分原因。乙型流感嗜血杆菌脑膜炎在明尼苏达州和宾夕法尼亚州夺去数名儿童的生命，如果父母对疫苗的恐惧程度不超过其可以预防的疾病，那么这些死亡本来是可以轻松避免的。

因此，我们现在应怎么做？我们如何再次鼓励人们为自己和孩子们接种疫苗？一种方法是让父母明白疫苗可预防疾病产生的影响，以引人注目且易于理解的方式提供证明疫苗安全性的科学依据。有关上述的某些信息，请访问 CDC（www.cdc.gov/vaccines/hcp/patient-ed/conversations/index.html）、美国儿科学会（www.aap.org）、免疫行动联盟（www.immunize.org）、费城儿童医院疫苗教育中心（www.vaccine.chop.edu）、Every Child By Two（www.ecbt.org）、国家免疫信息网（www.immunizationinfo.org）、约翰·霍普金斯疫苗安全研究所（www.vaccinesafety.edu）以及患传染病孩子的父母们（www.pkids.org）等等。

但这些就足够了吗？服务提供方的职责是防止人们感染疫苗可预防的疾病、与旅行有关的疾病等等，我们有必要在教育自己以及患者方面付出更多的努力。在见证了疫苗可预防的疾病导致的病痛、住院治疗和死亡（那是一段不堪回首的黑暗历史）之后，我们才再次觉得接种疫苗的任务迫在眉睫。

## 参考书目

1 Atwell JE, Van Otterloo J, Zipprich J, Winter K, Harriman K, Salmon DA, et al. Nonmedical vaccine exemptions and pertussis in California, 2010. Pediatrics. 2013 Oct;132(4):624–30.

2 CDC. Invasive Haemophilus influenzae type b disease in five young children—Minnesota, 2008. MMWR Morb Mortal Wkly Rep. 2009 Jan 30;58(3):58–60.

3 CDC. Measles—United States, January 1–May 23, 2014. MMWR Morb Mortal Wkly Rep. 2014 Jun 6;63(22):496–9.

4 CDC. Notes from the field: outbreak of pertussis in a school and religious community averse to health care and vaccinations—Columbia county, Florida, 2013. MMWR Morb Mortal Wkly Rep. 2014 Aug 1;63(30):655.

5 Chen RT, Mootrey G, DeStefano F. Safety of routine childhood vaccinations. An epidemiological review. Paediatr Drugs. 2000 Jul-Aug;2(4):273–90.

6 Muscat M, Shefer A, Ben Mamou M, Spataru R, Jankovic D, Deshevoy S, et al. The state of measles and rubella in the WHO European Region, 2013. Clin Microbiol Infect. 2014 May; 20 Suppl 5:12–8.

# 可自我治疗的疾病

## 旅行者腹泻

### Bradley A. Connor

　　旅行者腹泻（TD）属于最容易预测的旅行相关疾病。根据旅行目的地和季节的不同，发病率在 30%～70% 之间。从传统观点来看，TD 可以采用以下简单易行的建议进行预防，比如将食物"煮沸、烹熟、去皮或别碰了"，但研究表明遵守上述要求的人们仍然可能生病。当地餐馆不佳的卫生条件极有可能是导致 TD 风险存在的主要原因。

　　TD 是一种临床综合征，其根由在于各种肠道病原体。细菌病原体是最大的风险，大约占 TD 的 80%～90%。肠道病毒导致患病的比例通常达到 5%～8%，不过随着诊断水平的提高，未来鉴别诺如病毒感染的比例可能也会随之升高。在长期旅行者中，原虫病原体感染出现症状较慢，总体上大约达到诊断总数的 10%。常被称作"食物中毒"的现象涉及摄入食品中原有的毒素。这种综合征会同时出现呕吐和腹泻，但症状通常在 12 小时内自行消失。

## ■ 感染源

细菌是 TD 最常见的致病原因。从总体上来说，最常见的病原体是产肠毒性大肠埃希菌，接下来分别是空肠弯曲菌、志贺菌和沙门菌。肠道附着型致病原和其他大肠埃希菌致病类型亦是 TD 的常见病原体。作为 TD 的潜在致病原因，目前对产气单胞菌和邻单胞菌的讨论也日渐增多。多种病原体都可以导致病毒性腹泻，包括诺如病毒、轮状病毒和星状病毒。

贾第鞭毛虫是 TD 的主要原虫病原体。溶组织内阿米巴是旅行者中相对罕见的病原体。同时，隐孢子虫相对不太常见。环孢子虫的风险与地理位置和季节高度相关：已知风险最高的地区分别在尼泊尔、秘鲁、海地和危地马拉。脆双核阿米巴是一种低级却很顽固的病原体，在旅行者中偶有诊断。第三章逐一对各种病原体在其各自章节进行了讨论；第五章讨论了返乡旅行者的持续性腹泻。

## ■ 发生率

最重要的风险决定因素是旅行目的地，腹泻的风险和病因都具有地区差异。全球大概可以划分为三级风险：低、中和高。

★ 低风险国家包括美国、加拿大、澳大利亚、新西兰、日本以及北欧和西欧国家。

★ 中风险国家包括东欧、北非国家以及某些加勒比海岛。

★ 高风险地区包括亚洲、中东、非洲、墨西哥和中南美洲的大部分地区。

## ■ 旅行者的风险

男女旅行者患 TD 的风险几近相同，年轻成年人患病比老年旅行者更为常见。在短期旅行者中，与 TD 较量过多次并不意味着可以预防未来再次发作，在一次旅行中可能会发生多次 TD。在一群移居尼泊尔加德满都的侨民中，每人第一年平均腹泻 3.2 次。在较为温和的地区，腹泻的风险随着季节发生变化。例如，南亚在季风前几个酷热的月份中上报的 TD 发病率要高得多。

在大量民众无法享受抽水马桶或厕所的环境中，环境粪便污染量较大，苍蝇滋生。电力不足导致频繁断电使致冷功能发挥不佳，难以保证食品贮藏的安全并且增加患病的风险。缺少安全用水也会导致采用这种水生产的食物和饮料发生污染；供水不足也会使清洗双手、表面、器具以及水果和蔬菜之类的食物一带而过。此外，洗手可能无法变成社会规范，而且会形成额外的开支，因此在食品制作区无法提供洗手设施。如果目的地能够提供有效的食物加工程序，TD 的风险将会下降，这一点已经得到证明。但即使在发达国家，像宋内志贺菌之类的病原体导致的 TD 也会与餐馆处理和制作食物脱不了干系。

## ■ 临床表现

细菌性和病毒性 TD 表现为突然出现的恼人症状，从轻度腹部绞痛和急不可待的拉肚子到严重腹痛、发热、呕吐和出血性腹泻，不过诺如病毒性呕吐可能更为常见。原虫性腹泻（比如贾第鞭毛虫或溶组织内阿米巴导致的腹泻）通常表现为逐步出现的轻度症状，每天拉肚子 2～5 次。病原体的潜伏期可以提示 TD 病因：

★ 细菌和病毒性病原体的潜伏期为 6～72 小时。

★ 原虫病原体的潜伏期通常为 1～2 周，在旅行的前几周很少出现症状。环孢子虫是个例外，在高风险地区很快出现症状。

未经治疗的细菌性腹泻会持续 3～7 天。病毒性腹泻通常持续 2～3 天。如果未经治疗，原虫性腹泻持续数周到数月不等。即使感染未持续下去，一次急性肠胃炎也会导致顽固性肠胃症状（见第五章，持续性旅行者腹泻）。其他感染后的后遗症可能包括反应性关节炎和格林 - 巴利综合征。

## ■ 预防

对于前往高风险地区的旅行者而言，可以为其推荐数种方法来减少（但无法完全根除）TD 风险。这些建议包括食物和饮料的选择、使用抗菌药物之外的预防药物以及使用预防性抗生素的指导。带上一小瓶酒精类洗手液（乙醇含量 ≥ 60%）

能够让旅行者在餐前轻松清洁双手。大多数导致 TD 的病原体并无疫苗可用，旅行者可以参阅第三章的章节：甲型肝炎以及伤寒和副伤寒，该章节讨论了预防易感旅行者可能遇到的其他食源性或水源性感染的疫苗。

### 食物和饮料的选用

小心选择食物和饮料能够在最大限度上减少患 TD 的风险。CDC 有关食物和饮料的详细建议，请参见本章稍后的章节：食物和水注意事项。虽然始终建议遵守食物和水的注意事项，但旅行者可能无法始终遵循这些建议。此外，许多确保食品安全的因素也超出了旅行者的控制范畴，比如餐馆卫生状况。

### 预防性非抗菌药物

除了抗菌药物以外，为预防 TD 而研究的主要药物是次水杨酸铋（BSS），这是含铋药物中的一种活性成分。墨西哥的研究表明，该药剂（2 盎司水剂或 2 片咀嚼片，每日四次）大约能够使 TD 减少 50%。BSS 通常导致舌头和大便发黑，也可能导致恶心、便秘，偶尔还会出现耳鸣。如果旅行者患有阿司匹林过敏、肾功能不全和痛风或者正在用抗凝剂、丙磺舒或甲氨蝶呤，则应当避免使用 BSS。如果旅行者因为其他原因正在使用阿司匹林或水杨酸盐，使用 BSS 可能会出现水杨酸盐毒性。通常不为年龄小于 12 岁的儿童推荐 BSS；不过，有些临床医生在某些情况下会不遵从说明书的规定使用这种药物。如果儿童患有病毒性感染，比如水痘或流感，使用 BSS 应当小心谨慎，因为可能存在瑞氏综合征的风险。不建议把 BSS 用于小于 3 岁的儿童。研究尚未确定 BSS 使用时间超过 3 周的安全性。由于片剂的需求量以及给药较为不便，BSS 一般不用于 TD 的预防性药物。

在小规模的人群中研究了用于预防 TD 的益生菌，比如乳酸菌和布拉酵母菌。研究结果未得出结论，部分原因是无法提供上述细菌的标准化制剂。根据有些人的报告，把牛初乳用作 TD 的日常预防性药物具有有益的效果。不过，商业销售的牛初乳制剂以膳食补充剂的形式上市销售，美国食品药品管理局并未批准将其使用于医药用途。在对照试验中，由于严格的临床试验尚无数据证明其具有疗效，因此推荐使用牛初乳预防 TD 的资料并不充分。

尽管美国没有供应霍乱菌苗，某他一些国家已经提供这种可部分预防产肠毒素大肠埃希菌的疫苗。当前，正在就抗 TD 病原体的新型疫苗展开数项临床试验。

#### 预防性抗生素

预防性抗生素对预防某些 TD 非常有效。对照研究表明，在使用抗生素的情况下，腹泻发生率将会降低 90% 或更多。在过去的几十年中，随着耐药模式不断变化，预防性抗生素的选择亦在发生变化。对于肠道细菌病原体而言，像磺胺甲基异唑和多西环素之类的药物不再被视作有效的抗菌剂。在预防和治疗细菌性 TD 病原体时，氟喹诺酮已经被看作最有效的抗生素，但这些药物不断增加的耐药性（主要是弯曲杆菌和志贺菌属）对其未来的收益可能起到限制作用。当前正在研究不可吸收型抗生素利福昔明，但 FDA 当前没有批准将其用于 TD 的预防。在一项研究中，利福昔明能够把前往墨西哥的旅行者患 TD 的风险降低 77%。

当前，不应当为大多数旅行者推荐预防性抗生素。预防性抗生素对非细菌性病原体起不到预防效果，而且通常能够清除肠道中起保护作用的菌群，从而使旅行者更易感染耐药细菌性病原体。尽管采取了预防措施，依赖于预防性抗生素的旅行者应当携带其他抗生素，以便在出现腹泻时使用。此外，在一定比例的旅行者中，使用抗生素可能会导致过敏或不良反应，而且可能会导致耐药性。在出现 TD 时，应当比较使用预防性抗生素与早期立即使用抗生素进行自我治疗的效果，前者在大多数情况下能够把病程控制在 6～24 小时以内。对于属于高危宿主的短期旅行者（比如免疫受到抑制）以及行程极为关键的旅行者（比如参与比赛项目，一次短时间的腹泻也会影响到行程）而言，可以考虑使用预防性抗生素。

### ■ 治疗

抗生素是治疗 TD 的主要力量，而且对细菌性病原体导致的病例极为有效，因为这些病原体对于处方中的特定抗生素非常敏感。同时，也推荐了控制症状使用的辅助性药剂。

#### 抗生素

细菌导致的 TD 远超其他微生物，采用抗生素的经验疗法直接以肠道细菌病原体为目标，现在仍然是 TD 的最佳治疗方法。许多研究已经证明使用抗生素治疗TD 的优势。某种抗菌剂的效果取决于致病菌及其抗生素敏感性。作为经验疗法或者用于治疗特定的细菌性病原体，一线抗生素包括氟喹诺酮类药物，比如环丙沙星或左旋氧氟沙星。细菌对氟喹诺酮类药物的耐药性增强（特别是弯曲杆菌菌株）使其在某些目的地的作用受到限制，比如泰国，那里主要流行弯曲杆菌。其他目的地也曾报道过氟喹诺酮类药物耐药性增加的案例，而且其他细菌性病原性（包括志贺杆菌和沙门菌）的耐药性也在增加。在这种情况下，可能取代氟喹诺酮类药物的是阿奇霉素，尽管几个国家曾记录过阿奇霉素敏感性下降的现象。目前已经证明利福昔明能够治疗大肠埃希菌的非侵袭性菌株。不过，由于旅行者通常难以区分侵袭性和非侵袭性腹泻，而且必须为侵袭性腹泻携带备用药品，在经验性自我治疗中，阿奇霉素的整体效果尚待确定。

基于临床试验和临床经验，氟喹诺酮类药物单剂量或 1 天治疗 TD 的效果已经得到很好的确认。阿奇霉素的最佳治疗方案目前尚无定论。在一项研究中使用的单剂量为 1000mg，但副作用（主要是恶心）对大剂量的可接受程度造成了影响。阿奇霉素每天 500mg，连续使用 1～3 天，似乎对于大多数 TD 病例很有效果。

### 肠蠕动抑制剂

肠蠕动抑制剂能够缓解症状，可以作为 TD 抗生素治疗很有用的辅助性药物。合成麻醉剂（比如洛哌丁胺和地芬诺酯）能够降低肠蠕动的频率，让旅行者在等待抗生素生效的期间能够乘坐飞机或公共汽车。洛哌丁胺似乎同样具有抗分泌的特性。洛哌丁胺与抗生素结合使用的安全性已经得到很好的确认，即使治疗侵袭性病原体的效果也同样不错。如果患者出现出血性腹泻或同时出现腹泻和发热症状，此时通常不推荐使用肠蠕动抑制剂。洛哌丁胺可以应用于儿童，而且还提供了水剂。不过，上述药物实际上很少给予小儿（年龄＜ 6 岁）。

### 口服补液疗法

TD 病程中会失水和流失电解质，补充非常重要，特别是小儿或患有慢性病的成年人。在健康成年旅行者中，除非呕吐持续的时间过长，否则 TD 导致的严重脱水现象较为罕见。尽管如此，补液应可视为其他治疗方法的辅助手段，有助于让旅行者很快感觉良好。应牢记的是，旅行者仅能使用密封、使用氯处理过、煮沸或经过净化的饮料。如果水分丧失严重，口服补水剂（ORS）应是最好的恢复方法，这种补水剂采用包装口服补液盐制备，比如世界卫生组织推荐的补液盐。在大多数发展中国家，店铺和药房到处都可以提供 ORS。把 1 袋添加到指定容量的煮沸或处理水（通常为 1 升）中即可制成 ORS。由于味道有点咸，旅行者可能觉得大多数 ORS 制剂相对难以下咽。轻微的病例可以使用可口的液体（包括运动饮料）进行补水，不过如果饮用量过大，上述总体偏甜的饮料（比如苏打）会导致渗透性腹泻。

### 治疗原生动物导致的腹泻

腹泻最常见的寄生虫源是贾第鞭毛虫，治疗方案包括甲硝唑、替硝唑和硝唑尼特（见第三章，贾第鞭毛虫病）。虽然隐孢子虫病在免疫正常的人群中通常属于一种自限性疾病，硝唑尼特也可以视作一种治疗选择方案。环孢子虫病可采用磺胺甲基异唑进行治疗。阿米巴病可采用甲硝唑或替硝唑治疗，然后再采用鲁米那药物进行治疗，比如双碘喹啉或巴龙霉素。

### 儿童的治疗

跟随父母前往高风险目的地的儿童也可能患 TD。除非存在药物过敏、正在使用可能与抗生素发生交叉反应的药物或者高度怀疑疾病属于病毒性的，否则没有理由不让儿童使用抗生素。在大龄儿童和青少年中，推荐的 TD 治疗方案与成年人相仿，不过可能要调整药物的剂量。在低龄儿童中，像阿奇霉素之类的大环内酯药物都视为一线抗生素治疗方案，不过某些专家对年龄小于 18 岁的旅行者使用短效氟喹诺酮治疗方案（虽然 FDA 未批准在儿童中使用）。利福昔明经批准可用于年龄 ≥12 岁的儿童。

患 TD 的婴儿和幼儿出现脱水的风险较高，早期即开始通过口服补液是最佳预防方法。母乳喂养的婴儿应继续按需哺乳，使用奶瓶的婴儿可继续喂食配方奶。应鼓励大一点的婴儿和儿童进食并恢复日常饮食。使用尿布的儿童有可能出现尿布疹，因为臀部会对液体便产生反应。在腹泻初期阶段可以使用诸如氧化锌或凡士林之类的护肤霜，以便预防和治疗尿布疹。有关腹泻和脱水的更多信息，请参见第七章，携带婴儿和儿童安全旅行中的讨论内容。

## ▣ 热带口炎性腹泻

热带口炎性腹泻属于持续 TD 综合征，通常与吸收障碍、脂肪痢以及叶酸和维生素 $B_{12}$ 缺乏有关。热带口炎性腹泻在短期旅行者中极为罕见，最近对返乡旅行者开展的调查显示这种问题在全球范围内并不太常见。虽然详尽的研究未能确认热带口炎性腹泻的致病菌，但该疾病具备传染病的所有特征。在诊断中必须排除其他腹泻病因。治疗时使用 250mg 四环素（每天 4 次）以及每天 5mg 叶酸，至少治疗 6 周，通常都能成功治愈。同时伴发维生素 $B_{12}$ 缺乏的患者可能需要不经肠道补充维生素 $B_{12}$。

## 参考书目

1. Adachi JA, Jiang ZD, Mathewson JJ, Verenkar MP, Thompson S, Martinez-Sandoval F, etal. Enteroaggregative Escherichia coli as a major etiologic agent in traveler's diarrhea in 3 regions of the world. Clin Infect Dis. 2001 Jun 15;32(12):1706–9.

2. Behrens RH, Cramer JP, Jelinek T, Shaw H, von Sonnenburg F, Wilbraham D, et al.Efficacy and safety of a patch vaccine containing heat-labile toxin from Escherichia coliagainst travellers' diarrhoea: a phase 3, randomised, double-blind, placebo-controlled field trial in travellers from Europe to Mexico and Guatemala. Lancet Infect Dis. 2014 Mar;14(3):197–204.

3. Black RE. Epidemiology of travelers' diarrhea and relative importance of various pathogens. Rev Infect Dis. 1990 Jan-Feb;12 Suppl 1:S73–9.

4. Connor BA. Sequelae of traveler's diarrhea: focus on postinfectious irritable bowelsyndrome. Clin Infect Dis. 2005 Dec 1;41 Suppl 8:S577–86.

5. DuPont HL, Ericsson CD. Prevention and treatment of traveler's diarrhea. N Engl J Med.1993 Jun 24;328(25):1821–7.

6. Greenwood Z, Black J, Weld L, O'Brien D, Leder K, Von Sonnenburg F, et al. Gastrointestinal infection among international travelers globally. J Travel Med. 2008 Jul-Aug;15(4):221–8.

7. Kendall ME, Crim S, Fullerton K, Han PV, Cronquist AB, Shiferaw B, et al. Travelassociated enteric infections diagnosed after return to the United States, Foodborne Diseases Active Surveillance Network (FoodNet), 2004–2009. Clin Infect Dis. 2012Jun;54 Suppl 5:S480–7.

8. Shah N, DuPont HL, Ramsey DJ. Global etiology of travelers' diarrhea: systematic review from 1973 to the present. Am J Trop Med Hyg. 2009 Apr;80(4):609–14.

9. Shlim DR. Update in traveler's diarrhea. Infect Dis Clin North Am. 2005 Mar;19(1):137–49.

10. Swaminathan A, Torresi J, Schlagenhauf P, Thursky K, Wilder-Smith A, Connor BA, et al. A global study of pathogens and host risk factors associated with infectious gastrointestinal disease in returned international travellers. J Infect. 2009 Jul;59(1):19–27.

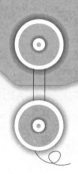

## 档案：

### 旅行者腹泻的定义和控制史

Herbert L. DuPont

　　旅行者腹泻（TD）定义为旅行者抵达资源通常受限目的地后每天不成形大便次数 ≥ 3 次且相关肠道症状 ≥ 1 次，比如腹痛或绞痛。根据腹泻通常发生的地点，许多绘声绘色的说法可以形容这种病症，比如阿兹特克两步倒、德里腹泻、中国香港拉肚子、蒙特祖马寻仇者以及法老的诅咒。

　　在国际环境中，人们认识到腹泻和痢疾总与武装冲突形影不离的时间已逾数个世纪，但直到 20 世纪 40 年代，腹泻才与国际旅行以及热带地区的迁居紧密关联起来。20 世纪 50 年代，康奈尔大学的 B. H. Kean 通过对在墨西哥的美国旅行者和学生进行研究而加深了对这个问题的认识。该领域的研究在随后几年迅速发展，多个小组开始研究国际学生和旅行者、侨民以及军事人员。基于上述研究的性质，TD 历史可分 3 个时段，首先关注问题的量级，然后是病因学研究以及具体的治疗和预防措施，接下来是更好地了解疾病的后果。

### ■ 20 世纪 50 年代到 60 年代——确定问题以及成功的预防性药物

　　Kean 和 Waters 研究来到墨西哥的学生和旅行者患 TD 的风险，发现国际旅行者的患病率达到 40%，这个比率在发展中国家的许多地区保持稳定。根据他们的描述，当国际旅行者从一个发展地区来到另一个地区时，TD 的比例较低，这说明在接触常见致病菌后会继发性地获得免疫能力。同时，该小组还证明采用抗生素药物预防法能够成功地预防这种病症，这是第一个证据（虽然属于间接证据）表明细菌性病原体是大多数 TD 的罪魁祸首。在 20 世纪 50 年代和 60 年代，美国来到墨西哥的旅行者仅有三分之一的人使用预防性药物，在 1968 年的墨西哥城奥运会上，美国、澳大利亚和英国运动员就使用了预防药物。

### ■ 20 世纪 70 年代到 90 年代——流行病学、病因学和治疗方法

目前已经对 TD 的临床和流行病学特征进行了描述。1970 年公布了第一项研究，描述了导致驻扎在红海亚丁的英国军队患 TD 的单株大肠埃希菌，从此拉开了确定该疾病病因的微生物研究的序幕。接下来的一年，从在越南患 TD 的美国士兵中分离出 2 株大肠埃希菌，结果显示该菌种在动物和成人志愿者中具有产肠毒素的特性。四年后，在墨西哥一所语言学校学习的美国学生中，从大多数 TD 病例中发现了产肠毒素大肠埃希菌（ETEC）。

1981 年，在一组不同病因导致 TD 的旅行者中，发现磺胺甲基异唑能够缩短病程，这是第一个明确的证据，表明抗生素能够有效地治疗 TD。接着，安慰剂对照试验证明了氟喹诺酮在治疗 TD 中的价值。在研究热带和亚热带地区后，科学家根据国际旅行者感染 TD 的风险对各个地区进行了分类。

虽然口服液体电解质疗法能够防止儿童因脱水而死亡，健康旅行者可以通过饮食和饮水满足液体和盐分的需求。

1985 年，虽然当时的国际旅行者开始使用预防性抗生素，但由于担心药物不良事件以及形成耐药性，不鼓励使用以全身应用抗生素为基础的预防性药物。共识发展小组（The Consensus Development Panel）建议采纳使用短效（单剂量或 3 天）抗生素的自我治疗方案。次水杨酸铋是一种常用的非处方药物，当时显示能够预防 TD，让人觉得这有希望成为一种预防策略，而且不存在形成耐药性的刺激作用。

### ■ 2000 年及以后——抗生素耐药性和慢性并发症

在此期间，氟喹诺酮（特别是环丙沙星）成为治疗 TD 的中流砥柱。虽然利福霉素类抗生素利福昔明的吸收不佳（<0.4%），但它在治疗最常见的 TD 综合征水性腹泻的过程中与环丙沙星的效果相似。氟喹诺酮在各种感染性疾病中应用十多年后，某些导致 TD 的细菌对该类药物出现耐药

性的现象变得越来越普遍，特别是空肠弯曲菌。耐药性的出现使阿奇霉素在治疗 TD 中的应用越来越广泛，特别是与发热或血性大便有关的 TD，该药物可以采用单剂量，亦可以采用 3 天疗程。

预防性药物再次考验了利福昔明，这种药物的安全性更加为人所接受，而且耐药性问题与吸收性抗生素相比更加轻微。当前尚不存在对这种方案的一般性建议。

认识到细菌性腹泻与感染后发生过敏性肠综合征可能有关以及正是细菌性肠道病原体导致了大多数 TD 病例，因此对旅行者开展了诸项研究。上述小规模的研究发现，在墨西哥或亚洲患 TD 后，5%～10% 的人群会新发过敏性肠综合征，不过大部分人并未检测到细菌性病原体。未来还有必要开展进一步的研究，对上述联系进行分析，制定并分析预防方法，其中包括早期治疗（第一次出现不成形大便）、抗生素预防性药物或疫苗。还有必要开展更多研究评价 TD 及其预防性药物以及治疗对肠道菌群的影响。许多地区的 TD 发生率似乎正在下降，在某些此前被视为高风险的地区（比如泰国），如今这种疾病的发生率较低。

## 参考书目

1. DuPont HL, Ericsson CD, Farthing MJ, Gorbach S, Pickering LK, Rombo L, et al. Expert review of the evidence base for prevention of travelers' diarrhea. J Travel Med. 2009 May-Jun;16(3):149–60.

2. DuPont HL, Formal SB, Hornick RB, Snyder MJ, Libonati JP, Sheahan DG, et al.Pathogenesis of Escherichia coli diarrhea. N Engl J Med. 1971 Jul 1;285(1):1–9.

3. DuPont HL, Jiang ZD, Ericsson CD, Adachi JA, Mathewson JJ, DuPont MW, et al.Rifaximin versus ciprofloxacin for the treatment of traveler's diarrhea: a randomized,double-blind clinical trial. Clin Infect Dis. 2001 Dec 1;33(11):1807–15.

4. Gorbach SL, Edelman R. Travelers' diarrhea: National Institutes of Health Consensus Development Conference. Bethesda, Maryland, January 28–30, 1985. Rev Infect Dis.1986 May-Jun;8 Suppl 2:S109–233.

⑤ Kean BH, Waters SR. The diarrhea of travelers. III. Drug prophylaxis in Mexico. N Engl J Med. 1959 Jul 9;261(2):71–4.

⑥ Kuschner RA, Trofa AF, Thomas RJ, Hoge CW, Pitarangsi C, Amato S, et al. Use of azithromycin for the treatment of Campylobacter enteritis in travelers to Thailand, anarea where ciprofloxacin resistance is prevalent. Clin Infect Dis. 1995 Sep;21(3):536–41.

⑦ Okhuysen PC, Jiang ZD, Carlin L, Forbes C, DuPont HL. Post-diarrhea chronic intestinal symptoms and irritable bowel syndrome in North American travelers to Mexico. Am J Gastroenterol. 2004 Sep;99(9):1774–8.

⑧ Owen JR. Diarrhoea at the Olympics. Br Med J. 1968 Dec 7;4(5631):645.

⑨ Rowe B, Taylor J, Bettelheim KA. An investigation of traveller's diarrhoea. Lancet. 1970Jan 3;1(7636):1–5.

⑩ Tribble DR, Sanders JW, Pang LW, Mason C, Pitarangsi C, Baqar S, et al. Traveler's diarrhea in Thailand: randomized, double-blind trial comparing single-dose and 3-day azithromycin-based regimens with a 3-day levofloxacin regimen. Clin Infect Dis. 2007 Feb 1;44(3):338–46.

# 高山病

Peter H. Hackett, David R. Shlim

高海拔环境将旅行者暴露在严寒、低湿度、紫外线增多和低气压之下，所有这些因素都可能导致问题的发生。不过，最大的问题还是缺氧。例如，在 10 000ft（3000m）的高度，吸入的 $PO_2$ 仅达到海平面的 69%。缺氧应激的量级取决于海拔、攀爬速度以及暴露时间。在高海拔过夜是大多数低氧血症发生的原因；白天到达高海拔，然后再返回低海拔，对身体的压力要小得多。典型的高海拔目的地包括库斯科（11 000ft；3300m）、拉巴斯（12 000ft；3640m）、拉萨（12 100ft；3650m）、珠穆朗玛峰营地（17 700ft；5400m）和乞力马扎罗山（19 341ft；5895m）。

人体对于中度的缺氧状况具有良好的调节能力，但调节需要时间（文本框 2-2）。快速适应高海拔需要 3～5 天；因此，在继续登上更高的海拔之前，在 8000～9000ft 适应几天最为理想。适应过程能够预防高山病、改善睡眠并增强舒适感和健康状况；不过，运动能力始终会比低海拔差一些。在快速适应过程中，增加通气量是最重要的因素；同时，必须避免使用呼吸抑制剂。增加红细胞的生成量在快速适应过程中并不能起到多大的作用。

## 文本框 2-2　适应小窍门

★ 如有可能，应当逐步提升高度。避免在 1 天内直接从低海拔攀升到 9000ft（2750m）的睡眠海拔。一旦超过 9000ft（2750m），每天睡眠海拔的增加幅度不得超过 1600ft（500m），并且每 3300ft（1000m）安排一天的适应时间。

★ 如果无法避免高度的迅速攀升，可考虑使用乙酰唑胺来加速适应过程。

★ 前 48 小时避免饮酒。

★ 在前 48 小时内，仅参加轻微的运动。

★ 在出发前的 30 天内，在海拔超过 9000ft（2750m）的高度住上两夜或更长时间是有帮助的。

### ■ 旅行者的风险

当旅行者来到 8000ft（2500m）或更高的海拔时，适应不当可能会导致高山病，有时在低海拔也会发生这种问题。对高山病的易感性和耐受性属于遗传特质，目前尚无简易的筛选试验能够预测这种风险。训练或健身对风险无甚影响。儿童的易感程度与成年人相同；超过 50 岁的成人风险稍低。旅行者此前对高海拔的反应是对未来旅程最可靠的指导，但并非永远正确。然而，在基线易感性固定的情况下，风险在很大程度上还受到攀升速度和劳累程度的影响（表 2-6）。确定能够避免发生高山病的行程非常困难，因为各人的易感性以及起点和地形各不相同。旅行者的目标并非避免高山病的全部症状，而是希望把病情控制在轻微的范围之内。

## 表 2-6　急性高山病的风险分类

| 风险分类 | 描述 | 预防建议 |
|---|---|---|
| 低 | • 无高山病既往病史且攀升高度不超过 9000ft（2750m）的人员<br>• 在超过 2 天的时间内达到 8200～9800ft（2500～3000m）的高度，每天睡眠高度的增幅不超过 1600ft（500m），且每 3300ft（1000m）安排一天的适应期 | 通常不需要乙酰唑胺预防性药物 |
| 中 | • 具有 AMS 既往病史且在 1 天内攀升到 8200～9100ft（2500～2800m）或更高海拔的人员<br>• 无 AMS 既往病史且在 1 天内攀升高度超过 9100ft（2800m）的人员<br>• 在超过海拔 9900ft（3000m）的高度，所有人员每天的攀升幅度超过 1600ft（500m）（睡眠高度增加），但每 3300ft（1000m）额外安排一天的适应期 | 乙酰唑胺预防性药物可能很有用处用应当予考虑 |
| 高 | • 具有 AMS 既往病史且在 1 天内攀升到超过 9100ft（2800m）的人员<br>• 有 HAPE 或 HACE 病史的所有人员<br>• 在 1 天内攀升高度超过 11 400ft（3500m）的所有人员<br>• 在超过海拔 9800ft（3000m）的高度，每天的攀升幅度超过 1600ft（500m）（睡眠高度增加）且未额外安排一天适应期的所有人员<br>• 攀升速度极快（比如 7 天内爬上乞力马扎罗山） | 强烈建议使用乙酰唑胺预防性药物 |

缩写：AMS，急性高山病；HACE，高原脑水肿；HAPE，高原肺水肿。

## 临床表现

高山病可以划分为 3 种综合征：急性高山病（AMS）、高原脑水肿（HACE）和高原肺水肿（HAPE）。

### 急性高山病

AMS 是最常见的高山病，例如，在科罗拉多州睡眠高度超过 8000ft（2500m）的游客中，受此影响的比例达到 25%。症状与宿醉差不多：主要症状是头痛，有时伴乏力、食欲不振、恶心，偶而还出现呕吐。头痛通常在抵达高海拔

2～12 小时内发作，通常出现在第一夜期间或之后。语前期儿童可能出现食欲不振、兴奋和脸色苍白。AMS 通常在适应 24～72 小时后消失。

### 高原脑水肿

HACE 是严重恶化的 AMS 且较为罕见；该病症常与 HAPE 有关联。除了 AMS 症状之外，嗜眠变得极为明显，在直线行走测验中出现倦睡、意识错乱和共济失调等现象。患 HACE 的人员必须立即降低海拔高度；如果未能降低高度，在发生共济失调的 24 小时内就可能因为 HACE 而死亡。

### 高原肺水肿

HAPE 可能单发，也可能与 AMS 和 HACE 伴发；科罗拉多州的发生率达到每 10 000 个滑雪者 1 人，而在超过 14 000ft（4270m）的高度，发生率达到每 100 名登山者 1 人。初始症状是用力时呼吸困难加重，最后发展到静息状态也出现呼吸困难加重的现象，同时伴乏力和咳嗽。吸氧或降低海拔是两种自救措施。HAPE 威胁生命的速度超过 HACE。

### 既有的医学问题

在参与高海拔旅行之前，如果旅行者患有某种疾病，比如心衰、心肌缺血（心绞痛）、镰状细胞病或者任何形式的肺动脉瓣关闭不全，应当咨询熟悉高原医学问题的医师。对于此前身体健康的旅行者而言，在高海拔处新患缺血性心脏病的风险并无升高的迹象。糖尿病患者可以安全前往高原，但必须做适应锻炼且密切监测血压。高山病可能会触发糖尿病酮症酸中毒，且使用乙酰唑胺治疗的难度更大。在高海拔地区，并不能保证所有血糖仪的读数都能正确无误。

大多数人在高海拔地区并不会出现视力问题。不过在极高的海拔位置，有些曾经接受过放射状角膜切开术的人员可能会患急性远视且无法照料自身。LASIK 和其他新出现的手术仅能在高原地区导致极轻微的视力障碍。

如果母亲在怀孕期间去高海拔地区短暂旅行，目前尚无法提供胎儿受伤害的研究或病例报告。不过，应谨慎的建议有孕在身的妇女尽量避免在超过 12 000ft（3658m）的睡眠高度留宿。另外，还应与其讨论边远山区出现妊娠并发症的危险。

## ■ 诊断和治疗

### 急性高山病（AMS）/ 高原脑水肿（HACE）

AMS/HACE 的鉴别诊断包括脱水、疲劳、低血糖症、低体温症或低钠血症。HACE 少见局灶性神经系统症状或癫痫，应怀疑存在颅内病灶或癫痫。患有 AMS 的患者应降低 ≥ 300m，症状将迅速减轻。此外，每分钟补氧 2 升能够迅速缓解头痛并且数小时内解决 AMS 问题，但是很难提供这种条件。患有 AMS 的人员停留在当前的海拔高度同样也能保证安全，并可使用非阿片类镇痛剂和止呕剂对上述症状进行治疗，比如昂丹司琼。另外，患者也可以使用乙酰唑胺，该药物能够加速适应环境并可有效地治疗 AMS，但相对于治疗而言，预防才是更好的选择。在快速缓解中度到重度 AMS 症状的过程中，地塞米松的效果比乙酰唑胺更佳。如果旅行者留在相同的高度时出现症状加重，则必须降低患者的高度。

HACE 是 AMS 进一步加重的疾病，其特征包括神经症状，特别是共济失调、精神错乱或精神状态改变。患有 HAPE 的同时也可能出现 HACE。如果在人口聚集地患 HACE，在该海拔就诊的时候可以补氧和并接受地塞米松。在边远地区，被怀疑患 HACE 的任何人员都必须降低身处的高度。如果因为后勤问题无法降低高度，补氧或便携式高压氧舱可能会起到挽救生命的作用。

### 高原肺水肿

虽然运动耐受性降低、呼吸困难加重以及静息状态出现呼吸困难通常被视为 HAPE，其鉴别诊断包括肺炎、支气管痉挛、心肌梗死或肺栓塞。在这种情况下，降低海拔高度是紧急及必须的，同时应当尽量减少患者的活动量。如果无法马上降低高度，补氧或便携式高压氧舱就显得非常关键。如果患有轻度 HAPE 的患者能够补氧（例如，医院或高原诊所），可能就不需要降到较低的海拔，在当前的海拔使用氧气进行治疗即可。由于野外的资源有限，容许出错的空间很小，可以使用硝苯地平做为下降高度、补氧或便携式高压氧治疗的辅助手段。如果无法提供硝苯地平，则可以使用磷酸二酯酶抑制剂，但不建议同时使用多种肺动脉扩张剂。

## ■ 药物

除了以下讨论的内容以外，表2-7还概述了与预防和治疗高山病的药物有关的用法和用量建议。

### 乙酰唑胺

在攀升之前使用乙酰唑胺能够预防AMS，而且在出现症状后能够加快恢复进程。该药物通过血液酸化发挥功效，改善呼吸功能，增加动脉氧，从而对适应起到辅助作用。有效剂量是每12小时125mg，能够在最大限度上减少常见的副作用（尿量增加以及手指和足趾感觉异常），应在攀升当天服用且在目标海拔的前两天连续服用，如果需要继续攀升，则可以延长用药时间。乙酰唑胺的过敏反应并不常见。作为一种非抗菌磺胺类药物，它与抗菌磺胺类药物不存在交叉反应。不过，有磺胺类药物过敏性反应史的患者应当避免使用。具有严重青霉素过敏史的患者偶见乙酰唑胺过敏反应。儿童剂量为每日5mg/kg，分次给药，最多125mg，每天2次。

### 地塞米松

地塞米松能够有效的预防和治疗AMS和HACE，甚至包括HAPE。与乙酰唑胺不同，如果在适应某个海拔之前中断服药，则症状可能复发。乙酰唑胺是预防AMS的首选药物，而地塞米松作为降低高度的辅助手段主要用于治疗。成人剂量是每6小时4mg。为了预防急性高山病，当前的趋势是在山峰的"登顶日"使用地塞米松，比如乞力马扎罗山和阿空加瓜山。

### 硝苯地平

硝苯地平能够预防HAPE并减轻其症状。就预防而言，这种药物通常可用于极易发生该病症的人群。成人的预防或治疗剂量为每12小时一片30mg缓释片，或者每8小时20mg。

### 其他药物

磷酸二酯酶-5抑制剂可以有选择地降低肺动脉压，而对全身血压的影响较小。他达拉非（10mg，每天2次）能够预防登山过程中的HAPE。当前正在对这种治疗方法开展研究。某些试验显示在攀升之前使用银杏萃取物（100～120mg，每天 2 次）能够减少成人 AMS，但对有些人却没有效果，其原因可能在于成分的变化。当前发现布洛芬（600mg，每 8 小时一次）也可以预防 AMS，但其效果不及乙酰唑胺。不过，这种药物属于非处方药，价格低廉，耐受性良好。

### 表 2-7 推荐用于预防和治疗高山病的药物剂量

| 药物 | 适应证 | 给药途径 | 剂量 |
| --- | --- | --- | --- |
| 乙酰唑胺 | 预防 AMS、HACE | 口服 | 125 mg，每天两次；250 mg，每天 2 次（如果体重 >100 kg）<br>儿童：每 12 小时 2.5mg/kg |
| | 治疗 AMS[1] | 口服 | 250 mg，每天 2 次<br>儿童：每 12 小时 2.5 mg/kg |
| 地塞米松 | 预防 AMS、HACE | 口服 | 每 6 小时 2 mg 或每 12 小时 4 m<br>儿童：不可用于预防 |
| | 治疗 AMS、HACE | 口服、IV、IM | AMS：每 6 小时 4 mg<br>HACE：一次 8 mg，然后每 6 小时<br>儿童：每 6 小时 0.15 mg/kg/ 剂量，最大 4 mg |
| 硝苯地平 | 预防 HAPE | 口服 | 每 12 小时 30 mg SR 版，或每 8 小时 20 mg SR 版 |
| | 治疗 HAPE | 口服 | 每 12 小时 30 mg 版，或每 8 小时 20 mg SR 版 |
| 他达拉非 | 预防 HAPE | 口服 | 10 mg，每天 2 次 |
| 西地那非 | 预防 HAPE | 口服 | 每 8 小时 50 mg |
| 沙美特罗 | 预防 HAPE | 吸入 | 125 μg，每天 2 次[2] |

缩写：AMS，急性高山病；HACE，高原脑水肿；HAPE，高原肺水肿；IM，肌注；IV，静脉注射；SR，缓释。

[1] 在 HACE 的治疗过程中，乙酰唑胺也可以基于该剂量用作地塞米松的辅助性药物，但地塞米松仍然是该病症的主要治疗措施。

[2] 不得用作单一药物疗法，仅可与口服药物联合使用。

## ■ 严重高山病和死亡的预防措施

指导旅行者了解高山病的主要出发点不是消除发病的可能性，而是让旅行者避免高山病导致的死亡或者得了高山病后紧急撤离。由于症状的出现以及病程的演变较为缓慢且完全可以预测，任何因高山病而身亡的现象都是可以完全避免的，但受困于天气或者所处的地理位置使降低海拔无法实现的情况除外。遵循以下三条规则可以避免高山病导致的死亡或严重后果：

★ 了解高山病的早期症状并且在出现症状时及时确认。

★ 如果出现了高山病的症状，无论症状多么轻微，切勿攀升到高海拔位置并在此过夜。

★ 在同样的海拔高度休息时，如果症状加重，应当降低海拔。

对于深入边远高原地区的徒步团队和探险队，下降到低海拔的时候可能遇到诸多问题，此时增压袋（携带式加压袋）也许能够发挥很多作用。脚踏泵能够使用压力增加 2 磅 / 平方英寸，相当于下降 5000～6000ft（1500～1800m）（取决于起始高度）。增压袋和泵的打包总重量约为 14 磅（6.5kg）。

## 参考书目

1. Bartsch P, Swenson ER. Acute high-altitude illnesses. N Engl J Med. 2013 Oct 24;369(17):1666–7.

2. Hackett P. High altitude and common medical conditions. In: Hornbein TF, Schoene RB, editors. High Altitude: an Exploration of Human Adaptation. New York: Marcel Dekker;2001. p. 839–85.

3. Hackett PH, Roach RC. High altitude cerebral edema. High Alt Med Biol. 2004 Summer;5(2):136–46.

4. Hackett PH, Roach RC. High-altitude medicine and physiology. In: Auerbach PS, editor. Wilderness Medicine. 6th ed. Philadelphia: Mosby Elsevier; 2012. p. 2–32.

5. Johnson TS, Rock PB, Fulco CS, Trad LA, Spark RF, Maher JT. Prevention of acute mountain sickness by dexamethasone. N Engl J Med. 1984 Mar 15;310(11):683–6.

6. Luks AM, McIntosh SE, Grissom CK, Auerbach PS, Rodway GW, Schoene RB, et al. Wilderness Medical Society consensus guidelines for the prevention and treatment of acute altitude illness. Wilderness Environ Med. 2010 Jun;21(2):146–55.

7. Luks AM, Swenson ER. Medication and dosage considerations in the prophylaxis and treatment of high-altitude illness. Chest. 2008 Mar;133(3):744–55.

8. Maggiorini M, Brunner-La Rocca HP, Peth S, Fischler M, Bohm T, Bernheim A, et al. Both tadalafil and dexamethasone may reduce the incidence of high-altitude pulmonary edema: a randomized trial. Ann Intern Med. 2006 Oct 3;145(7):497–506.

**9** Pollard A, Murdoch D. The High Altitude Medicine Handbook. 3rd ed. Abingdon, UK:Radcliffe Medical Press; 2003.

**10** Pollard AJ, Niermeyer S, Barry P, Bartsch P, Berghold F, Bishop RA, et al. Children at high altitude: an international consensus statement by an ad hoc committee of the International Society for Mountain Medicine, March 12, 2001. High Alt Med Biol. 2001 Fall;2(3):389–403.

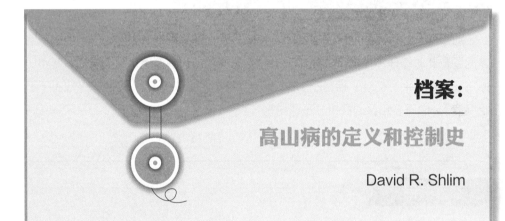

## 档案：

# 高山病的定义和控制史

### David R. Shlim

随着探险者开始挑战地球上的高点，1786 年首次登上欧洲的勃朗峰，随后又在亚洲和南美留下他们的足迹，而高海拔环境偶尔也会展露出人意料的致命面目。健康年轻人的不幸离世被归结于"心力衰竭"或"肺炎"，当时并未想到快速攀升导致的特殊综合征。1913 年，Thomas Ravenhill 基于与智利高海拔矿工共同工作的经历，首次在临床上描述了高原肺水肿（HAPE）和高原脑水肿（HACE）。苏格兰生理学家 A. M. Kellas 也在论文中详细描述了"高山病"，拉开了英国人在 20 世纪 20 年代尝试登上珠穆朗玛峰的序幕。

上述早期描述并未引起人们的注意，直到 20 世纪 60 年代初再次发现高山病综合征。1959 年，斯坦福心脏病学家 Herbert Hultgren 记录了安第斯山脉的 HAPE。一年后，医生兼登山爱好者 Charles Houston 注意到 1953 年对 K2 的那次史诗般的尝试，曾在科罗拉多州的阿斯彭记录下一例健康的 21 岁野外滑雪者发生的肺水肿，其中完全排除了心脏原因。1964 年，Fitch 首次以现代方式描述了 HACE。最初，人们认为高山病可以分为三种综合征：急性高山病（AMS）、高原肺水肿（HAPE）和高原脑水肿（HACE）。不过，近来认为 AMS 只是早期 HACE 的表现，尽管这个术语仍然在使用，但所有综合征都归入术语"高山病"之中。

在 20 世纪 50 年代的中印边境摩擦中，印度军队需要迅速到达海拔 15 000～18 000ft 的地区，其军队中有大量军士患高山病。印度医生 Inder Singh 负责治疗上述军士，共计上报过 2000 例左右的高山病。他有一个重要的观察成果，那就是病症的严重程度与症状初起的海拔并无关系。疾病严重程度在 11 000ft 与 18 000ft 无甚差别。他 1969 年发表在《新英格兰医学杂志》上的论文今天仍然值得一阅。

20 世纪 60 年代末和 70 年代初，尼泊尔高原徒步的盛行使又一个人群——非登山运动员——置身于高山病的风险之中。珠穆朗玛峰的徒步路径包括在小径上步行，其海拔在 5000～18 000ft（1525～5500m）之间。技术上没有难度让徒步者信心倍增，其攀升速度超过自身的适应能力，20 世纪 70 年代早期，珠穆朗玛峰地区每年死于高山病者估计在 5～10 人之间。1974 年，Peter Hackett 博士徒步来到珠穆朗玛峰，在通往珠穆朗玛峰营地的必要之路上建起救护站（海拔 14 000ft）。他在尼泊尔停留了 18 个月，在回国的时候弄清楚了高山病风险与攀升速度之间的具体关系。

当时，徒步者在去往珠穆朗玛峰营地的途中可以选择几个高海拔关口，起点在加德满都附近或者飞到 9000ft 高的卢克拉机场。步行的徒步者患高山病的比例为 42%，而乘飞机者的患病比例则达到 60%。Hackett 博士建议在徒步路线的上段安排 2 天的适应期，这样能够把高山病的患病比例降到 40% 以下。他的建议迄今仍然是那条可步行到穆朗玛峰营地的路线得以立足的基础，根据上述计划行事的高山病发生率仍然维持在 35% 左右，但并不能影响其存在的意义。

除了步行前往高海拔目的地的徒步者以外，越来越多的旅行者还会飞到许多存在高山病风险的城市，其中包括秘鲁的库斯科（11 150ft，

3400m）；西藏的拉萨（12 000ft，3660m）；和玻利维亚的拉巴斯（12 400ft，3780m）。如果旅行者需要从低海拔地区飞到上述某个目的地，那么必须考虑服用有助于预防高山病的乙酰唑胺。

20世纪30年代，发现磺胺类抗生素能够导致代谢性酸中毒和代偿性过度通气，稍后人们把这种影响归结于肾碳酸酐酶受到抑制。另一种磺胺类药物乙酰唑胺是一种更强力的肾碳酸酐酶抑制剂。据推测，引导健康人员增加呼吸能够改善适应效果，在1968年发表的一篇论文中，表明乙酰唑胺能够预防高山病。迄今为止，乙酰唑胺仍然是预防高山病的最佳药物。

由于个人的易感性各不相同以及现代旅程存在渐渐缩短的趋势，使逐步适应越来越不现实，旅行者还会继续患高山病。但这已经不构成高海拔旅居者死于高山病的理由。对适应事宜予以指导、鉴别症状以及采取相应的反应措施能够确保这种让人不便和不适的疾病不会以悲剧收场。

## 参考书目

1. Forwand SA, Landowne M, Follansbee JN, Hansen JE. Effect of acetazolamide on acute mountain sickness. N Engl J Med. 1968 Oct 17;279(16):839–45.

2. Hackett PH, Rennie D, Levine HD. The incidence, importance, and prophylaxis of acute mountain sickness. Lancet. 1976 Nov 27;2(7996):1149–55.

3. Singh I, Khanna PK, Srivastava MC, Lal M, Roy SB, Subramanyam CS. Acute mountain sickness. N Engl J Med. 1969 Jan 23;280(4):175–84.

4. Swenson ER. Carbonic an hydrase inhibitors and ventilation: a complex interplay of stimulation and suppression. Eur Res J. 1998 Dec;12(6):1242–7.

5. West JB. High life: a history of high-altitude physiology and medicine. New York: Oxford University Press; 1998.

# 时差反应

Ronnie Henry

如果旅程过快且其范围达到或超过 3 个时区，乘飞机的旅行者中会出现称作时差反应的临时睡眠障碍。人体生物钟调节到目的地时间的过程相当缓慢，由此形成了时差反应。因此，日常节奏以及睡眠和睡醒的内在动因与新环境失去同步。

松果体分泌的褪黑激素负责设定我们的觉醒周期。黑暗对其合成和释放起到刺激作用，而光线则起到抑制作用。

## ■ 旅行者的风险

向东旅行会在目的地就寝时间难以入睡，而在早晨则难以起床。向西旅行则会在目的地过早入睡，黎明前就会醒来。在同一个时区内飞行的旅行者通常很少遇到问题，比如非特异性旅途疲劳。跨越多个时区或者向东旅行通常会延长适应时间。向东飞行后，飞行时差反应的持续天数大体上等于所跨时区数的三分之二；向西飞行后，天数则大体上是时区数的一半。

个人对跨越时区的反应以及对新时区的适应能力各不相同。随着年龄的增长，恢复时间可能延长。飞行时差反应的强度和持续时间与所跨时区的数量、旅行方向、旅途中的睡眠能力、目的地是否提示当地昼夜时间和提示频率以及各人的状态耐受性之间存在关联。

## ■ 临床表现

出现飞行时差反应的旅行者可能表现以下症状：

★ 睡眠不佳，包括睡眠时间推迟（向东飞行后）、早醒（向西飞行后）以及睡眠断断续续（向任何一个方向飞行后）。

★ 在目的地的白天时间里，身体和精神不佳。

★ 负面的主观变化，比如疲劳、头痛、易怒、紧张、注意力无法集中以及沮丧。

★ 胃肠道功能紊乱以及食欲减退。

## 预防

旅行前遵照以下指导行事能够在最大限度上减少飞行时差反应：

★ 运动、享用健康饮食以及充分休息。

★ 在向西旅行前的几天里，把睡眠时间向后推迟 1～2 小时；而在向东旅行前的几天里，把睡眠时间向前提早 1～2 小时，开始对人体生物钟进行重新设置。而改变就餐时间并使之与上述变化相对应，这样做同样大有助益。

★ 如果需要向西旅行，尽量晚上暴露于强光下，而向东旅行则在早晨接触强光。移动应用，如 Jet Lag Rooster 和 Entrain 可以帮助旅行者计算并遵照执行明 / 暗方案。

★ 如有可能，可以把远距离旅程划分为多个阶段。

旅行者应在旅行过程中恪守以下行为规范：

★ 避免暴饮暴食、酒精和咖啡。

★ 足量饮水，维持身体水分。

★ 在飞机上移动，提高精神和身体的敏锐度，避免深静脉血栓。

★ 穿着舒适的鞋子和衣服。

★ 尽量在长途飞行中入睡。

旅行者抵达目的地时应当遵照执行：

★ 抵达的第一天避免陷入需要做出关键性决策的局面，比如重要会议。

★ 尽早适应当地的日程。

★ 根据所跨越的时区数量，糖尿患者可能需要在旅途中或抵达目的地时调整胰岛素摄入计划。服务提供方应当与患者在旅行之前安排好日程变化。

★ 无论向哪个方向旅行，都应当以最佳方式接触阳光。早上接触强光可以提前生理节奏，而晚上接触灯光则可以推迟生理节奏并造成晚睡。

★ 按照当地时间进餐，足量饮水，避免过多摄入咖啡或酒精。注意饮食均衡，包括碳水化合物。

★ 打个瞌睡（20～30 分钟）提升精力，但不要破坏晚上的睡眠。

使用营养补品褪黑激素预防飞行时差反应目前尚存在争议。有些临床医生提倡在旅行的前几天使用 0.5～5.0mg 褪黑激素，数据显示这种方法有效。不过，美国食品药品管理局（FDA）目前尚未对褪黑激素的产品予以监管，而在其商用产品内发现了污染物质。当前的资料亦不支持通过特殊饮食缓解飞行时差反应。

## ■ 治疗

2008 年美国睡眠医学学会的建议包括以下内容：

★ 如果旅行期限≤2 天，应当遵守家乡时间。

★ 使用催眠药物助眠，尽管催眠药物对飞行时差反应白昼症状的影响尚未获得充分研究。

★ 根据某些研究的结果，不上瘾的镇静催眠药物（非苯二氮卓类药物，比如唑吡坦）能够延长高质量的睡眠时间。如果首选苯二氮卓类药物，建议选用短效药物，比如替马西泮，以便在最大限度上减轻下一天的镇静过度现象。由于国际旅行途中经常饮酒过度，应对患者着重强调与催眠药物发生交叉反应的风险。

★ 如有必要，可以限量使用刺激剂提升白天的机敏程度，比如咖啡。避免午后饮用咖啡。

★ 打个瞌睡（20～30 分钟）、洗个澡以及在午后的阳光下消磨点时间。

### 参考书目

1. Barion A, Zee PC. A clinical approach to circadian rhythm sleep disorders. Sleep Med.2007 Sep;8(6):566–77.

2. Daurat A, Benoit O, Buguet A. Effects of zopiclone on the rest/activity rhythm after a westward flight across five time zones. Psychopharmacology (Berl). 2000 Apr;149(3):241–5.

3. Dubocovich MI, Markowska M. Functional MT1 and MT2 melatonin receptors in mammals. Endocrine. 2005 Jul;27(2):101–10.

4. Herxheimer A. Jet lag. Clin Evid. 2005 Jun(13):2178–83.

5. Jamieson AO, Zammit GK, Rosenberg RS, Davis JR, Walsh JK. Zolpidem reduces the sleep disturbance of jet lag. Sleep Med. 2001 Sep;2(5):423–30.

6. Reid KJ, Chang AM, Zee PC. Circadian rhythm sleep disorders. Med Clin North Am.2004 May;88(3):631–51, viii.

(7) Reilly T, Waterhouse J, Edwards B. Jet lag and air travel: implications for performance. Clin Sports Med. 2005 Apr;24(2):367–80, xii.

(8) Sack RL. Clinical practice. Jet lag. N Engl J Med. 2010 Feb 4;362(5):440–7.

(9) Sack RL, Auckley D, Auger RR, Carskadon MA, Wright KP Jr, Vitiello MV, et al.Circadian rhythm sleep disorders: part I, basic principles, shift work and jet lag disorders. An American Academy of Sleep Medicine review. Sleep. 2007 Nov 1;30(11):1460–83.

(10) Waterhouse J, Reilly T, Atkinson G, Edwards B. Jet lag: trends and coping strategies. Lancet. 2007 Mar 31;369(9567):1117–29.

# 晕动病

## Stefanie K. Erskine

## ■ 旅行者的风险

晕动病系指人体因海洋、汽车、火车或飞机的运动产生的生理反应。在足够的刺激强度下，所有具备功能性前庭系统的人群都会发生晕动病。不过各人的易感性彼此不一。风险因素包括以下各项：

★ 年龄：年龄在 2～12 岁的儿童特别易受影响，但婴儿和学步小儿通常不受影响。

★ 性别：妇女更易出现晕动病，特别是怀孕、月经期或荷尔蒙水平高的妇女。

★ 偏头痛：患有偏头痛的人群更易出现晕动病，特别是偏头痛发作期间。

★ 药物：某些处方能够加剧晕动病的恶心程度（表 2-8）。

## ■ 治疗

非药物疗法在预防和治疗晕动病方面非常有效，且不良副作用较少（参见下方内容：预防）。不过，这些措施耗时不短且会引起旅行者的不适。许多患者偏爱药物治疗。大多数治疗晕动病最有效的药物，其主要副作用是嗜睡以及其他与该药物有关的特定副作用。某些药物会影响或推迟对不适运动的适应期。由于晕动病常伴胃潴留，胃肠外给药可能更具优势。

抗组胺剂是晕动病最常用且使用最广泛的药物；非镇静药物似乎效果稍差。抗组胺剂通常用于治疗晕动病，包括桂利嗪（当前尚未在美国境内提供）、赛克利嗪、茶苯海明、美克洛嗪和异丙嗪（口服和栓剂）。其他常用于治疗晕动病的药物包括东莨菪碱（天仙子碱，口服和经皮）、抗多巴胺类药物（比如普鲁氯嗪）、甲氧氯普胺、拟交感神经药物和苯二氮卓类药物。临床试验未能表明昂丹司琼（常在癌症患者中用作止吐药）能够有效地预防与晕动病有关的恶心。

### 表 2-8　可能加重恶心的药物

| 药物种类 | 例子 |
| --- | --- |
| 抗生素 | 阿奇霉素、甲硝唑、红霉素、甲氧苄啶 – 磺胺甲噁唑 |
| 抗寄生虫药物 | 阿苯达唑、泼必灵、双碘喹啉、氯喹、甲氟喹 |
| 雌激素 | 口服避孕药、雌二醇 |
| 心血管药物 | 地高辛、左旋多巴 |
| 麻醉性镇痛药物 | 可待因、吗啡、哌替啶 |
| 非甾体类镇痛药物 | 布洛芬、萘普生、吲哚美辛 |
| 抗抑郁药物 | 氟西汀、帕罗西汀、舍曲林 |
| 哮喘药物 | 氨茶碱 |
| 双磷酸盐类药物 | 阿仑膦酸钠、伊班膦酸钠、利塞膦酸钠 |

为旅行者推荐上述药物时，服务提供方应当确保患者了解风险和收益、可能发生的不良反应以及潜在的药物交叉反应。旅行者可以在旅行前尝试这些药物，了解药物对自身产生的影响。

### 儿童用药

对于年龄在 2～12 岁的儿童，在旅行之前 1 小时以及途行中每 6 个小时给予茶苯海明（达姆明）1～1.5mg/kg，或者苯海拉明（海拉明）0.5～1mg/kg，最大

25mg。由于有些儿童对这些药物具有逆理性躁动现象，在离家之前应当给予试验性剂量。

美国食品药品管理局尚未批准把抗组胺剂用于治疗儿童晕动病。在给予药物之前，如果护理人员对儿童使用抗组胺剂的用法或剂量存在任何疑问，一定要询问医师、药剂师或其他临床医生。抗组胺剂对幼儿镇静过度可能会致命。

东莨菪碱能够对儿童产生危险的副作用，因此切勿使用；对儿童使用普鲁氯嗪和甲氧氯普胺应持谨慎态度。

### 孕期用药

在治疗孕期呕吐时，其数据最安全的药物在逻辑上当属首选。按字母顺序对孕期药物安全的评分进行排列可能没什么作用，临床医生应当评审实际的安全数据或者要求患者的产科医生提出建议。有关网上的信息，请访问网站 www.Motherisk.org 和 www.Reprotox.org。

## ■ 预防

预防或治疗晕动病的非药物干预手段包括：

★ 了解和避免触发症状的情景。

★ 优化体位，减少运动或运动感知，例如，驾驶车辆而不要乘车、坐在汽车或巴士的前座或者坐在飞机的翼部。

★ 减少感觉输入：面朝下躺着、闭上双眼或者盯看地平线。

★ 通过饮水、频繁少量进食以及控制饮酒和含咖啡因饮品维持体内水分。

★ 注意分心：听音乐或使用芳香气味，比如薄荷或熏衣草。可口的止咳糖可能也有帮助，特别是姜味。止咳糖也可充当分心之物，在使用姜味的情况下，还可以加速胃部排空。

★ 在预防和治疗恶心时，有些人提倡使用指压按摩或磁铁，不过在预防晕动病时，有关这些干预方法的疗效问题，科学数据显得不甚明确。

## 参考书目

1. Murdin L, Golding J, Bronstein A. Managing motion sickness. BMJ. 2011;343:d7430.

2. Priesol AJ. Motion Sickness. Deschler DG, editor. Waltham MA: UpToDate; 2012.

3. Shupak A, Gordon CR. Motion sickness: advances in pathogenesis, prediction, prevention, and treatment. Aviat Space Environ Med. 2006 Dec;77(12):1213–23.

4. Takeda N, Morita M, Horii A, Nishiike S, Kitahara T, Uno A. Neural mechanisms of motion sickness. J Med Invest. 2001 Feb;48(1–2):44–59.

# 呼吸道感染

Regina C. LaRocque, Edward T. Ryan

在返乡旅行者中，呼吸道感染是寻求医疗帮助的主要原因。全体旅行者的呼吸道感染发生率达到 20%，其常见程度与旅行者腹泻差不多。上呼吸道感染比下呼吸道感染更为常见。通常来说，影响旅行者的呼吸道感染类型与非旅行者类似，国外原因很少见。在评估患者的呼吸道感染时，临床医生应当询问患者的旅行史。

## ■ 感染源

病毒性病原体是旅行者发生呼吸道感染最常见的原因；病原体包括鼻病毒、呼吸道合胞病毒、流感病毒、副流感病毒、人类偏肺病毒、麻疹、腮腺炎、腺病毒和冠状病毒。临床医生也应当考虑旅行者呼吸道感染是否存在新的病毒原因，包括中东呼吸综合征（MERS）、冠状病毒、禽流感 H5N1（简称 H5N1）以及禽流感 H7N9（简称 H7N9）。病毒性病原体引起的呼吸道感染可能会造成病毒性鼻窦炎、支气管炎或肺炎。细菌性病原体不太常见，但也包括肺炎链球菌、肺炎支原体、流感嗜血杆菌和肺炎披衣菌。贝纳柯克斯体和嗜肺军团菌也可以导致呼吸道疾病的疫情暴发以及零星病例。

## ■ 旅行者的风险

上报的疫情暴发通常与旅馆、游轮或旅行团的一般性接触有关。旅行者的疫情可能源自于几种病原体，包括流感病毒、嗜肺军团菌和组织胞浆菌。在北半球温带地区，流感盛行的季节在 12 月～次年 2 月之间。而在南半球温带地区，流感盛行的季节在 6～8 月之间。前往热带地区的旅行者全年都会面临危险。接触来自另一个半球的受感染人员后，比如游轮或旅行团的成员，可能会导致随时随地爆发流感疫情。

飞机在上升和下降过程中，气压的变化有利于鼻窦炎和中耳炎的恶化。尽管现代飞机上曾传播流感、肺结核、麻疹和其他疾病，但在商用飞机上空气直接传播并不常见，因为空气循环和过滤的次数很多。彼此坐得很近的乘客之间可能发生传播，传播途径通常是直接接触或飞沫。某些地点大量人员拥挤在一起，比如机场、游轮和酒店，也有利于呼吸道病原体的传播。

许多旅行目的地的空气质量可能无法让人恭维，接触二氧化硫、二氧化氮、一氧化碳、臭氧和微粒物质可能会导致众多的健康风险，包括呼吸道炎症、哮喘恶化和慢性阻塞性肺部病变、肺功能受损、支气管炎和肺炎。某些旅行者发生呼吸道感染的风险较高，包括儿童、老年人以及合并肺部病变的人员，比如哮喘和慢性阻塞性肺部病变（COPD）。

大多数旅行者患肺结核风险较低（见第三章，结核病）。

## ■ 诊断

鉴别特定的致病原（特别是在排除肺炎或严重疾病之后）在临床上并非完全必要。如有必要，可以使用以下诊断方法：

★ 采用分子方法可以检测众多的呼吸道病毒，包括流感病毒、副流感病毒、腺病毒、人类间质肺炎病毒和呼吸道合胞病毒以及某些非病毒性病原体。

★ 另外也可采用快速检测某些病原体的方法，比如呼吸道合胞病毒、流感病毒、嗜肺军团菌和甲型溶血性链球菌。

★ 尽管灵敏度不那么高，对唾液和血液进行微生物培养也有助于鉴别致病性呼吸道病原体。

★ 在诊断疑似 MERS（www.cdc.gov/coronavirus/mers/guidelines-clinicalspecimens. html）、H5N1（www.cdc.gov/flu/avianflu/h5n1/testing.htm）或 H7N9（www.cdc. gov/flu/avianflu/h7n9/testing.htm）的患者时应当给予特别的关注。

## ▇ 临床表现

大多数呼吸道感染都属于轻度且不会造成感染，特别是上呼吸道感染。上呼吸道感染常导致流鼻涕或咽炎。下呼吸道感染可能要严重得多，特别是肺炎。下呼吸道感染比上呼吸道感染更有可能导致发热、呼吸困难或胸痛。上下呼吸道感染都经常出现咳嗽。流感患者常常出现发热、肌痛、头痛和咳嗽急性发作。当前，如果旅行者前往阿拉伯半岛及其附近的国家或者近距离接触此类旅行者且在 14 天内出现发热和肺炎，那么可以考虑 MERS。医生应当认识到与 MERS 有关的地区可能会扩大或者发生改变（www.cdc.gov/coronavirus/MERS/about/index.html）。患者新发严重的急性呼吸道病变而需要住院治疗且同时未确定其他病因，如果患者近期（10 天内）去过最近确诊过人类或动物 H5N1 病例（www.cdc.gov/flu/avianflu/h5n1-virus.htm）或 H7N9 病例（www.cdc.gov/flu/avianflu/h7n9-virus.htm）的国家或者在 10 天内近距离接触过去过上述地区的患病人员，那么应当考虑 H5N1 和 H7N9。如果旅行者出现呼吸困难、咳嗽或胸膜炎和发热，特别是最近乘汽车或飞机长途旅行过，那么在鉴别诊断中应当考虑肺栓塞。

## ▇ 治疗

对于患有进行性或严重病变的旅行者，虽然应当评估与其旅行目的地和接触史具有特定关系的疾病，受此影响的旅行者与非旅行者的控制方法大体上很相似。病毒引起的大多数呼吸道感染都很轻微，不需要特殊的治疗，也不需要使用抗生素。如果高风险旅行者出现下呼吸道感染的症状，那么在旅行途中可以使用抗生素自行治疗。在旅行之前，应当为旅行者开具呼吸类氟喹诺酮药物（比如左氧氟沙星）或大环内酯药物（比如阿奇霉素）。

旅行者的流感发生率尚未可知。流感的自我诊断很困难，这让决定是否为旅行者开具自我治疗使用的神经氨酸酶抑制剂变得问题重重。这种方法仅限于具有特定的基础性疾病容易患严重的流感的旅行者。

某些需要接受医疗干预的病情如下所列：

★ 无鼻涕、咳嗽或其他症状的咽炎，可能预示着出现了甲型溶血性链球菌感染。

★ 突然发作的咳嗽、胸痛和发热显示肺炎（或肺栓塞）的迹象，病情的严重程度使旅行者必须立即寻求医疗帮助。

★ 旅行者具有基础性疾病，比如哮喘、肺部病变或心脏病，比其他健康旅行者寻求医疗帮助的时间可能更早些。

## ■ 预防

疫苗可以预防许多呼吸道疾病，包括流感、肺炎链球菌感染、B 型流感嗜血杆菌感染（针对小儿）、百日咳、白喉、水痘和麻疹。除非存在禁忌证，旅行者应当接种流感疫苗并对其他常规免疫接种进行更新。可能无法在旅行途中预防呼吸道疾病，但常识性的预防措施包括以下诸多方法：

★ 在最大限度下减少与咳嗽和打喷嚏患者的密切接触。

★ 经常洗手，可以使用肥皂，如果没有肥皂和水，可以使用含乙醇的消毒洗手液（乙醇含量≥60%）。

★ 如果旅行者原先患有咽鼓管功能障碍，在乘飞机旅行之前立即使用促血管收缩的鼻喷雾剂可能有助于减轻中耳炎或气压伤。

### 参考书目

1. Camps M, Vilella A, Marcos MA, Letang E, Muñoz J, Salvado E, et al. Incidence of respiratory viruses among travelers with a febrile syndrome returning from tropical and subtropical areas. J Med Virol. 2008 Apr;80(4):711–5.

2. Cobelens FG, van Deutekom H, Draayer-Jansen IW, Schepp-Beelen AC, van Gerven PJ, van Kessel RP, et al. Risk of infection with Mycobacterium tuberculosis in travellers to areas of high tuberculosis endemicity. Lancet. 2000 Aug 5;356(9228):461–5.

3. Foxwell AR, Roberts L, Lokuge K, Kelly PM. Transmission of influenza on international flights, May 2009. Emerg Infect Dis. 2011 Jul;17(7):1188–94.

4　Freedman DO, Weld LH, Kozarsky PE, Fisk T, Robins R, von Sonnenburg F, et al. Spectrum of disease and relation to place of exposure among ill returned travelers. NEngl J Med. 2006 Jan 12;354(2):119–30.

5　Jauréguiberry S, Boutolleau D, Grandsire E, Kofman T, Deback C, Aït-Arkoub Z, et al.Clinical and microbiological evaluation of travel-associated respiratory tract infectionsin travelers returning from countries affected by pandemic A(H1N1) 2009 influenza. JTravel Med. 2012 Jan-Feb; 19(1):22–7.

6　Leder K, Newman D. Respiratory infections during air travel. Intern Med J. 2005Jan;35(1):50–5.

7　Leder K, Sundararajan V, Weld L, Pandey P, Brown G, Torresi J. Respiratory tract infections in travelers: a review of the GeoSentinel surveillance network. Clin Infect Dis.2003 Feb 15;36(4): 399–406.

8　Leder K, Torresi J, Libman MD, Cramer JP, Castelli F, Schlagenhauf P, et al.GeoSentinel surveillance of illness in returned travelers, 2007–2011. Ann Intern Med.2013 Mar 19;158(6): 456–68.

9　Luna LK, Panning M, Grywna K, Pfefferle S, Drosten C. Spectrum of viruses and atypical bacteria in intercontinental air travelers with symptoms of acute respiratory infection. J Infect Dis. 2007 Mar 1;195(5):675–9.

10　Zaki AM, van Boheemen S, Bestebroer TM, Osterhaus AD, Fouchier RA. Isolation of a novel coronavirus from a man with pneumonia in Saudi Arabia. N Engl J Med. 2012 Nov8;367(19): 1814–20.

# 针对旅行者的咨询和建议

## 食物和水的注意事项

John C. Watson, Michele C. Hlavsa, Patricia M. Griffin

受污染的食物和水通常会对旅行者构成危险。在旅行者可能因为受污染的食物和水而患的感染性疾病包括大肠埃希菌感染、志贺菌病或菌痢、贾第鞭毛虫病、隐孢子虫病、诺如病毒感染、甲肝和沙门菌病，其中含有伤寒症。受污染的食物和水同样构成罹患霍乱的风险以及原生动物和蠕虫类寄生虫导致的各种病情。对于与受污染的食物和水有关的许多传染病而言，其始作俑者是通过粪－口途径传播的病原体。咽下、吸入悬浮尘粒或者接触被污染的水（包括天然咸水或淡水或者进入泳池处理不当的水中）、接触喷泉（水上乐园或喷水池）或者热水浴池或温泉，都可能传播上述或其他病原体，从而导致腹泻、呕吐或耳朵、眼睛、皮肤、呼吸或神经系统感染（具体传染性疾病，请见第三章）。

## ■ 食物

为了避免患病，建议旅行者谨慎选择食物。所有生食都可能存在污染。生的或欠熟的肉、鱼和贝类可能携带各种肠道致病菌。身在卫生状况不佳或未知的地区，建议旅行者不要食用沙拉、未烹煮的蔬菜、未经高温灭菌的果汁以及未经高温灭菌的牛奶和乳制品，比如奶酪和酸奶。在上述地区时，建议旅行者仅食用完全煮熟的食物和热食以及用清水洗过的水果且必须经由旅行者亲自去皮。避免食用未去皮或切开的生水果（比如草莓），而食用需要去皮的水果（比如香蕉）必须由食用该水果者亲手去皮。应在 2 小时内把经过烹煮的易腐食品放入冰箱［温度 >90℉（32℃）时为 1 小时内］。在食用之前必须彻底重新加热经烹煮过的贮藏食物。上述建议同样适用于鸡蛋，无论单独食用或者在将其置于沙司中食用，鸡蛋都必须完全煮熟。食用来自街头小贩的食物和饮料可能会增加患病风险。

在使用浴室或更换尿布之后、护理患病人员之后以及直接接触学龄前儿童、动物或粪便之后，旅行者应当用肥皂和水清洗双手。如果没有肥皂和水，请使用含酒精的消毒洗手液（乙醇含量 ≥ 60%）并且在有肥皂和水的时候尽快洗手。含酒精的消毒洗手液对隐孢子虫和诺如病毒并不十分有效，在双手很脏的情况下也效果不佳。

哺育年龄小于 6 个月的婴儿时，最安全的方式仅采用母乳喂养。如果婴儿饮用市售奶粉泡制的配方奶，奶粉应使用热水冲调，温度 ≥ 158℉（≥ 70℃）。采用上述方法能够杀灭大部分病原体，在生产或者开封后进行处理的过程中，婴儿配方奶粉可能受到这些病原体的污染。为了确保水的温度足够高（ ≥ 158℉； ≥ 70℃），旅行者应在水煮沸 ≥ 1 分钟后的 30 分钟内冲调配方奶粉（参见本章稍后的章节：旅行者用水和消毒）。冲调完毕的配方奶粉应当冷却到喂奶的安全温度［例如，奶瓶直立放置在装有安全饮用水或安全食用冰的盆子中（参见下方的内容），同时使盆中的水位低于奶嘴环］，并在冲调后 2 小时内使用。然后必须对奶瓶和奶嘴进行冲洗和消毒（在沸水或电消毒器中）。旅行者可能希望为行程备下足够的配方奶粉，因为全球的生产标准相差很大。

建议旅行者不要从高危地区把易腐败的海产品带回美国。有旅行者从拉丁美洲把螃蟹带进美国，而食用这些螃蟹的人曾经发生过霍乱。此外，旅行者不得自认为商用飞机上的食物和水是安全的，因为食物和水可能从离境国装上飞机，而那里的卫生状况也许不太理想。

## ■ 水

### 水和其他饮料的饮用

在世界的许多地区，特别是水处理、卫生设施和卫生状况不佳的地区，自来水可能含有能够导致疾病的污染物，包括病毒、细菌和寄生虫。因此，某些地方的自来水可能无法安全饮用、烹调食物和调制饮料、制冰、烹饪和刷牙。如果在淋浴或沐浴过程中意外咽下或吸入受污染的自来水，包括水滴和浮质，则可能导致患病。婴儿、幼儿、怀孕妇女、老年人以及因为 AIDS、化疗或移植药物而使免疫系统受损的人们特别容易患某些致病生物体（比如隐孢子虫和军团菌）导致的疾病。

仅在相当确定未受污染的情况下，旅行者才能饮用或摄入自来水。如果前往无法提供安全自来水的目的地，许多人选择对水进行消毒或过滤（参见本章稍后的章节，适用于旅行者的水消毒方法）。自来水经过专门消毒否则，自来水未经灭菌，因此不可用于对鼻窦或鼻腔进行冲洗，包括在洗鼻壶中使用，也不可用于净身（见第四章，沙特阿拉伯：麦加朝觐），除非自来水经过专门消毒，一般情况下自来水因其未经灭菌，不可用于水消毒（参见 www.cdc.gov/parasites/naegleria/ritual-ablution.html 和 www.cdc.gov/parasites/naegleria/sinus-rinsing.html）。切勿使用自来水清洁或冲洗隐形眼镜。煮沸或消毒不能够保证受到燃油或毒性化学品污染的水达到安全水准；如果怀疑存在这种类型的污染，旅行者应使用不同的水源。

身在自来水可能受到污染的地区，在饮用、烹调食物和配制饮料、制冰、烹饪以及维持口腔卫生（包括刷牙）的时候，只能使用在工厂封装且未开封容器中的市售瓶装水或者经过正确消毒的水。（有关正确的消毒技术，参见本章稍后的章节：适用于旅行者的水消毒方法。）

通常可以安全饮用采用沸水和烫水调配的饮料（茶或咖啡）。使用工厂封装的未开封罐子或瓶子供应时，碳酸饮料、商业生产的果汁饮料、水、酒精饮料和高温灭菌饮料通常是安全的。由于罐子和瓶子外的水可能受到污染，在开封或直接从容器中饮用之前应当擦净这些水。

可能不安全的饮料包括汽水、使用自来水调配的果汁饮料、冰茶和冰咖啡。因为冰有可能是使用受污染的水制作的，旅行者身在无法提供安全自来水的地区时，应当饮用无冰饮料。

### 娱乐场用水

在游泳、涉水或参与其他咸水或淡水中的活动，或者接触未经正确处理的游泳池、交互式喷泉（喷水池或喷水公园）或者热水浴缸或温泉使用的水，受污染的水可能会传播导致胃肠、呼吸道、皮肤、耳朵、眼睛和神经系统病变的病原体。受到污水、动物粪便、废水排放或游泳者的人粪污染的水看上去可能很清澈，但仍然含有致病病原体或化学物质。即使少量摄入这样的水也会导致患病。即使在维护得很好的泳池和交互式喷泉中，像隐孢子虫之类的病原体可以存活数日之久。在游泳、涉水或参与其他娱乐活动中，旅行者应当避免摄入这样的水。同时，如果存在割伤、磨蚀或其他伤口，旅行者也不宜游泳，因为这些地方将会成为病原体的侵入点。为了保护其他游泳者，患有腹泻的儿童和成人不得入水，以免造成污染。

在游泳池和交互式喷泉的水中，维持适当的氯或溴浓度以及 pH 值是避免大多数传染性病原体传播的必要前提。如果水混浊不堪，旅行者应当避免进入泳池和交互式喷泉。其他有关泳池使用者的小提示，请参阅 www.cdc.gov/healthywater/pdf/swimming/resources/pool-user-tipsfactsheet.pdf。

在热水浴缸和温泉中维持合适的氯或溴浓度并非易事，因为高温水会降低它们的浓度。在未正确维持氯或溴浓度的热水浴缸和温泉中，假单胞杆菌（可能导致"浴缸皮疹"和"游泳性耳炎"）和军团菌将成倍增长［见第三章，军团菌病（退伍军人症和庞蒂亚克热）］。如果未严格限制浴者人数或者肉眼可见水很混浊，旅行者应当避免进入热水浴缸或温泉。有关其他提示，请参阅 www.cdc.gov/healthywater/pdf/swimming/resources/hot-tub-user-tipsfactsheet.pdf。如果旅行者患军团病的风险较高，比如老年人或因为肿瘤或糖尿病而使免疫受损的人员，可以选择避开像热水浴缸或温泉之类的高风险地区［见第三章，军团菌病（退伍军人症和庞蒂亚克热）］。

为了在海洋、湖泊和河流中保证自身的健康，旅行者不得在以下地点游泳或涉水：1）可能受到污水、人或动物粪便或废水排放污染的水；2）排洪管附近；3）暴雨以后；4）在加勒比、南美、非洲和亚洲血吸虫病流行地区的淡水溪流、运河和湖泊中（见第三章，血吸虫病）；5）可能因为感染钩端螺旋体的动物撒尿而发生污染的水中（见第三章，钩端螺旋体病）；或6）身上存在割伤、磨蚀或其他伤口时在温热的海水中。为了预防福氏耐格里阿米巴导致的罕见但非常致命的感染（www.cdc.gov/parasites/naegleria），这是一种在全球温暖的淡水中都能找到的寄生虫，旅行者在温暖的淡水中（包括那里的水因为湖泊、河流、池塘、温泉或发电厂和工业中心的排放而加热的地点）游泳、潜水或参与类似的活动时，应当捏住鼻子或戴上鼻夹，避免水进入鼻子，而且必须避免挖进或搅起淤泥，特别是在水温较高的期间。虽然福氏耐格里阿米巴感染通常与接触娱乐用水有关，使用自来水冲洗鼻窦和鼻腔也可能发生此类感染。

## 参考书目

1 Cartwright R, Colbourne J. Cryptosporidiosis and hotel swimming pools—a multifaceted challenge. Water Science and Technology: Water Supply. 2002;2(3):47–54.

2 CDC. Drinking water: camping, hiking, travel. Atlanta: CDC; 2012 [cited 2014 Sep 12]. Available from: http://www.cdc.gov/healthywater/drinking/travel/index.html.

3 CDC. Legionella (Legionnaires' disease and Pontiac fever) [Internet]. Atlanta: CDC;2013 [cited 2014 Sep 12]. Available from: http://www.cdc.gov/legionella/index.html.

4 CDC. Naegleria fowleri—Primary amebic meningoencephalitis (PAM). Atlanta: CDC;2012 [cited 2014 Sep 12]. Available from: http://www.cdc.gov/parasites/naegleria/.

5 CDC. Notes from the field: primary amebic meningoencephalitis associated with ritualnasal rinsing—St. Thomas, US Virgin Islands, 2012. MMWR Morb Mortal Wkly Rep. 2013 Nov 15;62(45):903.

6 CDC. Swimmer protection. Atlanta: CDC; 2013 [cited 2014 Sep 12]. Available from:http://www.cdc.gov/healthywater/swimming/protection/index.html.

7 Eberhart-Phillips J, Besser RE, Tormey MP, Koo D, Feikin D, Araneta MR, et al. An outbreak of cholera from food served on an international aircraft. Epidemiol Infect. 1996 Feb;116(1):9–13.

8 Finelli L, Swerdlow D, Mertz K, Ragazzoni H, Spitalny K. Outbreak of cholera associated with crab brought from an area with epidemic disease. J Infect Dis. 1992Dec;166(6):1433–5.

9 Yoder JS, Straif-Bourgeois S, Roy SL, Moore TA, Visvesvara GS, Ratard RC, et al.Primary amebic meningoencephalitis deaths associated with sinus irrigation using contaminated tap water. Clin Infect Dis. 2012 Nov; 55(9):e79–85.

## 预防旅行者腹泻——不仅需要注意饮食

David R. Shlim

20 世纪 80 年代，旅行健康服务方似乎确信遵守明智的食物注意事项就可以避免患旅行者腹泻（TD）。在 1985 年发表的一个共识声明中宣称，"数据表明，对食物和饮料的调配倍加小心能够减少患 TD 的可能性。"当时，共识小组的专家可以利用 7 项研究。现在回过头来看，其中的 6 项研究认为所推荐的食物和水注意事项与是否患 TD 之间并无关联，这一点非常出人意料。第 7 项研究显示，在旅途的前 3 天里，进食"失误"与患 TD 的可能性之间存在微弱的关系。

从总体上来说，尽管数十年来的观点一直要求旅行者遵循食物和水的注意事项，许多国家在过去 50 多年中发生 TD 的风险并无下降趋势，而墨西哥是第一个描述该综合征的国家。最初的研究旨在解答食物和水注意事项的问题，发表时间为 1973 年；该研究认为"饮用瓶装水以及避免食用沙拉、生蔬菜和未去皮水果无法预防该疾病。"1978 年，在自墨西哥和秘鲁回国的旅行者中开展了一项研究，其中报告 TD 的旅行者超过 70%，作者认为"避开自来水、未烹调的食物和冰块对结局没什么影响。"在 1983 年那个著名的研究中，对全球 1 万多名旅行者进行了调查，结果表明不仅遵守食物和水的注意事项者无法预防 TD，而且那些持戒备之心的人患 TD 的风险也在不断增加："越想躲开腹泻，越是逃不脱！"虽然小心谨慎的旅行者出现腹泻的可能性似乎不比来者不拒的食客更高，作者也无法确认这种看上去符合逻辑的客观事实——谨慎的旅行者患腹泻的比例更低。

尽管上述研究未能支持传统说法，旅行者也不应摈弃对食物和水应有的防范常识。不过，即使忠实地恪守食物和水的注意事项，为什么腹泻风险的下降幅度并不显著，这个问题仍然没有合适的答案。

20 世纪 80 年代以来，诸多研究发现旅行者在哪里吃饭比吃什么影响更大。至少 3 项研究显示，如果人们在餐馆吃饭，其发生 TD 的风险远高于在家吃饭的侨民。在数个发展中国家开展的针对餐馆的卫生状况的调查表明，许多基本的健康注意事项都没有得到遵守。在上过厕所后，有些餐馆没有为员工提供洗手的水槽。在切生肉以及去皮和切蔬菜之间，切板未经清洗。食物经过烹调，但随后在常温下存放的时间过长，原因是冰箱空间有限或者停电。窗户未装窗纱，无法挡住苍蝇。解冻食物放在冰箱架子上，汁水滴到烹调过的食物上。在整顿旅游景点餐馆的违规现象后，造访上述地点的游客其 TD 发生率大幅度下降。

在旅行前咨询中如何利用上述信息呢？这里有几个很有帮助的规则。趁热上桌的食物可以安全食用。不过，食用当地食物似乎是与旅行相关的重要活动，旅行者仅食用经过烹调和"热气腾腾"的食物时，可能觉得错过了旅行经历中的一个重要组成部分。如果食物当天很早就烹调完毕，但存放了过长时间（比如自助餐），这种食物可能并不安全。干燥食物（比如蛋糕、饼干和面包）通常是安全的。装在工厂密封容器中的饮料是安全的。由于酸度很高，装在密封瓶子或罐子中的所有碳酸饮料都是安全的。

遵从食物和水注意事项并不能完全避免 TD 风险，旅行者应当遵循自我诊断和治疗策略。如果未来需要进一步降低 TD 发病率，希望应当寄托在发展中国家餐馆卫生状况的改善，而非旅行者自己采用策略。侨民可以在自家厨房中掌控食物的烹调，但发展中国家糟糕的卫生状况将继续对大量的旅行者构成风险。

以编者讨论的形式撰写的观点部分，其目的是为本书中的官方建议增加深度并提供临床视角。本章节表达的见解纯属作者的个人意见，并不代表 CDC 的官方立场。

## 参考书目

1. Ashley DV, Walters C, Dockery-Brown C, McNab A, Ashley DE. Interventions to prevent and control food-borne diseases associated with a reduction in traveler's diarrhea in tourists to Jamaica. J Travel Med. 2004 Nov-Dec;11(6):364–7.

2. Blaser MJ. Environmental interventions for the prevention of travelers' diarrhea. Rev Infect Dis. 1986 May-Jun;8 Suppl 2:S142–50.

3. Ericsson CD, Pickering LK, Sullivan P, DuPont HL. The role of location of food consumption in the prevention of travelers' diarrhea in Mexico. Gastroenterology. 1980 Nov;79(5 Pt 1):812–6.

4. NIH Consensus Development Conference. Travelers' diarrhea. JAMA. 1985 May10;253(18):2700–4.

⑤ Shlim DR. Looking for evidence that personal hygiene precautions prevent traveler's diarrhea. Clin Infect Dis. 2005 Dec 1;41 Suppl 8:S531–5.

⑥ Shlim DR. Update in traveler's diarrhea. Infect Dis Clin North Am. 2005 Mar;19(1):137–49.

⑦ Tjoa WS, DuPont HL, Sullivan P, Pickering LK, Holguin AH, Olarte J, et al. Location of food consumption and travelers' diarrhea. Am J Epidemiol. 1977 Jul;106(1):61–6.

# 适用于旅行者的水消毒方法

Howard D. Backer

## ■ 旅行者的风险

如果国际旅行者前往卫生状况差和卫生设施不佳的国家或者野外游客前往需要依赖于地表水的国家（包括美国），水源性疾病就成为这些人必须面对的风险。潜在的水源性病原体列表非常冗长，其中包括细菌、病毒、原生动物和寄生虫。大多数能够导致旅行者腹泻的生物体都属于水源性的。在能够供应自来水的地方，大多数旅行者的肠道感染都是通过食物传播的，但年代久远或者不恰当的水处理设施可能无法有效地对水进行消毒，也不能在配水过程中保证水的质量。在使用未经处理的地表水或井水的地方，如果还不存在卫生设施，水源性疾病的风险就很高。如果通过意外摄入水而接触娱乐用水，达到感染水平的少量微生物（比如贾第鞭毛虫、隐孢子虫、志贺菌、大肠埃希菌 O157∶H7 和诺如病毒）就能够让人患病。

瓶装水是大多数旅行者很方便的解决方案，但在某些地方可能并不比自来水好到哪里去。此外，塑料瓶也会构成生态问题，因为大多数发展中国家无法回收利用塑料瓶。所有国际旅行者（特别长期旅行者或侨民）应当熟悉确保安全饮水的简易方法并且付诸实施。有几种方法可以升级，有些则是根据当地的资源因地制宜，从而满足赈灾和难民的要求。表 2-9 比较了不同方法的优点和局限性。

表 2-9　水消毒技术的比较

| 技术 | 优点 | 缺点 |
| --- | --- | --- |
| 加热 | • 不会增加额外的味道或颜色<br>• 一步即可灭活所有肠道病原体<br>• 对于卤化和过滤而言，水中的污染物或颗粒不会影响该方法的效果 | • 无法改善水源水的味道、气味或外观<br>• 燃料来源可能稀少、昂贵或无法提供<br>• 无法在贮存过程中避免再次受到污染 |
| 过滤 | • 操作简单<br>• 处理不需要停置时间<br>• 商用产品设计的可选余地大<br>• 不会增加令人不快的味道，通常能够改善水的味道和外观<br>• 可以与卤素结合使用，滤除或杀灭水传播的致病微生物 | • 增加行李的体积和重量<br>• 许多过滤器无法可靠地滤除病毒<br>• 引水或高压可能使微生物透过过滤器<br>• 比化学处理法昂贵<br>• 悬浮颗粒物质最终会阻塞，可能需要某些现场维护或修理<br>• 无法在贮存过程中避免再次受到污染 |
| 卤素<br>（氯、碘） | • 价格低廉，以液体或片剂的形式获得广泛应用<br>• 简单技术即可去除味道<br>• 用量灵活<br>• 处理简单易行，与量大和量小无关<br>• 存放的水能够保持其微生物质量标准 | • 水中增加味道和气味<br>• 用量灵活，但需要了解基本原理<br>• 碘具有生理活性，可能产生不良作用<br>• 无法有效地应对隐孢子虫卵囊<br>• 效果随着温度下降而降低，水的透明度下降<br>• 对衣物具有腐蚀作用且易留下污迹 |
| 二氧化氯 | • 用量少，无色无味<br>• 使用简单，以液体或片剂的形式供应<br>• 比等量的氯更有效果<br>• 有效杀灭水传播病原体 | • 易挥发，对阳光敏感：片剂不可暴露在空气中，溶液配制后应立即使用<br>• 无永久性残留浓度，因此无法在贮存过程中避免再次受到污染 |
| 紫外线<br>（UV） | • 不会增加异味<br>• 当前可提供便携式设备<br>• 有效杀灭所有水传播病原体<br>• 使用更大的紫外线剂量，增加一重保险且不会产生副作用<br>• 阳光紫外线照射（SODIS）还具有其他诸多益处 | • 要求水质清澈<br>• 无法改善水的味道或外观<br>• 相对昂贵（阳光除外）<br>• 要求使用电池或电源<br>• 难以确定设备是否能够输出所要求的紫外线剂量<br>• 无永久性残留浓度，因此无法在贮存过程中避免再次受到污染 |

## ■ 野外水处理方法

### 加热

加热能够很方便地杀灭常见的肠道病原体。微生物在高温下很快就会死亡，而在低至 140℉（60℃）的温度下保持较长的接触时间同样有效。巴氏灭菌法基于上述原理杀灭食源性肠道致病菌以及能够造成腐败的生物体，其温度在 140℉（60℃）～158℉（70℃）之间，远低于水的沸点 [212℉（100℃）]。

虽然杀灭常见的肠道致病菌不需要煮沸，但这是一个不需要温度计且易于识别的终点。除了细菌芽孢（少见的水源性肠道致病菌）以外，所有生物体在沸腾的温度下数秒内即可死亡。此外，把水从 60℃ 加热到沸腾也需要时间，其效果相当于加热灭菌。虽然加热到沸腾的水能够被正确消毒，为了确保安全，沸腾时间应达到 1 分钟。尽管沸点随着海拔增加而降低，在寻常的陆地旅行高度，沸点仍然高于灭活肠道致病菌所需的温度。为了节省燃料，把水加热到沸点，然后关闭炉子，让容器在加盖状态下保持数分钟，与上述方法的效果相同。

如果找不到其他水处理方法，滚烫的自来水可以用来替代煮沸法，此时的温度大概在 131℉（55℃）～140℉（60℃）之间。热水在罐子中保存一段时间，其温度便可以杀灭病原体。能够用电的旅行者应当随身携带可用于烧水的小型电热盘管或轻便饮料加热器。

### 过滤和净化

对于国际旅行者而言，当前能够以商品形式为其提供便携式手动泵或重力滴灌过滤器，具备各种设计和类型的过滤介质。过滤器的孔隙尺寸是决定过滤器效率的主要因素，但微生物也可以通过电化学反应黏附到过滤介质上。"绝对"孔隙尺寸为 0.1～0.4μm 的微型过滤器通常可以有效地滤除孢囊和细菌，但尚不足以滤除病毒，而这在受粪便污染程度较高的水中却是个主要问题（表 2-10）。声明拥有环境保护署（EPA）水"净化器"标志的过滤器在接受公司赞助的测试时，证明其能够滤除 $10^6$ 细菌、$10^4$（9999/10 000）病毒和 $10^3$ 隐孢子虫卵囊或贾第虫孢囊。（EPA 未另行测试上述声明的有效性。）

更加精细的过滤方法又称作超滤、纳滤和反渗透，在加压的情况下通过半透性膜对水进行过滤，以便完全滤除小于 0.1μm 的颗粒，包括病毒、蛋白质、金属离子，甚至盐分子。一款新型便携式过滤器采用了中空纤维技术，即一束孔隙尺寸大小不一的细管子，能够滤除病毒大小的颗粒。反渗过滤器能够达到纳滤等级，可以滤除所有微生物污染物并可除去水中的盐分。反渗透装置需要使用小型手动泵，价格高昂，出水缓慢，限制了在陆上旅行的人们中的应用；不过，它们是海上旅行者重要的生存辅助工具，大功率设备可用于军队或难民。

**表 2-10　微生物大小及其过滤特性**

| 生物体 | 平均大小（μm） | 推荐的最大过滤等级（μm绝对值） |
|---|---|---|
| 病毒 | 0.03 | 无限定（理想 0.01，超滤） |
| 肠道细菌（大肠埃希菌） | 0.5×（3.0～8.0） | 0.2～0.4（微孔过滤） |
| 隐孢子虫卵囊 | 4～6 | 1（微孔过滤） |
| 贾第虫孢囊 | （6.0～10.0）×（8.0～15.0） | 3.0～5.0（微孔过滤） |
| 线虫卵 | 30×60 | 无限定；任何微滤器 |
| 血吸虫幼虫 | 50×100 | 无限定；任何微滤器 |

在发展中国家，使用陶瓷黏土或仅仅使用细砂石（慢砂或生物砂）制造的过滤器成功地投入家庭应用。在边远或简陋的环境中可以临时制造砂石过滤器，因为那些地方无法提供其他消毒措施。

絮凝法（CF）能够滤除导致外观混浊和不佳口味的悬浮颗粒，这些颗粒无法通过重力作用沉淀下来；该工艺可以滤除许多物质，但对微生物却无能为力。CF在野外很容易实现。明矾（一种铝盐）广泛应用于食品、化妆品和医疗，在水中加入明矾或其他某种天然物质并进行搅拌。微粒结块并沉淀下来，然后倒进咖啡过滤器或倒在细布上，借此除去沉淀物。当前可以供应同时实现絮凝和次氯酸盐消毒的片剂或袋装粉末［产品包括 Chlor-floc 和 PUR Purifier of Water（宝洁公司－供人道之用，未商品化销售）］。

颗粒活性炭（GAC）通过吸附有机和无机化学物质以及大多数重金属完成对水的净化，从而改善气味、味道并提高安全性。GAC 是家用和野外过滤器的常见成分。它可以截留微生物，但无法将其杀死。在野外水处理过程中，最好在采用化学消毒法后使用 GAC，以便滤除消毒副产品，并同时去除碘和氯的味道（参见下方的卤素）。

### 化学消毒

**卤素**

最常用的化学水消毒剂是卤素，虽然溴具有类似的特性，主要还是使用氯和碘。从全世界范围来看，采用氯的化学消毒法是使用最为广泛的方法，能够改善和维持饮用水的微生物质量标准，但在中低收入国家中，煮沸可能比化学消毒更为常见。次氯酸钠是普通家用漂白剂中的活性成分，它是 CDC 和世界卫生组织安全用水系统在发展中国家极力推广的主要消毒剂，家用浓度为 1.5%。以颗粒或片剂的形式供应的其他含氯化合物（比如次氯酸钙和二氯异氰尿酸钠）对于家庭水处理同样有效。

在浓度和暴露时长（接触时间）适宜的情况下，氯和碘的活性类似，对细菌和病毒都同样具有效果（www.cdc.gov/safewater/effectiveness-on-pathogens.html）。贾第虫孢囊对卤素的耐受性较强；不过，如果接触时间较长，野外水平的浓度就能起效。正是由于这个原因，卤素产品的用量和浓度都是以孢囊为目标。对于某些常见的水传播寄生虫（比如隐孢子虫）而言，卤素消毒法在可行的浓度下（甚至延长接触时间）对其进行灭活的效果不佳。

在野外采用卤素消毒法时，可能存在许多无法控制的因素，建议在可行的情况下延长接触时间，从而提高安全系数。在采用化学消毒法时，可以辅以过滤法，以便从饮用水中滤除具有耐受性的卵囊。浊水中含有的物质可能对消毒剂起到中和作用，因此必须采用较高的浓度或者延长接触时间，在添加消毒剂之前最好通过沉淀、CF 或过滤等方法对水进行净化。

氯和碘都以液体或片剂的形式供应。由于碘具有生理活性，WHO 建议采用碘的水消毒法仅能在紧急情况下使用数周。如果人们患有不稳定性甲状腺疾病或已知存在碘过敏，则不建议使用碘。此外，由于碘可能影响到胎儿的甲状腺，孕妇不得使用碘。

采用以下几种方法可以改善水中的卤素味道：

★ 降低浓度，相应地延长接触时间。

★ 经过所要求的接触时间后，让水流过含有活性炭的过滤器。

★ 经过所要求的接触时间后，添加 25 mg 维生素 C 片剂（或"一小撮"维生素 C 粉末），这样做能够把消毒剂还原为无色无味的氯或碘。

### 碘树脂

碘树脂可以把碘传递给与树脂接触的微生物，但水中溶解的碘量极微。树脂可以组成可供野外使用的许多不同的过滤树脂形态。大多数包括 1μm 孢囊过滤器，能够有效地滤除原生动物孢囊。由于试验结果不尽相同，在美国销售的型号很少，但有些型号在国际市场上销售。

### 盐（氯化钠）电解

电流通过简单的卤水盐溶液即可生成氧化剂（包括次氯酸盐），可以用于对微生物进行消毒。这种技术已经转化为口袋大小且采用电池供电的产品，而且已经商用化。

### 二氧化氯

在使用可行的剂量和接触时间的情况下，二氧化氯（$ClO_2$）能够杀灭大多数水传播病原体，包括隐孢子虫卵囊。在野外需要处理少量水的情况下，可以使用片剂或液体生成二氧化氯。

### 紫外线（UV）

紫外线可以杀死水中的细菌、病毒和隐孢子虫卵囊。效果取决于紫外线的剂量和暴露时间。采用电池驱动的便携式设备能够输入可计量计时的紫外线剂量，这是在野外对少量清水进行消毒的有效方法。如果能够提供电源，则可以使用输出量更大的大型设备。如果水中的悬浮固体过多以及过于混浊，上述设备的效果就会大打折扣，因为悬浮颗粒可能遮住微生物，避免受到紫外线的照射。

### 阳光辐射和加热

使用阳光长波紫外线范围内的紫外线辐射能够大大改善水的微生物质量标准，这种方法适用于艰苦的紧急情况。近期的论文确定了阳光消毒（SODIS）技术的效果和最佳程序。使用透明瓶子（比如透明塑料 PET 饮料瓶），最好平放在有反光的表面，在阳光下至少曝晒 6 小时。使用阳光消毒饮用水时，紫外线和热灭活具有增效作用。使用简易反光镜或太阳能锅可以达到 149℉（65℃）的温度，4 个小时即可完成水的灭菌。阳光消毒对混浊的水无效。如果无法透过装水的瓶子看清报纸的标题，则应在采用阳光照射之前对水进行净化处理。在混浊的条件下，水应当在阳光下连续放置两天。

### 光催化消毒

高级氧化技术使用紫外线或天然阳光催化强效氧化剂的生成，这是微生物的优良消毒剂，能够把复杂的有机污染物（甚至重金属）分解为无毒形态。二氧化钛（$TiO_2$）是最有效的物质。对于野外水消毒而言，有一种商品化产品使用涂有 $TiO_2$ 的纳米颗粒并且做成塑料袋，在数百次使用后仍然能够保持自身的活性。

### 银和其他产品

小剂量银离子具有杀菌作用，而且还拥有某些颇具吸引力的特性，包括无色、无味、无嗅。把银用作饮用水消毒剂在欧洲极为盛行，但美国并未批准这种方法，因为水中的银浓度受吸附到容器表面的影响很大，而且对病毒和孢囊所做的试验很少。美国批准使用银来维持存水的微生物质量标准。

其他几种常见产品在水中具有抗菌作用，包括过氧化氢、柑橘汁和高锰酸钾，而且作为商品销售给旅行者。以上产品的数据都不充足，在野外低剂量的情况下，无法将其推荐为主要的水消毒剂。

表 2-11　野外水消毒技术摘要

| | 细菌 | 病毒 | 贾第鞭毛虫 / 变形虫 | 隐孢子虫 | 线虫 / 尾蚴 |
|---|---|---|---|---|---|
| 加热 | + | + | + | + | + |
| 过滤 | + | +/−[1] | + | + | + |
| 卤素 | + | + | +[2] | − | +/−[3] |
| 二氧化氯和光催化 | + | + | + | + | + |

[1] 大多数过滤器对病毒无效。反渗透有效。滤除病毒的根据是公司宣布病毒与过滤介质之间存在静电吸引。
[2] 要求的浓度高，接触时间长。
[3] 卵对卤素不敏感，但水传播的风险极低。

### ■ 首选技术

表 2-11 总结了野外水消毒技术。个人或团队的最佳技术取决于个人的偏好、团队的规模、水源以及旅行方式。煮沸是最可靠的一步式处理方法，但在大多数情况下，某些过滤器、紫外线和二氧化氯同样有效。如果水受到重度污染或者混浊不清，理想的处理方法可能需要使用 CF，然后再进行化学消毒。在长途海船上，必须在航行过程中对水进行脱盐处理，此时仅反渗透膜过滤器适用。卤素可用于保持存水的微生物质量标准，因为它们能够维持恒定残留浓度。

## 参考书目

1. Backer H. Field water disinfection. In: Auerbach PS, editor. Wilderness medicine. 6th ed.Philadelphia: Elsevier Mosby; 2012. p. 1324–59.

2. Backer H, Hollowell J. Use of iodine for water disinfection: iodine toxicity and maximum recommended dose. Environ Health Perspect. 2000 Aug;108(8):679–84.

3. CDC. Safe water systems for the developing world: a handbook for implementing household-based water treatment and safe storage projects. Atlanta: CDC; 2001 [cited 2014 Sep 19]. Available from: http://www.cdc.gov/safewater/pdf/sws-for-the-developingworld-manual.pdf.

4. Center for Affordable Water and Sanitation Technology. Biosand filter. Alberta, Canada: Center for Affordable Water and Sanitation Technology; 2012 [cited 2014 Sep 12]. Available from: http://www.cawst.org/en/resources/biosand-filter.

5. Clasen T, Roberts I, Rabie T, Schmidt W, Cairncross S. Interventions to improve water quality for preventing diarrhoea. Cochrane Database Syst Rev. 2006(3):CD004794.

6. Departments of the Army, Navy, and Air Force. TB MED 577 Technical bulletin: sanitary control and surveillance of field water supplies. Washington, DC: US Army Medical Department; 2010 [cited 2014 Sep 12]. Available from:http://armypubs.army.mil/med/DR_pubs/dr_a/pdf/tbmed577.pdf.

7. Lantagne DS. Sodium hypochlorite dosage for household and emergency water treatment. Journal of American Water Works Association. 2008;100(8):106–19.

8. McGuigan KG, Conroy RM, Mosler HJ, du Preez M, Ubomba-Jaswa E, Fernandez-Ibanez P. Solar water disinfection (SODIS): a review from bench-top to roof-top. J Hazard Mater. 2012 Oct 15;235–6:29–46.

9. Sobsey MD, Stauber CE, Casanova LM, Brown JM, Elliott MA. Point of use household drinking water filtration: A practical, effective solution for providing sustained access to safe drinking water in the developing world. Environ Sci Technol. 2008 Jun15;42(12):4261–7.

10. Swiss Federal Institute of Aquatic Science and Technology. SODIS method. Dübendorf,Switzerland: Swiss Federal Institute of Aquatic Science and Technology; 2012 [cited 2014 Sep 12]. Available from: http://www.sodis.ch/methode/index_EN.

# 海洋生物毒素造成的食物中毒

Vernon E. Ansdell

海洋生物毒素造成的海产品中毒对于旅行者来说尚属于未被充分认识的危险，在热带和亚热带地区尤其如此。此外，像气候变化、珊瑚礁损坏以及藻类过量繁殖扩散等因素也使风险进一步增大。

## 雪卡中毒

食用被毒素污染的珊瑚礁鱼类可能会导致雪卡中毒，比如雪卡毒素或刺尾鱼毒素。这种强力毒素源自于岗比甲藻，一种生长在珊瑚礁上或其周围的小型海洋生物体（甲藻）。甲藻可以被草食性鱼类摄食。岗比甲藻产生的毒素（甘比尔毒素）通过食物链传递到草食性鱼类，最后传递到人类，在此期间会发生变化和浓缩。甘比尔毒素主要集中在鱼类的肝脏、肠、卵和头部。

与其他腰鞭毛虫相比，岗比甲藻在死珊瑚礁上的增殖更为迅速。由于气候变化、海洋酸化、建设和养分流失，越来越多的珊瑚礁发生退化，从而使雪卡毒素的风险加大。

### 旅行者的风险

全世界每年发生的雪卡中毒案例超过 5 万例。据估计，来到流行度高的地区旅行的旅行者发生意外的概率达到 3%。雪卡鱼类广泛分布于热带和亚热带水体中，纬度通常在 35° N 到 35° S 之间；在太平洋、印度洋和加勒比海特别常见。雪卡中毒的意外事件不断上升，地理分布越来越广。新确认的危险地区包括加那利群岛、东地中海地区和墨西哥西部海湾。

最容易造成雪卡中毒的鱼类是肉食性珊瑚鱼，包括梭鱼、石斑鱼、海鳗、琥珀鱼、黑鲈或鲟鱼。像鹦鹉鱼、刺尾鲷和红鲷鱼等杂食性和草食性鱼类同样也很危险。

### 临床表现

典型的雪卡中毒会导致胃肠疾病，也可能导致神经症状。虽然极为罕见，还可能导致心血管衰竭。首先出现的症状通常包括恶心、呕吐、腹泻和腹痛，然后出现神经症状，比如感觉异常、牙痛或牙齿松动的感觉、瘙痒、金属味、视力模糊，甚至暂时性失明。过去，异常性冷痛（接触冷水或冷物时感觉异常）据报道是其中的一个特征，但新研究表明其实对冷热都有急性敏感症状。神经症状通常持续数天到数周。

雪卡中毒的总体死亡率 <0.1%，但这取决于毒素剂量以及处理并发症的医疗措施。雪卡中毒的诊断依据是临床表现和症状以及食用已知会携带雪卡毒素的鱼类。美国食品药品管理局在其位于多芬岛的实验室对鱼类进行试验。对于人类的临床标本来说，尚无法轻松检测其中是否存在雪卡毒素。

### 预防

旅行者应当遵循以下防范措施，避免雪卡中毒：

★ 避免或限制消费上列珊瑚礁鱼类，特别是体重超过 6 磅（2.7 kg）的鱼。

★ 绝对不要食用高风险鱼类，比如梭鱼或海鳗。

★ 避免食用雪卡毒素集中的部位：肝脏、肠、卵和头部。

注意，雪卡毒素不会影响鱼的口感、味道和气味，也无法被胃酸、烹调、熏制、冷冻、罐装、盐腌或腌泡所破坏。

### 治疗

雪卡毒素或刺尾鱼毒素中毒并无特效解毒剂。通常采用对症疗法以及支持性疗法。在非对照研究中，静脉给予甘露醇可以减轻神经症状的严重程度和持续时间，在症状初期 48 小时内给药尤佳。

## ◾ 鲭亚目鱼

鲭亚目鱼是导致中毒的最常见的鱼类之一，在全世界的热带和亚热带水体内皆有发生。如果鱼体内的组胺水平过高，在食用此类冷冻或保存不当的鱼类时便可能患病，通常类似于中度到重度过敏反应。

对于通常与鲭亚目鱼有关的鱼类，其鱼肉内的组氨酸含量必然较高，其中包括金枪鱼、鲭鱼、鲯鳅鱼（海豚鱼）、沙丁鱼、凤尾鱼、鲱鱼、青鱼、琥珀鱼和枪鱼。如果鱼在捕获后保存不当，随着鱼肉的细菌增长，组氨酸转化为组胺。组胺和其他鲭毒素能够耐受烹调、熏制、罐装或冷冻。

### 临床表现

鲭亚目鱼中毒的症状类似于急性过敏反应，通常在食用受污染的鱼 10～60 分钟后出现症状。包括面部和上身潮红（类似于晒伤）、严重头痛、心悸、瘙痒、视力模糊、腹部绞痛和腹泻。在未经治疗的情况下，症状通常在 12 小时内消失。在罕见的情况下，可能会出现需要住院治疗的呼吸受损、恶性心律失常和低血压症。一般通过临床进行诊断。病例集中情况有助于排除真正的鱼类过敏。

### 预防

被组胺污染的鱼类可能出现辛辣、苦涩、咸味或"起泡"感，但其外观、气味和味道也可能完全正常。预防的关键是确保鱼类加冰正确，或冷冻在 <38 ℉（<3.3℃）的温度或者在捕获后立即冷冻。烹调、熏制、罐装或冷冻无法破坏受污染鱼肉内的组胺。

### 治疗

鲭亚目鱼中毒通常对抗组胺剂响应良好（$H_1$- 受体阻滞剂，不过，$H_2$- 受体阻滞剂可能同样有效）。

## ■ 贝类中毒

食用滤食性双壳软体动物类（贻贝、牡蛎、蛤蚌、扇贝和海扇）后，可能会发生数种形式的贝类中毒。毒素起源于被摄食的小型海洋生物体（腰鞭毛虫或硅藻），而且毒素会在贝类体内累积。

### 旅行者的风险

在温带和热带水体内都可能发现受污染的贝类，通常发生在甲藻水华（称作有害赤潮，HAB）期间或其后。HAB 的一个例子是佛罗里达州由腰鞭毛藻形成的赤潮。

### 临床表现

中毒导致严重程度各不相同的胃肠和神经性疾病。通常在食用有毒贝类30～60分钟后出现症状，但也可能推延数小时。对于最近食用贝类的患者，诊断通常采用排除法，而且通常需要进行临床诊断。

### 麻痹性贝类食物中毒

麻痹性贝类食物中毒（PSP）是最常见，也是最严重的贝类中毒。亚历山大藻、梨甲藻和裸甲藻属的腰鞭毛虫会产生蛤蚌毒素，食用受到该毒素污染的贝类便会导致PSP。通常在食用有毒贝类30～60分钟后出现症状，包括面部、嘴唇、舌头、手臂和腿部出现麻木和刺痛。也可能出现头痛、恶心、呕吐和腹泻。严重病例者可能食用了大剂量毒素，临床特征包括共济失调、吞咽困难、精神状态改变、松弛性麻痹和呼吸衰竭。病死率取决于是否能够享受现代医疗，包括机械通气。儿童的死亡率特别高。

### 神经毒性贝类中毒

食用受甲藻类腰鞭毛藻生成的双鞭甲藻毒素污染的贝类会造成神经毒性贝类中毒。神经毒性贝类中毒通常表现为胃肠炎，伴轻度神经症状，类似于轻度雪卡中毒或轻度麻痹性贝类中毒。吸入佛罗里达州赤潮（腰鞭毛藻华）海沫中的雾化毒素会诱发健康人的支气管收缩并可能导致急性暂时性呼吸不适。哮喘患者则可能受到严重和长期的呼吸影响。

### 腹泻性贝类中毒

食用受到一组毒素污染的贝类会导致腹泻性贝类中毒（DSP），其中包括鳍藻原甲藻的腰鞭毛虫产生的聚醚分子（比如冈田酸）。DSP会出现寒战、恶心、呕吐、腹部绞痛和腹泻。未报告过死亡病例。

### 失忆性贝类中毒

失忆性贝类中毒（ASP）是一种罕见的贝类中毒，食用被硅藻属尖刺菱形藻产生的软骨藻酸污染的贝类（特别是蓝贝）会导致此类中毒现象。据报道，ASP暴发后的第一批病例与食用被污染的养殖贻贝有关系。所报道的这些病例皆出现严重的胃肠和神经症状。最近，通过食物网接触软骨藻酸可能与美国太平洋沿岸的海洋哺乳动物死亡之间存在关联。

### 预防

避免食用可能受污染的双壳软体动物类即可防止贝类中毒。在藻类过量繁殖期间或其后，当地把这种现象称作"赤潮"或"褐潮"，在这些地区避免食用上述贝类尤其重要。来到发展中国家的旅行者应当避免食用所有贝类，因为他们受到病毒和细菌感染的危险度很高。烹调或冷冻无法破坏海洋贝类的毒素。

### 治疗

治疗仅针对症状且具有辅助性质。麻痹性贝类食物中毒可能需要机械通气。

## 参考书目

1. Ansdell V. Food-borne illness. In: Keystone JS, Freedman DO, Kozarsky PE, Connor BA,Nothdurft HD, editors. Travel Medicine. 3rd ed. Philadelphia: Saunders Elsevier; 2013. p.425–32.

2. Backer L, Fleming L, Rowan A, Baden D. Epidemiology and public health of human illnesses associated with harmful marine algae. In: Hallegraeff GM, Anderson DM,Cembella A, editors. Manual on Harmful Marine Microalgae. Paris: UNESCO; 2003. p.723–49.

3. Backer LC, Schurz-Rogers H, Fleming LE, Kirkpatrick B, Benson J. Marine phycotoxins in seafood. In: Dąbrowski WM, Sikorski ZE, editors. Toxins in Food. Boca Raton, FL:CRC Press; 2005. p. 144–74.

4. Hungerford JM. Scombroid poisoning: a review. Toxicon. 2010 Aug 15;56(2):231–43.

5. Isbister GK, Kiernan MC. Neurotoxic marine poisoning. Lancet Neurol. 2005 Apr;4(4):219–28.

6. Palafox NA, Buenoconsejo-Lum LE. Ciguatera fish poisoning: review of clinical manifestations. J Toxicol Toxin Rev. 2001;20(2):141–60.

7. Perl TM, Bedard L, Kosatsky T, Hockin JC, Todd EC, Remis RS. An outbreak of toxic encephalopathy caused by eating mussels contaminated with domoic acid. N Engl J Med.1990 Jun 21;322(25):1775–80.

8. Schnorf H, Taurarii M, Cundy T. Ciguatera fish poisoning: a double-blind randomized trial of mannitol therapy. Neurology. 2002 Mar 26;58(6):873–80.

9. Sobel J, Painter J. Illnesses caused by marine toxins. Clin Infect Dis. 2005 Nov1;41(9):1290–6.

10. Stewart I, Lewis RJ, Eaglesham GK, Graham GC, Poole S, Craig SB. Emerging tropical diseases in Australia. Part 2. Ciguatera fish poisoning. Ann Trop Med Parasitol. 2010 Oct;104(7):557–71.

# 防蚊、蜱和其他节肢动物

Roger S. Nasci, Robert A. Wirtz, William G. Brogdon

当前可以提供疫苗或药物预防药物，用于预防某些虫媒疾病，比如黄热病、日本脑炎和疟疾；不过，旅行健康从业人员应当为旅行者提供建议，以便使用驱虫剂和其他一般性防护措施预防节肢动物的叮咬。疟疾预防药物的效果各不相同，这取决于耐药性、生物利用率以及药物的依从性，对于其他蚊虫传播的疾病，比如登革热、基孔肯雅热、塞卡、西尼罗脑炎或蜱媒病，比如莱姆病、蜱媒脑炎和回归热，目前尚不存在类似的预防措施。

环境保护署（EPA）负责美国境内驱虫药物产品的监管工作。CDC 建议消费者使用在 EPA 注册的驱虫药物。根据标签上的说明使用时，EPA 注册表示材料的疗效和人体安全已经通过评审并得到批准。

## ■ 一般预防措施

避开爆发。旅行者应当尽量避开已知发生传染病传播的焦点地区。CDC 旅行者健康网站会及时更新地区疾病传播模式和爆发情况（www.cdc.gov/travel）。

注意峰值暴露时间和地点。如果旅行者改变其活动模式或地点，则可以减少受到节肢动物叮咬的机会。虽然蚊虫叮咬可以发生在一天的任何时间，某些疾病（比如登革热和基孔肯雅热）的带菌虫媒在白天的叮咬活动达到高峰。其他疾病的虫媒（比如疟疾）的活动高峰则在光线微弱的时段（黎明和黄昏）或者在夜幕降临后的晚间。避免在峰值叮咬时段从事户外活动或者采取预防措施（比如使用驱虫药物）可以降低风险。地点同样重要；蜱和恙螨通常在草丛、林地或其他生长植物的地点出没。当地健康官员或向导可能会指出哪些地方的节肢动物较为猖獗。

穿上合适的衣服。穿上长袖衬衫、长裤、靴子并戴上帽子，旅行者便可以在最大限度上减少皮肤的暴露面积。塞好衬衫、把裤子塞进袜子以及穿上高帮鞋子（而非凉鞋）也可以降低风险。衣服和装备上可以使用驱虫药物或杀虫剂（比如氯菊酯），以便增添一重保护。（有关衣物的其他信息，请参见以下内容。）

检查蜱虫。在户外活动期间以及一天结束的时候，旅行者应当检查身体和衣服上有无蜱虫的踪迹。立即除去吸附的蜱虫能够防止某些感染。如果身在蜱虫出没的区域，应在两小时内淋浴，减少患某些蜱媒疾病的风险。

蚊帐。如果住宿地点无法提供合适的遮蔽或空调，蚊帐在提供保护并减轻咬人的昆虫导致的不适等方面就显得尤其重要。如果蚊帐垂挂不到地面，则必须折进床垫下。蚊帐与拟除虫菊酯杀虫剂配合使用最有效果。应在旅行前购买经过预先处理且经久耐用的蚊帐，也可以在购买后再对蚊帐进行处理。目的地国家也可能提供效果良好且经过处理的蚊帐。如果未经洗涤，使用拟除虫菊酯杀虫剂处理过的蚊帐能够顶用几个月。耐用且经过预先处理的蚊帐具有更长的有效期。

杀虫剂和空间驱避剂。目前越来越多的空间驱避剂产品已经商品化。这些产品含有诸如甲氧苄氟菊酯和丙烯除虫菊酯等活性成分，加入已经使用不少年头的喷雾杀虫剂、蚊香片和蚊香的行列。此类产品有助于清除房间或区域中的蚊子（喷雾剂）或者从某个限定区域驱除蚊子（蚊香、空间驱避剂）。在此类产品中，虽然某些产品在特定条件下具有驱虫或杀虫活性，但同行评审研究却未对它们预防虫媒疾病的效果进行适当评估。在虫媒疾病构成危险或发现咬人的节肢动物的地方，旅行者可以把上述产品视作在皮肤或衣服上使用驱虫剂以及使用蚊帐的辅助措施。在国际上销售的产品中，由于某些产品含有未在美国注册的杀虫剂，因此旅行者最好自行携带。应当谨慎使用杀虫剂和驱虫产品，避免直接吸入喷雾或烟雾。

在衣服和裸露的皮肤上涂抹以下各节描述的驱虫剂属于最佳保护方法（文本框 2-3）。

## 文本框 2-3　在最大限度上防范蚊子和蜱虫

为了在最大限度上防范蚊子和蜱虫并降低患这些虫害传染的疾病：

- 穿上长袖衬衫、长裤和袜子。
- 使用氯菊酯处理衣服或者购买预先处理过的衣服。
  - ★ 氯菊酯处理过的衣服可经数次洗涤仍然保持驱虫活性。
  - ★ 在皮肤上使用的驱虫剂也适用于衣服，但其保护期较短（与皮肤的保护时间相同）且必须在洗衣后重复使用。

- 在裸露的皮肤上使用乳剂、液体或喷雾驱虫剂。
- 对于蚊子：
  - ★ 在蚊子一天最活跃的时段，确保采取适当的防蚊措施。
  - ★ 携带登革热、黄热病和基孔肯雅热的蚊子主要在黎明到黄昏之间叮咬。
  - ★ 携带疟疾、西尼罗脑炎和日本脑炎的蚊子主要在黄昏到黎明之间叮咬。
  - ★ 运用常识。在防护措施的功能减退以及蚊子开始叮咬时，重复使用驱虫剂。
- 对于蜱虫：
  - ★ 每天查看身体（全身），及时清除吸附的蜱虫。

## ■ 在皮肤和衣服上使用的驱虫剂

CDC 评估了在同行评审科学文献中发表的资料以及 EPA 提供的数据，以便鉴别数种在 EPA 注册的产品，这些活性成分具有优良的活性，足以减少携带疾病的蚊子对人们的叮咬。含有以下活性成分的产品通常能够在相当长的时间内提供保护：

★ DEET（化学名称：N,N-二乙基间甲苯甲酰胺或 N,N-二乙基-3-甲基苯甲酰胺）。含有 DEET 的产品包括（但不限于）Off!、Cutter、Sawyer 和 Ultrathon。

★ 派卡瑞丁（Picaridin）[KBR 3023（Bayrepel）以及美国境外埃卡瑞丁，化学名称：2-（2-羟乙基）-1-哌啶羧酸 1-甲基酯]。含有派卡瑞丁的产品包括（但不限于）Cutter Advanced、Skin So Soft Bug Guard Plus 和 Autan（美国境外）。

★ 柠檬桉树油（OLE）或 PMD（化学名称：对薄荷基-3,8-二醇），OLE 的合成版本。产品含有 OLE 和 PMD，包括（但不限于）Repel 和 Off! Botanicals。该推荐产品系指在 EPA 注册的驱虫产品，其中含有活性成分 OLE（或 PMD）。不建议使用"纯"柠檬桉树油（未配制为驱虫剂的香精油）；其安全性和有效性未接受过类似的有效试验，也未在 EPA 注册为驱虫剂，因此不属于本建议的隶属范围。

★ IR3535（化学名称：3-[N-正丁基-N-乙酰基]-氨基丙酸乙酯）。产品含有 IR3535，包括（但不限于）Skin So Soft Bug Guard Plus Expedition 和 SkinSmart。

EPA 把活性成分 DEET 和派卡瑞丁称为"常规驱虫剂"，而把 OLE、PMD

和 IR3535 称为"生物农药驱虫剂"，这些物质可以从天然材料提取，也可以属于合成版本。

### 驱虫效果

已公开发表的数据表明，驱虫剂的效果和防护时间变化很大，这取决于产品以及蚊子和蜱虫的种类。而环境温度、活动水平、排汗量、与水的接触、擦除和其他因素同样对产品的效果和防护时间影响很大。通常来说，无论是哪一种活性成分，活性成分浓度越高，防护时间越长。如果产品的活性成分浓度 <10%，则防护时间可能有限，通常仅能持续 1～2 小时。即使产品的活性成分浓度较低，如果采用缓释或控释（微胶囊）剂型，其防护时间也可以较长。研究显示，如果 DEET 浓度约超过 50%，其防蚊时间并无显著增加；DEET 的效果约在 50% 的浓度达到平台期。CDC 建议裸露的皮肤应当使用 ≥ 20% DEET 的产品，减少可能传播疾病的蜱对人体的叮咬。

各种建议皆基于同行评审期刊论文和科学研究以及提交到监管机构的数据。人们可能对不同产品的防护效果具有不同的体验。无论使用哪种产品，如果旅行者发现开始受到虫子的叮咬，就必须根据标签说明再次使用驱虫剂，应当试用不同的产品，如有可能，可以撤离受到虫子叮咬的地区。

在理想情况下，应在旅行之前购买驱虫剂，此类产品可以在网上查找，也可以在五金店、药房和超市找到它们的踪影。在露营、体育用品和剩余军需商店可以发现各种驱虫剂。如果在国外购买驱虫剂，应查找产品标签上标明的活性成分。

### 驱虫应知图

对于抹在皮肤上的驱虫剂，环境保护署（EPA）允许公司在产品标签上提供新型的驱虫应知图（图 2-1）。该图可以帮助消费者轻松了解驱虫剂有效防蚊防蜱的时间。EPA 会对使用这种图的产品进行审核，确保其数据符合现行的试验方案以及标准的评估规范。制造商是否使用该图完全出于自愿。更多信息，

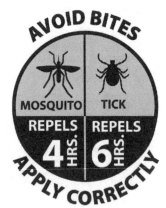

图 2-1　肤用驱虫剂驱虫认知图例 [1]

---

1　图片来源：www2.epa.gov/insect-repellents/repellency-awareness-graphic.

请访问 www2.epa.gov/insect-repellents/repellency-awareness-graphic。

### 驱虫剂和防晒霜

应当根据标签说明使用驱虫剂，而且亦可以与不会降低驱虫剂活性的防晒霜结合使用；不过，如果在使用防晒霜后再使用含 DEET 的驱虫剂，为数不多的数据显示防晒霜的防晒系数（SPF）将降低三分之一。不建议使用兼具防晒和驱虫双重效果的产品，因为防晒霜的重复使用频率更高，量也更大，超过防蚊虫叮咬的驱虫成分的使用量。通常来说，建议使用独立的产品，首先抹上防晒霜，然后再抹上驱虫剂。在抹好防晒霜后再使用含有 DEET 的驱虫剂时，由于 SPF 下降，旅行者重复使用防晒霜的频率将会增加。

### 在衣服上使用的驱虫剂和杀虫剂

可以使用氯菊酯处理衣服、帽子、鞋子、蚊帐、夹克和野营装备，以便获得额外的保护。像 Permanone and Sawyer、Permethrin、Repel 和 Ultrathon Permethrin Clothing Treatment 之类的产品已经在 EPA 注册，供消费者专门用于处理衣服和装备。此外，当前可以提供采用氯菊酯处理过的商品化衣服，在美国销售给消费者的品牌包括 Insect Shield、BugsAway 或 Insect Blocker 等。

氯菊酯是一种高效杀虫剂——杀螨剂和驱虫剂。经氯菊酯处理过的衣服能够驱除和杀死蜱、恙螨、蚊子和其他以叮咬为能事的可恶节肢动物。应在旅行前 24～48 小时处理衣服和其他物品，使它们充分干燥。与所有杀虫剂类似，在使用氯菊酯处理衣服时应遵从标签说明行事。

经氯菊酯处理过的用品可以在反复洗涤后保持驱虫或杀虫活性，但必须按照产品标签上的描述重新进行处理，以便提供持续的防护效果。根据标签上的说明，购买前即处理过的衣服其效果可以经受 70 次洗涤的考验。使用上述其他驱虫产品（比如 DEET）处理过的衣服可以预防叮人的节肢动物，但无法耐受洗涤，因此需要更频繁地反复用药。

### 使用驱虫剂的注意事项

旅行者应当遵循以下注意事项：

★ 驱虫剂仅能按照产品标签上的说明用于裸露的皮肤或衣服上。衣服下切勿使用驱虫剂。

★ 切勿在切口、伤口或敏感的皮肤上使用驱虫剂。

★ 在使用喷雾剂的时候，切勿正对着脸部喷雾，可以先喷在手上，然后再抹在脸上。切勿对着眼睛或嘴喷出驱虫剂，耳周区域应慎用。

★ 使用后洗手，避免意外接触眼睛或误服。

★ 儿童不得操作驱虫剂。应由成人首先把驱虫剂倒在手心，然后轻柔地涂抹到儿童裸露的皮肤上。切勿直接倒在儿童手上。回到室内后，应使用肥皂和水清洗儿童涂药的皮肤和衣服，或者让儿童沐浴。

★ 应在裸露的皮肤或衣服上使用刚好足量的驱虫剂。过多用药和浸透通常对效果无意义。如果叮咬的虫子对薄薄的一层驱虫剂没有反应，可以稍稍增加药量。

★ 回到室内后，应当使用肥皂和水清洗涂抹过驱虫剂的皮肤或者进行沐浴。应在再次穿上之前洗涤经过处理过的衣服。不同的驱虫剂应遵循不同的注意事项，请注意查看产品标签。

如果旅行者使用驱虫剂后出现皮疹或其他反应，比如瘙痒或肿胀，应使用温和的肥皂和水洗去驱虫剂，同时应当停用驱虫剂。如果出现严重反应，应当在可行的情况下致电当地的中毒控制中心，以便得到进一步的指导。如果因为驱虫剂需要得到医疗帮助，旅行者应把驱虫剂带到诊所并向医生出示。切勿在皮肤上使用氯菊酯，该物质仅适用于产品标签上规定的衣服、蚊帐或其他织物。

## 儿童和孕妇

大于 2 个月的儿童可以使用更多的驱虫剂。不到 2 个月的婴儿可以使用悬挂蚊帐的婴儿提篮，这种蚊帐应配备贴合紧密的弹性边。如果产品含有 OLE，则不可将其用于小于 3 岁的儿童。除了以上安全提示之外，对于在儿童或者孕妇或哺乳期的妇女中使用注册驱虫剂的问题，EPA 未建议其他注意事项。

## 有用的链接

★ 驱虫剂（EPA）：http://cfpub.epa.gov/oppref/insect/

★ 安全使用驱虫剂（EPA）：www.cdc.gov/westnile/faq/repellent.html

★ 常见问题：驱虫剂的使用和安全（CDC）：www.cdc.gov/westnile/faq/repellent.html

★ 选择和使用驱虫剂（国家杀虫剂信息中心）：http://npic.orst.edu/ingred/ptype/repel.html

## ◾ 臭虫

全球臭虫感染事件最近死灰复燃，发达国家尤其严重。虽然臭虫不会传播疾病，它们的叮咬同样令人不得安生。旅行者应当采取避免臭虫叮咬的措施，防止通过行李或衣服使其扩散（文本框2-4）。

### 文本框2-4　臭虫和国际旅行

全球臭虫感染事件最近死灭复燃，发达国家尤其严重，据称相关原因包括国际旅行增多、旅行住宿处的害虫控制策略变化以及杀虫剂的耐药性。在旅馆、剧院和其他人群聚集处，甚至工作场所、宿舍和学校，所报道的臭虫感染事件越来越严重。臭虫可通过行李和衣服扩散。使用受污染的运输车辆运送个人物品是上述昆虫扩散的另一个途径。

臭虫体型小，身体扁平，颜色棕红，无翼，身长在1～7 mm之间。虽然臭虫不会传播疾病，其叮咬会导致强烈的过敏反应以及严重的精神压力。

#### 臭虫的防范措施

鼓励旅行者采取以下防范措施，避免或减少接触臭虫的机会：

★ 检查旅馆或其他住宿地点的床垫、弹簧床垫、被褥和家具，特别是与床、桌子和壁橱形成一个连续性结构单元的内嵌式家具。如果旅行者发现臭虫活动的证据，无论是臭虫本身或者实际迹象，比如床单上的血斑点，都应当另换住宿地点。

★ 在不使用时应当合上手提箱，并且尽量放在离开地面的位置。

★ 仅当使用时才从手提箱中取出衣服和个人用品（比如化妆包和刮脸用具）。

★ 把衣服和个人用品放回手提箱之前，应当仔细检查。

★ 牢记臭虫卵和若虫极为微小，容易被人忽视。

避免受到这些害虫的侵扰时，预防是最有效且最廉价的方法。杀灭个人住处的害虫代价高昂，即使通过专业人员的处理，控制工作往往无法马上立竿见影。

### 参考书目

1. Barnard DR, Xue RD. Laboratory evaluation of mosquito repellents against Aedes albopictus, Culex nigripalpus, and Ochlerotatus triseriatus (Diptera: Culicidae). J Med Entomol. 2004 Jul;41(4):726–30.

2. Fradin MS, Day JF. Comparative efficacy of insect repellents against mosquito bites. N Engl J Med. 2002 Jul 4;347(1):13–8.

3. Goodyer LI, Croft AM, Frances SP, Hill N, Moore SJ, Onyango SP, et al. Expert review of the evidence base for arthropod bite avoidance. J Travel Med. 2010 May-Jun;17(3):182–92.

4. Lupi E, Hatz C, Schlagenhauf P. The efficacy of repellents against Aedes, Anopheles, Culex and Ixodes spp.—a literature review. Travel Med Infect Dis. 2013 Nov-Dec;11(6):374–411.

5. Montemarano AD, Gupta RK, Burge JR, Klein K. Insect repellents and the efficacy of sunscreens. Lancet. 1997 Jun 7;349(9066):1670–1.

6. Murphy ME, Montemarano AD, Debboun M, Gupta R. The effect of sunscreen on the efficacy of insect repellent: a clinical trial. J Am Acad Dermatol. 2000 Aug;43(2 Pt1):219–22.

7. Pages F, Dautel H, Duvallet G, Kahl O, de Gentile L, Boulanger N. Tick repellents for human use: prevention of tick bites and tick-borne diseases. Vector Borne Zoonotic Dis. 2014 Feb;14(2):85–93.

# 日晒

Vernon E. Ansdell, Amy K. Reisenauer

赤道附近、夏季、高海拔地区以及上午 10 点～下午 4 点之间，接触紫外线（UV）照射的机会增加。雪地、沙地和水面的反射会增加暴露的可能性，这一点在滑雪、参与海滩活动、游泳和航行过程中是非常重要的注意事项。此外，数种常用药物亦可能导致旅行者的光敏感反应：

★ 乙酰唑胺

★ 胺碘酮

★ 抗生素（氟喹诺酮类、磺胺类和四环素类，特别是去甲氯四环素和多西环素）

★ 呋塞米（速尿）

★ 非类固醇类消炎药

★ 吩噻嗪类

★ 磺酰脲类药物

★ 利尿剂

★ 伏立康唑

某些病史（比如结缔组织疾病、多形性日光疹、红斑痤疮和白癜风）会增加阳光敏感度，喝酒会导致行为改变，增加日灼的风险。

长波紫外线（320～400nm）和中波紫外线（290～320nm）具有致癌作用。长波紫外线全天皆有，而且能够穿透窗玻璃。长波紫外线能够导致皮肤过早老化，也是与药物有关的光毒性和光敏反应的主要原因。中波紫外线在上午 10 点到下午 4 点之间最强，窗玻璃对其起到阻挡作用，它是阳光灼伤的罪魁祸首。严重灼伤非常疼痛，皮肤可能发红、脆弱、肿胀和出现水疱。上述阳光灼伤可能伴有发热、头痛、瘙痒和不适。长期在阳光下过多暴晒，会导致皮肤过早衰老，包括皱纹和老年斑，同时增加患皮肤癌的风险，包括基底细胞癌、鳞状细胞癌和黑色素瘤。另外，眼睛反复暴露在阳光下也可能导致眼翼状胬肉形成、白内障和黄斑变性。

## ■ 预防

### 避免在阳光下过多暴晒

阳光暴晒是皮肤癌（包括黑色素瘤）可预防程度最高的风险因素。为了减少接触紫外线，特别是中波紫外线，留在户内或者在上午 10 点～下午 4 点之间寻找遮阴非常重要。注意，阴天也可能发生阳光灼伤和阳光损伤。对于皮肤白皙的人来说，直接在阳光下暴露 10～15 分钟即可造成阳光灼伤。日光浴床和太阳灯同样具有致癌作用，因此应当尽量避免使用。

### 防护衣物

宽边帽子、长袖上衣和长裤能够阻挡紫外线。纺织细密的服装和颜色较深的织物可以提供额外的保护。对于阳光灼伤的风险增加或者具有皮肤癌病史的旅行者而言，建议选择 UPF 高的衣物（紫外线防护系数 >30）。这种衣物含有能够吸收紫外线的无色化合物、荧光增白剂或经过处理的树脂。强烈建议使用墨镜，因为它能完全阻挡长波紫外线和中波紫外线的照射。

### 防晒霜

防晒系数（SPF）定义了使用防晒霜的人员对中波紫外线的额外防护能力。尽管高 SPF 防晒霜起到的保护作用比低 SPF 防晒霜大些，SPF 却是非线性的。SPF 30 防晒霜起到的保护作用并非 SPF 15 的两倍。能够同时防护长波紫外线和中波紫外线的防晒霜可标示为"广谱 SPF"，建议使用这种产品，以便获得最佳防护效果。

物理防晒霜含有二氧化钛或氧化锌和无机分子，主要局限于角质层的范围，对可见光和紫外线起到反射和散射的作用。它们都属于有效的广谱防晒霜，可同时阻挡长波紫外线和中波紫外线的辐射。随着纳米技术的出现，上述产品不再于皮肤上形成不透明的白膜，而是形成可接受的美化效果，因此获得广泛的应用。建议容易晒伤的人们或者服用可能导致光敏反应的人们使用这种产品。

化学防晒霜能够吸引紫外线辐射，而不是以反射为主。建议使用多种化学药剂的组合，以便对长波紫外线和中波紫外线起到广谱防护作用。虽然美国食品药品管理局建议使用 SPF ≥ 15 的防晒霜，美国皮肤病学会却建议使用 SPF ≥ 30 的防晒霜。争议在于使用 SPF >15 的防晒霜提供额外的保护是否有价值。在对照环境中，上述高 SPF 防晒霜提供的额外保护作用仅为 2%～4%。不过，由于大多数人使用的防晒霜都分量不够，SPF 较高的防晒霜可能会增加安全性，让用户至少达到 SPF 15 的防护水平。旅行者应当考虑以下与防晒霜有关的要点：

★ 选用 SPF ≥ 15 的广谱防晒霜，确保获得合适的长波紫外线和中波紫外线防护水平。

★ 对于长波紫外线防护而言，应当查找以下活性成分：氧化镜、二氧化钛、阿伏苯宗、依莰舒、氧苯酮、二苯甲酮或舒利苯酮。

★ 使用同时兼具长波紫外线和中波紫外线防护作用的广谱产品。

★ 选择防水或抗水产品。防水防晒霜在水中能够达到约 80 分钟的防护效果，抗水产品的防护时间则为 40 分钟。

★ 在接触阳光 15 分钟前涂在干燥的皮肤上。

★ 涂满人体暴露部位至少需要 1 盎司（两大汤匙或一小酒杯的量）防晒霜。大多数人的使用量仅达到 25% 到 50% 的推荐量，这种做法将降低所能达到的 SPF 指数。

★ 涂抹所有暴露部位，特别是耳朵、头皮、颈后、脚面和手背。

★ 每 2 小时以及在出汗、游泳或用毛巾擦干后重新进行涂抹（阴天也应如此）。

★ 使用广谱 SPF ≥ 15 的润唇膏或口红。

★ FDA 要求所有防晒霜的原始效力至少保持 3 年。应当检查失效日期并丢弃过期产品。

★ 应在使用驱虫剂之前涂抹防晒霜（注意：含有 DEET 的驱虫剂可能会使防晒霜的 SPF 下降三分之一，防晒霜可能提高 DEET 的经皮吸收量）。

★ 避免使用同时含有防晒霜和驱虫剂的产品，因为防晒霜的重复使用频率和用量都大于驱虫剂。

## ■ 治疗

被阳光灼伤的旅行者应当维持在水合状态且留在阴凉、遮阴或户内环境。在阳光下曝晒之前或曝晒不久后局部使用或口服非甾体类抗炎药物可以降低皮肤发红的程度，同时也可以缓解某些症状，比如头痛、发热和局部疼痛。阳光灼伤疼痛最剧烈的时间通常在阳光曝晒后 6～48 小时，皮肤脱皮通常发生在 4～7 天以后。局部使用类固醇类药物的效果有限，全身使用类固醇类药物对缓解疼痛无效。冷敷、胶态燕麦片浴、保湿霜和局部使用芦荟胶可能起到缓解症状的作用。口服苯海拉明可能减轻瘙痒症状。如果出现水泡，应当使其保持完整，以便加快愈合进程。开放性糜烂处应涂上凡士林并敷上无菌纱布，降低感染风险。如果发生感染，可能需要口服抗生素。在严重的阳光灼伤病例中，可能会发生脱水和血容量不足的现象，同时出现皮肤严重发炎或发红、方向知觉丧失、眩晕或昏厥、恶心、寒战、高热和头痛。对于上述极端病例，可能需要住院治疗，通过静脉补液并给予麻醉性镇痛药缓解疼痛。

### 参考书目

① Diffey BL, Grice J. The influence of sunscreen type on photoprotection. Br J Dermatol.1997 Jul;137(1):103–5.

② Gu X, Wang T, Collins DM, Kasichayanula S, Burczynski FJ. In vitro evaluation of concurrent use of commercially available insect repellent and sunscreen preparations. Br J Dermatol. 2005 Jun;152(6):1263–7.

③ Han A, Maibach HI. Management of acute sunburn. Am J Clin Dermatol. 2004;5(1):39–47.

④ Krakowski AC, Kaplan LA. Exposure to radiation from the sun. In: Auerbach PS, editor. Wilderness Medicine. 6th ed. Philadelphia: Mosby Elsevier; 2012. p. 294–313.

⑤ McLean DI, Gallagher R. Sunscreens. Use and misuse. Dermatol Clin. 1998 Apr;16(2):219–26.

⑥ Murphy ME, Montemarano AD, Debboun M, Gupta R. The effect of sunscreen on the efficacy of insect repellent: a clinical trial. J Am Acad Dermatol. 2000 Aug;43(2 Pt1):219–22.

⑦ Wang SQ, Stanfield JW, Osterwalder U. In vitro assessments of UVA protection by popular sunscreens available in the United States. J Am Acad Dermatol. 2008 Dec;59(6):934–42.

⑧ Wang SQ, Tooley IR. Photoprotection in the era of nanotechnology. Seminars in cutaneous medicine and surgery. 2011 Dec;30(4):210–3.

# 酷热和严寒问题

## Howard D. Backer, David R. Shlim

国际旅行者遇到的环境可能包括旅行者难以习惯的极端气候条件。接触酷热和严寒可以导致严重的伤害或死亡。旅行者应当调查在旅途中可能遇到的极端气候，并准备好适当的衣物和装备并了解相应的知识。

### ■ 与酷热气候条件有关的问题

#### 旅行者的风险

在大多数受欢迎的旅行目的地中，有许多目的地位于热带或沙漠地区。旅行者坐在海滩上或泳池旁以及仅仅跑上一小段路，就可能存在最低限度的中暑风险。在高温中艰苦徒步、骑自行车或工作者都使自身置于危险之中，如果旅行者来自凉爽或适宜气候的地区但身体情况不佳并对高温不习惯，则后果尤其严重。

临床表现

### 热损伤生理学

对高温的耐受性主要取决于生理因素，与适应行为更为重要的寒冷环境不尽相同。主要的散热方法是静息状态下的辐射以及运动过程中的汗液蒸发，两者在空气温度超过 95℉（35℃）和高湿条件下起到的效果都极为低微。

参与温度调控的主要器官是皮肤，即出汗和热交换发生的部位，还包括心血管系统，为了满足运动时的代谢要求，该系统必须增加血液流量，把热从核心部位分流到身体表面。在所有年龄段中，心血管状况和调控能力是影响热应激反应的主要生理变量。除了环境条件和运动强度以外，脱水亦是中暑最重要的诱病因素。另外，脱水还会降低运动成绩、缩短体能耗尽的时间并且增加体内热负荷；体温和心率增加与脱水程度之间存在直接的比例关系。汗液是一种含有钠和氯的低渗液体。出汗率通常能够达到每小时 1 升，也可能超过该水平，从而导致体液和钠大量流失。

### 轻度热疾病

热疾病痉挛是在高温下运动后的疼痛性肌肉收缩。停止运动后一小时或更长时间出现该症状，常常包括小腿、大腿和腹部重度参与运动的肌肉。休息或被动伸展肌肉、补液和补盐可以迅速缓解症状。水和含盐零食即可应付；与水分补充剂类似，把四分之一到二分之一茶匙的精制食盐（或两片 1 克食盐片剂）添加到 1 升水中，即可制作口服盐溶液。为了改善口味，可以添加几茶匙糖和 / 或橙汁或柠檬汁。

热晕厥是在高温下突然晕厥的现象，适应不了气候的人员站在高温下或者在运动后 15～20 分钟可能会发生这种事故。在采取仰卧位后，患者可能迅速恢复正常意识。休息、降温和口服液体都属于充分的治疗方法。

热水肿是手足的轻度水肿现象，常见于接触高温前几天的妇女。这种情况可以自行消失且不需要使用利尿剂进行治疗，该问题可能延长热适应期且可能导致脱水。

痱子（栗疹）表现为皮肤上的凸起的红色瘙痒小肿块，这是汗腺管阻塞后导致的症状。该症状可自行消失，避免持续出汗和降温亦起到辅助治疗作用。穿上轻便宽松的衣服并避免持续的大量出汗是最佳预防措施。

### 重度热疾病

#### 热衰竭

大多数人在高温下运动出现的急性虚脱或其他症状都是由热衰竭引起的，简单地说就是无法继续在高温下运动。热衰竭的原因据推测是体液和电解质流失，但并无客观标记能够对这种综合征进行定义，其表现多种多样，从轻微不适到接近中暑的情况应有尽有。发生热衰竭时，可能会出现短暂的精神变化，比如兴奋、紊乱或非理性行为，但严重的神经系统症状（比如惊厥或昏迷）表明发生了中暑或低钠血症。体温可能正常或轻微升高。

大多数病例的治疗方法是在树荫或其他阴凉处仰卧休息以及口服含有葡萄糖和盐的水或液体；其后，患者体温自然下降并在数小时内恢复体力，不会发展为更加严重的疾病。在治疗热衰竭时，制作口服溶液的方法是把四分之一到二分之一茶匙的精制食盐（或两片 1 克食盐片剂）添加到 1 升水中，另加 4～6 茶匙的糖。为了改善口味，可以添加四分之一杯橙汁或 2 茶匙柠檬汁。商品化的运动电解质饮料或水加零食同样有效。白开水加咸味零食可能口味更佳且效果类似。亚急性热衰竭的进展期可长达数天，常常被误诊为"夏季流感"，因为患者表现出虚弱、无力、头痛、眩晕、食欲减退、恶心、呕吐和腹泻。治疗方法与急性热衰竭相同。

**与运动有关的低钠血症**

低钠血症［血液钠（盐）水平过低］可见于耐力运动员和休闲徒步者中，原因可能是出汗以及过量白开水替代体液导致的钠流失。由于激素（抗利尿激素）造成不利的影响，肾脏无法应对水分过多的问题，从而造成水潴留和钠流失。

在野外环境中，如果体温正常且存在大量饮水的历史，此时出现精神状况变化即提示低钠血症。模糊和不典型症状与其他环境中的低钠血症相同（例如，食欲减退、恶心、呕吐、头痛、肌肉无力、嗜睡、紊乱和惊厥）。热衰竭和早期低钠血症的症状类似。如果精神状况的变化持续下去且未出现体温升高的迹象，即可鉴定为低钠血症。严重神经系统症状（紊乱、惊厥或昏迷）的发作时间延后或者停止运动以及从高温环境撤离后情况恶化，亦可确定为低钠血症。

在长时间运动过程中强制喝水的建议以及"水不厌多"的态度是运动性低钠血症的主要原因。预防措施包括仅饮用解渴的水量并且使排尿维持在稀释状态。长时间运动或者暴露在高温中，必须补充钠。大多数运动电解质饮料不含足量的钠，因此无法预防低钠血症；不过，食盐片剂常常会引起恶心和呕吐。对于徒步者而言，食物是盐替代品最有效的载体。小食品应当包括咸味食物（比如什锦杂果、饼干、咸饼干和牛肉干），而不能仅限于甜食。

**中暑**

中暑是极其严重的急症，需要采取积极的冷却措施并住院治疗，以便为患者提供支持。中暑是唯一的一种热平衡机制完全失效的热疾病，人体体温无法自发性地恢复正常。由于无法控制体温以及循环衰竭，大脑、肝脑、肾脏和心脏会发生器官损伤。损伤的程度取决于持续时间以及体温的峰值水平。中暑的发生可能很快（运动型中暑），影响在高温中运动的健康人，或者也可能是逐步性的（非运动型中暑，同时也称作传统型或流行性中暑），发生在那些被动置身于高温且身患慢性疾病的人群中。

早期症状类似于热衰竭，患者性格出现紊乱或改变、协调性丧失、眩晕、头痛和恶心，可能进展为更加严重的症状。当野外的人员出现体温升高（高烧）以及精神状态明显改变，包括精神错乱、抽搐和昏迷，诊断即可推定为中暑。中暑时的体温可以超过 106℉（41℃）；甚至在没有体温计的情况下，通过触摸也可以感觉到烫手。如果需要使用体温计，肛温是为可能中暑的人员检查体温的最安全和最可靠的方法。

在野外条件下，可以采用以下某个方法立即实施冷却措施：

★ 采用蒸发冷却法，最大限度暴露皮肤、皮肤上喷洒温水并通过风扇保持身体上方空气流动。此外，在身体上外敷冷毛巾或冷湿毛巾并使用风扇都可以促进蒸发。

★ 在颈部、腋窝和腹股沟安置冰或冰袋。用力按摩皮肤，防止血管收缩，避免患者寒战，否则患者的体温将会升高。

★ 把患者浸泡在冷水中，比如附近的池塘或天然水体或者浴缸中（患者入水后，应当时刻照料并扶抱好患者）。

中暑威胁到生命，前 24～48 小时内可能会发生许多并发症，比如肝脏或肾脏损伤以及异常出血。大多数患者需要接受医院的重症监护管理。如果恢复正常精神状态很快以及无法送至医院，应鼓励能够喝水的患者进行补液并在数小时内密切监测体温的变化。

## 预防热疾病

### 热适应

热适应是生理适应高温环境的过程，居民和来访者都可能发生这个现象。对于给定的工作负荷而言，适应的结果是出汗增加，但含盐量降低，能量消耗减少，体温升幅降低。被动暴露于高温中才会发生部分适应现象。完全适应（特别是心血管反应）需要每天在高温环境中运动 1～2 小时方可。如果每天在高温环境中进行适量运动，大部分适应活动可以在 10 天内见效。经过此阶段后，只有在体质增强的情况下才会进一步提高运动的耐受性。如果不再接触高温，适应效果可以在数天到数周内减退。

### 身体训练和环境适应

较好的体质能够提高在高温条件下的运动耐受性和能力，但环境适应却并非如此。如有可能，旅行者应当在离家之前，每天在高温环境中运动 1 个多小时进行适应。如果在出发之前无法如此行事，在酷热的气候条件下，旅行的第一周应当限制运动的强度和持续时间。在大多数高温地区遵从当地的习惯做法，在每天最热的时候避免剧烈活动，这是一个很不错的想法。

### 衣服

衣服应当轻便、宽松且选择浅色，以便在最大程度上增加空气循环以利于蒸发，同时能够防止日晒。宽边帽子能够大幅度降低热辐射。

### 补液和电解质

在运动过程中，摄入液体能够提高成绩并降低患病的可能性。仅以口渴为标准尚不足以防止轻度脱水，但强迫不感到口渴的人员饮水会增加低钠血症的风险。在轻度到中度运动过程中，补充电解质与白开水相比并无优势可言。不过，对于那些在高温条件下运动很长时间的人员，建议补充盐分。食用咸味零食或稍咸的主餐食品或液体是补充盐分流失的最佳途径。整片吞服食盐片剂可能导致胃肠刺激和呕吐，但在 1 升水中可以溶解 2 片。尿量和颜色是监测液体需求的好方法。

## ■ 与寒冷气候有关的问题

### 旅行者的风险

旅行者并非一定要处于北极或高海拔环境才会遇到寒冷问题。即使气温仅在 50℉（10℃）左右，潮湿、雨水和风也可能导致低体温症。许多高海拔目的地都不属于荒野地区，村庄可以充当极端气候的避难所。在尼泊尔，徒步者几乎从来没有遇到过低体温症，但在暴风雨中迷路者除外，这种情况较为罕见。即使在适宜的气候条件下，乘坐小船的旅行者翻落到冰冷的水中也可能迅速出现体温过低的现象。

临床表现

### 低体温症

大体上来说，低体温症可定义为核心体温低于 95℉（35℃）。当人们面对无法保持体温的环境时，首先会觉得寒冷，然后开始颤抖，最终因为代谢贮备耗尽而停止寒战。此时，体温继续下降，但下降程度取决于周围环境。随着核心体温下降，神经功能亦会减退，直到核心体温降到 86℉（30℃）或更低，几乎所有出现低体温症的人员都会进入昏睡状态。有一个存活下来的成人其核心体温记录低至 56℉（13℃）。应当鼓励去往寒冷气候环境的旅行者提出问题和研究自身的衣物和装备。现代服装和手套（特别是鞋子）能够大幅度减少在极端气候条件下被冻伤的概率。冻伤更有可能发生在意外事件以后，比如雪崩或夜间意外留在户外，在正常娱乐活动中不太可能发生这种情况。

参加娱乐活动或在冰水周围工作的旅行者将要面对不同的危险。落水后导致的低体温症使人游泳或浮在水面的时间不会超过 15 分钟。在这种情况下，个人漂浮设备就显得至关重要，而自救知识和翻正倾覆的船只也同样重要。

另一种与寒冷有关的医学问题主要影响皮肤和四肢。可以将其划分为非冻结冻伤和冻伤。

### 非冻结冻伤

非冻结冻伤包括壕沟足、冻疮和冷激性荨麻疹。壕沟足（足浸病）是双足长期浸泡在冷水中导致的后果（32℉～59℉；0℃～15℃）。损伤主要发生在神经和血管，后果是加热会加剧疼痛和肢体处于下垂姿势。严重病例需要几个月才能康复。与冻伤的治疗不同，壕沟足不能快速复温，否则可能使损伤加剧。

冻疮属于局部炎性病灶，主要发生在易感人群的手上。仅仅暴露在中度寒冷的气候中就可能出现这种问题。一般认为，长期寒冷造成的血管收缩是导致这种青红色病灶的原因。与壕沟足类似，应当避免快速复温，否则会使疼痛加剧。硝苯地平有可能是一种有效的治疗方法。

冷激性荨麻疹是接触寒冷后形成的局部或全身性疱疹和瘙痒。并非绝对温度导致这种荨麻疹形成，皮肤温度的变化速度才是问题的根由。

### 冻结性冻伤

### 冻伤分类

术语冻伤可用于描述皮肤直接受冻导致的组织损伤。现代装备和衣服能够减少探险旅游发生冻伤的风险，冻伤的主要原因是意外事件、未预料的恶劣天气或者计划不周。

发生冻伤后，能够使冻伤发生逆转的可能性不大。因此，冻伤的预防非常重要。冻伤的分级通常与烧伤类似。一度冻伤系指皮肤发红，损伤深度不大。愈后达到痊愈水平者基本上为 100%。二度冻伤系指水泡形成。水泡中充满透明液体，其愈后比带血水泡要好些。三度冻伤出现皮肤全层损伤，也可能伤及下层组织。在没有水泡形成的情况下，皮肤的颜色会慢慢加深，也可能变黑，如果组织的血供完全阻断，则需要接受截肢。

**冻伤的控制**

冻伤的皮肤会失去知觉，外观发白或呈蜡状。治疗冻伤的指头或四肢时，一般可接受的方法是在加热到 104℉～108℉（40℃～42℃）的水中迅速复温。冻伤部位应当完全浸没在温水中。使用温度计确保水保持在正确的温度。复温可能造成剧烈疼痛，可以按需给予止痛剂。冻伤部位复温后，必须谨防再次冻伤。让指头在冷冻状态保持稍长时间，然后再迅速复温，这种处理方法比让指头缓慢解冻并再次受冻要好些。冷冻－解冻－再次冷冻对于组织具有破坏性的后果，更有可能导致截肢。

应在冻伤部位复温后进行检查。如果出现水泡，应注意是否延伸到指端。近端水泡通常意味着水泡远端的组织全层都受到损伤。治疗方法包括避免该部位受到进一步的机械损伤以及防止感染。野外合理的治疗方法包括使用消毒剂彻底冲洗该部位，比如碘符，在脚趾或手指之间填塞敷料，防止泡软，使用绒毛团（展开的纱布海绵）垫好，再裹上纱布卷绷带。每次的敷料都可以存留 3天。敷料留存的时间长些，旅行者可以节省供应量有限的绷带。大多数情况不需要预防性抗生素。

在较少见的情况下，冻伤的外国旅行者可在 24 小时内移送先进的医疗设施，此时血栓溶解剂可能会发挥作用，比如前列环素和重组组织型纤溶酶原激活剂。如果在前 24 小时内对冻伤进行处理，应当尽快咨询具有冻伤专业知识的人员。对于每一名患者而言，都应当仔细考虑上述药物的风险和收益。解冻 24 小时后，上述干预措施可能不再有任何益处。

患者抵达权威性的医疗机构后，不必急于手术。从冻伤到手术之间的时间通常为 4～5 周。锝（Tc）-99 显像和磁共振成像可用于确定损伤的程度。明确死亡与存活组织之间的分界后，就可以规划保留残余指头的手术事宜。

## 参考书目

1. Armstrong LE, Casa DJ, Millard-Stafford M, Moran DS, Pyne SW, Roberts WO. American College of Sports Medicine position stand. Exertional heat illness during training and competition. Med Sci Sports Exerc. 2007 Mar;39(3):556–72.

2. Cauchy E, Cheguillaume B, Chetaille E. A controlled trial of a prostacyclin and rt-PA in the treatment of severe frostbite. N Engl J Med. 2011 Jan 13;364(2):189–90.

3. Epstein Y, Moran DS. Extremes of temperature and hydration. In: Keystone JS, Freedman DO, Kozarsky PE, Connor BA, Nothdurft HD, editors. Travel Medicine. 3rd ed.Philadelphia: Saunders Elsevier; 2013. p. 381–90.

4. Freer L, Imray CHE. Frostbite. In: Auerbach PS, editor. Wilderness Medicine. 6th ed. Philadelphia: Mosby Elsevier; 2012. p. 181–201.

5. Hadad E, Rav-Acha M, Heled Y, Epstein Y, Moran DS. Heat stroke: a review of cooling methods. Sports Med. 2004;34(8):501–11.

6. O'Brien KK, Leon LR, Kenefick RW. Clinical management of heat-related illnesses. In: Auerbach PS, editor. Wilderness Medicine. 6th ed. Philadelphia: Mosby Elsevier; 2012.p. 232–8.

7. Rogers IR, Hew-Butler T. Exercise-associated hyponatremia: overzealous fluid consumption. Wilderness Environ Med. 2009 Summer; 20(2): 139–43.

# 预防意外伤害

David A. Sleet, David J. Ederer, Michael F. Ballesteros

　　根据世界卫生组织（WHO）的意见，人身伤害是全球死亡和残疾的主要原因，而且对于旅行者可预防的死亡而言亦是主要原因。有关旅行者的数据显示，人身伤害是咨询医生、住院治疗、回国和死亡的主要原因之一。从全世界范围来看，人身伤害是 15～29 岁年轻人的主要死亡原因。对于身在国外的旅行者而言，有报道说估计 18%～24% 的疾病是由人身伤害引起的。传染病导致的死亡在国外旅行者中仅占2%。在旅行过程中，影响受伤害人数的因素包括身处不熟悉以及可能发生危险的环境、不同的语言和社区、不那么严格的产品安全和车辆标准、陌生的法律法规、完全放松的假期或休假状态导致更加危险的行为以及过于依赖旅行和旅游经营机构为人们提供的安全和保障。

2011～2013年，估计有2466名美国公民在外国非自然死亡，比如受伤和暴力（死于伊拉克和阿富汗战争者除外）。车祸（不包括犯罪或恐怖主义）是美国健康公民在国外生活、工作或旅行的头号杀手。从2011年到2013年，621名美国人死于国外的公路交通事故（占美国公民海外非自然死亡总人数的25%）。另有555人死于凶杀（23%），392人自杀（16%），309人溺水身亡（13%）（图2-2）。其他伤害事件不那么常见，但严重程度却较高，涉及自然灾害、空难、药物、恐怖主义、坠亡、烧死和中毒。

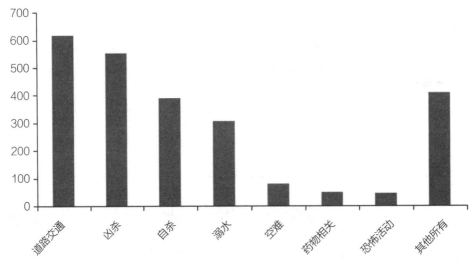

图2-2　2011～2013年，美国公民国外伤害死亡的主要原因[1,2]

如果旅行者受伤严重，可能无法提供急诊医疗或者按照美国标准无法被人接受。在许多国外目的地，市区以外能够为严重伤害提供理想医疗救助的创伤中心并不常见。在国外旅行或居住期间，旅行者应当意识到某些人身伤害的风险会有所增

1　数据来源：美国国务院。美国公民海外非自然死亡的原因。华盛顿特区：美国国务院。2014年［引用2014年3月26日］。来源：http://travel.state.gov/content/travel/english/statistics/deaths.html。

2　美国公民在阿富汗或伊拉克参战身亡者除外，同时排除未上报附近美国大使馆或领事馆者。

加，在发展中国家尤应引起注意，应当把预防措施准备妥当。

## ■ 道路交通伤害

从全球角度来看，估计每天在汽车、公共汽车、摩托车、自行车、卡车和步行的道路交通事故中有 3300 人死于非命，其中包括 720 名儿童。每年，交通事故造成 124 万人死亡，2000~5000 万人受伤，这个数字 2030 年有可能翻一番。虽然发展中国家的车辆仅占全世界的 53%，这些国家的道路交通死亡人数所占的比例却超过 90%。

针对车祸死亡的国际行动仅能从抗击疾病（比如疟疾和肺结核）的资源中分得一杯羹，然而道路交通伤害人数却不落下风。为了应对上述危机，2010 年第 64 届联合国大会把全球道路安全危机称为"严重的公共健康问题"并宣布 2011 年到 2020 年为"采取道路安全行动的十年"。2012 年 4 月 19 日，联合国大会采纳了一个新的解决方案（A/66/PV.106），通过实施十年计划、设定雄心勃勃的目标以及监测全球道路交通的死亡人数，提高全球的道路安全。

根据国务院的数据，道路交通事故是美国公民海外伤害死亡的主要原因（图 2-2）。从 2011 年到 2013 年，在 621 名死于道路交通事故的美国公民中，约 110 例（18%）死亡涉及摩托车。与美国境内不同，许多国家的两轮和三轮车的数量超过汽车，而旅行者亦不熟悉摩托车的驾驶或乘坐事宜，这些都是车祸风险升高的原因。对于广受欢迎的旅行目的地泰国和越南来说，美国人的大多数非自然死亡事例都与摩托车的使用有关。在那些摩托车并非主要交通方式的国家中，摩托车的使用对于旅行者同样充满危险。百慕大群岛报告的游客摩托车伤亡率远高于当地人群，在 50~59 岁的人群中，该概率达到最高。在百慕大群岛和其他某些加勒比小岛上，游客的车辆租赁通常仅限于摩托车，这可能是摩托车伤害率较高的原因之一。车辆失去控制、对装备不熟悉以及没有驾驶两轮车的经验，所有这些都会导致车祸和人身伤害，甚至速度在每小时 30 英里以下也不能免祸。

道路交通事故在外国旅行者中很常见，其原因可能很多：不熟悉路况、逆行、未系安全带、酒精的影响、车辆制造或保养不佳、旅行疲劳、路面不佳且没有路肩、曲线和悬崖无保护措施以及光线昏暗导致视野不佳。在许多发展中国家，道路和车辆欠安全以及交通基础设施缺乏都会导致交通伤害问题。在上述许多国家，汽车通常与弱势道路使用者争道，比如行人、骑自行车者和摩托车手。汽车、公共汽车、出租车、人力车、重型卡车甚至动物在道路上济济一堂，从而使车祸和人身伤害的风险增加。

每年有数百万美国公民前往墨西哥，每天穿越美－墨边境的人数就超过 15 万。旅行者在墨西哥应当特别小心谨慎；从 2011 年到 2013 年，在该国身亡的人数就占美国公民海外死亡总人数的 27%，其中 200 多个美国人死于道路交通事故。

表 2-12 列出了降低交通伤害风险的策略。国际道路旅行协会（Association for International Road Travel，www.asirt.org）和道路安全组织（Make Roads Safe，www.makeroadssafe.org）为国际旅行者提供安全信息，包括道路安全检查单以及与特定国家有关的驾车风险。国务院同样为旅行者提供了很有用处的安全信息，包括道路安全和保障警告、国际驾驶许可证以及旅行保险（www.travel.state.gov）。

### 表 2-12 减少海外人身伤害的推荐策略

| 危险源 | 防范策略 |
| --- | --- |
| **道路交通事故** | |
| 未配备安全带和儿童安全座椅 | 应当使用安全带和儿童安全座椅。租用配备安全带的车辆；如有可能，应乘坐配备安全带的出租车并坐在后座；从家中带上儿童安全座椅和幼儿加高座椅，以便让儿童在乘车过程中正确固定 |
| 驾驶危险 | 如有可能，避免在发展中国家夜驾；在靠左行驶的国家驾车时，应密切注意道路左侧 |
| 与特定国家有关的驾车风险 | 有关基于国家的驾车风险或危险，请访问国际道路旅行协会的网站（www.asirt.org） |
| 摩托车、汽车和自行车 | 应当戴上头盔（如有必要，可从家中带只头盔）。如有可能，应避免驾驶或乘坐摩托车，包括出租摩托车。海外旅行并非学习摩托车驾驶的良机 |
| 酒精对驾车的不良影响 | 不管人身伤害的原因是什么，酒精使其风险进一步增大。酒后切勿驾车，避免乘坐饮酒者驾驶的车辆 |
| 手机 | 驾车时不得使用手机或发送短信。许多国家立法禁止驾车时使用手机，有些国家禁止在驾车时使用各种类型的电话，包括免提电话 |
| 出租车或雇佣司机 | 仅乘坐有标志的出租车，尽量乘坐配备安全带的出租车。雇佣司机应熟悉该区域 |
| 公共汽车旅行 | 避免乘坐超员、超重或头重脚轻的公共汽车或面包车 |
| 行人风险 | 穿过街道时应倍加小心，特别在车辆靠左行的某些国家。应与所在国的同伴或其他什么人同行 |

| 危险源 | 防范策略 |
|---|---|
| | **其他提示** |
| 航空旅行 | 避免乘坐不在飞行计划之列的当地飞机。如有可能，应当在白天气候良好的情况下乘坐经验丰富的驾驶员驾驶的大飞机（座位数超过 30 个）。不到 2 岁的儿童应坐在儿童安全座椅中，而不是坐在父母的膝盖上。如有可能，父母应携带安全座椅旅行，以备在乘飞机之前、途中或之后使用 |
| 溺水 | 避免独自或在不熟悉的水体内游泳。乘船或参与水上娱乐活动时，应穿上救生衣 |
| 烧伤 | 在酒店中，应住在六层以下，在最大限度上增加在火灾中获救的可能性。携带自用的烟雾报警器 |

## ▣ 水和水上伤害

溺水在美国公民海外死亡总人数中占 13%。虽然无法明确地定义风险因素，此类死亡案例大多数与不熟悉当地水流和水况、不会游泳以及无当值救生员有关。激流非常危险，同样危险的还有海洋动物，比如海胆、水母、珊瑚和海虱。酒精也会导致溺水和船只事故。

在那些以水上娱乐为主要活动内容的国家中，比如斐济、巴哈马群岛、牙买加和哥斯达黎加，溺水是造访这些国家的美国公民发生伤害死亡的主要原因。潜入浅水中时，年轻人的头部和脊髓受伤的风险特别高，而酒精在某些案例中也是一种作用因素。

划船也很危险，特别是不熟悉船只、不了解正确的划船规范或船只的航行规则或者对外国的水环境毫无经验者。2011～2013 年，海上事故在健康美国人海外死亡人数中占 8%。许多划船死亡者都是因为经验欠缺或者未穿救生衣。

水肺潜水是旅行者在海岸胜地的常见活动。在全球所有潜水者中，上述活动的死亡率为 15～20 人 /10 万名潜水者 / 年。旅行者本身就应当是一名经验丰富的潜水员，或者与可靠的潜水教练一起下潜。更多有关潜水风险和预防措施的讨论详情，请参见本章稍后的水肺潜水章节。

## ▥ 其他伤害

2011～2013 年，在美国健康公民的海外死亡事例中，空难、与药物有关的意外事件以及归入"其他意外伤害"的死亡案例占 22%（图 2-2）。发展中国家的火灾是一个重大风险，因为根本不存在建筑法规或者该法规具有非强制的性质，也没有安装烟雾报警器，亦无法获得急诊服务，消防部门把工作重点放在灭火上，而非防火或救援受害者。

在许多国家，乘坐当地的轻型飞机旅行相当危险。2011～2013 年，估计有 82 名美国公民死于海外的坠机事件。旅行途中乘坐计划外的航班、夜间乘坐小型飞机、天气险恶以及飞行员经验不足都会构成最高的风险。

与儿童同机旅行前，父母和照料人员应当进行检查，确保孩子的约束系统经批准可在飞机上使用。上述批准信息应当印制在系统的资料标签上或装置上面。联邦航空管理局（FAA）建议体重小于 20 磅的儿童使用背向儿童约束系统。体重在 20～40 磅之间的儿童应使用前向儿童安全座椅。FAA 也为体重在 22～44 磅的儿童批准了一种安全带型装备。

旅行健康服务机构、旅行服务商和旅行者自身应当考虑以下问题：

★ 如果目的地包括无法获得良好医疗条件的国家，应当购买特殊的旅行健康和医疗救助保险（参见本章稍后的旅行保险、旅行健康保险和医疗救助保险章节）。

★ 许多国家的外伤救治都不太理想，受伤和暴力受害者在到达医院之前便已死亡，而且也可能无法提供彼此协调的救护车服务。边远地区可能无法提供医疗救援和现代药物，前往最近的医疗设施可能需要很长时间。

★ 探险活动在旅行者中非常流行，比如登山、跳伞、白浪漂流、沙滩车和皮划艇。边远地区缺少快速的急诊外伤响应且外伤的医疗亦不适当，气候条件出人意料地突然发生变化，影响到安全并对救援工作起到阻滞作用，从而使获得医疗帮助的时间向后推迟。

★ 旅行者应当避免乘坐当地的计划外小型飞机。如有可能，应当选择较大型的飞机（超过 30 座），因为此类飞机更有可能接受较严格的定期安全检查。大型飞机在坠毁时也能够提供更多的保护。有关与特定国家有关的空难事件，请访问 **www.airsafe.com**。

★ 与小孩同机旅行时，应当考虑携带准许在飞机上使用的儿童安全座椅。

★ 为了避免受到与火灾有关的伤害，旅行者应当选择不超过六层的住宿处。（消防梯升到的高度一般无法超过六层。）应当检查酒店是否安装烟雾报警器，最好配备洒水系统。旅行者可能希望携带自己的烟雾报警器。必须确认建筑物的两条逃生通道。在逃离火灾现场时，在烟雾之下向前爬行并用湿布覆盖嘴巴很有帮助。在火灾初起时，家庭成员应当商量好在建筑物外面的重聚地点。

★ 通气不当的供暖设备可能会导致一氧化碳中毒。在船只后部的发动机附近，一氧化碳显得特别危险。旅行者可能希望随身携带个人探测器，以便在出现致命气体的情况下发出声音警报。

★ 与他人去海外旅行之前，旅行者应当考虑学习基本的急救方法和CPR。旅行者应当携带旅行医疗箱且必须与预期的行程和活动相匹配（参见本章稍后的旅行保健药盒章节）。

★ 自杀是美国公民在海外发生伤害死亡的第三大原因，占非自然死亡案例总数的16%。对于长期旅行者（比如传教士和志愿者），社会孤立和药物滥用（特别是生活在贫穷和性别角色僵化的地区）可能会增加抑郁和自杀的风险。更多详情，请参见本章稍后的精神健康章节。

## 参考书目

1. Ball DJ, Machin N. Foreign travel and the risk of harm. Int J Inj Contr Saf Promot. 2006 Jun;13(2):107–15.

2. Cortes LM, Hargarten SW, Hennes HM. Recommendations for water safety and drowning prevention for travelers. J Travel Med. 2006 Jan-Feb;13(1):21–34.

3. FIA Foundation for the Automobile and Society. Make roads safe report: a decade of action for road safety. FIA Foundation for the Automobile and Society; 2009 [cited 2014 Aug 8]. Available from:http://www.fiafoundation.org/publications/Pages/PublicationHome.aspx.

4. Guse CE, Cortes LM, Hargarten SW, Hennes HM. Fatal injuries of US citizens abroad. J Travel Med. 2007 Sep-Oct;14(5):279–87.

5. Krug EG, Mercy JA, Dahlberg LL, Zwi AB. The world report on violence and health. Lancet. 2002 Oct 5;360(9339):1083–8.

6. Lawson CJ, Dykewicz CA, Molinari NA, Lipman H, Alvarado-Ramy F. Deaths in international travelers arriving in the United States, July 1, 2005 to June 30, 2008. J Travel Med. 2012 Mar-Apr;19(2):96–103.

7. Leggat PA, Fischer PR. Accidents and repatriation. Travel Med Infect Dis. 2006 May-Jul;4(3–4):135–46.

⑧ McInnes RJ, Williamson LM, Morrison A. Unintentional injury during foreign travel: a review. J Travel Med. 2002 Nov-Dec;9(6):297–307.

⑨ Sleet DA, Balaban V. Travel medicine: preventing injuries to children. Am J Lifestyle Med. 2013 Mar 10;7(2):121–9.

⑩ World Health Organization. WHO global status report on road safety 2013: supporting a decade of action Geneva: World Health Organization; 2013 [cited 2014 Sep 19]. Available from:http://www.who.int/violence_injury_prevention/road_safety_status/2013/en/.

# 安全和保障

Ronnie Henry

2010 年，全球约 338 000 人死于人际间的暴力冲突。暴力是全球主要的公众健康问题，在美国公民的海外旅行、工作或居住过程中引起越来越多的关注。发展中国家的暴力死亡率比工业化国家高三倍，不过各国的情况不尽相同。凶杀是美国公民海外伤害死亡的第二大原因；占所有伤害死亡的 22.5%，亦即从 2011～2013 年的死亡案例超过 500 例（见图 2-2）。

国际恐怖主义和犯罪的风险遍及全世界的各个角落，但在陌生环境中活动的国际旅行者将要面对特殊的困难。旅行者可能无法获得朋友网或家人的支持。当地政府对问题的反应可能与美国居民的预期存在很大的差距，或者当地根本就不存在能够做出反应且行事有效的政府。另外在发生紧急情况时，语言障碍、意想不到的费用或不同的文化背景亦可能使形势雪上加霜。对于美国前往海外的居民来说，控制风险的最佳方式是在上路之前做好准备工作。旅行者应当对其目的地的情况进行研究，了解有可能面对的风险以及这些风险所处的背景。然后就可以为将来的需求做好规划，以便在国外减少这样的风险。

## ■ 研究和准备工作

　　旅行者需要某些信息，以便在旅行过程中遇到风险时做出良好的决策，同时必须为应对这些风险制定好计划。国务院领事事务局针对每一个独立国家发表了与安全和保障问题有关的全面资料，同时还为安全旅行提供了基本建议，请访问 http://travel.state.gov。在各个大使馆和领事馆网站也可以找到更多信息，所有这些信息都可以在此找到：www.usembassy.gov。另外，国务院还公布旅行警报，集中关注全球各国的紧急或长期安全问题。其中力促所有美国公民避免前往安全和保障受到严重威胁的地区旅行。旅行者应当高度重视上述警告，因为在这些警告涉及的地区，安全威胁和不稳定因素严重影响到美国政府为该地区的本国公民提供帮助的能力。

　　在登上旅途之前，旅行者应在国务院智能旅行者登记计划（Smart Traveler Enrollment Program，STEP）登记。这样做能够让他们在海外接收到与安全和保障状况有关的更新信息以及与紧急威胁有关的消息。此外，英国、加拿大和澳大利亚政府同样建有相当不错的网站，可以为旅行者提供安全和保障信息。

## ■ 犯罪

　　迄今为止，美国海外公民最常见的安全威胁是犯罪活动。许多犯罪分子把来到国外的旅行者视作有钱的小白鼠，这些旅行者没什么经验、不熟悉当地文化并且在受害后不知道寻求帮助。在赤贫地区或内战未平息的地区旅行、使用酒精或毒品以及夜间在陌生的环境中旅行都更有可能使旅行者成为犯罪活动的受害者。

　　通过海外安全顾问委员会的网站（www.osac.gov），旅行者应当花点时间研究其目的地的犯罪趋势和模式。对于大多数情况而言，避免成为国外犯罪受害者的策略是采纳人们在各地都遵循的常识性习惯，但对国际旅行者应当着重强调以下行为：

★ 减少夜间旅行、结伴旅行以及改变常规的旅行习惯。

★ 切勿穿戴昂贵衣服或饰件。

★ 犯罪分子很少在建筑物的上层祸害他人，所以应当避免住在底层或者楼梯附近。

★ 锁上所有的门和窗户，考虑携带和使用门用防盗报警以及可以充当辅助锁具的橡胶门挡。

153

★ 仅使用标志良好的当地交通方式，检查出租车司机的姓名和许可证。在租用车辆时，应选择与当地型号类似的车型且从知名公司租车。

★ 如果遇到危险，应当放弃所有贵重物品，切勿抵抗攻击者。

犯罪活动的受害者应当联系附近的美国大使馆、领事馆或咨询机构。美国联邦和州政府可以在大多数情况下提供指导和帮助，但并没有法律部门从事犯罪调查和起诉工作。

## ■ 恐怖主义

国际恐怖主义对海外美国公民也是一种威胁。国务院在其领事事务网站上提供针对该威胁的全球警告信息。恐怖分子继续在多个地区图谋攻击西方利益，其中包括欧洲、亚洲、非洲和中东地区。这些攻击活动可能会采取多种策略，包括自杀行动、暗杀、诱拐、绑架和炸弹。可能的目标包括美国公民大量聚集的引人注目的体育活动、公共交通系统、居民区、商业办事处、酒店、俱乐部、餐馆、朝圣地点、学校、公共区域、大型购物中心和其他旅行目的地。

虽然恐怖主义是一种全球威胁，也是旅行者需要关心的主要问题，但还是需要将其放在背景中进行研究。2013 年，17 名美国平民在恐怖袭击中身亡，7 名受伤，12 名被劫持为人质。这些事件发生在 8 个国家，其中 5 个国家暴发内战或严重叛乱。尽管无法彻底消除这种威胁，旅行者通过知识和计划能够减少成为被害者的机会：

★ 留心公共场所和其他拥挤区域无人照管的包裹或袋子。

★ 注意意外现身的包裹。

★ 在打点行装的时候，选择不会被认出游客身份的着装（例如饰有美国国旗或旅行者当地运动队标识的 T 恤衫）。

★ 尽量与当地人打成一片。

上述策略应当与防备意识和良好的判断力相结合，人们借此能够在国内外远离犯罪活动。意识是重中之重，注意周围环境并采取防范措施。

## ■ 其他问题

了解旅行者的目的地国家与安全和保障状况有关的信息很重要，而了解该国可能导致美国公民发生问题的法律差异也同样重要。许多国家的武器法律要比美国严格得多，手提箱中遗落一颗子弹即可能导致被捕或入狱。一些国家禁止某些宗教活动或者拥有某些宗教文献。美国常用的处方药物在其他国家可能属于非法药品。有些国家不像美国那些保护言论自由，当众或者在网上发表言论可能导致被捕或拘留。在国务院网站上，可以在线了解上述内容和其他法律差异。

无论采取什么防范措施，旅行者都有可能成为犯罪的牺牲品，因此必须为紧急情况下采取的行动做好计划。许多医疗保险计划（包括医疗保险和医疗补助）无法为国外的医疗支付费用。旅行者应当在去往国外之前拥有适当的医疗保险。同时，还必须考虑在必要情况下有助于返回美国的险种。更多信息，请参见本章：旅行保险、旅行健康保险和医疗救助保险。

## ■ 有价值的网站

国务院领事事务部：

★ 出发前的应知内容：http://travel.state.gov/content/passports/english/go.html

★ 警报和警告：http://travel.state.gov/content/passports/english/alertswarnings.html

★ 国家资料：http://travel.state.gov/content/passports/english/country.html

★ 美国公民海外死亡：http://travel.state.gov/content/travel/english/statistics/deaths.html

联邦调查局，犯罪统计：www.fbi.gov/stats-services/crimestats

海外安全顾问委员会：www.osac.gov

## ■ 致谢

作者感谢 CDC 国家人身伤害预防与控制中心暴力预防部的 Tom Simon，感谢他对人际间暴力和凶杀资料的审核工作。

# 与动物有关的风险

Nina Marano, G. Gale Galland

## ■ 人类与动物的接触：人身伤害和患病的风险因素

即使那些与人类关系密切的动物，比如狗，也可能在感受到威胁、保护幼崽或领地、受伤或患病的情况下发起攻击。尽管野生动物的攻击更为严重，家养动物的攻击却更为常见，伤口的继发性感染可能导致严重的全身性疾病。本节将讲述最常见的疾病传播途径以及动物和昆虫导致的人身伤害。不过，大多数动物可以通过多种途径传播疾病。本节提供了动物导致的多种严重疾病和人身伤害的示例，同时让读者在其他章节了解对特定病种更详细的描述。

## ■ 咬伤和抓伤

被某些动物咬伤（比如猴子、狗、蝙蝠和啮齿动物）可能导致狂犬病、破伤风、巴斯德氏菌病、巴尔通体病和其他感染。这些动物的唾液可能被细菌重度污染，甚至不需要咬上一口，仅仅舔舔已有的伤口或抓一下就可能导致感染。小孩更容易被动物咬伤，也能耐受动物咬伤造成的更严重的伤害。

### 预防

在离境之前，旅行者应接种破伤风疫苗或者拥有在此前 5～10 年接种强化针的记录。旅行健康服务机构应对旅行者进行评价，确定是否需要提前接种狂犬病疫苗（参见第三章，狂犬病）。在旅行过程中，大家切勿试图亲昵、触摸或喂食不熟悉的动物（无论家养还是野生，甚至在圈养环境中也是如此，比如狩猎牧场或宠物园），特别是在狂犬病肆虐的地区。旅行者在旅行途中切勿尝试喂食、亲近或触摸任何动物，比如猴子、蝙蝠和啮齿动物。为了降低接触狂犬病的风险，应当避开流浪犬，旅行者应当打消从国外收养流浪犬的念头。

## 处理

为了防止感染，必须立即用肥皂和水清洁所有咬伤和抓伤的伤口，如果出现坏死组织、脏物或其他异物，伤口必须马上清创。在很多时候，被猫狗咬伤或抓伤后，使用一个疗程的抗生素比较合适，因为这种状况可能导致局部或全身感染。对于易发破伤风或狂犬病的伤口来说，伤口的护理至关重要（见第三章，狂犬病和破伤风章节）。如果旅行者有可能接触到狂犬病，必须尽快联系卫生保健服务机构，以便听取与接触狂犬病后预防措施（PEP）有关的建议。如果旅行者最近接种含破伤风类毒素的疫苗的时间已经超过 5 年，或者接种的含破伤风类毒素的疫苗不超过 3 个剂量，则可能需要接种一个剂量的含破伤风类毒素的疫苗（Tdap、Td 或 DTaP）。

### 蝙蝠

如果被蝙蝠咬伤或者其传染性物质（比如唾液）进入眼睛、鼻子、口腔或伤口，旅行者应当彻底冲洗受影响的部位并且立即寻求医疗建议。全球任何一处的疑似或记录在案的蝙蝠咬伤或抓伤都应当视为一种风险，旅行者应当接受狂犬病 PEP 评估。未经实验室确认，告知是否患狂犬病并不现实；不过，如果发现白天活动的蝙蝠出现在通常难觅踪影的地方（例如，室内或与人们邻近的区域的户外）或者无法飞行，那么患狂犬病的可能性就较大。人们通常记得何时被蝙蝠咬伤，但蝙蝠的牙齿细小，并非所有的伤口都那么明显。如果旅行者醒来后发现房间里有蝙蝠或者在无人照料的孩子房间内看到蝙蝠，即使未找到明显的咬痕，旅行者也必须寻找医疗建议。

### 猴子

被猴子咬伤或抓伤后，建议旅行者立即彻底地清洁伤口并寻找医疗帮助，以便评估感染狂犬病和乙型疱疹 PEP 的可能性。猕猴咬伤能够传染乙型疱疹病毒，该病毒与单纯性疱疹病毒有关系（参见第三章，B 病毒）。有关猕猴的其他信息和照片，请访问佐治亚州立大学病毒免疫学中心的国家 B 病毒资源中心网站（www2.gsu.edu/~wwwvir）。

### 啮齿动物

野生啮齿动物不太可能患狂犬病；不过，必须评估每一次接触。如果招惹动物被咬伤（比如通过喂食、亲近或与动物玩耍），而动物看上去很健康，该动物在咬人的时候可能没有患狂犬病。大多数专家在这种情况下不推荐使用接触后预防性药物。如果在未招惹动物的情况下被咬伤或者动物看上去不健康且无法进行检验，那么可以考虑狂犬病 PEP。

## ■ 刺伤和毒液螫入

### 蛇

许多地方的毒蛇都属于危险源，尽管蛇吻造成的死亡非常罕见。毒蛇咬伤通常发生在人口与蛇同样稠密的地区，比如东南亚、撒哈拉以南非洲地区和美国的热带地区。

### 预防

常识是最佳的防范措施。大多数蛇伤是蛇受到惊吓、耍弄或折磨造成的。因此，切勿打扰各种蛇。旅行者应当注意周围环境，特别是在夜间以及温暖的气候条件下，此时蛇的活跃程度较高。这里提供更多的注意事项，如果可行，旅行者在毒蛇可能栖息的地区户外行走时，应当穿上沉重的齐踝或更高的靴子和长裤。

### 处理

如果被咬的伤口深透皮肤或者蛇毒注入眼睛或黏膜，建议旅行者立即寻找医疗帮助。建议的急救措施是固定受影响的肢体并使用不会限制血液循环的压力绷带，同时把受害者尽快送至医疗机构。不建议切开被咬部位和使用可能限制血液流向受影响肢体的止血带。蛇咬伤的特异性疗法很有争议，应交由当地急诊医务人员自行判断。某些地区可以提供某些蛇类的特异性抗蛇毒血清，因此尽量弄清楚咬到受害者的蛇种类非常重要。

### 昆虫和其他节肢动物

蜘蛛和蝎子的咬伤和刺伤非常疼痛，可能导致患病和死亡，婴儿和儿童尤其深受其害。其他昆虫和节肢动物（比如蚊子和蜱）能够传染。参见本章前面的章节：防蚊、蜱和其他节肢动物。

### 海洋动物

除非受到威胁，大多数海洋动物通常是无害的。大部分受伤现象是不期而遇或防卫手段导致的后果。由此形成的伤口具有许多共同特征：细菌污染、异物，偶尔还会有毒液。随着冲浪、水肺潜水和浮潜越来越盛行，被海洋鱼类和无脊椎动物的毒液伤害的病例也在增加。造成人类受伤的大多数物种（包括黄貂鱼、水母、石鱼、海胆和锯鲉）都生活在热带近海。

**预防**

在参加水上娱乐活动时，建议旅行者保持警惕。预防是最佳的防卫手段：

★ 避免接触。在视线不佳、海水混浊、潮流和限定区域内做到这一点很难。

★ 切勿试图喂食、耍弄、逗玩或骚扰海洋动物。

★ 穿上防护服，比如防护鞋。

★ 了解会在目的地遇到哪些动物并在参加水上娱乐活动之前了解它们的特征和习性。

**处理**

受伤时，确定罪魁祸首有助于确定最佳的治疗方法。接触后数小时可能不会出现体征和症状，或者在受伤时未发现动物或认出动物的真面目。在这种情况下，应根据受伤情况进行治疗。毒液伤害的症状包括某部位的轻度肿胀和发红到更加严重的症状都有，比如呼吸或吞咽困难、胸痛或刺伤部位剧烈疼痛，在这种情况下应立即寻求医疗帮助。根据症状的严重程度进行处理，其中可能包括药物控制，比如苯海拉明、类固醇、止痛药和抗生素。

## ■ 其他危险源

### 蝙蝠

病毒性感染可以从蝙蝠传递到人类，比如狂犬病和病毒性出血热。在最近的一个间接接触例子中，一位游客曾经造访乌干达西部蝙蝠栖居的"巨蟒洞"，结果从国外带回马堡热。这个病例表明间接接触穴居蝙蝠存在感染疾病的风险。同样的洞穴亦是马堡出血热致命病例的源头，2008年一位荷兰游客曾经感染该疾病。在探险活动中可能接触蝙蝠，比如洞穴探险或洞穴探察，可能被蝙蝠咬伤、抓伤且黏膜或皮肤可能接触蝙蝠的唾液。与其他野生动物类似，患病或健康的蝙蝠在受到骚扰的情况下都会咬人自卫。

切勿骚扰蝙蝠。不鼓励旅行者进入大量蝙蝠出没的洞穴或矿井。根据将要前往的国家，建议参与某些活动（比如洞穴探险）的人员接种狂犬病疫苗。

### 啮齿动物

啮齿动物能够携带各种对人类健康构成威胁的病毒、细菌和寄生虫。咬伤或抓伤可造成直接接触，而接触受到尿液或粪便污染的表面或水可造成间接接触。

切勿骚扰啮齿动物。旅行者应当避开明显有啮齿动物出没的地点，同时避免接触啮齿动物粪便。旅行者不得食用或饮用怀疑被啮齿动物的粪便或尿液污染的任何东西。

接触过啮齿动物且其后马上患发热性疾病的旅行者必须接受临床医生的评估。根据病史和症状，诊断清单中应当包括诸多疾病，比如耶尔森菌病、瘟疫、钩端螺旋体病、汉坦病毒、立克次体感染、莱姆病、拉沙热、蜱媒脑炎、痘病毒和巴尔通体病（第三章将进一步详细讨论所有疾病）。

### 鸟类

患病和无症状鸟类与高致病性禽流感病例存在关联。如果在上报发生禽流感暴发的地区旅行，旅行者应当避免接触活禽（比如鸡、鸭、鹅、鸽子、火鸡和鹌鹑）或野生鸟类，同时避免来到可能被甲型禽流感（H5N1）感染的禽类出现的地点，比如商业化或后院养禽场和活禽市场。旅行者切勿食用未经烹调或未煮熟的禽类或禽产品，包括含有未烹调的禽蛋或禽血的菜肴。鸟类的其他病原体可能通过受感染的粪便或浮质感染人类。上述情况可导致多种疾病，包括组织胞浆菌病（见第三章，组织胞浆菌病）、沙门菌病［见第三章，非伤寒沙门菌病］、鹦鹉热和禽分枝杆菌病。接触鸟类粪便后，旅行者应当洗手。

## 参考书目

1. Callahan M. Bites, stings and envenoming injuries. In: Keystone JS, Freedman DO, Kozarsky PE, Connor BA, Nothdurft HD, editors. Travel Medicine. 3rd ed. Philadelphia: Saunders Elsevier; 2013. p. 413–24.

2. Cohen JI, Davenport DS, Stewart JA, Deitchman S, Hilliard JK, Chapman LE. Recommendations for prevention of and therapy for exposure to B virus (cereopithecine herpesvirus 1). Clin Infect Dis. 2002 Nov 15;35(10):1191–203.

3. Diaz JH. The global epidemiology, syndromic classification, management, and prevention of spider bites. Am J Trop Med Hyg. 2004 Aug;71(2):239–50.

4. Gibbons RV. Cryptogenic rabies, bats, and the question of aerosol transmission. Ann Emerg Med. 2002 May;39(5):528–36.

5. Gold BS, Dart RC, Barish RA. Bites of venomous snakes. N Engl J Med. 2002 Aug 1;347(5):347–56.

6. Lankau EW, Cohen NJ, Jentes ES, Adams LE, Bell TR, Blanton JD, et al. Prevention and control of rabies in an age of global travel: a review of travel- and trade-associated rabies events—United States, 1986–2012. Zoonoses Public Health. 2014 Aug;61(5):305–16.

7. Meerburg BG, Singleton GR, Kijlstra A. Rodent-borne diseases and their risks for public health. Crit Rev Microbiol. 2009;35(3):221–70.

8　Pan American Health Organization. Rabies. In: Acha PN, Szyfres B, editors. Zoonoses and Communicable Diseases Common to Man and Animals. 3rd ed. Washington, DC: Pan American Health Organization; 2003. p. 246–76.

9　World Health Organization. WHO Expert Consultation on rabies. World Health Organ Tech Rep Ser. 2005 ;931:1–88.

# 自然灾害

Amy F. Wolkin, Josephine Malilay

　　旅行者应当重视发生自然灾害的可能性，比如飓风、洪水、海啸、龙卷风或地震。自然灾害可能传播某些疾病，特别在供水和排污系统中断以后；人群移居和过度拥挤都会影响到环境卫生和个人卫生；正常的公共健康服务可能中断。

## ■ 灾害准备工作

　　通过良好的沟通和提前规划，旅行者可以为灾害做好更充分的准备。旅行者应当了解如何看出步步紧逼的灾害，了解在灾害发生前保护自己的做法。到达目的地后，旅行者熟悉当地发生地震、洪水、滑坡、海啸和其他危害的风险，同时了解高危地区的警告系统、疏散路线和避难所。在国务院网站（http://travel.state.gov/content/passports/english/alertswarnings.html）和 CDC 健康者健康网站（wwwnc.cdc.gov/travel/notices）上，旅行者可以找到与旅行警报和灾害威胁有关的信息。上述网站的建议可能包括与某地区特殊危险有关的特定免疫接种情况和警告。国务院的智能旅行者登记计划为美国旅行者提供免费服务，可以登记将来去国外旅行的信息，国务院因此可以发送警报（https://step.state.gov/step/）。

发生紧急情况时，旅行者应能够拿到急救箱并且获取适量的处方药。同时，旅行者应当制定家庭应急计划（更多信息，请访问 www.fema.gov），包括旅行者在灾难发生过程中如何找到失散的家庭成员或者联系留在家里的家庭成员。国内外旅行者可以通过美国红十字会家庭联系服务（www.redcross.org/find-help/contact-family）联系失散的家庭成员。

## 健康风险

在灾害发生过程中以及从灾害中恢复时，旅行者应当考虑安全以及精神和身体健康。除非某个地区在灾害发生前就已经流行某种疾病，否则暴发传染病的风险极低。尽管伤寒症在发展中国家很盛行，自然灾害很少导致该疾病达到流行水平。洪灾能够导致流行地区爆发钩端螺旋体病和霍乱。

供水和排污系统中断后，安全用水和食品供应是预防肠道疾病传播的必需品。如果怀疑发生了污染，应当把水煮沸或消毒（参见本章，适用于旅行者的水消毒方法）。在自然灾害中受伤的旅行者应当接受医学评估，确定可能受到粪便、土壤或唾液污染的伤口需要哪些额外的医疗救助，另外，可能接触含寄生虫或细菌的淡水或海水者亦需上述帮助。必须使破伤风强化免疫始终处于最新状态。

在发生自然灾害的过程中，传染病导致的死亡病例很少。实际上，死亡的原因更有可能是钝挫伤、坍塌导致的人身伤害或溺水。因此，旅行者在自然灾害发生期间及其后应当注意受伤的风险。在发生洪灾时，人们应当避免在激流中驾车。旅行者在做清理工作时应当倍加小心，特别在遇到垂挂的电线、被水浸渍的电插座、中断的煤气管道以及迷路或受惊吓的动物的时候更是如此。另外，旅行者在断电期间应当重视燃料替代来源以及取暖或烹调用电带来的危险（比如发电机使用不当导致一氧化碳中毒）。在发生自然灾害的过程中，技术故障可能释放有害物质（比如强风、地震运动或激流使点源移位，造成有毒化学物质泄漏）。

自然灾害可导致各种空气污染。例如，野火可能导致大量污染物扩散到广阔的区域，使慢性心脏和肺部疾病以及其他呼吸疾病（比如哮喘）的症状恶化。自然灾害可造成大型建筑倒塌或尘云，从而释放化学和生物污染物（比如石棉）。目前尚未全面研究与上述环境事件有关的健康风险。对于患有慢性肺部疾病、怀孕或免疫受损的旅行者而言，暴露在上述环境中更有可能造成不良影响；如果需要提出建议的话，旅行者应当撤离上述受影响的地区。

**参考书目**

1. Brandt M, Brown C, Burkhart J, Burton N, Cox-Ganser J, Damon S, et al. Mold prevention strategies and possible health effects in the aftermath of hurricanes and major floods. MMWR Recomm Rep. 2006 Jun9;55(RR-8):1-27.

2. Chin CS, Sorenson J, Harris JB, Robins WP, Charles RC, Jean-Charles RR, et al. The origin of the Haitian cholera outbreak strain. N Engl J Med. 2011 Jan 6;364(1 ):33–42.

3. Iqbal S, Clower JH, Hernandez SA, Damon SA, Yip FY. A review of disaster-related carbon monoxide poisoning: surveillance, epidemiology, and opportunities for prevention. Am J Public Health. 2012 Oct;102(10): 1957–63.

4. Kinney PL. Climate change, air quality, and human health. Am J Prev Med. 2008 Nov;35(5):459–67.

5. Noji EK. The Public Health Consequences of Disasters. New York: Oxford University Press; 1997.

6. Nukushina J. Japanese earthquake victims are being exposed to high density of asbestos. We need protective masks desperately. Epidemiol Prev. 1995 Jun;19(63):226–7.

7. PAHO. Natural Disasters: Protecting the Public's Health. Washington, DC: PAHO Emergency Preparedness Program; 2000 [cited 2014 Sep 19]. Available from: http://www.paho.org/English/dd/ped/SP575.htm.

8. Watson JT, Gayer M, Connolly MA. Epidemics after natural disasters. Emerg Infect Dis. 2007 Jan;13(1):1-5.

9. Young S, Balluz L, Malilay J. Natural and technologic hazardous material releases during and after natural disasters: a review. Sci Total Environ. 2004 Apr 25;322(l-3):3–20.

# 环境危害

Armin Ansari, Suzanne Beavers

## 空气

空气污染在世界的许多地方已经有所减轻，但在某些正在工业化的国家，情况却正趋恶化。无法或很难避开受污染的空气，但短期健康旅行者面临的风险极低。已经患有心脏和肺部疾病的人们、儿童和老年人的风险较高。

旅行者应当熟悉其目的地的空气质量。AirNow 网站（http://airnow.gov/）提供了与颗粒物质和臭氧的影响有关的信息，同时提供了国际空气质量网站的链接。世界卫生组织提供了城区户外空气污染的历史数据（http://gamapserver.who.int/gho/interactive_charts/phe/oap_exposure/atlas.html）。

另外，旅行者应当减少接触户外空气污染和一氧化碳。户外空气污染物的可能来源包括环境中的烟草烟雾以及烹调或燃烧来源（比如煤油、煤炭、木材或动物粪便）。大多数户外一氧化碳来源包括煤气灶和炉子、通风不佳的煤气或煤油小型取暖器以及烧煤或木头的炉子。

如果去往的国家存在空气污染问题，旅行者应当考虑以下事项：

★ 对于已经患有诸多病症的人员，比如哮喘、慢性阻塞性肺部疾病以及心脏病，应当限制剧烈或长时间的户外活动，在城市中尤其如此。

★ 对于长期旅行者和侨民来说，应考虑投资室内空气过滤系统。

★ 避开室内空气污染物浓度高的区域，比如烟草烟雾。

★ 如有可能，应当寻找配备工作烟雾和一氧化碳探测器的住处。

如果旅行者来到上报空气污染严重的地区，应弄清楚戴上面罩是否可取。CDC 没有为旅行者的面罩使用事宜提供建议。在北京开展的一项小规模研究中，显示戴上防尘口罩似乎可以减轻空气污染对血压和心率的影响。不过需要指出的是，该研究使用的口罩所达到的过滤效果优于在某些国家常用的外科口罩。应由旅行者决定是否戴上口罩。

## ▪ 霉菌污染

飓风或洪灾过后，水渍严重的建筑物会出现霉菌污染。作为应急、医疗或人道主义任务的组成部分，旅行者可能会造访海外洪泛地区。对于免疫能力受损或存在呼吸问题的人们来说，霉菌属于一种较为严重的健康危险源。为了避免接触受扰动的霉菌并导致不良的健康影响，应当遵守以下建议：

★ 避开明显受霉菌污染的区域。

★ 如果旅行者必须在发霉的环境中工作（比如医疗或人道主义任务），应使用个人防护设备（PPE），比如手套、护目镜和经过防漏测试或要求更高的 N-95 口罩。

上述旅行者应随身携带足量的 PPE，因为这些东西在目标国家可能相当匮乏。

★ 保持手、皮肤和眼睛清洁，不要沾染受到霉菌污染的灰尘。

★ 查看 CDC 指南：飓风和严重洪灾后的霉菌预防策略和可能导致的健康影响（www.cdc.gov/mmwr/preview/mmwrhtml/rr5508a1.htm），其中提供了在此类环境中应对霉菌的建议。

## ▇ 辐射

各地区的天然背景辐射水平存在很大的不同，但这种变化幅度并不会造成健康问题。旅行者应注意已知被放射物质污染的地区，比如乌克兰切尔诺贝利核电站以及日本福岛第一核电站周围的区域。

切尔诺贝利核电站位于基辅西北 100 公里（62 英里）处。1986 年的泄漏事件污染了三个共和国，即乌克兰、白俄罗斯和俄罗斯，但切尔诺贝利方圆 30 公里（19 英里）范围内的地面污染达到最高辐射强度。

福岛第一核电站位于东京以北 240 公里（150 英里）。在 2011 年的核事故后，核电站周围半径 20 公里（32 英里）范围内的区域都已经清空。同时，日本政府建议核电站西北更远的地点也需要疏散。随着日本当局持续清理受影响的地区并对形势进行监测，造访要求和旅行咨询开始发生变化。国务院建议尽量不要前往日本政府划定的地区。有关旅行咨询的更新信息，请访问国务院有关日本的信息（http://travel.state.gov/content/passports/english/country/japan.html）。

在大多数国家，已知发生辐射污染的区域都会被圈围起来并且加上标志。如果需要长期（超过几个月）居住在已知或疑似被污染地区的附近，旅行者应当就近咨询美国大使馆的工作人员，并要求提供与饮用水质量以及从当地农场购买肉类、水果和蔬菜相关的建议。辐射紧急事件极罕见。不过，如果发生了这样的紧急事件，旅行者应当遵从当地主管部门的指导。如果无法获得上述信息，美国旅行者应当从附近的美国大使馆或领事馆寻求建议。

另外，自然灾害（比如洪灾）也可能使工业或临床放射源移动位置。在各种环境条件下，旅行者遇到未知物体或设备都应当倍加小心，特别是带有基本辐射三叶标志或其他放射标志者（有关示例，请参见 www.remm.nlm.gov/radsign.htm）。旅行者碰到有疑问的物体时，应当通知当地的主管部门。

### 参考书目

1. Ansari A. Radiation threats and your Safety: A Guide to Preparation and response for Professionals and Community. Boca Raton, FL: Chapman & Hall/CRC; 2009.

2. Brandt M, Brown C, Burkhart J, BurtonN, Cox-Ganser J, Damon S, et al. Mold prevention strategies and possible health effects in the aftermath of hurricanes and major floods. MMWR Recomm Rep. 2006 Jun 9;55(RR-8): 1–27.

3. Eisenbud M, Gesell TF. Environmental Radioactivity: from Natural, Industrial, and Military Sources. 4th ed. San Diego Academic Press; 1997.

4. Langrish JP, Mills NL, Chan JK, Leseman DL, Aitken RJ, Fokkens PH, et al. Beneficial cardiovascular effects of reducing exposure to particulate air pollution with a simple facemask. Part Fibre Toxicol. 2009;6:8.

5. Nuclear Emergency Response Headquarters, Government of Japan. Report of Japanese Government to IAEA Ministerial Conference on Nuclear Safety: the accident at TEPCO's Fukushima Nuclear Power Stations. 2011 [cited 2014 Sep 19]. Available from: http://www.iaea.org/newscenter/focus/fukushima/japan-report/.

6. Scientific Committee on the Effects of Atomic Radiation. Annex J: exposure and effects of the Chernobyl accident. In: Sources and Effects of Ionizing Radiation. New York: United Nations; 2000. p. 451–556.

7. Shofer S, Chen TM, Gokhale J, Kuschner WG. Outdoor air pollution: counseling and exposure risk reduction. Am J Med Sci. 2007 Apr;333(4):257–60.

8. Trasande L, Thurston GD. The role of air pollution in asthma and other pediatric morbidities. J Allergy Clin Immmol. 2005 Apr;115(4):689–99.

# 水肺潜水

Daniel A. Nord

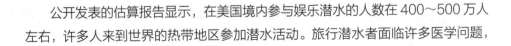

公开发表的估算报告显示，在美国境内参与娱乐潜水的人数在 400～500 万人左右，许多人来到世界的热带地区参加潜水活动。旅行潜水者面临许多医学问题，

但潜水伤害病例通常少见，接受诊断和治疗培训的临床医生同样为数不多。因此，娱乐潜水者必须能够识别受伤的迹象，在必要时寻求合格的潜水医疗帮助。

## ■ 潜水旅行的准备工作

规划与潜水有关的旅行时，应当考虑最近的健康变化，包括受伤或手术以及用药等事宜。呼吸系统疾病（比如哮喘）、对功能和意识影响较大的疾病（比如糖尿病或癫痫）、心理问题（比如焦虑）、心血管疾病和妊娠都属于需要引起特别关注的潜水健康问题。

在这里特别强调心血管健康的问题。潜水应当考虑剧烈运动对心血管系统的要求很高。如果存在已知的冠心病风险因素，但又希望参加潜水计划或继续潜水，则必须接受体检以对心血管的健康状况进行评价。其中可能包括心电图和运动平板试验。

## ■ 潜水疾病

### 气压损伤

#### 耳朵和鼻窦

耳气压伤是潜水者最为常见的损伤。在下潜的时候，中耳腔无法均衡压力变化，将会在耳膜上形成压力梯度。应当通过正确的均衡技术控制上述压力变化，避免血液或体液聚积在中耳，同时避免耳膜以及覆盖内耳窗的膜延伸或破裂。气压损伤的症状如下所述：

★ 疼痛

★ 耳鸣（耳中嗡嗡作响）

★ 眩晕（头昏眼花或旋转感）

★ 胀满感

★ 渗出物（体液积聚在耳中）

★ 听力下降

鼻旁窦是相对狭窄的连接通道，通常在下潜过程中特别容易出现气压损伤。在压力（深度）变化很小的情况下，症状通常表现为轻度和亚急性，但继续下潜可能使问题更加严重。在压力变化很大的情况下，特别在强制均衡的情况下（比如佛萨瓦压力均衡法），损伤可能更加严重。耳和鼻窦气压损伤的其他风险因素包括以下各类：

- ★ 耳塞
- ★ 药物
- ★ 耳或鼻窦手术
- ★ 鼻畸形
- ★ 疾病

出现持续性耳或鼻窦气压损伤的时候，潜水者应当终止潜水并且寻求医疗帮助。

### 肺

采用压缩空气呼吸时，水肺潜水者可通过正常呼吸和缓慢上浮法减少出现肺部过压问题的风险。如果水肺潜水者向水面上浮时未进行呼气，则可能导致肺部充气过量，例如，这种事情可能屡见于惊慌失措的潜水新手。在上浮过程中，留存在肺部的压缩空气会发生体积增大的现象，直到其膨胀幅度超过肺组织的弹性限制，从而导致损伤并让气泡逸进以下 3 个部位：

- ★ 胸膜腔进气可导致肺塌陷或气胸。
- ★ 心脏、气管和食管（纵隔）周围空间进气可导致纵隔气肿并经常在皮下观察到气体的痕迹（皮下气肿）或者进入喉部周围的组织，有时会使嗓音突然发生变化。
- ★ 冲破肺泡壁的气体可能进入肺毛细血管并通过肺静脉进入左心，在此处基于相对血流量扩散，导致动脉气体栓塞症（AGE）。

纵隔气肿或皮下气肿可以自愈，但气胸通常需要接受特殊治疗，以便清除空气并使肺再度膨胀。AGE 属于一种急症，要求接受干预治疗，包括使用高压氧再加压疗法。

在水肺潜水过程中，肺过量充气可导致严重和生命威胁，也可导致胸痛和呼吸困难等轻微症状。虽然肺部气压损伤在潜水者中相对不太常见，但应当要求接受医学评估，如果潜水后出现呼吸或神经症状，则必须考虑这种问题。

### 减压病

减压病（DCI）是一个囊括一切的术语，用于描述动脉气体栓塞（AGE）和减压症（DCS）。由于这两种疾病被认为具有不同的病因，因此在此分开进行描述。不过，从临床和实践观点来看，不太可能在野外对这两种疾病进行鉴别，而且也没有必要，因为两者的初步疗法相同。即使潜水者严格遵守标准减压程序和安全潜水原则，亦有可能发生 DCI。AGE 或 DCS 都可能导致严重的永久性损伤。

### 动脉气体栓塞

通过破裂的肺血管，气体可以进入动脉血流，从而让气泡扩散到全身组织，包括心脏和大脑，在这些位置中断血液循环或者损伤血管壁。AGE 可导致轻微神经症状、需要医疗帮助的严重症状或者死亡。常见的体征和症状如下所述：

★ 麻木

★ 虚弱

★ 刺痛

★ 眩晕

★ 视力模糊

★ 胸痛

★ 个性改变

★ 麻痹或癫痫

★ 失去意识

在通常情况下，上浮到水面 10 分钟内，如果水肺潜水者出现不省人事或丧失意识的情况，即可怀疑患 AGE。正确的做法是采用基本生命支持的干预措施，包括给予最高的氧浓度，然后迅速运送到高压氧治疗设备内。

### 减压病

在加压情况呼吸空气的时候，会有过多的惰性气体（通常为氮气）溶解于人体组织中。溶解的气体量与深度和时间呈比例关系并且随着后者的增加而增加。在潜水者上浮到水面的过程中，过多溶解的气体必须通过血流和呼吸清除。根据溶解量和上浮速度，某些气体可能使组织过度饱和，从溶液中分离并形成气泡、干扰血流和组织氧化并导致以下 DCS 的体征和症状：

★ 关节疼痛

★ 麻木或刺痛

★ 皮肤色斑或花纹

★ 痉挛性咳嗽或呼吸短促

★ 瘙痒

★ 异常虚弱

★ 眩晕

★ 乏力

★ 个性改变

★ 肠道或膀胱丧失功能

★ 步履蹒跚、协调障碍或颤抖

★ 麻痹

★ 崩溃或丧失意识

## ■ 潜水后乘坐飞机

潜水者在潜水后不久即上升到高海拔位置，患减压病的风险将会增加。商用飞机的机舱压力相当于 6000～8000ft（1829～2438m）。因此，潜水者应在以下时间后才能乘坐飞机或上升到海拔高度超过 2000ft（610m）的位置。

★ 一次非减压潜水并回到水面后超过 12 小时

★ 反复潜水或数天潜水后超过 18 小时

★ 潜水并使用减压站后远超过 18 小时

以上推荐的飞行前水面停留时间无法消除 DCS 风险，为了进一步降低上述风险，可能需要延长水面的停留时间。

## ■ 预防潜水病

娱乐性潜水者应当谨慎对待潜水，并且要远低于潜水程序或计算机规定的减压限。DCS 的风险因素主要是下潜深度、潜水时间和上浮速度。其他风险因素也可能增加风险，比如重复潜水、艰苦训练、潜到超过 60ft（18m）的深度、潜水后上升到高海拔位置以及某些生理学变化因素。潜水者应当注意保持在水合状态并充分休息，下潜不得超过训练极限。潜水是一种技能，要求经过培训和认证，潜水时需要有人陪伴。

## ■ 潜水病的治疗

根据 DCI 的权威疗法，首先在早期鉴别症状，然后采用高压氧进行减压。建议采用高浓度（100%）补氧。急救时可给予水面级氧浓度，用于缓解 DCI 的体征和症状，且给氧的速度越快越好。潜水者通常会发生脱水，原因可能是偶然因素、浸泡或 DCI 自身，这种情况能导致毛细血管渗漏。在大多数病例中，建议给予等渗无葡萄糖静脉注射液。口服补液同样会有帮助，但前提是能够保证补液的安全性（例如，潜水者有意识）。DCI 的权威性疗法是在高压氧舱再加压和给氧。

潜水急救网络（DAN）提供 24 小时紧急咨询和疏散援助，电话 919-684-9111（接受对方付费电话）。DAN 帮助处置受伤的潜水者、帮助确定是否需要再加压、提供附近再加压设施的地址以及帮助安排患者运输事宜。另外，还可以通过电话获取普通的非紧急咨询，号码 919-684-2948，分机号 222，或者访问 DAN 网站亦可（www.diversalertnetwork.org）。

在踏上旅程之前，计划参与水肺潜水的旅行者也许希望了解其目的地是否提供再加压设施。

## ■ 危险的海洋生物

海洋和水路到处生机勃勃，虽然有些生物能够伤人并使人中毒，除非受到威胁，大部分海洋动物通常无害。大多数伤害事件源自于偶遇或防卫。由此造成的创伤具有不少共同特征：细菌感染、异物以及较为少见的毒液。有关预防和伤害处理方面的建议，请参见本章前面与动物有关的风险内容。

### 参考书目

1. Brubakk AO, Neuman TS, Bennett PB, Elliott DH. Bennett and Elliott's Physiology and Medicine of Diving. 5th ed. London: Saunders; 2003.

2. Dear G, Pollock N. DAN America Dive and Travel Medical Guide. 5th ed. Durham, NC: Divers Alert Network; 2009.

3. Moon RE. Treatment of decompression illness. In: Bove AA, Davis JC, editors. Bove and Davis' Diving Medicine. 4th ed. Philadelphia: WB Saunders; 2004. p. 195–223.

4. Neuman TS, Thom SR. Physiology and medicine of hyperbaric oxygen therapy. Philadelphia, PA: Saunders; 2008.

5. Sheffield P, Vann R. Flying after recreational diving, workshop proceedings of the Divers Alert Network 2002 May 2. Durham, NC: Divers Alert Network; 2004 [cited 2014 Sep 12]. Available from: http://www.diversalertnetwork.org/research/projects/fad/workshop/FADWorkshopProcee.

# 医疗旅游

## Joanna Gaines, Duc B. Nguyen

术语医疗旅游通常用于描述人们出国旅行并接受医学治疗的情况。患者在国外寻求医疗帮助的原因很多，比如降低费用、喜欢文化类似的医疗机构提供的医疗服务或者接受本国无法提供的手术或治疗方法。在美国境内，医疗旅游通常指人们前往欠发达国家寻求医疗帮助的情况。医疗旅游是一个价值数十亿美元的全球化现象，而且在接下来的5～10年中可能大幅度增长。研究估计美国每年的医疗游客多达几十万人。与医疗旅游有关且可靠的流行病学资料很少，但当前的疾病暴发报告显示医疗旅游并非不存在风险。

在医疗旅游过程中，美国旅行者希望获得的常见手术种类包括整形外科手术、美容手术、心脏病（心脏手术）、肿瘤治疗和牙科手术。常见的目的地包括泰国、墨西哥、新加坡、印度、马来西亚、古巴、巴西、阿根廷和哥斯达黎加。在研究旅行医疗的风险时，应当考虑手术类型和目的地。

大多数医疗游客的医疗费用需要自掏腰包并且依靠私营公司或导医服务确定国外医疗机构。上述公司可能未获得国外医疗机构的认证、不会跟踪患者的疗效数据或者恪守正式的病历安全政策。某些保险公司和大型雇主与国外医院结盟，旨在控制医疗费用，美国有几所主要的医学院与国外医疗机构开展联合行动，比如哈佛大学医学院杜拜中心、约翰霍普金斯大学新加坡国际医疗中心以及杜克－新加坡国立大学。

## ■ 与医疗旅游有关的风险

医疗旅游可能会发生并发症，包括美国此前未发现的耐抗生素菌株导致的感染。考虑在国外寻求医疗帮助的患者应当意识到上述风险。医疗机构应当警惕曾经出国接受医疗手术的患者可能存在的耐药性感染。

医疗游客返回美国后，曾经记录过数起感染性疾病的爆发事件。在国外接受医疗帮助的患者出现过并发症，他们应当把旅行历史和病史通知其医疗服务提供机构，但此类患者可能不愿意透露其旅行历史或者并未正确记录其接受的医疗情况；上述两个问题都会使治疗趋于复杂。

## 医疗旅游的行前建议

如果患者因为医疗原因选择出行，必须向旅行健康服务机构了解根据个人健康要求量身定做的建议，时间最好在旅行前 4～6 周。除了与其目的地有关的常规健康旅行注意事项以外，医疗游客应当考虑与手术和旅行有关的其他风险，无论是正在接受的治疗还是正在从治疗中康复都不能遗漏。乘坐飞机和手术都会增加血栓和肺栓塞的风险。机内的气压约等于海拔 6000～8000ft（1829～2438m）的压力。患者不得在接受胸部或腹部手术 10 天内旅行，以免发生与压力变化有关的危险。对于接受面部、眼睑或鼻部美容手术或者接受激光手术的人员，美国整形外科医师协会建议等待 7～10 天才能乘坐飞机。另外，建议患者术后应避免"度假"活动，比如日光浴、饮酒、游泳、长途旅行以及参与剧烈运动或锻炼。航空太空医学会为航空旅行出版了医学指导原则，提供与某些健康状况有关并且很有用处的旅行风险信息（www.asma.org/asma/media/asma/Travel-Publications/paxguidelines.pdf）。

## 旅行者寻求海外医疗帮助指南

几个专业组织编写过指南，内含对旅行者很有用的问题，适用于旅行者与提供医疗服务的机构或从事旅行的团体讨论海外医疗或牙科医疗事宜。在考虑前往国外寻求医疗帮助时，旅行者应重视美国医学会制定的指导原则（文本框 2-5）。美国外科医师学会（ACS）发表了与医疗和手术旅游有关的类似声明，但另外建议旅行者回国之前获取完整的病历，确保能够为美国医疗机构提供详细的医疗情况。同时，ACS 也建议未来的医疗游客使用经过国际认证的设施。认证实体包括国际联合委员会、DNV 国际认证医院或国际医疗质量协会（International Society for Quality in Healthcare）等等，虽然使用经过认证的设施，但不等于说可以获得满意的结果。与此类似，美国牙科协会通过全球牙科安全组织为安全和无菌手术提供了资料文件，包括"旅行者口腔保健安全指南"（文本框 2-6）。尽管该指南并非为医疗游客编撰，但在选择医疗或牙科医疗的设施或规划行程时，旅行者可以考虑其中提供的有用信息。上述指南说明了考虑医疗旅行的人们需要与普通医疗提供机构讨论的各类问题。还有其他资源可以帮助医疗机构和未来的医疗游客（文本框 2-7）。

---

### 文本框 2-5　医疗旅游的指南原则[1]

美国医学会提倡参与或促进美国境外医疗活动的雇主、保险公司和其他实体遵守以下原则：

（a）美国境外的医疗活动应当具有自愿性质。

（b）对于在美国境外寻求医疗帮助的旅行而言，财务性激励不得限制为患者提供的诊断和治疗方案，也不得限制治疗或转院选择。

（c）如果患者需要转院治疗，仅能转至公认的国际认证机构认证过的机构（比如国际联合委员会或国际医疗质量协会）。

（d）在旅行之前，应当做好当地的医疗随访工作并且安排好财务事宜，确保患者从美国境外接受医疗帮助归来时不会使医疗中断。

（e）美国境外的医疗旅行保险必须包括回到美国时的医疗随访费用。

（f）同意参与美国境外的医疗旅行之前，患者应当了解自身的权利和法律追索权。

（g）对于在美国境外寻求医疗帮助的患者，应当安排其了解医生执照和疗效数据以及设施的认证和疗效数据。

（h）患者病史在美国与境外机构之间往来时，必须遵守健康保险转移和责任法案（HIPAA）的指导原则。

（i）如果患者选择在美国境外寻求医疗帮助，必须为其提供与外科手术以及长时间飞行和度假活动的潜在风险有关的信息。

---

许多直接向旅行者兜售的网站亦提供与医学旅游有关的信息。这些网站可能不包含与设施或医疗机构的资质或认证有关的详细情况。此外，设施认证和医疗机构认证的当地标准可能相差很大。根据 ACS 的建议，如果患者考虑前往国外接受治疗，应当选择在其专业范围内认证过的医疗机构提供的医疗服务，而且其认证流程应当类似于美国医学专科医师委员会的成员委员会制定的流程。ACS（美国整

形外科医师协会）和国际美容整形外科协会（International Society of Aesthetic Plastic Surgery）都可以为国外医生提供认证服务。不过再次强调一点，旅行者应当明白认证并不能确保获得良好的效果，鼓励旅行者彻底研究正在考虑选用的医疗机构。

### 文本框 2-6　在国际旅行期间获取安全牙科医疗的患者检查表[1]

在离境之前：

★ 造访牙科医生并获取检查表，减少出现牙科紧急事件的机会。

★ 造访医疗服务机构，接受所有必要且与旅行目的地有关的疫苗、药物以及建议。

为旅行过程中的牙科紧急事件寻求治疗时：

★ 咨询酒店员工或美国大使馆或领事馆，为找到牙科医生而寻求帮助。

★ 如有可能，可以考虑居住在该地区的美国人或其他可信来源给予的建议。

如果对下方带星号（＊）的条目回答"否"，您对诊所的感染控制标准持保留态度。如果对下方带双星号（＊＊）的条目回答"否"，应考虑尽快有风度地退出。

在预约牙科门诊时询问以下问题：

★ 您为每一名患者使用新手套吗？＊

★ 您在诊疗后使用高压灭菌器（蒸汽灭菌器）或干热灭菌柜对器械进行灭菌吗？＊＊

★ 您对手机（钻）灭菌吗？＊（如果为否，您消毒吗？）＊＊

★ 您为每名患者使用新针头吗？＊＊

★ 外科手术使用无菌（或煮沸）水吗？＊＊（在饮用水不安全地区，即使在牙科治疗中使用这种水，也可能导致患病。）

到达诊所时，请观察以下各项：

★ 诊所干净整洁吗？

★ 工作人员在问诊用肥皂洗手吗？＊＊

★ 所有手术都戴手套吗？＊＊

★ 对治疗过程中接触到的表面进行清洁和消毒或者使用一次性铺单吗？

## 文本框 2-7　对医疗旅游有帮助的资源

★ 航空航天医学协会有关航空旅行的指导原则为某些医疗旅游的风险提供了有用的信息：www.asma.org/asma/media/asma/Travel-Publications/paxguidelines.pdf。

★ 美国矫形外科医师协会2007年7月的公告牌讨论了患者应当考虑的安全问题：www.aaos.org/news/bulletin/jul07/cover1.asp。

★ 美国矫形外科医师协会讨论医学旅游的责任意义：www.aaos.org/news/aaosnow/feb08/managing7.asp。

★ 美国外科医师学会。有关医疗和外科手术旅游的声明：www.facs.org/fellows_info/statements/st-65.html。

★ 美国美容整形外科学会。患者寻求海外美容手术的指导原则：www.surgery.org/consumers/consumer-esources/consumertips/guidelines-for-patients-seeking-cosmetic-procedures-abroad。

★ 美国整形外科学会（ASPS）。整形手术旅游的危险：www.plasticsurgery.org/articles-andgalleries/dangers-of-plastic-surgery-tourism.html。

★ 美国矫形外科医师协会寻找外科医生工具帮助鉴别美国境内外的 ASPS 成员外科医生：www1.plasticsurgery.org/find_a_surgeon/。

★ 欧盟委员会。跨境医疗政策：http://ec.europa.eu/health/cross_border_care/policy/index_en.htm。

★ 国际美容整形外科学会寻求外科医生工具帮助鉴别外科医生：www.isaps.org/find-a-surgeon/。

★ 国际联合委员会的美国境外认证机构列表：www.jointcommissioninternational.org/JCIAccredited-Organizations/。

★ 安全和无菌手术的组织机构。旅行者安全牙科医疗指南：www.osap.org/?page=TravelersGuide。

★ 世界卫生组织。人类细胞、组织和器官移植的指导原则：www.who.int/transplantation/Guiding_PrinciplesTransplantation_WHA63。

## ■ 移植旅游

医疗旅游新近出现且争议更大的一种形式是"移植旅游",该旅行的目的是接受从毫无关联的捐赠者处购买的器官,以便用于移植。考虑在国外进行移植时,有几项研究发现了旅行者和临床医生都要重视的潜在问题:捐赠者和手术都缺少文件记录、大多数患者接受的免疫抑制药物少于美国当前的规范以及大多数患者未接受预防性抗生素。2004年,世界卫生大会第57.18号决议鼓励成员国"采取措施使最贫困和易受伤害的团队逃脱'移植旅游'以及出售人体组织和器官。"在2008年的伊斯坦布尔会议上,希望解决移植旅游和贩卖器官的问题,最后呼吁禁止此类活动。考虑了上述事件后,世界卫生组织修改了人类细胞、组织和器官移植的指导原则并且在2009年3月公布了修订原则。该指导原则强调仅能免费捐赠人体细胞、组织和器官,不得存在任何形式的经济激励因素。

### 参考书目

1. Budiani-Saberi DA, Delmonico FL. Organ trafficking and transplant tourism: a commentary on the global realities. Am J Transplant. 2008 May;8(5): 925–9.

2. Chen LH, Wilson ME. The globalization of healthcare: implications of medical tourism for the infectious disease clinician. Clin Infect Dis. 2013 Dec;57(12): 1752–9.

3. Horowitz MD, Rosensweig JA, Jones CA. Medical tourism: globalization of the healthcare marketplace. MedGenMed. 2007;9(4):33.

4. Keckley PH, Underwood HR. Medical Tourism: Consumers in Search of Value.Washington, DC: Deloitte Center for Health Solutions; 2008.

5. Merion RM, Barnes AD, Lin M, Ashby YB, McBride V, Ortiz-Rios E, et al. Transplants in foreign countries among patients removed from the US transplant waiting list. Am J Transplant. 2008 Apr;8(4 Pt 2):988–96.

6. Organ Procurement and Transplantation Network, Scientific Registry of Transplant Recipients. United States organ transplantation annual data report, 2011. Rockville, MD: US Department of Health and Human Services; 2012 [cited 2014 Sep 19]. Available from: http://srtr.transplant.hrsa.gov/annual_reports/2011/default.aspx.

7. Reed CM. Medical tourism. Med Clin North Am. 2008 Nov;92(6): 1433–46, xi.

8. Rogers BA, Aminzadeh Z, Hayashi Y, Paterson DL. Country-to-country transfer of patients and the risk of multi-resistant bacterial infection. Clin Infect Dis. 2011 Jul 1;53(l):49–56.

9 Shimazono Y. The state of the international organ trade: a provisional picture based on integration of available information. Bull World Health Organ. 2007 Dec;85(12):955–62.

10 US Department of Health and Human Services. 2007 annual report of the US Organ Procurement and Transplantation Network and the Scientific Registry of Transplant Recipients: transplant data 1997–2006. Rockville, MD: US Department of Health and Human Services; 2007 [cited 2012 Sep 18]. Available from: http://www.ustranspl ant. org/ annual_reports/current/ar_archives.htm.

# 与旅行者讨论补充或替代保健方法

## Catherine Law, Tina Adler, Jack Killen

旅行者经常询问医疗服务提供机构如何把补充或替代保健方法应用于与旅行有关的疾病和病情。对于这种问题不必大惊小怪，因为许多人（约三分之一的美国人）曾经报告说，他们把常规医学以外的产品或做法用作辅助治疗手段，治疗各种病症或者增强整体健康。在应用于旅行健康问题的各种方法中，有些方法在网上以广告的形式大力推广或者进行讨论。不过，上述信息很少得到研究证据的支持，有些则完全是误导或错误。本节集中关注研究对某些草药疗法、膳食补充剂和其他补充保健方法所持的观点，因为这些方法常常被推荐用于治疗与旅行相关的疾病。

### ■ 与旅行相关的疾病以及补充保健方法

疟疾预防药物和治疗

**青蒿**

含青蒿素的治疗方法（比如蒿甲醚－本芴醇和青蒿琥酯）是源自于草药青蒿的药品和复方合剂，当前是全世界大部分地区治疗疟疾的标准方法。消费者网站和新闻报道声称仅使用青蒿就能够预防疟疾，但研究显示事实并非如此。世界卫生组织没有建议以任何形式把蒿属植物材料用于治疗或预防疟疾。第三章描述了预防和治疗疟疾的推荐药物。

---

### 文本框 2-8　关于膳食补充剂和未经批准的疗法

★ 美国食品药品管理局负责管理膳食补充剂，但膳食补充剂的管理有所不同，其严格程度通常不及处方或非处方药物。如果需要了解更多信息，请访问 https://nccih.nih.gov/health/supplements/wiseuse.htm。

★ 膳食补充剂有两个主要的安全问题，即可能存在药物交叉反应和产品污染。对补充剂进行分析，有时会发现标示和实际成分存在不同之处。例如，草药补充剂可能不含正确的植物种类，或者成分的量可能低于或高于标签上的说明。

★ 如果需要了解最新的召回事件以及安全警报等事宜，请咨询 FAD 的安全顾问，网址：www.fda.gov/Food/RecallsOutbreaksEmergencies/SafetyAlertsAdvisories。

★ 本节对未经批准的疗法进行讨论，其意图仅针对教学目的，并未建议予以采用。美国疾病控制中心（CDC）仅认可 FDA 批准的疗法。

---

### 维生素 A

为数不多的研究表明，患有疟疾的儿童出现维生素 A 缺乏的现象，补充剂可能有助于降低体温以及导致疟疾的寄生虫血液浓度。不过，没有证据表明维生素 A 能够预防疟疾。维生素 A 具有脂溶特性，大量或频繁使用维生素 A 可能发生体内蓄积，导致急性或慢性中毒。摄入维生素 A 过多可能导致出生缺陷。某些吸烟者使用 β- 胡萝卜素可能增加肺癌和心血管疾病的风险。

### 旅行者腹泻的预防和治疗

### 益生菌

常常建议使用益生菌，认为这有助于预防旅行者腹泻（TD）。对其治疗急性感染性腹泻开展的研究，其结果往往是积极的。预防 TD 的研究结果并不统一，但非常鼓舞人心。基于当前的数据，可以认为益生菌在指定的研究中对接受试验的菌株具有特异性。美国食品药品管理局未认可益生菌具有任何保健作用的说法。

在健康人群中，益生菌的副作用通常甚微（如果真有的话）。更多信息，请参见本章前面旅行者腹泻章节的非抗菌剂预防药物。

### 白毛茛

白毛茛是一种多年生草本植物，据说可以治疗多种疾病。当前尚未对白毛茛治疗旅行者腹泻开展什么高质量的研究。研究显示白毛茛能够抑制细胞色素 P450 2D6，这就出现了一个问题，即白毛茛可能会提高许多常用药物的毒性或改变其疗效。

### 活性炭

目前并无可靠的证据表明活性炭有助于治疗旅行者腹泻、腹胀、胃痉挛或嗳气。以前没有妥善记录活性炭的副作用，但在健康人群中进行试验时，发现其副作用很轻微。警告：儿童腹泻和脱水不能接受活性炭。活性炭可能吸收肠道中的营养、酶和抗生素，掩盖体液严重流失的事实。

### 葡萄柚籽提取物

尽管有人声称每天服用葡萄柚籽提取物能够预防细菌性食源性疾病，但目前尚没有公开发表的临床试验数据证明其对旅行者腹泻的有效性或安全性。

## 高山病的预防和治疗

有一些证据表明膳食或草药补充剂有助于预防或治疗高山病（通常也称作高山病）。

### 古柯

古柯茶可用于高山病，但并无明确的证据表明是否有效或者存在不良作用。使用后会使可卡因代谢物的药物检测呈阳性。更多信息，请参见第四章，秘鲁：库斯科—马丘比丘。

### 大蒜

没有证据支持大蒜能够减少高山病的说法。大蒜补充剂对大多数成人看似安全，但可能会降低凝血作用，干扰 HIV 药物沙奎那韦的疗效。

### 银杏

对银杏树开展了数项小规模的研究，结果表明其预防高山病的效果存在冲突之处，但大多数结果不容乐观。无法确定上述差异与各研究使用的不同制剂是否有关。在使用正确的情况下，使用标准化银杏叶提取物生产的产品似乎比较安全。不过国家毒理学规划处的研究发现，啮齿动物连续使用银杏提取物两年后将会患肿瘤。

### 维生素 E

仅一项小规模研究对维生素 E 与其他抗氧化剂联合用于高山病的方案进行了

探讨，结果持否定态度。维生素 E 补充剂与出血性中风的风险增加有关联。同时，维生素 E 还有可能与数类药物发生交叉反应，包括他汀类药物、烟酸和华法林。

### 晕动病的预防和治疗

#### 穴位按压和（或）磁铁

有些人提倡把穴位按压法应用于预防或治疗晕动病。到目前为止，研究结果褒贬不一。尚未有公开发表的数据支持单独使用磁铁或者将其与穴位按压联合使用。

#### 生姜

生姜对于晕动病是否有效，各种研究的说法不尽相同。基于迄今为止的研究，生姜在安全上可能没有问题，但会与多种药物发生交叉反应。目前无法确定生姜补充剂与常见的非处方药物［比如乘晕宁（茶苯海明）］联合治疗晕动病的效果。

#### 其他膳食补充剂或产品

维生素 $B_6$ 与顺势疗法产品是否能够预防或减轻晕动病，目前尚无证明支持这样的说法。过度使用维生素 $B_6$ 补充剂将会影响神经功能。

### 时差反应 / 睡眠

#### 褪黑激素

褪黑激素补充剂可能有助于解决时差反应导致的睡眠问题。在 2007 年临床实践指导方针中，飞行距离超过 1 个时区后，美国睡眠医学学会支持使用褪黑激素减轻时差反应的症状并提高睡眠质量。在 2009 年系统性综述中，六个小规模研究和两个大规模研究的结果表明，褪黑激素可能会减轻时差反应。服用 0.5～5 mg 褪黑激素似乎很有效。在推荐使用褪黑激素以前，请考虑以下问题：

★ 如果患有癫痫症或者正在口服抗凝血剂，在没有医学监督的情况下不得使用褪黑激素。

★ 短期使用褪黑激素补充剂对于大多数人似乎是安全的；长期的安全性尚未可知。

★ 切勿在一天的早些时候使用褪黑激素，因为褪黑激素可能导致困倦并且推迟对当地时间的适应期。

★ 产品中的褪黑激素含量以及标签上的推荐剂量不一致。

★ 褪黑激素的副作用并不常见，但可能包括瞌睡、头痛、眩晕或恶心。

更多信息，请参见本章前面的章节时差反应。

### 放松技巧

放松技巧（比如渐进放松法和正念减压疗法）对失眠症可能有所帮助，但并不了解对时差反应是否有效。

### 其他草药或膳食补充剂

芳香疗法、甘菊或缬草对失眠症是否有效的证据为数过少。虽然不会出现严重副作用，但甘菊会导致过敏反应。同时，据说卡瓦也有益于睡眠，但探讨卡瓦治疗失眠症的优秀研究尚不存在。更为重要的一点是，卡瓦补充剂会增加严重肝损伤的风险。

## 伤风和感冒

口服锌补充剂可能会缩短伤风时间并减轻其严重程度。锌具有副作用，用量大的时候尤其严重，包括恶心和腹泻。鼻内使用锌会导致嗅觉丧失（失去嗅觉），其持续时间可能很长或者具有永久性。2009 年，FDA 对消费者发出警告，要求停用几种鼻内使用的锌产品，因为这些产品可能导致嗅觉丧失。

在使用无菌或蒸馏水的情况下，盐水洗鼻（比如使用洗鼻壶）对于慢性鼻窦炎可能是有效和安全的。支持对急性上呼吸道感染使用盐水洗鼻的研究很少。

定期使用维生素 C 补充剂对缩短伤风时间并减轻其严重程度可能有点效果，但无法减少伤风的次数。即使使用较高的剂量，维生素 C 补充剂仍然是安全的。

目前无确切的证据支持紫锥菊、益生菌或顺势疗法产品 Oscillococcinum 可以治疗感冒的说法。

目前亦无良好的证据支持中草药、牛至油或桉树精油能够预防或治疗伤风和其他感染。

## 其他常见或与旅行相关的感染

### 丙型肝炎

根据设计完善的随机临床试验结果，草药无法用于治疗丙型肝炎。最近公布的随机临床试验表明，无证据支持水飞蓟宾（水飞蓟种子萃取物）对患有晚期丙型肝炎的患者有效。此外，对 10 次随机临床试验的系统性综述表明，无可靠证据支持草药对丙型肝炎的病毒感染有效。两项试验对一种草药或草药成分进行了研究；其他试验则研究不同的草药化合物。

### 阴道感染

已经对益生菌治疗阴道感染的效果开展过研究，但无充足的证据显示益生菌有什么帮助。

## ▣ 防虫：植物驱虫剂

基于实验室的研究表明，植物性药材（包括香茅产品）的作用时间比含 DEET 的产品要短。除了 DEET 产品以外，CDC 推荐含柠檬桉树油（OLE）的产品，比如 Repel 和 Off! Botanicals 等产品。

当前并没有就印度楝树油对人体的有效性或安全性开展高质量的研究，该物质用于农用杀虫剂产品，某些网站将其应用范围大力推广到人体使用。

## ▣ 顺势疗法的疫苗

目前没有可靠的科学证据，同样没有似是而非的科学理论支持某些顺势疗法产品（有时称作病质药或顺势疗法免疫接种）能够有效地替代常规免疫接种。更多信息，请参见本章：疫苗接种和免疫预防的一般性建议。

## ▣ 其他国家未经检验的疗法

CDC 不建议前往其他国家接受未经检验的医疗干预或者购买未经美国批准的药物。

## ▣ 与旅行者讨论补充保健方法

在网上能够找到大量补充或另类医疗干预法以及无数可能存在误导的信息，与患者讨论上述方法的应用问题让人望而却步。不过主动出击非常重要，调查显示许多患者不愿意与医疗服务提供机构谈起这方面的话题。联邦机构［比如国家补充与结合健康中心（NCCIH）］提供了循证资源（https://nccih.nih.gov/health/providers），帮助您和您的患者对补充方法进行有意义的探讨。

## 致谢

作者在此感谢 NCCIH 的 John Williamson 博士所做的科学评审以及 Westat 的 Karen Kaplan 女士和 Patricia Andersen 女士提供的编辑支援。

### 参考书目

1. Achilles N, Mosges R. Nasal saline irrigations for the symptoms of acute and chronic rhinosinusitis. Curr Allergy Asthma Rep. 2013 Apr;13(2):229–35.

2. Allen SJ, Martinez EG, Gregorio GY, Dans LF. Probiotics for treating acute infectious diarrhoea. Cochrane Database Syst Rev. 2010(11):CD003048.

3. Chow T, Browne V, Heileson HL, Wallace D, Anholm J, Green SM. Ginkgo biloba and acetazolamide prophylaxis for acute mountain sickness: a randomized, placebo-controlled trial. Arch Intern Med. 2005 Feb 14;165(3): 296–301.

4. Global Malaria Programme. WHO Position statement: effectiveness of non-pharmaceutical forms of Artemisia annua L. against malaria. Geneva: World Health Organization; 2012 [cited 2014 Sep 24]. Available from:http://www.who.int/malaria/diagnosis_treatment/position_statement_herbal_remedy_arte.

5. Herxheimer A. Jet lag. Clin Evid (Online). 2008 Dec 4;2008. pii: 2303.

6. Herxheimer A, Petrie KJ. Melatonin for the prevention and treatment of jet lag. Cochrane Database Syst Rev. 2002(2):CD001520.

7. Mathie RT, Frye J, Fisher P. Homeopathic Oscillococcinum® for preventing and treating influenza and influenza-like illness. Cochrane Database Syst Rev. 2012;12:CD001957.

8. McFarland LV. Meta-analysis of probiotics for the prevention of traveler's diarrhea.Travel Med Infect Dis. 2007 Mar;5(2):97–105.

9. Morgenthaler IT, Lee-Chiong T, Alessi C, Friedman L, Aurora RN, Boehlecke B, et al. Practice parameters for the clinical evaluation and treatment of circadian rhythm sleep disorders: an American Academy of Sleep Medicine report. Sleep. 2007 Nov;30(ll):1445–59.

10. Singh M, Das RR. Zinc for the common cold. Cochrane Database Syst Rev. 2013;6:CD001364.

# 深静脉血栓形成和肺栓塞

Nimia L. Reyes, Scott D. Grosse, Althea M. Grant

深静脉血栓形成（DVT）是深静脉中形成血凝块的病症，最常见于下肢。血凝块的一部分可能脱落并前行到肺中，从而导致威胁到生命的肺栓塞（PE）。如果未经治疗，约25%的小腿静脉DVT将会不断生长，累及下肢近段静脉（腘静脉、股静脉或髂静脉）；如果未经治疗，下肢近段DVT发展为PE的风险约达到50%。术语静脉血栓栓塞（VTE）包括DVT和PE。许多病例不会出现症状并能够自行消失。VTE常常复发且经常出现长期并发症，比如DVT后的血栓后综合征或PE后的慢性血栓栓塞性肺动脉高压。

每年有超过3亿人乘飞机长途旅行。20世纪50年代初，首次公布了VTE与航空旅行之间的关系。从那以后，由于长途航空旅行变得越来越平常，与旅行相关的VTE问题也越来越引起人们的重视。

## 发病机理

Virchow血栓形成的传统三要素是静脉淤滞、血管壁损伤和高凝血状态。在长途旅行中，长时间挤坐在一起会干扰腿部的静脉血流并导致静脉淤滞。腘窝区上的座椅边缘压力可能导致血管壁损伤以及静脉淤滞。机舱环境（低压缺氧）和VTE的个人风险因素之间相互作用，可能激化凝血。对于长途旅行后的VTE风险增高的问题，有关其病理生理机制的研究未能获得完全一致的结果，但静脉淤滞似乎扮演着一个重要角色；其他与航空旅行有关的特定因素可能也会进一步激化凝血，特别是那些存在VTE风险因素的乘客。

## 发病率

在普通人群中，VTE的年发病率估计在0.1%，但具有VTE风险因素的子群组要高些（文本框 2-9）。很难确定与旅行相关 VTE 的实际发病率，因为对旅行相关 VTE 的定义未达成一致意见，特别是旅行时间以及旅行后的时间窗口。由于各研究的旅行时间、衡量结果、飞行后的时间窗口以及接受研究人群之间存在差异，旅行相关 VTE 的估算发病率亦不尽相同。

## 文本框 2-9　静脉血栓栓塞（VTE）的风险因素

VTE 的常见风险因素如下所述：

★ 高龄（40 岁后风险增加）

★ 肥胖（BMI >30 kg/m²）

★ 使用雌激素（激素类避孕药或激素替代疗法）

★ 怀孕和产后期

★ 血栓形成倾向（比如第 V 凝血因子突变或抗磷脂综合征）或 VTE 家族史

★ 既往 VTE

★ 恶性肿瘤

★ 严重疾病（比如充血性心力衰竭或炎症性肠病）

★ 近期手术、住院或外伤

★ 活动受限

★ 中心静脉置管

通常来说，旅行相关 VTE 的整体发病率很低。根据两项研究的报告，如果飞行时间超过 4 小时，其 VTE 的绝对风险为 1 例 /4656 次飞行以及 1 例 /6000 次飞行。长途飞行的人们通常健康水平较高，因此其 VTE 的风险低于普通人群。有两个前瞻性研究评估了旅行时间超过 8 小时的旅行者其 DVT 发病率，这些旅行者的 VTE 风险在低到中之间，结果表明 VTE 的整体发病率为 0.5%，而有症状的 VTE 发病率为 0.3%。

### ■ 与旅行的关系

大量研究探讨了与旅行的关系，特别是航空旅行与 VTE。不过，这些研究使用的方法各不相同。结果包括无症状 DVT 和有症状 DVT/PE 以及重度或致命 PE。无症状 DVT 估计是有症状事件的 5～20 倍。长途旅行的定义是飞行时间超过 3～10 小时（大多数超过 4 小时）。从飞行结束到发病之间的时间窗口从数小时到 8 周或以上不等（大多数为 4 周）。

已经发表的研究得出的结果变化很大；有些研究认为长途旅行会增加 VTE 的风险，其他研究则认为没有明确的证据表明这会增加 VTE 的风险，或者认为仅当其他风险因素 ≥ 1 时才会增加风险。大多数研究认为长途航空旅行是 VTE 的一个不太靠谱的风险因素，因为在业已存在其他风险因素的乘客中，所发生的大多数 VTE 不过是临床意义不确定的无症状 DVT。

长途航空旅行可能使 VTE 的风险增加 2～4 倍。类似的风险增幅同样可见于其他旅行模式，比如汽车、公共汽车或火车，这说明风险升高的原因主要在于长时间活动受限，而非机舱的环境使然。乘坐经济舱出差的风险与商务舱的风险相同。风险随着旅行时间和现有风险因素的增加而增加。风险随着航空旅行后的时间流逝而降低；大多数与航空旅行有关的 VTE 都发生在飞行后的前 1～2 周内，到第 8 周即恢复到基线水平。

## ■ 风险因素

大多数与旅行相关的 VTE 都发生在具有 VTE 风险因素的乘客中（文本框 2-9）。某些研究显示，在发生旅行相关 VTE 的人员中，75%～99.5% 具备 ≥ 1 个已存在风险因素；一项研究表明 20% 具有 ≥ 5 个风险因素。对于不存在风险因素的旅行者来说，发生与旅行有关的 VTE 风险很低。然而，人们可能并未意识到自己具备某个风险因素，比如遗传性血栓形成症。航空旅行与已有的各种风险因素相结合，可能对 VTE 风险具有协同效应。

对于航空旅行者而言，身高也可算作一个额外的风险因素。身高 <1.6m（5ft3 英寸）会使患旅行相关 VTE 的风险增加。与汽车座椅不同，航空座椅较高，且无法调节到个人的身高；因此，如果身材矮小的乘客乘飞机旅行，腘窝区就会承受座椅边缘形成的压力。身高超过 1.9m（6ft3in）同样会使旅行相关 VTE 的风险升高，其原因可能是乘客的身材高大，但腿部空间不够。

## ■ 临床表现

DVT/PE 的体征和症状并无特异性：

★ 四肢 DVT 的典型体征和症状包括疼痛或敏感、肿胀、受影响部位发热以及上层皮肤发红或变色。

★ 急性 PE 最常见的体征和症状包括无法解释的呼吸短促、胸膜型胸痛、咳嗽或咯血以及晕厥。

## ■ 诊断

诊断需要借助于影像检查：

★ 多普勒超声是诊断 DVT 的标准影像方式。静脉造影是金标准，但它属于有创方法且可能使用有害的造影剂。磁共振静脉造影成像和计算机轴向断层静脉造影使用得较少。

★ 计算机断层肺动脉造影是诊断 PE 的标准影像方式。肺通气灌流核医扫描属于二线成像方式。肺动脉造影是金标准，但它属于有创方法且可能使用有害的造影剂。亦可使用磁共振血管造影。

## ■ 长途旅行者可采取的预防措施

2012 年 2 月，美国胸科医师学会出版了第 9 版《抗血栓治疗和血栓形成预防循证临床实践指南》。对长途旅行者的建议（考虑 2C 级：非强烈推荐，低或极低质量证据）如下所述：

1. 对于 VTE 风险增加的长途旅行者（文本框 2-9），如果可行，建议经常移动、锻炼小腿肌肉并坐在靠走道的座位。

2. 对于 VTE 风险增加的长途旅行者（文本框 2-9），使用贴身度良好、齐膝盖下方的逐步加压袜（GCS），建议旅行途中的踝部压力达到 15～30mm Hg。

3. 对于长途旅行者，不建议使用阿司匹林或抗凝血剂预防 VTE。

无证据表明脱水与旅行相关 VTE 之间存在关联，亦无直接证据表明饮用大量不含酒精的饮料能够确保水合适当，或者避免饮用酒精类饮料具有预防作用。因此，维持水合状态完全合理且不太可能造成危害，但并不强烈推荐专用于预防与旅行相关的 VTE。

有证据表明在飞行途中静止不动属于 VTE 风险，有间接证据表明保持活动可以预防 VTE。在旅行相关 VTE 的发病机制中，考虑到静脉淤滞所起的作用，建议长途旅行者经常移动并活动小腿肌肉就显得非常合理。

与靠走道的座位相比，一项研究认为靠窗口的座位能够使风险增加 2 倍，肥胖乘客尤其如此，其风险可能增加 6 倍。据报道，靠走道的座位与靠窗口和中间的座位相比具有保护作用，原因可能是乘客能够更自由地四处移动。

GCS 适用于风险升高的长途旅行者。GCS 似乎能够降低旅行者的无症状 DVT 且通常其耐受性良好。

对于长途旅行而言，广泛使用抗凝血剂并不恰当。而对于风险极大的长途旅行者来说，应当根据个人的情况确定是否使用预防药物。如果预防药物的潜在收益超过可能的不良作用，建议使用抗凝血剂，而不必使用抗血小板药物。

## ■ 建议

1. 长途旅行者采取的一般措施：

a. 小腿肌肉锻炼

b. 经常移动

c. 在可行的情况下，选择靠走道的座位

2. VTE 风险增大的长途旅行者采取的其他措施：

a. 贴身度良好、膝盖下方的加压袜（GCS）

b. 预防性抗凝血剂仅适用于风险特别高且潜在收益超过风险的情况

### 参考书目

1. Aryal KR, Al-Khaffaf H. Venous thromboembolic complications following air travel: what's the quantitative risk? A literature review. Eur J Vase Endovasc Surg. 2006 Feb;31(2): 187–99.

2. Bartholomew JR, Schaffer JL, McCormick GF. Air travel and venous thromboembolism: minimizing the risk. Cleve Clin J Med. 2011 Feb;78(2): 111–20.

3. Chandra D, Parisini E, Mozaffarian D. Meta-analysis: travel and risk for venous thromboembolism. Ann Intern Med. 2009 Aug 4;151(3): 180–90.

4. Eklof B, Maksimovic D, Caprini JA, Glase C. Air travel-related venous thromboembolism. Disease-a-month: DM. 2005 Feb-Mar;51 (2–3):200–7.

5. Gavish I, Brenner B. Air travel and the risk of thromboembolism. Intern Emerg Med. 2011 Apr;6(2):113–6.

6　Kahn SR, Lim W, Dunn AS, Cushman M, Dentali F, Akl EA, et al. Prevention of VTE in nonsurgical patients: antithrombotic therapy and prevention of thrombosis, 9th ed: American College of Chest Physicians evidence-based clinical practice guidelines. Chest. 2012 Feb;141(2 Suppl):e195S—226S.

7　Schobersberger W, Schobersberger B, PartschH. Travel-related thromboembolism: mechanisms and avoidance. Expert Rev Cardiovasc Ther. 2009 Dec;7(12): 1559–67.

8　Schreijer AJ, Cannegieter SC, CaramellaM, Meijers JC, Krediet RT, Simons RM, et al. Fluid loss does not explain coagulation activation during air travel. Thromb Haemost. Jun;99(6): 1053–9.

9　Schreijer AJ, Cannegieter SC, Doggen CJ, Rosendaal FR. The effect of flight-related behaviour on the risk of venous thrombosis after air travel. Br J Haematol. 2008 Feb;144(3):425–9.

10　Watson HG, Baglin TP. Guidelines on travel-related venous thrombosis. Br J Haematol. 2011 Jan;152(1):31–4.

# 精神健康

Thomas H. Valk

国际旅行压力重重。旅行类型不同，压力来源亦有不同程度的变化；短期旅行的压力很小，经常旅行和居住在国外则压力最大。根据旅行的压力来源，已经存在的精神问题可能故态复萌，而未诊断出来的潜在问题将首次露出狰容。

## ■ 旅行者的发病率

目前尚不存在基于旅行者群体的调查产生的发病率数据。临床人群的数据包括以下内容：

★ Patel 等人对即将回国的英国外交官开展了一项研究，结果表明 11% 的医疗救助事件具有"非身体"或心理性质。根据作者的数据，这个群体的心理后送总发生率达到 0.34%。其中，41% 显示某种形式的抑郁症状。

★ 另一项研究调查了 1982～1986 年美国驻外机关事务局人员在 5 年中发生的精神后送事件。该研究使用未公开发表的人群估计数字，精神后送事件的整体发生率达到 0.16%。其中，50% 完全是由于药物滥用或情感障碍。癫狂和轻度躁狂占上述后送事件的 2.8%。

★ Streltzer 研究了前往夏威夷的旅行者发生的精神病突发事件，估计游客的发生率达到 0.22%，短期旅行者达到 2.25%（抵达夏威夷，但无立即离开的计划），而非旅行者则达到 1.25%。为了降低频率，这个群体的诊断是精神分裂症、酗酒、焦虑反应和抑郁。

★ Quigley 等人在两年中（2010～2012 年）对旅居外国的侨民开展研究，其间比较了获得美国资助而在国外学习的大学生以及获得美国资助的公司业务旅行者和侨民。结果表明学生群体的精神健康问题发生率比侨居者的发生率高 23 倍。在上述旅居国外的学生群体中，为了降低频率，诊断包括情绪、个性、药物滥用、饮食失调和精神分裂症或者其他精神疾病。

## ■ 旅行前咨询和精神健康评估

旅行前咨询应当包括精神健康筛查，特别是那些计划延长旅行时间或者在外国居住者。由于旅行医学专科医生拥有精神健康证书的情况很少，采用精神状态测试进行全面的精神健康问询以及对症状进行心理学评估不太现实。实际上，可以采用简短的问询方式，旨在诱导此前诊断过的精神疾病。为了引入上述咨询内容并获得最大限度的合作，从业人员应当对以下事实情况做到心中有数：

★ 国际旅行对于每个人来说都有压力，而且与出现或重新出现精神健康问题之间存在关联。

★ 所能提供的文化相容性精神健康服务变数很大。

★ 在某些国家，与使用违法药品有关的法律可能相当严苛。

然后，从业人员可以询问可能存在精神健康问题的病史：

★ 任何此前治疗过或诊断过的精神疾病以及所采用的治疗类型（住院、门诊、药物）。

★ 精神疾病的当前治疗方法及其性质。

★ 当前或既往使用违法药品的情况。

★ 任何对药品滥用疾病的诊断或来自医疗服务提供机构、朋友或家人的建议，即表明旅行者有可能酗酒或滥用其他药物。

★ 严重精神健康问题的直系家族史。

一般来说，住院治疗史、精神病发作、暴力或自杀行为、情感障碍（包括癫狂、轻度躁狂或严重抑郁）、对药物滥用问题的治疗以及任何当前正在接受的治疗方案都是精神健康专业人员进行进一步评估的依据，而且对出现过与国际旅行有关的问题者更为适宜。有时，患者精神状况在测试时可能相当正常，而这种情况需要转院。

在旅行前咨询过程中可能遇到且必须解决的其他问题，包括：

★ 海关条例：在某些国家携带个人使用的某些药物通过海关可能会遇到问题，因为那些国家对该药物是严格禁止的。国家不同，禁用的药物亦不相同。常用于治疗注意力缺陷的刺激剂（比如安非他明或哌甲酯）与麻醉剂可能都会出问题。这个清单无法一一列举，如有疑问，旅行者应当咨询其目的地的美国大使馆。采用药物的原始包装盒携带药物，同时携带开处方的医生出具的亲笔信，说明开具药物的医学原因，这种方法相当明智。即使遵从上述注意事项，仍然有可能在海关出问题。目的地国家的医疗服务提供机构或药剂师可以为药物限制提供指导。

★ 补充精神药物：在国外生活期间，获得这些药物可能是个问题，各国的药物供应情况或者是否合法各不相同。再次强调一下，询问所在国家的大使馆可能会有帮助，同样也可以询问口碑不错的国内药房或医疗服务提供机构。

★ 测定药物浓度：当地实验室在测定锂浓度或其他情绪稳定药物时可能会遇到问题，因此应在出国之外调查清楚。即使采用的剂量相同，高温和出汗增加也可能导致毒性的出现。

★ 甲氟喹：由于可能存在神经精神方面的副作用，一般不会为具有精神健康问题的患者开具甲氟喹，充当疟疾的预防药物。

★ 匿名戒酒协会（AA）和戒毒互助所（NA）会议：如果滥用药物的患者当前处于清醒状态，应当考虑参加 AA 和 NA 会议，这取决于停留时间的长短以及清醒状态的稳定性。

★ 后送保险：存在精神健康问题的海外旅行者应当考虑紧急情况下的旅行健康和医疗救助险。

## 旅行后的精神健康问题

旅行健康从业人员的处境独特，能够向旅行者询问可能发生过的创伤经历，因为这种创伤可能导致创伤后应激障碍（PTSD）。如果旅行者持续承受高水平的压力，比如赈灾工作人员，那么就可能出现 PTSD 的亚临床综合征。

如果旅行者出现上述现象，临床医生应当询问可能的症状：

★ 事件再体验或将重新唤起并强行插入对事件或感觉的记忆或者让人不堪回首的梦境，好像事件真正重新发生一遍。

★ 逃避症状包括逃避可能唤起对事件记忆的思维、感觉、活动、地点或人物。

★ 觉醒症状包括难以入睡或难以集中注意力、兴奋或过度惊吓反应。

症状可以在事件发生后数个月甚至数年出现，让患者了解未来有可能出现上述症状很有价值。如果对创伤事件的反应存在疑问，请把患者转到精神病医生处。

### 参考书目

1. Benedek DM, Wynn GH. Clinical manual for management of PTSD. Arlington, VA: American Psychiatric Publishing, Inc.; 2011.

2. Liese B, Mundt KA, Dell LD, Nagy L, Demure B. Medical insurance claims associated with international business travel. Occup Environ Med 1997 Jul;54(7):499–503.

3. Patel D, Easmon CJ, Dow C, Snashall DC, Seed PT. Medical repatriation of British diplomats resident overseas. J Travel Med 2000 Mar-Apr;7(2):64–9.

4. Quigley RL, Copeland R. Mental health and study abroad: incidence and mitigation strategies. Oral presentation at: 13th Conference of the International Society of Travel Medicine; 2013 May 19–23; Maastricht, The Netherlands.

5. Streltzer J. Psychiatric emergencies in travelers to Hawaii. Compr Psychiatry. 1979 Sep-Oct;20(5):463–8.

6. Valk TH. Psychiatric disorders of travel. In: Keystone JS, Freedman DO, Kozarsky PE, Connor BA, Nothdurft HO, editors. Travel Medicine. 3rd ed Philadelphia: Saunders Elsevier; 2013. p. 439–48.

7. Valk TH. Psychiatric medical evacuations within the Foreign Service. Foreign Serv Med Bull. 1988;268:9–11.

# 旅行保健药盒

## Amanda W. Lee

无论目的地在哪里，所有国际旅行者都应当整理和携带旅行保健药盒。旅行保健药盒的内容可以根据旅行者的需求、旅行的类型和时间长度以及目的地量身定做。可以在家里打点保健药盒，也可以在当地商店、药房或网上购买。

旅行保健药盒能够确保旅行者拥有所需的物品，以便：

★ 控制原有的病情并治疗病情的恶化。

★ 预防与旅行有关的疾病和人身伤害。

★ 在发生轻微健康问题时能够自行处理。

从家带出药物后，旅行者就无须在目的地购买。参见本章稍后的观点：药物质量和假药，了解与国外购买药物有关的风险。即使药物的质量有保证，在家使用的药物在其他国家可能使用不同的名称或以不同的成分和剂量销售，这就构成了更多挑战。

## ▦ 携带药物旅行

携带的药物应当装在各自的原始容器中，标签清晰，使内容物易于辨认。每个容器上应标明患者姓名和用药方案。虽然许多旅行者倾向于把药物装在小点的容器中或者将其装在日剂量容器中，入境港官员可能要求药物能够被正确识别。

旅行者应携带所有处方的拷贝，包括其通用名称，最好翻译成目的地的当地语言。对于管制药物以及注射药物，旅行者应在带有笺头的信纸上出具开处方的临床医生或旅行诊所提供的说明。如果在旅行过程中需要这样的文件，把信件翻译成目的地的当地语言并将其附加到原始文件上，这种做法经证明很有帮助。一些国家禁用某些药物。如果对上述限制存在疑问，特别是与管制药物有关的问题，旅行者应联系目的地国家的大使馆或领事馆。

旅行保健药盒在拿取方便时才有用处。旅行者应随身携带（比如装在随身行李中），不过，锐器必须保存在托运行李中。旅行者应确保装在随身行李中的液体或胶体物品不得超过尺寸限制。但某些医疗原因除外；有关美国出入境旅行的事宜，请咨询美国运输安全管理局（访问 www.tsa.gov/traveler-information/medically-necessary-liquids；免费电话：866-289-9673，周一～周五，上午 8 点～晚上 11 点，周末和节假日上午 9 点～晚上 8 点；或者使用电子邮件：TSA-ContactCenter@dhs.gov），有关限制事宜，请咨询目的地国家的大使馆或领事馆。

## ■ 当前病情需要使用的物品

如果旅行者当前患有某些疾病，则必须携带足够供旅途中使用的药物，还必须携带额外的物品，防止因某种原因延长行程。如果需要使用额外的物品或药物控制现有疾病的恶化，则需要携带这些物品或药物。可以咨询负责控制旅行者当前病情的临床医生，了解最佳行动计划（见第八章，患慢性疾病的旅行者）。

如果当前患有某些病症，比如糖尿病或过敏症，则必须戴上警示手环并确保钱夹里的卡片能够提供这些信息（英文，最好翻译成目的地的当地语言），另外还必须随身携带其他旅行文件。

### 旅行保健药盒的常见物品

下表并不能做到面面俱到，但下方列出了必须为旅行保健药盒考虑的基本项。为具有特殊需求的旅行者规划医疗箱中的物品时，可以参见第八章以了解更多的建议。

### 处方药物和物品

★ 居家定时使用的药物

★ 自行治疗中度到重度腹泻的抗生素

★ 如有必要，预防疟疾的药物

★ 如有必要，预防或治疗高山病的药物

★ 对于戴有矫正镜片的人员，处方眼镜／隐形眼镜（考虑另外携带一副，防止镜片损坏）

★ 肾上腺素自动注射器＊（比如 EpiPen 2-Pak），特别是存在严重过敏反应或过敏

性休克史者；为儿童提供小剂量包装

★ 糖尿病检测用品和胰岛素

★ 如有必要，针头或注射器，比如适用于患有糖尿病的人员。在某些地方买到针头和注射器很困难，因此应当多带些，以便挺过漫漫旅途（上述物品要求在带有笺头的信纸上出具开处方的临床医生的信件）

★ 医学警示手环或项链

## 非处方药物

● 居家定时使用的药物

● 治疗疼痛或发热（以下一种或多种，或者其他品种）：

　　★ 对乙酰氨基酚

　　★ 阿司匹林

　　★ 布洛芬

● 治疗肠胃不适或腹泻：

　　★ 止泻药［比如洛哌丁胺（易蒙停）或次水杨酸铋（Pepto-Bismol）］

　　★ 适用于脱水的口服补液盐包装

　　★ 温和泻药

　　★ 抗酸剂

● 治疗上呼吸道不适：

　　★ 抗组胺剂

　　★ 减充血剂，单药或与抗组胺剂联合使用

　　★ 镇咳剂或祛痰剂

　　★ 止咳片

● 抗晕动症药物

● 温和镇静剂或安眠药

● 生理盐水滴眼液

● 生理盐水滴鼻液或喷剂

## 基本急救物品

★ 一次性使用无乳胶手套（超过两双）

★ 创可贴，多种尺寸

★ 纱布

★ 胶带

★ 杀菌伤口清洁剂

★ 棉签

★ 抗真菌和抗菌喷剂或乳剂

★ 1% 氢化可的松霜

★ 适用于蚊虫叮咬和刺伤的止痒凝胶或乳剂

★ 适用于阳光灼伤的芦荟凝胶

★ 适用于预防和治疗水泡的绒布护垫或 Molefoam

★ 电子体温表

★ 镊子 **

★ 剪刀 **

★ 安全别针

★ 用于缠紧扭伤和拉伤处的弹力 / 压迫绷带

★ 三角绷带，用于包裹损伤部位，可用于制作手臂或肩部吊带

★ 如果前往边远地区旅行，可以考虑商品化缝合包

★ 急救快速参考卡


## 预防疾病或人身伤害的物品

★ 抗菌湿纸巾或以酒精为主要成分的皮肤消毒剂，含 ≥ 60% 乙醇

★ 适用于皮肤或衣服的驱虫剂（有关推荐的类型，请参见本章前面的章节：防蚊、蜱和其他节肢动物）

★ 蚊帐（如有必要，用于睡眠时防止虫咬）

★ 防晒霜（ ≥ 15 SPF，可防 UVA 和 UVB)

★ 净水片剂（如果前往边远地区、野营或在某些难以获得清洁水的地区停留）

★ 乳胶避孕套

★ 耳塞

★ 个人防护设备（比如儿童安全座椅和自行车头盔）


## 文件

旅行者应当携带以下文件，并且为身在美国国内的家庭成员或密切的联系人留

下一份文件拷贝，以备发生紧急事件。

- 国际疫苗接种或预防性药物证书（ICVP）卡片上的疫苗接种证明或医学豁免（如果要求接种疫苗）
- 药物、眼镜／隐形眼镜和其他医疗物品的所有处方的拷贝（包括通用名称，最好翻译成目的地当地语言）
- 当前病情的文件，比如糖尿病或过敏症（英文，最好翻译成目的地的当地语言）
- 健康保险、补充旅行健康保险、医疗救助保险和旅行保险资料（携带所有保险提供机构的联系信息以及数份索赔表单）
- 旅行者必须随身携带联系卡，包括以下各处的街道地址、电话号码和电子邮箱地址：
  - ★ 留在美国境内的家庭成员或密切的联系人
  - ★ 国内医疗服务提供机构
  - ★ 目的地的住宿地点
  - ★ 目的地的医院或诊所（包括急诊服务）
  - ★ 目的地国家或各国的美国大使馆或领事馆

有关查找当地医疗机构以及大使馆或领事馆联系信息的资料，请参见本章稍后的章节。

## 商品化保健药盒

商品化保健药盒适用于各种各样的环境，从基本急救到高级紧急生命支持，无不包罗其中。对于喜欢冒险的旅行者而言，许多公司都可以生产高级保健药盒，甚至可以根据特殊的旅行要求生产定制的药盒。此外还提供专业保健药盒，可用于控制糖尿病、处理牙科急症事件以及应对水下环境。许多药房、杂货店、零售和户外运动用品商店以及在线零售商都在销售自己的基本急救箱。如果购买配备完毕的保健药盒，旅行者应当仔细检查保健药盒中的内容物，确保需要的东西都在里面。可能还需要其他物品，这些东西也可以添加到采购的药盒中。

## 参考书目

1. Goodyer L. Travel medical kits. In: Keystone JS, Freedman DO, Kozarsky PE, Connor BA, Nothdurft HD, editors. Travel Medicine. 3rd ed. Philadelphia: Saunders Elsevier; 2013. p. 63–6.

2. Harper LA, Bettinger J, Dismukes R, Kozarsky PE. Evaluation of the Coca-Cola company travel health kit. J Travel Med. 2002 Sep-Oct; 9(5):244–6.

3. Rose SR, Keystone JS. Chapter 2, trip preparation. In: Rose SR, Keystone JS, editors. International Travel Health Guide. 14th ed. Northampton: Travel Medicine, Inc; 2008.

# 药物质量和假药

Michael D. Green

假药和劣质药品是一个国际难题，可能导致患病、死亡、毒性和耐药性。假药属于未获授权的制造商生产的化合物，但以正品的形式供应给消费者。假药的包装和片剂结构基本上与正宗药物没什么区别。劣质药品是持证制造商生产的药品，但达不到药品监管标准。上述药物的成分可能比例不正确，从而效果不佳或者导致不良反应。美国监管机构（比如美国食品药品管理局）保护公民不受不安全的产品侵害。在发展中国家，监管控制的效果要差得多或者根本就不存在，造成假药和劣质药品横行无忌。从总体上来说，全球药品假冒问题难以估计，各个地区的情况不尽相同，但发达国家销售假药比例为 1%，而发展中国家则超过 10%。在非洲、亚洲和拉丁美洲的某些地区，买到假药的机会可能会超过 30%。

由于假药不是合法制造商生产的产品，其生产环境不合法，毒性污染物或成分错误可能导致严重的伤害问题。例如，活性药物成分可能完全不见踪影、用量过小或者被低效化合物替代。此外，错误的非活性成分（赋形剂）会使药物的溶解和生物利用率达不到标准。因此，患者可能对治疗无响应或者对未知的替代或毒性成分产生不良反应。

在出国之前，旅行健康服务提供机构应当提醒旅行者有关假药和劣质药品的危险并且提供如何避免服用这些药物的建议。

## 如何在旅行过程中避免接触假药

避开假药的最佳途径是减少在国外购买药物的机会。应在旅行之前购买慢性疾病所需的药物（比如高血压、鼻窦炎、关节炎和花粉热）、治疗肠胃炎的药物（比如旅行者腹泻）以及感染性疾病所需的预防性药物（比如疟疾）预期用量。

在离境之前，旅行者应做好以下工作：

★ 事先买好旅行所需的所有药物。美国境内开具的处方往往无法在国外兑现，而且许多海外国家也无法提供非处方药物。托运行李有可能丢失；因此，旅行者应当在随身行李中尽可能多装些药品并且多携带一些药品，防止旅行发生延误。

★ 确保药物存放在其原始容器中。如果属于处方药物，应当在容器上标示患者姓名和用量方案。

★ 携带"患者处方资料"表。该表提供药物的常见通用和商标名称、用法、副作用、注意事项和药物交叉反应等信息。

如果旅行者行期将满且需要额外的药物，则必须采取以下措施，确保所购买药物的安全性：

★ 从合法的药房购买药物。不要从露天市场、街头小贩或可疑的药房购买药物；买药时应要求提供收据。美国大使馆可以帮助在该地区找到合法药房。

★ 切勿购买价格远低于典型价格的药物。虽然杂货店通常较为低廉，许多假冒品牌的售价远低于该品牌的正常价格。

★ 确保药物存放在其原始包装或容器中。如果旅行者接收的药物为装在塑料袋或信封中的散装片剂或胶囊，应当要求药剂师寻找原来的配药容器。旅行者应记下品牌、批号和有效期。有时，谨慎的消费者会促使销售人员销售合格药品。

★ 熟悉药品。假药的尺寸、形状、颜色和味道可能与真药不同。如果药片或胶囊变色、裂开、破裂、有污点和发黏，则可能是假药。旅行者应保留真药的样品，供购买同一种品牌时进行比较。

★ 熟悉包装。色墨不同、印刷或包装材料质量低劣以及词语拼错都是假药存在的线索。旅行者应当保留供比较的包装样品并查看有效期，确保药品未过期。

## 有帮助的网站

### 与假药有关的一般信息

- CDC: wwwnc.cdc.gov/travel/page/counterfeit-medicine
- 世界卫生组织：
  ★ www.who.int/mediacentre/factsheets/fs275/en/
  ★ www.who.int/medicines/services/counterfeit/overview/en/
- 美国食品药品管理局：www.fda.gov//Drugs/DrugSafety/ucm170314.htm
- 美国药典：www.usp.org/worldwide

### 旅行和海关指南

研究旅行者如何打点行装并把什么东西带回美国，特别是残疾和患病的旅行者，这对旅行的准备工作很有帮助。

- 运输安全管理局：www.tsa.gov/travelerinformation/travelers-disabilities-and-medical-conditions
- 海关和边境保护局：www.cbp.gov/travel/internationalvisitors/kbyg/prohibited-restricted
- 上报假药案例
  ★ 世界卫生组织：www.who.int/medicines/services/counterfeit/report/en/

### 参考书目

1. Bate R, Jin GZ, Mathur A. Does price reveal poor-quality drugs? Evidence from 17 countries. J Health Econ. 2011 Dec;30(6): 1150–63.

2. Nayyar GM, Breman JG, Newton PN, Herrington J. Poor-quality antimalarial drugs in southeast Asia and sub-Saharan Africa. Lancet Infect Dis. 2012 Jun;12(6):488–96.

③ Newton P, Fernandez F, Green M. Counterfeit and substandard antimalarial drugs. In: Schlagenhauf-Lawlor P, editor. Travelers' Malaria. 2nd ed. Hamilton, ON: BC Decker; 2008. p. 331–42.

④ Newton PN, Green MD, Fernandez FM, Day NP, White NJ. Counterfeit anti-infective drugs. Lancet Infect Dis. 2006 Sep;6(9):602–13.

⑤ World Health Organization. Medicines: counterfeit medicines [fact sheet no. 275]. Geneva: World Health Organization; 2012 [cited 2014 Sep 12]. Available from: http: // www. who. int/mediacentre/ factsheets/fs275/en/.

# 身患疾病的旅行者
# 在国外获得医疗帮助

Pauline V. Han

　　国外提供的医疗质量和有效性变化很大。在离境之前，旅行者应当考虑在旅行途中出现医疗问题时如何获得医疗帮助。旅行者在国外寻求医疗帮助的原因很多（文本框2-10）。

　　许多保险计划可以覆盖海外的急诊医疗，但旅行者应当与其保险公司进行核实，确认能够提供哪些险种以及需要什么要求。旅行者至少应当提供账单和发票的复印件，以便启动报销流程。旅行者应当注意急诊医疗往往不包括紧急后送或改变行程路线的费用。如果需要覆盖上述支出，旅行者可能需要购买单独保单。

## 文本框 2-10　旅行者在国外寻求医疗帮助的常见原因

★ 心血管疾病

★ 胃肠疾病

★ 呼吸窘迫或感染

★ 神经系统疾病

★ 发热

★ 人身伤害或外伤

★ 动物咬伤或抓伤

★ 严重过敏反应

★ 透析

★ 产科原因

## 寻找合适的海外医疗服务提供机构和设施

在出国之前，旅行者应当确定目的地的医疗服务提供机构和设施。对于当前患有或存在复杂病症的旅行者而言这一点尤其重要。在抵达目的地之前，需要定时透析的旅行者需要在合适的临床地点做好安排。与此类似，有孕在身的旅行者应在出国之前确定好可靠的保健设施。与农村或边远地区相比，城区提供的选择余地通常很大，旅行者应当相应地做好规划。

下方的资源列表有助于确定全球医疗服务提供机构和设施。CDC 并未认可任何特定的国际提供机构，认证并不能保证有个良好的结果。如果旅行者希望寻找国外医疗帮助，鼓励其彻底研究该地区的医疗设施。

★ 国务院（www.usembassy.gov）可以帮助旅行者查找医疗服务机构并通知朋友、家人或急诊雇主。

★ 国际旅行医学会拥有全球 80 多个国家的医疗专业人员目录并具备旅行医学专业知识。如需查找上述诊所，请访问 www.istm.org。

★ 国际旅行者医疗救助协会拥有同意为国外成员提供医疗帮助的医生、医院和诊所组成的国际网络。虽然提倡捐赠，但成员免费。如需查找上述诊所，请访问 www.iamat.org/doctors_clinics.cfm。

★ 国际联合委员会（JCI）旨在通过全球医疗机构的鉴定和认证提高患者的安全性。通过 JCI 鉴定的机构在质量上据称达到标准水平。有关上述机构的列表，请访问 www.jointcommissioninternational.org/JCI-Accredited-Organizations。

★ 设在其他国家的大使馆和领事馆、酒店医生和信用卡公司（尤其具有特权者）

同样可以提供信息。

在旅行前获取补充医疗保险计划，通常能够通过 24 小时急诊热线联系许多国家的当地医疗服务提供机构。（有关医疗保险的更多信息，请参见本章下一节：旅行保险、旅行健康保险和医疗救助险。）

除了需要确定高质量的医疗服务以外，旅行者（特别是患有慢性或患有复杂疾病者）应当了解其慢性病或过敏症的名称、血型以及当前使用的药物（包括通用名称），最好提供当地语言版本。如果适用，旅行者还必须佩戴医疗识别首饰（比如 MedicAlert 手环）。

## ■ 避免在患病期间旅行

旅行者应在登程之前对自己的健康状况进行评估，确保其健康状况足以应对行程的舟车劳顿，如果在旅行前或旅途中患病，此时应当避免旅行。有些航空公司会在候机区和登机期间检查面露病容的乘客。如果乘客的面容看似有病，航空公司可能禁止其登机。由于对旅途的金钱投资等诸多因素，旅行者在生病期间可能不愿意推迟或取消行程。

鼓励旅行者（特别是患有慢性或复杂疾病者）购买旅程取消保险，该险种能够挽回对旅程的部分或全部投资，从而更加符合本建议提出的要求。

## ■ 药物和其他药品

无法保证国外的药品和医疗用品的质量，它们可能无法达到美国标准，也可能属于假冒产品（参见本章前面的观点：药物质量和假药）。为了在最大限度上减少与劣质药品和药物有关的风险，旅行者应当：

★ 随身携带自认为必需的全部药物，包括止痛剂和止泻药。

★ 在国外购买药物时应持谨慎态度，特别是不需要处方的药物。在许多发展中国家，不凭处方可以买到各种各样的药物。

★ 在接受注射时，坚持要求使用新针头和注射器。如果旅行者事前知道在旅途中需要接受注射，应当随身携带自己的注射用品（参见本章前面的章节旅行医疗箱）。

★ 如有必要，应在随身行李中携带肾上腺素自动注射器，其中应包括开具处方的医生提供且说明过敏问题的信件，同时携带一份处方拷贝。

## ■ 血液安全

如果在国外发生急诊事件，比如车祸或外伤，此时可能需要输血。并非所有国家都能够对献血者进行准确、可靠和系统性的传染源筛查，这就增加了输血传染疾病的风险。虽然难以确保获取安全血液，旅行者采取几个措施，即可在发生急诊事件的时候增加安全输血的机会：

★ 尽量避免输血，在发展中国家尤其如此。旅行者仅在生死攸关的时候才接受输血。

★ 如果必须输血，旅行者应尽量确保血液已经筛查过传染性疾病，包括 HIV。虽然在医疗点难以达到以上要求，如果旅行者提前做好规划（特别是患有可能需要输血的疾病者）并在旅行前找好医疗服务机构，将会增加其在国外获得高质量医疗服务的机会。

★ 旅行者可以考虑在诸多机构注册，比如保护血液基金会（Blood Care Foundation），该基金会旨在尽快为海外成员提供可靠的血液制品（www.bloodcare.org.uk/blood-transfusions-abroad.html）。

所有旅行者在登程之前都应当考虑接种乙型肝炎疫苗，特别是那些经常前往发展中国家的旅行者、其行程路线表明需要在发展中国家停留很长时间的旅行者以及其活动（比如探险旅行）使自身遇到严重伤害的风险较高的旅行者。

## 参考书目

1 Hill DR. Health problems in a large cohort of Americans traveling to developing countries. J Travel Med. 2000 Sep-Oct;7(5):259–66.

2 Kolars JC. Rules of the road: a consumer's guide for travelers seeking health care in foreign lands. J Travel Med. 2002 Jul-Aug; 9(4): 198–201.

3 Rack J, Wichmann O, Kamara B, Gunther M, Cramer J, Schonfeld C, et al. Risk and spectrum of diseases in travelers to popular tourist destinations. J Travel Med. 2005 Sep-Oct;12(5):248–53.

4 World Health Organization. Blood safety [fact sheet no. 279]. Geneva: World Health Organization; 2014 [cited 2014 Sep 18]. Available from:http: // www. who. int/mediacentre/factsheets/fs279/en/.

5 World Health Organization. Medicines: spurious/falsely-labelled/falsified/counterfeit (SFFC) medicines [fact sheet no. 275]. Geneva: World Health Organization; 2012 [cited 2014 Sep 18]. Available from: http://www.who.int/mediacentre/factsheets/fs275/en/.

# 旅行保险、旅行健康保险和医疗救助保险

Rhett J. Stoney

在国外患严重疾病或者遇到严重的人身伤害都会增加旅行者的财务负担。尽管为每一种可能发生的意外情况做好规划并不现实，旅行者可以考虑为其行程购买三类保险，降低急诊事件形成的费用：旅行保险、旅行健康保险和医疗救助险。上述险种都可以在出发之前购买，覆盖疾病或人身伤害范围，而且对患有慢性疾病的旅行者可能特别重要。如果旅行者前往某些目的地，可能要求其购买基本意外或旅行保险。

## ■ 旅行保险

旅行保险能够保护对旅程的投资，包括行李丢失和行程取消。如果旅行者知道在旅行中的投资将得到保护，则更有可能避免在生病期间旅行。根据政策的不同，该保险可能或不可能覆盖国外的医疗支出，旅行者应当仔细研究其覆盖范围，以便确定是否需要购买额外的旅行健康和医疗救助保险。

## ■ 在国外支付医疗服务费用

无论旅行者在其本国是否购买过保险，国外医疗点的医疗服务通常要求支付现金或者使用信用卡付款。这就使自行负担的药品费用相当高，甚至高达数千美元。此外，目的地国家的国有化医疗保健服务并不能确保全面覆盖非居民。自费支付医疗费用时，旅行者应当要求提供全部账单和收据，如有必要，可以联系美国领事馆官员，帮助美国公民从美国境内转账。在旅行前的咨询中，对保险方案进行商讨始终是一个重要的组成部分。除了能够覆盖治疗或医疗救助服务之外，旅行健康保险公司还能够协助组织和协调医疗服务并且让亲友时刻了解事情的动态。如果旅行者病或伤得很重并且需要接受医疗救助服务时，这一点就显得特别重要。虽然所有旅

行者都应当考虑保险的问题，如果旅行者计划延长在美国境外的行程、患有基础性疾病或者计划在旅途中参与高危活动，特别是目的地处于僻远地区或者缺少高质量的医疗设施，此时考虑保险事宜就非常重要。

## 国内健康保险

美国的某些健康保险公司可能会为在国外旅行期间发生的紧急情况提供保险。旅行者应当研究这些险种的覆盖范围和计划中的行程路线，以便确定能够覆盖哪些医疗服务（如果有的话）以及所需的补充保险等级。以下列出需要考虑特征清单：

★ 治疗已患疾病恶化的情况除外

★ 公司有关"网外"服务的政策

★ 妊娠并发症（或针对婴儿，特别是需要重症监护的新生儿）的险种

★ 高风险活动除外，比如跳伞、水肺潜水和爬山

★ 与恐怖袭击或战争行动有关的精神突发事件或人身伤害除外

★ 治疗、住院或其他服务是否需要事先核准

★ 在接受急救措施之前是否需要第二意见

★ 是否存在 24 小时医生支持中心

## 补充旅行健康和医疗救助保险

旅行健康保险和医疗救助保险都属于覆盖旅行医疗费用的短期补充保险且相对价格低廉。许多商业公司提供可单独购买或与医疗救助保险同时购买的旅行健康保险。频繁外出的旅行者可以考虑购买年险，甚至覆盖旅行者归国的险种。

虽然旅行健康保险覆盖国外的某些医疗费用，但医疗质量可能不佳，因此可能有必要从资源匮乏的地区通过医疗救助服务撤至医疗质量可靠的医院。撤出的费用可能超过 10 万美元。在这种情况下，医疗救助保险可以覆盖运送到能够提供适当医疗帮助的设施所产生的费用。在世界的某些地区，医疗救助公司可能比其他人拥有更好的资源和经验；旅行者可能询问公司在某个指定地区的资源，如果计划前往边远目的地旅行的话，这一点特别重要。旅行者在购买之前应当仔细研究所有险种，找出那些可以提供以下便利的保险：

★ 与医院做好安排，能够保证直接付款。

★ 通过 24 小时医生支持中心提供支援（对于医疗救助保险十分重要）。

★ 在急诊情况下可将患者运送到与本国等同的医疗机构或者直接将患者送回本国（归国）。

★ 适用于其环境的特殊医疗服务，比如覆盖高危活动。

即使仔细选择保险公司，旅行者还是要认识到仍然会发生医疗服务意外延迟的情况，边远目的地更为严重。在特定的环境中，如果健康风险过高，建议旅行者推迟或取消国际旅行。

## ■ 寻求保险公司

以下资源提供了与购买旅行健康和医疗救助保险的信息（但无法做到无所不包）：

★ 国务院（www.travel.state.gov）

★ 国际旅行者医疗救助协会（www.iamat.org）

★ 美国退休人员协会（www.aarp.org）（提供与医疗补充计划有关的信息，参见下方的内容）

## ■ 患有基础性疾病的旅行者需要考虑的特殊事项

在离境之前，患有基础性疾病的旅行者应当与保险公司讨论所有问题。在一项国际旅行者与旅行健康保险索赔研究中，仅三分之二的索赔要求得到了完全满足。既往疾病和文件欠妥是拒绝赔偿的主要原因。在选择医疗保险公司的时候，患有疾病的旅行者应当选择那些允许在离境前保存其病历的公司，从而可以在任何地方获取这些病历。旅行者应当携带医疗保险公司提供的信件，列出其所患的疾病以及当前的用药情况（包括通用名称），如有可能，应当使用当地语言。患有心脏病的旅行者应携带最近的一份（纸质或电子）ECG。同时，应把所有药物装在其原始包装中并与目的地的大使馆事先核查，确保目的地国家不会把任何药品视为非法。

## ■ 医疗保险受益人需要考虑的特殊事项

社保医疗保险计划没有覆盖美国境外的医疗费用，但在某些有限的条件下除外。有些补充性医疗保险（Medigap）计划可以为国外的急诊医疗服务提供有限的覆盖范围。对于所有旅行者来说，联邦医疗保险收益人必须仔细研究险种的覆盖范围并根据需要补充其他旅行健康保险。

## 与旅行者讨论保险事宜的注意事项

以下注意事项对旅行前的保险讨论起到指导作用。

旅行前：

★ 考虑旅行、旅行健康和医疗救助保险。

★ 仔细研究旅行者的国内健康保险政策，了解可以覆盖国外的哪些医疗服务。

★ 确定旅行者计划造访的地区能够提供的医疗服务，并在旅行过程中随身携带这方面的资料。

旅行中：

★ 携带数份保险识别卡，包括为该旅程购买的补充保险，并携带保险索赔表。

★ 保留在国外接受医疗服务的所有账单和收据。

### 参考书目

1. American Association of Retired Persons, Education and Outreach. Overview of Medicare supplemental insurance. Washington, DC: American Association of Retired Persons; 2010 [cited 2014 Jun 17]. Available from: http://www.aarp.org/health/medicare- insurance/info-10–2008/overview—medicare_supplemental_insurance.html.

2. Centers for Medicare and Medicaid Services. Medicare coverage outside the United States. Baltimore: CMS; 2014 [cited 2014 Sep 19]. Available from: http://www.medicare.gov/Publications/Pubs/pdf/11037.pdf.

3. Leggat PA, Carne J, Kedjarune U. Travel insurance and health. J Travel Med. 1999 Dec;6(4): 243–8.

4. Leggat PA, Leggat FW. Travel insurance claims made by travelers from Australia. J Travel Med. 2002 Mar-Apr;9(2):59–65.

5. Teichman PG, Donchin Y, Kot RJ. International aeromedical evacuation. N Engl J Med. 2007 Jan 18;356(3):262–70.

6. US Department of State. Travel medical insurance providers. Washington, DC: US Department of State; 2014 [cited 2014 Sep 19]. Available from: http://traveLstate.gov/travel/cis_pa_tw/cis/cis_1470.html.

以编者讨论的形式撰写观点部分，其目的是为本书中的官方建议增加深度并提供临床视角。本章节表达的见解和纯属作者的个人意见，并不代表 CDC 的官方立场。

[1] 来源：American Medical Association. New AM A Guidelines on Medical Tourism. Chicago: AMA; 2008.

[1] 摘自：Organization for Safety and Asepsis Procedures. Traveler's guide to safe dental care. Annapolis, MD: Organization for Safety and Asepsis Procedures; 2001. Available from: http://www.osap.org/?page= TravelersGuide.

\* 注意：必须携带肾上腺素和抗组胺剂注射液，包括航空、航海和陆上旅行，以便立即对严重过敏反应进行治疗。具有严重过敏反应史的旅行者应当携带短疗程的口服类固醇药物（从医生处获取处方）和抗组胺剂，作为严重过敏反应的额外治疗方法。

\*\* 注意：如果乘机旅行，旅行者应把锐器装在托运行李中，如果装在随身行李中，将会被机场或航空公司没收。在某些商店或在网上可以买到圆头绷带小剪。

以编者讨论的形式撰写观点部分，其目的是为本书中的官方建议增加深度并提供临床视角。本章节表达的见解纯属作者的个人意见，并不代表 CDC 的官方立场。

韩辉、方志强、杨立　翻译

何蕾、张瑾、冯姝　校对

第三章

# 旅行相关
# 传染性疾病

Chapter Three

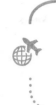

# 阿米巴病

## Sharon L. Roy

### ■ 病原体

原生动物寄生虫溶组织内阿米巴，也有可能为其他阿米巴。

### ■ 传播途径

粪－口途径，直接通过人与人接触传播（如换尿布或性行为）或间接通过食用、饮用粪便污染的食物和水传播。

### ■ 流行病学特征

一份来自 2007～2011 年间前往 53 个国际旅行医学会全球监测网相关诊所寻求健康治疗的返回旅行者样本显示，大部分诊断为溶组织内阿米巴的患者旅行目的地是前往印度、印度尼西亚、墨西哥或泰国旅游，而非拜访亲朋好友或出差。然而，阿米巴原虫病病例不只限于这些国家，全球广泛分布，尤其是在热带地区，最常见于卫生条件较差地区。长期旅行者（旅程时间大于 6 个月）比短期旅行者（旅程时间小于 1 个月）明显更易感染溶组织内阿米巴。来自这些地区的移民和难民也面临风险。感染后导致严重疾病的高风险人群有孕妇、免疫缺陷或接受类固醇治疗的人，也有报道与糖尿病和酗酒有关。

### ■ 临床表现

大多数患者感染后几天或几周逐渐起病。症状包括腹部绞痛、水样泻或出血性腹泻和体重减轻，且可能会持续几周。偶尔，寄生虫会扩散到其他器官（肠外阿米巴病），最常见的是肝脏。阿米巴肝脓肿可能为隐性感染，但大多数患者没有腹泻，表现为发热和右上腹痛。

## ■ 诊断

显微镜检不能区分溶组织内阿米巴（被认为有致病力的）、孟加拉阿米巴、迪斯帕阿米巴和莫式内阿米巴。迪斯帕阿米巴和莫式内阿米巴历来被认为没有致病力，但新的证据表明它们可能会引起疾病，孟加拉阿米巴只是最近才被证实品种，因此它的潜在致病力还不是很清楚。需要更多特殊检测对溶组织内阿米巴进行确诊，如酶联免疫分析法（EIA）或聚合酶链式反应（PCR）。另外，血清学检测能帮助诊断肠外阿米巴病。

## ■ 治疗

对于有症状的肠道感染和肠外疾病，甲硝唑或替硝唑治疗后，后续应接着使用双碘喹啉或巴龙霉素治疗。溶组织内阿米巴隐性感染者也应使用双碘喹啉或巴龙霉素治疗，因为他们具有传染性，并且如果不治疗，4%～10%的感染者在一年内会发病。

## ■ 预防措施

严格执行食物和水的预防措施（见第二章，食物和水的注意事项）和注意手部卫生。避免在性行为过程中粪便暴露感染。

CDC 网址：www.cdc.gov/parasites/amebiasis

### 参考书目

1 Bercu TE, Petri WA, Behm JW. Amebic colitis: new insights into pathogenesis and treatment. Curr Gastroenterol Rep. 2007 Oct; 9(5): 429–33.

2 Chen LH, Wilson ME, Davis X, Loutan L, Schwartz E, Keystone J, et al. Illness in longterm travelers visiting GeoSentinel clinics. Emerg Infect Dis. 2009 Nov; 15(11): 1773–82.

③ Choudhuri G, Rangan M. Amebic infection in humans. Indian J Gastroenterol. 2012 Jul; 31(4): 153–62.

④ Heredia RD, Fonseca JA, Lopez MC. *Entamoeba moshkovskii* perspectives of a new agent to be considered in the diagnosis of amebiasis. Acta Trop. 2012 Sep; 123(3): 139–45.

⑤ Leder K, Torresi J, Libman MD, Cramer JP, Castelli F, Schlagenhauf P, et al. GeoSentinel surveillance of illness in returned travelers, 2007–2011. Ann Intern Med. 2013 Mar 19; 158(6): 456–68.

⑥ Petri WA Jr, Singh U. Diagnosis and management of amebiasis. Clin Infect Dis. 1999 Nov; 29(5): 1117–25.

⑦ Stanley SL Jr. Amoebiasis. Lancet. 2003 Mar 22; 361(9362): 1025–34.

⑧ Ximenez C, Moran P, Rojas L, Valadez A, Gomez A, Ramiro M, et al. Novelties on amoebiasis: a neglected tropical disease. J Glob Infect Dis. 2011 Apr; 3(2): 166–74.

# 广州管圆线虫病，神经系统

Barbara L. Herwaldt, LeAnne M. Fox

## ■ 病原体

广州管圆线虫，鼠肺线虫，一种线虫类寄生虫。

## ■ 传播途径

多种大鼠是寄生虫的最终宿主，已知的如鼠肺线虫。大鼠只能感染蜗牛和蛞蝓，它们是中间宿主。人食用感染的蜗牛或蛞蝓或污染的、未加工的农产品或蔬菜汁可感染此疾病。淡水虾、蟹和青蛙体内发现也存在感染期幼虫。

## ■ 流行病学特征

大多数描述性病例发生在亚洲和太平洋盆地（如泰国、中国、夏威夷群岛的部分地区和其他太平洋岛屿），然而，世界很多地区已有病例报道，包括加勒比海。

## ■ 临床表现

潜伏期通常 1～3 周，但范围从 1 天～6 周，甚至可以大于 6 周。广州管圆线虫病被认为是导致人类嗜酸性脑膜炎最常见的感染原因。常见症状包括头痛、畏光、颈项强直、恶心、呕吐、疲劳和身体疼痛。皮肤感觉异常（如刺痛或疼痛感）比其他类型脑膜炎更常见。可能会有低热。症状一般为自限性的，但可持续数周或数月。严重病例可导致瘫痪、失明或死亡。

## ■ 诊断

对原因不明的嗜酸性脑膜炎患者，结合其临床表现和流行病学特征，可推定诊断。血清抗体检测在参考实验室可以进行。美国疾病预防控制中心可进行脑脊液 PCR 检测（www.dpd.cdc.gov/dpdx；电话 404-718-4745；parasites@cdc.gov）。

## ■ 治疗

幼虫会自然死亡，通常支持疗法已经足够。关于患者疾病的评估和治疗，临床医师可以咨询 CDC。

## ■ 预防措施

食物和水预防措施，特别需要注意的是：

★ 避免食用生的或未煮熟的蜗牛、蛞蝓和其他可能的宿主。

★ 彻底清洗或用漂白剂处理过方可食用生的农产品，如生菜。这种方式可以提供一定保护但不能消除风险。

★ 如果处理蜗牛或蛞蝓，请戴手套（和洗手）。

CDC 网址：www.cdc.gov/parasites/angiostrongylus

**参考书目**

1. Hochberg NS, Blackburn BG, Park SY, Sejvar JJ, Effler PV, Herwaldt BL. Eosinophilic meningitis attributable to *Angiostrongylus cantonensis* infection in Hawaii: clinical characteristics and potential exposures. Am J Trop Med Hyg. 2011 Oct; 85(4): 685–90.

2. Wang QP, Lai DH, Zhu XQ, Chen XG, Lun ZR. Human angiostrongyliasis. Lancet Infect Dis. 2008 Oct; 8(10): 621–30.

# 炭疽

Sean V. Shadomy，Rita M. Traxler，Chung K. Marston

## ▪ 病原体

需氧、革兰阳性、有荚膜、孢子繁殖、无动力、非溶血性炭疽杆菌。

## ▪ 传播途径

主要通过直接接触炭疽杆菌感染的动物、动物尸体或来自被感染动物污染的产品而传播。这类产品包括肉类、皮革、绒毛，或由这些东西制造的产品，如鼓或羊毛衣服。

炭疽通常表现为 3 种形式：皮肤炭疽、胃肠道炭疽和吸入型炭疽。孢子通过皮肤会导致皮肤炭疽，皮肤擦伤会增加易感性。食用受感染动物的肉类会导致胃肠道炭疽。吸入性炭疽通常发生在工作环境中容易产生灰尘和孢子的人群，例如皮革或绒毛加工。吸入性暴露历来与皮革和绒毛的工业化加工过程有关，但它也可来源于生物恐怖行为。少量吸入性炭疽病例已经在美国和其他地方发生，暴露来源都未能确认。至 2000 年，有报道一种新形式的炭疽发生在注射海洛因的人群中，然而，抽烟吸入和鼻子吸入海洛因也被确认为可能暴露的方式。通常认为炭疽在人人之间不具传染性，很少报道皮肤炭疽在人人之间传播。

## ■ 流行病学特征

炭疽是动物源性疾病，主要感染食草动物，如牛、绵羊、山羊、羚羊和鹿，动物通过摄取已污染的植物、水或土壤而感染，人类通常为机会宿主。

炭疽最常见于中美和南美、非洲撒哈拉沙漠以南、亚洲中部和西南部以及欧洲南部和东部的农业区。炭疽现在在美国和加拿大很少见，然而，每年在这些国家，家畜和野生食草动物中还是有零星炭疽病例暴发。世界范围内，人类最常报告的炭疽形式是皮肤炭疽。暴发的皮肤炭疽和胃肠道炭疽与处理受感染动物，屠宰和食用来自这些动物的肉类有关。据报告这些暴发主要来自亚洲和非洲的流行地区。前往流行地区的旅行者通过直接或间接接触死于炭疽的动物尸体会感染皮肤炭疽。据报道称，已有皮肤、胃肠道和吸入性炭疽在接触或者演奏山羊皮鼓的人群中暴发，因山羊皮进口自炭疽流行国家且携带致病菌，或因患者曾出现在演奏致病山羊皮鼓的现场。此外，有报道称使用致病山羊皮制鼓的匠人中也有炭疽病例发现，甚至是暴露于上述制鼓过程的亲属也有患病。

严重软组织感染，包括伴脓毒血症和全身感染病例，在北欧吸毒者中已有报道，怀疑是由于娱乐性使用被炭疽杆菌芽孢污染的海洛因导致。非故意食用海洛因人群没有发现相关病例。到目前为止还没有发现被炭疽杆菌芽孢污染的海洛因。

## ■ 临床表现

通常在暴露后 1~7 天发展成皮肤炭疽。如果不治疗疾病病死率高达 20%，但抗菌治疗病死率小于 1%。皮肤炭疽表现为局部瘙痒，接着发展为无痛性丘疹，丘疹扩大和出现水疱，水疱坏死破裂成溃疡，7~10 天内从最初的皮损发展成一个凹陷的黑色焦痂。头、颈、前臂和手通常是最易累及部位。皮损周围通常会水肿，有时会继发小水疱、充血和局部淋巴结肿大。患者可能有发热、不适和头痛。

通常在食用了污染肉类 1～7 天后发展成胃肠道炭疽，可以表现为肠道或口咽形式。发病后 2～5 天内会发生休克和死亡，如果不治疗，估计胃肠道炭疽的病死率大于 50%，经过治疗病死率小于 40%。

吸入性炭疽通常发生在暴露后一周内，但潜伏期可能会延长（长达 2 个月）。估计病死率大于 85%，即使积极治疗，病死率仍会高达 45%。初始体征不典型，可能会有类似流感症状，包括肌痛、发热、干咳、乏力、恶心和呕吐，上呼吸道症状很少见。症状开始后 2～3 天，患者情况急剧恶化，发展为严重呼吸抑制、出汗、紫绀和休克。

据报告，静脉注射吸毒人群炭疽病例发生在暴露后 1～4 天内，大多数情况下，疑似暴露可以得到确认，在确诊病例中疾病死亡率大于 25%。病例表现为严重软组织感染，伴随或不伴随局部肿胀或脓毒血症症状、弥散性感染和毒血症。

炭疽脑膜炎可以由临床任何型式的炭疽血液散播发展而来。炭疽脑膜炎几乎总是致命的。

## ■ 诊断

实验室诊断取决于细菌培养和分离炭疽杆菌，检测到细菌 DNA、抗原或毒素，或检测到对炭疽杆菌应答的宿主免疫。炭疽致死毒素在急性期血清中能检测到，但宿主抗体反应血清检测需急性期和恢复期双份血清标本进行诊断。确诊试验，包括分离鉴定、组织中抗原检测或血清定量法，必须在美国国家卫生部门或实验室或应答网络实验室进行，或国际上有关国家参考实验室。有关收集和送检临床标本的指南和实验室诊断流程可以在 www.bt.cdc.gov/agent/anthrax/lab-testing 查找。用于培养的标本应在开始抗菌治疗之前收集。吸入性炭疽诊断程序依据包括胸部影像发现纵隔扩大或胸膜积液。

## ■ 治疗

自然发生的局部或单纯皮肤炭疽可以口服一种抗菌剂治疗 7～10 天。一线用药包括环丙沙星或等效的氟喹诺酮类药物或多西环素，如果分离出的菌株对青霉素敏感就用青霉素类，克林霉素是一个替代选择。在抗菌敏感试验结果出来之前，建议首选环丙沙星作为主要抗菌成分治疗各种形式的系统性炭疽，左氧氟沙星和莫西沙星都是环丙沙星的等效替代品。由于固有耐药性，头孢菌素和磺胺类药物都不应使用。

严重系统性或有生命危险的炭疽治疗建议可以在 wwwnc.cdc.gov/eid/article/20/2/13-0687_intro 查找。孕期、产后和哺乳期炭疽的预防和治疗建议可以在 wwwnc.cdc.gov/eid/article/20/2/13-0611_intro 查找。

## ■ 预防措施

2010 年 CDC 发布了关于暴露前使用炭疽疫苗和暴露后对未接种疫苗人群管理的更新建议（www.cdc.gov/mmwr/preview/mmwrhtml/rr5906a1.htm）。不建议旅行者接种炭疽疫苗，一般的旅行者也很难获得炭疽疫苗。前往炭疽流行地区，旅行者避免直接或间接接触动物尸体；不应该食用即使屠杀时是健康的，未经卫生人员检疫的动物肉类。

使用或接触动物皮革制成的鼓而感染炭疽的风险非常低。2006 年，6 例发生在美国和英国的炭疽（包括所有 3 种形式：皮肤、胃肠道和吸入性）与制作或使用动物皮革的鼓有关。这些病例中有一些是致命的。旅行者如果想从炭疽流行地区带回动物皮革制作鼓类，应在进口前考虑存在的卫生健康风险。

无法检测动物产品是否被炭疽杆菌孢子污染。拥有或使用动物皮革制鼓的人应该向医生上报任何不明原因的发热或新的皮肤损伤，以及动物皮革制鼓的接触史。

CDC 禁止进口山羊皮革类纪念品，如从海地进口山羊皮鼓是被禁止的（见第六章，携带动物和动物产品通过国境口岸）。进口动物产品，包括加工过或未经加工的牛皮和山羊皮，由美国农业部门管理（USDA）。来自炭疽流行地区的动物来源的战利品或纪念品，如要进口美国，必须出具国际兽医认证声明它们来自未感染炭疽动物或它们已按照国际条例消毒过。已被鞣制过，泡制在盐和矿物盐溶液中，或石灰处理过的牛皮或山羊皮认为可减少传染病风险，在这种情况下可以进口。更详细信息，请查阅 USDA 网站：www.aphis.usda.gov/import_export/animals/animal_import/animal_imports.shtml 和世界动物卫生组织（OIE）陆地动物健康部分 www.oie.int/en/international-standard-setting/terrestrial-code/accessonline。

CDC 网址：www.cdc.gov/anthrax/

## 参考书目

1. Bales ME, Dannenberg AL, Brachman PS, Kaufmann AF, Klatsky PC, Ashford DA. Epidemiologic response to anthrax outbreaks: field investigations, 1950–2001. Emerg Infect Dis. 2002 Oct; 8(10): 1163–74.

2. CDC. Gastrointestinal anthrax after an animal-hide drumming event—New Hampshire and Massachusetts, 2009. MMWR Morb Mortal Wkly Rep. 2010 Jul 23; 59(28): 872–7.

3. Eurosurveillance editorial team. Probable human anthrax death in Scotland. Euro Surveill. 2006; 11(8): E060817.2.

4. Griffith J, Blaney D, Shadomy S, Lehman M, Pesik N, Tostenson S, et al. Investigation of inhalation anthrax case, United States. Emerg Infect Dis. 2014 Feb; 20(2): 280–3.

5. Hanczaruk M, Reischl U, Holzmann T, Frangoulidis D, Wagner DM, Keim PS, et al. Injectional anthrax in heroin users, Europe, 2000–2012. Emerg Infect Dis. 2014 Feb; 20(2): 322–3.

6. Hendricks KA, Wright ME, Shadomy SV, Bradley JS, Morrow MG, Pavia AT, et al. Centers for disease control and prevention expert panel meetings on prevention and treatment of anthrax in adults. Emerg Infect Dis. 2014 Feb; 20(2).

7. Meaney-Delman D, Zotti ME, Creanga AA, Misegades LK, Wako E, Treadwell TA, et al. Special considerations for prophylaxis for and treatment of anthrax in pregnant and postpartum women. Emerg Infect Dis. 2014 Feb; 20(2).

8. Van den Enden E, Van Gompel A, Van Esbroeck M. Cutaneous anthrax, Belgian traveler. Emerg Infect Dis. 2006 Mar; 12(3): 523–5.

# B 病毒

## D. Scott Schmid

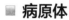 **病原体**

Macacine（短尾猴 / 猕猴）疱疹病毒或 B 病毒，属于疱疹病毒科有包膜的双

链 DNA 病毒。B 病毒通常也被称为乙型疱疹猿疱疹病毒或乙型疱疹病毒。B 病毒常见于猕猴，旧大陆猴的一个属。

## 传播途径

传播通常由感染猕猴咬伤或抓伤引起，但也可通过接触感染猕猴的体液或组织而引起。唯一有记录的人－人传播病例，是一名妇女直接接触感染配偶的伤口而被感染。

## 流行病学特征

猕猴是 B 病毒的天然宿主。其他灵长类动物没有携带 B 病毒感染的风险，除非它们接触感染猕猴而被感染。尽管猕猴 B 病毒感染通常是隐性感染或只引起轻微疾病，但人类感染后不治疗病死率接近 70%。大部分有 B 病毒感染风险的人群为兽医、实验室工作者和其他与旧大陆猕猴或猴子细胞培养密切接触者，但人感染病例很少见。从 1932 年发现 B 病毒至今，只记录了 31 例人感染病例。

## 临床表现

尽管潜伏期可以短至 3~7 天，该病通常于暴露后 1 个月内发病。疾病的初期症状一般包括流感样症状（发热、头痛、肌痛）和暴露部位附近有时有水泡样病变。局部神经症状，如伤口周围可能会产生疼痛、麻木或发痒的感觉。也可能产生淋巴结炎、淋巴管炎、恶心、呕吐和腹部疼痛症状。感染蔓延至中枢神经系统（CNS）导致急性上行性脑脊髓炎。大多数累及中枢神经系统的患者最终会死亡，即使进行抗病毒治疗和支持疗法，那些幸免存活下来的患者一般存在严重神经系统后遗症。上行性麻痹相关的呼吸衰竭是导致死亡最常见原因。

## 诊断

在美国，人 B 病毒感染的诊断性检测只能在佐治亚州立大学国家 B 病毒资源中心进行。来自临床样本的 B 病毒直接培养是诊断感染的标准，但这项检测要求在四级生物安全防护设施实验室进行。

## 治疗

任何疑似暴露，立即救治是至关重要的。伤口应立即彻底冲洗，并用肥皂、浓缩洗涤水溶液、聚维酮碘或洗必泰和水充分洗涤。伤口接着应在流水下冲 15～20 分钟。出现尿液溅入眼睛的情况，应用无菌生理盐水或水反复冲洗 15 分钟。**诊断送检用标本不应该在冲洗前从伤口获取，因为有导致病毒更深入伤口的风险。**

推荐抗病毒治疗作为高位暴露后的预防（见 www.cdc.gov/herpesbvirus/firstaid-treatment.html）。推荐伐昔洛韦作为暴露后预防首选药物，替代药物为阿昔洛韦。如果已诊断为 B 病毒感染，静脉注射阿昔洛韦还是更昔洛韦，取决于中枢神经系统症状是否出现。

## 预防措施

遵守实验室和动物机构规章制度可以降低 B 病毒在实验室工作人员之间传播的风险。旅行者到有放养猕猴的公园和其他旅游景点（如一些宗教寺庙）时应避免接触这些动物（包括喂食或抚摸它们）。

CDC 网址：www.cdc.gov/herpesbvirus/index.html

### 参考书目

1. Chosewood LC, Wilson DE, editors. Biosafety in Microbiological and Biomedical Laboratories. 5th ed. Washington, DC: US Department of Health and Human Services; 2007. Section VIII—Agent summary statements; [cited 2014 Sep 22]; p. 205–8. Available from: http://www.cdc.gov/biosafety/publications/bmbl5/index.htm.

2. CDC. Notice to readers: Occupational safety and health in the care and use of nonhuman primates. MMWR. 2003; 52(38): 920.

3. Cohen JI, Davenport DS, Stewart JA, Deitchman S, Hilliard JK, Chapman LE, et al. Recommendations for prevention of and therapy for exposure to B virus (*Cercopithecine herpesvirus* 1). Clin Infect Dis. 2002 Nov 15; 35(10): 1191–203.

④ National Association of State Public Health Veterinarians. Compendium of measure to prevent disease associated with animals in public settings, 2009. MMWR Recomm Rep. 2009; 58(RR-05): 1–15.

⑤ National Institute for Occupational Safety and Health. Hazard ID 5: *Cercopithicine herpesvirus* 1 (B virus) infection resulting from ocular exposure. Atlanta: CDC; 1999 [cited 2014 Sep 19]. Available from: http://www.cdc.gov/niosh/docs/99–100/.

# 巴尔通体感染

Christina A. Nelson

## ■ 病原体

巴尔通体属革兰阴性菌。人类疾病主要由汉氏巴尔通体 [ 猫抓病（CSD）]、五日热巴尔通体（战壕热）和杆状巴尔通体（卡里翁病）引起。各种各样的巴尔通体可以引起细菌培养阴性的心内膜炎，由巴尔通体导致的其他临床症状也有报道。如 2007 年，一种新的巴尔通体（罗卡利马巴尔通体）在一名从秘鲁回来的患病旅行者身上发现。

## ■ 传播途径

猫抓病通过家猫或野猫抓刮传播，尤其是小猫。通过感染的猫身上的跳蚤叮咬而直接传播给人类也有可能发生，但还未被证实。战壕热通过体虱传播。卡里翁病通过感染了杆状巴尔通体的沙蝇（罗蛉属）传播。

## ■ 流行病学特征

猫抓病和战壕热呈全球分布。在美国，猫抓病更常见于儿童，发病高峰为 9

月～次年 1 月。战壕热主要发生在缺乏适当卫生措施的人群，如难民和无家可归的人。卡里翁病有局限的地理分布，主要在秘鲁、哥伦比亚和厄瓜多尔安第斯山脉海拔 1000～3000m（0.6～1.9 英里）处传播，在玻利维亚、智利已有散发病例报道，危地马拉可能也存在。大部分病例报道发生在秘鲁。前往流行地区的短期旅行者风险较低。

## ■ 临床表现

猫抓病症状包括发热、感染部位丘疹或脓疱，暴露后 1～3 周感染部位同侧淋巴结肿大、触痛。汉塞巴尔通体感染也可能导致持续发热、滤泡性结膜炎、视神经视网膜炎或脑炎。战壕热症状包括发热、头痛、短暂性皮疹和骨痛（主要在小腿、颈和背部）。

一些巴尔通体感染可以导致亚急性心内膜炎症状和体征，通常细菌培养阴性。杆菌性血管瘤病（汉塞巴尔通体和五日热巴尔通体引起）和肝紫癜（汉塞巴尔通体引起）主要发生于 HIV 感染患者。杆菌性血管瘤病可以表现在皮肤、皮下或骨病变处。

卡里翁病有 2 个不同阶段：急性期（奥罗亚热），表现为发热、肌痛、头痛和贫血；出疹期（秘鲁疣），表现为红色至紫色结节性皮肤病变。

## ■ 诊断

猫抓病临床上依据患者典型的临床表现和有相应暴露史来诊断。血清学检测能确诊，尽管在一些情况下，交叉反应可能会影响诊断。汉氏巴尔通体 DNA 也可以通过 PCR 检测或脓液培养或使用特殊技术淋巴结穿刺来检测。

战壕热可以通过从血液中分离出五日热巴尔通体或血清学检测来诊断。当临床实验室用验证过的方法时，PCR 检测也可以帮助诊断弥散性巴尔通体感染。巴尔通体引起的心内膜炎可以通过患者血清学结果升高和心脏瓣膜组织活检进行培养或 PCR 检测来诊断。

奥罗亚热是典型的可通过血培养或在外周血涂片中直接观察细菌来诊断，虽然这些方法的敏感性较低。PCR 检测和血清学检测可以协助诊断。

## ■ 治疗

大部分猫抓病无须治疗，最终会自愈，但一小部分人群会发展成伴有严重并发症的弥散性感染。尽管阿奇霉素能加速淋巴结缩小，使用抗生素来缩短病程仍有争议。

许多抗生素对巴尔通体感染有效，包括青霉素类、四环素类、头孢菌素类和氨基糖苷类抗生素。建议的抗生素方案和疗程因临床疾病不同而各不相同。

## ■ 预防措施

避免与猫玩耍并防止抓伤，尤其是流浪猫和小猫。这点对于免疫缺陷人群特别重要。接触猫之后及时洗手。避免沙蝇和体虱叮咬（见第二章，防蚊、蜱和其他节肢动物）。

CDC 网址：www.cdc.gov/bartonella

### 参考书目

1. Bass JW, Freitas BC, Freitas AD, Sisler CL, Chan DS, Vincent JM, et al. Prospective randomized double blind placebo-controlled evaluation of azithromycin for treatment of cat-scratch disease. Pediatr Infect Dis J. 1998 Jun; 17(6): 447–52.

2. Eremeeva ME, Gerns HL, Lydy SL, Goo JS, Ryan ET, Mathew SS, et al. Bacteremia, fever, and splenomegaly caused by a newly recognized *Bartonella* species. N Engl J Med. 2007 Jun 7; 356(23): 2381–7.

3. Florin TA, Zaoutis TE, Zaoutis LB. Beyond cat scratch disease: widening spectrum of *Bartonella henselae* infection. Pediatrics. 2008 May; 121(5): e1413–25.

4. Fournier PE, Thuny F, Richet H, Lepidi H, Casalta JP, Arzouni JP, et al. Comprehensive diagnostic strategy for blood culture-negative endocarditis: a prospective study of 819 new cases. Clin Infect Dis. 2010 Jul 15; 51(2): 131–40.

5. Maguina C, Gotuzzo E. Bartonellosis. New and old. Infect Dis Clin North Am. 2000 Mar; 14(1): 1–22, vii.

6. Rolain JM, Brouqui P, Koehler JE, Maguina C, Dolan MJ, Raoult D. Recommendations for treatment of human infections caused by *Bartonella* species. Antimicrob Agents Chemother. 2004 Jun; 48(6): 1921–33.

# 布鲁菌病

Marta A. Guerra, Rebekah Tiller, Grishma A. Kharod

## 病原体

兼性、细胞内、革兰阴性球杆菌，已知人类致病菌包括牛布鲁菌、羊布鲁菌、猪布鲁菌和犬布鲁菌。

## 传播途径

最常见的是通过食用来自感染动物的未经巴氏法高温杀菌消毒的奶制品或未煮熟肉类或直接接触感染动物而感染，尤其是刚出生的动物。野生动物可以是布鲁菌的宿主，因此狩猎也有暴露的风险。布鲁菌可通过皮肤伤口、黏膜或吸入进入人体内。人与人之间传播很少见。

## 流行病学特征

高危地区包括地中海盆地、南美洲和中美洲、东欧、亚洲、非洲和中东。在这些地区，布鲁菌病主要是动物源性，在牛、绵羊、山羊和野猪之间流行。

## 临床表现

潜伏期2~4周（范围：5天~5个月）。初始表现非特异性，包括发热、肌痛、疲劳、头痛和夜间盗汗。局灶性感染很常见，并可感染身体大部分器官。

## 诊断

血培养是诊断金标准，但结果并不总是呈阳性反应。如果培养血液、骨髓或其他临床标本，必须告知实验室疑似布鲁菌，因为培养需要更长时间，并且实验室人员进行培养时需要加强个人防护。血清凝集试验是最常见的血清学检查方法，但其他血清检测，包括 ELISA 和 PCR，也已用于诊断。

## ■ 治疗

多西环素、利福平和复方新诺明已用于各种联合治疗，为期至少 6～8 周。如果细菌局限于器官和组织，并引起灶性感染，提示需要手术。延误诊断和不当治疗可能会导致慢性疾病或复发。

## ■ 预防措施

避免食用未经巴氏法高温杀菌的奶制品和未煮熟的肉类。屠宰或加工处理潜在感染布鲁菌的野生动物时应穿防护服。在临床微生物实验室，如果怀疑布鲁菌，培养分离应在三级生物安全实验室条件下进行。

CDC 网址：www.cdc.gov/brucellosis

### 参考书目

1. Al Dahouk S, Nöckler K. Implications of laboratory diagnosis on brucellosis therapy. Expert Rev Anti Infect Ther. 2011 Jul; 9(7): 833–45.

2. Ariza J, Bosilkovski M, Cascio A, Colmenero JD, Corbel MJ, Falagas ME, et al. Perspectives for the treatment of brucellosis in the 21st century: the Ioannina recommendations. PLoS Med. 2007 Dec; 4(12): e317.

3. Arnow PM, Smaron M, Ormiste V. Brucellosis in a group of travelers to Spain. JAMA. 1984 Jan 27; 251(4): 505–7.

4. Memish ZA, Balkhy HH. Brucellosis and international travel. J Travel Med. 2004 Jan–Feb; 11(1): 49–55.

5. Pappas G, Papadimitriou P, Akritidis N, Christou L, Tsianos EV. The new global map of human brucellosis. Lancet Infect Dis. 2006 Feb; 6(2): 91–9.

6. World Health Organization. Brucellosis. Geneva: World Health Organization; 2012 [cited 2014 Jun 23]. Available from: http://www.who.int/zoonoses/diseases/brucellosis/en.

# 弯曲菌病

Aimee L. Geissler, Barbara E. Mahon

## ■ 病原体

感染是由弯曲菌科的革兰阴性、螺旋状微需氧菌引起。大多数感染由空肠弯曲菌造成，其他种类包括大肠弯曲菌也会引起感染。许多家养和野生动物肠道正常携带空肠弯曲菌和大肠弯曲菌。

## ■ 传播途径

主要传播方式包括食用污染的食物（特别是未煮熟的鸡肉和生鸡肉污染的食物）、饮用污染的水或牛奶（未经巴氏杀菌的奶最常见）和接触动物，特别是养殖动物如牛和鸡，还有家养的猫和狗。弯曲菌也可以在人与人之间通过粪－口途径传播。

## ■ 流行病学特征

弯曲菌是全球细菌性腹泻疾病的主要原因之一，在美国，每年估计造成 130万人致病。弯曲菌是实验室确诊的从世界各地返回美国的旅行者中最常见的肠道致病菌。感染风险最高的是前往非洲和南美洲的旅行者，尤其是酒店卫生条件差和卫生设施不足地区。感染剂量很低，含菌量小于 500 即可引起疾病。

## ■ 临床表现

潜伏期通常 2～4 天。弯曲菌病表现为腹泻（常为血性的）、腹痛、发热，偶见恶心和呕吐。可能发生更严重的症状，包括脱水、菌血症和类似急性阑尾炎或溃痉性结肠炎症状。在格林－巴利综合征（GBS）病例中，弯曲菌是最常见的前期感染。GBS 症状通常在弯曲菌肠炎发病后 1～3 周开始出现。

## 诊断

诊断通常是基于粪便标本在 42℃（107.6℉）、低氧含量情况下用选择性培养基培养 72 小时后，从粪便中分离出弯曲菌。通过粪便相位对比或暗视野镜检观察细菌的动力和弧形、螺旋形或 S 形杆菌，可以提供弯曲菌肠炎的快速初步诊断依据。快速非培养检测，包括抗原检测和核酸检测，都变得更加普遍和常用。粪便抗原检测的敏感性和特异性是会变化的，在低患病率环境下，阳性预测值会较低。因此，实验室应通过培养来确认粪便抗原检测阳性结果。核酸检测最近已被批准并显示出比抗原检测具有更高的敏感性和特异性。

## 治疗

本病一般为自限性，持续一周或更短时间。疾病早期抗生素治疗能缩短疾病症状持续时间。如果缺乏诊断性检测，弯曲菌病不能区分于其他原因引起的旅行者腹泻，因此旅行者根据经验使用抗生素应遵循旅行者腹泻的准则。

对抗生素的耐药率，特别是喹诺酮类药物的耐药率，在过去 20 年急剧上升，并且高耐药率现在可见于世界很多地区。出国旅行是感染耐药弯曲菌的一个危险因素。感染弯曲菌病并且经验性使用喹诺酮治疗失败的归来旅行者，临床医生应该怀疑有耐药株感染。当证实或怀疑喹诺酮耐药时，阿奇霉素通常是治疗的替代选择，尽管已有大环内酯类耐药的报道。

## 预防措施

没有可用的疫苗，建议采取食物和水的预防措施（见第二章，食物和水的注意事项）。不推荐抗生素预防。

CDC 网址：www.cdc.gov/nczved/divisions/dfbmd/diseases/campylobacter

**参考书目**

1. Coker AO, Isokpehi RD, Thomas BN, Amisu KO, Obi CL. Human campylobacteriosis in developing countries. Emerg Infect Dis. 2002 Mar; 8(3): 237−44.

2. Friedman CR, Hoekstra RM, Samuel M, Marcus R, Bender J, Shiferaw B, et al. Risk factors for sporadic *Campylobacter* infection in the United States: a case-control study in FoodNet sites. Clin Infect Dis. 2004 Apr 15; 38 Suppl 3: S285−96.

3. Humphrey T, O'Brien S, Madsen M. Campylobacters as zoonotic pathogens: a food production perspective. Int J Food Microbiol. 2007 Jul 15; 117(3): 237−57.

4. Kassenborg HD, Smith KE, Vugia DJ, Rabatsky-Ehr T, Bates MR, Carter MA, et al. Fluoroquinolone-resistant *Campylobacter* infections: eating poultry outside of the home and foreign travel are risk factors. Clin Infect Dis. 2004 Apr 15; 38 Suppl 3: S279−84.

5. Kendall ME, Crim S, Fullerton K, Han PV, Cronquist AB, Shiferaw B, et al. Travel associated enteric infections diagnosed after return to the United States, Foodborne Diseases Active Surveillance Network (FoodNet), 2004−2009. Clin Infect Dis. 2012 Jun; 54 Suppl 5: S480−7.

6. Moore JE, Barton MD, Blair IS, Corcoran D, Dooley JS, Fanning S, et al. The epidemiology of antibiotic resistance in *Campylobacter*. Microbes Infect. 2006 Jun; 8(7): 1955−66.

7. World Health Organization. The global view of campylobacteriosis: report of an expert consultation. Geneva: World Health Organization; 2012 [cited 2014 Sep 17]. Available from: http: //apps.who.int/iris/bitstream/10665/80751/1/9789241564601_eng.pdf?ua=1.

# 基孔肯雅热

J. Erin Staples，Susan L. Hills，Ann M. Powers

## ■ 病原体

基孔肯雅病毒（CHIKV）是单链 RNA 病毒，属于披膜病毒科甲病毒属。

## ■ 传播途径

CHIKV 通过受感染的伊蚊叮咬而传播给人类，主要是埃及伊蚊和白纹伊蚊。非人类和人类灵长类是病毒主要宿主，疾病暴发时发生人源性（人类 – 至 – 传播媒介 – 至 – 人类）传播。有血源性传播的可能，有一个病例记录了一位医务工作者在为感染患者抽血时被针刺伤而感染。还有病例记录了实验室接触血液而感染和通过暴露在实验室中气溶胶而感染的人员。

患者在病毒血症期时，患者传播病毒至叮咬的蚊子或通过血液传播的风险最高，通常在疾病最初的 2～6 天。已有病例记录了母婴传播，母亲在分娩时处于病毒血症期传播风险最大。研究还未发现母乳含有 CHIKV。

## ■ 流行病学特征

CHIKV 经常造成高患病率的大暴发，影响病毒流行地区三分之一至四分之三人口。非洲、亚洲、欧洲、印度洋岛屿和太平洋岛屿已发生过 CHIKV 疾病暴发。在 2013 年末，报道了发生在美洲加勒比海岛屿上的第一例地方获得性基孔肯雅热病例。从那时起，CHIKV 在美洲继续蔓延，加勒比海和几个北美洲、中美洲和南美洲国家已有病例报道。考虑到人类高水平的病毒血症和埃及伊蚊与白纹伊蚊的全球性分布，有通过感染的旅行者将 CHIKV 输入到新地区的风险。

对于旅行者来说，最危险的情况是前往正在流行这个疾病的地区（最新更新信息见 CDC 旅行者健康网站旅行健康通知部分 wwwnc.cdc.gov/travel/notices）。大多数流行发生在热带地区的雨季，干燥季节风险降低。尽管如此，因为开放的水容器是蚊媒滋生的场所，也可导致干旱期后疾病暴发。CHIKV 感染的风险一整天都存在，作为主要传播媒介的埃及伊蚊，主要在白天进行攻击性的叮咬。埃及伊蚊在室内和室外住所附近都可叮咬。它们主要在当地储水容器滋生，包括水桶和花盆。

成人和儿童都可能感染，并出现症状。2010～2013 年，前往已知的正在暴发地区的美国旅行者中，确诊或报道了 110 例基孔肯雅热病例。然而，随着美洲疾病的暴发，至 2014 年 8 月底，已报道有大于 700 例来自美国各州的基孔肯雅热病例。尽管大多数是在旅行者当中，也有一些病例是在美国本土获得。另外，2014 年中，美国一些领土（波多黎各、美属维尔京群岛和美属萨摩亚）已报道本土病例。

## ■ 临床表现

大约 3%～28% 的人感染 CHIKV 后表现为隐性感染。出现症状的患者，潜伏期通常 3～7 天（范围：1～12 天）。疾病最常表现为突然高热［温度通常大于 102 ℉（39℃）］和关节疼痛。其他症状包括头痛、肌痛、关节炎、结膜炎、恶心、呕吐或斑丘疹样皮疹。发热通常持续几天到一周，热型可以为双峰热。关节症状通常严重，使人衰弱。他们通常涉及多个关节，典型双边的和对称的。最常见于手和脚，但也可累及近端关节。皮疹一般出现在发热开始后。通常涉及躯干和四肢，但也可以包括手掌、脚底和脸。

异常实验室结果包括血小板减少、淋巴细胞减少和肌酐升高、肝酶升高。严重并发症少见，包括心肌炎、眼部疾病（葡萄膜炎、视网膜炎）、肝炎、急性肾脏疾病、严重球形病变和神经系统疾病，如脑膜脑炎、格林－巴利综合征、脊髓炎或颅神经麻痹。明确的严重疾病高危人群包括围产期新生儿、大于 65 岁成人和有潜在疾病的人，如高血压、糖尿病或心脏疾病。

基孔肯雅热急性症状通常 7～10 天缓解。与 CHIKV 感染相关死亡很少发生并主要发生于老年人。一些患者急性疾病后几个月会有风湿疾病症状的复发，如多关节痛、多发性关节炎、腱鞘炎或雷诺综合征。已有研究报道，患者病后发生关节持续疼痛几个月或几年的比例可变，范围从 5% 至 60%。

孕妇有类似的症状和预后，并且大多数孕期 CHIKV 感染不会传染给胎儿。但如果发生分娩时传播，婴儿会产生并发症，包括神经系统疾病、出血症状和心肌疾病。也有少量母亲 CHIKV 感染后自然流产的报道。

## ■ 诊断

CHIKV 感染的鉴别诊断取决于临床症状和体征，以及患者的流行病史。应该考虑与一些疾病的鉴别诊断，包括登革热、疟疾、钩端螺旋体病、细小病毒、A 群链球菌病、风疹、麻疹、腺病毒、传染病后关节炎、风湿疾病或甲病毒感染（包括马雅罗病毒、罗斯河病毒、巴尔马森林病毒、O'nyongnyong 和辛德毕斯病毒）。

初步诊断基于患者的临床特征、旅行地点和时间及活动情况。实验室诊断通常由血清检测到病毒、病毒核酸或病毒特异性 IgM 和中和抗体来确定。症状开始后的第一周，CHIKV 感染通常通过血清病毒培养或核酸扩增来诊断。CHIKV 特异性

IgM 和中和抗体通常产生至疾病开始后第一周后期。因此，为了明确排除诊断，急性期检测结果阴性的患者，恢复期应再次留取标本检测。

在美国，CHIKV 检测是在 CDC、一些州卫生部门实验室和商业实验室进行。医务工作者必须向所在州或当地卫生部门报告疑似基孔肯雅热病例，以便于诊断和降低本地传播风险。鼓励州卫生部门通过 ArboNET，即全国虫媒病毒疾病监测系统，向 CDC 报告实验室确诊病例。

## ■ 治疗

没有针对基孔肯雅热的特异抗病毒疗法。治疗为对症治疗，包括休息、补液、使用止痛药和退烧药。非甾体抗炎药可以缓解急性发热和疼痛。在登革热流行地区，为了避免出血的风险，排除登革热后才可将对乙酰氨基酚类药物作为治疗发热和关节疼痛的首选一线用药。持续关节疼痛的患者，使用非甾体抗炎药、皮质类固醇药物（包括外用制剂）和物理疗法可以减轻症状。

## ■ 预防措施

没有疫苗和预防药物。预防 CHIKV 感染最好的方法是避免蚊子叮咬（见第二章，防蚊、蜱和其他节肢动物）。旅行者患严重疾病的风险增加时，包括有潜在疾病的旅行者和孕晚期的女性（增加未出生婴儿患病风险），可以考虑避免去疾病暴发地区。如果旅行不可避免，强调预防蚊子叮咬保护措施的必要性。

CDC 网址：www.cdc.gov/chikungunya

### 参考书目

1. CDC. Geographic distribution of chikungunya virus. Atlanta: CDC; 2014 [updated March 2014; cited 2014 Mar 31]. Available from: http://www.cdc.gov/chikungunya/geo/index.html.

2. Kularatne SA, Gihan MC, Weerasinghe SC, Gunasena S. Concurrent outbreaks of chikungunya and dengue fever in Kandy, Sri Lanka, 2006–07: a comparative analysis of clinical and laboratory features. Postgrad Med J. 2009 Jul; 85(1005): 342–6.

3. Lee VJ, Chow A, Zheng X, Carrasco LR, Cook AR, Lye DC, et al. Simple clinical and laboratory predictors of chikungunya versus dengue infections in adults. PLoS Negl Trop Dis. 2012; 6(9): e1786.

4. Leparc-Goffart I, Nougairede A, Cassadou S, Prat C, de Lamballerie X. Chikungunya in the Americas. Lancet. 2014 Feb 8; 383(9916): 514.

5. Lindsey NP PH, Kosoy O, Laven J, Messenger S, Staples JE, Fischer M. Chikungunya virus disease in travelers—United States, 2010–2013. Poster session presented at: Council of State and Territorial Epidemiologist Annual Meeting; 2014 Jun 22–26; Nashville, TN.

6. Pan American Health Organization and CDC. Preparedness and response for chikungunya virus introduction in the Americas. Washington, DC: Pan American Health Organization; 2011 [cited 2014 Sep 17]. Available from: http: //new.paho.org/hq/index.php?option=com_content&view=articl e&id=3545&Itemid=2545&lang=en.

7. Rajapakse S, Rodrigo C, Rajapakse A. Atypical manifestations of chikungunya infection. Trans R Soc Trop Med Hyg. 2010 Feb; 104(2): 89–96.

8. Rezza G, Nicoletti L, Angelini R, Romi R, Finarelli AC, Panning M, et al. Infection with chikungunya virus in Italy: an outbreak in a temperate region. Lancet. 2007 Dec 1;370(9602): 1840–6.

9. Thiberville SD, Moyen N, Dupuis-Maguiraga L, Nougairede A, Gould EA, Roques P, et al. Chikungunya fever: epidemiology, clinical syndrome, pathogenesis and therapy. Antiviral Res. 2013 Sep; 99(3): 345–70.

# 霍乱

Janell A. Routh，Anna　E. Newton，Eric Mintz

## ■ 病原体

霍乱是一种由 O1 型或 O139 型产毒霍乱弧菌引起的急性细菌性肠道感染。许多其他血清型的霍乱弧菌，含有或者不含有霍乱毒素基因的（包括 O1 和 O139 血清型非产毒菌株），也能引起霍乱样疾病。仅有血清型为 O1 和 O139 的产毒菌株能引起大规模的流行，并且需要向世界卫生组织（WHO）报告。

O1 型霍乱弧菌有 2 个生物型，古典生物型和埃尔托生物型，每种生物型含有 2 种不同的血清型，稻叶型和小川型。不同生物型感染的体征常常不能区分，而且很多人感染埃尔托生物型仅为隐性感染或仅出现轻微症状。全球，大部分霍乱病例是由 O1 埃尔托生物型引起。近年来，一种含有古典生物型和埃尔托生物型两种生物型特征，并且可能比原来埃尔托生物型更致命的埃尔托生物型变异菌株出现在亚洲，并蔓延到非洲和加勒比海地区。这个菌株导致了伊斯帕尼奥拉岛霍乱流行，并可能会造成更严重的霍乱病情和更高的死亡率。

## ◼ 传播途径

产毒 O1 型、O139 型霍乱弧菌是可以在淡水和微咸水中独立生存的细菌，通常与桡足类或其他浮游动物、甲壳类动物和水生植物有关。霍乱感染大部分情况下是由于饮用了含有霍乱弧菌或感染患者粪便污染的水。其他常见的传播媒介包括受污染的鱼和贝类。而其他食物，包括农产品，很少有牵连。有报道发生人与人直接接触传播，但不常见。流行期间，甚至有医务工作者也被感染。

## ◼ 流行病学特征

霍乱在大约 50 个国家流行，有突发大流行的潜在可能性。不幸的是，大多数未报告的 O1 型霍乱弧菌流行发生在非洲许多地区、南亚和东南亚。在 20 世纪 90 年代早期，O139 型霍乱弧菌迅速蔓延整个亚洲，至今仍在亚洲一些地区流行。2010 年 10 月，在一次破坏了海地首都太子港和周围地区的毁灭性地震后 10 个月，海地开始了一场霍乱大流行。可预见未来霍乱可能持续在海地保持流行水平，并有区域内暴发和病例数增加的潜在可能，尤其是在雨季。在海地流行暴发后，霍乱蔓延到了许多其他国家，包括多米尼克共和国和古巴。前往或来自加勒比地区有关的散发病例可能会继续发生。

2001～2013 年，123 例在美国的确诊病例都是输入性病例，其中，63 例与伊斯帕尼奥拉岛流行有关。前往霍乱地方性流行地区或正在流行国家的旅行者感染风险最高。虽然美国旅行者中的病例数在 2013 年已经降到 2010 年水平，海地仍是旅行相关霍乱病例的主要来源。旅行者如果仅是一般旅游行程，注意安全饮食和卫生预防措施，即使在报道有霍乱的国家，实际上也没有感染霍乱的风险。在流行或暴发地区，如果饮用未经处理的水、不遵守适当的卫生建议或食用没有加工或简单加工食物，尤其是海产品，风险会增加。尽管很少发生，已报告有一些美国医务工作者在海地和美国照顾霍乱患者时感染霍乱的病例。

## ■ 临床表现

霍乱通常表现为一个无发热水样泻。严重霍乱为急性、大量水样泻、米泔水样便，同时频繁恶心和呕吐，很快导致严重脱水。症状和体征包括心动过速、皮肤失去弹性、黏膜干燥、低血压和口渴。其他症状包括肌肉痉挛，是电解质紊乱的继发症状。如果不治疗，体液迅速流失会导致严重脱水，低血容量性休克，几小时内死亡。如果及时和充分补液，病死率（CFRs）< 1%。

## ■ 诊断

霍乱可通过大便培养或直肠拭子培养确诊。可用 Cary-Blair 培养基运送，选择性培养基，如牛磺胆酸盐－亚碲酸盐－明胶琼脂和硫代硫酸盐－柠檬酸盐－胆汁盐琼脂可用于分离与鉴定。国家卫生部门实验室可以提供分离霍乱弧菌血清型的试剂。商品化快速检测试剂盒不能用于抗生素敏感试验和分型，也不能作为常规诊断方法。在美国，所有分离所得的霍乱弧菌应该通过国家卫生部门实验室送到 CDC 做霍乱毒素测试和分型。霍乱是一种国家法定报告传染病。

## ■ 治疗

补液是霍乱治疗的关键。口服补液盐，必要时，静脉补充液体和电解质，如果补液及时并充足，可以降低病死率至 < 1%。抗生素可以减少液体需求和疾病持续时间，中度和重度病例需要抗生素治疗。无论何时，只要有可能，应做抗菌药物敏感试验，以便指导治疗，药敏可以包括多西环素、四环素、红霉素、阿奇霉素或环丙沙星。多重耐药株已经出现，尤其是在南亚，喹诺酮、磺胺类和四环素都已耐药。来自伊斯帕尼奥拉岛的菌株也是多重耐药，然而，它还是对多西环素和四环素

敏感。锌补充疗法能减轻霍乱和资源有限地区儿童其他的腹泻疾病的严重性，并能
缩短病程。

## 预防措施

安全的饮食、勤洗手是预防霍乱的关键（见第二章，食物和水的注意事项），不建议
药物预防。

在美国，现在还没有获得批准的霍乱疫苗。两种通过世卫组织预审资格的霍
乱口服疫苗在除美国以外很多国家使用，分别是 Dukoral（荷兰库赛尔生物科技公
司）和 Shanchol（印度珊撒生物科技公司）。没有国家和地区将接种霍乱疫苗作
为入境条件。

关于 Dukoral 的更多信息可从库赛尔公司获得（www.crucell.com），Shanchol
相关信息可从珊撒生物科技公司获得（www.shanthabiotech.com）。

CDC 网址：www.cdc.gov/cholera

## 参考书目

1. Gaffga NH, Tauxe RV, Mintz ED. Cholera: a new homeland in Africa? Am J Trop Med Hyg. 2007 Oct; 77(4): 705–13.

2. Haitian Ministry of Public Health and Population (MSPP). Ministere de la SantePubliqueet de la Population. Port-au-Prince, Haiti: Haitian Ministry of Public Health and Population; 2013 [cited 2014 Jun 19]. Available from: http: //mspp.gouv.ht.

3. Harris JB, Larocque RC, Charles RC, Mazumder RN, Khan AI, Bardhan PK. Cholera's western front. Lancet. 2010 Dec 11; 376(9757): 1961–5.

4. Harris JB, LaRocque RC, Qadri F, Ryan ET, Calderwood SB. Cholera. Lancet. 2012 Jun 30; 379(9835): 2466–76.

5. Loharikar A, Newton AE, Stroika S, Freeman M, Greene KD, Parsons MB, et al. Cholera in the United States, 2001–2011: a reflection of patterns of global epidemiology and travel. Epidemiol Infect. 2014 May 27: 1–9.

6. Lucas ME, Deen JL, von Seidlein L, Wang XY, Ampuero J, Puri M, et al. Effectiveness of mass oral cholera vaccination in Beira, Mozambique. N Engl J Med. 2005 Feb 24; 352(8): 757–67.

7 Schilling KA, Cartwright EJ, Stamper J, Locke M, Esposito DH, Balaban V, et al. Diarrheal illness among US residents providing medical services in Haiti during the cholera epidemic, 2010–2011. J Travel Med. 2014 Jan-Feb; 21(1): 55–7.

8 Sur D, Lopez AL, Kanungo S, Paisley A, Manna B, Ali M, et al. Efficacy and safety of a modified killed-whole-cell oral cholera vaccine in India: an interim analysis of a cluster randomised, double-blind, placebo-controlled trial. Lancet. 2009 Nov 14; 374(9702): 1694–702.

9 World Health Organization. Cholera, 2012. Wkly Epidemiol Rec. 2013 Aug 2; 88(31): 321–34.

# 球孢子菌病

Tom M. Chiller

## ■ 病原体

真菌粗球孢子菌和 posadasii 孢子菌。

## ■ 传播途径

吸入环境空气中或人类破坏土壤活动产生或自然灾害产生的含真菌孢子的尘埃而感染。人与人之间不传播。

## ■ 流行病学特征

流行于干旱地区，包括在美国西南部的干旱地区。美国以外，球孢子菌病流行于中美洲和南美洲某些地区。旅行者如果参与暴露于尘土的活动，如建筑施工、园林绿化、采矿、农耕、考古发掘、军事演习和类似越野自行车的娱乐活动，感染风险会增加。

## 临床表现

潜伏期7～21天。大多数感染（60%）是隐性感染。显性感染范围是从一种自限性流感样疾病至原发性肺球孢子菌病，自限性流感样疾病表现为发热、皮疹、肌肉痛、干咳、体重减轻和全身乏力，原发性肺球孢子菌病表现为肺炎伴胸片改变。

少数情况下，可能会发展成严重肺病或散播至中枢神经系统、关节、骨骼或皮肤。发展为严重肺部疾病风险高的人群常为患有糖尿病或近期有吸烟史的老年人和社会收入较低的人。发展为播散性疾病风险增加的人群包括非洲裔美国人和菲律宾人、有免疫缺陷情况的人（如HIV）和孕妇，尤其是在妊娠晚期。

## 诊断

诊断最好采用血清学、组织病理学和培养的方法。血清学检测能有效确诊和提供预后情况。

## 治疗

一些专家建议，如果没有严重或转移性疾病危险因素的人，无须治疗，疾病多为自限性。另一些专家建议可进行治疗以减少症状强度或持续时间。发展为播散性疾病风险高的人，一旦诊断为急性球孢子菌病，应接受抗真菌治疗。另外，严重急性肺部疾病、慢性肺部感染或转移性疾病应接受抗真菌治疗。根据临床情况，可以使用唑类抗真菌药物（如氟康唑或伊曲康唑）或两性霉素B。

## 预防措施

在流行地区避免暴露于室外尘埃。

CDC网址：www.cdc.gov/fungal/diseases/coccidioidomycosis

### 参考书目

① Ampel NM. Coccidioidomycosis: a review of recent advances. Clin Chest Med. 2009 Jun; 30(2): 241–51.

② CDC. Coccidioidomycosis in travelers returning from Mexico—Pennsylvania, 2000. MMWR. 2000; 49(44): 1004–6.

③ Chiller TM, Galgiani JN, Stevens DA. Coccidioidomycosis. Infect Dis Clin North Am. 2003 Mar; 17(1): 41–57, viii.

④ Crum NF, Lederman ER, Stafford CM, Parrish JS, Wallace MR. Coccidioidomycosis: a descriptive survey of a reemerging disease. Clinical characteristics and current controversies. Medicine (Baltimore). 2004 May; 83(3): 149–75.

⑤ Galgiani JN, Ampel NM, Blair JE, Catanzaro A, Johnson RH, Stevens DA, et al. Coccidioidomycosis. Clin Infect Dis. 2005 Nov 1; 41(9): 1217–23.

⑥ Rosenstein NE, Emery KW, Werner SB, Kao A, Johnson R, Rogers D, et al. Risk factors for severe pulmonary and disseminated coccidioidomycosis: Kern County, California, 1995–1996. Clin Infect Dis. 2001 Mar 1; 32(5): 708–15.

# 隐孢子虫病

Michele C. Hlavsa, Lihua Xiao

## ■ 病原体

在隐孢子虫属的许多原生动物寄生虫之间，人隐孢子虫和微小隐孢子虫最常引起人类感染。

## ■ 传播途径

隐孢子虫通过粪－口途径传播。它的感染剂量低，能长期存活在潮湿环境中，具有持久的传播性，并极度耐受氯，因此隐孢子虫非常适合通过污染的饮用水或游憩用水传播，例如游泳池。通过污染的食物或接触受感染的人或污染的表面也可以发生传播。

## ■ 流行病学特征

隐孢子虫病全球流行。有研究发现，22 个美国维和部队志愿者，9 个在非洲执行任务时产生了抗隐孢子虫 IgG 抗体。国际旅行是美国和其他发达国家散在暴发隐孢子虫病的一个危险因素，然而，很少有研究评估隐孢子虫病在旅行者中的患病率。一项研究发现，在旅行相关腹泻患者中，隐孢子虫感染的患病率为 2.9%，隐孢子虫病与前往亚洲和拉丁美洲旅行明显相关，尤其是印度。另一项研究发现，曾前往 2 个墨西哥城市旅行的北美腹泻患者中，隐孢子虫感染的患病率为 6.4%。这项研究表明隐孢子虫病和旅行的时长有一定关联。

## ■ 临床表现

症状在感染后 2 周（通常 5~7 天）内开始，一般为自限性。最常见症状是水样泻。其他症状可以包括急迫感、里急后重、腹部绞痛、胃肠胀气、恶心、呕吐、体重下降、发热、食欲减退、疲劳、关节痛和头痛。免疫力正常人群，症状通常 2~3 周内缓解，症状完全消失之前，患者在短暂的恢复后有可能会经历一个症状的反复。HIV 感染患者隐孢子虫病的临床表现因为免疫抑制水平变化而不同，从没有症状或短暂性疾病，到疾病复发或慢性腹泻，或甚至会引起霍乱样腹泻，因为消耗和吸收不良导致危及生命。肠外隐孢子虫病（胆道、呼吸道、少见于胰腺）在儿童和免疫缺陷人群已有报道。

## ■ 诊断

隐孢子虫检测通常不包括在常规的虫卵和寄生虫检测中。因此，当怀疑时，临床医生应该特别要求检测这种寄生虫。因为隐孢子虫会间歇排出，所以多次粪便采集（分别在不同的 3 天收集 3 个粪便标本）可以增加试验敏感性。诊断技术包括直接免疫荧光抗体法（被认为金标准）、酶联免疫分析法、快速免疫层析法和改良抗酸染色显微镜检查。当使用快速免疫层析检测试剂盒时，如果未按照制造商说明使用，有可能会产生假阳性结果。可以考虑通过显微镜检确认。

## ■ 治疗

大多数免疫力正常的人会自我康复，无须治疗。硝唑尼特被批准用于治疗年龄 ≥ 1 岁，免疫力正常人群的隐孢子虫病。但对 HIV 感染患者还没有显示出有效的治疗结果。然而，已报道当这些患者采取有效的联合抗反转录病毒疗法，免疫系统重建后，患者临床症状和寄生虫含量都明显改善。蛋白酶抑制剂可能具有直接抗隐孢子虫功能。

## ■ 预防措施

食物和水的预防措施（见第二章，食物和水的注意事项）和勤洗手（www.cdc.gov/handwashing）。隐孢子虫极度耐受卤素（如氯或碘）。水加热至沸腾，持续一分钟或用绝对直径 1 微米的过滤器过滤可以有效处理。含酒精的手部消毒液不能有效对抗寄生虫。预防建议可查找 www.cdc.gov/parasites/crypto/gen_info/prevent.html。

CDC 网址：www.cdc.gov/parasites/crypto

### 参考书目

1. Alinia (nitazoxanide) prescribing information. Tampa, FL: Romark Pharmaceuticals; 2005 [cited 2014 Jun 14]. Available from: http: //www.accessdata.fda.gov/drugsatfda_docs/label/2005/021818lbl.pdf.

2. Cartwright RY. Food and waterborne infections associated with package holidays. J Appl Microbiol. 2003; 94 Suppl: 12S–24S.

3. Kotloff KL, Nataro JP, Blackwelder WC, Nasrin D, Farag TH, Panchalingam S, et al. Burden and aetiology of diarrhoeal disease in infants and young children in developing countries (the Global Enteric Multicenter Study, GEMS): a prospective, case-control study. Lancet. 2013 Jul 20; 382(9888): 209–22.

4 Nair P, Mohamed JA, DuPont HL, Figueroa JF, Carlin LG, Jiang ZD, et al. Epidemiology of cryptosporidiosis in North American travelers to Mexico. Am J Trop Med Hyg. 2008 Aug; 79(2): 210–4.

5 Pantenburg B, Cabada MM, White AC, Jr. Treatment of cryptosporidiosis. Expert Rev Anti Infect Ther. 2009 May; 7(4): 385–91.

6 Roy SL, DeLong SM, Stenzel SA, Shiferaw B, Roberts JM, Khalakdina A, et al. Risk factors for sporadic cryptosporidiosis among immunocompetent persons in the United States from 1999–2001. J Clin Microbiol. 2004 Jul; 42(7): 2944–51.

7 Ungar BL, Mulligan M, Nutman TB. Serologic evidence of Cryptosporidium infection in US volunteers before and during Peace Corps service in Africa. Arch Intern Med. 1989 Apr; 149(4): 894–7.

8 Weitzel T, Wichmann O, Muhlberger N, Reuter B, Hoof HD, Jelinek T. Epidemiological and clinical features of travel-associated cryptosporidiosis. Clin Microbiol Infect. 2006 Sep; 12(9): 921–4.

# 皮肤幼虫移行症

Susan Montgomery

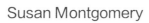

## ■ 病原体

狗和猫的钩虫的幼虫（通常为钩虫属）。

## ■ 传播途径

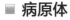

皮肤接触污染的土壤或沙子感染。

## ■ 流行病学特征

据报告，大多数病例发生于前往加勒比海、非洲、亚洲和南美洲的旅行者中。当地动物会在海滩漫游是感染主要来源。短期旅行者与长期旅行者的感染概率是一样的。

## ■ 临床表现

通常入侵皮肤后 1～5 天出现匐行疹，但潜伏期可长达一个月以上。典型的症状是皮肤上出现匐行的条索状红斑，剧烈瘙痒，轻微肿胀。常见部位有脚和臀部，任何与污染土壤接触的皮肤表面都有可能感染。

## ■ 诊断

诊断主要依据特征性皮损，不建议活检。

## ■ 治疗

经皮幼虫移行症是一种自限性疾病，移行的幼虫通常 5～6 周后死亡。治疗可选择阿苯达唑，伊佛霉素有效但尚未批准用于治疗该病。

## ■ 预防措施

穿鞋子和防护衣服以减少与污染土壤接触，坐在地面上时使用能起到屏障作用的东西，例如浴巾。

CDC website：www.cdc.gov/parasites/zoonotichookworm

参考书目

1 Caumes E. Treatment of cutaneous larva migrans. Clin Infect Dis. 2000 May; 30(5): 811–4.

② Gillespie SH. Cutaneous larva migrans. Curr Infect Dis Rep. 2004 Feb; 6(1): 50–3.

③ Heukelbach J, Feldmeier H. Epidemiological and clinical characteristics of hookwormrelated cutaneous larva migrans. Lancet Infect Dis. 2008 May; 8(5): 302–9.

④ Hochedez P, Caumes E. Hookworm-related cutaneous larva migrans. J Travel Med. 2007 Sep–Oct; 14(5): 326–33.

⑤ Lederman ER, Weld LH, Elyazar IR, von Sonnenburg F, Loutan L, Schwartz E, et al. Dermatologic conditions of the ill returned traveler: an analysis from the GeoSentinel Surveillance Network. Int J Infect Dis. 2008 Nov; 12(6): 593–602.

# 环孢子虫病

Barbare L. Herwaldt

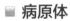

## 病原体

环孢子虫，一种球虫类单细胞寄生虫。

## 传播途径

摄入了感染性环孢子虫卵囊，如食用了受污染的食物或水。

## 流行病学特征

最常见于热带和亚热带地区，这些地区暴发通常是季节性的（如尼泊尔夏季和雨季期间），甚至短期旅行者也会受感染。在美国和加拿大的暴发与进口新鲜农产品有关。

## ■ 临床表现

潜伏期平均 1 周（范围：2 天～2 周以上）。症状经常突然发作，但可以是渐进的，一些人有流感样前驱症状。最常见症状是水样泻，可为难治性大量腹泻。其他症状可以包括厌食、体重减轻、腹部绞痛、腹胀、恶心、呕吐、身体疼痛和低热。如不治疗，疾病可持续数周或数月，伴有一个缓解－复发过程。

## ■ 诊断

依据在粪便标本中检测到环孢子虫卵囊诊断。常规粪便中虫卵或寄生虫检测通常不包括检测环孢子虫除非特别要求检测这种寄生虫。CDC 可提供诊断援助（ www.dpd.cdc.gov/dpdx；404-718-4745；parasites@cdc.gov ）。

## ■ 治疗

磺胺类，还未发现高效替代药品。

## ■ 预防措施

严格执行食物和水的预防措施（见第二章，食物和水的注意事项），氯或碘消毒无效。CDC 网址：www.cdc.gov/parasites/cyclosporiasis

### 参考书目

1. Hall RL, Jones JL, Herwaldt BL. Surveillance for laboratory-confirmed sporadic cases of cyclosporiasis—United States, 1997–2008. MMWR Surveill Summ. 2011 Apr 8; 60(2): 1–11.

2. Herwaldt BL. Cyclospora cayetanensis: a review, focusing on the outbreaks of cyclosporiasis in the 1990s. Clin Infect Dis. 2000 Oct; 31(4): 1040–57.

3. Herwaldt BL. The ongoing sage of US outbreaks of cyclosporiasis associated with imported fresh produce: what Cyclospora cayetanensis has taught us and what we have yet to learn. In: Institute of Medicine, editor. Addressing Foodborne Threats to Health: Policies, Practices, and Global Coordination, Workshop Summary. Washington, DC: National Academies Press; 2006. p. 85–115, 133–40.

④ Ortega YR, Sanchez R. Update on Cyclospora cayetanensis, a food-borne and waterborne parasite. Clin Microbiol Rev. 2010 Jan; 23(1): 218–34.

⑤ Shlim DR. Cyclospora cayetanensis. Clin Lab Med. 2002 Dec; 22(4): 927–36.

# 囊尾蚴病

## Paul T. Cantey

## ▣ 病原体

猪肉绦虫，一种绦虫寄生虫。

## ▣ 传播途径

通过粪便污染的食物或与携带者亲密接触，摄入由人猪带绦虫成虫携带者排出的虫卵。自体感染也有可能。食用被猪囊尾蚴污染的未煮熟猪肉造成绦虫感染（绦虫病），非人囊尾蚴病。

## ▣ 流行病学特征

常见于卫生条件差和猪可以接触到人类粪便的地方。流行地区包括墨西哥、拉丁美洲、撒哈拉以南的非洲、印度和东亚。不常见于旅行者。可见于来自流行地区的移民们。

## 临床表现

平均潜伏期 5 年（范围：1～30 年）。症状取决于囊尾蚴的数量、寄生部位和绦虫的生长阶段。最常见寄生部位是脑实质，伴有迟发性癫痫发作。其他表现包括颅内压增高、脑炎、占位性病变症状和脑积水。任何来自流行地区或潜在暴露于绦虫载体，最近诊断为癫痫发作的成年人都应排除猪囊尾蚴病。

## 诊断

神经影像学检查（CT 或 MRI）和血清学确认检测。最具特异性的血清学检测是酶联免疫斑点检测，但这项检测在单侧实质性病变患者中阴性率可能高达 30%。

## 治疗

症状控制是治疗的关键。抗惊厥药、皮质类固醇药或两者同时使用是适宜的。对于一些病变，手术干预可能是治疗的选择。抗寄生虫治疗（阿苯达唑、吡喹酮）不应该用于严重感染、囊尾幼虫脑炎或颅内压增高患者，因为垂死的囊尾蚴会引起或加重症状。这些病例，首要的是神经系统控制（类固醇、甘露醇）、神经外科手术治疗或两者同时进行。临床医师可咨询 CDC 获得更多诊断和治疗相关信息（CDC Parasitic Diseases Inquiries：404-718-4745 or parasites@cdc.gov）。

## 预防措施

严格执行食物和水的预防措施（见第二章，食物和水的注意事项）。
CDC 网址：www.cdc.gov/parasites/cysticercosis

## 参考书目

1. Garcia HH, Del Brutto OH. Neurocysticercosis: updated concepts about an old disease. Lancet Neurol. 2005 Oct; 4(10): 653–61.

2. Garcia HH, Del Brutto OH, Nash TE, White AC, Jr., Tsang VC, Gilman RH. New concepts in the diagnosis and management of neurocysticercosis (Taenia solium). Am J Trop Med Hyg. 2005 Jan; 72(1): 3–9.

3. Garcia HH, Gonzalez AE, Evans CA, Gilman RH, Cysticercosis Working Group in Peru. *Taenia solium* cysticercosis. Lancet. 2003 Aug 16; 362(9383): 547–56.

4. Sorvillo FJ, DeGiorgio C, Waterman SH. Deaths from cysticercosis, United States. EID 2007 Feb; 13(2): 230–5.

# 登革热

Kay M. Tomashek，Tyler M. Sharp，Harold S. Margolis

## ■ 病原体

登革热，一种急性发热性疾病，通过感染登革病毒（DENV）导致。登革病毒属于黄病毒属，是一种单链 RNA 病毒。登革病毒分为 1、2、3、4 型，感染任何一型都可引起疾病。

## ■ 传播途径

通过被感染的伊蚊叮咬而传播，主要是埃及伊蚊和白纹伊蚊。患者大约有 7 天病毒血症，因此可能通过暴露于感染的血液、器官或其他组织（如骨髓）传播。另外，围产期会发生母婴传播，当母亲生产时刚好处于病毒血症期，这种情况传播给婴儿的危险最大。登革病毒也可以通过母乳传播。

## ■ 流行病学特征

登革热在整个热带和亚热带流行，并且通过 GeoSentinel 监测网络收集的数据分析，是从拉丁美洲、加勒比海和东南亚回来的旅行者发热性疾病的主要原因。登革热发生在全球 100 多个国家（图 3-1 至 3-3），包括波多黎各、美属维尔京群岛和太平洋岛屿。在佛罗里达州、夏威夷和沿着德克萨斯 – 墨西哥边境发生过地区内传播导致的零星暴发。尽管登革热的地理分布和疟疾的类似，但登革热在城市和住宅区比疟疾更具危险。登革热分布图（www.healthmap.org/dengue/index.php）显示了最新的正在传播疾病的地区信息。

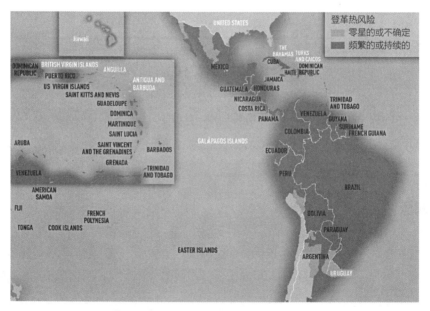

♀ 地图 3-1　登革热在美洲和加勒比分布 [1,2]

1　风险区域按国家划分，除非国家内不同区域有不同风险等级证据存在。在地图上太小而看不到的地区根据他们的风险分类被标记为白色或灰色。

2　基于监测数据、官方报告、已公开发布的研究和专家意见，包括来自 Brady et al 的研究资料，Refining the Global Spatial Limits of Dengue Virus Transmission by Evidence-Based Consensus. PLoS Negl Trop Dis. 2012 Aug 7; 6（8）: e1760. 由 CDC 登革热分部和牛津大学合作编译。

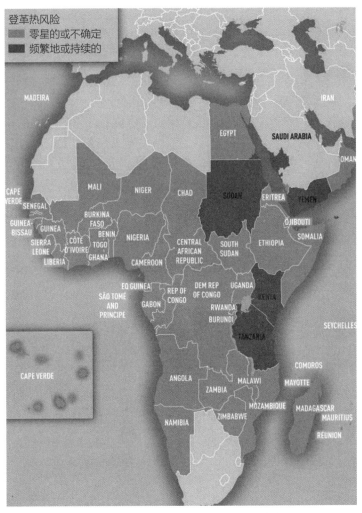

登革热风险
零星的或不确定
频繁地或持续的

📍 地图 3-2　登革热在非洲和中东分布 [1, 2]

---

1　风险区域按国家划分，除非国家内不同区域有不同风险等级证据存在。在地图上太小而看不到的地区根据他们的风险分类被标记为白色或灰色。

2　基于监测数据、官方报告、已公开发布的研究和专家意见，包括来自 Brady et al 的研究资料，Refining the Global Spatial Limits of Dengue Virus Transmission by Evidence-Based Consensus. PLoS Negl Trop Dis. 2012 Aug 7; 6（8）: e1760. 由 CDC 登革热分部和牛津大学合作编译。

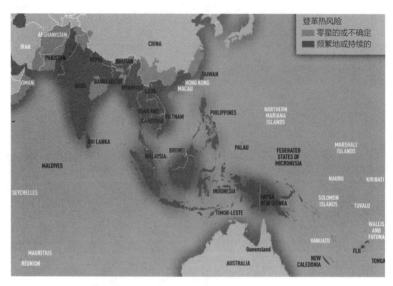

地图 3-3　登革热在亚洲和大洋洲分布。[1, 2]

## 临床表现

　　登革病毒感染约 75% 是隐性的。显性感染（登革热）大部分表现为轻度至中度、非典型性、急性发热性疾病。尽管如此，登革热患者中仅约 5% 会发展为严重的、危及生命的疾病。早期临床表现是非典型的，但需要引起高度重视，因为识别出休克早期症状，及时开始高强度的支持疗法可以将严重登革热患者的死亡风险从 10% 降低到 <1%。见文本框 3-1 关于世界卫生组织对于登革热分类指南。

### 文本框 3-1　登革热分类指南

　　2009 年 11 月，世界卫生组织（WHO）发布了一个新的指南，将显性感染病例分为登革热或严重登革热。

　　**登革热**是指去过或居住在登革热流行区域，有 2 种以上临床表现的发热

---

1　风险区域按国家划分，除非国家内不同区域有不同风险等级证据存在。在地图上太小而看不到的地区根据他们的风险分类被标记为白色或灰色。

2　基于监测数据、官方报告、已公开发布的研究和专家意见，包括来自 Brady et al 的研究资料，Refining the Global Spatial Limits of Dengue Virus Transmission by Evidence-Based Consensus. PLoS Negl Trop Dis. 2012 Aug 7; 6（8）: e1760. 由 CDC 登革热分部和牛津大学合作编译。

患者。临床表现包括恶心、呕吐、皮疹、疼痛、止血带试验阳性、白细胞减少和以下警示症状：腹部疼痛或压痛、持续呕吐、积液征象、黏膜出血、嗜睡、烦躁和肝肿大。警示症状的出现可能预示患者严重登革热。

**严重登革热**是指有以下体征的登革热：严重的血浆渗漏导致休克或积液造成呼吸窘迫，严重出血，或严重器官损害，如转氨酶升高 ≥ 1000IU/L，意识障碍，或心脏损害。

从 1975 年至 2009 年，显性登革病毒感染按 WHO 指南分为登革热、登革出血热（DHF）和登革热休克症状（登革出血热最严重形式）。2009 年登革出血热的定义已经有所更改，因为有报告认为当时的 DHF 病例定义在资源有限地区很难应用，同时也因为定义太具体，因此不能识别大部分严重登革热病例，包括肝功能衰竭和脑炎病例。许多登革热专家认为最初的病例分类，是基于东南亚儿科病例数据发展的，不适用于其他地区和人群。2009 年的临床分类也已经被批评，认为它过于宽泛，它认可了几种不同的方式限定严重登革热，并且没有特定的警示症状作为诊断登革热的标准。最近，新的指南因为没有限定严重登革热的临床标准（除了提供实验室转氨酶的阈值水平）已经被批评，缺乏标准导致患者严重程度取决于个人临床判断。

登革热在 5～7 天（范围：3～10 天）的潜伏期后突然起病，病程经历 3 个阶段：发热期、极期和恢复期。发热一般持续 2～7 天，并且呈双峰热。其他症状和体征可能包括头痛，眼眶痛，肌肉、骨关节痛，斑疹或斑状丘疹和轻度出血表现，包括瘀点、瘀斑、紫癜、鼻出血、牙龈出血、血尿或止血带试验阳性。一些患者在发病后的最初 24～48 小时有口咽充血和面部红斑。进展到严重登革热的警示症状发生在发热期后期、退烧前后，包括持续呕吐、严重腹痛、黏膜出血、呼吸困难，低血容量休克症状和血小板计数急速降低伴随红细胞压积增加（血浓缩）。

登革热的极期在退热时开始并一般持续 24～48 小时。大部分患者这一阶段临床症状有改善，但有些患者由于血管通透性明显增加导致血浆大量丢失可发展为严重登革热。最初，生理补偿机制能够维持足够循环，舒张压增加而缩小脉压差。严重血浆丢失的患者会有胸腔积液或腹水、低蛋白血症和血浓缩。患者可能表现的很正常尽管有休克早期症状。一旦低血压开始发展，收缩压会急速降低，即便采取复苏疗法，不可逆的休克和死亡也会接踵而至。患者也可能发展成严重出血表现，包括吐血、血便、黑粪症或月经过多，尤其如果他们休克时间延长的话。非典型症状表现包括肝炎、心肌炎、胰腺炎和脑炎。

随着血浆渗漏消退，患者进入恢复期，开始重新吸收静脉内渗出液、胸腔和腹腔积液。随着患者健康的改善，血流动力学状态稳定（虽然可能表现出心动过缓），多尿接踵而来。患者的红细胞压积稳定或由于重吸收液体的稀释作用可能降低，白细胞计数通常开始升高，接着血小板计数恢复。恢复期皮疹可能会脱皮、瘙痒。

实验室结果一般包括白细胞减少、血小板减少、低钠血症、天冬氨酸和丙氨酸氨基转移酶升高，红细胞沉降率正常。

关于孕妇感染登革病毒的预后情况以及登革病毒感染对胎儿的影响的相关数据还很有限。围产期登革病毒可以发生传播，围产期孕妇感染会增加新生儿显性感染的可能性。文献中 34 例围产期传播的案例，所有婴儿都发展为血小板减少，除一例外，其他在出生后最初 2 周内都有发热。接近 40% 婴儿有出血表现，四分之一有低血压。母体胎盘转移的抗登革病毒免疫球蛋白（来自之前的母体感染）保护作用减弱时，会使 6～12 月龄的婴儿发展为严重登革热的危险增加。

### ■ 诊断

如果一个患者在 2 周内去过流行地区，在体征表现之前，临床医生应该考虑到登革热。所有疑似病例应该报告当地卫生部门，因为登革热是一种国家法定上报传染病。疾病早期（发热开始后 ≤ 5 天内），单个在急性期获得的血清标本通过 RT-PCR 检测到登革病毒基因组序列或通过免疫分析检测到登革病毒非结构蛋白 1 抗原，即可确诊。疾病晚期（发热开始 ≥ 4 天后），通过 ELISA 可以检测到抗登革病毒 IgM。发热开始后一周内的患者，确诊试验应该包括检测 DENV（PCR 或 NS1）和抗 DENV 的 IgM。虽然已有报道发热开始后至第 12 天 NS1 检测都可能是阳性（图 3-1），发热开始后一周以上的患者仍以检测抗 DENV 的 IgM 最为有效。在美国，抗 DENV 的 IgM（ELISA）试验和 DENV 快速检测试验（RT-PCR）都是获得批准的体外诊断检验方法。

如果患者有相应的临床表现和旅行史，实验室在单一标本中通过 PCR 或 NS1 检测到 DENV 抗原即可考虑确诊为登革热。在单一血清标本中检测到抗 DENV IgM 提示可能近期感染 DENV，如果感染发生在不存在其他黄病毒属病毒（如西尼罗河病毒、黄热病毒和日本脑炎病毒）流行的地区（如波多黎各和大部分加勒比地区），考虑诊断为登革热。在急性期和恢复期血清标本中检测到抗 DENVIgM 血清转化，实验室可确诊登革热。

单个血清样本 ELISA 法检测出抗登革病毒 IgG 对诊断试验是没有意义的，因为登革病毒感染后 IgG 终身可以检测到。此外，人感染其他黄病毒属病毒或接种其他黄病毒属病毒疫苗会产生黄病毒抗体的交叉反应，导致登革热血液检测诊断试验假阳性结果。

登革热诊断试验（分子生物学方法和免疫分析法）可以在一些商业参考诊断实验室、国家公共卫生实验室和 CDC（www.cdc.gov/Dengue/clinicalLab/index.html）开展。关于登革热诊断试验的咨询可以咨询 CDC 电话 787-706-2399。

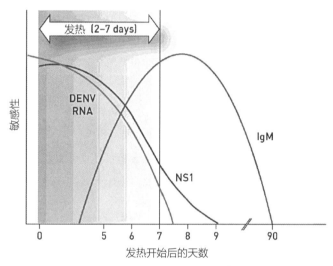

图 3-1　登革病毒核酸、抗原和 IgM 抗体[1] 检测的相对敏感性
缩写词：DENV，登革病毒；NS1，非结构蛋白 1

## ■ 治疗

没有针对登革热的抗病毒药物。建议患者保持良好的体液平衡和避免使用阿司匹林（乙酰水杨酸）、含有阿司匹林成分的药物和其他非甾体类抗炎药物（如布洛

---

1　DENV RNA 和 NS1 可在疾病第一周检测到。抗 DENV IgM 可在疾病开始约 5 天后开始检测到。尽管大多数病例仅在疾病开始 14～20 天内可检测到抗 DENV IgM，但某些情况下，IgM 可存在 90 天。抗 DENV IgG 检测对诊断登革热患者来说，既缺乏敏感性，也缺乏特异性。

芬），因为它们含有抗凝物质会增加出血的风险。高热可以通过服用对乙酰氨基酚和温水擦浴来控制高热。发热患者应该避免蚊子叮咬来降低进一步传播风险。对发展为严重登革热的患者，要求在重症监护室密切观察和频繁监测。预防性输入血小板对登革热患者没有益处，而且会导致体液过剩。

## ■ 预防措施

目前尚无疫苗获得批准，有几种疫苗还处于临床试验阶段。没有可以防止登革热的药物预防措施。前往登革热流行地区的旅行者有感染登革病毒的风险，风险会随着行程的延长和旅行目的地疾病发生率增加（如在雨季和疫情期间）而增加。去热带地区的旅行者，无论多长时间，都应该建议其通过以下预防措施避免蚊子的叮咬：

★ 如果可能，选择带有纱窗纱门或有空调的住处。伊蚊通常待在室内，并且经常在黑暗、凉爽的地方，如壁橱内、床下、窗帘后、浴室内和门廊上。建议旅行者在这些区域使用杀虫剂。

★ 穿充分覆盖手臂和腿的衣裤，尤其是被咬风险最高的时段，清晨和傍晚。

★ 使用驱虫剂（见第二章，防蚊、蜱和其他节肢动物）。

★ 长期旅行者，在当地居住区应该清空或覆盖任何可以导致蚊子滋生的储水容器（如储水池或花盆托盘）。

CDC 网址：www.cdc.gov/dengue

## 参考书目

1. Barthel A, Gourinat AC, Cazorla C, Joubert C, Dupont-Rouzeyrol M, Descloux E. Breast milk as a possible route of vertical transmission of dengue virus? Clin Infect Dis. 2013 Aug; 57(3): 415–7.

2. Bhatt S, Gething PW, Brady OJ, Messina JP, Farlow AW, Moyes CL, et al. The global distribution and burden of dengue. Nature. 2013 Apr 25; 496(7446): 504–7.

3. Guzman MG, Halstead SB, Artsob H, Buchy P, Farrar J, Gubler DJ, et al. Dengue: a continuing global threat. Nat Rev Microbiol. 2010 Dec; 8(12 Suppl): S7–16.

4. Leder K, Torresi J, Libman MD, Cramer JP, Castelli F, Schlagenhauf P, et al. GeoSentinel surveillance of illness in returned travelers, 2007–2011. Ann Intern Med. 2013 Mar 19; 158(6): 456–68.

5　Schwartz E, Weld LH, Wilder-Smith A, von Sonnenburg F, Keystone JS, Kain KC, et al. Seasonality, annual trends, and characteristics of dengue among ill returned travelers, 1997–2006. Emerg Infect Dis. 2008 Jul; 14(7): 1081–8.

6　Simmons CP, Farrar JJ, van Vinh Chau N, Wills B. Dengue. N Engl J Med. 2012 Apr 12; 366(15): 1423–32.

7　Srikiatkhachorn A, Rothman AL, Gibbons RV, Sittisombut N, Malasit P, Ennis FA, et al. Dengue—how best to classify it. Clin Infect Dis. 2011 Sep; 53(6): 563–7.

8　Streit JA, Yang M, Cavanaugh JE, Polgreen PM. Upward trend in dengue incidence among hospitalized patients, United States. Emerg Infect Dis. 2011 May; 17(5): 914–6.

9　Tomashek KM, Margolis HS. Dengue: a potential transfusion-transmitted disease. Transfusion. 2011 Aug; 51(8): 1654–60.

10　World Health Organization. Dengue: guidelines for diagnosis, treatment, prevention and control. Geneva: World Health Organization; 2009.

# 白喉

Tejpratap S. P. Tiwari

## 病原体

白喉棒状杆菌的产毒菌株，生物型分为轻型、重型、中间型或 belfanti。

## 传播途径

人与人之间通过口或呼吸道飞沫、密切身体接触传播，也可通过污染物传播，但很少见。皮肤白喉常见于热带国家，在这些环境下，接触皮损处分泌物会导致交叉感染。

## ■ 流行病学特征

流行于亚洲、南太平洋、中东和东欧的很多国家，也流行于海地和多米尼克共和国，截至 2011 年，印度尼西亚、泰国和老挝已发生过大暴发。

## ■ 临床表现

潜伏期 2～5 天（范围 1～10 天）。易感部位包括上呼吸道黏膜 [ 鼻、咽、扁桃体、喉和气管（呼吸道白喉）]，皮肤（皮肤白喉），或罕见的其他部位黏膜（眼、耳、外阴）。鼻白喉可为隐性感染或症状轻微，伴有血性分泌物。

呼吸道白喉起病缓慢，表现为低热 [ 很少 >101℉（38.3℃）]、喉咙痛、吞咽困难、萎靡、食欲不振，如果涉及喉部，还有声音沙哑。呼吸道白喉的显著特点是疾病 2～3 天内出现假膜覆盖在扁桃体、咽、喉或鼻孔的黏膜上，并且假膜可延伸至气管。假膜呈灰白色、肉质感、牢固地附着在黏膜上，如果尝试移除假膜或使假膜脱落会引起出血。如果假膜延伸至喉或气管，假膜脱落会造成致命气道阻塞。

## ■ 诊断

初步诊断通常基于临床特征。鼻咽拭子或患处黏膜组织做细菌培养，分离出白喉棒状杆菌可确认。

## ■ 治疗

呼吸道白喉患者要求住院治疗以便能监控治疗效果和控制并发症。马白喉抗毒素（DAT）是主要治疗手段，需在皮试后注射，不必等待实验室结果。美国新药研究协议下，临床医生可联系 CDC（770-488-7100）获得 DAT。

应使用抗生素（红霉素或青霉素）消除致病微生物，制止外毒素产生和减少传染性。支持疗法（气道、心电监测）也是必需的。建议与患者密切接触者使用抗菌预防（红霉素或青霉素）。

## ■ 预防措施

　　所有旅行者出发前都应按时间间隔接种最新的白喉类毒素疫苗。儿童基础免疫和青少年时期一剂加强针后，所有成人应每 10 年接受一次常规白破加强免疫。在白喉流行国家，加强免疫对于需要和当地人群居住或工作在一起的旅行者尤其重要。

　　CDC 网址：http：//www.cdc.gov/diphtheria/index.html

### 参考书目

1　CDC. Fatal respiratory diphtheria in a US traveler to Haiti—Pennsylvania, 2003. MMWR Morb Mortal Wkly Rep. 2004 Jan 9; 52(53): 1285–6.

2　CDC. Updated recommendations for use of tetanus toxoid, reduced diphtheria toxoid and acellular pertussis (Tdap) vaccine from the Advisory Committee on Immunization Practices, 2010. MMWR Morb Mortal Wkly Rep. 2011 Jan 14; 60(1): 13–5.

3　Galazka A. The changing epidemiology of diphtheria in the vaccine era. J Infect Dis. 2000 Feb; 181 Suppl 1: S2–9.

4　World Health Organization. Diphtheria vaccine. Wkly Epidemiol Rec. 2006 Jan 20; 81(3): 24–32.

# 棘球蚴病

## Pedro L. Moro

## ■ 病原体

　　棘球属带科绦虫的幼虫。

## 传播途径

经口接触含虫卵犬粪传播，特别是在儿童与狗玩耍或密切接触的过程中，或通过进食污染的食物或水传播。

## 流行病学特征

细粒棘球绦虫流行于欧亚大陆的广大地区、若干南美国家、北美和中美洲以及非洲，其他许多国家也发现存在自然疫源地。多房棘球绦虫流行于中欧、近东部分地区、俄罗斯、中亚、中国、日本北部、加拿大西北部和阿拉斯加。在非流行国家，细粒棘球绦虫常见于来自流行国家的移民或难民。伏氏棘球绦虫在中美和南美洲的潮湿的热带雨林中流行。这些地区的少数多囊性包虫病由少节棘球绦虫引起。

## 临床表现

### 囊型包虫病

与良性肿瘤类似，细粒棘球蚴在人体内形成缓慢增大的包块；大多数人无明显症状。临床表现取决于棘球蚴的寄生部位、占位大小和囊肿的情况。90% 的棘球蚴寄生于肝脏和肺脏。

### 泡型包虫病

多房棘球蚴固定寄生于中间宿主（如野生啮齿类）和人类的肝脏。患者最终可因肝功能衰竭、邻近肝组织的侵袭破坏，或少数情况转移至脑引起的继发性损害而死亡。

### 多囊性包虫病

多囊性包虫病常由伏氏棘球绦虫或少节棘球绦虫引起。多原发于肝脏，偶见原发于胸腔或腹腔，经过数年发展囊肿体积相对较大。临床症状可表现为肝区（右季肋区）痛性包块、进展性黄疸或类似肝脓肿等疾病的表现。

## ■ 诊断

结合个人史及 B 超或 CT 等影像学检查可初步诊断。病变可在无症状的患者中偶然发现。也可行血清学检测，新的检测方法尚待开发。可通过 CDC（www.dpd.cdc.gov/dpdx; 404-718-4745; parasites@cdc.gov）获取额外信息或诊断协助。

## ■ 治疗

囊型包虫病的治疗取决于囊肿的特征和类型。简单的棘球蚴无须治疗。当囊肿 >10cm、出现继发感染或寄生于脑、肺或肾等脏器时，首选手术摘除。PAIR（经皮穿刺引流抽吸术）是用于治疗肝棘球蚴或其他腹部占位的微创技术，与手术相比风险低费用低。手术后或经皮穿刺引流抽吸术后应服用咪唑类药物（阿苯达唑、甲苯达唑）预防复发。咪唑类药物也可用于治疗小囊肿（<5cm）。阿苯达唑应连续服用，不得中断治疗，每日分 2 次与富含脂肪的食物同服以增加药物的生物利用率。约 30% 的患者经 3～6 个月的阿苯达唑治疗后痊愈，更大比例（30%～50%）出现囊肿体积缩小，临床症状缓解。

泡型包虫病需要手术治疗并长期服用阿苯达唑，但病死率高。某些情况下可选用吡喹酮治疗。疑难病例的管理需咨询热带医学专家。

## ■ 预防措施

建议旅行者在流行区避免接触犬或犬科动物。避免饮用未经处理的山泉、运河、湖泊、河流的淡水，并注意食物和水的预防措施（详见第二章，食物和水的注意事项）。

CDC 网址：www.cdc.gov/parasites/echinococcosis

---

### 参考书目

1. Brunetti E, Kern P, Vuitton DA. Expert consensus for the diagnosis and treatment of cystic and alveolar echinococcosis in humans. Acta Trop. 2010 Apr; 114(1): 1–16.

2. Eckert J, Gottstein B, Heath D, Liu FJ. Prevention of echinococcosis in humans and safety precautions. In: Eckert J, Gemmell MA, Meslin FX, Pawlowski ZS, editors. WHO/OIE Manual on Echinococcosis in Humans and Animals: A Public Health Problem of Global Concern. Paris: World Organization for Animal Health; 2001. p. 238–45.

3. McManus DP, Zhang W, Li J, Bartley PB. Echinococcosis. Lancet. 2003 Oct 18; 362(9392): 1295–304.

4. Moro PL, Schantz PM. Echinococcosis: historical landmarks and progress in research and control. Ann Trop Med Parasitol. 2006 Dec; 100(8): 703–14.

# 大肠埃希菌感染

Rajal Mody，Ciara E. O'Reilly

## 病原体

　　多数大肠埃希菌株无致病性。致病性大肠埃希菌株据其毒力基因分为多种致病类型。6 种致病型与腹泻有关（致泻性）：肠产毒型大肠埃希菌（ETEC）、产志贺毒素大肠埃希菌（STEC）、肠致病型大肠埃希菌（EPEC）、肠聚集型大肠埃希菌（EAEC）、肠侵袭型大肠埃希菌（EIEC）、弥散聚集型大肠埃希菌（DAEC）。其他的致病型常致尿路感染、血液感染和脑膜炎，本节不作介绍。大肠埃希菌的血清型由表面抗原（H 和 O）决定，在特异性致病型中特异性血清型有聚集倾向。

　　STEC 也称为 Vero（维罗）毒素大肠埃希菌（VTEC），专业术语肠出血型大肠埃希菌（EHEC）常用于定义具有致病性的特殊 STEC 菌株，特别是致血性腹泻和溶血性尿毒症综合征（HUS）的菌株。

## ■ 传播途径

致泻性菌株可随人和动物的粪便排出。大肠埃希菌可通过粪－口途径传播，主要经污染的水和食物传播。也可通过人与人接触以及接触动物或其所处的环境传播。尽管部分动物可携带非 STEC 的致泻大肠埃希菌，但人类是非 STEC 致人群腹泻菌株的主要宿主。动物特别是牛和其他反刍动物的肠道是 STEC 的主要储存场所。

## ■ 流行病学特征

前往发展中国家旅行有较高的风险罹患旅行者腹泻，包括感染大肠埃希菌。从大多数地区旅行返回的旅行者中，ETEC 是最常见的致病型，但其他致病型也可引起旅行者腹泻。非 STEC 的致泻大肠埃希菌引起的旅行相关感染未能确认，这是由于多数临床实验室不进行该类病原的检测。根据目的地国家，可将感染非 STEC 的致泻大肠埃希菌（主要是 ETEC）的风险划为 3 级：

★ 低风险国家包括美国、加拿大、澳大利亚、新西兰、日本及北欧、西欧国家。

★ 中度风险国家包括东欧国家、南非和部分加勒比群岛。

★ 高风险地区包括亚洲大部分地区、中东、非洲、墨西哥及中美和南美。

关于旅行者腹泻的其他信息可参考第二章，旅行者腹泻。

## ■ 临床表现

可靠数据显示，感染非 STEC 致泻大肠埃希的菌潜伏期为 9 小时～3 天。STEC 感染的潜伏期平均为 3～4 天，范围为 1～10 天。致泻大肠埃希菌感染的临床表现多样，与感染的致病型有关（表 3-1）。

表 3-1 大肠埃希菌致病型的发病机制和典型症状

| 致病型 | 发病机制 | 典型症状 |
|---|---|---|
| ETEC | 产生耐热 / 不耐热肠毒素 | 急性水样腹泻，无发热，偶见严重病例 |
| EAEC | 黏附于大肠和小肠；产生肠毒素和细胞毒素 | 水样腹泻，血性腹泻；可导致儿童迁延性或持续性腹泻 |

续表

| 致病型 | 发病机制 | 典型症状 |
|---|---|---|
| EPEC | 黏附于小肠，紧密黏附素介导的上皮细胞脱落 | 严重的急性水样腹泻，血性腹泻；可为持续性；发展中国家引起婴儿腹泻的常见病因 |
| EIEC | 黏附、侵袭黏膜并引起大肠炎性反应 | 水样腹泻，菌痢样腹泻，发热 |
| DAEC | 广泛黏附于肠上皮细胞 | 水样腹泻，但致病型尚未证实 |
| STEC | 黏附于大肠（常由紧密黏附素介导）；产生志贺毒素 1、志贺毒素 2 | 水样腹泻常在 1～3 天内进展为血性腹泻；排便伴有腹痛；腹部压痛；患者自诉有发热史但就诊时常无发热；24 小时腹泻次数常 > 5 次 |

缩写：ETEC，肠产毒型大肠埃希菌；EAEC，肠聚集型大肠埃希菌；EPEC，肠致病型大肠埃希菌；EIEC，肠侵袭型大肠埃希菌；DAEC，弥散聚集型大肠埃希菌；STEC，产志贺毒素大肠埃希菌。

## ■ 诊断

大部分旅行相关的大肠埃希菌感染，特别是非出血性腹泻者常见于 ETEC 感染，可依靠临床症状来处理，而不能通过实验室检测确诊。尽管最近批准的核酸扩增试验可进行 ETEC 检测且目前已应用于部分临床实验室，但在美国多数临床实验室除进行 STEC 检测外不能检测致泻大肠埃希菌。非 STEC 的致病菌株一般由公共卫生实验室检测，且仅在调查不明原因的腹泻疫情暴发时进行检测。这种情况下，分离菌株可通过州卫生部门交送 CDC 进行检测。通常包括 PCR 检测和全基因组测序分析 ETEC、EPEC、EAEC、EIEC 和 DAEC 的特异性毒力基因。

欲明确急性腹泻性疾病的病因时，除常规的沙门菌属、志贺菌属和弯曲菌属培养外，应对粪便标本进行大肠埃希菌 O157：H7 培养并且同时进行非 O157 STEC 的志贺毒素检测（或检测其编码基因）。更多信息详见 www.cdc.gov/mmwr/preview/mmwrhtml/rr5812a1.htm。所有可疑大肠埃希菌 O157 分离菌株和志贺毒素阳性样本应送往公共卫生实验室进一步鉴定。快速准确地诊断 STEC 感染至关重要，因为早期临床处理的选择可影响患者预后且及早发现患者有助于预防感染播散。

## ■ 治疗

吐泻频繁的患者应予补液治疗。儿科研究表明早期应用静脉补液（腹泻起病的前 4 天内）可降低 STEC O157 感染者发生少尿性肾功能衰竭的风险。研究表明非 STEC 致泻大肠埃希菌感染的抗生素治疗包括喹诺酮类如环丙沙星，大环内酯类如阿奇霉素，或利福昔明。医生应注意对临床表现提示 STEC 感染（表 3-1）的患者使用抗生素治疗可增加发生溶血性尿毒症综合征的风险。由于全球抗生素耐药在增加，抗生素在应用时应权衡疾病的严重性和副作用的风险，如皮疹、抗生素性肠炎和霉菌性阴道炎。此外，由于部分研究发现止泻药可增加溶血性尿毒症综合征、神经系统并发症及中毒性巨结肠等并发症的风险，因此血样便或确诊为 STEC 感染的患者应避免使用（详见第二章，旅行者腹泻，第七章，携带婴幼儿安全旅行部分关于儿童旅行者腹泻管理的信息）。

## ■ 预防措施

既无疫苗也无任何推荐药物可用于预防大肠埃希菌感染。食物和水是大肠埃希菌感染的主要来源，因此应提醒旅行者遵循食物和水预防措施的重要性（详见第二章，食物和水的注意事项）。对有家畜暴露可能的人群，尤其是暴露于反刍动物者，应教育其常洗手来预防感染。由于在高危地区无法用水和肥皂来洗手，因此旅行者应考虑携带乙醇含量 ≥ 60% 的洗手液。在大肠埃希菌感染暴发时，医生应警告前往疫区的旅行者并应意识到返回的旅行者有感染可能。

CDC 网址：www.cdc.gov/ecoli

### 参考书目

1. CDC. Outbreak of Escherichia coli O104: H4 infections associated with sprout consumption—Europe and North America, May–July 2011. MMWR Morb Mortal Wkly Rep. 2013 Dec. 20, 2013; 62(50): 1029–31.

2. DuPont HL. Systematic review: the epidemiology and clinical features of ravellers' diarrhoea. Aliment Pharmacol Ther. 2009 Aug; 30(3): 187–6.

③ Hedican EB, Medus C, Besser JM, Juni BA, Koziol B, Taylor C, et al. Characteristics of O157 versus non-O157 Shiga toxin-producing Escherichia coli infections in Minnesota, 2000–2006. Clin Infect Dis. 2009 Aug 1; 49(3): 358–64.

④ Hickey CA, Beattie TJ, Cowieson J, Miyashita Y, Strife CF, Frem JC, et al. Early volume expansion during diarrhea and relative nephroprotection during subsequent hemolytic uremic syndrome. Arch Pediatr Adolesc Med. 2011 Oct; 165(10): 884–9.

⑤ Kaper JB, Nataro JP, Mobley HL. Pathogenic Escherichia coli. Nat Rev Microbiol. 2004 Feb; 2(2): 123–40.

⑥ Kendall ME, Crim S, Fullerton K, Han PV, Cronquist AB, Shiferaw B, et al. Travelassociated enteric infections diagnosed after return to the United States, Foodborne Diseases Active Surveillance Network (FoodNet), 2004–2009. Clin Infect Dis. 2012 Jun; 54 Suppl 5: S480–7.

⑦ Mintz ED. Enterotoxigenic Escherichia coli: outbreak surveillance and molecular testing. Clin Infect Dis. 2006 Jun 1; 42(11): 1518–20.

⑧ Ouyang-Latimer J, Jafri S, VanTassel A, Jiang ZD, Gurleen K, Rodriguez S, et al. In vitro antimicrobial susceptibility of bacterial enteropathogens isolated from international travelers to Mexico, Guatemala, and India from 2006–2008. Antimicrob Agents Chemother. 2011 Feb; 55(2): 874–8.

⑨ Shah N, DuPont HL, Ramsey DJ. Global etiology of travelers' diarrhea: systematic review from 1973 to the present. Am J Trop Med Hyg. 2009 Apr; 80(4): 609–14.

⑩ Wong CS, Mooney JC, Brandt JR, Staples AO, Jelacic S, Boster DR, et al. Risk factors for the hemolytic uremic syndrome in children infected with Escherichia coli O157: H7: a multivariable analysis. Clin Infect Dis. 2012 Jul; 55(1): 33–41.

# 肝片吸虫病

LeAnne M. Fox

## 病原体

扁形动物门吸虫纲的肝片形吸虫和大片吸虫。

## 传播途径

生食囊蚴污染的西洋菜或其他水生植物或饮用污染的淡水。

## 流行病学特征

分布广泛。据报道，玻利维亚、秘鲁、埃及、伊朗、葡萄牙和法国肝片吸虫感染率最高。大片吸虫分布范围有限（集中在非洲部分地区、中东、东南亚）。

## 临床表现

急性期发生在暴露后6~12周，可持续至4个月。大多为隐性感染，可能的症状包括嗜酸性粒细胞显著增多、腹痛、间歇高热、体重减轻及荨麻疹。急性期症状会在数周至数月内随虫体进入胆管而消退，病程开始进入慢性期。该期慢性感染者可仍无明显症状或表现为胆绞痛、上腹痛、恶心、黄疸、皮肤瘙痒。长期预后取决于肝胆损害程度。

## 诊断

粪便或十二指肠、胆道引流液检查发现虫卵可诊断。由于至暴露后3~4个月才有虫卵排出，因此急性期宜采用血清学检测。影像学检查（包括B超、肝脏CT）具有辅助诊断意义，特别是肝损害或虫体移行的急性期。

## 治疗

一线治疗用药为三氯苯达唑，在美国虽然人用制剂尚未上市，但遵循药物临床试验协议的情况下经CDC可获取该药（404-718-4745；parasites@cdc.gov）。替代用药为硝唑尼特。胆管梗阻的患者可进行手术治疗或经内镜下逆行胰胆管造影术移除阻塞的成虫。

## ■ 预防措施

避免生食西洋菜等水生植物，特别是在片吸虫病流行的牧区；避免饮用未经处理的淡水。

CDC 网址：www.cdc.gov/parasites/fasciola

### 参考书目

1. Garcia HH, Moro PL, Schantz PM. Zoonotic helminth infections of humans: echinococcosis, cysticercosis and fascioliasis. Curr Opin Infect Dis. 2007 Oct; 20(5): 489–94.

2. Mas-Coma S, Bargues MD, Valero MA. Fascioliasis and other plant-borne trematode zoonoses. Int J Parasitol. 2005 Oct; 35(11–12): 1255–78.

3. Rowan SE, Levi ME, Youngwerth JM, Brauer B, Everson GT, Johnson SC. The variable presentations and broadening geographic distribution of hepatic fascioliasis. Clin Gastroenterol Hepatol. 2012 Jun; 10(6): 598–602.

# 淋巴丝虫病

LeAnne M. Fox

## ■ 病原体

丝虫班氏吴策线虫、马来布鲁线虫和底纹布鲁线虫。

## ■ 传播途径

通过感染的伊蚊、库蚊、按蚊和曼蚊叮咬传播。

## ■ 流行病学特征

见于撒哈拉以南的非洲国家、埃及、南亚、西太平洋群岛、巴西东南岸、圭亚那、海地和多米尼加共和国。尽管有长期旅行者感染的先例，但旅行者感染的风险低。移民和难民感染多见。

## ■ 临床表现

大多数为无症状感染，但感染后数年出现淋巴循环功能障碍可导致下肢、阴囊、阴茎、上肢或乳房的淋巴水肿。淋巴管功能障碍患者的急性期发作是由于细菌重叠感染引起的患肢肿胀、疼痛、发热、寒战。热带肺嗜酸性粒细胞增多症是由肺毛细血管中微丝蚴引起的超敏反应所致，为潜在的严重的进展性肺疾病，表现为夜间咳嗽、喘息、发热。

## ■ 诊断

在适当时间取样的厚血涂片显微镜检发现微丝蚴可以诊断。测定血清抗丝虫 IgG 抗体也有诊断意义。血清学检测可咨询美国国立卫生研究院的寄生虫实验室（301-496-5398） 或 CDC（www.dpd.cdc.gov/dpdx；404-718-4745；parasites@cdc.gov）。热带肺嗜酸性粒细胞增多症的患者常不能检出微丝蚴，需结合流行病学史和丝虫抗体检测结果进行诊断。

## ■ 治疗

选用枸橼酸乙胺嗪，在药物临床试验协议下可由疾病预防控制中心获取。淋巴水肿和鞘膜积液的患者给予对症治疗可改善水肿的情况，鞘膜积液可行手术治疗。

## ■ 预防措施

预防蚊子叮咬（详见第二章，防蚊、蜱和其他节肢动物）。

CDC网址: www.cdc.gov/parasites/lymphaticfilariasis

**参考书目**

1. Eberhard MI, Lammie PJ. Laboratory diagnosis of filariasis. Clin Lab Med. 1991 Dec; 11(4): 977–1010.

2. Lipner EM, Law MA, Barnett E, Keystone JS, von Sonnenburg F, Loutan L, et al. Filariasis in travelers presenting to the GeoSentinel Surveillance Network. PLoS Negl Trop Dis. 2007; 1(3): e88.

3. Nutman TB, editor. Lymphatic Filariasis. London: Imperial College Press; 2000.

# 贾第鞭毛虫病

Julia Warner Gargano，Jonathan S. Yoder

## ■ 病原体

厌氧的原生寄生虫肠贾第鞭毛虫（*Giardia intestinalis*）[以前称蓝氏贾第鞭毛虫（*G.Lamblia*）或十二指肠贾第鞭毛虫（*G. duodenalis*）]。

## ■ 传播途径

通过摄入污染食物或水中的贾第虫包囊，包括游泳时喝下的水。低致病剂量、持久的感染性、中等的耐氯性使贾第虫特别容易通过经饮用水或娱乐用水传染。也可经"人—人"接触传播，如照顾感染者、性接触，食用经感染者加工或使用污水冲洗、清洗的食物，接触粪便污染的物体表面。

## ■ 流行病学特征

世界范围流行。从加勒比地区、中南美、西非、北非、撒哈拉以南非洲地区、中东、南亚、东亚返回的旅行者中因胃肠道感染就诊于全球 GeoSentinel 监测诊所，贾第虫为最常见病原，在从自东南亚和澳大利亚返回的旅行者中贾第虫为第二常见病原。感染风险随旅行时间延长而增加；饮用未经处理的河水或湖水的背包客及露营者感染风险高。贾第虫感染常见于跨国收养的儿童，但很多无明显临床表现。

## ■ 临床表现

症状通常于感染后 1～2 周出现，一般 2～4 周内痊愈。症状和体征包括腹泻（常为恶臭脂肪便）、腹部绞痛、腹胀、胃肠胀气、乏力、厌食及恶心。典型患者表现为缓慢起病，排稀便 2～5 次 / 天，出现逐渐加重的乏力。有时表现为明显的上消化道症状。经过一段时间体重逐渐下降。偶有发热和呕吐。有时感染贾第虫后可出现反应性关节炎、肠易激及其他慢性症状（详见第五章，持续性旅行者腹泻）。

## ■ 诊断

患者粪便中间断性排出贾第虫包囊或滋养体。数天内采集 3 次粪便标本镜检可增加检出率。直接免疫荧光抗体检测敏感性和特异性极高。其他免疫诊断试剂盒能测出贾第虫抗体，但不能替代虫卵和寄生虫检查。复检仅推荐用于治疗后症状持续存在的患者。

## ■ 治疗

选用替硝唑、甲硝唑和硝唑尼特治疗；在美国巴龙霉素为可用的替代药物。由于确诊困难，对于病史吻合、症状典型的患者采用经验性治疗。

## ■ 预防措施

食物和水的预防措施（详见第二章，食物和水的注意事项）。

CDC 网址：www.cdc.gov/parasites/giardia

## 参考书目

1. Abramowicz M, editor. Drugs for Parasitic Infections. New Rochelle, NY: The Medical Letter, Inc.; 2013.

2. Cantey PT, Roy S, Lee B, Cronquist A, Smith K, Liang J, et al. Study of nonoutbreak giardiasis: novel findings and implications for research. Am J Med. 2011 Dec; 124(12): 1175 e1–8.

3. Greenwood Z, Black J, Weld L, O'Brien D, Leder K, Von Sonnenburg F, et al. Gastrointestinal infection among international travelers globally. J Travel Med. 2008 Jul–Aug; 15(4): 221–8.

4. Harvey K, Esposito DH, Han P, Kozarsky P, Freedman DO, Plier DA, et al. Surveillance for travel-related disease—GeoSentinel Surveillance System, United States, 1997–011. MMWR Surveill Summ. 2013 Jul 19; 62: 1–3.

5. Okhuysen PC. Traveler's diarrhea due to intestinal protozoa. Clin Infect Dis. 2001 Jul 1; 33(1): 110–4.

6. Ross AG, Cripps AW. Enteropathogens and chronic illness in returning travelers. N Engl J Med. 2013 Aug 22; 369(8): 784.

7. Saiman L, Aronson J, Zhou J, Gomez-Duarte C, Gabriel PS, Alonso M, et al. Prevalence of infectious diseases among internationally adopted children. Pediatrics. 2001 Sep 3; 108(3): 608–12.

8. Staat MA, Rice M, Donauer S, Mukkada S, Holloway M, Cassedy A, et al. Intestinal parasite screening in internationally adopted children: importance of multiple stool specimens. Pediatrics. 2011 Sep; 128(3): e613–22.

9. Swaminathan A, Torresi J, Schlagenhauf P, Thursky K, Wilder-Smith A, Connor BA, et al. A global study of pathogens and host risk factors associated with infectious gastrointestinal disease in returned international travellers. J Infect. 2009 Jul; 59(1): 19–27.

10. Wensaas KA, Langeland N, Hanevik K, Morch K, Eide GE, Rortveit G. Irritable bowel syndrome and chronic fatigue 3 years after acute giardiasis: historic cohort study. Gut. 2012 Feb; 61(2): 214–9.

# 手足口病

Ronnie Henry，John T. Watson

## ■ 病原体

美国最常检出的病原为柯萨奇病毒 A16 型，但其他肠道病毒（如柯萨奇病毒 A10 型）也可致手足口病。最近的暴发中检出柯萨奇病毒 A6 型感染。世界范围内，肠道病毒 71 型是常见病原。

## ■ 传播途径

人 – 人传播，通过接触患者的唾液、痰液、水疱液或粪便传播。

## ■ 流行病学特征

常见幼儿感染，在世界范围分布广泛。据报告，近期在柬埔寨、中国、日本、韩国、马来西亚、新加坡、泰国、中国台湾和越南有疾病大暴发。

## ■ 临床表现

潜伏期 4～6 天。患者常表现为发热、不适，随后出现咽痛，口腔黏膜出现水疱，手掌、脚掌出现皮疹，皮疹常为水疱。部分病例皮疹可遍布全身。皮损常在 1 周内痊愈，罕见并发症包括无菌性脑膜炎和脑炎。

## ■ 诊断

主要依靠临床诊断。也可应用实验室检测（如 PCR），常用于不典型或严重病例的诊断。

## ■ 治疗

支持治疗。

## ■ 预防措施

避免与患者密切接触，保持良好的手部卫生，对包括玩具在内的可能受污染的物体表面进行消毒。

CDC 网址：www.cdc.gov/hand-foot-mouth

### 参考书目

1 Ooi MH, Wong SC, Lewthwaite P, Cardosa MJ, Solomon T. Clinical features, diagnosis, and management of enterovirus 71. Lancet Neurol. 2010 Nov; 9(11): 1097–105.

2 World Health Organization. A guide to clinical management and public health response for hand, foot and mouth disease (HFMD). Geneva: World Health Organization; 2011 [cited 2014 Sep 17]. Available from:http: //www.wpro.who.int/publications/docs/GuidancefortheclinicalmanagementofHFMD.pdf.

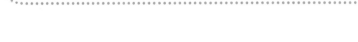

# 幽门螺杆菌感染

Ronnie Henry

## ■ 病原体

幽门螺杆菌细小而弯曲，为微需氧的革兰阴性杆菌。

## ■ 传播途径

主要经粪—口途径传播，也可通过口—口途径传播。

## ■ 流行病学特征

世界范围内广泛分布。据估计，发展中国家的患病率可达 70%，美国及其他发达国家约为 30%～40%。

## ■ 临床表现

一般无症状，但幽门螺杆菌感染是消化道溃疡和慢性胃炎的主要病因，这类疾病主要表现为持续性或烧灼样的上腹痛。恶心、呕吐、食欲减退或上消化道出血等症状较少见。

## ■ 诊断

粪便抗原检测、尿素呼气试验、快速尿素酶试验或组织活检。血清学检测阳性提示现症或既往感染。

## ■ 治疗

应遵循个体化治疗原则。可选用含克拉霉素三联疗法［质子泵抑制剂（PPI）＋克拉霉素＋阿莫西林或甲硝唑］或含铋剂四联疗法（PPI 或 $H_2$ 受体阻滞剂＋铋剂＋甲硝唑＋四环素）。参见 www.acg.gi.org/physicians/guidelines/ManagementofHpylori.pdf。

## ■ 预防措施

无特别建议。

**参考书目**

1. Chey WD, Wong BC. American College of Gastroenterology guideline on the management of Helicobacter pylori infection. Am J Gastroenterol. 2007 Aug; 102(8): 1808–25.

2. Lindkvist P, Wadstrom T, Giesecke J. Helicobacter pylori infection and foreign travel. J Infect Dis. 1995 Oct; 172(4): 1135–6.

3. Peterson WL, Fendrick AM, Cave DR, Peura DA, Garabedian-Ruffalo SM, Laine L. Helicobacter pylori-related disease: guidelines for testing and treatment. Arch Intern Med. 2000 May 8; 160(9): 1285–91.

# 土源性蠕虫感染

Christine Dubray

## ■ 病原体

似蚓蛔线虫（蛔虫）、十二指肠钩口线虫（钩虫）、美洲板口线虫（钩虫）、毛首鞭形线虫（鞭虫）均为经污染的土壤传播并感染肠道的蠕虫（寄生蠕虫）。

## ■ 传播途径

虫卵经患者的粪便排出。摄入土壤中的感染期虫卵可使人感染蛔虫和钩虫。钩虫（详见本章皮肤幼虫移行症章节）常因赤脚行走于污染的土壤上由幼虫穿透皮肤而感染。有一种钩虫（十二指肠钩口线虫）能通过摄入幼虫感染。

## 流行病学特征

世界范围内多数人群患有一种或一种以上的蠕虫病，但以供水和卫生条件差的热带和亚热带国家患病率最高。前往这些国家的旅行者若采取相应的预防措施则可降低感染风险。由于蠕虫不在宿主体内繁殖，因此再感染仅发生于多次接触环境中的感染期蠕虫。

## 临床表现

大多数无明显症状，特别是当机体内少量存在蠕虫时。少数患者蛔虫幼虫经肺移行时出现肺部症状。蛔虫也可引起胃肠道不适、梗阻及营养不良。钩虫感染可导致失血性贫血和慢性蛋白质缺乏。鞭虫感染可引起慢性腹痛、腹泻、失血、痢疾和直肠脱垂。然而，这些严重的症状一般见于蠕虫负荷重的本地居民，旅行者风险极低。

## 诊断

诊断土源性蠕虫的标准方法为粪便标本显微镜检辨认虫卵。

## 治疗

最常用的药物为阿苯达唑和甲苯达唑。

## 预防措施

遵循食物和水的预防措施（详见第二章，食物和水的注意事项）。为避免钩虫感染，旅行者不应在钩虫感染的高发区和可能被人粪污染的土地上赤脚走路。总之，避免涉足可能被人粪污染的泥土，包括使用人粪或污水为农作物施肥的地区。

CDC 网址：www.cdc.gov/parasites/sth

参考书目

1 Bethony J, Brooker S, Albonico M, Geiger SM, Loukas A, Diemert D, et al. Soiltransmitted helminth infections: ascariasis, trichuriasis, and hookworm. Lancet. 2006 May 6; 367(9521): 1521–32.

2 Brooker S, Bundy DAP. Soil-transmitted helminths (geohelminths). In: Cook GC, Zumla A, editors. Manson's Tropical Diseases. 22nd ed. London: Saunders; 2009. p 1515–48.

3 Brooker S, Clements AC, Bundy DA. Global epidemiology, ecology and control of soil transmitted helminth infections. Adv Parasitol. 2006; 62: 221–61.

# 甲型肝炎

Noele P. Nelson, Trudy V. Murphy

## 病原体

甲肝病毒（HAV）是一种无包膜的 RNA 病毒，属微小核糖核酸病毒科。HAV 可在酸性条件及中低温下长期存活。

## 传播途径

人—人直接传播（粪—口途径）；饮用污染的水、冰块或食用产自污染水域的贝类；食用生的或未煮熟的食物、冰冻的水果蔬菜或其他食物。患者由粪便排出甲肝病毒。患者在出现临床症状和体征（黄疸或肝酶升高）前 1～2 周传染性最强，此时粪便和血清中病毒浓度最高。肝功能异常或出现临床症状时，机体产生针对 HAV 的循环抗体，此后排出的病毒量和传染性快速下降。婴幼儿可在感染后长达 6 个月内排出病毒。

## ■ 流行病学特征

HAV 常见于卫生条件差、难以保证用水清洁的地区。在甲肝的高发区（如非洲和亚洲的部分地区），大部分成人已对甲肝病毒免疫且甲肝流行少见。中等风险区（如中南美、东欧和亚洲部分地区）儿童期感染较少见，青少年和成人更为易感，疾病暴发常见。低风险区（如美国、西欧）病毒感染较少见，但疾病可在高危人群中呈社区性暴发。

甲型肝炎是疫苗可预防的最常见的旅行获得性传染病之一。在美国，国际旅行是甲肝最常见的风险因素。前往发展中国家的旅行者遵循"标准的"旅行者行程、住宿和饮食习惯也会感染旅行相关的甲肝。在农村地区住宿或游览、在偏远地区跋涉，或经常在卫生条件恶劣的地区用餐或饮水的旅行者感染风险最高。

## ■ 临床表现

潜伏期平均 28 天（范围 15～50 天）。感染可无明显症状，或者根据严重程度表现为仅持续 1～2 周的轻症，至持续数月的重症。临床表现包括急起发热、全身不适、厌食、恶心、腹部不适，随后数日内出现黄疸。出现症状与否与患者的年龄相关。<6 岁的儿童约 70% 为无症状感染；黄疸在有症状的幼童中少见。尽管约 10%～15% 的年长儿童和成人的疾病可迁延或反复发作长达 6～9 个月，但一般病程多 <2 个月。严重的肝内和肝外并发症（包括急性重型肝炎和肝衰竭）罕见，多见于老年人和潜在肝病患者。甲型肝炎无慢性感染。总病死率为 0.3%，但 >50 岁成人病死率为 1.8%。

## ■ 诊断

仅凭临床表现和流行病学特征 HAV 不能与其他类型的病毒性肝炎相鉴别。血清 HAV-IgM 抗体阳性可诊断，该抗体自起病前 2 周至约 6 个月后均可检出。

现已有商业性试剂可用于检测血清总 HAV 抗体（IgG 和 IgM）。总 HAV 抗体阳性、HAV-IgM 抗体阴性提示既往感染或接种后已免疫。血清 IgM 抗体阳性提示现症感染或近期感染，不能区分感染还是接种后免疫。

## ■ 治疗

支持治疗。

## ■ 预防措施

接种疫苗或免疫球蛋白（Ig），遵循食物或水预防措施，保持个人卫生和环境卫生。

### 疫苗

两种单价的甲肝疫苗 Vaqta（Merck & Co，Inc，Whitehouse Station，NJ）和 Havrix（GlaxoSmithKline Beecham Biologicals，Rixensart，Belgium）适用年龄 ≥12 个月的人群，共接种 2 针；甲乙肝联合疫苗（Twinrix，GlaxoSmithKline）在美国适用于年龄 ≥ 18 岁人群（见表 3-2）。按推荐程序完成接种的情况下，联合疫苗与分别注射单价甲肝和乙肝疫苗可达同等效价。

表 3-2　甲肝疫苗

| 疫苗 | 商品名（生产厂家） | 适用年龄（岁） | 剂量 | 给药途径 | 程序程序 | 加强免疫 |
|---|---|---|---|---|---|---|
| 灭活甲肝疫苗 | Havrix（GlaxoSmithKline） | 1~18 | 0.5ml（720ELU） | IM | 0，6~12月 | 无 |
| | | ≥ 19 | 1.0ml（1440ELU） | IM | 0，6~12月 | 无 |
| 灭活甲肝疫苗 | Vaqta（Merck&Co.，Inc） | 1~18 | 0.5ml（25U） | IM | 0，6~18月 | 无 |
| | | ≥ 19 | 1.0ml（50U） | IM | 0，6~18月 | 无 |
| 甲乙肝联合疫苗 | Twinrix（GlaxoSmithKline） | ≥18（常规） | 1.0ml（720ELU HAV+20µgHBsAg） | IM | 0，1，6月 | 无 |
| | | ≥18（加速） | 同上 | IM | 0，7，21~30天 | 12月 |

缩写：ELU，ELISA：灭活甲肝病毒单位；IM：肌内注射；U：HAV 抗原单位；HAV：甲型肝炎病毒；HBsAg：乙型肝炎表面抗原。

### 适应证

不论旅行的目的、频率、持续时间，易感人群前往甲型肝炎高、中风险区旅行前都应接种甲肝疫苗或免疫球蛋白（Ig）。尽管预防接种咨询委员会推荐旅行者接种甲肝疫苗，但目前出版的地图并非判断发展中国家疾病流行情况的最佳指南。同一国家内甲肝流行模式随地区的不同而改变，数据缺失或过期都是其面临的挑战。甲肝患病率下降的国家易感人群数量增加，有甲肝大暴发的风险。近年来，发达国家报道的甲肝大暴发发生在食用病毒污染的进口食品的人群中。而公认的经患病食品加工者传播的病例数也在增加。考虑到解释甲型肝炎风险分布地图的复杂性以及低风险区潜在的经食物传播甲肝的风险，因此部分专家建议不论旅行目的地，前往美国以外地区旅行都应考虑接种甲肝疫苗。

领养来自甲肝高、中风险区的儿童，推荐未接种疫苗的家庭成员和其他密切接触者（如有接触的家庭或固定的保姆）在被领养子女到达美国 60 天内接种甲肝疫苗。计划领养后应尽快进行 2 剂次甲肝疫苗的首剂接种，在被领养儿童到达前的 2 周或以上接种效果理想（详见第七章，国际领养）。

### 疫苗接种

多数 1～40 岁人群接种一针甲肝疫苗即可产生保护性，一旦决定旅行应尽早注射。依照标准的接种方案完成单价甲肝疫苗注射可确保长期的保护性。尚无单次接种甲乙肝联合疫苗 Twinrix 评价预防甲肝效果的数据。甲乙肝联合疫苗 Twinrix 可采用替代的 4 针加速接种程序；分别于 0，7，21～30 天接种，12 个月时加强接种 1 次。

相比应用免疫球蛋白的被动免疫，1～40 岁的儿童和成人首选适合年龄剂量的甲肝疫苗。为达到最佳免疫效果，>40 岁的成人、免疫力低下者、慢性肝病或其他慢性病患者距计划旅行离开时间 <2 周时应于不同部位同时注射首剂甲肝疫苗和甲肝免疫球蛋白（0.02ml/kg）。

<12 月龄的旅行者，对疫苗成分过敏或不愿接种疫苗的旅行者应单次注射免疫球蛋白（0.02ml/kg），接种后可有效预防甲型肝炎达 3 个月。那些不接种疫苗的旅行者计划旅行 >3 个月时，免疫球蛋白的用量应为 0.06ml/kg，若旅程 >5 个月时必须重复注射。无禁忌证时鼓励接种甲肝疫苗，但如果旅行者始终处于感染的高危环境，免疫球蛋白可于首次注射后每 6 个月重复注射一次。

尽管对已免疫的旅行者接种疫苗不是禁忌也不增加不良反应的发生风险，但某些情况下筛查总 HAV 抗体能有效判断个体易感倾向并避免不必要的疫苗接种。接种后无须检测血清学抗体反应。

### 其他疫苗注意事项

推荐按标准程序接种疫苗。中断的接种程序不需要重新开始。95% 以上的接种者在接种甲肝疫苗第 1 针后的一个月后产生保护水平的 HAV 抗体。考虑到免疫原性相似，免疫程序中允许使用不同生产厂家的疫苗。完成初始免疫的儿童和成人不推荐加强免疫。

### 疫苗安全性和不良反应

成人接种甲肝疫苗后最常见不良反应为接种部位的压痛或疼痛（56%～67%）和头痛（14%～16%）。儿童（11～25月龄）最常见不良反应为接种部位的压痛或疼痛（32%～37%）、局部红肿（21%～29%）。没有能够明确地归因于疫苗的儿童或成人严重不良反应报道；与人群基线率相比，接种甲肝疫苗的人群并未增加严重不良反应事件。

### 注意事项和禁忌证

对任何疫苗成分有过敏史的旅行者不应接种含甲肝的疫苗，包括新霉素。对酵母过敏者不应接种 Twinrix。Havrix 和 Twinrix 预充注射器的针帽、瓶塞、注射器活塞和 Vaqta 的针帽可能含有干燥的天然橡胶，可引发乳胶过敏者的过敏反应。由于甲肝疫苗含有灭活病毒，乙肝疫苗含有重组蛋白，免疫功能低下的旅行者接种时不需要采取特别的预防措施。医务人员注射免疫球蛋白前应核实注意事项和禁忌证。

### 妊娠期应用

孕妇注射甲肝疫苗的安全性尚未证实。但由于甲肝疫苗主要成分为灭活甲肝病毒，因此在理论上接种后对孕妇或发育中胎儿的风险低。对可能暴露于甲肝病毒的女性应权衡疫苗接种风险和感染甲肝病毒的风险。

### 暴露后预防

未接种甲肝疫苗的旅行者暴露于甲肝病毒后应尽早接种一针单价甲肝疫苗或注射甲肝免疫球蛋白（0.02ml/kg），暴露后 2 周内最为理想。尚不确定暴露后 2 周以上注射免疫球蛋白或接种疫苗的效果。1～40 岁人群暴露后接种甲肝疫苗与应用免疫球蛋白的疗效相当。1～40 岁的健康人群推荐接种一针单价甲肝疫苗。>40 岁的成人首选免疫球蛋白，如果没有免疫球蛋白时可选用甲肝疫苗替代。<12 月龄的婴儿、免疫功能低下者、慢性肝病患者及有疫苗接种禁忌者推荐注射免疫球蛋白。不提倡将 Twinrix 用于暴露后预防。更多详细信息查询免疫接种咨询委员会的推荐规范（www.cdc.gov/mmwr/preview/mmwrhtml/mm5641a3.htm）。

CDC 网址：www.cdc.gov/hepatitis/HAV

## 参考书目

1. Bacaner N, Stauffer B, Boulware DR, Walker PF, Keystone JS. Travel medicine considerations for North American immigrants visiting friends and relatives. JAMA. 2004 Jun 16; 291(23): 2856–64.

2. CDC. Update: Prevention of hepatitis A after exposure to hepatitis A virus and in international travelers. Updated recommendations of the Advisory Committee on Immunization Practices (ACIP). MMWR Morb Mortal Wkly Rep. 2007 Oct 19; 56(41): 1080–4.

3. CDC. Updated recommendations from the Advisory Committee on Immunization Practices (ACIP) for use of hepatitis A vaccine in close contacts of newly arriving international adoptees. MMWR Morb Mortal Wkly Rep. 2009 Sep 18; 58(36): 1006–7.

4. CDC. Viral hepatitis surveillance: United States, 2011. Atlanta: CDC; 2011 [cited 2014 Sep 17]. Available from: http: //www.cdc.gov/hepatitis/Statistics/2011Surveillance/PDFs/2011HepSurveillance Rpt.pdf.

5. Fiore AE, Wasley A, Bell BP. Prevention of hepatitis A through active or passive immunization: recommendations of the Advisory Committee on Immunization Practices (ACIP). MMWR Recomm Rep. 2006 May 19; 55(RR-7): 1–23.

6. Klevens RM, Miller JT, Iqbal K, Thomas A, Rizzo EM, Hanson H, et al. The evolving epidemiology of hepatitis A in the United States: incidence and molecular epidemiology from population-based surveillance, 2005–2007. Arch Intern Med. 2010 Nov 8; 170(20): 1811–8.

7. Mohd Hanafiah K, Jacobsen KH, Wiersma ST. Challenges to mapping the health risk of hepatitis A virus infection. Int J Health Geogr. 2011; 10: 57.

8. Murphy TV, Feinstone SM, Bell BP. Hepatitis A vaccines. In: Plotkin SA, Orenstein WA, Offit PA, editors. Vaccines. 6th ed. Philadelphia: Saunders Elsevier; 2012. p. 183–204.

9. Mutsch M, Spicher VM, Gut C, Steffen R. Hepatitis A virus infections in travelers, 1988–2004. Clin Infect Dis. 2006 Feb 15; 42(4): 490–7.

10. Nelson NP, Murphy TV. Hepatitis A: the changing epidemiology of hepatitis A. Clin Liver Dis. 2013 Dec 20; 2(6): 227–30.

旅行相关传染性疾病

第三章

# 乙型肝炎

Francisco Averhoff

## ■ 病原体

乙型肝炎是由乙型肝炎病毒（HBV）引起的疾病，病毒体积小，为不完全环状的双链 DNA 病毒，属嗜肝病毒科。

## ■ 传播途径

HBV 通过接触感染的血液、血液制品和其他体液（如精液）传播。旅行者暴露的案例可经消毒不严格的医疗或口腔操作、接受血液制品、静脉注射、文身或针灸以及无保护性性行为传播。

## ■ 流行病学特征

据估计，全球约 2.4 亿人罹患慢性 HBV 感染。地图 3-4 显示慢性 HBV 感染率的国家分布。无数据说明旅行者感染的特殊风险；但现有报道表明旅行者患乙型肝炎罕见，且不涉及高危行为或暴露可能的旅行者感染风险低。在慢性乙肝病毒感染的高中风险国家感染乙肝病毒的风险更高；旅居人士、传教士和长期科研人员乙肝病毒感染的风险可能增高。所有的旅行者应了解乙肝病毒的传播途径以采取措施减少暴露。

## ■ 临床表现

HBV 主要感染肝脏。潜伏期通常为 90 天（范围 60～150 天）。典型症状体征包括不适、乏力、厌食、恶心、呕吐、腹痛和黄疸。部分患者可出现皮疹、关节痛和关节炎。≥ 5 岁人群中，30%～50% 可出现症状体征。< 5 岁的儿童和免疫功能低下的成人乙肝病毒感染通常无临床症状，但任何年龄组的健康人群均可表现为无症状感染。急性乙型肝炎的总病死率约为 1%。

30%～90% 的婴幼儿期感染者和＜ 5% 的青少年或成人感染者可由急性乙型肝炎进展为慢性 HBV 感染。慢性 HBV 感染可导致慢性肝病，包括肝硬化、肝癌，甚至死亡。

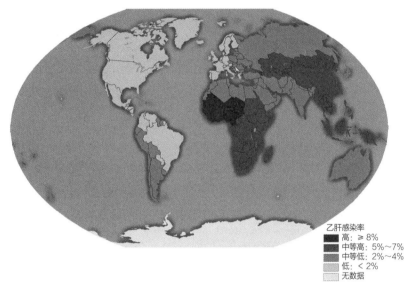

乙肝感染率
高：≥ 8%
中等高：5%～7%
中等低：2%～4%
低：< 2%
无数据

◊ 地图 3-4　成人慢性乙肝病毒感染率

疾病数据源：Ott JJ, Stevens GA, Groeger J, Wiersma ST. Global epidemiology of hepatitis B virus infection: new estimates of age-specific HBsAg seroprevalence and endemicity. Vaccine. 2012; 30（12）: 2212-2219.

### ■ 诊断

诊断 HBV 感染及确定感染阶段必须要检测乙型肝炎血清特异性标志物（见表 3-3）。这些标志物可用于鉴别急性感染、感染恢复期和慢性感染。

### ■ 治疗

急性乙型肝炎无特异性治疗方法；但住院支持治疗适用于症状严重的患者。

表3-3　乙肝病毒感染血清学检测的判读[1]

| 血清标志物 | | | | 判断结果 |
|---|---|---|---|---|
| HBSAG[2] | 总抗 HBC | IGM 抗 HBC | 抗 HBS | |
| − | − | − | − | 未感染 |
| + | − | − | − | 急性感染早期；接种后（至接种后第18天）一过性反应 |
| + | + | + | − | 急性感染 |
| − | + | + | + 或 − | 急性感染恢复期 |
| − | + | − | + | 既往感染或免疫 |
| + | + | − | − | 慢性感染 |
| − | + | − | − | 假阳性（疑似）；既往感染；隐匿性感染；[3] 或 HBsAg 阳性母体的抗HBc 被动转移至婴儿 |
| − | − | − | + | 若完成疫苗接种程序后抗体浓度≥ 10mIU/ml，达到免疫效果；注射乙肝免疫球蛋白后的被动免疫 |

缩写：HBsAg，乙型肝炎表面抗原；抗 HBc，乙型肝炎核心抗体；抗 HBs，乙型肝炎表面抗体。

[1] 引自 CDC. A comprehensive immunization strategy to eliminate transmission of hepatitis B virus infection in the United States: recommendations of the Advisory Committee on Immunization Practices（ACIP）. Part II: immunization of adults. MMWR Recomm Rep.2006 Dec 8；55（RR-16）：1-33.

[2] 为确保 HBsAg 阳性的检测结果并非假阳性，如果试剂盒生产厂家的说明书上推荐，则 HBsAg 阳性样本必须经许可的中和确证试验验证。

[3] 仅抗 HBc 阳性者几乎不具传染性，除非特殊情况下他们作为传染源将大量病毒直接经皮肤传播给易感者（如输血或器官移植）。

推荐应用抗病毒药物治疗慢性乙型肝炎。

## ■ 预防措施

疫苗

### 适应证

乙肝疫苗适用于所有前往慢性乙肝中—高流行区（HBV 表面抗原阳性率 ≥ 2%）未接种该疫苗的旅行者。美国完整的疫苗信息和推荐可查询 www.cdc. gov/vaccines/vpd-vac/hepb/default.htm。所有的国际旅行者不用考虑目的地，均可推荐接种乙肝疫苗，这主要取决于旅行者的行为风险。

## 疫苗接种

乙肝疫苗通常按 0、1、6 月接种三针完成免疫程序（详见表 3-4）。第二针应在第一针后 ≥ 1 个月接种；第三针应在第二针后 ≥ 2 个月且在第一针后 ≥ 4 个月接种。第三针不应在年龄满 24 周前接种。如果出生时接种了含乙型肝炎成分的联合疫苗，允许接种 4 针乙肝疫苗。联用乙肝免疫球蛋白（HBIG）和乙肝疫苗与单独应用乙肝疫苗对暴露后阻断乙肝病毒感染具有同等疗效。

### 表 3-4　乙肝疫苗

| 疫苗 | 商品名<br>（生产厂家） | 适用年龄<br>（岁） | 剂量 | 给药途径 | 接种程序 | 加强免疫 |
|---|---|---|---|---|---|---|
| 重组乙肝<br>疫苗[1] | Engerix-B<br>（GlaxoSmithKline） | 0～19（常规） | 0.5ml（10μgHBsAg） | IM | 0，1，6 月 | 无 |
| | | 0～10（加速） | 0.5ml（10μgHBsAg） | IM | 0，1，2 月 | 12 月 |
| | | 11～19（加速） | 1.0ml（20μgHBsAg） | IM | 0，1，2 月 | 12 月 |
| | | ≥20（常规） | 1.0ml（20μgHBsAg） | IM | 0，1，6 月 | 无 |
| | | ≥20（加速） | 1.0ml（20μgHBsAg） | IM | 0，1，2 月 | 12 月 |
| 重组乙肝<br>疫苗[1] | Recombivax HB<br>（Merck & Co.） | 0～19（常规） | 0.5ml（5μgHBsAg） | IM | 0，1，6 月 | 无 |
| | | 11～15（青少年加速） | 1.0ml（10μgHBsAg） | IM | 0，4～6月 | 无 |
| | | ≥20（常规） | 1.0ml（10μgHBsAg） | IM | 0，1，6 月 | 无 |
| 甲乙肝联<br>合疫苗 | Twinrix<br>（GlaxoSmithKline） | ≥18（常规） | 1.0ml（720ELU<br>HAV+ 20μgHBsAg） | IM | 0，1，6 月 | 无 |
| | | ≥18（加速） | 同上 | IM | 0，7，<br>21～30 天 | 12 月 |

缩写：HBsAg：乙型肝炎表面抗原；IM：肌内注射；ELU：灭活甲肝病毒 ELISA 单位；HAV：甲型肝炎病毒。

[1] 血液透析及其他免疫功能不全者疫苗用量查询药品说明书。

在美国，不按照这种接种方案的疫苗已经有特定的注册产品；Recombivax HB（Merck & Co.）疫苗注册用于 11～15 岁儿童采用 2 针的接种程序，Engerix-B（GlaxoSmithKline）注册应用 4 针接种程序，前三针在 2 个月内完成接种并在第 12 个月时加强接种一次（分别于第 0、1、2 和 12 月时接种）。含有乙肝成分的联合疫苗可用于儿童，甲乙肝联合疫苗 Twinrix（GlaxoSmithKline）在美国也已注册应用。选用替代接种程序或剂型应参照疫苗说明书。接种程序中可使用不同商品名的疫苗。完成初次接种程序能获得稳固的保护性，且 > 95% 的健康人群完成 3 次接种程序可达到免疫保护。免疫健全的成人先前接种过乙肝疫苗，旅行前不推荐接受血清学检测和加强接种。

### 特殊情况

理想情况下，为确保启程前完成接种程序，乙肝疫苗应于旅行前 ≥ 6 个月开始接种。由于接种 1 针或 2 针疫苗后可提供部分保护性，因此若有指征，即使启程前不能完成全部程序也应予以接种。但是完成三针疫苗接种方可获得最佳保护，因此应建议旅行者完成接种程序。认可的加速接种程序适用于短期内将接触病原或救援灾区的旅行者。加速疫苗接种程序要求分别于第 0、7 和 21～30 天接种；为诱导长期免疫保护应于 12 个月时加强接种一次。甲乙肝联合疫苗也可采用相同的 3针接种程序（0、7 和 21～30 天），12 个月加强接种一次。

### 疫苗的安全性与不良反应

乙肝疫苗可安全用于各年龄段人群。疫苗接种者中最常见的不良反应为注射部位局部疼痛（3%～29%）和发热 [ 体温 > 99. 9 ℉（37.7℃）；1%～6% ]。对任何疫苗成分过敏（包括酵母）的人群不应接种乙肝疫苗。疫苗所含的重组蛋白（乙型肝炎表面抗原）不具有传染性。

有限数据表明孕妇接种乙肝疫苗时，母体或发育中的胎儿无明显不良反应风险。妊娠期感染乙肝病毒可引起母体的重症和新生儿慢性感染。不应将妊娠或哺乳期视为接种疫苗的禁忌证。

### 个人预防措施

作为旅行前教育的一部分，应告知旅行者医疗、口腔或整容手术过程中使用污染的设备或物品；血液制品；静脉注射；任何涉及刺穿皮肤或黏膜的操作；无保护性性行为有感染乙肝病毒及其他血源性病原的风险以及相应的预防措施。在寻求医疗服务、口腔护理或整容手术（如文身或穿孔）时，旅行者应警惕未彻底消毒灭菌的设备、重复使用的污染性器材和不安全的静脉注射（如重复使用一次性针头和注射器）。若器械未消毒或有关人员未遵循正确的感染控制规程，则可能出现乙肝病毒及其他血源性病原的传播。旅行者在国外就医和口腔保健时应考虑到健康相关风险；相关信息可咨询美国大使馆。当决定在难以进行彻底消毒灭菌的地区接受文身或身体穿孔时，应慎重考虑健康风险。

CDC 网址: www.cdc.gov/hepatitis/HBV

## 参考书目

1. CDC. A comprehensive immunization strategy to eliminate transmission of hepatitis B virus infection in the United States: recommendations of the Advisory Committee on Immunization Practices (ACIP) Part 1: immunization of infants, children, and adolescents. MMWR Recomm Rep. 2005 Dec 23; 54(RR-16): 1–31.

2. CDC. A comprehensive immunization strategy to eliminate transmission of hepatitis B virus infection in the United States: recommendations of the Advisory Committee on Immunization Practices (ACIP) Part II: immunization of adults. MMWR Recomm Rep. 2006 Dec 8; 55(RR-16): 1–33.

3. CDC. Updated US Public Health Service guidelines for the management of occupational exposures to HBV, HCV, and HIV and recommendations for postexposure prophylaxis. MMWR Recomm Rep. 2001 Jun 29; 50(RR-11): 1–42.

4. Lok AS, McMahon BJ. Chronic hepatitis B: update of recommendations. Hepatology. 2004 Mar; 39(3): 857–61.

5. Mariano A, Mele A, Tosti ME, Parlato A, Gallo G, Ragni P, et al. Role of beauty treatment in the spread of parenterally transmitted hepatitis viruses in Italy. J Med Virol. 2004 Oct; 74(2): 216–20.

6. Mast EE, Ward JW. Hepatitis B vaccine. In: Plotkin S, Orenstein W, Offit P, editors. Vaccines. 5th ed. Philadelphia: Elsevier; 2008. p. 205–42.

7. Ott JJ, Stevens GA, Groeger J, Wiersma ST. Global epidemiology of hepatitis B virus infection: new estimates of age-specific HBsAg seroprevalence and endemicity. Vaccine. 2012 Mar 9; 30(12): 2212–9.

8. Sagliocca L, Stroffolini T, Amoroso P, Manzillo G, Ferrigno L, Converti F, et al. Risk factors for acute hepatitis B: a case-control study. J Viral Hepat. 1997 Jan; 4(1): 63–6.

9. Simonsen L, Kane A, Lloyd J, Zaffran M, Kane M. Unsafe injections in the developing world and transmission of bloodborne pathogens: a review. Bull World Health Organ. 1999; 77(10): 789–800.

旅行相关传染性疾病

第三章

# 丙型肝炎

## Deborah Holtzman

## ■ 病原体

丙型肝炎病毒（HCV）为有包膜的球形正链 RNA 病毒。

## ■ 传播途径

HCV 通过血源传播，暴露于污染的针头或注射器及输入未经筛查 HCV 的血或血制品最常见。HCV 可通过血液暴露相关的其他方式传播，但是比较少见，如文身、性接触或围产期的母婴传播。

## ■ 流行病学

据估计，2010 年全球 1.7 亿人感染 HCV（慢性感染），约 50 万人死于 HCV 相关的肝病。虽然各国家地区间的流行病学数据差异较大，但最新的全球评估数据表明包括美国在内多数发达国家 HCV 感染率＜ 2%（地图 3-5）。拉丁美洲、东欧和前苏联的若干国家，非洲、中东和南亚的某些国家 HCV 的感染率较高（≥ 2%）；据报道埃及的感染率最高（约为 10%）。在美国和多数发达国家，共用注射器是最主要的传播方式。在 HCV 感染率较高的国家（感染率 ≥ 2%），主要是因感染控制措施薄弱通过不安全注射和其他医源性暴露传播。旅行者感染 HCV 的风险普遍偏低，但应警惕以下可导致血源性暴露的行为：

★ 输入未经筛查 HCV 的血液

★ 临床或口腔操作

★ 针灸、文身、共用剃须刀、使用未经严格消毒的注射器或重复使用污染的注射器静脉注射吸毒等

★ 就职于可能直接暴露于人类血液的医疗保健领域（临床、口腔或实验室）

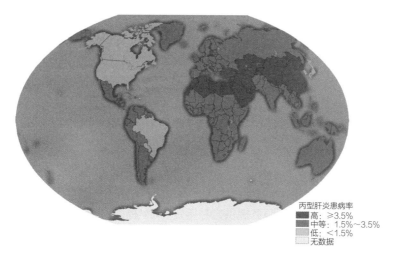

丙型肝炎患病率
■ 高：≥3.5%
■ 中等：1.5%～3.5%
□ 低：<1.5%
□ 无数据

📍地图 3-5　全球丙肝病毒感染的流行病学概况[1]

## ■ 临床表现

多数（80%）急性 HCV 感染无症状。可能的症状包括食欲不振、腹痛、乏力、恶心、尿色加深和黄疸。HCV 感染转为慢性最常见的症状为乏力。约 10%～20% 的慢性感染者发展为严重肝病，但进展为终末期肝病的病程缓慢，通常感染后需经 ≥ 20 年。该过程至疾病晚期常表现为临床静止状态，在缺乏 HCV 病原学检测的情况下，多数患者未发现感染。尽管如此，HCV 是肝硬化和肝细胞癌的主要诱因，且是美国进行肝移植的首要原因。

## ■ 诊断

可选用两种主要的检测方法：HCV IgG 抗体检测和核酸扩增法检测血 HCV RNA（病毒血症时）。IgM 抗体检测不能用于早期或急性感染期的诊断。约 75%～85% 的感染者发生血清转化产生抗 HCV 抗体，提示急性感染将进展为慢性感染并出现持续

1　疾病数据引自：Mohd Hanafiah K, Groeger J, Flaxman AD, Wiersma ST. Global Epidemiology of Hepatitis C Virus Infection; New Estimates of Age-Specific Antibody to HCV and Seroprevalence. Hepatology. 2013; 57: 1333-1342.

可检测的病毒血症。由于 HCV 抗体阳性不能区分既往感染和现症感染，因此进一步行 HCV RNA 检测对判断现症（慢性）感染至关重要。虽然很少出现抗体假阴性的结果，但可以出现在急性感染的早期，通常在暴露和感染后的最初 15 周内。

## 治疗

自 2011 年美国批准使用两种蛋白酶抑制剂（波普瑞韦和特拉匹韦）后，丙型肝炎的治疗出现了显著的进展。此后，已批准或在未来的数年内即将批准的若干新型直接作用的抗病毒药物的应用将避免干扰素注射剂的使用。新疗法全程口服，疗程短（从 6~12 周至 24~48 周），副作用少，治愈率高（＞90%）。有暴露可能的旅行者返程后应咨询医疗服务提供方并接受 HCV 检测，若证实感染应考虑治疗。尚无 HCV 暴露后的预防疗法；但会随着新疗法的问世而改变。最新治疗信息可查询 www.hcvguidelines.org。

## 预防措施

HCV 感染既无疫苗预防，也无免疫球蛋白可以用于保护。旅行前，旅行者咨询医疗服务提供方以了解潜在的感染风险和相应的预防措施。接受临床或口腔护理时，应警惕使用未经严格消毒的医疗、手术或口腔器械，避免重复使用污染的器械，以及不洁的注射操作（如重复使用一次性针头注射器）。HCV 和其他血源性病原能通过污染的仪器设备或未按感染控制规程（洗手、戴医用手套及清洁消毒台面和仪器设备）操作的医生传播。在某些地区（如撒哈拉以南的部分非洲地区），献血者可能未经 HCV 筛查。应劝告旅行者若考虑在消毒不严格的地区文身、身体穿孔或接受治疗，应考虑到相关的健康风险。若旅行者曾接受输血或发生持续的血源性暴露而不能评估其风险时，应建议其返程后进行 HCV 检测。

CDC 网址：www.cdc.gov/hepatitis/HCV

### 参考书目

1. American Association for Study of Liver Diseases (AASLD), Infectious Diseases Society of

America (IDSA). Recommendations for testing, managing, and treating hepatitis C. [updated 2014 Aug 11; cited 2014 Sep 17]. Available from: http: //www.hcvguidelines.org/.

2. Averhoff FM, Glass N, Holtzman D. Global burden of hepatitis C: considerations for healthcare providers in the United States. Clin Infect Dis. 2012 Jul; 55 Suppl 1: S10–5.

3. CDC. Testing for HCV infection: an update of guidance for clinicians and laboratorians. MMWR Morb Mortal Wkly Rep. 2013 May 10; 62(18): 362–5.

4. Dore GJ. The changing therapeutic landscape for hepatitis C. Med J Aust. 2012 Jun 4; 196(10): 629–32.

5. Lozano R, Naghavi M, Foreman K, Lim S, Shibuya K, Aboyans V, et al. Global and regional mortality from 235 causes of death for 20 age groups in 1990 and 2010: a systematic analysis for the Global Burden of Disease Study 2010. Lancet. 2012 Dec 15; 380(9859): 2095–128.

6. Mohd Hanafiah K, Groeger J, Flaxman AD, Wiersma ST. Global epidemiology of hepatitis C virus infection: new estimates of age-specific antibody to HCV seroprevalence. Hepatology. 2013 Apr; 57(4): 1333–42.

7. Prati D. Transmission of hepatitis C virus by blood transfusions and other medical procedures: a global review. J Hepatol. 2006 Oct; 45(4): 607–16.

8. Seeff LB. The history of the "natural history" of hepatitis C (1968–009). Liver Int. 2009 Jan; 29 Suppl 1: 89–99.

9. Simonsen L, Kane A, Lloyd J, Zaffran M, Kane M. Unsafe injections in the developing world and transmission of bloodbome pathogens: a review. Bull World Health Organ. 1999; 77(10): 789–800.

10. World Health Organization. Global surveillance and control of hepatitis C. J Viral Hepat. 1999 Jan; 6(1): 35–47.

# 戊型肝炎

## Chong-Gee Teo

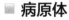

## 病原体

感染由戊型肝炎病毒（HEV）所致，HEV为单链RNA病毒，属嗜肝病毒家族。

## ■ 传播途径

HEV 主要通过粪 - 口途径传播。在卫生条件差或无安全饮用水的地区，戊肝流行或间歇性流行主要由水源性传播引起。妊娠期感染 HEV 垂直传播给胎儿或新生儿较常见。在日本和欧洲，散发病例为动物源性或食源性，与食用鹿、野猪和家猪的肉和内脏（包括肝脏）有关。在法国，可由食用一种由生猪肝制成的香肠 *figatellu* 而感染。美国和其他温带国家也可见散发病例，但通常病因不明。贝类能传播 HEV。尽管少见，但已有通过输血传播的报道。

## ■ 流行病学特征

南亚和中亚、东亚热带地区、非洲和中美洲已有水源性暴发（可为大规模，涉及成百上千人）发生（地图 3-6）。需要注意的是，中国香港特别行政区和新加坡已被划为流行区。15～49 岁的青壮年临床发病率最高。在易暴发地区，间歇性流行疾病呈散发。这些地区孕妇（不论是散发感染还是流行暴发）患戊型肝炎都有进展为肝衰竭甚至死亡的风险。流产和新生儿死亡是妊娠期 HEV 感染的常见并发症。

散发性病例常发生在不具有暴发倾向的地区，如中东、东亚温带地区（包括中国）、北美和南美及欧洲。显性感染最常见于 > 50 岁的成人。免疫抑制者特别是实质器官同种异体移植受体的原发感染可发展为慢性感染。

美国居民前往流行区旅行时有 HEV 感染的风险。在日本和欧洲旅行时，食用生的或未熟透的鹿肉、野猪肉、猪肝、猪肉或以这些原料制成的食品是感染的风险因素。

## ■ 临床表现

急性戊型肝炎的潜伏期为 2～9 周（平均 6 周）。急性感染的症状、体征包括黄疸、发热、食欲不振、腹痛和嗜睡。广泛的神经系统表现与 HEV 感染有关。大多数患者 HEV 感染和戊型肝炎呈自限性。孕妇（特别是妊娠中晚期感染者）可能出现或进展为肝衰竭，胎儿有自然流产或早产的风险。有肝病病史者感染 HEV 可进一步出现肝功能不全的表现。器官移植的受体倾向于无症状性 HEV 急性或慢性感染。

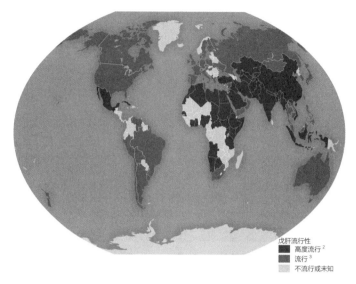

戊肝流行性
■ 高度流行 [2]
■ 流行 [3]
□ 不流行或未知

📍 地图 3-6　戊肝病毒感染的分布 [1]

## ■ 诊断

检测血清 HEV IgM 和 IgG 抗体可确诊急性戊型肝炎。检测血清或粪便中的 HEV RNA 可进一步证实血清学诊断，但很少应用。不论血清 HEV 抗体阳性与否，血清或粪便标本中长期持续可测得 HEV RNA 提示慢性 HEV 感染。尚无美国食品药品管理局批准的 HEV 诊断检测方法。

## ■ 治疗

支持治疗。口服利巴韦林已用于治疗实质器官移植受体的慢性戊型肝炎。

## ■ 预防措施

既无疫苗也无药物可用于预防 HEV 感染。旅行者应避免饮用未烧开或未经消

---

1　疾病数据引自：World Health Organization. The Global Prevalence of Hepatitis E Virus Infection and Susceptibility: A Systematic Review. http://whqlibdoc.who.int/hq/2010/WHO_IVB_10.14_eng.pdf. Accessed November 13, 1024.

2　定义为存在水源性暴发或确诊的戊型肝炎病毒感染占散发的非甲非乙型肝炎比例 ≥ 25%。

3　定义为确诊的戊型肝炎病毒感染占散发的非甲非乙型肝炎比例 < 25%。

毒的水和含有未烧开的水或加入由未烧开的水制得冰块的饮料。旅行者应食用彻底煮熟的食物，包括海鲜、肉类、动物内脏和以这些食物为原料制成的食品（详见第二章，食物和水的注意事项）。

CDC 网址：www.cdc.gov/hepatitis/HEV

### 参考书目

1. Kamar N, Izopet J, Tripon S, Bismuth M, Hillaire S, Dumortier J, et al.Ribavirin for chronic hepatitis E virus infection in transplant recipients. N Engl J Med. 2014 Mar 20; 370(12): 1111–20.

2. Krawczynski K. Hepatitis E virus. Semin Liver Dis. 2013 Feb; 33(1): 1–93.

3. Riveiro-Barciela M, Minguez B, Girones R, Rodriguez-Frias F, Quer J, Buti M. Phylogenetic demonstration of hepatitis E infection transmitted by pork meat ingestion. J Clin Gastroenterol. Forthcoming 2014.

# 组织胞浆菌病

Tom M. Chiller

## ■ 病原体

荚膜组织胞浆菌为一种双向型真菌，它们在土壤中呈霉菌，在人和动物宿主体内呈酵母菌。

## ■ 传播途径

通过吸入土壤（常为蝙蝠或鸟类的粪便污染的土壤）中的孢子（分生孢子）感染；不经人－人途径传播。

## ■ 流行病学特征

除南极洲外世界范围内分布广泛，河谷地区最多发。进行洞穴探险、采矿、建造、挖掘、拆迁、铺设屋顶、清理烟囱、务农、园艺及安装暖气和空调系统等活动与感染组织胞浆菌病密切相关。暴露于蝙蝠和鸟类栖息地的活动也增加感染风险。已报道的暴发流行与中南美多国的旅行相关，最常见于洞穴观光者。

## ■ 临床表现

急性感染的潜伏期通常为 3～17 天。90% 的感染无明显症状或仅表现为轻微的流感样症状。部分感染可致急性肺组织胞浆菌病，表现为高热、头痛、干咳、寒战、虚弱、胸膜炎性胸痛及乏力。尽管乏力症状可持续较长时间，但多数患者起病后 2～3 周可自愈。免疫功能不全者感染可出现播散，特别是播散到胃肠道和中枢神经系统。

## ■ 诊断

骨髓、外周血、痰液和组织标本中培养出荚膜组织胞浆菌可以确诊。在临床、流行病学和其他实验室检测吻合的情况下，直接镜检观察到典型的细胞内酵母强烈支持组织胞浆菌病的诊断。EIA（酶免疫检测）检测尿液、血清、血浆、支气管肺泡灌洗液或脑脊液是一项快速诊断测试，该试剂盒已在美国上市。

## ■ 治疗

免疫健全人群的急性局部肺感染通常不需要治疗。感染范围广或症状持续 1 个月以上一般选用唑类药物治疗，如为轻中症选用伊曲康唑，重症选用两性霉素 B。

## ■ 预防措施

高危人群避免前往高风险地区，如蝙蝠聚居的洞穴。
CDC 网址：www.cdc.gov/fungal/diseases/histoplasmosis

**参考书目**

1. CDC. Outbreak of histoplasmosis among travelers returning from El Salvador–Pennsylvania and Virginia, 2008. MMWR Morb Mortal Wkly Rep. 2008 Dec 19; 57(50): 1349–53.

2. Kauffman CA. Histoplasmosis. Clin Chest Med. 2009 Jun; 30(2): 217–25.

3. Kauffman CA. Histoplasmosis: a clinical and laboratory update. Clin Microbiol Rev. 2007 Jan; 20(1): 115–32.

4. Morgan J, Cano MV, Feikin DR, et al. A large outbreak of histoplasmosis among American travelers associated with a hotel in Acapulco, Mexico, spring 2001. Am J Trop Med Hyg. 2003; 69: 663–9.

5. Weinberg M, Weeks J, Lance-Parker S, Traeger M, Wiersma S, Phan QN, et al. Severe histoplasmosis in travelers to Nicaragua. Emerg Infect Dis. 2003 Oct; 9(10): 1322–5.

6. Wheat LJ. Histoplasmosis: a review for clinicians from non-endemic areas. Mycoses. 2006 Jul; 49(4): 274–82.

# 人类免疫缺陷病毒（HIV）感染

John T. Brooks

## 病原体

人免疫缺陷病毒（HIV）为有包膜的单股正链 RNA 病毒，属慢病毒属。

## 传播途径

HIV 可通过性接触、共用针头或注射器、医用血液或血制品、器官或组织移植以及人工授精传播。也可以通过妊娠、分娩或产后经哺乳发生母婴传播。HIV 可发生医源性传播，经由血液或其他具有潜在感染性的体液接触医务人员皮肤损伤处或喷溅至黏膜或不完整的皮肤而发生暴露感染（详见第八章，卫生保健工作者）。HIV 不通过人与人的日常接触，空气、食物或水，接触无生命的物体，蚊媒或其他节肢动物等媒介途径传播。HIV 感染者搭乘的任何交通工具（如飞机、汽车、船舶、公交车或火车）不增加工作人员或其他旅行者的感染风险。

## 流行病学特征

HIV 感染在世界范围均有发生。截止 2012 年末，估计约有 3500 万人感染 HIV 病毒。尽管撒哈拉以南的非洲地区每年的新发感染数出现了大幅度的下降，从 2001 年的 260 万例下降到 2012 年的 160 万例，且同期患病率下降，约从每 10 万人 5.8 名感染者降为了每 10 万人 4.7 名感染者，但这里仍是世界范围内感染最严重的地区（2500 万例病例或占携带 HIV 总人数的 71%）。东欧和中亚地区 HIV 感染例数出现了显著增长，HIV 携带者的数量在 2001 年至 2012 年间约从 86 万例增长到 130 万例。多数新发病例来自低收入和中等收入国家。尽管已有改善，许多国家仍缺乏综合监测系统，特别是发展中国家，实际病例数可能超过官方报告数据。

国际旅行者的感染风险通常较低，但感染的风险与旅行目的地相关性小，而与个人行为模式（如吸毒或无保护性性行为）相关性大。可能接受临床治疗的旅行者，不论是择期或是急诊，都应警惕发展中国家未经严格筛查的血液供应（和用于移植的器官或组织），这会增加 HIV 的传播风险。

## 诊断

任何疑似 HIV 的暴露者都应接受检测。多数感染者在 2~8 周内可以检测到抗体（平均 25 天）。97% 的感染者在感染后的最初 3 个月内产生抗体。罕见病例需要 6 个月产生 HIV 抗体。感染后，除艾滋病晚期机体失去产生抗体的能力外，感染者的 HIV 抗体终生保持阳性。HIV 感染最早可于暴露后 9 天诊断，此时感染者外周血中可测得 HIV RNA；但是，测定 HIV RNA 的检测方法价格高且不常用。任何 HIV 感染状况不明者诊断患有艾滋病相关疾病，如肺孢子菌肺炎，应接受 HIV 检测。为获得更多 HIV 检测的信息，旅行者应咨询医疗服务提供方，或访问美国国家 HIV 检测资源网（www.hivtest.org）或拨打 CDC-INFO 的免费电话 800-CDC-INFO（800-232-4636）或 888-232-6348（文字电话 TTY）了解附近的 HIV 检测点。这两种渠道都会为咨询者保密。

## ■ 治疗

及时的医疗处理和有效的抗反转录病毒治疗可抑制 HIV 破坏免疫系统并延缓病情发展。有效的治疗也可大幅度降低 HIV 传播的风险。美国指南推荐所有 HIV 感染者应以促进个人健康和预防疾病传播为目的接受治疗。具体的治疗方法可查询美国卫生和公共服务部艾滋病信息服务网 AIDSinfo（www.aidsinfo.nih.gov）。招收参加临床试验的信息也可查询 AIDSinfo。旅行者可联系 AIDSinfo 的免费电话 800-448-0440（英语或西班牙语）或 888-480-3739（文字电话 TTY）。

## ■ 预防措施

尚无疫苗可用于预防 HIV 感染。应告知旅行者以下可能的风险因素：
★ 与 HIV 感染者或 HIV 感染状态不明者发生性接触（异性或同性）。
★ 使用或允许使用污染的、未经消毒的注射器或针头注射或进行其他刺穿皮肤的操作，包括针灸、静脉吸毒、注射类固醇或维生素、临床或口腔操作、穿耳洞或身体穿孔、文身。
★ 输入感染的全血、成分血或浓缩凝血因子。对捐献的血液和血浆进行 HIV 抗体筛查的国家或城市中，通过这种途径感染 HIV 较罕见。
★ 就职于医疗机构。典型的是经由皮肤暴露于污染的锐器所致，包括针头、采血针、手术刀、碎玻璃（来自毛细管或试管）。详见第八章，医务人员。
为降低感染 HIV 的风险，旅行者应采取以下措施：
★ 避免与 HIV 感染者、HIV 感染状态不明者或 HIV 感染高危人群［如静脉药瘾者、性工作者（包括男性和女性）及其他有多个性伴侣者］发生性接触。
★ 始终正确地使用安全套，特别是与 HIV 感染者或感染状态不明者性交、肛交或口交时。
★ 避免静脉吸毒。
★ 避免共用针头或其他可刺穿皮肤的器械。
★ 如果可能，避免输血或使用浓缩凝血因子。
★ 若进行以医疗为目的的旅行，确保旅行者接受治疗的机构使用经 HIV 抗体筛查的血液和血制品，并确保该机构遵循正确的感染控制规程。

★ 与医疗服务提供方探讨暴露前预防措施（www.cdc.gov/hiv/prep），特别是当旅行者有 1 个以上的性伴侣且在性行为过程中未全程使用安全套时。

### 安全套

乳胶过敏者应使用以聚氨酯或其他合成材料（非羊皮）制成的安全套并携带自备的男用或女用安全套。若无可用的安全套，旅行者应放弃与 HIV 感染者或感染状态不明者发生性行为。非安全套的屏障避孕法不能预防 HIV 传播。单独使用杀精子剂也不具有预防效果。广泛使用的杀精子剂壬苯醇醚 -9 可增加传播 HIV 的风险，不应使用。

### 针头

用于抽血或注射的针头应一次性无菌密封包装。如果可能，旅行者应避免使用多剂次瓶装注射药物，可能会被用过的针头污染。对患有 1 型糖尿病、血友病或其他需要常规或频繁注射的旅行者，应建议其备足携带整个旅行期间使用的药物、注射器、针头和消毒棉签。为避免被没收，例如被入境口岸的检查人员没收（详见第二章，旅行保健药盒），旅行者应申请携带这些必要医疗用品旅行的证明文件（由有资质的医务人员出具的证明信）。

### 输血

在许多发达国家，通过对所有捐献的血液进行规定项目的检测几乎已排除了经输入全血或血制品感染 HIV 的风险。发展中国家可能未建立正式的筛查程序或缺乏完善的技术以检测 HIV 病毒污染的血液或生物制剂。若输血不可避免，输入的血液应由训练有素的检测人员用可靠的检测方法检测 HIV 抗体。

### 暴露后预防

就职于医疗领域的旅行者（如自愿采血的护士或执行手术的医学传教医生）可能接触 HIV 感染或有感染可能的生物材料。关于职业性暴露后预防管理的详细信息请参考第八章医务人员。暴露后预防的一般建议如下：

★ 非职业性暴露于 HIV 者（通过性接触或针刺伤）应立即接受医疗咨询，考虑采取暴露后预防。

★ 大规模伤亡事件引起的 HIV 潜在感染风险一般不必采取暴露后预防措施，除非特殊情况（例如存放了大量的 HIV 感染血样的机构发生爆炸导致的伤害）。

★ 咨询临床医生有关暴露后预防的建议可拨打美国国家 HIV/AIDS 临床医生咨询中心暴露后预防免费热线电话，号码为 888-448-4911（www.nccc.ucsf.edu）。

## ■ 旅行者入境要求 HIV 检测的国家

应告知旅行者部分国家会筛查入境旅行者的 HIV 感染情况，并有拒绝艾滋病患者或证实 HIV 感染的旅行者入境的可能。这些国家通常只对计划长期逗留的人群进行筛查，如以工作或学习为目的的旅行者。计划长期逗留某国的旅行者应查询该国的政策和要求。这些信息通常可从各国的领事官员处获悉。美国国务院编写的入出境要求可查询 http: //travel.state.gov/travel/tips/tips_1232. html#requirement。

CDC 网址：www.cdc.gov/hiv

## 参考书目

1. CDC. Preexposure prophylaxis for the prevention of HIV in the United States: a clinical practice guideline. Atlanta: US Public Health Service; 2014 [cited 2014 Sep 17]. Available from: http: //www. cdc.gov/hiv/pdf/PrEPguidelines2014.pdf.

2. CDC. Preexposure prophylaxis for the prevention of HIV in the United States: clinical providers' supplement. Atlanta: US Public Health Service; 2014 [cited 2014 Sep 17]. Available from: http: //www.cdc.gov/hiv/pdf/PrEPProviderSupplement2014.pdf.

3. Chapman LE, Sullivent EE, Grohskopf LA, Beltrami EM, Perz JF, Kretsinger K, et al. Recommendations for postexposure interventions to prevent infection with hepatitis B virus, hepatitis C virus, or human immunodeficiency virus, and tetanus in persons wounded during bombings and other mass-casualty events—United States, 2008: recommendations of the Centers for Disease Control and Prevention (CDC). MMWR Recomm Rep. 2008 Aug 1; 57(RR-6): 1–21.

4. Joint United Nations Programme on HIV/AIDS (UNAIDS). UNAIDS World AIDS Day report, 2012. Geneva: Joint United Nations Programme on HIV/AIDS (UNAIDS); 2012 [cited 2012 Dec 20]. Available from: http: //www.unaids.org/en/resources/campaigns/20121120_ globalreport2012/.

5 Kuhar DT, Henderson DK, Struble KA, Heneine W, Thomas V, Cheever LW, et al. Updated US Public Health Service guidelines for the management of occupational exposures to human immunodeficiency virus and recommendations for postexposure prophylaxis. Infect Control Hosp Epidemiol. 2013 Sep; 34(9): 875–92.

6 Rice B, Gilbart VL, Lawrence J, Smith R, Kall M, Delpech V. Safe travels? HIV transmission among Britons travelling abroad. HIV Med. 2012 May; 13(5): 315–7.

7 Smith DK, Grohskopf LA, Black RJ, Auerbach JD, Veronese F, Struble KA, et al. Antiretroviral postexposure prophylaxis after sexual, injection-drug use, or other nonoccupational exposure to HIV in the United States: recommendations from the US Department of Health and Human Services. MMWR Recomm Rep. 2005 Jan 21; 54(RR-2): 1–20.

# 流行性感冒

## Scott Epperson，Joseph Bresee

## ■ 病原体

流行性感冒是由流感病毒引起的呼吸道感染，分为甲（A）、乙（B）、丙（C）三型。通常只有甲型和乙型可使人类致病。甲型流感病毒根据两种表面蛋白——血凝素（H）和神经氨酸酶（N）可进一步分为各个亚型。虽然三种类型和各种亚型流感病毒可在全球人类之间同时传播（甲流 H1N1pdm09、甲流 H3N2 和乙流），但是不同年份、不同地理区域和每年不同季节这些病毒的分布可以有变化。不同地区病毒株传播信息可以在美国 CDC 网站（www.cdc.gov/flu/weekly/）和世界卫生组织网站（www.who.int/topics/influenza/en/）获得。禽流感和猪流感病毒偶尔可感染人类并致病，通常与近距离接触感染的动物有关。值得关注的是，甲型禽流感 H5N1 和 H7N9 最近几年在人群中有散发病例，而在美国猪源性甲型 H3N2变异病毒也已与人类疾病有关联。

## ■ 传播途径

流感病毒在人与人之间传播，主要通过呼吸道飞沫传播（例如，当感染者在易感者周围咳嗽或打喷嚏）。大颗粒液滴传播要求传染源与易感者近距离接触，因为通常液滴通过空气落到其他物体表面前经过的距离是非常短的（大约 1.8m 或更近）。也可能由感染者附近的小颗粒气溶胶经空气传播。然而，不同的传播方式对流感病毒传播的相对作用尚不清楚。

大多数感染流感病毒的成年人为上呼吸道感染，症状出现前一天至症状出现后约 5～7 天有传染性。95% 的病毒传播发生于疾病开始后 3 天内。儿童、免疫缺陷人群或患有严重疾病患者（包括住院患者），流感病毒症状出现后可持续 10 天或更长时间。季节性流感病毒很少从非呼吸道来源检测到，如粪便或血液。

## ■ 流行病学特征

### 季节性流感

流感传播呈地域性。旅行期间暴露于流感的风险取决于旅行季节及旅行目的地。在温带地区，流感通常在寒冷的冬季上演：北半球为十月至次年五月、南半球为四月至九月。在热带或亚热带地区，尽管流感可能在雨季或旱季呈现流行高峰，或者每年呈现两个流行高峰，但是基本上都是呈全年流行状态。

任何年龄段都可以感染流感病毒。一般感染率最高的为儿童，尤其是学龄儿童。重症及死亡率最高的通常为 ≥ 65 岁的人群、<2 岁儿童以及有基础疾病的任何年龄段人群，而且这些基础疾病会增加流感并发症的发生率。<2 岁儿童与老年人的流感相关住院率一样，但是前者的死亡率比后者低得多。据（美国）CDC 估计，从 1976 年至 2006 年美国每年流感相关死亡病例数低至约 3000 人，高至约 49 000 人；大约 90% 的死亡病例是 ≥ 65 岁的老年人。

### 人畜共患流感

虽然乙型流感病毒仅在人际间传播，而甲型流感病毒可在多种动物种群间传播。甲型流感病毒的主要宿主为野生水禽，但也可在其他动物种体内找到，如家禽、猫、狗、马、海狮和蝙蝠。动物源性甲型流感病毒感染人类是罕见的，但确实也会发生。在美国，已有猪源性甲型流感病毒引起人类感染（称为"变异"流感病毒感染）的零星病例。在 2012 年，甲型流感 H3N2 变异病毒感染了很多人，美国仅 7～9 月份就通报了 >300 例确诊病例。2013 年夏该种病毒又引起了一场小规模的爆发，在四个州的 18 人确诊感染。H3N2 变异病毒感染常发生在农产品参展商或参观者与感染的猪直接或间接接触后。该种病毒人传人是有限的，疾病的严重性类似于季节性流感。

虽然禽流感病毒通常不感染人类，但是有相关的病例报道。2003 年到 2014 年 3 月，全球有 650 例人感染甲型禽流感 H5N1 的报道，其中有约 60% 的病例死亡。多数 H5N1 感染者与感染或死亡家禽有直接或密切接触。H5N1 广泛存在于亚洲和中东地区一些国家的家禽中，在家禽中流行的 6 个国家为：孟加拉国、中国、埃及、印度（西孟加拉邦）、印度尼西亚和越南（地图 3-7）。关于 H5N1 禽流感分布，2013 年 1 月至 2014 年 3 月，65% 的 H5N1 感染病例发生在柬埔寨，而该国不在禽类流行国家之列。H5N1 病毒有限的、非持续性的人传人实例已有报道。

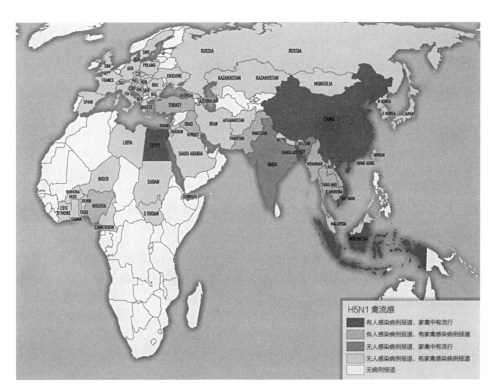

地图 3-7　H5N1 禽流感分布

2013 年中国出现了人感染甲型 H7N9 禽流感病例，截至 2014 年 3 月，已有近 400 人确诊感染。大多数病例在中国大陆确诊，但是也有一些游客在中国大陆感染后，随后旅行至马来西亚，中国香港和台湾才被确诊。大多数 H7N9 感染者都有感染家禽或污染环境的暴露史，因为在中国的家禽和环境采样中有检测到该病毒。一小部分人感染 H7N9 症状比较轻微，但多数患者会发展至严重的呼吸系统疾病，32% 感染者死亡。

人感染其他甲型禽流感病毒，如 H7N7、H9N2 和 H10N8，虽然罕见，但是近几年也有病例报道。

## ■ 临床表现

典型的流感症状和体征包括骤起高热、肌肉酸痛、头痛、乏力、干咳、喉咙痛、呕吐和鼻炎。有些人可无发热症状，尤其是老年人。儿童比成人更易出现恶心、呕吐或腹泻症状。体格检查主要为呼吸道症状包括流鼻涕、非渗出性咽炎、胸部听诊偶可闻及啰音。潜伏期通常为 1～4 天。大多数健康的儿童和成年人，未经抗病毒治疗的情况下通常可在 1 周内自愈，但咳嗽和乏力可以持续 >2 周，尤其是老年人。流感病毒感染后的并发症包括流感病毒性肺炎、继发细菌性肺炎、基础疾病（如肺和心脏疾病）加重、脑病、心肌炎、肌炎以及其他病毒或细菌混合感染。

## ■ 诊断

单从症状和体征上来区分流感与其他病原体引起的呼吸道感染很困难。出现流感样症状和体征（发热伴咳嗽或喉咙痛）时实验室流感病毒阳性预测值是 30%～88%，取决于流感活动水平。

流感的诊断方法包括病毒培养、快速诊断（RIDTs）、免疫荧光测定法和 RT-PCR。在流感流行期间，临床上处理绝大多数单纯流感症状的患者时不需要实验室诊断。需要考虑进行实验室诊断的患者包括：

★ 疑似流感的住院患者。

★ 患者的流感诊断决定临床治疗方案，尤其是有基础疾病的患者，因为他们发生并发症的风险极高。

★ 患者的流感检测结果将影响到感染的控制或与患者密切接触者的管理，包括其他患者，如院内爆发时或其他环境下。

RIDTs 的灵敏度会有变化，但是比 RT-PCR 和病毒培养均要低。RIDTs 检测动物源性流感病毒如禽流感病毒的灵敏度会根据检测病毒的类型和亚型而异。因此，RIDT 阴性不能排除流感病毒感染，医生更不应该根据 RIDT 阴性的结果给出治疗方案。

## ■ 治疗

早期抗病毒治疗可以缩短发热等症状的持续时间和降低流感并发症的风险。住院患者，有严重的、复杂的或进行性疾病的，或者流感相关并发症发生风险较高的人，确诊或疑似流感时建议尽早用抗病毒治疗（www.cdc.gov/flu/professionals/antivirals/summary-clinicians.htm）。既往健康无并发症高风险的患者在确诊或疑似流感时也可以考虑在疾病初期 48 小时内用抗病毒治疗。

虽然抗病毒治疗在疾病初期 48 小时内使用较理想，但是对于住院患者、有严重疾病或者并发症风险较高的患者，发病后 >48 小时后使用抗病毒治疗对患者仍然是有帮助的。两种抗病毒药物可用于治疗和预防流感：口服奥司他韦（达菲）和吸入扎那米韦（乐感清）。两者都是对甲型和乙型流感病毒有效。奥司他韦批准用于年龄 ≥ 14 天儿童的治疗和年龄 ≥ 1 岁儿童的预防。扎那米韦批准用于年龄 ≥ 7 岁人群的治疗和年龄 ≥ 5 岁的预防（表 3-5）。由于其他两种药物——金刚烷胺和金刚乙胺对流行的甲型流感病毒普遍耐药，因此不建议用于治疗或预防。金刚烷胺和金刚乙胺对乙型流感病毒无效。

### 表 3-5　抗流感病毒药物治疗和预防的推荐用量及用药时间

| 抗病毒药物 | 用途 | 儿童 | 成人 |
| --- | --- | --- | --- |
| 奥司他韦（达菲） | 治疗（5天） | 儿童 <1 周岁[1]：<br>每次 3 mg/kg 剂量，一天 2 次 [2, 3]<br>儿童 ≥1 周岁，基于体重的剂量：<br>≤ 15 kg，每次 30 mg，一天 2 次；<br>>15～23 kg，45 mg，一天 2 次；<br>>23～40 kg，60 mg，一天 2 次；<br>>40 kg，75 mg，一天 2 次 | 每次 75 mg，一天 2 次 |

续表

| 抗病毒药物 | 用途 | 儿童 | 成人 |
|---|---|---|---|
| 奥司他韦（达菲） | 预防（7天） | **儿童 <3 个月** [1]：不建议奥司他韦预防性用药，除非病情危重。因为这个年龄组的相关研究数据有限<br>**儿童 ≥ 3 个月但 <1 周岁** [1]：<br>3 mg/kg 体重，一天 1 次，[2]<br>**儿童 ≥ 1 周岁，基于体重的剂量：**<br>≤ 15 kg，30 mg，一天 1 次；<br>>15~23 kg，45 mg，一天 1 次；<br>>23~40 kg，60 mg，一天 1 次；<br>>40 kg，75 mg，一天 1 次 | 75 mg，一天 1 次 |
| 扎那米韦 | 治疗（5天） | 10 mg（25 mg 分两次吸入），一天 2 次（**FDA 批准和推荐用于 ≥ 7 岁儿童**） | 10 mg（25 mg 分两次吸入），一天 2 次 |
| | 预防（7天） | 10 mg（25 mg 分两次吸入），一天 1 次（**FDA 批准和推荐用于 ≥ 5 岁儿童**） | 10 mg（25 mg 分两次吸入），一天 1 次 |

[1] FDA 批准口服奥司他韦一天 2 次用于患者年龄 ≥ 14 天急性单纯性流感的治疗，和一天 1 次用于年龄 ≥ 1 岁的流感预防。虽然不在美国 FDA 批准的适应证范围内，但是美国 CDC 和美国儿科学会推荐口服奥司他韦用于 <14 天婴儿流感的治疗和 3 个月至 1 岁婴幼儿的预防。

[2] 这是 FDA 批准的年龄 ≥ 14 天和 <1 岁儿童口服奥司他韦的治疗剂量，而且儿童使用奥司他韦的效果如两个研究中儿童的奥司他韦药代动力学所示，类似于成人 75 mg 一天 2 次口服的核准剂量所达的预期效果。2013~2014 年度美国儿科学会推荐 9~11 个月婴儿口服奥司他韦治疗剂量为 3.5 mg/ kg/ 剂量，一天 2 次。这种稍高的剂量是否会提高疗效还是可以防止抗病毒药物耐药性的发生和发展尚未可知。但是，没有证据表明 3.5 mg/kg 的剂量对这个年龄组有害或导致更多副作用。

[3] 目前以基于体重的推荐剂量不适合早产儿。因为肾功能不成熟，早产儿口服奥司他韦的清除速率相对较慢，因此如果这一年龄组使用足月婴儿的推荐剂量可能会导致体内很高的药物浓度。美国 CDC 和美国儿科学会推荐：<38 周胎龄，1.0 mg/kg/ 剂量，口服，一天 2 次；38~40 周胎龄，1.5 mg/kg/ 剂量，口服，一天 2 次；>40 周胎龄，3.0 mg/kg/ 剂量，口服，一天 2 次。

[4] 吸入扎那米韦一天两次批准用于年龄 ≥ 7 岁人群的急性单纯性流感的治疗，以及一天 1 次剂量用于年龄 ≥ 5 岁人群的流感预防。

发生流感相关并发症风险高的旅行者如果选择的旅行目的地有流感疫情发生，应该与他们的旅行健康提供方探讨相关的抗病毒治疗和药物预防方案。CDC 建议可用奥司他韦或扎那米韦治疗人感染禽流感和猪流感病毒。

## ■ 预防措施

疫苗

### 适应证

建议年龄 ≥ 6 个月人群每年接种季节性流感疫苗，这是预防流感及其并发症最有效的方法。在美国，免疫接种咨询委员会推荐年龄≥6个月没有接种禁忌证的所有美国居民接种流感疫苗。

美国有多种流感疫苗（www.cdc.gov/flu/protect/vaccine/vaccines.htm），可分为三类：灭活流感疫苗（IIV）、减毒活流感疫苗（LAIV）和重组流感疫苗（RIV）。IIV可用于≥6个月人群，通过肌肉或皮内注射给药。不同的制造商和产品有不同的年龄适应证，因此必须遵循说明书。LAIV经由鼻腔喷雾给药，仅可用于2~49岁健康非孕期人群。RIV仅可用于18~49岁人群。如果属于适应接种人群范围，不存在优先选择任何一种特定疫苗。

任何旅行者，尤其是流感相关并发症风险较高的人群，如果在前一个秋冬季没有接种流感疫苗，并计划随旅行团（一年中的任意季节）前往热带或4月至9月份前往南半球旅行，要降低流感风险应考虑出发前≥2周接种流感疫苗。

如果在前一个秋冬季已经接种了流感疫苗，没有资料表明在夏季出行前再次接种会产生更佳的保护效果，并且也不建议再接种。流感并发症风险较高的人群在夏季出行前应该与旅行健康提供方探讨关于流感和其他旅行相关疾病的风险。

季节性流感疫苗的保护对人感染动物源性流感病毒无效，包括禽流感病毒H5N1和甲型H7N9。

### 疫苗安全性和不良反应

#### 灭活流感疫苗（IIV）

成人肌肉和皮内注射IIV疫苗最常见的副作用是接种部位疼痛和发红。这些局部反应在皮内注射以及高剂量IIV时更常见。这些症状通常较轻微，并不会影响到日常生活。疫苗接种后还可能会发生发热、乏力、肌痛等全身症状，多见于之前没有接种过流感病毒抗原疫苗的人群（如幼儿），而且往往在短时间内可恢复。

1976年猪流感疫苗发生过相关的格林巴利综合征（GBS），每接种10万人有1例GBS。除了1976年的流感疫苗，没有其他流感疫苗的研究发现有类似的GBS高风险率。目前，疫苗相关的GBS风险很小，每接种100万人约有1例。

#### 减毒活流感疫苗（LAIV）

健康成人接种减毒活疫苗后最常见的副作用为轻微的上呼吸道症状、流鼻涕、咽痛，一般都能耐受。有些儿童和青少年会出现发热、呕吐、肌肉痛、气喘。这些症状，特别是发热，多与第一次接种LAIV有关，常为自限性。

年龄<2岁儿童和≥50岁人群不能接种LAIV。2~4岁儿童有喘息史，或者诊断为哮喘的也不能接种LAIV。2~49岁人群患有基础疾病可能会加重流感症状

的和孕妇，不能接种 LAIV，应该接种 IIV 或 RIV。

### 重组流感疫苗（RIV）

2013 年 1 月份美国首次许可使用 RIV。尚未收集上市后使用的安全性数据；然而，上市前的安全性数据表明，最常见的反应为头痛、乏力和肌肉痛。孕妇、哺乳期女性、儿童和 ≥ 50 岁人群使用 RIV 的安全性和有效性尚未确立。

### 注意事项和禁忌证

既往接种流感疫苗发生过严重过敏反应的人不管是对哪个疫苗成分过敏，均禁忌接种流感疫苗。流感疫苗接种后很少发生速发型超敏反应（如荨麻疹、血管性水肿、过敏性哮喘及全身过敏反应）。对疫苗成分过敏的人可能会引起这些反应，残留蛋白就是其中之一。既往有鸡蛋过敏史但是接触了鸡蛋后仅表现为荨麻疹的人、接触鸡蛋后发生过严重反应的人，以及未知是否有鸡蛋过敏史但是疑似有鸡蛋过敏的人要慎用流感疫苗；这些情况在以下网站内有概述：www.cdc.gov/flu/professionals/vaccination/vax-summary.htm#egg-allergy。

### 个人防护措施

在旅行期间预防流感病毒感染和其他感染的措施包括避免与患者密切接触，经常用肥皂洗手（如无肥皂和清洁的水源，推荐使用乙醇含量 ≥ 60% 的洗手液），避免用手触摸眼睛、鼻子和嘴。如果你不幸被传染了，你可以采取措施预防传染其他人比如在咳嗽和打喷嚏时捂住口鼻、避免与他人近距离接触。

预防动物源性流感病毒感染的最好方法是遵循标准的旅游安全预防措施，包括 H5N1 和 H7N9 病毒感染：遵循良好的手卫生和避免接触暴露来源，大多数感染禽流感病毒的患者曾直接或密切接触过受感染家禽。正在暴发禽流感的国家，旅行者或那些居住在国外的人应避免买卖活的动物或前往饲养动物的市场和农场、避免接触生病或已死的动物、不食用未煮熟或生的动物产品（包括鸡蛋）和不食用或饮用含动物血制品的食物或饮料。

CDC 网址：www.cdc.gov/flu

### 参考书目

1  CDC. Evaluation of 11 commercially available rapid influenza diagnostic tests—United States, 2011–2012. MMWR Morb Mortal Wkly Rep. 2012 Nov 2; 61(43): 873–6.

2 CDC. Prevention and control of influenza with vaccines: recommendations of the Advisory Committee on Immunization Practices (ACIP), 2013. MMWR Morb Mortal Wkly Rep. 2013 May 10; 62(18): 356.

3 Donnelly CA, Finelli L, Cauchemez S, Olsen SJ, Doshi S, Jackson ML, et al. Serial intervals and the temporal distribution of secondary infections within households of 2009 pandemic influenza A (H1N1): implications for influenza control recommendations. Clin Infect Dis. 2011 Jan 1; 52 Suppl 1: S123–30.

4 Jain S, Kamimoto L, Bramley AM, Schmitz AM, Benoit SR, Louie J, et al. Hospitalized patients with 2009 H1N1 influenza in the United States, April–June 2009. N Engl J Med. 2009 Nov 12; 361(20): 1935–44.

5 Jhung MA, Epperson S, Biggerstaff M, Allen D, Balish A, Barnes N, et al. Outbreak of variant influenza A(H3N2) virus in the United States. Clin Infect Dis. 2013 Dec; 57(12): 1703–12.

6 Li Q, Zhou L, Zhou M, Chen Z, Li F, Wu H, et al. Epidemiology of human infections with avian influenza A(H7N9) virus in China. N Engl J Med. 2014 Feb 6; 370(6): 520–32.

7 McGeer A, Green KA, Plevneshi A, Shigayeva A, Siddiqi N, Raboud J, et al. Antiviral therapy and outcomes of influenza requiring hospitalization in Ontario, Canada. Clin Infect Dis. 2007 Dec 15; 45(12): 1568–75.

8 Pabbaraju K, Tellier R, Wong S, Li Y, Bastien N, Tang JW, et al. Full-genome analysis of avian influenza A(H5N1) virus from a human, North America, 2013. Emerg Infect Dis. 2014 May; 20(5): 887–91.

9 Siston AM, Rasmussen SA, Honein MA, Fry AM, Seib K, Callaghan WM, et al. Pandemic 2009 influenza A(H1N1) virus illness among pregnant women in the United States. JAMA. 2010 Apr 21; 303(15): 1517–25.

10 Writing Committee of the WHO Consultation on Clinical Aspects of Pandemic Influenza. Clinical aspects of pandemic 2009 influenza A (H1N1) virus infection. N Engl J Med. 2010 May 6; 362(18): 1708–19.

# 流行性乙型脑炎（日本脑炎）

Susan L. Hills，Ingrid B. Rabe，Marc Fischer

## ■ 病原体

日本脑炎（JE）病毒是单链 RNA 病毒，属于黄病毒属，与西尼罗病毒和圣路易斯脑炎病毒关系密切。

## 传播途径

JE 病毒通过感染的蚊子叮咬传播给人类，主要是库蚊。病毒持续在蚊子和能使病毒扩增的脊椎动物宿主之间循环，主要是猪和水鸟。人类是偶然或终宿主，因为他们体内的病毒水平或病毒血症的持续时间不足以感染蚊子。

## 流行病学特征

JE 病毒是亚洲最常见的疫苗可预防脑炎的病因，分布在大多数亚洲国家和西太平洋地区（地图3-8）。在非洲、欧洲和美洲尚无 JE 病毒本地传播病例。JE 病毒传播主要发生在农村的农业区，常与水稻种植及漫灌有关。在亚洲的一些地区，可能会在城市附近，偶尔会在城市中心存在这些生态条件。在亚洲的温带地区，JE 病毒呈季节性流行，通常在夏季和秋季出现人类感染病例的高峰。在亚热带和热带地区，季节性流行与季风降雨和灌溉有关，可能会被延长，甚至全年流行。

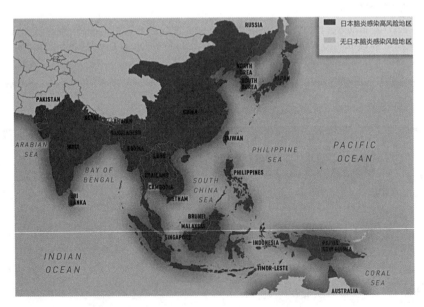

📍地图 3-8　日本脑炎的地理分布

在流行国家，JE 主要发生在儿童，成年人已通过自然感染获得免疫力。但是旅行相关的 JE 可以发生在任何年龄段的旅行者。大部分到亚洲的旅行者，感染 JE 的风险非常低，但根据旅行目的地、旅行持续时间、旅行季节和旅行活动不同而有变化。

从 1973 年到 2013 年，非流行国家的旅行者或旅居者中公布或通报给美国 CDC 的 JE 病例共 68 例。1993 年至 2013 年美国可以接种 JE 疫苗，美国旅行者中就只有 8 例 JE 病例通报给美国 CDC。

非流行国家前往亚洲的人群中 JE 的总发病率估计小于一百万分之一。然而，旅居者和长期在 JE 病毒活跃的农村地区停留的旅行者，他们的感染风险类似于易感常住人口（5~50 例每年每 10 万儿童）。在农村地区，如果旅行者在 JE 病毒传播活跃期间户外或夜间活动频繁，即使是短暂的旅行，他们也会面临更大的风险。短期（<1 个月）且仅逗留于城市地区的旅行者，其感染 JE 的风险极小。在一些流行地区因为年长者产生了天然的免疫力或接种了疫苗的原因，在当地居民中很少有人感染病例发生；但是这些地区 JE 病毒仍在动物和蚊子之间循环存在。因此，易感的旅行者可能会有感染风险。

## 临床表现

大部分人感染 JE 病毒后无症状；只有 < 1%的人感染后会出现临床症状。JE 病毒感染后最常见的临床症状是急性脑炎。症状可较轻微，如无菌性脑膜炎或发热。潜伏期为 5~15 天。表现为骤起高热、头痛和呕吐。几天后发展为精神状态改变、局灶性神经功能障碍、全身乏力和运动障碍。JE 的典型体征包括面具脸、震颤、齿轮样强直和舞蹈手足徐动症等帕金森综合征的表现。JE 病毒感染有关的急性弛缓性麻痹与脊髓灰质炎的临床病理特征相似。常见症状还包括癫痫，尤其是儿童感染者。JE 的病死率大约为 20%~30%。30%~50%的存活者有严重的神经、认知或精神后遗症。

实验室常见检查结果包括白细胞中等偏高、轻度贫血、低钠血症。脑脊液（CSF）检查通常可见轻至中度白细胞增多，淋巴细胞占主导，蛋白轻度增高，脑脊液与血浆葡萄糖比例正常。

## ■ 诊断

在亚洲或西太平洋流行国家有旅行史或居住史，并且出现神经系统感染症状（如脑炎，脑膜炎或急性弛缓性麻痹）的患者要考虑 JE。可以通过脑脊液或血清的 JE 病毒特异性 IgM 捕获 ELISA 法进行 JE 病毒感染的实验室诊断。大多数患者在出现症状的第 4 天后可通过脑脊液检测 JE 病毒特异性 IgM，第 7 天后可通过血清测定。空斑减少中和实验可以用于确定 JE 病毒特异性中和抗体的存在，并且可以区分与 JE 病毒有密切关系的黄病毒（如登革病毒，西尼罗河病毒）的交叉反应抗体。急性期和恢复期血清样本 JE 病毒特异性中和抗体升高 ≥ 4 倍可以诊断近期感染。在对血清学检测结果的分析中要考虑到患者的疫苗接种史、出现症状的时间和该地区存在可能会发生交叉反应的其他黄病毒流行的信息。

当出现特征性临床症状时，人体会有短暂的低水平的病毒血症和中和性抗体。病毒分离和核酸扩增在用于血液或脑脊液的 JE 病毒或病毒 RNA 检测时不敏感，因此不应该用作排除 JE 诊断的检测方法。临床医生可以致电 970-221-6400 联系所在州、当地卫生部门或 CDC 协助诊断检测。

## ■ 治疗

目前无抗 JE 病毒特异性的治疗药物；治疗包括支持治疗及并发症的处理。

## ■ 预防措施

### 个人预防措施

预防蚊子传播的疾病包括 JE，最好的方法是避免蚊子叮咬（见第二章，防蚊、蜱和其他节肢动物）。

### 疫苗

美国批准并使用的一种 JE 疫苗——灭活 Vero 细胞培养衍生疫苗，Ixiaro（表 3-6）。Ixiaro 由 Valneva 苏格兰有限公司制造并由诺华疫苗代理分销。2009年 3 月批准用于年龄 ≥ 17 岁人群，2013 年 5 月批准 2 月龄儿童至 16 岁人群使用。

其他国家制造使用的 JE 灭活和减毒活疫苗，没有获准在美国使用。

表 3-6　日本脑炎（JE）疫苗

| 疫苗 | 商品名 | 年龄 | 剂量 | 接种途径 | 接种程序 | 加强剂次[1] |
|---|---|---|---|---|---|---|
| JE 疫苗，<br>灭活 | Ixiaro<br>（Valneva） | ≥ 17 岁 | 0.5 ml | IM | 0，28 天 | 初次免疫<br>1 年后 |
| | | 3～16 岁 | 0.5 ml | IM | 0，28 天 | 无数据 |
| | | 2 个月～2 岁 | 0.25ml | IM | 0，28 天 | 无数据 |

缩写：IM，肌内注射。
[1] 如果持续暴露于 JE 病毒流行区。

### 旅行者接种 JE 疫苗的适应证

给旅行者推荐 JE 疫苗时，临床医生必须权衡：1. 旅行相关的 JE 感染总体风险低，2.JE 感染死亡率和致残率高，3. 接种后发生严重不良反应概率小，4. 疫苗的费用。对旅行者的感染风险评估应考虑其行程的安排，包括旅行地点、持续时间、活动方式和旅行地区疾病的季节性模式（表3-7）。JE 病毒在国家内的流行特点也会有区别而且每年会有变化，因此应谨慎分析表中的数据。

免疫工作咨询委员会推荐在 JE 流行季节前往 JE 流行地区 ≥ 1 个月的旅行者接种 JE 疫苗，包括长期旅行者、经常往返的旅行者和旅居人士，虽然他们常居地在城市地区，但是有可能在 JE 病毒流行高风险期间前往农村或农业区。以下情况应该考虑接种疫苗：

★ 在 JE 病毒流行季节，短期（<1 个月）前往流行地区的旅行者如果计划到城市以外的地方旅行，而且他们的活动会增加感染 JE 病毒的风险。高风险活动和行程包括：1）在农村和农业区，长时间在户外，特别是傍晚或晚上；2）频繁参与户外活动（如露营、徒步、登山、骑自行车、钓鱼、狩猎、耕种或农耕）；3）住在没有空调、纱门纱窗或蚊帐的地方。

★ 前往暴发 JE 的地区。

★ 前往流行地区，但是尚未确定旅行目的地、活动形式以及旅行期限。

JE 疫苗不推荐给短期在城市旅行的旅行者接种，也不推荐在非 JE 病毒传播季节接种。

### 疫苗的有效性和免疫原性

尚无 Ixiaro 的有效性数据。美国批准使用的这种疫苗的作用机制是诱导机体产生 JE 病毒中和抗体用于替代性的保护，并且在近 5000 个成人身上进行了安全性的评估。在关键的免疫原性研究中，实施初次免疫接种后（2 剂次间隔 28 天），96% 的成人和 100% 的 2 月龄～17 岁人群可以产生保护性中和抗体。

Ixiaro 初次免疫后的保护期限不明确。在一个评估保护期限的临床试验中，接种 Ixiaro 2 剂次后，83% 的成人在接种第一剂的 12 个月后抗体还可以保持在保护性水平。第二阶段研究中，在 12 个月和 24 个月时分别有 58% 和 48% 的成人还存在保护性抗体。第三阶段研究中，在 15 个月时 69% 的成年人存在保护性抗体。

### 疫苗接种

Ixiaro 初次免疫接种程序为 0 和 28 天肌内注射 2 个剂次（表 3-6）。2 月龄至 2 岁的儿童，接种剂量为 0.25ml；而年龄 ≥ 3 岁的儿童和成人，接种剂量为 0.5ml。注射 0.25ml 剂量时，接种前必须将 0.5ml 预充式注射器的胶塞推至针筒红线处，丢弃一半量。应该在出行前至少提前 1 周完成 2 剂次接种。

### 加强剂次

对于成人来说，如果 Ixiaro 初免 ≥ 1 年，再次前往有潜在感染风险地区或者感染风险持续存在的情况下，应该给予加强接种。尚无初免 ≥ 2 年后加强接种的人体反应数据。是否需要、何时需要加强接种，且儿童是否需要加强接种的数据，也无法获得。

初免使用鼠脑源性灭活 JE 疫苗，再使用 Ixiaro 作为加强疫苗后的免疫效果数据有限。有两项研究已经开展，一项在美国军方，还有一项在欧洲两个旅行门诊。这两项研究表明，之前至少接受一次鼠脑源性灭活 JE 疫苗初免的成人，单次接种 Ixiaro 足以增强中和抗体水平，至少可以提供短期保护。此外，在欧洲的研究中，所有随访了 2 年的参与者（N=18），两种疫苗病毒株产生的血清保护性抗体持续存在。但是，还需要之前接种了鼠脑源性疫苗后单剂次 Ixiaro 加强后获得的保护期的数据。在还未获得这些数据之前，那些之前接种了美国以前使用的 JE-VAX 和鼠脑源性疫苗，现在还需要接种 JE 疫苗的人，应接受 2 剂 Ixiaro。

### 疫苗的安全性和不良反应

在对接种了 2 剂 Ixiaro 的 1993 名成年参与者的安全性研究中发现，最常见的症状为局部疼痛和压痛。头痛、肌痛、疲劳以及流感样症状报道发生率均 >10%。在研究中，儿童最常见的全身不良反应为发热。

### 注意事项和禁忌证

之前接种 Ixiaro 或其他 JE 疫苗后发生过严重的过敏反应，或对 Ixiaro 的任何成分过敏的人，禁忌接种 Ixiaro。Ixiaro 含有硫酸鱼精蛋白，是一种容易引起某些人发生过敏反应的化合物。孕妇接种 Ixiaro 的安全性研究尚未开展。因此，应该推迟孕妇接种 Ixiaro。然而，如果孕妇必须要前往 JE 病毒感染高风险区，感染风险超越了理论上接种的风险，应该接种疫苗。

CDC 网址：www.cdc.gov/japaneseencephalitis/

**表 3-7 各国[1]日本脑炎（JE）感染风险**

| 国家 | 流行地区 | 传播季节 | 备注 |
|---|---|---|---|
| 澳大利亚 | 外托雷斯群岛 | 12~5月，所有病例均发生在2~4月 | 北昆士兰报道了1例病例 |
| 孟加拉国 | 全国 | 多数病例发生在5~10月 | 哨点监测确定吉大港（Chittagong）、达卡（Dhaka）、库尔纳（Khulna）、拉杰沙希（Rajshahi）、Ranjpur 和锡尔赫特（Sylhet）地区有感染病例；拉杰沙希地区发病率最高；1977年坦盖尔（Tangail）和达卡地区暴发过疫情 |
| 不丹 | 很少有报道，可能在非山区有流行 | 无数据 | 临近其他流行地区以及虫媒的存在表明有病毒传播的可能性 |
| 文莱 | 少有报道，认为全国范围均有流行 | 未知，认为全年均有流行 | 临近其他流行地区表明有病毒传播的可能性 |
| 缅甸 | 数据有限，认为全国范围均有流行 | 未知，多数病例发生在5~10月 | 掸邦（Shan State）曾经暴发该疾病；其他地区动物和人存在抗体 |
| 柬埔寨 | 认为全国范围均有流行 | 全年，5~10月高峰 | 哨点监测已确定至少23个省的15个省有该病存在，包括金边（Phnom Penh）、茶胶（Takeo）、磅湛（Kampong Cham）、马德望（Battambang），柴桢（Svay Rieng）和暹粒（Siem Reap）；2010年报道了一例仅在金边和吴哥窟/暹粒旅行后感染的病例 |

续表

| 国家 | 流行地区 | 传播季节 | 备注 |
|---|---|---|---|
| 中国 | 除了西藏、新疆和青海省，其他省份都有病例报道 | 多数病例发生在6~10月 | 贵州、陕西、四川、云南省和重庆市发病率最高；前往北京、上海、中国香港/九龙地区和澳门或者其他大城市不常规推荐接种疫苗 |
| 印度 | 除了达德拉（Dadra）、达曼（Daman）、第乌（Diu）、古吉拉特邦（Gujarat）、喜马偕尔邦（Himachal Pradesh）、查谟（Jammu）克什米尔（Kashmir）、拉克沙群岛（Lakshadweep）、梅加拉亚邦（Meghalaya）、纳加尔哈维利（Nagar Haveli）、旁遮普邦（Punjab）、拉贾斯坦邦（Rajasthan）和锡金（Sikkim），其他邦均有病例报道 | 多数病例发生在5~10月，印度北部地区尤其明显；有些地区季节会延长或常年流行，印度南部地区尤其明显 | 安得拉邦（Andhra Pradesh）、阿萨姆邦（Assam）、比哈尔邦（Bihar）、果阿（Goa）、哈里亚纳邦（Haryana）、卡纳塔克邦（Karnataka）、喀拉拉邦（Kerala）、泰米尔纳德邦（Tamil Nadu）、北方邦（Uttar Pradesh）和西孟加拉邦（West Bengal）发病率最高 |
| 印度尼西亚 | 全国 | 全年流行，高峰季在各岛有变化 | 哨点监测确定巴厘岛（Bali）、加里曼丹岛（Kalimantan）、爪哇（Java）、努沙登加拉（Nusa Tenggara）、巴布亚岛（Papua）和苏门答腊（Sumatra）有感染病例 |
| 日本[2] | 除北海道外所有的岛都存在罕见的散发病例；存在地方性流行 | 多数病例发生在7~10月 | 20世纪60年代末开始推行JE疫苗接种计划前存在大量病例；最近较小的一次疫情暴发于2002年的中国（Chugoku）地区；北海道发现非人感染病例的地方性流行；对前往东京或其他大城市的旅行者常规不推荐接种疫苗 |
| 朝鲜 | 数据有限，认为是全国呈地方性流行 | 无数据，临近韩国地区的流行高峰可能为5~10月 | |
| 韩国[2] | 全国存在罕见的散发病例；存在地方性流行 | 部分病例发生在5~10月 | 20世纪80年代中期开始推行JE疫苗接种计划前存在大量病例；1982年最后一次报道大规模暴发；对前往首尔或其他大城市的旅行者常规不推荐接种疫苗 |

| 国家 | 流行地区 | 传播季节 | 备注 |
|---|---|---|---|
| 老挝 | 数据有限,认为是全国呈地方性流行 | 全年流行,高峰在6~9月 | 哨点监测确定病例发生在老挝北部、中部和南部 |
| 马来西亚 | 砂拉越(Sarawak)呈地方性流行;其他州有零星病例报道;偶有暴发 | 全年流行,砂拉越流行高峰在10~12月 | 大多数病例来自砂拉越;对前往吉隆坡或其他大城市的旅行者常规不推荐接种疫苗 |
| 尼泊尔 | 南部低地(特莱-Terai)呈地方性流行;高山地区也有病例报道,包括加德满都谷地 | 多数病例发生在6~10月 | 特莱地区西部发病率最高;包括班克(Banke)、巴迪亚(Bardiya)、德瓦库里(Dang)和凯拉利(Kailali);对前往高海拔地区远足的旅行者常规不推荐接种疫苗 |
| 巴基斯坦 | 数据有限;卡拉奇(Karachi)周边有病例报道 | 未知 | |
| 巴布亚新几内亚 | 数据有限,可能全国流行 | 未知,可能全年流行 | 西部省有散在病例报道;海湾省(Gulf)和南部高地省(Southen Highland)存在疾病的血清学依据;2004年莫尔兹比(Moresby)港附近曾有1例JE病例报道 |
| 菲律宾 | 数据有限,认为所有的岛屿都有流行 | 全年流行,流行高峰7~9月 | 在新怡诗夏(Nueva Ecija)和马尼拉(Manila)曾有暴发;哨点监测已确定吕宋(Luzon)和米沙鄢群岛(Visayas)的其他地区有人感染病例 |
| 俄罗斯 | 远东海域哈巴罗夫斯克以南有罕见的病例报道 | 多数病例发生在7~9月 | |
| 新加坡 | 有罕见的散发病例报道 | 全年流行 | 常规不推荐JE疫苗接种 |
| 斯里兰卡 | 除外山区全国呈地方性流行 | 全年流行,高峰期根据季风降雨情况变化 | 阿努拉德普勒(Anuradhapura)、加姆珀哈(Gampaha)、库鲁内格勒(Kurunegala)、波隆纳鲁沃(Polonnaruwa)和普塔勒姆(Puttalam)地区发病率最高 |
| 中国台湾[2] | 全岛有罕见的散发病例 | 多数病例发生在5~10月 | 1968年开始推行JE疫苗常规接种前存在大量病例;对前往台北或其他大城市的旅行者常规不推荐接种疫苗 |
| 泰国 | 全国呈地方性流行;北部省份呈季节性流行 | 全年流行,高峰季节5~10月,北部地区尤其明显 | 清迈谷(Chiang Mai Valley)发病率最高;曼谷郊区有零星病例报道;在泰国南部度假胜地或沿海地区有一些旅行者感染病例报道 |

续表

| 国家 | 流行地区 | 传播季节 | 备注 |
|------|---------|---------|------|
| 东帝汶 | 有散发病例报道，认为全国呈地方性流行 | 没有数据；邻近的西帝汶全年有病例报道 | |
| 越南 | 全国流行，北部省份呈季节性流行 | 全年流行，高峰季节5～10月，北部地区尤其明显 | 河内周边北部省份、与中国接壤的西北部和东北部省份发病率最高 |
| 西太平洋群岛 | 1947～1948年关岛（Guam）和1990年塞班岛（Saipan）有疾病暴发报道 | 未知；多数病例发生在10月～次年3月 | 地方性流行周期可能不是持续性的；输入性病毒导致疾病暴发；疫苗接种不推荐 |

[1] 数据均根据公布的报告和个人通信信函而得。因为地区内的风险会有不同而且每年会有变化，并且对人感染病例和 JE 病毒传播的监测数据不完全，因此应谨慎进行风险评估。

[2] 在一些流行地区，由于疫苗接种和年纪较大的人所产生的自然免疫力使得常住居民的感染病例数有限。但是，由于 JE 病毒在动物和蚊子间循环传播（地方性兽疫流行周期），易感的旅行者到这些地区后就会有感染的风险。

## 参考书目

1. CDC. Japanese encephalitis vaccines: recommendations of the Advisory Committee on Immunization Practices (ACIP). MMWR Recomm Rep. 2010 Mar 12; 59(RR-1): 1–27.

2. CDC. Recommendations for use of a booster dose of inactivated Vero cell culture–derived Japanese encephalitis vaccine: advisory committee on immunization practices, 2011. MMWR Morb Mortal Wkly Rep. 2011 May 27; 60(20): 661–3.

3. CDC. Use of Japanese encephalitis vaccine in children: recommendations of the advisory committee on immunization practices, 2013. MMWR Morb Mortal Wkly Rep. 2013 Nov 15; 62(45): 898–900.

4. Hills SL, Griggs AC, Fischer M. Japanese encephalitis in travelers from non-endemic countries, 1973–2008. Am J Trop Med Hyg. 2010 May; 82(5): 930–6.

5. Hills SL, Stoltey J, Martinez D, Kim PY, Sheriff H, Zangeneh A, et al. A case series of three US adults with Japanese encephalitis, 2010–2012. J Travel Med. 2014 Sep; 21(5): 310–3.

6. Schuller E, Klingler A, Dubischar-Kastner K, Dewasthaly S, Muller Z. Safety profile of the Vero cell–derived Japanese encephalitis virus (JEV) vaccine IXIARO®. Vaccine. 2011 Nov 3; 29(47): 8669–76.

7 Tauber E, Kollaritsch H, Korinek M, Rendi-Wagner P, Jilma B, Firbas C, et al. Safety and immunogenicity of a Vero-cell-derived, inactivated Japanese encephalitis vaccine: a non-inferiority, phase III, randomised controlled trial. Lancet. 2007 Dec 1; 370(9602): 1847–53.

8 Tauber E, Kollaritsch H, von Sonnenburg F, Lademann M, Jilma B, Firbas C, et al. Randomized, double-blind, placebo-controlled phase 3 trial of the safety and tolerability of IC51, an inactivated Japanese encephalitis vaccine. J Infect Dis. 2008 Aug 15; 198(4): 493–9.

9 Woolpert T, Staples JE, Faix DJ, Nett RJ, Kosoy OI, Biggerstaff BJ, et al. Immunogenicity of one dose of Vero cell culture–derived Japanese encephalitis (JE) vaccine in adults previously vaccinated with mouse brain–derived JE vaccine. Vaccine. 2012 Apr 26; 30(20): 3090–6.

# 军团菌病（退伍军人症和庞蒂亚克热）

Laurel E. Garrison，Preeta K. Kutty

## 病原体

军团菌属的革兰阴性菌。军团菌病大多数是由嗜肺军团菌引起的，但所有种类军团菌均会致病。

## 传播途径

吸入含有细菌的水雾气。细菌容易在温暖的淡水环境中生长。退伍军人症和庞蒂亚克热均不会发生人－人传播。

## 流行病学特征

军团菌在全球普遍存在。易感者暴露于细菌容易滋生的水生环境——水体滞留且温暖［77℉～108℉（25℃～42℃）］的环境下就容易致病，但必须有雾化的水汽，使细菌可被吸入肺部。这 3 个条件在发达或工业化设置环境下几乎完全满足。天然淡水环境下如瀑布、湖泊或溪流不会有该病发生。

全球范围均有军团菌病的报道。据报道，最大一次暴发（449 例）发生于 2001 年西班牙穆尔西亚 Murcia 一家医院，与楼顶冷却塔有关。一致认为疾病暴发与旅行相关。

尽管军团菌存在于水生环境中，但是对大多数人来说感染军团菌病的风险是很低的。旅行者在接触到含有军团菌的雾化温水后会有感染的风险。年龄 > 50 岁、现在或曾经有吸烟史、有慢性肺部疾病或免疫功能低下的旅行者风险更高。多次疾病暴发与邮轮、酒店和度假村有关。前往漩涡水疗中心或其附近、在酒店洗浴、站在装饰喷泉附近或在有冷却塔的建筑物的城市观光，都可以增加疾病暴露的风险。患者不会记得具体的接触史，因为这些接触在日常生活中频繁发生。

## ■ 临床表现

军团菌病的典型表现为肺炎，通常需要住院治疗，有 10%～15%病例死亡率。潜伏期为 2～14 天。在疾病暴发环境下，暴露于病原的人中 <5%的人会得军团菌病。

庞蒂亚克热比军团病症状要轻，表现为流感样症状，伴有发热、头痛和肌肉痛，但不会出现肺炎的症状。健康人群与有潜在疾病的人群一样都会出现庞蒂亚克热，一般在暴露后 72 小时内出现症状。大多数患者可以完全恢复。在疾病暴发环境下，95%的人会出现庞蒂亚克热的症状。

## ■ 诊断

诊断军团菌病的主要手段是从呼吸道分泌物、肺组织、胸腔积液或正常无菌部位分离出军团菌。临床分离株通常是解释调查结果所必需的，通过将它与来源于环境的分离株进行比较来解释。因为发病机制的差异，庞蒂亚克热的患者身上无法分离得到军团菌。

最常用的诊断方法是军团菌尿抗原检测。但是这个检测方法只能检测军团菌病常见致病菌嗜肺血清 1 型。在急性期和恢复期的血清样本中抗体滴度呈 4 倍升高有助于诊断。无论任何浓度，单独的抗体滴度不能诊断军团菌病。其他诊断方法包括直接荧光抗体检测和 PCR。

## ■ 治疗

疑似军团菌病的旅行者，在进行诊断检查的同时必须及时使用特异性抗生素治疗。可选用的抗生素包括氟喹诺酮类和大环内酯类。用药必须长达 3 周。重症患者可延长重症监护时间。并建议传染病专家会诊。庞蒂亚克热是一种自限性疾病，只需支持治疗；使用抗生素对疾病无益。

## ■ 预防措施

目前尚无疫苗，预防性使用抗生素也是无效的。高危的旅行者，如老年人或患有免疫抑制疾病的人群如癌症或糖尿病，要选择避开高危地区，如漩涡温泉。如果暴露因素无法避免，建议旅行者一旦出现军团菌病或庞蒂亚克热的症状及时就医。

CDC 网址：www.cdc.gov/legionella

### 参考书目

1. Burnsed LJ, Hicks LA, Smithee LM, Fields BS, Bradley KK, Pascoe N, et al. A large, travel-associated outbreak of legionellosis among hotel guests: utility of the urine antigen assay in confirming Pontiac fever. Clin Infect Dis. 2007 Jan 15; 44(2): 222–8.

2. CDC. Surveillance for travel-associated Legionnaires' disease—United States, 2005–2006. MMWR Morb Mortal Wkly Rep. 2007 Dec 7; 56(48): 1261–3.

3. de Jong B, Payne Hallstrom L, Robesyn E, Ursut D, Zucs P, Eldsnet. Travel-associated Legionnaires' disease in Europe, 2010. Euro Surveill. 2013; 18(23): 1–8.

4. Fields BS, Benson RF, Besser RE. Legionella and Legionnaires' disease: 25 years of investigation. Clin Microbiol Rev. 2002 Jul; 15(3): 506–26.

5. Garcia-Fulgueiras A, Navarro C, Fenoll D, Garcia J, Gonzalez-Diego P, Jimenez-Bunuales T, et al. Legionnaires' disease outbreak in Murcia, Spain. Emerg Infect Dis. 2003 Aug; 9(8): 915–21.

6. Guyard C, Low DE. Legionella infections and travel associated legionellosis. Travel Med Infect Dis. 2011 Jul; 9(4): 176–86.

7 Silk BJ, Moore MR, Bergtholdt M, Gorwitz RJ, Kozak NA, Tha MM, et al. Eight years of Legionnaires' disease transmission in travellers to a condominium complex in Las Vegas, Nevada. Epidemiol Infect. 2012 Nov; 140(11): 1993–2002.

# 皮肤利什曼病

## Barbara L. Herwaldt，Alan J. Magill

利什曼病是在热带、亚热带和欧洲南部部分地区存在的一种寄生虫病。利什曼病有几种不同的形式。本节重点介绍皮肤利什曼病（CL），是通常情况下和旅行者中最常见的一种疾病形式。

## ■ 病原体

利什曼病是由专性细胞内寄生性原虫引起的；大约有 20 种利什曼原虫可引起 CL。

## ■ 传播途径

CL 是通过感染的雌性白蛉叮咬传播。CL 也可以偶然通过职业（实验室）暴露于利什曼原虫后发生。

## ■ 流行病学特征

在东半球，CL 主要分布在中东、亚洲（尤其是西南和中亚）、非洲（尤其是热带地区和北非）和欧洲南部部分地区。在西半球，CL 主要分布在墨西哥、中美洲和南美洲部分地区。美国德克萨斯州和俄克拉荷马州偶有病例报道。智利、乌拉圭和加拿大未发现 CL。总的来说，在超过 90 个国家的重要地区存在 CL。

在诸如美国这样的国家，CL 病例的地理分布评估反映了居民的旅游和移民规律。在美国居民中 75% 以上的病例感染来自拉丁美洲，其中包括热门的旅游胜地，如哥斯达黎加。美国服役人员的病例体现了美国的军事行动范围（如阿富汗和伊拉克）。通常农村的 CL 病例比城市地区更常见，但一些城市周边和城市地区也有发生（如在喀布尔，阿富汗）。该疾病的生态环境分布由热带雨林到干旱地区皆存在。

因为白蛉通常在夜间和傍晚时段叮咬人，所以从黄昏到黎明这段时间是感染的高危时段。虽然白蛉在一天中最热的时段不太活跃，但如果它们被打扰则也可能会咬人（例如，如果旅行者碰擦树干或者其他白蛉休息的地方）。白蛉的活动性很容易被忽视：因为他们很小（大约蚊子的 1/3 大小），活动时几乎没有什么声音，而且它们的叮咬可能不会被察觉。

感染 CL 的高危旅行活动包括生态旅游、探险、观鸟、维和志愿者、传教士、军人、建筑工人和在夜晚或黄昏进行室外研究的人。尽管如此，在流行地区即使短期旅行者也曾感染 CL 并发病。

### ■ 临床表现

CL 的特征性表现为皮肤损伤（开放或闭合性溃疡），通常在暴露数周或数月后出现。某些患者直至数月或数年后才因外伤（如皮肤伤口或手术）发现。溃疡的大小和外观会随时间而改变。典型的表现为由小丘疹进展到结节性斑块，多数发展成开放性溃疡：周边突起的中央火山口型溃疡，覆盖有皮屑鳞片或痂。病变通常为无痛性的，但是当开放性溃疡伴细菌感染时可以伴有疼痛。可以出现卫星病灶、区域淋巴结肿大、结节性淋巴管炎。最终即使不治疗疮口也可愈合。但是病变可以持续数月或数年，通常会留疤痕。

特别需要关注南美洲和中美洲一些利什曼原虫种类：这些寄生虫可以从皮肤扩散到鼻腔或口腔黏膜表面，引起溃疡。利什曼病的这种形式，称之为黏膜利什曼病（ML），可能直到多年反复的皮肤溃疡痊愈后才会被发现。虽然 ML 非常罕见，但当旅行者和旅居人群感染 CL 但没有及时治疗或者治疗不充分时会发展至 ML。临床表现主要在鼻部（慢性鼻塞，出血和黏膜炎症或溃疡），口腔少见；晚期病例中，鼻、口、咽可以出现溃疡性破坏（例如鼻中隔穿孔）。

## ■ 诊断

曾到过利什曼病流行地区且患有慢性（未愈合）皮损的患者，临床医生应考虑其患 CL 的可能。实验室确诊可以通过对感染组织标本染色镜检、培养、分子学方法检测利什曼原虫（或 DNA）。

美国 CDC 可对诊断评估各个方面予以协助。利什曼原虫种类的识别很重要，尤其是患者曾经到过的地方曾发现有 1 种以上的原虫种类，而且不同种类有不同的临床表现和预后。血清学检测通常不能用于诊断 CL，但可以为 ML 提供支持性诊断依据。

如需咨询服务，请联系美国 CDC 寄生虫病咨询部门（404-718-4745；parasites@cdc.gov）。

## ■ 治疗

CL 的治疗方案应该个体化，如是否进行系统性（口服或注射）用药，而非局部或表面用药。所有 ML 病例应进行系统性治疗。临床医生可以与美国 CDC 工作人员探讨各种治疗方法的优缺点（见上面诊断部分提供的联系方式）。对同一种治疗方案的反应可能会因感染的利什曼原虫种类不同而不同，而且相同种类原虫在不同地理区域也会有不同反应。

2014 年 3 月，FDA 批准口服药物米替福新用于治疗由 3 种 Viannia 亚属（巴西利什曼原虫，巴拿马利什曼原虫和 guyanensis 利什曼原虫）所致的新世界 CL，以及巴西利什曼原虫所致的 ML，适用人群：成人、年龄 ≥ 12 岁且体重 ≥ 30 kg 青少年，孕期和哺乳期禁止使用。

各种注射药物（如两性霉素 B 脂质体）用于治疗 CL 或 ML 虽然没有获得 FDA 批准，但是在市场上均有售。美国执业医师可以通过美国 CDC 药品服务（404-639-3670）获得五价锑钠化合物葡萄糖酸锑（Pentostam），且在新药研究协议下用于静脉或肌内注射给药（见 www.cdc.gov/laboratory/drugservice/index.html）。

## ▦ 预防措施

尚无疫苗或药物可用于预防感染。预防措施主要针对加强个人保护措施减少与白蛉接触（见第二章，防蚊、蜱和其他节肢动物）。应该建议旅行者：

★ 尽可能避免户外活动，特别是黄昏到黎明时段，因为这个时段白蛉通常是最活跃的。

★ 穿防护服，在暴露皮肤和衣服边缘如袖子和裤腿根据说明书的要求涂抹驱蚊剂。

★ 睡在有空调或装有纱窗纱门的房间。喷洒杀虫剂也可能会起到一些保护作用。因白蛉飞行能力较弱，风扇或通风设备可抑制白蛉飞行。

白蛉非常之小（约 2~3 mm，小于 1/8 英寸）所以它们可通过普通的蚊帐孔。虽然可以用密织网蚊帐，但是在炎热的气候使用这种蚊帐可能会不舒服。用含有拟除虫菊酯杀虫剂处理蚊帐会有防护效果。同样可以用于处理纱窗、窗帘、床单和衣服。

CDC 网址：www.cdc.gov/parasites/leishmaniasis

### 参考书目

1 Blum J, Buffet P, Visser L, Harms G, Bailey MS, Caumes E, et al. LeishMan recommendations for treatment of cutaneous and mucosal leishmaniasis in travelers, 2014. J Travel Med. 2014 Mar–Apr; 21(2): 116–29.

2 Blum J, Lockwood DN, Visser L, Harms G, Bailey MS, Caumes E, et al. Local or systemic treatment for New World cutaneous leishmaniasis? Re-evaluating the evidence for the risk of mucosal leishmaniasis. Int Health. 2012 Sep; 4(3): 153–63.

3 Magill AJ. Cutaneous leishmaniasis in the returning traveler. Infect Dis Clin North Am. 2005 Mar; 19(1): x–xi, 241–66.

4 Murray HW. Leishmaniasis in the United States: treatment in 2012. Am J Trop Med Hyg. 2012 Mar; 86(3): 434–40.

5 Murray HW, Berman JD, Davies CR, Saravia NG. Advances in leishmaniasis. Lancet. 2005 Oct 29–Nov 4; 366(9496): 1561–77.

6 Schwartz E, Hatz C, Blum J. New World cutaneous leishmaniasis in travellers. Lancet Infect Dis. 2006 Jun; 6(6): 342–9.

7 World Health Organization. Control of the leishmaniases. Geneva: World Health Organization; 2010 [cited 2014 Sep 21]. Available from: http://whqlibdoc.who.int/trs/WHO_TRS_949_eng.pdf.

# 内脏利什曼病

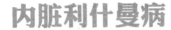

Barbara L. Herwaldt，Alan J. Magill

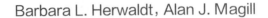

利什曼病是在热带、亚热带和欧洲南部部分地区存在的一种寄生虫病。利什曼病有几种不同的形式。本节重点介绍内脏利什曼病（VL），它会影响到一些人体内部器官（如脾脏、肝脏和骨髓）。

## ■ 病原体

VL 是由专性胞内寄生性原虫引起的，主要是杜氏利什曼原虫和婴儿利什曼原虫 / 恰氏利什曼原虫。

## ■ 传播途径

VL 主要通过感染的雌性白蛉叮咬传播，也有先天和通过注射（输血和共用针具）传播的报道。

## ■ 流行病学特征

在农村比城市地区更为常见，但在一些城郊地区也有存在（比如在巴西东北部）。在东半球，VL 主要分布在亚洲（尤其是印度次大陆、西南亚和中亚）、中东、非洲（尤其是东非）和欧洲南部部分地区。在西半球，大部分病例分布在巴西，拉丁美洲有些零星病例的发生。总的来说，超过 60 个国家的重要地区存在 VL。全球大部分 VL 病例（＞90％）发生在印度次大陆（印度、孟加拉国和尼泊尔）、东非（苏丹、南苏丹和埃塞俄比亚）和巴西；这 7 个国家 VL 的流行地区均不是旅游胜地。

在诸如美国这样的国家，VL 病例的地理分布评估反映了居民的旅游和移民规律。 VL 在美国旅行者和侨民中少见。短期在欧洲南部旅游的旅行者（观光客）以及长期在地中海地区和其他存在 VL 地区的旅行者（如旅居人士和部署军人）中偶有病例发生。

## 临床表现

有症状的人中，潜伏期通常为数周至数月。可突然起病也可渐进性发病。 VL 典型表现包括发烧、体重减轻、肝脾肿大（尤其脾肿大）和全血细胞减少（贫血、白细胞减少、血小板减少）。如果不及时治疗，严重（晚期）的 VL 病例通常情况下可致命。因其他医学原因免疫功能低下（如 HIV 感染）的人暴露后潜伏感染可以在几年到几十年后才出现临床症状。

## 诊断

有相关旅行史（即使在很久以前）并出现持久的、不明原因的发热，尤其是伴有特征性表现（如脾肿大和全血细胞减少）的患者，临床医生应考虑 VL。实验室诊断可以通过对感染组织标本染色镜检、培养、分子学方法检测利什曼原虫（或 DNA）。血清学检测可以作为诊断的支持性依据。

美国 CDC 可对诊断评估各个方面予以协助，包括物种鉴定。请联系美国 CDC 寄生虫病咨询部门（404-718-4745; parasites@cdc.gov）或见 www.dpd.cdc.gov/dpdx。

## 治疗

应建议感染的旅行者咨询传染病或热带医学专家。根据专家建议进行个体化治疗。可与美国 CDC 工作人员探讨各种方法的优缺点（见上面诊断部分的联系方式）。

FDA 批准两性霉素 B 脂质体（安必素）用于治疗 VL，通常为美国患者的指定药物。2014 年 3 月，FDA 批准口服药物米替福新治疗由杜氏利什曼原虫所致的 VL，且患者体重 ≥ 30 kg，年龄 ≥ 12 岁，非孕期或哺乳期。美国执业医师可以通过美国 CDC 药品服务（404-639-3670）获得五价锑钠化合物葡萄糖酸锑（Pentostam），且在新药研究协议下用于静脉或肌内注射给药（见 www.cdc.gov/laboratory/drugservice/index.html）。

## ■ 预防措施

尚无疫苗或药物可用于预防感染。预防措施主要针对加强个人保护措施减少与白蛉接触（见第二章，防蚊、蜱和其他节肢动物，以及上一节，皮肤利什曼病）。预防措施包括尽可能减少户外活动，特别是白蛉通常最活跃的黄昏到黎明时段；穿着防护服；裸露皮肤使用驱虫剂；使用含拟除虫菊酯杀虫剂处理过的蚊帐；以及住宅喷洒有后效作用的杀虫剂。

CDC 网址：www.cdc.gov/parasites/leishmaniasis

## 参考书目

1. Malik AN, John L, Bryceson AD, Lockwood DN. Changing pattern of visceral leishmaniasis, United Kingdom, 1985–2004. Emerg Infect Dis. 2006 Aug; 12(8): 1257–9.

2. Murray HW. Leishmaniasis in the United States: treatment in 2012. Am J Trop Med Hyg. 2012 Mar; 86(3): 434–40.

3. Murray HW, Berman JD, Davies CR, Saravia NG. Advances in leishmaniasis. Lancet. 2005 Oct 29–Nov 4; 366(9496): 1561–77.

4. Myles O, Wortmann GW, Cummings JF, Barthel RV, Patel S, Crum-Cianflone NF, et al. Visceral leishmaniasis: clinical observations in 4 US army soldiers deployed to Afghanistan or Iraq, 2002–2004. Arch Intern Med. 2007 Sep 24; 167(17): 1899–901.

5. Pavli A, Maltezou HC. Leishmaniasis, an emerging infection in travelers. Int J Infect Dis. 2010 Dec; 14(12): e1032–9.

6. Weisser M, Khanlari B, Terracciano L, Arber C, Gratwohl A, Bassetti S, et al. Visceral leishmaniasis: a threat to immunocompromised patients in non-endemic areas? Clin Microbiol Infect. 2007 Aug; 13(8): 751–3.

7. World Health Organization. Control of the leishmaniases. Geneva: World Health Organization; 2010 [cited 2014 Sep 21]. Available from: http://whqlibdoc.who.int/trs/WHO_TRS_949_eng.pdf.

# 钩端螺旋体病

Robyn A. Stoddard, Renee L. Galloway, Marta A. Guerra

## ■ 病原体

钩端螺旋体属专性需氧螺旋菌。

## ■ 传播途径

通过擦伤或割伤皮肤，或结膜和黏膜感染。人类可以通过与感染动物的尿或生殖液直接接触，或与被污染的水或土壤直接接触而感染。长时间浸在被污染的水中会增加感染的风险。很少通过动物咬伤或人－人接触而感染。

## ■ 流行病学特征

钩端螺旋体病全球均有分布，在热带地区发病率较高，特别是飓风导致强降雨或洪水以后。在美国夏威夷和波多黎各洪水过后爆发过钩端螺旋体病。参加水上活动的旅行者感染风险较大，特别是强降雨或洪水之后。

## ■ 临床表现

潜伏期为 2 天～3 周。急性期（约 7 天）表现为急起发热伴头痛（严重头痛伴眶后痛和畏光）、发热、寒战、肌痛、恶心、腹泻、腹痛、葡萄膜炎、结膜充血、偶尔有皮疹。第二阶段即免疫反应期特征性表现为尿中存在抗体产物和钩体。感染后黄疸或重症（韦尔病）的发生率为 5%～10%。症状包括黄疸、肾衰竭、出血（尤其是肺）、心律失常、肺炎和血流动力学崩溃。

## ■ 诊断

钩端螺旋体病通常根据临床表现和血清学检查来诊断；显微凝集试验是金标准。培养相对不敏感，但 RT-PCR 的病原体检测可以做出及时的诊断。

## ■ 治疗

多西环素可有效地降低钩体感染的严重程度和持续时间，如果怀疑钩体感染不需要等确诊实验结果尽早开始治疗。青霉素静脉滴注是首选治疗重症钩端螺旋体病的药物。重症钩端螺旋体病患者需要住院支持治疗并密切监测。

## ■ 预防措施

美国尚无疫苗。有感染风险的旅行者应该建议做好预防措施，如药物预防；穿着防护衣，尤其是鞋；割伤和擦伤处用敷料封闭。在进一步的数据可获得前，美国 CDC 建议处于感染高危的人群在暴露前 1～2 天及暴露过程中使用多西环素药物预防（200mg/ 周，口服）。不建议孕妇及 <8 岁儿童使用。

CDC 网址：www.cdc.gov/leptospirosis

**参考书目**

1. Bajani MD, Ashford DA, Bragg SL, Woods CW, Aye T, Spiegel RA, et al. Evaluation of four commercially available rapid serologic tests for diagnosis of leptospirosis. J Clin Microbiol. 2003 Feb; 41(2): 803–9.

2. CDC. Outbreak of leptospirosis among white-water rafters—Costa Rica, 1996. MMWR Morb Mortal Wkly Rep. 1997 Jun 27; 46(25): 577–9.

3. Haake DA, Dundoo M, Cader R, Kubak BM, Hartskeerl RA, Sejvar JJ, et al. Leptospirosis, water sports, and chemoprophylaxis. Clin Infect Dis. 2002 May 1; 34(9): e40–3.

4. Jensenius M, Han PV, Schlagenhauf P, Schwartz E, Parola P, Castelli F, et al. Acute and potentially life-threatening tropical diseases in western travelers—a GeoSentinel multicenter study, 1996–2011. Am J Trop Med Hyg. 2013 Feb; 88(2): 397–404.

(5) Katz AR, Sasaki DM, Mumm AH, Escamilla J, Middleton CR, Romero SE. Leptospirosis on Oahu: an outbreak among military personnel associated with recreational exposure. Mil Med. 1997 Feb; 162(2): 101–4.

(6) Levett PN. Leptospirosis. Clin Microbiol Rev. 2001 Apr; 14(2): 296–326.

(7) Pappas G, Cascio A. Optimal treatment of leptospirosis: queries and projections. Int J Antimicrob Agents. 2006 Dec; 28(6): 491–6.

(8) Sejvar J, Bancroft E, Winthrop K, Bettinger J, Bajani M, Bragg S, et al. Leptospirosis in "Eco-Challenge" athletes, Malaysian Borneo, 2000. Emerg Infect Dis. 2003 Jun; 9(6): 702–7.

(9) Stoddard RA, Gee JE, Wilkins PP, McCaustland K, Hoffmaster AR. Detection of pathogenic Leptospira spp. through TaqMan polymerase chain reaction targeting the LipL32 gene. Diagn Microbiol Infect Dis. 2009 Jul; 64(3): 247–55.

(10) van de Werve C, Perignon A, Jaureguiberry S, Bricaire F, Bourhy P, Caumes E. Travel-related leptospirosis: a series of 15 imported cases. J Travel Med. 2013 Jul–Aug; 20(4): 228–31.

# 莱姆病

## Paul S. Mead

## 病原体

广义上的伯氏疏螺旋体，包括阿氏疏螺旋体 *B.afzelii*、狭义伯氏疏螺旋体 *B. burgdorferi*、伽氏疏螺旋体 *B.garinii*。

## 传播途径

通过硬蜱叮咬传播；感染者往往不知道自己被咬伤。

## 流行病学特征

在欧洲，从斯堪的纳维亚南部到地中海北部国家，如意大利、西班牙和希腊，向东从不列颠群岛到俄罗斯中部存在地方性流行。其中中欧和东欧国家发病率最高。在亚洲，从俄罗斯西部经蒙古到中国东北和日本有传染性的蜱存在，而大部分地区人感染病例似乎不常见。在北美，美国东北部和中北部是高流行地区。热带地区尚未有流行数据。莱姆病在旅行归来的旅行者中鲜有报道，但如果出现特征性症状又曾经有远足或野营经历的，应该考虑莱姆病。

## ■ 临床表现

潜伏期通常为 3～30 天，感染伯氏疏螺旋体后 80% 的人在暴露后 30 天内会出现特征性的皮疹——移行红斑（EM）。EM 是一个红色的、扩张性皮疹，中央可以清晰或不清晰，常伴有乏力、发热、头痛、轻度颈项强直、关节痛或肌痛。在几天或几周内，感染可扩散到身体的其他部位，造成更严重的神经系统疾病（如脑膜炎、神经根病、面部麻痹）或心脏疾病（心肌炎房室传导阻滞）。如未经治疗，感染在数月内进展导致单关节或少关节型关节炎、周围神经病变或脑病。通过 1 周至数年平均为数月的观察中可以发现这些长期的后遗症。

## ■ 诊断

出现 EM 皮疹，最近到流行区的旅行史（有或没有蜱叮咬史）就足以诊断莱姆病。如患者存在播散性感染（肌肉骨骼、神经或心脏感染），推荐两步法血清学检测，即 ELISA/ IFA 和免疫印迹试验。疑似输入性莱姆病的患者应使用基于 C6-ELISA 血清学试验，因为其他血清学检测可能无法检测欧洲的疏螺旋体。

## ■ 治疗

多数患者可口服多西环素或静脉注射头孢曲松。

## ■ 预防措施

避免进入蜱栖息地，在裸露的皮肤和衣服上用驱虫剂，并每天仔细检查衣服上附着的蜱。穿着长袖衬衫、长裤和高帮鞋，尽量减少皮肤的暴露；将衬衫下摆塞进裤子、裤脚掖进袜子也可以降低风险（见第二章，防蚊、蜱和其他节肢动物）。

CDC 网址：www.cdc.gov/lyme

**参考书目**

1. Hao Q, Hou X, Geng Z, Wan K. Distribution of Borrelia burgdorferi sensu lato in China. J Clin Microbiol. 2011 Feb; 49(2): 647–50.

2. Hubalek Z. Epidemiology of lyme borreliosis. Curr Probl Dermatol. 2009; 37: 31–50.

3. Masuzawa T. Terrestrial distribution of the Lyme borreliosis agent Borrelia burgdorferi sensu lato in East Asia. Jpn J Infect Dis. 2004 Dec; 57(6): 229–35.

4. O'Connell S. Lyme borreliosis: current issues in diagnosis and management. Curr Opin Infect Dis. 2010 Jun; 23(3): 231–5.

5. Stanek G, Strle F. Lyme disease: European perspective. Infect Dis Clin North Am. 2008 Jun; 22(2): 327–39.

6. Steere AC. Lyme disease. N Engl J Med. 2001 Jul 12; 345(2): 115–25.

7. Wormser GP, Dattwyler RJ, Shapiro ED, Halperin JJ, Steere AC, Klempner MS, et al. The clinical assessment, treatment, and prevention of Lyme disease, human granulocytic anaplasmosis, and babesiosis: clinical practice guidelines by the Infectious Diseases Society of America. Clin Infect Dis. 2006 Nov 1; 43(9): 1089–134.

# 疟疾

Paul M. Arguin, Kathrine R. Tan

## ■ 病原体

疟疾是由疟原虫属的寄生性原虫引起的，包括恶性疟原虫、间日疟原虫、卵形疟原虫和三日疟原虫。此外，还有诺氏疟原虫，即东半球的猴寄生虫，有人类感染的记录，并在东南亚导致了一些死亡病例。

## ■ 传播途径

所有种类的疟疾均通过受感染的雌性按蚊的叮咬传播。偶尔可以通过输血、器官移植、共用针具或母亲传染给胎儿（先天性）。

## ■ 流行病学特征

疟疾是一个重要的国际关注的公共卫生问题，根据世界卫生组织（WHO）《2013 年全球疟疾报告》中的数据，2012 年全球估计有 2.07 亿人感染，62.7 万人死亡。虽然这组数字正在下降，但是旅行者中感染疟疾的病例数在过去 4 年中处于稳步增长。尽管在减少全球疟疾流行方面取得明显进展，但许多地区仍然流行疟疾，且旅行者使用的预防措施仍然不充分。可以从各种渠道获得特定国家疟疾传播的信息（见本章最后部分按国家分列的黄热病和疟疾信息），包括 WHO。本文所提供的信息在出版时能保证准确性；然而能明显影响当地疟疾传播规律的一些因素（如当地的天气状况、蚊媒密度和感染率）变化很快，而且逐年变化。最新信息参见美国 CDC 网站：www.cdc.gov/malaria。类似疟疾地图应用程序等工具可以用来帮助定位不常用的目的地，并可测定是否存在疟疾流行（www.cdc.gov/malaria/map）。

非洲大部分地区、拉丁美洲、部分加勒比地区、亚洲（包括南亚、东南亚和中东）、东欧和南太平洋（地图 3-9 和 3-10）存在疟疾流行。

感染疟疾的风险在旅行者之间和地区之间全然不同，甚至在同一个国家内都会有不同。这种变化与各个区域的流行强度和旅行行程、持续时间、季节和旅行方式相关。2012 年，美国及其领土内诊断并通报给 CDC 的有近 1700 例疟疾病例（包括 6 例死亡病例）。其中，79% 的病例感染来自非洲，亚洲占 13%，加勒比海和美洲 7%，大洋洲 <1%。这些绝对病例数应在前往这些地区的旅行总人数基础下进行评估。旅行者感染风险最高的地区为西非和大洋洲。非洲其他地区、南亚和南美为中等风险地区。墨西哥、中美洲和亚洲其他地区风险较低。

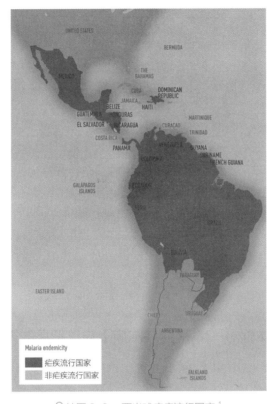

📍地图 3-9　西半球疟疾流行国家[1]

## 临床表现

　　疟疾的特征性症状为发热和流感样症状，包括寒战、头痛、肌痛、全身乏力；症状可以反复发作。轻症可出现贫血和黄疸。重症可发生癫痫、精神错乱、肾功能衰竭、急性呼吸窘迫综合征、昏迷和死亡。疟疾潜伏期最短为 7 天（通常 ≥ 14 天），最长可达数月或更久。疑似或确诊疟疾后需要及时干预因为临床症状会迅速恶化，且会发生不可预知的情况，尤其恶性疟它是一种医疗急症。文本框 3-2 详述了疟疾在临床上应该把握的重点。

----

1　在此图中，有些疟疾流行地区国家虽然全部版图都被着色，但可能只有一小部分地区有疟疾传播。更详尽的国家内的疟疾流行信息，请参阅本章最后部分按国家分列的黄热病和疟疾信息。

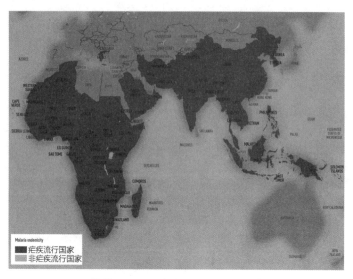

📍地图 3-10　东半球疟疾流行国家 [1]

## 文本框 3-2　疟疾在临床上应该把握的重点

★ 抗疟药过量会致命，尤其是氯喹。药品应该存放在对儿童来说安全的容器中，并且放置在婴儿和儿童接触不到的地方。

★ 考虑到药物的耐受性可以提早使用预防药物。例如，提前 3～4 周开始使用甲氟喹，可以让药物副作用在旅行前出现。如果不能耐受药物的副作用，就有时间在旅行者出发前更换药物。

★ 疟疾的预防药物一般耐受性良好。但是会有副作用。轻微的副作用通常不需要停药。发生严重副作用的旅行者应该寻求医生的帮助，因为医生会判断这些症状是否由药物产生，并且决定是否换药。

★ 与每天服用的短半衰期药物相比，每周服用的长半衰期药物的优点是对漏服药物具有更大的误差率。例如，如果旅行者每周服用的药物晚服 1～2 天，血液中的药物还可以维持在预防有效水平；如果是每日服用的药物晚了 1～2 天，血液中的药物就不可能维持在预防有效水平。

★ 葡萄糖-6-磷酸脱氢酶（G6PD）缺陷的人用伯氨喹会引起溶血，这是致命性的。

---

1　在此图中，有些疟疾流行地区国家虽然全部版图都被着色，但可能只有一小部分地区有疟疾传播。更详尽的国家内的疟疾流行信息，请参阅本章最后部分按国家分列的黄热病和疟疾信息。

因此必须要确定 G6PD 正常才可以用伯氨喹。

★ 要告诉旅行者如果未能及时治疗疟疾可能会致命。一旦疑似疟疾应该及时寻求医疗救助，并且至少要做 1 次以上血液检查筛查疟原虫。

★ 也应该告知旅行者，即使经过治疗疟疾也可能致命，所以这就是为什么强调预防疟疾的原因，而不是依靠感染后再来治疗。

★ 尽早得到疟疾涂片结果或快速诊断检测结果（几个小时内）。不能将样本送到异地实验室，导致报告时间过长（几天）。如果患者的症状提示患重型疟疾以及患者有疟疾流行区旅行史，在没有得到确诊的情况下也应该尽快开始治疗。CDC 关于疟疾治疗的建议见 www.cdc.gov/malaria/diagnosis_treatment/index.html。

### ■ 诊断

出现疟疾症状的旅行者应**尽快**就医。有疟疾流行国家 / 地区旅行史的发热患者应首先考虑疟疾。

涂片镜检仍然是疟疾诊断的黄金标准。显微镜检查可确定疟原虫的种类，确定疟原虫所处生命周期，还可以对疟原虫进行定量分析——所有这些对于选择合适的治疗来说是非常必要的。理想状态下镜检结果应在几个小时内出具。原则上不允许将样本送到异地实验室或故意进行批处理导致报告时间过长。

有多种检测试剂盒可以用于检测疟疾抗原。这类免疫色谱产品通常采用的是试纸条或显色盒，可在 2～15 分钟出具结果。当无法立即用显微镜来确诊时，这些快速诊断测试（RDT）可以有效地替代显微镜。虽然 RDT 可以在几分钟内检测疟原虫抗原，缺点是它不能确定疟疾种类，诊断不敏感，也无法对疟原虫进行定量。此外，美国 CDC 建议，RDT 结果不管是阴性还是阳性最后还是需要通过显微镜来确诊。确诊结果不一定必须与 RDT 同步，但是尽早得到显微镜确诊的信息对疾病的治疗是非常有帮助的，包括是否见到疟原虫，疟原虫的种类，处于哪个生命周期（无性与有性红内期）和疟原虫血症。美国食品药品管理局批准一种 RDT 在美国医院和商业实验室使用，但是个体医生或患者未被批准使用。这种 RDT 叫做 BinaxNOW 疟疾检测。无法进行实时镜检的实验室应该备有 RDT 以便在需要时能够进行疟疾诊断。

聚合酶链反应（PCR）也可用于检测疟原虫。虽然这种检测方法比常规显微镜镜检更敏感，但是检测速度比镜检慢，因此在急诊诊断时限制了这种检测方法的实际应用。PCR 在最终确定疟原虫的种类及检测混合感染是最有效的。美国 CDC 疟疾实验室可以进行 PCR 疟疾种类鉴定。

在非洲撒哈拉以南地区，临床上疟疾的过度诊断和镜检假阳性率可能比较高。因此应该提醒前往该地区的旅行者即使有采用可靠的预防疟疾措施，有可能会被误诊疟疾。这种情况下，旅行者应尽量寻求最好的医疗服务，遵循治疗方案（除外卤泛群，不推荐使用，见下文）但不要停止原来的药物预防方案。

## ■ 治疗

疟疾在病程早期可以得到有效治疗，但延迟治疗会有严重甚至致命的后果。出现疟疾症状的旅行者应尽快就医。具体治疗方案的选择取决于疟原虫的种类、可能存在的耐药性（根据感染地区）、患者的年龄、是否怀孕和感染的严重程度。

CDC 详细的关于疟疾治疗的建议见 www.cdc.gov/malaria/diagnosis_ treatment/treatment.html。临床医生在疟疾诊断和治疗上需要帮助时可以呼叫 CDC 疟疾热线（770-488-7788 或拨打免费电话 855-856-4713），东部时间 9am～5pm。下班时间或周末和节假日，可以呼叫 CDC 应急运行中心 770-488-7100 并让操作员呼叫疟疾分部值班人员。此外，建议向具有旅行医学或热带医学专业或传染病专科的临床医生进行咨询。

在美国不用于治疗疟疾的药物在海外广泛使用，如卤泛群。CDC 建议卤泛群不能用于治疗是因为曾经用该药治疗后有发生心脏毒副作用，甚至死亡的记录。且副反应发生与是否存在心脏基础疾病和是否在使用其他抗疟药物（如甲氟喹）无关。

拒绝采取预防措施、选择了不合适的药物预防方案（如在氯喹耐药的恶性疟流行地区选择氯喹）或因为身体原因没能选择最优药物预防方案的旅行者，这些人群感染疟疾的风险会增加，在国外更需要及时治疗。此外，一些旅行者虽然采用了有效的预防措施但如果前往偏远地区，旅行医学提供方在咨询时可以让他们携带一个可靠的、全疗程的、经批准的疟疾治疗方案（见文本框 3-3 可靠供应的定义）。一旦诊断为疟疾，他们可以马上得到治疗，这些药物均来自美国，不存在假药可能又不消耗本地资源。比较罕见的情形，如当无法得到医疗救助且旅行者出现类似疟疾的发热性疾病，此时可以自行使用可靠的药物来治疗。旅行者应注意，这种自我治疗只是一个临时的措施，应该及时获得医学评估。

美国可以提供两种可靠的疟疾治疗方案：阿托伐醌 - 氯胍和蒿甲醚 - 本芴醇。

已用于预防疟疾的药物或者相关的药物不推荐用于治疗。例如，阿托伐醌 - 氯胍用于治疗不用阿托伐醌 - 氯胍作为预防药物的旅行者。见表 3-8 推荐剂量。

## 文本框 3-3　什么是可靠的供应？

　　一个可靠的供应是一个完整的过程，就是旅行前在美国得到的经批准的疟疾治疗方案。可靠的供应包括：

　★ 不是假冒或者不合格的产品。

　★ 不会与患者的其他药物相互作用，包括预防药物。

　★ 不消耗目的国的本地资源。

### 表 3-8　治疗疟疾的可靠方案

| 药物[1] | 成人剂量 | 儿童剂量 | 备注 |
|---|---|---|---|
| 阿托伐醌 - 氯胍成人片剂含有 250 mg 阿托伐醌和 100 mg 氯胍。儿童片剂含 62.5 mg 阿托伐醌和 25 mg 氯胍 | 口服每天 1 次，1 次 4 片成人片剂，连服 3 天 | 连服 3 天，每日剂量如下：<br>5～8kg：2 片儿童片剂<br>9～10kg：3 片儿童片剂<br>11～20kg：1 片成人片剂<br>21～30kg：2 片成人片剂<br>31～40kg：3 片成人片剂<br>>41kg：4 片成人片剂 | 禁用于严重肾功能损伤（肌酐清除率 < 30ml/min）；用阿托伐醌 - 氯胍作为预防药物的人群不推荐使用；体重 < 5kg 的儿童，孕妇和婴儿体重 < 5kg 的哺乳期妇女不推荐使用 |
| 蒿甲醚 - 本芴醇 1 片含有 20 mg 蒿甲醚和 120 mg 本芴醇 | 连续 3 天共 6 次口服剂量的治疗方案推荐用于成人和儿童患者（儿童根据体重）。患者接受初始剂量后，8 小时后服用第二剂，随后 2 天每天 2 次各服 1 剂<br>5～15kg：每剂 1 片<br>15～25kg：每剂 2 片<br>25～35kg：每剂 3 片<br>≥ 35kg：每剂 4 片 | 用甲氟喹作为预防性药物的人群不推荐使用；体重 < 5kg 的儿童，孕妇和婴儿体重 < 5kg 的哺乳期妇女不推荐使用 |

[1] 如果用于自我治疗，应建议尽快寻求医疗救助。

## ■ 预防措施

　　疟疾预防指南的目的是防止所有种类疟原虫引起的疟疾，而不只是恶性疟原虫。这些指南适用于所有短期和长期旅行者。疟疾的预防措施包括防蚊和药物预防。推荐的干预措施虽然有效，但是不会达到 100% 的效果。CDC 提供给旅行者预防疟疾的具体建议，见文本框 3-4。

### 文本框 3-4　CDC 如何采集并提供旅行者预防疟疾的建议

国家层面不需要将疟疾监测数据提交给 CDC。我们积极持续征求多方的数据，包括世界卫生组织（总部和各区域办事处）；国家疟疾控制计划；国际组织，如旅行医学国际协会；CDC 海外人员；美国军人；学术、研究和援助组织；以及医学文献公布的数据。我们对这些数据的可靠性和精确度会进行判断。如果可能，我们会进行趋势评估，在我们所知道的相关国家的疟疾控制活动或其他缓解因素下进行分析，如自然灾害、战争等事件这些可能会影响到控制疟疾的能力或数据的精确性，然后进行通报。我们考虑的因素包括前往该国的总人数和美国监测系统报告的总病例数。基于所有这些考虑，我们会尝试准确地描述存在疟疾流行的国家/地区、抗疟药耐药性、物种的比例和预防药物的选择。

推荐疟疾预防措施时要衡量旅行者感染风险和罕见副作用发生的可能性。应该为每一个旅行者进行个体风险评估，不仅需要考虑目的国，而且还要考虑具体的行程，包括具体的城市、住宿、季节和旅行方式。此外，怀孕或目的地疟原虫对抗疟药的耐药性会影响到风险评估。

根据风险水平的高低，分别建议不采取任何预防措施、只需防蚊或防蚊加药物预防。对于高流行地区，如西非，即使短暂的暴露都有可能被感染，所以前往该地区的旅行者考虑感染高风险。疟疾流行不是均匀分布于所有国家。某些目的地的疟疾流行只限于某些地区。如果旅行者在流行高峰期前往高流行地区，尽管该国在整体上处于低流行，他们还是会处于感染的高风险。

地域仅仅作为判断旅行者感染风险的一方面。不同的旅行者他们的行为习惯和所处环境不同，风险也会不同。例如，住在空调房间的旅行者比背包客或探险者的风险要低。同样，那些住在装有纱门纱窗和空调的房间的居民比没有这些设施的居民暴露概率要小。风险最高的是居住在非流行国家的第一代和第二代移民返回他们的原籍探望亲友（VFRs）。VFR 旅行者往往认为自己是没有风险的，因为他们在疟疾流行的国家长大，认为自己有免疫力。但是，获得性的免疫会迅速消失，VFRs 与其他无免疫力的旅行者被视为具有相同的风险[见第八章，回国探亲访友（VFRs）的移民]。而且还应该提醒旅行者，即使之前曾经感染疟疾，还是会再次感染，预防措施还是必要的。

### 防蚊措施

因为按蚊夜间捕食的习性，疟疾传播主要发生在黄昏至黎明这段时间。住在有纱门纱窗隔离的房间、使用蚊帐（最好是杀虫剂处理过的蚊帐）、傍晚和夜间在生活和睡眠区使用有效的杀虫喷雾剂、并穿可以盖住身体大部分皮肤的衣服，这样可以减少与蚊子的接触。

所有旅行者都应该使用有效的驱蚊剂（见第二章，防蚊、蜱和其他节肢动物）。在有蚊子存在的环境中，用驱蚊剂涂抹在暴露皮肤上。如果旅行者同时还使用防晒霜，应先涂防晒霜再涂驱蚊剂。除了使用外用驱蚊剂，还可以将含除虫菊脂的产品用于蚊帐和衣服上起到额外保护。

### 药物预防

所有推荐的药物预防方案均涉及前往疟疾流行地区旅行前、旅行中和旅行后的药物使用。在旅行前开始用药的目的是使旅行者在前往疟疾流行地区前血液中抗疟药达到一定水平。在旅行前选择药物预防方案时，旅行者和旅行医学提供方应考虑各种因素。详细审查旅行行程与特定国家疟疾流行信息，以确定旅行者是否前往疟疾流行地区，以及目的地是否有抗疟药耐药性报道（见本章的后面部分按国家分列的黄热病和疟疾信息）。其他因素还有患者的基础疾病、正在服用的药物（评估潜在的药物相互作用）、药物的价格和潜在的副作用。表 3-9 列举例了疟疾预防药物的一些优点和局限性；关于疟疾药物预防方案选择的其他信息可以参见 www.cdc. gov/malaria/travelers/drugs.html。

#### 表 3-9　选择预防疟疾药物时的注意事项

| 药物 | 优点 | 缺点 |
| --- | --- | --- |
| 阿托伐醌－氯胍 | • 适合即刻出发的旅行者，因为该药在旅行前 1～2 天开始服用即可<br>• 适合习惯于每天服药的人<br>• 适用于短途旅行者，因为旅行后只需再服 7 天即可，而非 4 周<br>• 耐受性好，副作用少见<br>• 有儿科片剂更方便 | • 不能用于孕妇及婴儿 <5 kg 的哺乳期妇女<br>• 不能用于严重肾功能损伤的人<br>• 往往比其他的推荐药物更昂贵（尤其是长途旅行）<br>• 不适用于某些（包括儿童）不习惯每天服药的人 |
| 氯喹 | • 适合习惯于每周 1 次服药的人<br>• 适用于长途的旅行者，因为只需每周 1 次服药 | • 氯喹或甲氟喹耐药地区不能使用<br>• 可能会加剧银屑病 |

续表

| 药物 | 优点 | 缺点 |
|------|------|------|
| 氯喹 | • 一些患有风湿性疾病的人在长期服用羟氯喹；这种情况下，他们可以不必再服用额外的预防药物<br>• 可以在整个孕期使用 | • 不适用于有些不习惯于每周 1 次服药的人<br>• 对于短途的旅行者，不愿意在旅行后 4 周继续服用药物<br>• 对即刻出发的旅行者来说，不是一个很好的选择，因为药物需要在出行前 1~2 周开始服用 |
| 多西环素 | • 适合习惯于每天服药的人<br>• 适合即刻出发的旅行者，因为该药在旅行前 1~2 天开始服用即可<br>• 这是最便宜的抗疟药<br>• 已经长期服用多西环素预防痤疮的人不必再额外服用预防药物<br>• 多西环素也可以预防其他感染（如立克次体和钩端螺旋体），因此计划徒步旅行、露营和天然湖泊游泳的人会倾向于选择该预防药物 | • 不能用于孕妇和 <8 岁儿童<br>• 不适用于某些不习惯每天服药的人<br>• 对于短途的旅行者，不愿意在旅行后 4 周继续服用药物<br>• 服用抗生素时，女性容易感染阴道酵母菌，可能会倾向于采用其他药物<br>• 不适用于希望避免光敏性风险的人<br>• 不适用于担心多西环素潜在的胃部不适不良反应的人 |
| 甲氟喹 | • 适用于习惯每周 1 次服药的人<br>• 适用于长途的旅行者，因为只需每周 1 次服药<br>• 可以在整个孕期使用 | • 甲氟喹耐药地区不能使用<br>• 不能用于有某些精神疾病的患者<br>• 不能用于有癫痫症的患者<br>• 不推荐用于有心脏传导异常的人<br>• 对于非即刻出发的旅行者来说是一个不错的选择，因为药物需要在出行前 ≥2 周启用<br>• 不适用于不习惯于每周 1 次服药的人<br>• 对于短途的旅行者，不愿意在旅行后 4 周继续服用药物 |
| 伯氨喹 | • 对于预防间日疟这是最有效的药物，所以前往疟疾流行地区 >90% 为间日疟的地方这是一个不错的选择<br>• 适用于短途旅行者，因为旅行后只需再服 7 天即可，而非 4 周<br>• 适合紧急出行的旅行者，因为该药在旅行前 1~2 天开始服用即可<br>• 适合习惯于每天服药的人 | • 不能用于 G6PD 缺乏症的患者<br>• 不能用于未检测 G6PD 缺乏的症患者<br>• G6PD 检测会产生相关的费用以及检测会延迟用药的时间；但是，一次检测就足够。一旦有正常的 G6PD 水平的记录并经核实，在下一次用伯氨喹之前就不需要重复检测<br>• 孕妇不能使用<br>• 哺乳期妇女不能使用，除非婴儿排出 G6PD 缺乏症<br>• 不适用于某些（包括儿童）不习惯每天服药的人<br>• 不适用于担心伯氨喹潜在的胃部不适不良反应的人 |

缩写：G6PD，葡萄糖 -6- 磷酸脱氢酶。

恶性疟对氯喹耐药已经证实存在于除加勒比地区、中美洲巴拿马运河以西和中东一些国家以外的所有恶性疟流行地区。此外，对磺胺多辛 – 乙胺嘧啶耐药广泛存在于南美的亚马逊盆地、大部分东南亚地区、亚洲其他地区和非洲大部分地区。对甲氟喹耐药证实存在于泰国与缅甸和柬埔寨交界地区、柬埔寨西部省份、缅甸和中国交界地区的缅甸东部州、老挝和缅甸交界地区、泰国 – 柬埔寨边境毗邻地区和越南南部地区。间日疟原虫对氯喹耐药证实存在于巴布亚新几内亚和印度尼西亚。

除了初级预防，还有一种假定的抗复发治疗（也称为终末预防），是针对暴露后（或紧随其后）的药物使用，目的是防止间日疟和卵形疟的休眠子（肝细胞休眠期）所致的复发或临床症状迟发。因为世界上大多数疟疾流行地区（除加勒比地区）至少存在 1 种复发型疟疾，虽然旅行者个体的实际风险很难界定，但是旅行者前往这些地区还是存在感染间日疟和卵形疟的风险。假定抗复发治疗一般只用于曾长期暴露于疟疾流行地区的人（如传教士、军人和维和志愿者）。

在目的国也可以得到推荐的预防疟疾药物。但是，在其他国家美国推荐的药物和其他非推荐的药物常联合使用。应该劝阻旅行者在国外获取预防药物。因为这些药物的质量无法得到保障，而且它们可能不但起不到保护作用还对身体有害。这些药物还可能由不合格的厂家生产，可能是假药，或可能含有污染物。相关的更多信息可以参见第二章中观点：药品质量和假药，以及 FDA 的网站（www.fda.gov/Drugs/ResourcesForYou/Consumers/BuyingUsingMedicineSafely/BuyingMedicinefromOutsidetheUnitedStates/default.htm）。

### 预防药物

阿托伐醌 – 氯胍

阿托伐醌 – 氯胍是药物阿托伐醌和氯胍的固定组合。应该在前往疟疾流行地区前 1～2 天开始服用，及在疟疾流行地区期间直至离开该地区后 7 天内 1 天 1 次，每天在相同的时间服用（见表 3-10 的推荐剂量）。阿托伐醌 – 氯胍耐受性好，副作用少。在使用阿托伐醌 – 氯胍作为预防药物或治疗药物的人群中报道最常见的不良反应是腹痛、恶心、呕吐、头痛。阿托伐醌 – 氯胍在体重小于 5 公斤（11 磅）儿童、孕妇或严重肾功能损伤患者（肌酐清除率 < 30ml/min）人群不推荐使用。氯胍可能增加华法林的作用效果，因此需要进行国际标准化比值监测或调整剂量。

氯喹和羟氯喹

磷酸氯喹或硫酸羟氯喹仅用于无氯喹耐药地区的疟疾预防（地图 3-9 和 3-10 及本章最后部分，黄热病和疟疾信息，按国家划分）。应该在前往疟疾流行地区前 1～2 周开始预防性服用药物。在疟疾流行区旅行期间及离开该地区 4 周内每周 1 次，且在每周的同一天服用（见表 3-10 推荐剂量）。报道的副作用包括肠胃不适、头痛、头晕、视力模糊、失眠、皮肤瘙痒，但一般不要求停止服用药物。视网膜病变与高剂量氯喹的使用相关，如用于类风湿性关节炎的治疗剂量；而氯喹每周 1 次用于疟疾预防不可能出现这种严重的副作用。有报道氯喹及其相关药物会加剧银屑病。服用氯喹后经历过不良反应的人为了更好地耐受药物可以与餐同时服用。另外硫酸羟氯喹会有更好的耐受性。

多西环素

多西环素预防性用药要求前往疟疾流行区前 1～2 天开始服用。在疟疾流行区旅行期间及离开该地区 4 周内应当 1 天 1 次，每天在相同的时间服用。其他相关药物如米诺环素（常见治疗痤疮的处方药物）预防疟疾的效果数据不充足。在用米诺环素长期治疗的旅行者如果需要疟疾预防用药应该在行前 1～2 天停止服用米诺环素，并开始用多西环素来代替。多西环素预防疗程全部完成后，米诺环素可以重新启动（见表 3-10 推荐剂量）。

表 3-10　疟疾预防药物

| 药物 | 用法 | 成人剂量 | 儿童剂量 | 备注 |
|---|---|---|---|---|
| 阿托伐醌-氯胍 | 可用于所有疟疾流行地区的预防 | 成人的片剂包含 250 mg 阿托伐醌和 100 mg 盐酸氯胍。每日口服 1 片成人片剂 | 儿童片剂含有 62.5 mg 阿托伐醌和 25 mg 盐酸氯胍<br>5～8kg：每天 1/2 儿童片剂<br>>8～10kg：每天 3/4 儿童片剂<br>>10～20kg：每天 1 片儿童片剂<br>>20～30kg：每天 2 片儿童片剂<br>>30～40kg：每天 3 片儿童片剂<br>>40kg：每天 1 片成人片剂 | 前往疟疾流行区前 1～2 天开始服用，及在疟疾流行区期间直至离开该地区后 7 天内每天 1 次，每天在相同的时间服用。严重肾功能不全者（肌酐清除率 <30ml/min）禁用。阿托伐醌-氯胍应与食物或乳制品同时服用。体重 <5kg 儿童、孕妇、婴儿体重 <5kg 的哺乳期妇女不推荐使用。部分剂量片剂可能需要由药剂师进行制备，并进行胶囊个体化分配，如文中所述 |
| 磷酸氯喹 | 仅用于氯喹敏感的疟疾流行地区 | 300 mg 基质（500 mg 盐）口服，1 次/周 | 5 mg/kg 基质（8.3 mg/kg 盐）口服，1 次/周，最高达成人剂量 300 mg 基质 | 应该在前往疟疾流行地区前 1～2 周开始预防性服用药物。在疟疾流行区旅行期间及离开该地区 4 周内每周 1 次，且在每周的同一天服用。可能会加剧银屑病 |

| 药物 | 用法 | 成人剂量 | 儿童剂量 | 备注 |
|---|---|---|---|---|
| 多西环素 | 可用于所有疟疾流行地区的预防 | 每天 100 mg 口服 | ≥8 岁儿童：2.2 mg/kg 体重最高至 100 mg/ 天的成人剂量 | 前往疟疾流行区前 1~2 天开始服用。在疟疾流行区旅行期间及离开该地区 4 周内应当 1 天 1 次，每天在相同的时间服用。<8 岁儿童及孕妇禁用 |
| 硫酸羟氯喹 | 仅用于氯喹敏感的疟疾流行地区，且作为氯喹的替换药物 | 310 mg 基质（400 mg 盐）口服，1 次 / 周 | 5 mg / kg 基质（6.5 mg/kg 体重的盐）口服，1 次 / 周，最高至 310 mg 基质的成人剂量 | 前往疟疾流行地区前 1~2 周开始预防性服用药物。在疟疾流行区旅行期间及离开该地区 4 周内每周 1 次，且在每周的同一天服用 |
| 甲氟喹 | 仅用于甲氟喹敏感的疟疾流行地区 | 228 mg 基质（250 mg 盐）口服，1 次 / 周 | ≤9kg：4.6 mg/kg 基质（5 mg/kg 体重的盐）口服，1 次 / 周<br>>9~19 kg：1/4 片，1 次 / 周<br>>19~30 kg：1/2 片，1 次 / 周<br>>30~45 kg：3/4 片，1 次 / 周<br>>45 kg：1 片，1 次 / 周 | 甲氟喹预防性用药应该在前往疟疾流行地区前 ≥2 周开始服用。在疟疾流行区旅行期间及离开该地区 4 周内每周 1 次，且在每周的同一天服用。已知甲氟喹或相关药物（如奎宁和奎尼丁）过敏和抑郁症发作、近期有抑郁病史、广泛性焦虑障碍、精神疾病、精神分裂症，其他重大精神障碍或癫痫发作者均禁忌使用甲氟喹。精神紊乱或有抑郁病史的人应谨慎使用。心脏传导异常的人不推荐使用 |
| 伯氨喹[1] | 用于短期前往主要以间日疟为主的疟疾流行地区旅游人群的疟疾预防<br>用于假定抗复发治疗（终极预防），以降低间日疟和卵形疟的复发风险 | 30 mg 基质（52.6 mg 盐）口服，一天 1 次<br>30 mg 基质（52.6 mg 盐）口服，离开疟疾流行地区后服用 14 天，每天 1 次 | 0.5 mg/kg 基质（0.8 mg/kg 盐）口服，每天 1 次，最高至成人剂量<br>0.5 mg/kg 基质（0.8 mg/kg 盐）口服，最高至成人剂量。离开疟疾流行地区后服用 14 天，每天 1 次 | 前往疟疾流行地区前 1~2 天开始服用，及在疟疾流行地区期间直至离开该地区后 7 天内每天 1 次，每天在相同的时间服用。有 G6PD 缺乏症的人禁用。妊娠期和哺乳期禁用，除非哺乳婴儿有 G6PD 水平正常的记录<br>适用于长期暴露于间日疟和 / 或卵形疟的人。有 G6PD 缺乏症的人禁用。妊娠期和哺乳期禁用，除非哺乳婴儿有 G6PD 水平正常的记录 |

缩写：G6PD，葡萄糖 -6- 磷酸脱氢酶。

[1] 开始用药前应该具备 G6PD 正常水平的记录。

多西环素可引起光敏性增加，一般表现为严重的晒伤反应。避免长时间直接暴露在阳光下，以及使用防晒霜可以降低这种反应。此外，多西环素的使用会增加阴道酵母菌感染的频率。为了降低胃肠道副反应（恶心或呕吐）可以与餐同用，不要使用普通的盐酸多西环素，用多西环素一水物或肠溶盐酸多西环素替代，这些药物价格均不昂贵。为了降低食道炎的风险，应告知旅行者要用足够量的水来服用且不能睡前服。对四环素类药物过敏的、孕妇以及年龄 <8 岁的婴儿和儿童禁用多西环素。口服伤寒菌苗 Ty21a 应该在服用多西环素 ≥ 24 小时后再予口服接种。

甲氟喹

甲氟喹预防性用药应该在前往疟疾流行地区前 ≥ 2 周开始服用。在疟疾流行区旅行期间及离开该地区 4 周内每周 1 次，且在每周的同一天服用（见表 3-10 推荐剂量）。预防剂量甲氟喹存在罕见但严重的不良反应（如精神疾病或癫痫发作），这些反应在高剂量治疗时出现更频繁。药物预防研究中发生的其他副作用包括胃肠道紊乱、头痛、失眠、梦境异常、视觉障碍、抑郁、焦虑及头晕。其他更严重的神经精神障碍，包括感觉和运动神经病变（包括感觉异常、震颤、共济失调）、兴奋或烦躁、情绪改变、惊恐发作、遗忘、精神错乱、幻觉、攻击性、偏执和肝性脑病，上市后监测中偶尔有报道。偶有甲氟喹停止使用后很长时间还持续有精神症状存在的报道。FDA 加框警告甲氟喹使用之后会出现持续眩晕，虽然很罕见。已知甲氟喹或相关药物（如奎宁和奎尼丁）过敏和抑郁症发作、近期有抑郁症病史、广泛性焦虑障碍、精神疾病、精神分裂症、其他重大精神障碍或癫痫发作者均禁忌使用甲氟喹。精神紊乱或有抑郁症病史的人应谨慎使用。回顾可用的数据表明，甲氟喹可与 β- 受体阻滞剂同时使用，只要无潜在的心律失常。但是，心脏传导异常的人不推荐使用。任何旅行者接受甲氟喹处方时还必须获得一份 FDA 用药指南，见 www.accessdata.fda.gov/drugsatfda_docs/label/2008/019591s023lbl.pdf。

伯氨喹

磷酸伯氨喹对疟疾预防有 2 个不同的用途：在主要以间日疟流行为主的地区进行的初级预防和假定抗复发治疗（终极预防）。

用于初级预防时，伯氨喹在前往疟疾流行地区前 1~2 天开始服用，及在疟疾流行地区期间直至离开该地区后 7 天内 1 天 1 次，每天在相同的时间服用（见表 3-10 的推荐剂量）。用伯氨喹初级预防就不需要再假定抗复发治疗。

用于假定抗复发治疗时，旅行者离开疟疾流行区之后服用 14 天伯氨喹。当氯喹、多西环素或甲氟喹用于初级预防，伯氨喹通常在旅行后药物预防的最后 2 周服用。当阿托伐醌－氯胍用于药物预防，伯氨喹可以与阿托伐醌－氯胍疗程的最后 7 天同时服用，然后再额外服用 7 天。伯氨喹应与初级预防药物同时服用。但是如果不能同时服用，伯氨喹仍应该在初级预防药物疗程完成之后开始服用。

伯氨喹在葡萄糖-6-磷酸脱氢酶（G6PD）水平正常的人中最常见的不良反应是空腹服药引起的肠胃不适。进餐时服用伯氨喹可以减小或消除该不良反应。在 G6PD 缺乏的人群中，伯氨喹可引起溶血并可致命。因此用伯氨喹之前，必须检测排除 G6PD 缺乏症。

### 前往有限传播的疟疾流行地区

前往疟疾病例零星报道的旅行目的地，旅行者风险评估为低感染风险，美国 CDC 建议旅行者只需要采取防蚊措施，不需要药物预防（见本章最后部分按国家分列的黄热病和疟疾信息）。

### 前往主要有间日疟流行地区

对于疟疾主要种类是间日疟原虫的目的地，除了防蚊措施外，G6PD 正常的旅行者用伯氨喹作为初级预防是一个不错的选择。此适应证的应用在美国并不在药品说明书范围内。疟疾的主要种类和推荐的预防药物在本章最后部分按国家分列的黄热病和疟疾信息中列出。不能用伯氨喹的，按照下文所写可以使用其他药物，这取决于是否有抗疟药耐药性的存在。

### 前往氯喹敏感疟疾流行地区

前往氯喹敏感的疟疾流行区，除外防蚊措施，还有许多有效预防药物包括氯喹、阿托伐醌－氯胍、多西环素、甲氟喹，且 G6PD 正常的旅行者还可以用伯氨喹。长期的旅行者会喜欢氯喹，因为只要每周服用 1 次比较便利，而短期的旅行者可能更喜欢阿托伐醌－氯胍或伯氨喹的短疗程。

### 前往氯喹耐药疟疾流行地区

前往氯喹耐药的疟疾流行区，除了防蚊措施，预防药物可以选择阿托伐醌－氯胍、多西环素和甲氟喹。

### 前往甲氟喹耐药疟疾流行地区

前往甲氟喹耐药的疟疾流行区，除了防蚊措施，预防药物可以选择阿托伐醌－氯胍或多西环素。

### 婴幼儿、儿童和青少年的药物预防

婴儿、儿童和青少年不论年龄和体重均会感染疟疾。因此，所有的儿童前往疟疾流行地区应使用推荐的预防措施，包括服用抗疟药。在美国，抗疟疾药物只提供口服制剂，而且可能味微苦。小儿剂量应根据体重严格计算，且不超过成人剂量。药剂师可以粉碎片剂并按照每个测量的剂量制备胶囊。如果孩子无法吞咽胶囊或片剂，家长应打开胶囊，混入少量甜的食物，如苹果酱，巧克力糖浆，或果冻来制备儿童可以接受的片剂，以确保全部药物剂量均服下。在饱腹时给药可以减少胃部不适和呕吐。

氯喹和甲氟喹是所有年龄阶段和体重的婴幼儿和儿童的用药选择，选择哪一种药物取决于目的地的耐药情况。没有 G6PD 缺乏症的儿童前往以间日疟原虫为主的地区，可以使用伯氨喹作为预防用药。多西环素可以用于年龄 ≥ 8 岁的儿童。阿托伐醌 – 氯胍可用于体重 ≥ 5 kg（11 lb）的婴幼儿和儿童的预防。体重 < 11 kg（24 lb）儿童的预防用药在美国属于超说明书用药，小儿给药方案见表 3-10。

**怀孕和哺乳期的药物预防**

孕妇感染疟疾会比在非妊娠妇女感染疟疾更严重。疟疾会增加妊娠的不良结局，包括早产、流产、死胎的风险。由于这些原因，且没有一个药物预防方案是完全有效的，怀孕或可能怀孕的妇女如果可能的话应尽量避免前往疟疾流行地区（见第八章，妊娠期旅行者）。如果到疟疾流行区的旅行不能推迟，使用有效的药物预防是必不可少的。

孕妇前往无氯喹耐药报道的疟疾流行区可采用氯喹预防。用氯喹推荐剂量预防疟疾时没有发现对胎儿有任何影响；因此，怀孕不是磷酸氯或硫酸羟氯喹预防疟疾的禁忌证。

对于前往有氯喹耐药的疟疾流行区，甲氟喹是妊娠期疟疾预防的唯一推荐药物。2011 年，FDA 审查妊娠期使用甲氟喹的现有数据，重新将甲氟喹从 C 类（动物生殖研究显示对胎儿有不良影响，人类中没有充分和良好对照的研究，尽管存在潜在的风险，但潜在的益处让孕妇有必要使用该药物）划分为 B 类（动物生殖研究未能证明对胎儿有危险，孕妇中没有充分和良好对照的研究）。

专家们正在调查研究怀孕期间使用阿托伐醌 – 氯胍的安全性。氯胍在孕妇已使用了几十年；然而，直至现在这些数据已被充分评估，仍不建议孕期使用阿托伐醌 – 氯胍。妊娠期禁忌使用多西环素，因为相关的药物四环素对胎儿存在不良影响，包括牙齿变色和发育不良及骨生长抑制。妊娠期不能使用伯氨喹，因为药物可以经胎盘传给 G6PD 缺乏的胎儿和引起子宫内溶血性贫血。

哺乳期妇女的乳汁会排出非常少量的抗疟药。由于母乳中抗疟药的量不足以对疟疾提供充分保护，需要药物预防的婴儿必须按表 3-10 中列出的抗疟药的推荐剂量服用。因为婴儿可以安全地使用氯喹和甲氟喹，因此婴儿接受母乳中排出的少量氯喹和甲氟喹也是安全的。虽然关于哺乳期妇女使用多西环素的数据非常有限，大部分专家认为理论上对婴儿不良影响也是微乎其微。

虽然没有资料可以说明伯氨喹进入母乳的量有多少，但是在给哺乳期妇女使用伯氨喹之前应该给母亲和婴儿检测是否有 G6PD 缺乏症。由于 <5 公斤（11 磅）婴儿使用阿托伐醌－氯胍预防的安全性数据尚不可知，美国 CDC 不建议婴儿体重 <5 公斤的哺乳期妇女使用阿托伐醌－氯胍。然而，因为潜在益处超过了潜在的风险，阿托伐醌－氯胍可以用于治疗任何体重婴儿的哺乳期妇女（比如哺乳期妇女感染了多重耐药株的恶性疟且不能耐受其他治疗方案）。

### 预防疟疾药物选择

疟疾预防药物的推荐根据旅行国家的不同而不同，参见本章最后部分按国家分列的热病和疟疾的信息。国家顺序按字母排列，且这些推荐的药物也相当有效。因为没有抗疟药可以起到 100% 的保护作用，因此，预防措施必须与个人防护措施相结合（如驱虫剂、长袖、长裤、睡在没有蚊子的房间或使用杀虫剂处理过的蚊帐）。当某地区有几个不同的推荐药物，表 3-9 可能有助于决策。

### 由于预防药物的不良反应需要更换药物

疟疾的预防药物作用于疟原虫的不同生命周期具有不同的药物作用模式。因此，如果在疗程完成之前因为不良反应需要更换药物的，有一些特殊的考虑（见表 3-11）。

#### 表 3-11　在预防用药时因不良反应而更换药物

| 停用的药物 | 启用的药物 | 备注 |
| --- | --- | --- |
| 甲氟喹 | 多西环素<br>阿托伐醌－氯胍 | 更换多西环素后在疟疾流行区每天 1 次服用，离开疟疾流行区后，再持续服用 4 周<br>• 如果在离开疟疾流行区前 ≥ 3 周更换药物，在流行区期间每天 1 次服用阿托伐醌－氯胍，离开后再服用 1 周<br>• 如果在离开疟疾流行区前 <3 周更换药物，更换成阿托伐醌－氯胍后应每天 1 次服用 4 周<br>• 如果离开疟疾流行区后再更换药物，应每天 1 次服用阿托伐醌－氯胍，直到离开流行区满 4 周 |
| | 氯喹 | 不推荐 |
| | 伯氨喹 | 这种更换一般不可能发生，因为伯氨喹只推荐用于主要以间日疟为主的疟疾流行地区的初级预防，且 G6PD 水平正常的人群。如果一定要这样更换，在疟疾流行地区每天 1 次服用伯氨喹，离开疟疾流行区后，再服 7 天 |

续表

| 停用的药物 | 启用的药物 | 备注 |
|---|---|---|
| 多西环素 | 甲氟喹 | 不推荐 |
| | 阿托伐醌－氯胍 | • 如果在离开疟疾流行区前 ≥ 3 周更换药物，在流行区期间每天 1 次服用阿托伐醌－氯胍，离开后再服用 1 周<br>• 如果在离开疟疾流行区前 <3 周更换药物，更换成阿托伐醌－氯胍后应每天 1 次服用 4 周<br>• 如果离开疟疾流行区后再更换药物，应每天 1 次服用阿托伐醌－氯胍，直到离开流行区满 4 周 |
| 多西环素 | 氯喹 | 不推荐 |
| | 伯氨喹 | 这种更换一般不可能发生，因为伯氨喹只推荐用于主要以间日疟为主的疟疾流行地区的初级预防，且 G6PD 水平正常的人群。如果一定要这样更换，在疟疾流行地区每天 1 次服用伯氨喹，离开疟疾流行区后，再服 7 天 |
| 阿托伐醌－氯胍 | 多西环素 | 更换多西环素后在疟疾流行区每天 1 次服用，离开疟疾流行区后，再持续服用 4 周 |
| | 甲氟喹 | 不推荐 |
| | 氯喹 | 不推荐 |
| | 伯氨喹 | 这种更换一般不可能发生，因为伯氨喹只推荐用于主要以间日疟为主的疟疾流行地区的初级预防，且 G6PD 水平正常的人群。如果一定要这样更换，在疟疾流行地区每天 1 次服用伯氨喹，离开疟疾流行区后，再服 7 天 |
| 氯喹 | 多西环素 | 更换多西环素后在疟疾流行区每天 1 次服用，离开疟疾流行区后，再持续服用 4 周 |
| | 阿托伐醌－氯胍 | • 如果在离开疟疾流行区前 ≥ 3 周更换药物，在流行区期间每天 1 次服用阿托伐醌－氯胍，离开后再服用 1 周<br>• 如果在离开疟疾流行区前 <3 周更换药物，更换成阿托伐醌－氯胍后应每天 1 次服用 4 周<br>• 如果离开疟疾流行区后再更换药物，应每天 1 次服用阿托伐醌－氯胍，直到离开流行区满 4 周 |
| | 甲氟喹 | 不推荐 |
| | 伯氨喹 | 这种更换一般不可能发生，因为伯氨喹只推荐用于主要以间日疟为主的疟疾流行地区的初级预防，且 G6PD 水平正常的人群。如果一定要这样更换，在疟疾流行地区每天 1 次服用伯氨喹，离开疟疾流行区后，再服 7 天 |
| 伯氨喹 | 多西环素 | 更换多西环素后在疟疾流行区每天 1 次服用，离开疟疾流行区后，再持续服用 4 周 |
| | 阿托伐醌－氯胍 | 在疟疾流行区每天 1 次服用阿托伐醌－氯胍，离开疟疾流行区后，再服 7 天 |
| | 氯喹 | 不推荐 |
| | 甲氟喹 | 不推荐 |

缩写：G6PD，葡萄糖 -6- 磷酸脱氢酶。

## 疟疾流行地区旅行后献血

在美国，建议有疟疾流行区旅行史的人在返回后推迟献血时间（表3-12）。

旅行健康提供方和血库对风险评估可能会有差异。旅行健康提供方针对短期低风险行为的旅行者，前往疟疾流行传播风险相对低的国家，推荐只需采取防蚊措施，无需预防用药。然而，旅行者返回后，血库仍然认为因为有疟疾流行地区旅行史该旅行者应该推迟1年献血。

CDC 网址：www.cdc.gov/malaria

表 3-12　FDA 关于从疟疾流行地区返回人群延期献血的建议

| 人群 | 延期献血建议 |
| --- | --- |
| 前往疟疾流行地区旅行 | 旅行返回后1年内不能献血 |
| 曾居住在疟疾流行地区 | 离开该地区后3年内不能献血。如果在这3年内又返回过疟疾流行区，按最后离该地区时间再推迟3年 |
| 曾感染疟疾 | 治愈后3年内不能献血 |

## 参考书目

1. Baird JK, Fryauff DJ, Hoffman SL. Primaquine for prevention of malaria in travelers. Clin Infect Dis. 2003 Dec 15; 37(12): 1659–67.

2. Boggild AK, Parise ME, Lewis LS, Kain KC. Atovaquone-proguanil: report from the CDC expert meeting on malaria chemoprophylaxis (II). Am J Trop Med Hyg. 2007 Feb; 76(2): 208–23.

3. CDC. Malaria surveillance—United States, 2011. MMWR Surveill Summ. 2013 Nov 1; 62(5): 1–17.

4. Fradin MS, Day JF. Comparative efficacy of insect repellents against mosquito bites. N Engl J Med. 2002 Jul 4; 347(1): 13–8.

5. Hill DR, Baird JK, Parise ME, Lewis LS, Ryan ET, Magill AJ. Primaquine: report from CDC expert meeting on malaria chemoprophylaxis I. Am J Trop Med Hyg. 2006 Sep; 75(3): 402–15.

6. Leder K, Black J, O'Brien D, Greenwood Z, Kain KC, Schwartz E, et al. Malaria in travelers: a review of the GeoSentinel surveillance network. Clin Infect Dis. 2004 Oct 15; 39(8): 1104–12.

7. Newman RD, Parise ME, Barber AM, Steketee RW. Malaria-related deaths among US travelers, 1963–2001. Ann Intern Med. 2004 Oct 5; 141(7): 547–55.

8. Reyburn H, Mbatia R, Drakeley C, Carneiro I, Mwakasungula E, Mwerinde O, et al. Overdiagnosis of malaria in patients with severe febrile illness in Tanzania: a prospective study. BMJ. 2004 Nov 20; 329(7476): 1212.

9 Steinhardt LC, Magill AJ, Arguin PM. Review: Malaria chemoprophylaxis for travelers to Latin America. Am J Trop Med Hyg. 2011 Dec; 85(6): 1015–24.

10 Tan KR, Magill AJ, Parise ME, Arguin PM. Doxycycline for malaria chemoprophylaxis and treatment: report from the CDC expert meeting on malaria chemoprophylaxis. Am J Trop Med Hyg. 2011 Apr; 84(4): 517–31.

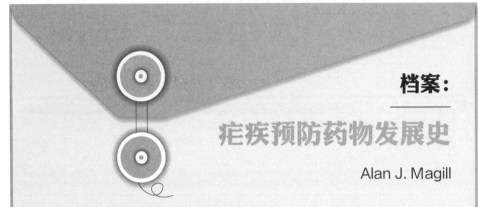

# 档案：

# 疟疾预防药物发展史

Alan J. Magill

在困扰人类的诸多可怕的发热中，"沼泽热"具有周期性，脾脏肿大，暴露在潮湿、温暖、沼泽地区容易感染等特点。在 18 世纪中叶，它有一个众所周知的意大利名字，*mal'aria*（"坏空气"），指的是从沼泽土壤所产生的恶劣或污浊的空气。治疗和预防疟疾的药物被发现和开发已有数百年历史，其背后的驱动力正是对旅行者、军人、探险者以及帝国主义列强进入疟疾流行区期间商业利益进行保护的愿望和需求。

## ■抗疟药物发展的历史里程碑

- 17 世纪 20 年代：居住在秘鲁的耶稣会传教士了解到一种有治愈功能的粉状树皮，通常被称为"耶稣会的树皮"，从秘鲁和玻利维亚高原森林里的金鸡纳树上获得。

- 1768 年：英国海军外科医生詹姆斯·林德（James Lind）建议一旦船停靠在任何热带港口"每个人都要用金鸡纳粉作为日常的口粮"。他的建议虽然没有被广泛接受，但这可能是药物预防概念接受前 100 年提出来的。

- 19世纪初：英国皇家海军船员封锁非洲西海岸压制大西洋奴隶贸易时感染疟疾，大批船员死亡。

- 1820年：法国化学家分离出奎宁，它是金鸡纳树皮中最有效的化学成分，之后奎宁开始广泛地供应和使用。

- 1854年：苏格兰外科医生 William Balfour Baikie 在现在的尼日利亚本尼河上进行118天的科考中给船上所有的船员服用6~8粒（1粒=65 mg）奎宁，一半在上午，一半在晚上，溶解于雪利酒给药。最后没有人死亡。这一前所未有的成就逐渐让人接受疟疾是可以通过药物预防的。

- 1861年：美国内战时，奎宁第一次作为预防药物广泛应用，因为当时联盟和同盟军队均因疟疾受到困扰，用了大量的奎宁来防止疾病。

- 1880年：一个法国军队医生阿方斯·拉韦兰（Alphonse Laveran）在阿尔及利亚工作时在法国士兵的血液中发现了疟原虫。传染源及其生命周期的确定在开辟有效预防药物的发展道路上是一个重要的一步。

- 1914~1918年：在第一次世界大战期间，盟军和轴心国军队在疟疾上吃尽了苦头。因为爪哇岛上的荷兰人垄断种植，德国军队无权使用奎宁。

- 1920年：德国化学家进行新抗疟药物的合成，以规避荷兰的垄断，实现了20世纪30年代扑疟喹啉和米帕林令人瞩目的成就。

- 1941年：随着美国加入第二次世界大战，美国和德国之间的贸易停止，米帕林不再提供给盟友。

- 1942年：日本军队占领爪哇岛上荷兰人的金鸡纳种植园，切断奎宁供应使盟军没有抗疟药物可用。

- 1943年：美国科学家迅速为米帕林设计了制造工序，该药重新命名为疟涤平用于疟疾的治疗和预防。与此同时，盟国，尤其是美国人，发动了世界上最大的抗疟药物研究和开发计划。到1945年，推出了一些新的抗疟药物，包括氯喹和氯胍。氯喹持续承担作为旅行者预防药物和流行地区治疗药物的角色。

- 1959年：首次报道恶性疟对氯喹耐药性的发现。

- 1965 年：大型美国军事开始介入越南南部，1965 年底达到了近 20 万士兵。疟原虫对氯喹的耐药性导致了美军得病和死亡。

- 1967 年：第二次大规模的由美国政府资助的抗疟药物研发以沃尔特·里德陆军研究所为中心开始进行，最终研发了甲氟喹。

- 1971 年：在试验诱导志愿者感染疟疾的研究中发现在用四环素治疗并发细菌感染时，似乎可以在血液中发挥杀裂殖体活性来抗氯喹耐药的恶性疟原虫。还有其他对四环素、多西环素、米诺环素的研究，但最终都没有正式开发成抗疟药物。

- 20 世纪 80 年代初：惠康研究实验室开发了阿托伐醌作为抗疟药物。在单纯恶性疟单药治疗的临床试验中不理想，由于耐阿托伐醌疟原虫的出现导致早期治疗失败。但是，阿托伐醌与氯胍联合治疗产生了疗效。

- 1982 年：乙胺嘧啶和磺胺多辛（凡西达）的固定组合剂型在美国上市，CDC 建议有耐氯喹恶性疟感染风险的旅行者预防性使用。

- 1985 年：乙胺嘧啶 – 磺胺多辛每周 1 次用于预防疟疾时因为 Stevens-Johnson 综合征导致的死亡病例而突然从市场上撤回。由于没有已批准的替代药物可以用于防止耐氯喹的恶性疟，CDC 建议每日 1 次服用多西环素来预防。

- 20 世纪 80 年代后期：美国陆军进行了多次实地和人类挑战性临床试验证实多西环素预防疟疾的效果。

- 1989 年：美国食品药品管理局（FDA）批准甲氟喹（Lariam）。

- 1992 年：辉瑞公司在 FDA 的要求下，提交了一份多西环素用于预防疟疾的补充申请。

- 2000 年：FDA 批准阿托伐醌 – 氯胍（马拉隆）固定组合剂型。

近代 3 次最大规模的抗疟药物研发均出现在 20 世纪重要的战争中或战争后——第一次世界大战、第二次世界大战和越南战争。研发预防疟疾药物的近代史，几乎完全是出于保护军人的目的，即保证他们健康地在疟疾流行地区进行作战。在这些庞大的政府资金的投入下，现在生产的药物用于防止现代城市旅行者感染疾病和死亡的危险，这标志着抗疟运动随时间而前进。

### 参考书目

1. Greenwood D. Conflicts of interest: the genesis of synthetic antimalarial agents in peace and war. J Antimicrob Chemother. 1995 Nov; 36(5): 857–72.

2. Kitchen LW, Vaughn DW, Skillman DR. Role of US military research programs in the development of US Food and Drug Administration—approved antimalarial drugs. Clin Infect Dis. 2006 Jul 1; 43(1): 67–71.

3. Smith DC. Quinine and fever: The development of the effective dosage. J Hist Med Allied Sci. 1976 Jul; 31(3): 343–67.

4. Smith DC, Sanford LB. Laveran's germ: the reception and use of a medical discovery. Am J Trop Med Hyg. 1985 Jan; 34(1): 2–20.

5. Sweeney AW. Wartime research on malaria chemotherapy. Parassitologia. 2000 Jun; 42(1–2): 33–45.

# 麻疹

Amy Parker Fiebelkorn，James L. Goodson

## ■ 病原体

麻疹病毒属于副黏病毒科麻疹病毒属。

## ■ 传播途径

麻疹主要在人与人之间经呼吸道飞沫传播，但也可由气化飞沫经空气传播。感染者通常在出疹前 4 天～出疹后 4 天具有传染性。麻疹在已知的病毒性疾病中属传染性最强的之一。在家庭和机构中易感人群的继发性感染率大于 90%。人是麻疹病毒持续传播的唯一自然宿主，所以全球性消灭麻疹是可行的。

## 流行病学

美国每年报道的麻疹病例数从 1940 年代初期的接近 900 000 例下降为 2001 年到 2013 年间的每年 37～220 例。由于美国人中的高接种率和更好的麻疹控制措施，美国于 2000 年宣布灭绝麻疹（灭绝的定义是指运作良好的监测系统在不少于 12 个月期间，在一定地理区域内，未发现地方性麻疹病毒传播）。2002 年，本土麻疹病毒传播在整个西半球被打断，高接种覆盖率使得麻疹在该区域维持灭绝状态。但是麻疹病毒持续从全球其他地区输入到西半球，包括到美国。全球每年约有 2 千万人感染麻疹。由于麻疹在全球的高发病率和高传染性，旅行者在其所到的任何国家都有暴露风险，尤其是在西半球以外的国家，那里麻疹可能正在流行或暴发。近年来，美国的输入性麻疹通常来自一些常见目的地国家，包括英国、法国、德国、印度和菲律宾群岛，这些地区都曾有过大暴发的报道。大部分美国的麻疹输入性病例都源于未接种的美国居民在国外感染后，回到美国发病，有的病例还会传染给同社区其他人从而引起暴发。更多关于全球防控麻疹的信息可在 the Measles & Rubella Initiative 网站上找到：www.measlesrubellainitiative.org。

## 临床表现

从暴露到出现发热的潜伏期为 7～21 天；皮疹通常出现在暴露后 14 天左右。症状包括前驱发热，体温可高达 105 ℉（40.6 ℃），结膜炎，鼻炎（流鼻涕）和咳嗽，以及颊黏膜上的红斑，其中心有白色或青白色的小点（柯氏斑）。在前驱症状出现后第 3～7 天，一种特征性的红色斑点状（斑丘疹状）皮疹会出现。皮疹由面部开始，遍及全身，并持续 4～7 天。常见的并发症包括腹泻（8%）、中耳感染（7%～9%）和肺炎（1%～6%）。大约每 1000～2000 例麻疹中有一例并发脑炎，而可导致永久性脑损伤。

亚急性硬化性全脑炎（SSPE）是一种罕见但严重的退行性中枢神经系统疾病，由持续性感染一种有缺陷的麻疹病毒引起，据估计每 10 万例中出现 4～11 例。然而，在 1989～1991 年美国麻疹复燃期间，估计 SSPE 的风险为每 10 万例麻疹报道病例中有 22 例。SSPE 表现为精神和运动的退化，一般在麻疹病毒感染平均 7～10 年后出现（最常见于感染时年龄 < 2 岁的儿童），逐步进展为昏迷和死亡。出现严重并发症和死亡风险最高的人群为 ≤ 5 岁儿童和 ≥ 20 岁成人，营养状况较差的人群风险也较高。

## ■ 诊断

实验室诊断标准包括以下任一项：血清学检测麻疹 IgM 阳性，麻疹 IgG 血清阳转，任何标准血清学试验中麻疹 IgG 水平显著升高，分离出麻疹病毒，或从临床标本中经 PCR 鉴定出麻疹病毒 RNA。

临床麻疹病例的特征如下：

★ 全身广泛性斑丘疹持续 ≥ 3 天

★ 体温 ≥ 101℉（38.3℃）

★ 咳嗽、鼻炎或结膜炎

确诊病例是指急性发热、出疹并经实验室确诊的病例，或与实验室确诊病例有直接流行病学联系的病例。而实验室已确诊病例，体温不需达到 ≥ 101℉（38.3℃），皮疹也不需持续 ≥ 3 天。

## ■ 治疗

支持治疗。世界卫生组织建议，无论居住国家，所有患急性麻疹的儿童使用维生素 A，以减少并发症的风险。用法为每日一次连用两天，每次剂量如下：

★ 6 月龄以下婴儿 50 000 IU

★ 6～11 月龄婴儿 100 000 IU

★ ≥ 12 月龄儿童 200 000 IU

有维生素 A 缺乏临床症状和体征的儿童应在 2～4 周后额外再补充一次（第三剂），剂量根据年龄而定。在美国可选用肠外和口服配方的维生素 A。

## ■ 预防措施

1963 年以来麻疹已经可以通过接种疫苗预防。没有麻疹免疫证据的人应视为有患麻疹的风险，尤其是在国际旅行期间。满足下列标准任一项，可被视为国际旅行者的麻疹免疫证据：

- 适龄的含麻疹成分疫苗的接种证明文件（MMR 或 MMRV）：
  - ★ 6～11 月龄婴儿，1 针 MMR 或 MMRV 的接种记录
  - ★ 年龄 ≥ 12 月龄者，2 针 MMR 或 MMRV（第一针应在 ≥ 12 月龄接种；第二针与第一针间隔不少于 28 天）
- 免疫的实验室证据
- 疾病经实验室确诊
- 1957 年之前出生

### 疫苗

麻疹疫苗含有活的减毒麻疹病毒。在美国，只有组合剂型的疫苗，如麻疹－腮腺炎－风疹（MMR）和麻疹－腮腺炎－风疹－水痘（MMRV）疫苗。MMRV 疫苗适用于 12 月龄到 1～12 岁的儿童，若需要接种麻疹、腮腺炎、风疹和水痘，它可代替 MMR 疫苗使用。

国际旅行者，包括前往工业化国家旅行的人，如果没有麻疹相关免疫证据并且也没有 MMR 或 MMRV 接种禁忌证的，应该在行前接受 MMR 或 MMRV 接种。指南如下：

- ★ 6～11 月龄婴儿应接种一针 MMR 或 MMRV。12 月龄之前接种的婴儿必须在满一岁或之后接种两针 MMR 或 MMRV，间隔 ≥ 28 天。MMRV 不可用于年龄 ＜ 12 月龄儿童。
- ★ 学龄前和学龄儿童（年龄 ≥ 12 月龄）应接种两针 MMR 或 MMRV，间隔 ≥ 28 天。
- ★ 出生于 1957 年或之后的成人应接种两针 MMR 或 MMRV，间隔 ≥ 28 天。

9 月龄时接种，一针 MMR 或 MMRV 的保护率约为 85%，而 ≥ 1 岁时接种的保护率约为 93%。在接种两针 MMR 或 MMRV 的人群中，超过 99% 都可获得麻疹的血清学免疫证据。

注射含麻疹成分疫苗和免疫球蛋白（Ig）是有效的暴露后预防措施。在初次暴露于麻疹病毒的 72 小时内接种 MMR 或 MMRV，可能会提供一些保护。如果暴露没有导致感染、疫苗可对防止后续的麻疹病毒感染起到保护作用。在暴露后 6 天内注射免疫球蛋白可以起到预防或缓解易感者麻疹病情的作用。然而，这种获得的免疫性是暂时的，除非患轻型或典型麻疹。如果暴露者年龄 ≥ 12 个月并且没有禁忌证，那么暴露者在肌内注射 Ig 的 6 个月后或静脉注射 Ig 的 8 个月后仍应接种 MMR 或 MMRV。

## ■ 疫苗安全性和不良反应

在罕见的情况下，MMR 疫苗接种与下列不良反应相关：

★ 过敏反应（每百万剂接种中约 1～3.5 例）

★ 血小板减少（发生于接种后 6 周内，每 25 000 剂接种中 1 例）

★ 高热惊厥（接种 MMR 后 8～14 天内，高热惊厥的风险增加了近三倍，但总的来说，接种含麻疹成分疫苗后高热惊厥的发生率远低于罹患麻疹时高热惊厥的发生率。）

★ 关节症状（大约 25% 的青春期后女性易感者出现关节痛，由 MMR 疫苗中的风疹成分引起。约 10% 会出现类似急性关节炎的症状和体征，持续时间从 1 天到 3 周不等，鲜见复发。慢性关节症状极为罕见。）

并无证据支持 MMR 疫苗接种和以下任何情况之间存在因果关系：听力损失，视网膜病变、视神经炎、眼肌麻痹、格林巴利综合征、小脑共济失调、克罗恩病或自闭症。有一份已出版的关于 MMR 疫苗接种与炎症性肠病、广泛性发育障碍（如自闭症）的报告，因为没有其他研究的证实，在受到广泛质疑后被撤回。

12～23 月龄儿童中接种第一针 MMRV，5～12 天后发生发热和高热惊厥的风险相较于同时接种 MMR 疫苗和水痘疫苗更高，大约每 2300～2600 剂 MMRV 接种会多增加一例高热惊厥。使用分开的 MMR 和水痘疫苗可以避免这种发热和高热惊厥风险的增加。

## ■ 慎用症和禁忌证

### 过敏

对明胶或新霉素严重过敏者（荨麻疹、口腔或咽喉肿胀、呼吸困难、低血压和休克），或前次接种 MMR 或 MMRV 疫苗有严重过敏反应者，不应再接种。MMR 或 MMRV 疫苗可接种于鸡蛋过敏者而不需要常规皮试或采取特殊措施。

### 免疫抑制

增强的活疫苗病毒复制可发生在免疫缺陷患者身上。曾报道过严重免疫抑制患者因为疫苗相关的麻疹病毒感染而导致死亡的情况。因此，严重免疫抑制患者不应接种 MMR 或 MMRV 疫苗（更多全面的免疫功能不全旅行者的相关接种建议，详见第八章，免疫缺陷的旅行者）：

★ 缓解期白血患者，化疗中止期，对麻疹未免疫而确诊为白血病时可以接种 MMR 疫苗。停止化疗至少 3 个月后才能开始第一针接种。

★ 所有年龄 ≥ 12 月龄的 HIV 感染者，若没有证据显示其对麻疹、风疹、流行性腮腺炎已免疫或没有严重免疫抑制表现的都建议接种 MMR。没有严重免疫抑制的定义是 ≤ 5 岁人群的 CD4 ≥ 15%，持续 ≥ 6 个月，>5 岁人群的 CD4 ≥ 15%，CD4 细胞计数 ≥ 200/ mm$^3$，持续 ≥ 6 个月。在 >5 岁人群，只知道 CD4 计数或 CD4 细胞百分比时，严重免疫抑制可以由 CD4 数值（计数或百分比）来评估。

★ 接受大剂量皮质类固醇疗法者（通常指每天或隔天使用 > 20mg 泼尼松或同等药物，连续使用 ≥ 14 天）应避免接种 MMR 或 MMRV 直到停止类固醇治疗 ≥ 1 月后。

★ 每天或隔天接受大剂量皮质类固醇治疗，持续 < 14 者，一般停止治疗后立即可以接种 MMR 或 MMRV，尽管一些专家会倾向于等到完成治疗 2 周后。

★ 其他免疫抑制治疗：一般来说，在免疫抑制疗程结束后和基础疾病缓解后，MMR 或 MMRV 疫苗接种应暂缓 ≥ 3 个月。这个间隔期是基于假设免疫应答反应能在 3 个月内重建且治疗中的基础疾病能维持在缓解期。

血小板减少症

基础免疫接种的好处通常大于引发血小板减少症的潜在风险。然而，如果第一针疫苗接种后约 6 周内发生了血小板减少症，避免下一针 MMR 或 MMRV 或许较为明智。

CDC 网址：www.cdc.gov/measles

## 参考书目

1 American Academy of Pediatrics. Measles. In: Pickering LK, editor. Red Book: 2012 Report of the Committee on Infectious Diseases. 29th ed. Elk Grove Village, IL: American Academy of Pediatrics; 2012. p. 489–99.

2 Bellini WJ, Rota JS, Lowe LE, Katz RS, Dyken PR, Zaki SR, et al. Subacute sclerosing panencephalitis: more cases of this fatal disease are prevented by measles immunization than was previously recognized. J Infect Dis. 2005 Nov 15; 192(10): 1686–93.

3 CDC. General recommendations on immunization—recommendations of the Advisory Committee on Immunization Practices (ACIP). MMWR Recomm Rep. 2011; 60(RR-02): 1–60.

4 CDC. Prevention of measles, rubella, congenital rubella syndrome, and mumps, 2013: summary recommendations of the Advisory Committee on Immunization Practices (ACIP). MMWR Recomm Rep. 2013 Jun 14; 62(RR-04): 1–34.

5 CDC. Use of combination measles, mumps, rubella, and varicella vaccine: recommendations of the Advisory Committee on Immunization Practices (ACIP). MMWR Recomm Rep. 2010 May 7; 59(RR-03): 1–12.

6 King GE, Markowitz LE, Patriarca PA, Dales LG. Clinical efficacy of measles vaccine during the 1990 measles epidemic. Pediatr Infect Dis J. 1991 Dec; 10(12): 883–8.

7 Measles & Rubella Initiative [Internet]. Washington, DC: American Red Cross; 2014 [cited 2014 Sep 22]. Available from: http: //www.measlesrubellainitiative.org.

8 National Notifiable Diseases Surveillance System. Measles (rubeola): 2013 case definition. Atlanta: CDC; 2013 [cited 2014 Sep 22]. Available from: http: //wwwn.cdc.gov/NNDSS/script/casedef.aspx?CondYrID=908&DatePub=1/1/2013.

9 Perry RT, Halsey NA. The clinical significance of measles: a review. J Infect Dis. 2004 May 1; 189 Suppl 1: S4–16.

10 World Health Organization. Measles [fact sheet no. 286]. Geneva: World Health Organization; 2014 [cited 2014 Sep 22]. Available from: http: //www.who.int/mediacentre/factsheets/fs286/en.

# 类鼻疽

David D. Blaney，Jay E. Gee，Tina J. Benoit

## ■ 病原体

类鼻疽伯克霍尔德菌（*Burkholderia pseudomallei*），一种腐生的革兰阴性杆菌，是类鼻疽的病原体。该细菌存在于土壤和水中，并广泛分布在热带和亚热带国家。

## ▣ 传播途径

通过皮下接种、摄入或吸入传播，"人－人"之间传播极为罕见，但接触感染者的血液或体液可能导致传播。

## ▣ 流行病学

类鼻疽流行于东南亚、巴布亚新几内亚、大部分的印度次大陆、中国南部及中国香港、台湾地区，并高度流行于泰国东北部、马来西亚、新加坡和澳大利亚北部。阿鲁巴岛、哥伦比亚、哥斯达黎加、萨尔瓦多、危地马拉、瓜德罗普岛、洪都拉斯、马提尼克岛、墨西哥、巴拿马、委内瑞拉和美洲其他许多国家，包括波多黎各，均有过居民和游客中散发病例的报告。在巴西北部，曾报告过群发的类鼻疽与暴雨期有一定关联性。探险旅游者、生态旅游者、军事人员、建筑与开采资源的工人，以及其他接触被污染的土壤或水而暴露于细菌的人属于高危人群；报告显示在流行地区停留不到一周的人中也有感染发生。系统性类鼻疽的风险因素包括糖尿病、过度饮酒、慢性肾脏疾病、慢性肺部疾病（例如与囊性纤维化或慢性阻塞性肺疾病相关）、地中海贫血、恶性肿瘤或其他非 HIV 相关的免疫抑制。

## ▣ 临床表现

潜伏期通常是 1~21 天，尽管也可能延长到数月或数年；种菌数量高时，几小时即可表现出症状。类鼻疽可表现为亚临床感染、局部感染（如皮肤脓肿）、肺炎、脑膜脑炎、败血症或慢性化脓性感染。后者可类似肺结核，出现发热、体重减轻、咳痰，有或没有空洞的肺上叶浸润。超过 50% 的病例可见肺炎。

## ▣ 诊断

从血液、痰、脓液、尿液、关节液、腹水或心包积液中培养出类鼻疽伯克霍尔德菌可诊断。间接血凝试验是广泛使用的血清学检查但不能确诊。可以通过美国 CDC 获得诊断支持（http://www.cdc.gov/ncezid/dhcpp/bacterial_special/zoonoses_lab.html）。

## ■ 治疗

初始治疗使用头孢他啶、亚胺培南或美罗培南 10～14 天，接着使用复方新诺明治疗 20～24 周。可能复发，尤其在治疗周期短于推荐疗程的患者当中。

## ■ 预防措施

旅行者应该使用个人防护用品，如防水靴子和手套，以避免接触被污染的土壤和水。要彻底清洁被土壤或地表水污染过的皮肤撕裂伤、擦伤或烧伤。

CDC 网址：www.cdc.gov/melioidosis

### 参考书目

1. Brilhante RS, Bandeira TJ, Cordeiro RA, Grangeiro TB, Lima RA, Ribeiro JF, et al. Clinical-epidemiological features of 13 cases of melioidosis in Brazil. J Clin Microbiol. 2012 Oct; 50(10): 3349–52.

2. Currie BJ, Dance DA, Cheng AC. The global distribution of Burkholderia pseudomallei 420 and melioidosis: an update. Trans R Soc Trop Med Hyg. 2008 Dec; 102 Suppl 1: S1–4.

3. Inglis TJ, Rolim DB, Sousa Ade Q. Melioidosis in the Americas. Am J Trop Med Hyg. 2006 Nov; 75(5): 947–54.

4. Limmathurotsakul D, Kanoksil M, Wuthiekanun V, Kitphati R, deStavola B, Day NP, et al. Activities of daily living associated with acquisition of melioidosis in northeast Thailand: a matched case-control study. PLoS Negl Trop Dis. 2013; 7(2): e2072.

5. O'Sullivan BP, Torres B, Conidi G, Smole S, Gauthier C, Stauffer KE, et al. Burkholderia pseudomallei infection in a child with cystic fibrosis: acquisition in the Western Hemisphere. Chest. 2011 Jul; 140(1): 239–42.

6. Wiersinga WJ, Currie BJ, Peacock SJ. Melioidosis. N Engl J Med. 2012 Sep 13; 367(11): 1035–44.

# 脑膜炎球菌病

Jessica R. MacNeil, Sarah A. Meyer

## ■ 病原体

脑膜炎奈瑟菌是一种革兰阴性双球菌。脑膜炎球菌按荚膜多糖的组成分为不同的血清型。与疾病有关的 6 大脑膜炎球菌血清型是 A、B、C、W、X、Y。

## ■ 传播途径

人与人之间通过密切接触由呼吸道分泌物或唾液传播。

## ■ 流行病学

脑膜炎奈瑟菌在全球广泛存在，以撒哈拉以南非洲的"流脑带"发病率为最高（地图 3-11）。脑膜炎球菌病在这个地区高度流行，并在旱季周期性流行（12～6月），发病率可高达每 10 万人 1000 例 。相比之下，该病发病率在美国、欧洲、澳大利亚、南美洲则从每年每 10 万人 0.3～3 例不等。尽管脑膜炎球菌疫情最常见于非洲流脑带，也可能在世界任何地方暴发。流脑带中主要为血清型 A，也有发现血清型 C、X 和 W。在任何时候，人口中 5%～10% 的人都可能是脑膜炎奈瑟菌的携带者。

在流脑带之外，婴儿的发病率最高。在流脑带国家中，30 岁及以下人群均可见高患病率。访问流脑带国家，并在流行期长时间接触当地居民的旅行者风险最高。前往沙特阿拉伯的麦加朝圣后，在返回的朝圣者与其接触者中也常有暴发脑膜炎球菌病。

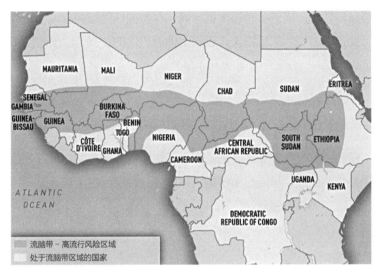

🔴 流脑带 – 高流行风险区域
⬜ 处于流脑带区域的国家

📍 地图 3-11　脑膜炎球菌性脑膜炎的常见流行地区

## ▣ 临床表现

脑膜炎球菌病通常在暴露后的 1~10 天病发，≥ 50% 的病例表现为脑膜炎。脑膜炎球菌性脑膜炎的特征包括突发头痛、发热和颈项强直，有时伴有恶心、呕吐、畏光或精神状态改变。20% 患脑膜炎球菌病的人表现为脑膜炎球菌败血症，即脑膜炎球菌血症。脑膜炎球菌血症的特征是突然发热，伴有瘀斑或紫癜皮疹。皮疹可能进展为暴发性紫癜。脑膜炎球菌血症通常伴发低血压、急性肾上腺出血、多器官衰竭。在＜ 2 岁婴儿和儿童，脑膜炎球菌病可能没有特异性的症状。脑膜炎患者常有的颈项强直在这个年龄段可能不会出现。

## ▣ 诊断

早期诊断和治疗至关重要。应做腰椎穿刺检查脑脊液（CSF）并进行革兰染色。应尽可能先完成腰椎穿刺，然后再开始抗生素治疗，以确保能从脑脊液培养出可能存在的细菌。从血液或脑脊液培养分离出脑膜炎奈瑟菌，或通过乳胶凝集试验检测出脑脊液中的脑膜炎球菌抗原，或通过 PCR 检测到脑膜炎奈瑟菌 DNA 即可以确诊。

脑膜炎球菌性脑膜炎的症状和体征与其他种类的细菌性脑膜炎相似，如流感嗜血杆菌和肺炎链球菌引起的脑膜炎。应该明确病原体的种类，以便治疗和预防中能正确选用抗生素。

## ■ 治疗

脑膜炎球菌病有潜在致命性，无论何时，都应视为医疗紧急情况处理。病程早期必须使用抗生素治疗，诊断检测结果出来前就开始经验性用药。有几种抗生素可供选择，包括第三代头孢菌素。

## ■ 预防措施

### 疫苗

**适应证**

免疫实践咨询委员会（ACIP）建议 11～18 岁人群，有相关基础疾病，到脑膜炎奈瑟菌高度流行或流行的国家旅行、居住，尤其是长期接触当地居民的人，都应接种疫苗以预防脑膜炎球菌病。高度流行地区包括旱季（12～6 月）的非洲流脑带。当疫苗可预防血清型的脑膜炎球菌病流行时，对去往其他国家的旅行者会发布警告（见 CDC 旅行者健康网站 www.cdc.gov/travel）。值得注意的是，前往麦加参加每年一度朝觐的人员，在入境时要求提供四价脑膜炎球菌病疫苗的接种证明。

**疫苗接种**

在美国得到许可的有四种脑膜炎球菌疫苗：3 种多糖蛋白结合疫苗和 1 种多糖疫苗。四价（血清型 A，C，W 和 Y）结合疫苗是 Menactra（MenACWY-D，Sanofi Pasteur）和 Menveo（MenACWY-CRM，Novartis）。二价（血清型 C和 Y）结合疫苗 MenHibrix（HibMenCY-TT，GSK）也得到了许可。MPSV4是唯一批准用于 ≥ 56 岁成年人的脑膜炎球菌疫苗，能让老年人产生免疫。美国目前没有许可 B 群脑膜炎球菌疫苗，虽然 B 群流脑疫苗最近已经在欧洲、澳大利亚和加拿大获得许可。一种单价 A 群流脑疫苗（MenAfriVac，印度血清研究所）自2010 年以来已逐步被引入流脑带国家。这种疫苗在流脑带以外尚未获得许可，只能用于这些国家全国和地区范围内的免疫运动。疫苗接种后产生保护性的抗体水平大约需要 7～10 天。更多关于可用的脑膜炎球菌疫苗信息请参考表 3-13。

### 常规免疫接种

CDC 建议 11～18 岁人群常规接种四价脑膜炎球菌结合疫苗 MenACWY。在 11 或 12 岁时接种一针，16 岁时应加强一针。在美国，除外患脑膜炎球菌病风险增加的人群，其他年龄组并不推荐常规接种。脑膜炎球菌病患病风险增加的人群包括：持续性补体成分缺乏者（C3、C5-9、备解素、D 因子或 H 因子），功能性或解剖性无脾者，以及脑膜炎球菌病高度流行或流行国家旅行或居住者。疫苗，产品，接种剂次和加强针的推荐是基于年龄和风险因素决定的，2013 年 ACIP 脑膜炎球菌病的建议中有针对每个风险人群组的详尽建议（www.cdc.gov/mmwr/preview/mmwrhtml/rr6202a1.htm）。

### 旅行者接种

旅行者访问或居住在脑膜炎球菌病高度流行或流行的国家，包括旱季（12 月～6 月）的撒哈拉以南非洲流脑带，应该接种四价脑膜炎球菌疫苗，可以选择 MenACWY 疫苗（年龄在 2 个月～55 岁，或者 56 岁以上曾接种过脑膜炎球菌疫苗者）或 MPSV4（≥ 56 岁未接种过脑膜炎球菌疫苗者）。已接种 Hib-MenCY-TT 的婴儿和儿童对血清型 A 和 W 没有保护，如果前往脑膜炎球菌病流行率高的地区，应该在旅行前接种一针四价疫苗。

在 2 月龄开始接种疫苗的儿童，应该接种四针 MenACWY-CRM，分别在 2、4、6 和 12 月龄接种。7～9 月龄与 23 月龄之间开始接种的儿童，应该接种 2 针 MenACWY-CRM 或 MenACWY-D。7～23 月龄的儿童若在旅行前接种，第二针与第一针最少间隔 8 周。年龄在 2～55 岁的，推荐接种一针 MenACWY。≥ 56 岁且从未接种过脑膜炎球菌疫苗的人，推荐接种 MPSV4。但对于年龄≥ 56 岁且以前接种过 MenACWY 的人，或者需要多次接种的人，更推荐使用 MenACWY，虽然该疫苗在这个年龄段并没有得到许可。

沙特政府要求年龄≥ 2 岁前往沙特阿拉伯王国朝觐的旅行者必须提供出行日期前 3 年以内接种过四价疫苗的证明。3 月龄至 2 岁的旅行者需要提供 2 针 A 群脑膜炎球菌疫苗接种证明。

以前接种过四价疫苗但存在脑膜炎球菌病风险的国际旅行者应该接种一剂加强针：< 7 岁接种最后一针的儿童，最后一针完成的 3 年后应再接种一针 MenACWY。如果接种最后一针时≥ 7 岁，最后一针的 5 年之后还应该加强一针。

## 疫苗安全性和不良反应

低热和局部反应，如接种部位疼痛，手臂肿胀，以及限制注射肢运动的疼痛，是接种结合和多糖脑膜炎球菌疫苗后都可能出现的副反应，但是更多见于结合疫苗接种后。一般只出现轻度至中度症状，并在 48～72 小时内自行缓解。两种类型的疫苗接种后出现严重不良反应，如高热、寒战、关节疼痛、皮疹或癫痫发作都极为罕见（＜5% 的疫苗接种者）。

尽管没有做过孕妇或哺乳期妇女接种脑膜炎球菌疫苗的临床试验，疫苗获得许可后的安全数据并没有显示对母亲或胎儿存在任何严重安全隐患。如果有接种的必要，不应该因为妊娠或哺乳期而限制接种 MenACWY 或 MPSV4。

## 慎用症和禁忌证

中度或重度急性疾病患者应该推迟接种疫苗，直到病情得到改善。对任何疫苗成分有严重的过敏反应，是接种的禁忌证。所有脑膜炎球菌疫苗都是灭活的，免疫抑制的人也可以接种。

### 抗生素药物预防

在美国和大多数工业化国家，抗生素药物预防主要推荐用于侵袭性脑膜炎球菌病患者的密切接触者以预防继发病例。最好在识别第一例患者后 24 小时内开始药物预防；暴露后 ＞2 周才开始预防几乎没有价值。预防的抗生素用药包括利福平、环丙沙星和头孢曲松钠。孕妇建议使用头孢曲松钠。

CDC 网址：www.cdc.gov/meningitis/bacterial.html

表 3-13 预防脑膜炎球菌病的疫苗

| 疫苗 | 商品名（生产厂家） | 年龄 | 剂量 | 接种途径 | 间隔时间 | 加强免疫 |
|---|---|---|---|---|---|---|
| 脑膜炎多糖白喉类毒素结合疫苗（MenACWY-D）[1] | Menactra（Sanofi Pasteur） | 9～23 月龄 | 0.5ml | IM | 0，3月 | 若持续有风险[2] |
| | | 2～55 岁 | 0.5ml | IM | 1针 | |
| 脑膜炎寡糖白喉 CRM$_{197}$ 结合疫苗（MenACWY-CRM）1 | Menveo（Novartis） | 2～12 月龄 | 0.5ml | IM | 0，2，4，10～13 个月 | 若持续有风险[2] |
| | | 7～23 月龄 | 0.5ml | IM | （2岁接种第二针）1针 | |
| | | 2～55 岁 | 0.5ml | IM | | |

| 疫苗 | 商品名<br>（生产厂家） | 年龄 | 剂量 | 接种<br>途径 | 间隔时间 | 加强<br>免疫 |
|---|---|---|---|---|---|---|
| 脑膜炎和 B 型流感<br>嗜血杆菌多糖破伤<br>风类毒素结合疫苗 [3] | MenHibrix（GSK） | 6 周～18 月<br>龄 | 0.5ml | IM | 10～13 个月 | 若持续有<br>风险 [2] |
| 脑膜炎多糖疫苗<br>（MPSV4） | Menomune<br>（Sanofi Pasteur） | ≥2 岁 | 0.5ml | SC | 1 针 | 若持续有<br>风险 [4] |

缩写：IM，肌内，SC，皮下。

[1] 若婴儿在旅行前接种疫苗，可接种 2 针，最少间隔 8 周。

[2] 9 个月到 6 岁之间接种过的儿童，建议于接种后 3 年再接种脑膜炎球菌结合疫苗（MenACWY-D 或 MenACWY-CRM）。7～55 岁时已接种过的人，建议于 5 年后再接种脑膜炎球菌结合疫苗，如果持续有患病风险，之后每 5 年接种一次。

[3] 接种过 HibMenCY-TT 的婴儿和儿童，并无针对 A 群和 W 群脑膜炎球菌的保护，若计划前往脑膜炎球菌病流行率高的地区，如非洲流脑带，则应在旅行前接种一针四价脑膜炎球菌疫苗。

[4] > 55 岁成人若持续高风险，建议在最近一针 5 年之后再接种一针脑膜炎球菌多糖疫苗。

## 参考书目

1. American Academy of Pediatrics. Meningococcal infections. In: Pickering LK, editor. Red Book: 2012 Report of the Committee on Infectious Diseases. 29th ed. Elk Grove Village, IL: American Academy of Pediatrics; 2012. p. 500–9.

2. Bilukha OO, Rosenstein N. Prevention and control of meningococcal disease. Recommendations of the Advisory Committee on Immunization Practices (ACIP). MMWR Recomm Rep. 2005 May 27; 54(RR-7): 1–21.

3. CDC. Prevention and control of meningococcal disease: recommendations of the Advisory Committee on Immunization Practices (ACIP). MMWR Morb Mortal Wkly Rep. 2013; 62(2): 1–28.

4. Greenwood B. Manson Lecture. Meningococcal meningitis in Africa. Trans R Soc Trop Med Hyg. 1999 Jul–Aug; 93(4): 341–53.

5. Halperin SA, Bettinger JA, Greenwood B, Harrison LH, Jelfs J, Ladhani SN, et al. The changing and dynamic epidemiology of meningococcal disease. Vaccine. 2012 May 30; 30 Suppl 2: B26–36.

6. Rosenstein NE, Perkins BA, Stephens DS, Popovic T, Hughes JM. Meningococcal disease. N Engl J Med. 2001 May 3; 344(18): 1378–88.

7. Stephens DS, Greenwood B, Brandtzaeg P. Epidemic meningitis, meningococcaemia, and Neisseria meningitidis. Lancet. 2007 Jun 30; 369(9580): 2196–210.

8. Wilder-Smith A. Meningococcal disease: risk for international travellers and vaccine strategies. Travel Med Infect Dis. 2008 Jul; 6(4): 182–6.

# 中东呼吸综合征（MERS）

John T. Watson，Susan I. Gerber

## ■ 病原体

MERS冠状病毒是一种单股正链RNA病毒，属于冠状病毒科乙型冠状病毒属。

## ■ 传播途径

传播机制尚不清楚。MERS冠状病毒的基因类似于蝙蝠冠状病毒，且已在北非和阿拉伯半岛的骆驼体内检测出。虽然推测MERS是人畜共患的，但对最初导致人类病例的特定暴露还知之甚少。证据显示，MERS可以在人与人之间通过密切接触传播，导致家庭和卫生机构内的暴发。尚未显示有持续的MERS社区传播。

## ■ 流行病学

MERS冠状病毒是一种新出现的独特冠状病毒，它导致严重的急性呼吸道疾病，且大约40%的确诊病例是致命的。首次报道MERS在2012年9月，但随后记录发现有的病例早在2012年4月就发病了。阿拉伯半岛地区一直持续有风险。指示病例居住或近期去过伊朗、约旦、科威特、黎巴嫩、阿曼、卡塔尔、沙特阿拉伯、阿拉伯联合酋长国以及也门。从这些国家回到北美、欧洲、亚洲和北非的旅行者中也查出了MERS。

## ■ 临床表现

MERS与严重急性呼吸衰竭、多器官功能障碍和高死亡率有关，不过目前还无法完全明确临床表现和病程。病例接触者中曾有过轻度或无症状病例的记录。有症状患者的疾病潜伏期大约是 2～14 天，平均潜伏期略大于 5 天。疾病最常表现为发热、咳嗽和气短。其他症状可包括发冷、咽喉疼痛、肌痛、关节痛、腹泻和呕吐。初期的非特异性症状可发展为肺炎。胸片显示多种类型肺浸润。

除了常见的急性严重呼吸道损害，MERS 的严重并发症还包括心血管衰竭和急性肾损伤。异常的实验室结果可包括血小板减少，淋巴细胞减少，以及肝功能检测值升高。老年人和有并发症者的预后不良。

## ■ 诊断

已经有几种诊断试剂可检出 MERS 冠状病毒的急性感染，其中包括实时 RT-PCR。虽然也应尽可能地收集上下呼吸道、粪便和血清标本，但下呼吸道标本（痰、支气管肺泡灌洗液、气管内吸取物）是进行检测的首选呼吸道标本。为增加病毒检出的可能性，应全病程从这些部位收集多个标本。在美国，大多数州的实验室经批准都能使用 CDC 的 RT-PCR 试剂检测 MERS。测试应该由州和地方卫生部门以及 CDC 协调。

如果患者在阿拉伯半岛或附近的国家旅行后 14 天内出现发热和肺炎或急性呼吸窘迫综合征，或患者与最近到该地区旅行且有发烧和急性呼吸道疾病的人有过密切接触，医务人员应该与州和地方卫生部门协作对患者进行 MERS 的评估。

## ■ 治疗

无特异的抗病毒疗法。仅限于支持治疗。对已知或疑似 MERS 的住院患者，推荐实行标准、接触和空气传播的感染控制措施。

## ■ 预防措施

没有可用的疫苗或预防药物。CDC 建议旅行者采取一般卫生预防措施，如经常洗手；避免接触眼睛、鼻子和嘴；以及避免接触患者。世界卫生组织（WHO）认为几类人群存在罹患重症 MERS 的高风险，包括糖尿病患者、肾功能衰竭、慢性肺疾病或免疫力低下的人。WHO 建议这类人群采取额外的预防措施：避免接触骆驼，不喝生的骆驼奶或骆驼尿，不吃未煮熟的肉类，特别是骆驼肉。更多相关信息，请参见 www.who.int/csr/disease/coronavirus_infections/faq/en/。

CDC 网址：www.cdc.gov/coronavirus/mers

**参考书目**

1. Arabi YM, Arifi AA, Balkhy HH, Najm H, Aldawood AS, Ghabashi A, et al. Clinical course and outcomes of critically ill patients with Middle East respiratory syndrome coronavirus infection. Ann Intern Med. 2014 Mar 18; 160(6): 389–97.

2. Assiri A, McGeer A, Perl TM, Price CS, Al Rabeeah AA, Cummings DA, et al. Hospital outbreak of Middle East respiratory syndrome coronavirus. N Engl J Med. 2013 Aug 1; 369(5): 407–16.

3. CDC. Interim infection prevention and control recommendations for hospitalized patients with Middle East respiratory syndrome coronavirus (MERS-CoV). [updated 2014 Jul 11; cited 2014 Aug 11]. Available from: http: //www.cdc.gov/coronavirus/mers/infection-prevention-control.html.

4. Memish ZA, Zumla AI, Al-Hakeem RF, Al-Rabeeah AA, Stephens GM. Family cluster of Middle East respiratory syndrome coronavirus infections. N Engl J Med. 2013 Jun 27; 368(26): 2487–94.

5. WHO MERS-CoV Research Group. State of knowledge and data gaps of Middle East respiratory syndrome coronavirus (MERS-CoV) in humans. PLoS Curr. 2013; 5.

6. World Health Organization. Coronavirus infections. [cited 2014 Aug 11]. Available from: http: //www.who.int/csr/disease/coronavirus_infections/en/.

# 流行性腮腺炎

Paul A. Gastañaduy，Gregory S. Wallace

## ■ 病原体

腮腺炎病毒是一种有包膜的负链 RNA 病毒（副黏病毒），属于腮腺炎病毒属。

## ■ 传播途径

通过呼吸道飞沫、唾液或接触被污染的污物。

## ■ 流行病学

在世界各地许多国家流行。流行性腮腺炎疫苗在世界上 61% 的国家常规使用。在许多国家，包括发达国家，旅行者的暴露风险仍然很高。

## ■ 临床表现

潜伏期是 16～18 天（范围为 12～25 天）。流行性腮腺炎的特征是腮腺炎（腮腺涎腺肿胀），可为单侧或双侧。起病通常为非特异性，症状包括发热、头痛、精神萎靡、肌痛和厌食。可能的并发症为睾丸炎、无菌性脑膜炎、脑炎和胰腺炎等。大约 20% 为无症状病例。

## ■ 诊断

一般为临床诊断，定义为急性发作的轻微、自限性的单侧或双侧腮腺腺体和 / 或其他唾液腺体肿胀，持续 ≥ 2 天，且无其他明显的原因。实验室确诊腮腺炎包括用 RT-PCR 分离病毒或培养。更多关于实验室检测的信息，请参见 www.cdc. gov/mumps/lab/index.html。

## ■ 治疗

支持治疗。

## ■ 预防措施

年龄 ≥ 6 个月的旅行者，若没有可接受的流行性腮腺炎的免疫证据（可以是一岁生日后接种过 2 针腮腺炎病毒活疫苗，间隔 ≥ 28 天，或免疫的实验室证据，或实验室确诊疾病，或在 1957 年之前出生）则应接种麻疹腮腺炎风疹（MMR）疫苗。离开美国前，6～11 月龄婴儿应接种 1 针 MMR 疫苗（以获得麻疹保护），≥ 12 月龄儿童和成人应在一岁生日后接种 2 针 MMR 疫苗，间隔≥ 28 天。

CDC 网址: www.cdc.gov/mumps

### 参考书目

1. CDC. Manual for the surveillance of vaccine-preventable diseases. Atlanta: CDC; 2012 [cited 2014 Sep 18]. Available from: http://www.cdc.gov/vaccines/pubs/survmanual/index.html.

2. CDC. Prevention of measles, rubella, congenital rubella syndrome, and mumps, 2013: summary recommendations of the Advisory Committee on Immunization Practices (ACIP). MMWR Recomm Rep. 2013 Jun 14; 62(RR-04): 1–34.

3. CDC. Update: mumps outbreak—New York and New Jersey, June 2009–January 2010. MMWR Morb Mortal Wkly Rep. 2010 Feb 12; 59(5): 125–9.

4. Dayan GH, Quinlisk MP, Parker AA, Barskey AE, Harris MI, Schwartz JM, et al. Recent resurgence of mumps in the United States. N Engl J Med. 2008 Apr 10; 358(15): 1580–9.

# 诺如病毒感染

Aron J. Hall, Ben Lopman

## ■ 病原体

诺如病毒感染是由诺如病毒属的无包膜单链 RNA 病毒引起的，也称为"诺瓦克样病毒"，诺瓦克病毒和小圆结构病毒。诺如病毒胃肠炎有时被错误地称为"胃肠型流感"，然而，它与流感或流感病毒并无生物学联系。

## ■ 传播途径

主要通过粪口途径传播，无论是直接通过人与人的接触或间接通过受污染的食物或水都能传播。诺如病毒也可通过呕吐物的气溶胶和被污染环境表面及物体传播。

## ■ 流行病学

诺如病毒感染在世界范围内很常见，全球大部分儿童在 5 岁前都会经历 ≥ 1 次感染。诺如病毒感染全年都可发生，但在温带气候下，诺如病毒活动的高峰在冬季。诺如病毒在发展中国家和发达国家均很常见。在美国，诺如病毒是造成胃肠炎散发病例和暴发的首要原因，估计每年导致 1900～2100 万人患病，约占所有食源性暴发的 50%。

诺如病毒引起的旅行者腹泻在返回的腹泻旅行者中其患病率从 3%～17% 不等。然而，合并感染和无症状诺如病毒感染很常见，所以需要集中研究以确定诺如病毒致病的概率。以不卫生的方式准备食物导致污染，或饮用水处理不当，这些都存在感染的风险。特别是"即食"的冷食物，如三明治和沙拉。生贝类，特别是牡蛎，也是常见的感染源，因为被污染的水中的病毒集中在这些滤食动物的肠道。污染的冰也与疾病暴发有关。

诺如病毒大暴发通常发生在人员密集生活的封闭环境，且很容易相互传染，如酒店、游轮、营地、宿舍和医院。病毒污染无生命物体或环境表面（污染物），在暴发期间和之后可持续存在，成为感染源。例如，在连续航行的游轮上，有新乘客登船时，这样的环境污染可反复造成诺如病毒暴发。诺如病毒的传播在国内和国际航线的飞机上都有过报道，很可能源于厕所的污染或机舱内有症状的乘客。

## ■ 临床表现

感染者通常突发呕吐和非血性腹泻。潜伏期为 12～48 小时。其他症状包括：腹部绞痛，恶心，有时有低热。疾病是一般为自限性，预计 1～3 天后能完全康复。某些脱水病例，尤其是患者非常年轻或是老人，可能需要就医。

## ■ 诊断

诺如病毒感染通常根据症状诊断。尚无实验室测试通过美国食品药品管理局承认以用于指导单个患者的临床管理，但公共卫生机构在疫情期间可使用实验室测试进行调查。在发展中国家通常无法进行诺如病毒诊断测试。

各州公共卫生实验室和 CDC 最常用的诊断测试是 RT-PCR，它能快速、可靠地检测到粪便标本中的病毒。几种商业 EIA 也可检测粪便标本中的病毒。但这些检测的特异性和灵敏度远不如 RT-PCR。

## ■ 治疗

诺如病毒感染的治疗主要是支持治疗，特别是口服或静脉补液。抗动力药应避免用于 3 岁以下的儿童，但在年龄较大的儿童和成人补液时可能是有用的辅剂。止吐剂一般只用于成人。抗生素对治疗诺如病毒感染者没有作用。

## ■ 预防措施

目前没有疫苗，尽管疫苗开发正在推进中。诺如病毒很常见且有高度传染性，但可通过经常正确洗手以及避免可能受污染的食物和水来减少风险。用肥皂和水洗手不少于 20 秒被认为是降低诺如病毒污染的最有效方法。含酒精的手部消毒液在洗手间隔使用可能有效，但不应该认为可替代肥皂和水。

除了洗手，防止旅行者之间诺如病毒传播的方法还包括：仔细清理粪便、呕吐物，以及消毒污染的表面和卫生间区域。诺如病毒消毒产品应由环境保护署（EPA）批准，或者也可以用家用漂白剂配制（每加仑水加 5～25 大汤匙漂白剂）。清洗弄脏的衣物时应使用洗衣机可用的最大转数，并在高温下机器烘干。

在游轮和机构内隔离病患有助于防止诺如病毒的传播。

CDC 网址：www.cdc.gov/norovirus

## 参考书目

1. Ajami NJ, Kavanagh OV, Ramani S, Crawford SE, Atmar RL, Jiang ZD, et al. Seroepidemiology of norovirus-associated travelers' diarrhea. J Travel Med. 2014 Jan–Feb; 21(1): 6–11.

2. Apelt N, Hartberger C, Campe H, Loscher T. The prevalence of norovirus in returning international travelers with diarrhea. BMC Infect Dis. 2010; 10: 131.

3. Atmar RL, Bernstein DI, Harro CD, Al-Ibrahim MS, Chen WH, Ferreira J, et al. Norovirus vaccine against experimental human Norwalk virus illness. N Engl J Med. 2011 Dec 8; 365(23): 2178–87.

4. Glass RI, Parashar UD, Estes MK. Norovirus gastroenteritis. N Engl J Med. 2009 Oct 29; 361(18): 1776–85.

5. Hall AJ, Eisenbart VG, Etingue AL, Gould LH, Lopman BA, Parashar UD. Epidemiology of foodborne norovirus outbreaks, United States, 2001–2008. Emerg Infect Dis. 2012 Oct; 18(10): 1566–73.

6. Hall AJ, Lopman BA, Payne DC, Patel MM, Gastanaduy PA, Vinje J, et al. Norovirus disease in the United States. Emerg Infect Dis. 2013 Aug; 19(8): 1198–205.

7. Hall AJ, Vinjé J, Lopman B, Park GW, Yen C, Gregoricus N, et al. Updated norovirus outbreak management and disease prevention guidelines. MMWR Recomm Rep. 2011 Mar 4; 60(RR-3): 1–18.

8. Koo HL, Ajami NJ, Jiang ZD, Neill FH, Atmar RL, Ericsson CD, et al. Noroviruses as a cause of diarrhea in travelers to Guatemala, India, and Mexico. J Clin Microbiol. 2010 May; 48(5): 1673–6.

9. Patel MM, Widdowson MA, Glass RI, Akazawa K, Vinje J, Parashar UD. Systematic literature review of role of noroviruses in sporadic gastroenteritis. Emerg Infect Dis. 2008 Aug; 14(8): 1224–31.

10. Thornley CN, Emslie NA, Sprott TW, Greening GE, Rapana JP. Recurring norovirus transmission on an airplane. Clin Infect Dis. 2011 Sep; 53(6): 515–20.

# 盘尾丝虫病（河盲症）

## Paul T. Cantey

## ■ 病原体

旋盘尾丝虫，为线虫动物门的一种丝虫。

## ■ 传播途径

通过雌蚋传播（蚋属），它通常白天咬人，并在湍急的河流和小溪附近繁殖。

## ■ 流行病学

主要在撒哈拉以南非洲地区流行。阿拉伯半岛（也门）和美洲（巴西和委内瑞拉）也存在小型流行点。流行点以靠近湍急水流的黑蝇繁殖地为中心。除流行人群以外的大多数感染发生于外派团体中，例如传教士、探险科学家、和平队志愿者，虽然感染有时也可见于短期旅行者（<31 天）。

## ■ 临床表现

剧烈瘙痒的丘疹性皮炎；皮下结节；淋巴结炎；眼部病变，可进展为视力丧失和失明。感染后至开始出现症状，可能需 18 个月。旅行者中症状主要表现为皮肤症状（皮疹和瘙痒），可在离开流行地区数年后才出现。结节更常见于流行地区人群。

## ■ 诊断

表层皮肤刮片或钻孔活组织切片中发现微丝蚴，切除结节的组织切片中发现成虫，或特征性的眼部病变可诊断。微丝蚴无法识别时，血清学检查是检测感染最有用的方法。国立卫生研究院（301-496-5398）或 CDC（www.dpd.cdc.gov/dpdx；404-718-4745；parasites@cdc.gov）可进行血清抗丝虫 IgG 测定。

## ■ 治疗

首选伊维菌素。因为药物只能杀死微丝蚴而非成虫，可能需要每年或每半年重复服用。一些专家建议治疗使用 1 剂伊维菌素后再用 6 周多西环素以杀死沃尔巴克体——可能是旋盘尾丝虫微丝蚴存活和胚胎形成必须的一种内共生的立克次体样细菌。盘尾丝虫病使用乙胺嗪是禁忌，因为它可导致严重和致命的治疗后反应。应咨询热带病学专家以帮助管理患者。

## ■ 预防措施

避开蚋的栖息地（通畅的河流和小溪）和使用抗蚊虫叮咬的保护措施（见第二章，防蚊、蜱和其他节肢动物）。

CDC 网址：www.cdc.gov/parasites/onchocerciasis

### 参考书目

1. Hoerauf A. Filariasis: new drugs and new opportunities for lymphatic filariasis and onchocerciasis. Curr Opin Infect Dis. 2008 Dec; 21(6): 673–81.

2. Lipner EM, Law MA, Barnett E, Keystone JS, von Sonnenburg F, Loutan L, et al. Filariasis in travelers presenting to the GeoSentinel Surveillance Network. PLoS Negl Trop Dis. 2007; 1(3): e88.

3. McCarthy JS, Ottesen EA, Nutman TB. Onchocerciasis in endemic and nonendemic populations: differences in clinical presentation and immunologic findings. J Infect Dis. 1994 Sep; 170(3): 736–41.

4. Tielsch JM, Beeche A. Impact of ivermectin on illness and disability associated with onchocerciasis. Trop Med Int Health. 2004 Apr; 9(4): A45–56.

5. WHO Expert Committee. Onchocerciasis and its control. Report of a WHO Expert Committee on Onchocerciasis Control. World Health Organ Tech Rep Ser. 1995; 852: 1–104.

# 百日咳

## Tami H. Skoff, Jennifer L. Liang

## ■ 病原体

革兰阴性难养球杆菌，百日咳鲍特菌。

## ■ 传播途径

通过雾化的呼吸道飞沫或直接接触呼吸道分泌物在人际间传播。

## ■ 流行病学

百日咳在世界范围内流行，包括疫苗接种率高的地区。近年来，百日咳已经在许多成功施行了疫苗接种项目的国家重新出现，包括美国。2012 年全国范围内已报道 > 48 000 例百日咳，这是自 1955 年以来在美国最大的数目。疫苗接种覆盖率低的国家儿童发病率最高，主要在发展中国家。在发达国家，年龄太小而不能接种疫苗的婴儿百日咳发病率最高。

因为儿童期接种疫苗和自然疾病获得的免疫力会随着时间减弱；因此，没有加强接种破伤风白喉百日咳联合疫苗（Tdap）的青少年和成人可能被感染或再次感染。美国旅行者并不会因为国际旅行而有更多风险，但若他们密切接触被感染者则会面临风险。年龄太小无法完成整个系列疫苗接种的婴儿患百日咳严重疾病和死亡的风险最高。

## ■ 临床表现

典型病例暴露后 7~10 天（范围 6~21 天）开始出现轻微的上呼吸道症状，随后出现阵发性咳嗽。咳嗽发作的频率往往各不相同并常随后出现呕吐。通常无发热或只有低热。百日咳的临床病例定义包括 ≥ 2 周的发作性咳嗽、喘息、或咳嗽后呕吐。

小于 6 个月婴儿的疾病表现可不典型，早期出现短暂的卡他期、作呕、喘息或呼吸暂停症状。< 2 个月龄婴儿的病死率约为 1%。近期获得免疫后发病的儿童可出现轻微咳嗽；年长的儿童和成人可有长时间咳嗽，伴或不伴阵发性发作。咳嗽会在数周至数月内逐渐减轻。

## ■ 诊断

诸多因素，例如之前的免疫接种状况、病程阶段、抗生素使用、样本收集和运输条件，以及使用不规范的测试都可能影响现有百日咳鲍特菌诊断测试的敏感性、特异性和结果解释。CDC 关于实验室确诊百日咳病例的指南包括细菌培养和 PCR（当满足上述临床病例的定义时）；当前以报告为目的的病例定义中，血清学和直接荧光抗体试验不属于确诊试验。

## ◼ 治疗

大环内酯类抗生素（阿奇霉素、克拉霉素和红霉素）推荐用于治疗 ≥ 1 月龄的百日咳患者，对年龄＜1 月龄的婴儿，阿奇霉素是首选抗生素。开始咳嗽后 3 周内使用大环内酯类抗生素进行抗菌治疗可限制疾病传播给他人。患者的所有家庭成员接触者，以及可能发展为严重疾病的高危人群（如婴儿和晚期妊娠的妇女）或者与患严重疾病风险很高者接触的人都推荐进行暴露后预防。预防推荐的药物和剂量方案与治疗百日咳时是一样的。

## ◼ 预防措施

### 疫苗

旅行者应该在出发前确保百日咳免疫在有效期内。在美国有多种百日咳疫苗可用于婴儿和儿童，两种疫苗可用于青少年和成人。许可疫苗的完整名单可以参见 www.fda.gov/BiologicsBloodVaccines/Vaccines/ApprovedProducts/ucm093833。

### 婴儿和儿童

在美国，所有的婴儿和儿童都应接受 5 剂的白喉破伤风无细胞百日咳联合疫苗（DTaP），分别在 2、4、6 和 15～18 月龄以及 4～6 岁接种。一种加快免疫程序可用于完成 DTaP 系列。

7～10 岁儿童若没有全程完成百日咳的免疫接种，且对百日咳疫苗无接种禁忌，应接受一针破伤风类毒素、减毒白喉类毒素和无细胞百日咳联合疫苗（Tdap）以预防百日咳。如果还需要接种更多剂的含破伤风和白喉类毒素成分的疫苗，则应根据预防接种补种指南进行接种，第一针首选 Tdap。

### 青少年和成人

11～18 岁的青少年若已完成推荐的儿童 DTwP / DTaP 接种系列且从未接

种过 Tdap ，以及 ≥ 19 岁的成人而从未接种过 Tdap，都应接种一针 Tdap 替代破伤风和白喉类毒素（Td）疫苗作为预防破伤风、白喉和百日咳的加强免疫。为在旅行前提供对百日咳的保护，除对百日咳疫苗有接种禁忌或之前已接种过 Tdap 者，无论与上一针 Td 间隔时间多久都可接种一针 Tdap。青少年和成人从未接种过百日咳、破伤风或白喉疫苗；免疫接种不完全者；或免疫状态不确定者，应该遵循 Td/Tdap 的免疫计划进行接种。

### 孕妇

每次妊娠孕妇都应接种一针 Tdap，无论之前有无接种 Tdap 的历史。尽管 Tdap 可在妊娠的任何时间接种，为使母体抗体反应和转移到婴儿的被动抗体最大化，接种 Tdap 的最佳时机是在妊娠第 27～36 周。

CDC 网址：www.cdc.gov/pertussis

### 参考书目

1. American Academy of Pediatrics. Pertussis (whooping cough). In: Pickering LK, editor. Red Book: 2012 Report of the Committee on Infectious Diseases. 29th ed. Elk Grove Village, IL: American Academy of Pediatrics; 2012. p. 553–66.

2. Broder KR, Cortese MM, Iskander JK, Kretsinger K, Slade BA, Brown KH, et al.Preventing tetanus, diphtheria, and pertussis among adolescents: use of tetanus toxoid, reduced diphtheria toxoid and acellular pertussis vaccines. Recommendations of the Advisory Committee on Immunization Practices (ACIP). MMWR Recomm Rep. 2006 Dec 15; 55(RR-17): 1–33.

3. CDC. Updated recommendations for use of tetanus toxoid, reduced diphtheria toxoid and acellular pertussis (Tdap) vaccine from the Advisory Committee on Immunization Practices, 2010. MMWR Morb Mortal Wkly Rep. 2011 Jan 14; 60(1): 13–5.

4. CDC. Updated recommendations for use of tetanus toxoid, reduced diphtheria toxoid, and acellular pertussis vaccine (Tdap) in pregnant women—Advisory Committee on Immunization Practices (ACIP), 2012. MMWR Morb Mortal Wkly Rep. 2013; 62(7): 131–5.

5. Edwards KM, Decker MD. Pertussis vaccines. In: Plotkin SA, Orenstein WA, Offit PA, editors. Vaccines. 6th ed. Philadelphia: Saunders Elsevier; 2012. p. 447–92.

6. Tiwari T, Murphy TV, Moran J. Recommended antimicrobial agents for the treatment and postexposure prophylaxis of pertussis: 2005 CDC Guidelines. MMWR Recomm Rep. 2005 Dec 9; 54 (RR-14): 1–16.

# 蛲虫病

Christine Dubray

## 病原体

肠道线虫（蛔虫）蠕形住肠线虫。

## 传播途径

虫卵经粪－口途径传播，可直接或间接地通过被污染的手或物品，如衣物、玩具、床上用品传播。

## 流行病学

蛲虫在全球流行，常在家庭内聚集。最可能感染蛲虫的人是学龄儿童、照顾受感染儿童者、居住在机构设施者。旅行者若与被感染者一起待在拥挤条件下会有风险。

## 临床表现

潜伏期通常为 1～2 个月，但可能需要连续再次感染才会出现症状。最常见的症状是肛门区瘙痒，可影响睡眠。成虫可以从肛门区迁移到其他部位，包括外阴、阴道和尿道。皮肤症状可能继发细菌性感染。

## 诊断

第一种方法是待感染者入睡 2～3 小时后在肛门附近寻找成虫。第二种方法是在感染者清晨一旦醒来时用透明胶带在肛门区收集虫卵后进行显微镜下识别。这种方法应连续 3 个早晨在洗漱之前进行。第三种方法是显微镜检查指甲下取的样本，采样应在洗手之前。不推荐检查粪便样本因为蛲虫卵数量稀少。

## ■ 治疗

可选择的药物为甲苯达唑、阿苯达唑或噻吩嘧啶（非处方药）。三种药物均为单次用药，2 周后重复用药一次。家庭中成员有 >1 人感染的，或有反复、症状性感染的，所有家庭成员应该同时进行治疗。这些药物用于治疗 2 岁以下儿童的经验有限，医生开处方前应该考虑到相关的风险和益处。感染者也应在早晨洗澡并经常更换内衣和床上用品。感染者还应该保持个人卫生，如饭前或准备食物前先洗手，不留指甲，不抓挠肛门周围区域，不咬指甲。

## ■ 预防措施

保持手部卫生是最有效的预防方法。感染儿童的床单和内衣应谨慎处理，不应晃动（避免污染环境）而应迅速清洗。

CDC 网址：www.cdc.gov/parasites/pinworm

### 参考书目

1. American Academy of Pediatrics. Pinworm infection (Enterobius vermicularis). In: Pickering LK, editor. Red Book: 2012 Report of the Committee on Infectious Diseases. 29th ed. Elk Grove Village, IL: American Academy of Pediatrics; 2012. p. 566–7.

2. American Public Health Association. Enterobiasis. In: Heyman DL, editor. Control of Communicable Diseases Manual. 19th ed. Washington, DC: American Public Health Association; 2008. p. 223–5.

3. Kucik CJ, Martin GL, Sortor BV. Common intestinal parasites. Am Fam Physician. 2004 Mar 1; 69(5): 1161–8.

# 鼠疫（腺鼠疫、肺鼠疫、败血症型鼠疫）

## Paul S. Mead

## ◼ 病原体

革兰阴性鼠疫耶尔森菌。

## ◼ 传播途径

通常通过被感染的鼠蚤叮咬传播。不太常见的暴露方式包括处理被感染的动物组织（猎人、野生动物工作者），吸入感染鼠疫的猫或狗的传染性飞沫，罕见也有与肺鼠疫患者接触感染。

## ◼ 流行病学

流行在非洲中部和南部农村地区（特别是刚果民主共和国东部，乌干达西北部和马达加斯加），亚洲中部和印度次大陆，南美洲东北部以及美国西南部的部分地区。旅行者总体风险很低。

## ◼ 临床表现

潜伏期一般为 1～6 天。鼠疫 3 种类型临床表现的症状与体征分别如下：

★ 腺型（最常见）：骤然发热；淋巴结疼痛、肿胀、触痛，通常在腹股沟、腋窝或颈部淋巴结。

★ 肺型：高热、严重肺炎、咳嗽、血痰、寒战。

★ 败血症型：发热、虚脱、出血或血栓形成的表现，发展至肢端坏疽。

## ■ 诊断

可从腹股沟淋巴结抽吸物、血培养或肺型鼠疫的痰培养中分离出鼠疫耶尔森菌。诊断可在公共卫生实验室通过培养或鼠疫 F1 抗原血清学测试确定。

## ■ 治疗

链霉素或庆大霉素肠外抗生素治疗似乎同样有效。美国食品药品管理局最近许可左氧氟沙星用于治疗，它在动物研究中显示非常有效。二线药物包括多西环素、四环素和氯霉素。

## ■ 预防措施

尽量减少接触跳蚤和潜在感染的啮齿动物以及其他野生动物。

CDC 网站: www.cdc.gov/plague

### 参考书目

1. Neerinckx S, Bertherat E, Leirs H. Human plague occurrences in Africa: an overview from 1877 to 2008. Trans R Soc Trop Med Hyg. 2010 Feb; 104(2): 97–103.

2. Perry RD, Fetherston JD. Yersinia pestis—etiologic agent of plague. Clin Microbiol Rev. 1997 Jan; 10(1): 35–66.

3. World Health Organization. Human plague: review of regional morbidity and mortality, 2004–2009. Wkly Epidemiol Rec. 2009 Feb 5; 85(6): 40–5.

# 肺炎球菌病

## Ronnie Henry

### ■ 病原体

革兰阳性球菌肺炎链球菌。

### ■ 传播途径

人与人密切接触通过呼吸飞沫传播。

### ■ 流行病学

肺炎链球菌是全球社区获得性肺炎的最常见致病原。发展中国家比发达国家患病率高。风险最高的是儿童、老年人以及慢性病患者或免疫抑制者。

### ■ 临床表现

肺炎球菌肺炎常见表现为骤然发热、精神萎靡、咳嗽、胸膜炎性胸痛，或咳脓痰或血性痰。老年人最初出现的症状可能是发热、呼吸短促或精神状态改变。肺炎球菌脑膜炎可能有颈项强直、头痛、嗜睡或惊厥。

### ■ 诊断

从血液或脑脊液分离细菌，但大多数患者并无可检出的菌血症。肺炎球菌尿液抗原测试可能有用，但根据美国感染病协会和美国胸科学会（www.idsociety.org）的指南常规并不推荐用于诊断。如果痰样中含有革兰阳性双球菌、多形核白细胞和少量上皮细胞，可怀疑感染。血液白细胞计数增高应怀疑有细菌感染。

## 治疗

治疗取决于综合症状，但应对社区获得性肺炎患者的肺炎球菌感染进行经验治疗。许多菌株对青霉素、头孢菌素和大环内酯类耐药。在美国和其他 β- 内酰胺类耐药常见的国家，肺炎球菌性脑膜炎的初始治疗方案可包括万古霉素或氟喹诺酮类，加上三代头孢菌素。

## 预防措施

13 价肺炎球菌结合疫苗（PCV13）推荐用于所有 5 岁以下儿童，以及 < 72 月龄有慢性疾病的儿童；疫苗也推荐用于 < 18 岁的免疫功能不全儿童。一种 23 价肺炎球菌多糖疫苗（PPSV23）推荐用于 ≥ 65 岁成人，以及 2～64 岁患有基础疾病的人。免疫功能不全的成人、功能性或解剖性无脾、脑脊液漏或耳蜗植入者应接种 PCV13 之后再接种一针 PPSV23。详见 www.cdc.gov/vaccines/pubs/ACIP-list.htm#pcv。

CDC 网址：http://www.cdc.gov/pneumococcal/index.html

### 参考书目

1. CDC. Licensure of a 13-valent pneumococcal conjugate vaccine (PCV13) and recommendations for use among children—Advisory Committee on Immunization Practices (ACIP), 2010. MMWR Morb Mortal Wkly Rep. 2010 Mar 12; 59(9): 258–61.

2. CDC. Updated recommendations for prevention of invasive pneumococcal disease among adults using the 23-valent pneumococcal polysaccharide vaccine (PPSV23). MMWR Morb Mortal Wkly Rep. 2010; 59(34): 1102–6.

3. CDC. Use of 13-valent pneumococcal conjugate vaccine and 23-valent pneumococcal polysaccharide vaccine among children aged 6–18 years with immunocompromising conditions: recommendations of the Advisory Committee on Immunization Practices (ACIP). MMWR Morb Mortal Wkly Rep. 2013 June 28; 62(25): 521–4.

④ CDC. Use of 13-valent pneumococcal conjugate vaccine and 23-valent pneumococcal polysaccharide vaccine for adults with immunocompromising conditions: recommendations of the Advisory Committee on Immunization Practices (ACIP). MMWR Morb Mortal Wkly Rep. 2012; 61(40): 816–9.

⑤ World Health Organization. Pneumococcal vaccines WHO position paper—2012—Recommendations. Vaccine. 2012; 30(32): 4717–8.

# 脊髓灰质炎

James P. Alexander, Gregory S. Wallace, Steven G. F.Wassilak

## ■ 病原体

脊髓灰质炎病毒（肠道病毒属）1、2、3型。脊髓灰质炎病毒很小（27～30nm），无包膜，病毒衣壳包裹着长约7500核苷酸的单股正链RNA基因组。脊髓灰质炎病毒与其他肠道病毒属性大致相同。

## ■ 传播途径

粪－口或经口传播。急性感染涉及口咽、胃肠道，偶尔涉及中枢神经系统。

## ■ 流行病学

在有可用的疫苗之前，脊髓灰质炎病毒感染在全球广泛可见，感染呈现季节性高峰，并在温带地区夏秋季流行。在美国，1955年脊髓灰质炎灭活疫苗（IPV）和1960年代口服脊髓灰质炎活疫苗（OPV）获得许可之后，脊髓灰质炎的发病率迅速下降。最后一例本土感染的脊髓灰质炎出现于 1979 年。随后，全球消除脊髓灰质炎行动（GPEI）在美洲消除了脊髓灰质炎，当地最后一例野生型脊髓灰质炎病毒（WPV）相关的脊灰病例是在 1991 年发现的。2000 年 1 月，美国疫苗接种政策做出改变，从使用 OPV 改为仅使用 IPV，此举消灭了自 1960 年代引入 OPV 后每年出现的 8～10 例脊灰疫苗相关麻痹型脊髓灰质炎病例（VAPP）。

GPEI 在美洲的成功，使其根除 WPV 取得了很大的进步，它将自 1980 年代中期以来全球报道的脊灰病例数减少了超过 99%。截至 2014 年 4 月，只有 3 个国家的 WPV 传播从未中断：阿富汗、尼日利亚和巴基斯坦。因为根除脊灰的努力，旅行者存在感染脊灰风险的国家数量已显著减少。出国旅行的美国居民中最后一例记录的 WPV 相关瘫痪发生在 1986 年，这名 29 岁已接种过疫苗的成年人曾在亚洲南部和东南部旅行。2005 年，一名未接种疫苗的美国成年人在出国旅行期间因接触一名近期接种了 OPV 的婴儿而罹患 VAPP。

尽管全球根除 WPV 获得进展，无脊灰国家仍有输入病例和暴发的风险，到某些国家的旅行者也有暴露于 WPV 的风险。2012 年和 2013 年，在 7 个非洲和中东国家出现了 WPV 输入引起的暴发，共计 262 例。从非洲的西海岸起始，横跨撒哈拉以南的非洲一直到东部的非洲之角，存在着一条"WPV 输入带"，自 2003 年以来那里的许多国家出现了 WPV 输入和暴发。2012 年至 2014 年初，在埃及、以色列和约旦河西岸和加沙地带（未发现有脊灰病例）的一些污水采样中发现了从巴基斯坦输入的 WPV，之后引发了伊拉克和叙利亚地区的暴发。

更多关于根除脊灰的进展，有活跃 WPV 传播的国家和地区，以及疫苗推荐信息，请参考 CDC 旅行者健康网站（www.cdc.gov/travel）的旅行通知，或 GPEI 网站（www.polioeradication.org）。

## ■ 临床表现

脊髓灰质炎病毒感染的临床表现可无症状（绝大多数感染），出现症状的范围可从单侧肢体的急性弛缓性麻痹到四肢瘫痪、呼吸衰竭，极少情况下可导致死亡。

## ■ 诊断

在急性患者的临床标本（通常为粪便）中检出脊髓灰质炎病毒可确诊。脊髓灰质炎病毒也可通过细胞系培养后用中和试验或 PCR 检出。由粪便标本直接进行病毒扩增，再经基因组测序识别病毒的可能来源也可能检出脊髓灰质炎病毒。病毒在粪便标本中间歇性存在，但通常直到发病后 4 周都可检出脊髓灰质炎病毒。疾病初期的 3～10 天，脊髓灰质炎病毒也可从口咽样本中检出。脊髓灰质炎病毒很少能从血液或脑脊液中检出。

## 治疗

仅能对症治疗，从减轻疼痛和发热，到呼吸衰竭患者的插管和机械通气。

## 预防措施

疫苗

### 保护健康的建议

在美国，作为基础免疫的一部分，婴儿和儿童应接种脊髓灰质炎疫苗（参见下面婴儿和儿童的部分）。推荐所有前往有 WPV 流行国家的旅行者接种脊灰疫苗。如果证据显示近 12 个月内国家有脊灰持续流行、暴发或环境证据（经污水采样），则认为这些国家存在 WPV 流行。更多关于存在 WPV 流行的国家和疫苗推荐信息请参考 CDC 旅行者健康网站（www.cdc.gov/travel）的旅行通知，或 GPEI 网站关于 WPV 报道病例的每周更新（www.polioeradication.org/Dataandmonitoring/Poliothisweek.aspx）。

到有 WPV 流行的地区旅行之前，旅行者应确保自己已完成推荐的适龄脊灰疫苗接种程序并接种一剂终生的 IPV 加强针。此外，CDC 还建议某些前往与 WPV 流行地区接壤国家的成年旅行者也接种一剂终生的 IPV 加强针。这些建议是基于历史上的跨境传播证据。该建议只适用于暴露于输入性 WPV 病例风险很高的旅行者。这些旅行者包括在医疗卫生机构、难民营或其他人道主义援助设施工作的人。因为情况时刻在变化，最新的脊灰疫苗推荐信息请参考 CDC 旅行者健康网站的目的地页面（wwwnc.cdc.gov/travel/destinations/list）。

为消除 VAPP 的风险，自 2000 年以来 IPV 已成为美国唯一可用的脊灰疫苗。然而，在许多国家以及全球消除脊灰运动中，仍在继续使用 OPV。关于脊髓灰质炎疫苗接种建议的完整信息，请参考免疫实践咨询委员会（ACIP）推荐的网站

（www.cdc.gov/vaccines/hcp/acip-recs/vacc-specific/polio.html）。

### 国家要求

2014 年 5 月，世界卫生组织（WHO）根据《国际卫生条例》（2005）的权限宣布脊髓灰质炎的国际传播为国际关注的突发公共卫生事件。为防止疾病进一步传播，WHO 发布了临时的脊髓灰质炎疫苗建议，针对离开有 WPV 传播国家（"正在输出 WPV"或"感染 WPV"）的长期旅行者（停留 > 4 周）和居民。临床医生应该注意，长期旅客或居民离开这些国家时可能需要提供脊灰疫苗接种证明。所有的脊灰预防接种应记录在《疫苗接种或预防措施国际证书》（ICVP）上。必须在离开受疫情影响国家当日的 4 周～12 个月以前接种脊灰疫苗。国家要求可能变动，所以临床医生应查看 CDC 旅行者健康网站上的更新。关于前往或离开受到新脊灰疫苗要求影响的国家，受影响的国家名单、满足疫苗接种要求的指南以及如何订购与填写 ICVP，请参见"临床更新"：CDC 的过渡期指导（wwwnc.cdc.gov/travel/newsannouncements/polio-guidance-new-requirements）。

### 婴儿和儿童

在美国，所有婴儿和儿童都应接种 4 剂 IPV，分别在 2、4、6～18 月龄，4～6 岁时接种。最后一针应在 ≥ 4 岁时接种，无论之前接种的剂数，且应与前一针间隔 ≥ 6 个月。如果基础免疫程序中 IPV 第三针接种是在年龄 ≥ 4 岁，且与前一针间隔 ≥ 6 个月，则不需要再接种第四针。如果距离产生防护的时间太短，无法按推荐的间隔完成基础免疫程序，建议使用以下替换方案：

★ 第一针应给予 ≥ 6 周的婴儿。

★ 第二和第三针与前一针的间隔时间应 ≥ 4 周。

★ 第三和第四针最少间隔 6 个月。

如果适龄免疫程序在出发前未能完成，完整免疫程序中剩下的 IPV 剂次应在可行时接种，按照上面建议的间隔时间。

### 成年人

前往 WPV 正在流行和传播的地区，且未接种、不完全接种或接种情况未知的成年人应该接种一系列 3 针：2 针 IPV 间隔 4～8 周；第 3 针接种应在第二针之后 6～12 个月。如果在产生防护前无法按推荐的时间间隔完成 3 针 IPV 接种，建议使用以下替换方案：

★ 如果距离产生防护的时间 > 8 周，应接种 3 针 IPV，间隔 ≥ 4 周。

★ 如果距离产生防护的时间 < 8 周但 > 4 周，应接种 2 针 IPV，间隔 ≥ 4 周。

★ 如果距离产生防护的时间 <4 周，建议接种一针 IPV。

如果接种 <3 针，且脊髓灰质炎病毒的暴露风险持续存在，则应在可行时完成 3 针系列中剩下的 IPV 接种，按照上面建议的间隔时间。

已经完成脊灰基础免疫接种程序的成年人视为对脊髓灰质炎终身免疫，但缺少免疫持续时间的相关数据。作为预防，前往 WPV 正在活跃流行的地区且已完成 IPV 或 OPV 基础免疫程序的成年人（≥ 18 岁），应在出发前再接种一针 IPV。关于成年人，目前数据不支持在一针 IPV 终身加强针之外再接种更多加强针。

### 国际领养儿童

来自 WPV 流行活跃国家或地区的国际领养儿童是一种特殊情况。国际领养儿童可能没有完成针对脊灰的基础免疫程序，且出发前也没有接种一针脊灰疫苗。因此，有极小风险，他们可能已感染 WPV，且进入美国时仍具有传染性，以至于可传播给美国的家庭成员和护理人员。因此，谨慎起见，在来自 WPV 活跃国家的领养儿童进入美国前，应评估其在美国的所有家庭成员和护理人员的脊灰免疫接种状况。未接种、不完全接种或免疫接种状态未知的人应该接受补种。已完成基础免疫程序的成年人还应考虑接种一针 IPV 加强针。

### 疫苗安全性和不良反应

接种 IPV 后可能出现轻微的局部反应（疼痛和红肿）。没有记录表明 IPV 会引起严重不良反应。接种前一针 IPV 后或对 IPV 中微量含有的链霉素、多粘菌素 B 或新霉素出现严重过敏反应（例如全身性过敏反应）的人，不应再接种 IPV。对这三种抗生素敏感的人可能在接种 IPV 后引发超敏反应。

### 怀孕和哺乳

如果孕妇未接种或不完全接种，且因计划前往 WPV 流行活跃的国家或地区而需要马上防护，可以按成年人的接种建议接种 IPV。母乳喂养不是婴儿或母亲接种脊灰疫苗的禁忌证。

### 慎用症和禁忌证

腹泻患者可以接种 IPV。轻微上呼吸道疾病伴或不伴发热，接种前一针 IPV 后轻度至中度局部反应，抗菌治疗期间和急性疾病的康复期都不是预防接种的禁忌证。

### 免疫抑制

免疫功能不全的旅行者及其家庭接触者可以安全的接种 IPV。虽然无法确保一定会出现保护性免疫应答，IPV 可能会对免疫功能不全者产生一些保护作用。患有某些原发性免疫缺陷疾病的人不应使用 OPV，而且应避免接触排泄出的 OPV 病毒（例如暴露于 6 周内接种过 OPV 的儿童）；然而，除非儿童在海外接种 OPV，这种情况已经不会在美国出现了。

CDC 网址：http：//www.cdc.gov/vaccines/vpd-vac/polio/in-short-both.htm

## 参考书目

1. CDC. Assessing the risks for poliovirus outbreaks in polio-free countries—Africa, 2012–2013. MMWR Morb Mortal Wkly Rep. 2013 Sep 20; 62(37): 768–72.

2. CDC. Immunization schedules. Atlanta: CDC; 2014 [cited 2014 Apr 14]. Available from: http://www.cdc.gov/vaccines/schedules/index.html.

3. CDC. Progress toward eradication of polio—worldwide, January 2011–March 2013. MMWR Morb Mortal Wkly Rep. 2013 May 3; 62(17): 335–8.

4. CDC. Update on vaccine-derived polioviruses—worldwide, July 2012–December 2013. MMWR Morb Mortal Wkly Rep. 2014 Mar 21; 63(11): 242–8.

5. CDC. Updated recommendations of the Advisory Committee on Immunization Practices (ACIP) regarding routine poliovirus vaccination. MMWR Morb Mortal Wkly Rep. 2009 Aug 7; 58(30): 829–30.

6. Prevots DR, Burr RK, Sutter RW, Murphy TV. Poliomyelitis prevention in the United States. Updated recommendations of the Advisory Committee on Immunization Practices (ACIP). MMWR Recomm Rep. 2000 May 9; 49(RR-5): 1–22.

7. Sutter RW, Kew OM, Cochi SL, Aylward RB. Poliovirus vaccine—live. In: Plotkin SA, Orenstein WA, Offit PA, editors. Vaccines. 6th ed. Philadelphia: Saunders Elsevier; 2012. p. 598–645.

8. Vidor E, Plotkin SA. Poliovirus vaccine—inactivated. In: Plotkin SA, Orenstein WA, Offit PA, editors. Vaccines. 6th ed. Philadelphia: Saunders Elsevier; 2012. p. 573–97.

9. World Health Organization. Polio vaccines: WHO position paper, January 2014—Recommendations. Vaccine. 2014 Jul 16; 32(33): 4117–8.

10. World Health Organization. Wild poliovirus weekly update. World Health Organization; 2014 [cited 2014 Aug 11]. Available from: http://www.polioeradication.org/Dataandmonitoring/Poliothisweek.aspx.

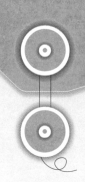

## 档案：

### 脊髓灰质炎的消除史

Gregory L. Armstrong，MD

　　在许可脊髓灰质炎灭活（1955）和减毒活疫苗（1961）之前，脊髓灰质炎在全球范围内普遍存在。大多数人在儿童时期感染脊髓灰质炎，导致大约每200人中有1人瘫痪。疫苗所到之处，迅速对疾病产生了影响。在美国，每年报道的瘫痪病例从20世纪50年代初期的大约2万例下降至1960年的2525例，以及1965年的61例。

　　早在20世纪80年代初期，全球消除脊髓灰质炎的可行性已纳入讨论。脊髓灰质炎病毒的几个特点使其成为一个理想的消除候选，包括缺乏动物宿主以及已存在有效、廉价、方便接种的口服脊髓灰质炎疫苗（OPV）。此外，在古巴和巴西的经验证明大规模的疫苗接种运动有能力打断脊髓灰质炎病毒的传播。1988年，世界卫生大会正式决定到2000年将消除脊髓灰质炎，催生了全球消除脊髓灰质炎行动（GPEI）。

　　90年代消除行动取得了很大进展：全球病例数下降了99%以上，美洲根除了脊髓灰质炎，并且3种野生脊髓灰质炎病毒类型中的1种（2型）已在全球根除。然而，截至2000年根除的目标并未实现，根除计划进入一段长达十年的艰难期，进展似乎停滞不前，每年仍有1000～2000病例。评论家开始质疑根除脊髓灰质炎是否可行，甚至是否符合伦理。然而，在此期间计划出现了一个新趋势——一场坚定的革新。例如，印度在降低病例数上似乎完全没有成功，然而计划经历了一次重大变革，创新地改善了现场的监督问责制，并且还识别和找到了长期未完全接种的群体——这些群体通常超出正式的公共卫生系统所及的范围。此外，技术进步收获成果，其中最重要的是，自20世纪60年代结合成为三价疫苗以来，第一次将OPV划分成单独的组分［（单价）mOPV1和mOPV3］。这些单价疫苗以及后来的二价疫苗（1型和3型）大大增强了免疫原性，因为消除了来自毒力更强的2型组分的干扰。

2011年底，计划的发展面临一个十字路口。从一月的最后一例被报道病例看来，在印度，病毒传播已经于2011年初被打断的可能性越来越大，这个成功似乎回答了可行性的问题——如果脊髓灰质炎在印度能被根除，则在任何地方都能被根除。然而，在剩下的3个"流行"国家——尼日利亚、巴基斯坦和阿富汗，野生脊髓灰质炎病毒的传播从未被打断——病例数量在增加，之前没有脊髓灰质炎的国家也出现了多次暴发。2011年10月，GPEI的独立监测平台发布了一份紧急报告，坦率的表明计划"没有能够阻断脊髓灰质炎的传播"并且如果计划的最终目标还能够达成的话，"根除脊髓灰质炎需要被视为全球卫生紧急情况"。这份报告开启了计划中的一个新时代，这当中GPEI的伙伴关系扩大了活动的规模，尤其是在剩下的3个流行国家中，以便达到完全的根除。

根除野生脊髓灰质炎病毒的策略围绕着4个"支柱"展开：

• 加强常规免疫程序
• 在全国或地方层面采取大规模疫苗接种运动的形式以开展"补充免疫活动（SIAs）"
• 监测急性弛缓性麻痹（AFP），并通过实验室检测粪便样本来确诊脊髓灰质炎
• 围绕每个脊灰确诊病例开展定向"扫荡"运动

在疾病流行国家和其他有野生脊髓灰质炎病毒活跃传播的国家，补充免疫活动（SIAs）是计划中最明显可见的方面，通常每4～8周进行一次，直到阻断传播。监测急性弛缓性麻痹（AFP）在有或没有脊灰的国家都是一个关键的组成部分，预计监测系统每年检出非脊灰引起的AFP病例的频率在工业化国家至少十万分之一，在发展中国家则为十万分之二。环境监测——测试污水中的脊灰病毒——也是检测脊灰病毒的灵敏工具，并且在监测脊灰病毒中扮演的角色越来越重要。

只要还有一例脊灰病例，根除脊灰的计划就不会终止。除外打断野生脊髓灰质炎病毒传播之外，该计划还需中断疫苗衍生的脊髓灰质炎病毒（VDPVs）的循环。这些病毒通常来自儿童期疫苗接种覆盖率极低地区的OPV 2 型组分。提高疫苗接种覆盖率以及采用三价疫苗开展补充免疫活动能将其消灭。为防止 VDPV2 的进一步出现，在尚未使用脊灰灭活疫苗的国家引进灭活疫苗，同时用二价 OPV 取代三价 OPV。同时，GPEI 的资源将逐渐用于支持其他公共卫生目标（"遗赠"），含有脊髓灰质炎病毒样本的实验室应该被摧毁或巩固以便安全地存储这些样本（"遏制"）。完成这些艰巨任务的计划记录于 GPEI 的《根除脊髓灰质炎和最后阶段的战略计划》（2013～2018）。

## 参考书目

1. Dowdle WR, Cochi SL. Global eradication of poliovirus: history and rationale. In: Selmer BL, Wimmer E, editors. Molecular Biology of Picornaviruses. Washington, DC: ASM Press; 2002. p. 473–80.

2. Global Polio Eradication Initiative. Polio eradication and endgame strategic plan, 2013–2018. Geneva: World Health Organization; 2013 [cited 2014 Jun 23]. Available from: http://www.polioeradication.org/resourcelibrary/strategyandwork.aspx.

3. Independent Monitoring Board (Global Polio Eradication Intiative). Report October 2011. Geneva: Global Polio Eradication Initiative; 2011 [cited 2014 Sep 18]. Available from: http://www.polioeradication.org/Portals/0/Document/Aboutus/Governance/IMB/4IMBMeeting/IMBReportOctober2011.pdf.

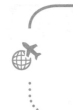

# Q 热

Alicia Anderson，Jennifer McQuiston

## 病原体

革兰阴性细胞内细菌贝纳柯克斯体。

## 传播途径

大多数情况下，通过吸入受感染动物（通常是牛、绵羊、山羊）干燥后的羊水或排泄物污染的气溶胶或尘埃传播。贝纳柯克斯体传染性很强，在环境中存活时间长。通过摄入被污染的、未经巴氏消毒的奶制品感染，偶有性接触引起人际间传播的报道。

## 流行病学特征

全球范围内广泛分布，非洲和中东国家患病率最高。自 2003 年以来，在美国军方派驻伊拉克的人员中已报告有 200 多例。在法国和澳大利亚报告的人类感染率要高于美国。已知最大的一次 Q 热疫情发生在荷兰，在 2007～2010 年间感染人数约达 4000 人。参观农村或有牛、绵羊、山羊或其他牲畜的农场的旅行者，存在 Q 热暴露的可能。职业接触受感染的动物（如农民、兽医、屠夫、屠宰加工者以及季节性或流动的农场工人），尤其在动物分娩过程中，疾病传播风险很高。

## 临床表现

大约一半的急性感染为轻度或无症状。潜伏期通常为 2～3 周，但若暴露于大量的病原体潜伏期可能缩短。急性感染最常表现为自限性的流感样疾病，严重的急性感染可出现肺炎或肝炎。慢性感染主要发生在患有心脏瓣膜病，血管异常，或免疫抑制的患者身上。女性怀孕期间感染的，若不经治疗，不良妊娠结局的风险很高。最常见的慢性疾病表现为心内膜炎和血管内感染。

## 诊断

间隔3~4周采集配对血清，在间接免疫荧光试验（IFA）II相IgG呈4倍增高，这个血清学证据是诊断急性Q热感染的金标准。间接免疫荧光试验（IFA）中单次血清II相IgG滴度增高（>1：128），结合临床证据，可以作为可能感染的证据。利用免疫组化染色、DNA检测方法或在培养后直接分离的方法，可在受感染的组织中检出贝纳柯克斯体。疾病早期开始抗生素治疗之前，还可使用PCR检测全血或血清样本。

## 治疗

多西环素是治疗急性Q热的首选药物。孕妇、病情轻的<8岁儿童，以及对多西环素过敏者可用复方新诺明等抗生素替代治疗。急性Q热的治疗不推荐用于无症状或症状已消失的患者。慢性贝纳柯克斯体感染需要长期联合用药治疗，例如多西环素、羟氯喹、复方新诺明、氟喹诺酮类以及利福平。

## 预防措施

避免前往饲养潜在感染动物的地区，避免饮用未经巴氏消毒的乳制品。一种人使用的Q热疫苗已在澳大利亚研发和使用，但在美国没有。

CDC网址：www.cdc.gov/qfever

### 参考书目

1 Anderson A, Bijlmer H, Fournier PE, Graves S, Hartzell J, Kersh GJ, et al. Diagnosis and management of Q fever—United States, 2013: recommendations from CDC and the Q Fever Working Group. MMWR Recomm Rep. 2013 Mar 29; 62(RR-03): 1–30.

旅行相关传染性疾病

第三章

② Kobbe R, Kramme S, Gocht A, Werner M, Lippert U, May J, et al. Travel-associated Coxiella burnetii infections: three cases of Q fever with different clinical manifestation. Travel Med Infect Dis. 2007 Nov; 5(6): 374–9.

③ Maurin M, Raoult D. Q fever. Clin Microbiol Rev. 1999 Oct; 12(4): 518–53.

④ McQuiston JH, Childs JE, Thompson HA. Q fever. J Am Vet Med Assoc. 2002 Sep 15; 221(6): 796–9.

⑤ Million M, Thuny F, Richet H, Raoult D. Long-term outcome of Q fever endocarditis: a 26-year personal survey. Lancet Infect Dis. 2010 Aug; 10(8): 527–35.

⑥ Roest HI, Tilburg JJ, van der Hoek W, Vellema P, van Zijderveld FG, Klaassen CH, et al. The Q fever epidemic in The Netherlands: history, onset, response and reflection. Epidemiol Infect. 2011 Jan; 139(1): 1–12.

⑦ Ta TH, Jimenez B, Navarro M, Meije Y, Gonzalez FJ, Lopez-Velez R. Q Fever in returned febrile travelers. J Travel Med. 2008 Mar–Apr; 15(2): 126–9.

# 狂犬病

## Cathleen A. Hanlon, David R. Shlim

## ■ 病原体

狂犬病是由弹状病毒科狂犬病毒属的嗜神经病毒引起的一种急性、致命、进展性的脑脊髓炎。大量且多样的狂犬病毒变种存在于世界各地，都可能引发致命的人类狂犬病。每年暴露人数达数千万，并可能导致成千上万人死亡。

## ■ 传播途径

最自然的和成功的传播方式是通过狂犬病动物的咬伤传播。在可变的潜伏期内，伤口部位的病毒可能无法检出，不出现病毒血症。临床疾病由入侵末梢神经开始，随后进入到中枢神经系统，最终导致致命的急性脑炎。暴露部位的组织神经分布集中以及靠近脑部会增加感染的概率，如果暴露后预防（PEP）延迟，还可能导致暴露后预防失败。偶尔，病毒可通过暴露传播而非咬伤，例如病原体经开放的伤口（如抓痕）或黏膜进入，以及移植未诊断的狂犬病捐献者的组织。

所有哺乳动物均易感，但主要的宿主是食肉动物和蝙蝠。虽然狗是发展中国家的主要宿主，但狂犬病的流行病学分布在各个区域或国家都不相同，因此所有哺乳动物咬伤的患者都应接受医疗评估。对世界上任何地方的蝙蝠咬伤都要引起关注，应考虑预防。

## ■ 流行病学

所有大陆都发现有狂犬病，除了南极洲。不同的病毒变种在各区域适应不同的哺乳动物宿主，并持续存在于狗和野生动物，如蝙蝠和一些食肉动物，包括狐狸、貂、猫鼬、浣熊和臭鼬当中。世界的某些地区，包括非洲部分地区、亚洲、中美洲和南美洲，犬类狂犬病属于地方性动物病。表3-14列出了已知信息显示近期内无狂犬病例报告的国家（以前称为"无狂犬病"国家）。

关于全球狂犬病发生的及时、具体的信息通常难以找到。监测层级各异，并且报告状态可因为疾病重新引入或出现而突然改变。旅行者中的狂犬病暴露概率顶多只能估计，范围大概每10万旅行者16到200人不等。

表3-14　2013[1]年报道无本土狂犬病病例的国家和政治单元

| 区域 | 国家 / 地区 |
| --- | --- |
| 非洲 | 佛得角、毛里求斯、法属留尼旺岛、圣多美和普林西比、塞舌尔 |
| 美洲 | 北美洲：百慕大群岛、圣皮埃尔和密克隆群岛<br>加勒比地区：安提瓜和巴布达、阿鲁巴岛、巴哈马、巴巴多斯、开曼群岛、多米尼加、瓜德罗普、牙买加、马提尼克岛、蒙特塞拉特、荷属安的列斯群岛、圣基茨（圣克里斯托弗）和尼维斯、圣卢西亚、圣马丁、圣文森特和格林纳丁斯群岛、特克斯和凯科斯群岛、英属和美属维尔京群岛 |
| 亚洲和中东 | 中国香港、日本、科威特、马来西亚（沙巴）、卡塔尔、新加坡和阿拉伯联合酋长国 |
| 欧洲[2] | 阿尔巴尼亚、奥地利、比利时、科西嘉、塞浦路斯、捷克共和国、丹麦、芬兰、法国、德国、直布罗陀、希腊、匈牙利、冰岛、爱尔兰、英属马恩岛、列支敦士登、卢森堡、摩纳哥、荷兰、挪威（斯瓦尔巴特群岛除外）、葡萄牙、斯洛伐克、斯洛文尼亚、西班牙（休达和梅利利亚除外）、瑞典、瑞士和英国 |

续表

| 区域 | 国家 / 地区 |
|---|---|
| 大洋洲 [3] | 澳大利亚、库克群岛、斐济、法属波利尼西亚、关岛、夏威夷、基里巴斯、密克罗尼西亚、新喀里多尼亚、新西兰、北马里亚纳群岛、帕劳群岛、巴布亚新几内亚、萨摩亚、所罗门群岛和瓦努阿图 |

[1] 全球监测工作和报告标准有显著的不同，因为动物迁徙情况可迅速改变。蝙蝠狂犬病可能存在于某些报道"无"其他哺乳动物狂犬病的地区。

[2] 蝙蝠狂犬病毒在全欧洲都有报道，包括在报道无其他野生哺乳动物狂犬病的地区。

[3] 大部分太平洋大洋洲报道"无狂犬病"，澳大利亚除外，那里已有蝙蝠狂犬病毒及致命的人类狂犬病病例的报道。

## ◼ 临床表现

感染后的潜伏期各异，但通常在暴露后数周至数月发展为临床疾病。疾病前驱期表现为非特异性，可由发热和不明显症状，迅速发展至急性进展性的脑炎。神经系统阶段可表现为焦虑、轻度瘫痪、麻痹和脑炎的其他迹象；吞咽肌痉挛可由对水的视觉、听觉或感觉刺激而触发（恐水症）；可进展出现谵妄和抽搐，并迅速导致昏迷和死亡。一旦临床症状出现，患者很快死去，但强化支持治疗可维持生命 7～14 天。

## ◼ 诊断

诊断有相关病史和典型临床表现的患者相对容易。然而，临床表现的多变和暴露病史缺乏可能导致确定临床疑似病例和优先鉴别诊断变得困难。特别是如果患者对狂犬病的暴露风险没有认知，暴露后未告知朋友和家人，或者距离暴露已过去数周至数月，暴露史就更加模棱两可。

明确的生前诊断要求对采集到的多个样本［如血清、脑脊液（CSF）、唾液，以及颈后部皮肤活检］使用高度复杂的实验测试方法进行检测。如果初次检测为阴性，最好连续收集样本。更多关于诊断测试的详细信息请参见 CDC 网站（http://www.cdc.gov/rabies/specific_groups/doctors/ante_mortem.html）。在未接种疫苗的脑炎患者，狂犬病毒中和抗体水平升高，尤其在脑脊液中，可诊断狂犬病。

## 治疗

目前狂犬患者的治疗还没有一种"最佳实践"的循证治疗方法。大多数患者通过对症和缓解支持来治疗。一种称为密尔沃基疗法的试验性方法，采取诱导昏迷和抗病毒药物治疗，但仍存在争议（www.chw.org/display/PPF/DocID/33223/router.asp）。实际上，仍应将狂犬病视为 100% 致命，而预防措施是被狂犬病动物咬伤后能幸存下来的唯一途径。

## 预防措施

综合全面的策略是防止旅行者患狂犬病的最好办法。它包括 1）对风险和避免哺乳动物咬伤的教育，特别是狂犬病高风险宿主物种；2）知道咬伤后如何预防狂犬病；3）能够获得 PEP，这可能涉及紧急国际旅行到可提供 PEP 的地区。已知并没有旅行者在试图获得 PEP 时死亡。死于狂犬病的旅行者抑或没有寻求 PEP，抑或接受 PEP 时处置不够充分。

### 避免动物咬伤

旅行者前往有狂犬病地方流行国家时，应该警告他们有狂犬病暴露的风险，并教育如何避免动物咬伤。旅行者应避开放养的哺乳动物，注意周围环境以防止意外惊吓到狗，并避免接触蝙蝠和其他野生动物。尽管非人灵长类动物很少有狂犬病，但它们常常导致咬伤，主要在印度次大陆。意识到这种风险和简单的预防尤其有效。应该建议旅行者避免接近、逗弄猴子，或在猴子附近携带食物，尤其是已习惯游客的猴子。进入可能有蝙蝠的洞穴通常不用担心狂犬病［尽管蝙蝠洞穴可能存在马尔堡或其他病毒（见本章后面的病毒性出血热）］，但应教育旅行者不要触摸蝙蝠或其他野生动物。许多蝙蝠牙齿很小，不是所有的伤口都会很明显。任何疑似或明确的蝙蝠咬伤或伤口都应寻求 PEP。

孩子有更高的狂犬病暴露和患病风险，因为他们身材更小，高风险部位，如头和脸，更容易受到严重的咬伤。他们有好奇心，容易被动物吸引，并且可能不会报告暴露，这些都使得风险更高。

暴露前预防接种

对某些国际旅行者推荐进行暴露前狂犬病预防接种，这取决于目的地国家动物狂犬病的发生情况；抗狂犬病生物制剂的可获得性；计划活动，特别是在偏远地区；以及停留时间。决定接受暴露前狂犬病疫苗接种也可能基于重复前往风险目的地的可能性，或者在高风险目的地长期旅行。暴露前疫苗接种可推荐给兽医、动物处理人员、野外生物学家、洞穴探险者、传教士和特定的实验室工作人员。表 3-15 列出了暴露前免疫的标准。狂犬病毒中和抗体的水平通常用于决定是否需要接种加强疫苗。全球很少有实验室进行快速荧光斑点抑制试验，而它正是测量狂犬病抗体水平的金标准检测法。CDC 网站上列出了在美国的这种实验室名单（http://www.cdc.gov/rabies/specific_groups/doctors/serology.html）。无论是否接受暴露前预防接种，应该鼓励前往狂犬病高风险地区的旅行者购买医疗转运保险（见第二章，旅行保险、旅行健康保险和医疗救助保险）。

### 表 3-15　狂犬病暴露前免疫的标准

| 风险类型 | 风险性质 | 典型人群 | 暴露前管理 |
|---|---|---|---|
| 持续 | 病毒通常以高浓度持续存在。特定暴露常不被识别。暴露方式为咬伤、非咬伤或气溶胶 | 狂犬病实验室研究人员[1]、狂犬病生物制剂生产人员 | 基础免疫程序；每 6 个月一次血清学测试；若抗体滴度低于可接受水平[2]，接种加强针 |
| 经常 | 暴露通常是间断的，来源明确，但暴露可能不被识别。暴露方式为咬伤、非咬伤，可能有气溶胶暴露 | 狂犬病诊断实验室人员、洞穴探险者、兽医及工作人员，以及狂犬病疫源地区的动物处置和野生动物工作者 | 基础免疫程序；每 2 年一次血清学测试；若抗体滴度低于可接受水平[2]，接种加强针 |
| 不经常（多于一般人群） | 暴露几乎总是间断的，来源明确 暴露方式为咬伤或非咬伤 | 狂犬病低发病率地区的兽医、动物处置和野生动物工作者；兽医学生；以及前往狂犬病疫源地的旅行者，且获取即时医疗处置（包括生物制剂）的条件有限 | 基础免疫程序；不需要血清学检测或接种加强针 |
| 极少（一般人群） | 暴露总是间断的，来源明确 | 绝大部分美国公民，包括狂犬病疫源地区域的居民 | 不需进行暴露前预防接种 |

[1] 判断相对风险以及额外监测实验室工作人员的免疫状态是实验室管理人员的责任。（更多信息请见 www.cdc.gov/biosafety/publications/bmbl5）。

[2] 暴露前免疫加强包括 1 针人二倍体细胞（狂犬病）疫苗或纯化鸡胚细胞疫苗，1.0 ml 剂量，肌内注射（三角肌区）。根据免疫实践咨询委员会建议，可接受的抗体水平最小值为快速荧光斑点抑制试验 1∶5 血清稀释下病毒完全中和，大约相当于 0.1 IU/ml。如果抗体滴度低于该水平且风险持续存在，应接种一剂加强针。

在美国，暴露前预防接种包括一系列3针人二倍体细胞狂犬病疫苗（HDCV）或纯化鸡胚细胞（PCEC）疫苗，经三角肌肌内注射。表3-16给出了接种程序的时间计划。旅行者应该在旅行前完成3针暴露前预防接种。如果旅行前不能完成3针狂犬病疫苗接种，旅行者不应该开始接种程序，因为几乎没有数据来指导部分免疫接种程序之后的PEP。

**表3-16　狂犬病暴露前预防接种[1]**

| 疫苗 | 剂量（ml） | 接种针数 | 接种时间计划（天） | 注射途径 |
|---|---|---|---|---|
| HDCV, Imovax [ Sanofi ] | 1.0 | 3 | 0，7，21或28 | IM |
| PCEC, RabAvert [ Novartis ] | 1.0 | 3 | 0，7，21或28 | IM |

缩写：HDCV，人二倍体细胞疫苗；IM，肌内；PCEC，纯化鸡胚细胞。

[1] 因疾病或药物导致免疫抑制的患者应该推迟暴露前预防接种，并考虑避免进行需要狂犬病暴露前预防的活动。如果不能避免，有狂犬病风险的免疫抑制患者应在接种后检查抗体滴度。

暴露前预防接种并不能消除狂犬病暴露后需要的额外医疗关注，但它简化了PEP。当狂犬病毒暴露未被认知，且PEP可能推迟时，暴露前预防接种可能可以提供一些保护。已经完成了3针暴露前狂犬病疫苗接种程序，或已接受完整PEP的旅行者，可视为已有暴露前免疫，不需要再常规加强。大多数国际旅行者没有必要进行周期性血清检测狂犬病毒中和抗体。

### 伤口处置

任何动物咬伤或抓伤应该用大量肥皂和水彻底清洗。应告知所有旅行者尽快清洗咬伤能大幅减少感染的风险，尤其是随后及时进行PEP。若患者之前未接种疫苗，伤口需要缝合时应将缝合推迟几天进行。如果因需要控制出血，或者功能或美观方面的原因确需要缝合的，应在缝合前在所有受伤组织注入狂犬病免疫球蛋白（RIG）。使用局部麻醉不是伤口处置的禁忌。

### 暴露后预防

**已接受暴露前预防接种的旅行者**

之前已有免疫者的PEP由2针现代细胞培养疫苗组成，分别在暴露后0和3

天接种。加强针不需要和原来的暴露前预防接种程序使用同一品牌。

**未接受暴露前预防接种的旅行者**

先前未接种患者的 PEP 人由注射 RIG（20 IU/kg）加上 14 天内一系列 4 针狂犬病疫苗，免疫抑制患者为 1 个月期间 5 针组成（表 3-17）。清洗伤口后，使用相应剂量的 RIG（表 3-17）在解剖学上可行范围内全部注射在伤口部位，尽量将 RIG 注入被动物牙齿伤到的组织部分。如果伤口很小，且位于远端肢体如手指或脚趾，医务人员只能依靠判断决定伤口的注入量以避免局部组织压迫和并发症。其余剩余的剂量应做肌内注射。如果伤口广泛，不能使用超过相应剂量的 RIG。剂量不够注入所有伤口时，RIG 可与生理盐水稀释使用，以便每一个伤口都能注射到。这个问题在儿童身上尤其突出，相对于伤口的大小和数量儿童的体重可能很小。

RIG 在许多国家很难获取。如果有现代细胞培养疫苗但获取 RIG 延迟，疫苗接种程序应该尽快开始，RIG 可在 7 天内（包括 7 天）添加到方案内。7 天以后使用 RIG 是禁忌，因为它可能会抑制患者对疫苗接种程序的适应性免疫。

### 表 3-17　狂犬病暴露后预防接种[1]

| 免疫状态 | 疫苗 / 制品 | 剂量 | 接种针数 | 接种时间计划（天） | 注射途径 |
|---|---|---|---|---|---|
| 之前未免疫 | RIG 加 | 20 IU/kg 体重 | 1 | 0 | 渗透入伤口（若可行）；剩下的 IM |
| | HDCV 或 PCEC | 1.0ml | 4[2] | 0，3，7，14（28 若免疫抑制[3]） | IM |
| 之前已免疫[4,5] | HDCV 或 PCEC | 1.0ml | 2 | 0，3 | IM |

缩写：RIG，狂犬病免疫球蛋白；IM，肌内；HDCV，人二倍体细胞疫苗；PCEC，纯化鸡胚细胞。

[1] 所有暴露后预防开始都应立即以肥皂和水彻底清洗伤口。

[2] 免疫抑制患者使用 5 针疫苗。前 4 针疫苗接种时间与免疫完全者的相同，第 5 针在第 28 天接种；患者随访应包括监测抗体应答。更多信息请参阅 http：//www.cdc.gov/mmwr/preview/mmwrhtml/rr5902a1.htm。世界卫生组织建议所有患者都接种第 5 针，而不仅是免疫抑制患者。

[3] CDC 建议接种 4 针暴露后疫苗，分别在 0、3、7 和 14 天。除非患者有某种程度的免疫抑制，则在第 28 天接种第 5 针。

[4] 暴露前预防接种过 HDCV 或 PCEC，之前暴露后预防用过 HDCV 或 PCEC，或之前接种任何其他类型的狂犬病疫苗，且在接种后有狂犬病毒中和抗体阳性反应的记录。

[5] 不应使用 RIG。

因为狂犬病毒在到达末梢神经之前可在组织中存在很长时间，有疑似狂犬病咬伤的旅行者应接受全面的 PEP，包括 RIG，即使距离初次暴露已经有相当长的时间。如果有伤疤，或患者记得咬伤的部位，应在该处注射适量的 RIG。

人 RIG 是由高度免疫志愿者的血液通过血浆除去法生产而成。商业生产的人 RIG 数量在全球供不应求，在许多发展中国家很难获得。马 RIG 或部分纯化马 RIG 可在某些无法提供人 RIG 的发展中国家获得。如必须使用，这些异源性产品总比没有 RIG 要好。

使用现代的马 RIG 后不良反应的发生率很低（0.8%～6.0%），且大多数反应很轻微。然而，这类产品没有经过美国标准评估也没有经 FDA 注册，无法明确推荐使用。此外，某些没有人或马 RIG 的国家仍在使用非纯化的抗狂犬病马血清。这种抗狂犬病血清的使用与较高的严重不良反应发生率有关，包括过敏反应。

在国外可能会使用不同的 PEP 注射时间计划，不同的接种途径，以及 HDCV 和 PCEC 之外的其他狂犬病疫苗。例如，商用的纯化 Vero 细胞狂犬病疫苗和纯化鸭胚细胞疫苗也是可以接受的选择。经验丰富的旅行医学专业人员、卫生部门和 CDC 可协助处理复杂的 PEP 情况。

过去狂犬病疫苗由生长在动物大脑的病毒生产而成，这些疫苗在发展中国家仍在使用。通常情况下，脑源性疫苗可通过旅行者每天需接受大剂量注射（5 ml），持续 14～21 天，得以辨识。因为这些试剂的性质各异可能会限制使用效果，还有不良反应的风险，旅行者不应接受这些疫苗而应该到有可接受的疫苗和 RIG 的地方接受接种。

### 狂犬病疫苗

#### 疫苗安全性和不良反应

旅行者应被告知接种后可能会有局部反应，如疼痛、红斑、肿胀，或注射部位瘙痒，或轻度全身反应，如头痛、恶心、腹痛、肌肉痛和头晕。约 6% 接种 HDCV 加强针的人可能经历免疫复合物样的反应，表现为荨麻疹、瘙痒和精神萎靡。PCEC 出现这类反应的可能性较小。一旦开始，狂犬病 PEP 不应因为对狂犬病疫苗的局部或轻微全身反应而中断或停止。

#### 慎用症和禁忌证

妊娠不是 PEP 的禁忌证。婴儿和儿童暴露前或 PEP 使用的 HDCV 或 PCEC 剂量与成人推荐量相同。PEP 中 RIG 的剂量按体重计算（表 3-17）。

CDC 网址: www.cdc.gov/rabies

### 参考书目

1. Gautret P, Parola P. Rabies vaccination for international travelers. Vaccine. 2012 Jan 5; 30(2): 126–33.

2. Gautret P, Tantawichien T, Vu Hai V, Piyaphanee W. Determinants of pre-exposure rabies vaccination among foreign backpackers in Bangkok, Thailand. Vaccine. 2011 May 23; 29(23): 3931–4.

3. Malerczyk C, Detora L, Gniel D. Imported human rabies cases in Europe, the United States, and Japan, 1990 to 2010. J Travel Med. 2011 Nov–Dec; 18(6): 402–7.

4. Mills DJ, Lau CL, Weinstein P. Animal bites and rabies exposure in Australian travellers. Med J Aust. 2011 Dec 19; 195(11–12): 673–5.

5. Rupprecht CE, Briggs D, Brown CM, Franka R, Katz SL, Kerr HD, et al. Use of a reduced (4-dose) vaccine schedule for postexposure prophylaxis to prevent human rabies: recommendations of the advisory committee on immunization practices. MMWR Recomm Rep. 2010 Mar 19; 59(RR-2): 1–9.

6. Rupprecht CE, Gibbons RV. Clinical practice. Prophylaxis against rabies. N Engl J Med. 2004 Dec 16; 351(25): 2626–35.

7. Smith A, Petrovic M, Solomon T, Fooks A. Death from rabies in a UK traveller returning from India. Euro Surveill. 2005 Jul; 10(30): pii=2761.

8. van Thiel PP, de Bie RM, Eftimov F, Tepaske R, Zaaijer HL, van Doornum GJ, et al. Fatal human rabies due to Duvenhage virus from a bat in Kenya: failure of treatment with comainduction, ketamine, and antiviral drugs. PLoS Negl Trop Dis. 2009; 3(7): e428.

9. Warrell MJ, Warrell DA. Rabies and other lyssavirus diseases. Lancet. 2004 Mar 20; 363(9413): 959–69.

10. World Health Organization. WHO expert consultation on rabies. World Health Organ Tech Rep Ser. 2005; 931: 1–88.

# 采用皮内注射的狂犬病暴露前免疫接种

David R. Shlim

旅行医学中很少能有像预防狂犬病一样引起如此关注和持续的疑问。尽管我们清楚旅行者狂犬病预防的基础，但及时地提供这种医疗服务仍然是一个挑战。未免疫的旅行者暴露于狂犬病和其他狂犬病毒后需要适当的伤口处置，人用狂犬病免疫球蛋白（RIG）浸润注射，以及持续 2～4 周的 4 或 5 针狂犬病疫苗肌内注射。在旅行前接种 3 针狂犬病疫苗的旅行者需要在暴露后再接种 2 针狂犬病疫苗，间隔 3 天。值得注意的是，在发展中国家通常没有人 RIG 和马 RIG，尽管可用的现代细胞培养狂犬病疫苗在增加。因此，暴露前狂犬病免疫接种可方便旅行者获得充足的暴露后狂犬病预防。

限制暴露前狂犬病免疫接种使用的因素之一是疫苗价格。在美国，狂犬病疫苗价格可超过 250 美元一针，使得成人肌内注射三针 1.0ml 剂量的花费超过 750 美元。作为一种减少暴露前免疫接种花费的方式，一些医师使用 0.1ml 剂量的狂犬病疫苗进行皮内接种。

在 20 世纪 80 年代早期价格约 45 美元每针时，许多人已经认为疫苗太贵。因此，几乎在生产出肌内人二倍体细胞疫苗（HDCV）的同时，皮内注射狂犬病免疫接种就已经开始。将 1.0 ml 的疫苗分装成数小瓶，医师可以获得大约八剂 0.1ml 疫苗。问题在于整小瓶疫苗必须在分装后几小时以内使用，这意味着医师必须要么在一个繁忙的诊所工作要么让一群人，比如一家人，排队同时进行狂犬病免疫接种。

对皮内注射狂犬病疫苗引起免疫反应的早期研究，使用了 HDCV 以及其他后来的狂犬病疫苗，其结果一致是鼓舞人心的。几乎 100% 的受种者出现了血清转化。一份美国免疫实践咨询委员会（ACIP）1982 年的声明回顾了 > 1500 名受种者的数据并宣称"看起来，使用这种疫苗时，暴露前预防采用皮内注射（ID）0.1ml的接种方案替代当前认可的 1.0 ml 肌内（IM）接种方案是可以接受的。"他们号召生产商制造适合的包装和产品标签。

1986 年，Merieux 协会（现在的赛诺菲巴斯德）获批准上市一种单个注射器含 0.1ml 剂量的疫苗。将 1.0ml 重装小瓶分给患者的做法仍然是标签外用法。尽管新产品解决了为单个旅行者提供 ID 针剂的后勤问题，包装好的 ID 针剂的价格却是整个 1.0 ml IM 针剂价格的 75%。

正当 ID 狂犬病免疫接种开始实施时，在肯尼亚美国和平队的一名志愿者死于狂犬病，这使得对 ID 免疫接种的热情暂时冷却。这名 23 岁女性志愿者在被她收养的流浪小狗咬伤后死于狂犬病。她在肯尼亚接种过 3 针 ID 狂犬病疫苗，且咬伤前 6 个月已完成接种。她并没有怀疑小狗有狂犬病，即使它咬人后不久就死了。因此，她没有寻求暴露后加强接种。症状发作时的血清显示她并没有足够的抗体反应。和平队医务人员对为什么最近的 ID 免疫接种没有起效感到不解。注意到她可能对免疫接种产生了非典型的反应，他们检测了在肯尼亚的其他 11 个和平队志愿者的血清标本，均为同一时期接种的。让他们惊讶的是，11 人当中有 9 人也存在不足的免疫反应。作为对照组，在尼泊尔和摩洛哥接受过狂犬病 ID 暴露前免疫接种的和平队志愿者也接受了测试，79 人中的 31 人（39%）有不足的抗体反应。

之后开展了研究以确认这批疫苗的效力、冷链的维护、接种方法以及合并用药的影响。然而这些因素无一被证实能构成完全恰当的解释。例如，在 ID 狂犬病免疫接种期间服用抗疟药物氯喹会引起诱导的抗体水平降低。然而，服用氯喹时血清转化率仍然足够，在摩洛哥和尼泊尔的志愿者也不曾服用氯喹。调查之后，建议使用 ID 暴露前免疫接种者应该在开始服用氯喹和出国前完成接种程序，否则就使用 IM 接种程序。

ACIP 在 1999 年的一份预防狂犬病的声明中继续支持 ID 狂犬病暴露前免疫接种的理念。然而，3 批包装好的狂犬病 ID 疫苗在 2000 年被召回，因为其效力在过期日之前已低于预期水平。2001 年，ID 狂犬病疫苗被撤出市场。此后，美国当局不推荐分开使用 1.0ml 瓶装的狂犬病疫苗用于 ID 接种，因为生产商尚未向食品和药物管理局申请合适的包装和标签。ID 暴露前免疫接种缺乏支持使得一些旅行医学专业人士感到惋惜。

根据最近的数据，世界卫生组织推荐使用 ID 暴露前狂犬病免疫接种作为 IM 免疫接种的替代。在最近一项研究中，420 名澳大利亚旅行者进行了 ID 狂犬病暴露前免疫接种（第 0 天 2 针，第 7 天 2 针，第 21~28 天 1 针），记录的血清转化率达到 98.3%。虽然总共只使用 0.5ml 疫苗可能节省了费用，但并没有缓和需要在几小时内找到数名旅行者或从一只剂量瓶中多次使用的问题。

ACIP 和 FDA 可能不会支持将 1.0ml 剂量瓶的狂犬病疫苗作为多次 ID 剂量使用，除非生产商要求使用这种用法。所以目前为止，使用 ID 狂犬病疫苗在美国仍未被权威认可。当前在美国 ID 狂犬病免疫接种的状态反映了一种监管形势和 ACIP 的意见，而非对其他地区旅行者进行 ID 狂犬病暴露前免疫接种的效果评价。

**参考书目**

1. Bernard KW, Fishbein DB, Miller KD, Parker RA, Waterman S, Sumner JW, et al. Preexposure rabies immunization with human diploid cell vaccine: decreased antibody responses in persons immunized in developing countries. Am J Trop Med Hyg. 1985 May; 34(3): 633–47.

2. CDC. Recommendation of the Immunization Practices Advisory Committee (ACIP). Supplementary statement on pre-exposure rabies prophylaxis by the intradermal route. MMWR Morb Mortal Wkly Rep. 1982 Jun 4; 31(21): 279–80, 85.

3. Mills DJ, Lau CL, Fearnley EJ, Weinstein P. The immunogenicity of a modified intradermal pre-exposure rabies vaccination schedule—a case series of 420 travelers. J Travel Med. 2011 Sep–Oct; 18(5): 327–32.

# 立克次体（斑点热和斑疹伤寒）及相关感染（人无形体病和埃立克体病）

Jennifer McQuiston

## 病原体

立克次体感染是由多种属细菌引起的，立克次体属、东方体属、埃立克体属、新立克次体属、新埃立克体属以及无形体属（表 3-18）。立克次体属一般分为伤寒群和斑疹热群（SFG）。东方体属组成了恙虫病群。在美国之外旅行时最可能遇到的立克次体病原体包括非洲立克次体（非洲蜱咬热）、康氏立克次体（地中海斑疹伤寒）、立式立克次体（一般称为落基山斑疹热和巴西斑疹热）、东方恙虫病（恙虫病）以及伤寒立克次体（鼠伤寒）。

**表 3-18  导致人类疾病的立克次体分类、主要媒介和存在宿主**

| 抗原分型 | 疾病 | 种属 | 媒介 | 动物宿主 | 地理分布 |
|---|---|---|---|---|---|
| 无形体属 | 人类无形体病 | Anaplasma phagocytophilum | 蜱 | 小型哺乳动物、啮齿动物、鹿 | 全球分布，主要在美国 |
| 埃立克体属 | 人类埃立克体病 | Ehrlichia chaffeensis E.muris E.ewingii | 蜱 | 鹿、家犬和野犬、家养反刍动物、啮齿动物 | 常见于美国，可能全球分布 |
| 新埃立克体属 | 人类新埃立克体病 | Neoehrtichia mikurensis | 蜱 | 啮齿动物 | 欧洲和亚洲 |
| 新立克次体属 | 腺热立克次体病 | Neorickettsia sennetsu | 吸虫 | 鱼 | 日本、马来西亚，可能亚洲其他地区 |
| 恙虫病属 | 恙虫病 | Orientia tsutsugamushi | 恙螨幼虫 | 啮齿动物 | 从中国，俄罗斯领海至印度尼西亚和澳大利亚北部，直到阿富汗的亚洲、太平洋地区 |
| 斑疹热 | 立克次体病 | Rickettsia aeschlimannli | 蜱 | 未知 | 南非、摩洛哥、地中海盆地 |
|  | 非洲蜱咬热 | R.africae | 蜱 | 反刍动物 | 撒哈拉以南非洲、西印度群岛 |
|  | 立克次体痘 | R.akari | 螨 | 家鼠、野生啮齿动物 | 前苏联国家、南非、韩国、土耳其、巴尔干国家、南北美洲 |
|  | 昆士兰蜱传斑疹伤寒 | R.australis | 蜱 | 反刍动物 | 澳大利亚、塔斯马尼亚岛 |
|  | 地中海斑疹热或南欧斑疹热 | R.conoril[1] | 蜱 | 狗，啮齿动物 | 欧洲南部、亚洲西南部、非洲、印度 |
|  | 猫跳蚤立克次体病 | R.felis | 跳蚤 | 家猫、啮齿动物、负鼠 | 欧洲、南北美洲、非洲、亚洲 |

| 抗原分型 | 疾病 | 种属 | 媒介 | 动物宿主 | 地理分布 |
|---|---|---|---|---|---|
| 斑疹热 | 远东斑疹热 | R.heilongjiangensis | 蜱 | 啮齿动物 | 俄罗斯远东、中国北部、亚洲东部 |
| | Aneruptive fever | R.Helvetica | 蜱 | 啮齿动物 | 欧洲中部和北部、亚洲 |
| | 弗林德斯岛斑疹热，泰国蜱伤寒 | R.honei，包括"marmionii"株 | 蜱 | 啮齿动物、爬虫类 | 澳大利亚、泰国 |
| | 日本斑疹热 | R.japonica | 蜱 | 啮齿动物 | 日本 |
| | 地中海斑疹热样疾病 | R.massiliae | 蜱 | 未知 | 法国、希腊、西班牙、葡萄牙、瑞士、西西里、中非、马里 |
| | 地中海斑疹热样病 | R.monacensis | 蜱 | 蜥蜴，鸟也可能 | 欧洲、北非 |
| | 斑点感染 | R.parkeri | 蜱 | 啮齿动物 | 南北美洲 |
| | 蜱传淋巴结病，革蜱传坏疽和淋巴结病 | R.raoultii | 蜱 | 未知 | 欧洲、亚洲 |
| | 落基山斑疹热，巴西斑疹热，斑点热，圣保罗疹伤寒，米纳斯吉拉斯疹伤寒 | R.rickettsii | 蜱 | 啮齿动物 | 北美、中美、南美洲 |
| | 北亚蜱传伤寒，西伯利亚蜱传伤寒 | R.sibirica | 蜱 | 啮齿动物 | 俄罗斯、中国、蒙古 |
| | 淋巴管炎相关立克次体病 | R.sibirica mongolotimonae | 蜱 | 啮齿动物 | 法国南部、葡萄牙、中国、非洲 |
| | 蜱传淋巴结病（TIBOLA），革蜱传坏疽和淋巴结病（DEBONEL） | R.slovaca | 蜱 | 兔类、啮齿动物 | 欧洲东南部、亚洲 |
| 伤寒热 | 流行性斑疹伤寒，森林型伤寒热 | R.prowazekii | 人体虱、鼯鼠体外寄生虫，如蜱 | 人类、鼯鼠 | 中非、亚洲、中美、北美、南美 |
| | 鼠伤寒 | R.typhi | 跳蚤 | 啮齿动物 | 全球热带和亚热带地区 |

[1] 包括4种不同的亚种，可用PCR检测进行血清学分类。分别为南欧斑疹热和欧洲南部和非洲的地中海蜱传热（R. conorii subsp. conorii），南亚的印度蜱传斑疹伤寒（R. conorii subsp. indica），南欧和中东的以色列蜱传斑疹伤寒（R. conorii subsp. israelensis），俄罗斯北里海地区的阿斯特拉罕斑疹热（R.conorii subsp. caspiae）的病原体微生物。

旅行相关传染性疾病 第三章

415

## ■ 传播途径

大多数立克次体病原体通过体外寄生虫如跳蚤、虱、螨和蜱传播。病原体可以通过这些体外寄生虫的叮咬传播或体外寄生虫传染性的体液或粪便进入皮肤而感染。传染性物质被吸入或进入结膜也可能导致某些病原体的感染。表 3-18 列出了传播每种立克次体的特定媒介。某些立克次体在输血或器官移植术后传播尽管罕见，但也有报道。

## ■ 流行病学

前往立克次体流行地区的所有年龄组均有感染的风险。短期和长期旅行者都有感染风险。在春夏季蜱和跳蚤最活跃的几个月，户外活动期间的传播风险增加。然而，感染可整年发生。因为大多数立克次体疾病的潜伏期为 5～14 天，旅行者在行程中不一定出现症状，可能在回家时或返回后一周内才发病。虽然在旅行者中最常诊断出的立克次体疾病一般为斑疹热或斑疹伤寒，旅行者可能感染各种立克次体，包括新出现和新确认的种类（表 3-18）。

蜱传斑疹热立克次体病是最常报道的旅行相关立克次体感染。从 11 月到 4 月，狩猎以及前往非洲南部旅行是非洲蜱咬热的风险因素，该病始终是最常报道的旅行获得的立克次体感染。地中海斑疹热感染的报道相对更少，但发生的区域更大，包括（但不限于）欧洲大部、非洲、印度和中东地区。落基山斑疹热（也称巴西斑疹热以及其他本地名称）在西半球大部分地区都有报道，包括加拿大、美国、墨西哥、中美洲和南美洲各国。接触狗（包括农村和城市环境）和户外活动，如远足、打猎、钓鱼和露营会增加感染风险。

恙虫病由高草和灌木中遇到的螨虫传播，它流行在日本北部，东南亚、西太平洋群岛，澳大利亚东部、中国，俄罗斯领海和某些中南部地区、印度和斯里兰卡。每年有超过 100 万病例。大多数旅行获得的恙虫病病例发生于前往流行国家农村地区参加如露营、徒步旅行或漂流活动时，但城市病例也有描述。

经跳蚤传播的斑疹伤寒立克次体 R. typhi 和猫立克次体 R. felis 分布广泛，尤其是整个热带和亚热带，以及有啮齿动物的港口城市和沿海地区。前往疫区旅行时暴露于带跳蚤的猫、狗和半家养动物，以及进入或在啮齿动物出没的区域过夜者，患蚤传立克次体病的风险最高。鼠伤寒在自亚洲、非洲和地中海盆地返回的旅行者中有过报道，在美国夏威夷、加州和德州也有报道。

立克次体痘的病原体小蛛立克次体 R. akari 通过家鼠身上的螨虫传播，主要在乌克兰、南非、韩国、巴尔干国家和美国的城市中心传播。立克次体痘的暴发通常发生于接触受感染的啮齿动物及其身上的螨虫之后，特别是自然死亡或灭绝感染的啮齿动物时，导致螨虫寻求新的宿主，包括人类。病原体可能蔓延，偶见于其他野生啮齿动物种群。

流行性斑疹伤寒在旅行者中鲜有报道，但可见于体虱普遍存在的社区和难民人口。暴发常发生在寒冷的月份，当有体虱的衣物没有清洗时。患流行性斑疹伤寒风险最高的旅行者包括那些可能工作在或访问无家可归人口众多的地区、贫困地区、难民营，以及最近经历战争或自然灾害的地区。活跃的流行性斑疹伤寒集中地在南美洲安第斯山脉地区以及非洲部分地区（包括但不限于布隆迪、埃塞俄比亚、卢旺达）。虱传流行性斑疹伤寒在美国并不常见，但南部鼯鼠是动物源性宿主，有过零星的森林型流行性斑疹伤寒病例报道。蜱相关的普氏立克次体 R. Prowazekii 宿主在埃塞俄比亚、墨西哥和巴西有过描述，但记录的人类病例非常罕见。

埃立克体病和无形体病是美国最常报道的蜱传感染。多种种类都可引起感染，但是查非埃立克体 E. chaffeensis 和噬吞噬细胞无形体 A. phagocytophilum 是最常见的。各种埃立克体属和无形体属的感染在欧洲、亚洲和南美也有报道。新埃立克体 mikurensis 是一种欧洲和亚洲的蜱传病原体。腺热新立克次体 Sennetsu 引起的腺热，发生于日本、马来西亚，亚洲其他地区也有可能。食用受感染的生鱼可感染这种疾病。

### ■ 临床表现

立克次体病很难诊断，甚至经历过这些疾病的医疗工作者也一样。大多数有症状的立克次体疾病引起温和的疾病，但在 20%～60% 未治疗的情况下，某些落基山和巴西斑疹热、地中海斑疹热、恙虫病和流行性斑疹伤寒可能致命，因此及时的治疗至关重要。

临床表现因病原体和患者各不相同；但常见症状通常在感染的 1～2 周内出现，包括发热、头痛、不适、皮疹、恶心和呕吐。许多立克次体病伴有斑丘疹、水泡或瘀斑样的皮疹，或有时在蜱叮咬处可有焦痂。非洲蜱咬热通常比其他立克次体病温和，但通过治疗可促进康复。最近前往非洲南部的患者若出现发热、头痛、肌痛和黑色焦痂（黑色环带），应怀疑此病。地中海斑疹热是一种潜在致命的立克次体感染，最近前往非洲北部和地中海的患者若出现皮疹、发热和焦痂应怀疑此病。落基山和巴西斑疹热表现为发热、头痛、恶心、腹痛和咳嗽，常诉有皮疹，而无焦痂。最近前往亚洲后出现发热、头痛和肌痛的患者应怀疑恙虫病；也可能出现焦痂、淋巴结肿大、咳嗽和脑炎。鼠伤寒或流行性斑疹伤寒患者通常表现为严重但非特异性的发热疾病，大约半数也会出现皮疹。发热患者若有白细胞减少和暴露史，应怀疑埃立克体病和无形体病。

## 诊断

诊断通常基于临床识别和血清学检测；后者需要比较急性期和恢复期的血清学结果，所以仅对回顾有帮助。血清学检查鉴别病原微生物通常只能到属的级别。PCR 和免疫组化分析也可能有作用。如果怀疑埃立克体病或无形体病，可通过检查血沉棕黄层来识别特征性的白细胞内桑葚胚。更多信息请联系 CDC 立克次体人畜共患病部 404-639-1075。

## 治疗

立克次体病患者的治疗应该尽早开始，不应等待确诊试验结果，因为血清学检测可能需要数周时间。推荐及时使用四环素经验治疗，最常用多西环素。广谱抗生素通常不太有用。在某些情况下可选择使用氯霉素，但其使用与更多死亡病例相关，特别是对 R. Rickettsii。如果考虑使用其他药物，应寻求专家的意见。

## 预防措施

没有可以预防立克次体感染的疫苗。不推荐使用抗生素预防立克次体病。

应指导旅行者在疫区旅行期间尽量减少暴露于传染性节肢动物（包括虱、跳蚤、蜱、螨）和动物宿主（尤其是狗）。正确使用除虫或除蜱剂，到媒介存在地区旅行后进行自我检查，以及穿着防护衣物是降低风险的方法。这些预防措施对患有基础疾病并可能导致免疫系统受损的人尤其重要，因为这类人更易患严重疾病。更多详细信息，请参见第二章，防蚊、蜱和其他节肢动物。

CDC 网址：www.cdc.gov/ticks

## 参考书目

1. Angelakis E, Botelho E, Socolovschi C, Sobas CR, Piketty C, Parola P, et al. Murine typhus as a cause of fever in travelers from Tunisia and Mediterranean areas. J Travel Med. 2010 Sep–Oct; 17(5): 310–5.

2. Demeester R, Claus M, Hildebrand M, Vlieghe E, Bottieau E. Diversity of lifethreatening complications due to Mediterranean spotted fever in returning travelers. J Travel Med. 2010 Mar–Apr; 17(2): 100–4.

3. Dobler G, Wolfel R. Typhus and other rickettsioses: emerging infections in Germany. Dtsch Arztebl Int. 2009 May; 106(20): 348–54.

4. Hendershot EF, Sexton DJ. Scrub typhus and rickettsial diseases in international travelers: a review. Curr Infect Dis Rep. 2009 Jan; 11(1): 66–72.

5. Jensenius M, Davis X, von Sonnenburg F, Schwartz E, Keystone JS, Leder K, et al. Multicenter GeoSentinel analysis of rickettsial diseases in international travelers, 1996–2008. Emerg Infect Dis. 2009 Nov; 15(11): 1791–8.

6. Leshem E, Meltzer E, Schwartz E. Travel-associated zoonotic bacterial diseases. Curr Opin Infect Dis. 2011 Oct; 24(5): 457–63.

7. Nachega JB, Bottieau E, Zech F, Van Gompel A. Travel-acquired scrub typhus: emphasis on the differential diagnosis, treatment, and prevention strategies. J Travel Med. 2007 Sep–Oct; 14(5): 352–5.

8. Raoult D, Parola P, editors. Rickettsial Diseases. New York: Informa Healthcare USA, Inc; 2007.

9. Rar V, Golovljova I. Anaplasma, Ehrlichia, and "Candidatus Neoehrlichia" bacteria: pathogenicity, biodiversity, and molecular genetic characteristics, a review. Infect Genet Evol. 2011 Dec; 11(8): 1842–61.

10. Roch N, Epaulard O, Pelloux I, Pavese P, Brion JP, Raoult D, et al. African tick bite fever in elderly patients: 8 cases in French tourists returning from South Africa. Clin Infect Dis. 2008 Aug 1; 47(3): e28–35.

# 风疹

## Emmaculate J. Lebo，Susan E. Reef

## ■ 病原体

风疹病毒（披膜病毒科，风疹病毒属）。

## ■ 传播途径

通过人际接触或感染者的呼吸道分泌物飞沫传播。患者可从出疹前 7 天至出疹后约 5～7 天内排出病毒。也可发生母婴传播，若感染发生在早期妊娠引起先天性风疹综合征（CRS）的风险最高。患 CRS 的婴儿直到出生后 1 年都可传播病毒。

## ■ 流行病学

尽管在美洲流行性风疹病毒的传播已被打断，风疹病毒仍在广泛传播，特别在非洲、地中海东部和东南亚地区。2013 年，在波兰和日本报道了两次大暴发；病例大多为青春期男孩和成年男性，但孕妇也受到影响，她们的孩子随后发展为 CRS。在美国，自 2001 年以来流行性风疹病毒的传播已被消灭，但持续有病例输入。从 2004 年到 2013 年，在美国每年报道 10 例（范围为 4～18 例）输入性病例，同期还报道有 6 例 CRS 病例。

## ■ 临床表现

平均潜伏期为 14 天（范围为 12～23 天）。通常表现为非特异性、斑丘疹样的广泛皮疹，持续 ≤ 3 天，伴有广泛淋巴结肿大。皮疹之前可能出现低热、不适、厌食、轻度结膜炎、流鼻涕和咽喉疼痛。青少年和成人，尤其女性也可表现为一过性关节炎。无症状的风疹病毒感染很常见。妊娠早期的感染可导致流产、胎儿死亡或严重出生缺陷的 CRS。

## 诊断

出现特异性的风疹 IgM 或恢复期标本中风疹 IgG 较急性期显著增加。RT-PCR 可用于检测病毒感染；病毒培养也是可接受的方法，但耗费时间而且昂贵。

## 治疗

支持治疗。

## 预防措施

所有 ≥ 12 月龄的旅行者应该持有风疹的免疫证据，可为 1 岁生日或以后的 ≥ 1 针含风疹成分疫苗的接种记录，免疫的实验室证据，或者在 1957 年之前出生。不同于麻疹，目前并没有建议 <12 月龄婴儿在国际旅行前接种风疹疫苗。医疗卫生工作者也应确保所有育龄妇女和新近移民的免疫状态是最新的，或已有风疹免疫的证据，因为这些人群风疹病毒母婴传播的风险最高。

CDC 网址：www.cdc.gov/rubella

**参考书目**

1. CDC. Summary of notifiable diseases—United States, 2011. MMWR Morb Mortal Wkly Rep. 2013 Jul 5; 60(53): 1–117.

2. CDC. Rubella. In: Atkinson W, Wolfe S, Hamborsky J, editors. Epidemiology and Prevention of Vaccine-Preventable Diseases. 12th ed. Washington, DC: Public Health Foundation; 2012. p. 275–89.

3. Papania MJ, Wallace GS, Rota PA, Icenogle JP, Fiebelkorn AP, Armstrong GL, et al. Elimination of endemic measles, rubella, and congenital rubella syndrome from the Western hemisphere: the US experience. JAMA Pediatr. 2014 Feb; 168(2): 148–55.

④ Reef SE, Plotkin SA. Rubella vaccine. In: Plotkin SA, Orenstein WA, Offit PA, editors. Vaccines. 6th ed. Philadelphia: Saunders Elsevier; 2012. p. 688–717.

⑤ Reef SE, Redd SB, Abernathy E, Kutty PK, Icenogle JP. Evidence used to support the achievement and maintenance of elimination of rubella and congenital rubella syndrome in the United States. J Infect Dis. 2011 Sep 1; 204(Suppl 2): S593–7.

⑥ World Health Organization. Rubella vaccines: WHO position paper. Wkly Epidemiol Rec. 2011 July 15; 86(29): 301–16.

# 非伤寒沙门菌病

Martha Iwamoto

##  病原体

肠道沙门菌的肠道亚种是一种革兰阴性棒状杆菌。目前已鉴定出超过 2500 种沙门菌血清型。非伤寒沙门菌病是指除伤寒、甲型副伤寒、乙型副伤寒（酒石酸阴性）、丙型副伤寒以外的所有沙门菌血清型引起的疾病。

## 传播途径

一般通过摄入被动物粪便污染的食物或水传播。还可通过直接接触被感染的动物及其环境，或者人际间直接传播。

## 流行病学

非伤寒沙门菌是全球细菌性腹泻的主要致病原之一；据估计在全球每年导致

9.4 千万胃肠炎病例以及 11.5 万人死亡。回到美国的旅行者感染沙门菌的风险因其所前往的地区而不同。在一项分析中，2004～2009 年通过实验室确诊感染的发病率在前往拉丁美洲和加勒比地区旅行者中为每 10 万人 7.1 例，前往亚洲的旅行者每 10 万人 5.8 例，前往非洲的旅行者每 10 万人 25.8 例。真正的疾病数量要高得多，因为大部分患者没有进行粪便标本测试。罹患沙门菌病的旅行者最可能报告访问以下国家：墨西哥（38% 的旅行相关沙门菌病）、印度（9%）、牙买加（7%）、多米尼加共和国（4%）、中国（3%）以及巴哈马群岛（2%）。沙门菌感染和携带在国际收养儿童中已有报道。

## ■ 临床表现

胃肠炎是非伤寒沙门菌感染最常见的临床表现。非伤寒沙门菌病的潜伏期为 6～72 小时，但疾病通常发生于暴露后的 12～36 小时内。疾病通常表现为急性腹泻、腹痛、发热，有时有呕吐。病程通常为 4～7 天，大多数人可不经治疗痊愈。约 5% 的人发展为菌血症或局灶感染（如脑膜炎或骨髓炎）。不同血清型的沙门菌病的转归也不同。某些血清型的感染，包括都柏林沙门菌和猪霍乱沙门菌，更可能导致侵入性感染。通常在婴儿、老年人以及存在免疫抑制情况（包括 HIV）、患血红蛋白病、恶性肿瘤者中，侵入性感染和死亡发生率更高。

## ■ 诊断

诊断是基于分离出沙门菌病原体。约 90% 由常规粪便培养分离，但也可由血液、尿液和感染灶取材分离而来。分离出的沙门菌需进行血清学分型和抗菌药物敏感性试验。

## ■ 治疗

目前推荐对无并发症的沙门菌感染患者采用支持治疗而不用抗菌药物。抗菌治疗应考虑用于重症患者（例如，有严重腹泻、高热或有肠外感染表现的），以及沙门菌在侵入性疾病风险增加者（婴儿 < 3 月龄，≥ 60 岁老年人，以及虚弱或免疫抑制者）中引起的胃肠炎。氟喹诺酮类药物通常用于中度到重度旅行者腹泻患者的

经验性治疗；也常用阿奇霉素和利福昔明。对抗菌药物的耐药性因血清型和地理区域不同而各异。对较老的抗菌药物的耐药性（氯霉素、氨苄西林和复方新诺明）已出现多年，氟喹诺酮类和三代头孢菌素的耐药也有增加。

## ▰ 预防措施

没有疫苗可以预防非伤寒沙门菌感染。预防措施旨在避免食用高危污染风险的食品和饮料；经常洗手，特别是在接触动物或其环境之后；以及旅行中采取额外的食物和水的预防措施（见第二章，食物和水的注意事项）。

CDC 网址：www.cdc.gov/salmonella

### 参考书目

1. American Academy of Pediatrics. Salmonella infections. In: Pickering LK, editor. Red Book: 2012 Report of the Committee on Infectious Diseases. 29th ed. Elk Grove Village, IL: American Academy of Pediatrics; 2012. p. 635–40.

2. American Public Health Association. Salmonellosis. In: Heymann DL, editor. Control of Communicable Diseases Manual. 19th ed. Washington, DC: American Public Health Association; 2008. p. 534–40.

3. CDC. National enteric disease surveillance: Salmonella annual report, 2011. Atlanta: CDC; 2011 [cited 2014 Sep 24]. Available from: http://www.cdc.gov/ncezid/dfwed/PDFs/salmonella-annual-report-2011–508c.pdf.

4. Galanis E, Lo Fo Wong DM, Patrick ME, Binsztein N, Cieslik A, Chalermchikit T, et al. Web-based surveillance and global Salmonella distribution, 2000–2002. Emerg Infect Dis. 2006 Mar; 12(3): 381–8.

5. Johnson LR, Gould LH, Dunn JR, Berkelman R, Mahon BE, FoodNet Travel Working Group. Salmonella infections associated with international travel: a Foodborne Diseases Active Surveillance Network (FoodNet) study. Foodborne Pathog Dis. 2011 Sep; 8(9): 1031–7.

6. Jones TF, Ingram LA, Cieslak PR, Vugia DJ, Tobin-D'Angelo M, Hurd S, et al. Salmonellosis outcomes differ substantially by serotype. J Infect Dis. 2008 Jul 1; 198(1): 109–14.

7. Kendall ME, Crim S, Fullerton K, Han PV, Cronquist AB, Shiferaw B, et al. Travel associated enteric infections diagnosed after return to the United States, Foodborne Diseases Active Surveillance Network (FoodNet), 2004–2009. Clin Infect Dis. 2012 Jun; 54 Suppl 5: S480–7.

(8) Majowicz SE, Musto J, Scallan E, Angulo FJ, Kirk M, O'Brien SJ, et al. The global burden of nontyphoidal Salmonella gastroenteritis. Clin Infect Dis. 2010 Mar 15; 50(6): 882–9.

(9) Medalla F, Hoekstra RM, Whichard JM, Barzilay EJ, Chiller TM, Joyce K, et al. Increase in resistance to ceftriaxone and nonsusceptibility to ciprofloxacin and decrease in multidrug resistance among Salmonella strains, United States, 1996–2009. Foodborne Pathog Dis. 2013 Apr; 10(4): 302–9.

(10) Paredes-Paredes M, Flores-Figueroa J, Dupont HL. Advances in the treatment of travelers' diarrhea. Curr Gastroenterol Rep. 2011 Oct; 13(5): 402–7.

# 疥疮

Diana L. Martin

## ■ 病原体

人型疥螨。

## ■ 传播途径

通过与传统疥疮患者长时间的皮肤接触传播。结痂性疥疮（以前称为挪威疥疮）是疥疮的一种更严重形式，患者身上有大量螨虫寄生并具有高度传染性。接触被结痂性疥疮患者污染的物体可能发生间接传播，但罕见于传统的疥疮患者。

## ■ 流行病学

疥疮在全球广泛发生。它在经常发生皮肤接触的环境中最容易传播。结痂性疥疮最常发生于老年人、残疾者、虚弱的患者或免疫抑制者，往往在公共机构设施环境中。皮肤状况是某些欧洲旅行者到热带国家后的最常见的主诉之一，并且在传教或志愿工作者和长期（＞8周）旅行者当中疥疮是一种更常见的皮肤感染。

## ■ 临床表现

初次感染后2～6周出现症状。但若以前已有疥疮，则症状出现要早得多（暴露后1～4天）。传统疥疮的特点是由丘疹或丘疱疹状红斑皮疹引起的剧烈瘙痒，尤其在夜间。结痂性疥疮的特点是广泛的结痂和含有大量螨的鳞屑，尽管瘙痒程度可能低于传统的疥疮。

## ■ 诊断

疥疮一般通过识别患者瘙痒皮肤上的洞穴并观察特征性的皮疹来诊断。可通过显微镜下识别螨虫，螨虫卵或螨虫排泄物确诊；然而，镜下识别螨虫的敏感性远低于临床诊断。结痂性疥疮经常被误诊为银屑病，但因为疮痂中含有大量螨虫，可通过刮削下的皮屑准确诊断。

## ■ 治疗

一般认为可选择使用氯菊酯（5％）软膏。据报道，伊维菌素治疗疥疮是安全有效的。伊维菌素不是FDA许可的治疗疥疮用药，但若患者治疗失败或不耐受其他被许可的药物可考虑作标签外使用。结痂性疥疮必须更积极的治疗；推荐氯菊酯和伊维菌素联合用药。

## ■ 预防措施

避免与传统疥疮患者长时间的皮肤接触，对结痂性疥疮患者甚至短暂的皮肤接触也应避免。避免接触有螨虫寄生者尤其是结痂性疥疮患者使用过的物品，如衣物和床上用品。

CDC 网址：www.cdc.gov/parasites/scabies

## 参考书目

1. American Academy of Pediatrics. Scabies. In: Pickering LK, editor. Red Book: 2012 Report of the Committee on Infectious Diseases. 29th ed. Elk Grove Village, IL: American Academy of Pediatrics; 2012. p. 641–3.

2. Ansart S, Perez L, Vergely O, Danis M, Bricaire F, Caumes E. Illnesses in travelers returning from the tropics: a prospective study of 622 patients. J Travel Med. 2005 Nov–Dec; 12(6): 312–8.

3. Bouvresse S, Chosidow O. Scabies in healthcare settings. Curr Opin Infect Dis. 2010 Apr; 23(2): 111–8.

4. Chosidow O. Clinical practices. Scabies. N Engl J Med. 2006 Apr 20; 354(16): 1718–27.

5. Currie BJ, McCarthy JS. Permethrin and ivermectin for scabies. N Engl J Med. 2010 Feb 25; 362(8): 717–25.

6. Hengge UR, Currie BJ, Jager G, Lupi O, Schwartz RA. Scabies: a ubiquitous neglected skin disease. Lancet Infect Dis. 2006 Dec; 6(12): 769–79.

7. Heukelbach J, Feldmeier H. Scabies. Lancet. 2006 May 27; 367(9524): 1767–74.

8. O'Brien BM. A practical approach to common skin problems in returning travellers. Travel Med Infect Dis. 2009 May; 7(3): 125–46.

# 血吸虫病

Susan Montgomery

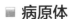

## 病原体

血吸虫病是由裂体吸虫属寄生虫血吸虫引起。其他蠕虫感染已在本章前段的土源性蠕虫感染部分中有过讨论。

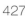

### 传播途径

经水传播发生于被污染淡水水体中的尾蚴钻穿皮肤进入体内。

### 流行病学特征

据估计世界上 85% 的血吸虫病病例都在非洲，在那里当地居民患病率可超过 50%。曼氏血吸虫和埃及血吸虫分布于整个非洲，在中东地区只存在埃及血吸虫，日本血吸虫存在于印度尼西亚、中国和东南亚的部分地区（地图 3-12）。另外两个种类也可以感染人类：存在于柬埔寨和老挝的湄公血吸虫，以及存在于中非和西非部分地区的间插血吸虫。已报道的人类感染中，很少是由这两种引起的。许多血吸虫病流行国家设立了控制项目，但其他则没有。一些国家因发展使得卫生条件和用水安全得到了广泛改善，加上成功的血吸虫病控制项目，可能已消除了这种疾病。然而，目前还没有证明消除的国际指南。

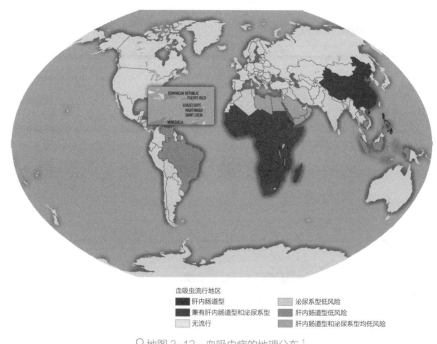

血吸虫流行地区
| | |
| --- | --- |
| ■ 肝内肠道型 | 泌尿系型低风险 |
| ■ 兼有肝内肠道型和泌尿系型 | 肝内肠道型低风险 |
| 无流行 | 肝内肠道型和泌尿系型均低风险 |

📍 地图 3-12　血吸虫病的地理分布 [1]

---

1　血吸虫病的分布呈灶状；然而，大多数国家对血吸虫病的监测是有限的。因此，这张地图将已报道过有血吸虫病传播的国家整个都标示了颜色。

在疫区，各个年龄层人群暴露于淡水中都有感染风险。在被污染的淡水中游泳、洗澡、涉水可导致感染。接触咸水（大洋或海）不会导致血吸虫病。血吸虫病的分布呈灶状，由适当的媒介钉螺的存在，不良的卫生条件，以及受感染的人类这些因素决定。旅行者的血吸虫病病例的地理分布反映出旅行和移民的模式。大多数旅行相关血吸虫病病例出现于撒哈拉以南非洲地区。旅行者在非洲频繁前往的地点是感染的常见地。这些地点包括邦福地区（布基纳法索）的河流和水源，多贡人（马里）大量居住的地区，马拉维湖，坦噶尼喀湖，维多利亚湖，奥莫河（埃塞俄比亚），赞比西河以及尼罗河。然而，随着游客前往更不常见的地点，让他们记住非洲大多数淡水地表水都被潜在污染，可成为感染来源这一点，是非常重要的。当地申明某个淡水体中无血吸虫病也不一定可靠。

特定的媒介钉螺可能难以识别，而感染人血吸虫的钉螺种类需要在实验室里确认。潜在感染风险较高的旅行者和外派人员类型包括探险旅行者、和平队志愿者、传教士、士兵以及生态旅行者。在非洲进行河流旅行的探险旅行者中曾暴发过血吸虫病。

## 临床表现

急性血吸虫病（片山综合征）的潜伏期通常为 14～84 天，但慢性感染可以多年持续无症状。暴露于受污染的水之后数小时至数周出现的皮疹可与尾蚴的钻穿相关。急性血吸虫病的特征是发热、头痛、肌痛、腹泻以及呼吸道症状。可出现嗜酸性粒细胞增多，并经常伴有疼痛性的肝肿大或脾肿大。

慢性血吸虫病的临床表现是宿主对血吸虫卵的免疫反应的结果。由配对成虫排出的虫卵进入循环并沉积于器官，引起肉芽肿反应。嗜酸性粒细胞增多可能存在。曼氏和日本血吸虫卵最常沉积于肝脏或肠的血管，并可能导致腹泻、便秘以及血便。慢性炎症可导致肠壁溃疡、增生和息肉，严重感染可致门静脉周围肝纤维化。埃及血吸虫卵通常沉积于泌尿道，可引起排尿困难和血尿。疾病晚期可出现膀胱钙化。埃及血吸虫感染也可导致生殖器症状，并与患膀胱癌的风险增加有关。

偶尔，可能出现中枢神经系统血吸虫病；通常认为这种形式是由于脊髓或大脑处的成虫或虫卵的异常迁移引起。症状和体征与中枢神经系统的异位性肉芽肿有关，并可表现为横贯性脊髓炎。

## ■ 诊断

诊断是显微镜识别粪便（曼氏或日本血吸虫）或尿液（埃及血吸虫）中的虫卵。血清学测试可用于诊断间断排出虫卵的轻症旅行者或其他之前未患过血吸虫病的旅行者。抗体检测无法区分既往感染和现症感染。检测灵敏度和特异性各异，取决于使用的抗原制剂和进行检测的方法。医务工作者应该考虑筛查旅行中可能有过暴露并可能从治疗中受益的无症状的人。

可从 CDC 获得更多详细信息与诊断帮助（www.cdc.gov/parasites/schistosomiasis or CDC Parasitic Diseases Inquiries，404-718-4745）。

## ■ 治疗

血吸虫病在美国不常见，缺乏经验的临床医生在诊断和治疗时应向传染病或热带病学专家咨询。吡喹酮用于治疗血吸虫病。吡喹酮对成虫形式的寄生虫最有效，且需要针对成虫的免疫反应以完全起效。

## ■ 预防措施

没有可用的疫苗。没有预防感染的药物。预防措施主要是避免在疾病流行国家涉水、游泳或以其他方式接触淡水。直接来源于淡水而未经处理的自来水可能含有尾蚴，但使用细孔滤网过滤，将洗澡水加热至 122 ℉（50℃）持续 5 分钟，或暴露之前将水静置 ≥ 24 小时可消除感染的风险。

在充分氯化的泳池游泳几乎总是安全的，甚至在疫区国家。意外暴露后用力使用毛巾擦干皮肤被认为是一种在尾蚴钻穿前去除它们的方法，但这可能只能防止一部分感染，因而不应推荐作为一项预防措施。局部应用驱虫剂，如 DEET，可阻止尾蚴钻穿，但效果取决于驱虫剂的配方，可能只是短暂有效因而不能可靠地防止感染。

CDC 网址: www.cdc.gov/parasites/schistosomiasis

## 参考书目

1. Bierman WF, Wetsteyn JC, van Gool T. Presentation and diagnosis of imported schistosomiasis: relevance of eosinophilia, microscopy for ova, and serology. J Travel Med. 2005 Jan–Feb; 12(1): 9–13.

2. Clerinx J, Van Gompel A. Schistosomiasis in travellers and migrants. Travel Med Infect Dis. 2011 Jan; 9(1): 6–24.

3. Corachan M. Schistosomiasis and international travel. Clin Infect Dis. 2002 Aug 15; 35(4): 446–50.

4. Grobusch MP, Muhlberger N, Jelinek T, Bisoffi Z, Corachan M, Harms G, et al. Imported schistosomiasis in Europe: sentinel surveillance data from TropNetEurop. J Travel Med. 2003 May–Jun; 10(3): 164–9.

5. Meltzer E, Artom G, Marva E, Assous MV, Rahav G, Schwartzt E. Schistosomiasis among travelers: new aspects of an old disease. Emerg Infect Dis. 2006 Nov; 12(11): 1696–700.

6. Nicolls DJ, Weld LH, Schwartz E, Reed C, von Sonnenburg F, Freedman DO, et al. Characteristics of schistosomiasis in travelers reported to the GeoSentinel Surveillance Network 1997–2008. Am J Trop Med Hyg. 2008 Nov; 79(5): 729–34.

7. Ross AG, Bartley PB, Sleigh AC, Olds GR, Li Y, Williams GM, et al. Schistosomiasis. N Engl J Med. 2002 Apr 18; 346(16): 1212–20.

8. Ross AG, Vickers D, Olds GR, Shah SM, McManus DP. Katayama syndrome. Lancet Infect Dis. 2007 Mar; 7(3): 218–24.

9. World Health Organization Expert Committee. Prevention and control of schistosomiasis and soil-transmitted helminthiasis. World Health Organ Tech Rep Ser. 2002; 912: 1–57.

# 性传播疾病

Sarah E. Kidd，Kimberly Workowski

## ■ 病原体

性传播疾病（STDs）是约 30 种传染性病原体导致的感染及其临床综合征。

## ■ 传播途径

性行为是最主要的传播方式，通过生殖器、肛门或口腔黏膜接触传播。

## ■ 流行病学

STDs 是最常见的传染性疾病之一。每年，据估计仅美国就有 1970 万例性传播感染。全球范围估计每年出现 4.99 亿衣原体、淋病、梅毒和滴虫病病例。某些性传播疾病在发展中国家更为普遍 [ 软下疳、性病淋巴肉芽肿（LGV）、腹股沟肉芽肿（杜诺凡病）]，或发生在特定区域（在亚洲，治疗无效以及对头孢菌素敏感性降低的淋病），并可由旅行者从这样的地区返回时输入至其他国家。

在国外旅行时经常会发生随意的性关系。在 2010 年发表的一项系统回顾中，外国游客中旅行相关随意性行为的汇集发生率为 20.4%。此外，不同的目的地的商业性性行为，例如东南亚，吸引了许多外国游客。一些地区的商业性性工作者中 STDs 的感染率很高，包括 HIV，与他们有性行为的旅行者存在感染的风险。

处理旅行者中的 STDs 需要知晓临床表现、感染频率以及抗生素的耐药模式的相关知识。为与同性发生性行为的男性做风险评估很重要，因为最近传染性梅毒、治疗无效和对头孢菌素敏感性降低的淋病，以及不同地理位置的腹股沟淋巴肉芽肿的发病率在增高。

## ■ 临床表现

许多感染可能无症状（衣原体、淋病），所以应鼓励那些因担心患 STD 而前来就诊的旅行者进行接触解剖部位感染的筛查以及梅毒血清学检查。任何可能有过暴露的旅行者，以及出现阴道、尿道或直肠分泌物，不明原因的皮疹或生殖器病损、生殖器或盆腔疼痛的，应建议停止性行为并立即寻求医疗评估。

一些系统性感染通过性接触传播（甲型肝炎、乙型肝炎、丙型肝炎、HIV、梅毒）。人类乳头瘤病毒（HPV）感染通常是亚临床和无症状的，大多在 2 年内自行清除。然而，持续的 HPV 感染可以导致生殖器疣、宫颈和其他肛门－生殖器癌以及口咽癌。因为许多旅行者不会自愿讲述旅行期间的性接触史，临床医生应在接诊回国旅行者时询问性接触暴露史。

## ■ 诊断

生殖器溃疡的评估应该包括梅毒血清学检查，生殖器疱疹的培养或PCR检测。若暴露发生在软下疳更加常见的地区（非洲、亚洲和拉丁美洲），还应进行杜克雷嗜血杆菌的检测。淋巴结肿大可伴生殖器溃疡见于软下疳感染，以及LGV和杜诺凡病。如果出现疼痛的肛周溃疡或肛门镜检发现黏膜溃疡，假定治疗应包括针对肛门－生殖器疱疹的方案。若旅行者有单侧腹股沟淋巴结或股淋巴结肿大触痛或直肠结肠炎应怀疑LGV。与同性发生性行为的男性以及有直肠炎和肛周或黏膜溃疡者，在进行相关标本（生殖器病损、直肠或淋巴结）的沙眼衣原体特定检测（培养、直接免疫荧光或核酸检测）后，应考虑LGV的假定治疗。杜诺凡病流行于印度、巴布亚新几内亚、澳大利亚中部和非洲南部，通过病变处的压碎组织制备标本进行诊断。

采用核酸扩增试验检测暴露的解剖部位的标本可检出沙眼衣原体和淋病奈瑟菌。怀疑淋病时，应考虑做培养和抗生素敏感性试验，因为抗菌药的敏感性有地理差异。多种诊断方法可用于识别阴道分泌物异常的原因，包括镜下评估和阴道分泌物pH检测，DNA探针检测，核酸扩增以及培养。

肛门－生殖器疣由目视检查诊断，若临床需要可由活组织检查确诊。

任何寻求STDs评估或诊断为STD者，应进行HIV感染筛查。

## ■ 治疗

STDs的评估、管理和随访应该基于标准的指南（CDC和世界卫生组织）。选择治疗方案时应考虑不同地区抗生素耐药的流行情况。早期发现和治疗很重要，因为很多STDs是无症状的。STDs常导致严重和长期的并发症，包括盆腔炎性疾病、不孕、死产和新生儿感染、肛门－生殖器和其他癌症以及感染和传播HIV的风险增加。

## ■ 预防措施

STDs的预防和控制是基于准确的风险评估、教育、咨询、无症状感染的早期识别以及对患者和性伴侣的有效治疗。旅行前建议应该包括避免感染或传播STDs

必要性的具体信息。禁欲或与未感染的伴侣实行一夫一妻制是避免感染和传播 STDs 的最可靠方法。

因性行为导致有 STDs 感染风险的人，可通过坚持和正确使用男用乳胶避孕套降低感染 HIV 和其他 STDs 的风险，包括衣原体、淋病和滴虫病。防止下生殖道感染可能减少女性患盆腔炎症疾病的风险。正确和坚持使用男用乳胶避孕套还能减少 HPV 感染、生殖器疱疹、梅毒和软下疳的风险，尽管数据有限。只有水性润滑剂（如 K-Y 啫喱或甘油）能和乳胶避孕套一起使用，因为油性润滑剂（如凡士林、起酥油、矿物质油或按摩油）可削弱乳胶避孕套的保护作用。含有壬苯醇醚－9 的杀精剂不推荐用于 STD/HIV 预防，因为壬苯醇醚－9 可能会破坏生殖器或直肠上皮，并与 HIV 传播风险的增加有关。机械屏障以外的避孕方式无法对 HIV 或其他 STDs 起到防护作用。

对性伴侣进行及时评价以防止再感染并打断多种 STDs 的传播是必要的。暴露前预防接种是预防某些 STDs 的最有效的方法。有两种人乳头状瘤病毒（HPV）疫苗许可用于 9～26 岁的女童和妇女以预防宫颈癌前病变和宫颈癌：四价 HPV 和二价 HPV 疫苗。四价疫苗还能预防生殖器疣，故也推荐 9～26 岁的男童和男性使用。所有旅行者都可考虑接种甲型肝炎和乙型肝炎疫苗，因为这类感染可通过性接触传播。乙肝疫苗推荐用于所有接受 STD 评估或治疗的人。此外，甲肝疫苗和乙肝疫苗还推荐给与同性发生性行为的男性和注射吸毒者使用。旅行者，尤其是 HIV 感染风险高的人，可以考虑与他们的医生讨论暴露前预防（见 www.cdc.gov/hiv/prep 以及本章 HIV 部分）。

CDC 网址：www.cdc.gov/std

## 参考书目

1. CDC. Condoms and STDs: factsheet for public health personnel. Atlanta: CDC; 2011 [cited 2014 Jun 23]. Available from: http: //www.cdc.gov/condomeffectiveness/latex.htm.

2. CDC. Recommendations on the use of quadrivalent human papillomavirus vaccine in males—Advisory Committee on Immunization Practices (ACIP), 2011. MMWR Morb Mortal Wkly Rep. 2011; 60(50): 1705–8.

③ Lahra MM, Lo YR, Whiley DM. Gonococcal antimicrobial resistance in the Western Pacific Region. Sex Transm Infect. 2013 Dec; 89 Suppl 4: iv19–23.

④ Peterman TA, Heffelfinger JD, Swint EB, Groseclose SL. The changing epidemiology of syphilis. Sex Transm Dis. 2005 Oct; 32(10 Suppl): S4–10.

⑤ Satterwhite CL, Torrone E, Meites E, Dunne EF, Mahajan R, Ocfemia MC, et al. Sexually transmitted infections among US women and men: prevalence and incidence estimates, 2008. Sex Transm Dis. 2013 Mar; 40(3): 187–93.

⑥ Unemo M, Nicholas RA. Emergence of multidrug-resistant, extensively drug-resistant and untreatable gonorrhea. Future Microbiol. 2012 Dec; 7(12): 1401–22.

⑦ Vivancos R, Abubakar I, Hunter PR. Foreign travel, casual sex, and sexually transmitted infections: systematic review and meta-analysis. Int J Infect Dis. 2010 Oct; 14(10): e842–51.

⑧ Ward H, Martin I, Macdonald N, Alexander S, Simms I, Fenton K, et al. Lymphogranuloma venereum in the United Kingdom. Clin Infect Dis. 2007 Jan 1; 44(1): 26–32.

⑨ Workowski KA, Berman S. Sexually transmitted diseases treatment guidelines, 2010. MMWR Recomm Rep. 2010 Dec 17; 59(RR-12): 1–110.

⑩ World Health Organization. Global incidence and prevalence of selected curable sexually transmitted infections—2008. Geneva: World Health Organization; 2012 [cited 2014 Jun. 23]. Available from: http://www.who.int/reproductivehealth/publications/rtis/stisestimates/en/.

观点：

# 性和旅游

Elissa Meites

## ■ 旅行和性健康

　　无论性是否是旅行的目的，在任何时长的旅行期间与新伴侣发生性行为是很常见的。据估计 5%～50% 的国际旅行者在国外与新伴侣发生性关系，而在旅行中有随意性经历的人染上性传播疾病（STD）的风险可增加 3 倍。旅行者可能对其他某些国家中 HIV 和 STDs 的高患病率并无意识。例如，自首次在国际上发现对抗生素耐药淋病以来，它一直被认为是公共卫生威胁。

当在其他国家获取性传播感染的主流预防措施（避孕套和接种甲型肝炎、乙型肝炎和人类乳头状瘤病毒疫苗），避孕和其他处方药时，可能在生产、储存、或分发上不能达到美国的质量控制标准。低质量、存储不当、或超出效期的避孕套更容易破损。临床医生接诊有 HIV 感染高风险的旅行者时，应考虑与他们讨论暴露前预防（详见 www.cdc.gov/hiv/prep 和 HIV 部分）。

所有与新伴侣发生性关系的人都应该咨询医生有关检测 HIV 和可治疗 STDs 的推荐筛查试验。旅行者还应该警惕初次认识的伴侣在追求时的胁迫或欺诈意图，尤其在完全通过网络开始的关系里。经历了高危性接触的人应考虑 72 小时内服药进行 HIV 的暴露后预防或防止意外怀孕。这些和其他处方药可能价格昂贵或在海外难以获得，但美国领事馆官员可能能够协助找到需要的医疗服务。见文本框 3-5 关于旅行者性健康的建议总结。

## ■ 性旅游

"性旅游"被定义为专门计划获取性的旅行。性旅游通常指男性游客前往经济不发达国家与女性性工作者进行有偿性行为。在某些地区，商业性性工作是被法律和文化接受的。然而，旅行者应该注意 HIV 和 STD 感染在商业性性工作者中很常见。另外，性旅游有助于支持世界上最大的犯罪产业之一的性交易，其中，受害者被强迫进行性工作。旅行者应该熟悉相应的美国和当地法律，并应及时向当局报告已知或疑似的违法行为。当地美国大使馆的地区安全官员或外国法律执法官员可提供协助。

## ■ 性虐待和法律

尽管商业性性工作在一些国家可能合法，但根据美国法律，性交易、与未成年人发生性行为，以及儿童色情都属犯罪活动，即使行为发生在国外也可在美国被起诉。《人口拐卖受害者保护法》规定，招募、引诱或获取任何年龄的人从事商业性性行为或从这些活动中受益均属违法。联邦法律还禁止美国公民在世界任何地方参

与涉及 <18 岁儿童的性或色情活动，无论当地的合法年龄，也禁止以与未成年人发生性关系为目的出国旅行。此外，儿童色情，包括国外未成年人与性有关的照片或视频，在美国是非法的。这些罪行可受到起诉，处罚为最高 30 年监禁。

世界各地近 200 万名儿童是商业性性剥削的受害者，约 100 万名儿童是人口拐卖的受害者。被性旅游游客虐待的儿童不仅遭受性虐待，还忍受着贫穷、无家可归、以及身体、情感和心理虐待，还有包括疾病、成瘾、营养不良、感染、身体伤害和 STDs 的健康问题。

---

### 文本框 3-5　关于旅行者性健康的建议总结

旅行前

1. 接种推荐的疫苗，包括防护性传播感染的疫苗。

2. 进行推荐的 HIV 和可治疗 STDs 测试。注意 STD 症状，以防疾病发展。

3. 携带所需的足量处方药和供应物品。检查避孕套的保质期。

4. 医学和法律的执法服务请参考当地法律和联系信息。

旅行期间

5. 以良好的判断力选择双方自愿的成人性伴侣。

6. 正确和坚持使用避孕套可以减少 HIV 和 STDs 的风险。

7. 如果需要，在高危性接触之后准备开始服药进行 HIV 暴露后预防或防止 72 小时内意外怀孕。

8. 在任何国家都不要参与与未成年人发生性关系（< 18 岁）、儿童色情或贩卖人口的活动。

9. 一旦发现可疑的情况，尽快报告美国和当地政府。

旅行后

10. 为了避免在家里的性伴侣暴露，进行推荐的 HIV 和可治疗 STDs 测试。

---

如果怀疑海外发生儿童性剥削，可使用智能手机应用程序 the Operation Predator 进行匿名报告（https：//itunes.apple.com/us/app/operation-predator/id695130859?mt=8），拨打移民和海关执法局免费热线 866-347-2423，或者在 www.ice.gov/tips 网上提交信息。在美国，国家失踪及被剥削儿童中心的举报

热线收集儿童卖淫和其他针对儿童犯罪的报告（免费电话 800-843-5678，www. cybertipline.com）。自 2003 年以来，通过联邦保护法案加强美国政府起诉有关性旅游的犯罪后，至少有 8000 名美国人因儿童性剥削被逮捕，有 99 名美国人因儿童色情旅游被定罪。

美国公民和永久居民估计占全球性旅游游客的 25%，且 80% 前往拉丁美洲。这些都是典型的 ≥ 40 岁高加索男性，被追踪到曾前往墨西哥、中南美洲（巴西、哥伦比亚、哥斯达黎加、多米尼加共和国）、东南亚（柬埔寨、印度、老挝、菲律宾、泰国）、东欧（爱沙尼亚、拉脱维亚、立陶宛、俄罗斯）以及其他地区。

为打击儿童性虐待，一些国际酒店和其他旅游服务机构已自愿采用一套包括培训和报告可疑活动的行为准则。网上列出了支持这一行动以保护儿童免受性旅游伤害的旅游机构（www.thecode.org）。更多获得帮助的方法，请参见美国国务院列出的打击人口贩卖的 20 种方法（www.state.gov/j/tip/id/help）。

## 参考书目

1. Abdullah AS, Ebrahim SH, Fielding R, Morisky DE. Sexually transmitted infections in travelers: implications for prevention and control. Clin Infect Dis. 2004 Aug 15; 39(4): 533–8.

2. Marrazzo JM. Sexual tourism: implications for travelers and the destination culture. Infect Dis Clin North Am. 2005 Mar; 19(1): 103–20.

3. Newman WJ, Holt BW, Rabun JS, Phillips G, Scott CL. Child sex tourism: extending the borders of sexual offender legislation. Int J Law Psychiatry. 2011 Mar–Apr; 34(2): 116–21.

4. Vivancos R, Abubakar I, Hunter PR. Foreign travel, casual sex, and sexually transmitted infections: systematic review and meta-analysis. Int J Infect Dis. 2010 Oct; 14(10): e842–51.

5. Workowski KA, Berman S. Sexually transmitted diseases treatment guidelines, 2010. MMWR Recomm Rep. 2010 Dec 17; 59(RR-12): 1–110.

编辑讨论观点部分旨在增加这本书中所包含的官方建议的深度和临床的角度。本部分所表达的观点和意见是作者的观点，并不一定代表美国疾病预防控制中心的官方立场。

# 志贺菌病

Anna Bowen

##  病原体

志贺菌病是一种志贺菌属细菌引起的急性肠道传染病。志贺菌属分为四群，痢疾志贺菌（Sh.dysenteriae），福氏志贺菌（S.flexneri），鲍氏志贺菌（S.boydii）和宋内志贺菌（S.sonnei）（又分别称为 A，B，C，D 群）。前三群又可分为多种不同的血清型。

## 传播途径

该病主要通过粪－口途径进行传播，人际间的直接接触或间接接触污染的食物、水、媒介物都可导致感染。感染 10 个以上的病原体即可引起疾病，因此该病很容易传播，即使在短途旅行中也可能发生感染。志贺菌仅在人类和高等灵长类动物体内存在。在美国，宋内志贺菌通常由于人群密切接触导致传播，尤其发生在儿童与他们的看护人群中。食源性爆发与生吃感染的食物以及食物处理人员染病相关。爆发也常由于饮用水污染、在污水中游泳以及男性间的性行为导致。

## 流行病学特征

每年全球有 0.8～1.65 亿人发病，导致 60 万人死亡。志贺菌主要在温带及热带气候地区流行。卫生和消毒条件不足是导致该菌传播的主要原因。发达国家志贺菌病多由宋内志贺菌引起，福氏志贺菌引起的疾病多发生在发展中国家。鲍氏志贺菌和痢疾志贺菌在全球均不常见，但在撒哈拉沙漠以南非洲以及南亚地区分离到的志贺菌中占了相当大的比例。旅行者腹泻中 5%～18% 的粪便能分离到志贺菌。美国的一个关于旅行相关肠道感染诊断研究发现，旅行回国后，志贺菌是导致腹泻的第三大类细菌性病原（值得注意的是，实验室并未检测肠产毒性大肠埃希菌——引起旅行者腹泻中的头号病原）。痢疾志贺菌（56%）和鲍氏志贺菌（44%）引起的感染与旅行相关，相比较，福氏志贺菌和宋内志贺菌感染仅少部分与旅行相关（分别占 24% 和 12%）。研究还指出，前往非洲的旅行者最易感染志贺菌，其次分别为中美洲、南美洲和亚洲。多耐药志贺菌（包括耐阿奇霉素或环丙沙星）引起的爆发流行已经在澳大利亚、欧洲以及北美洲男－男性交者中报道。

## ■ 临床症状

暴露后 12～96 小时内发病，病程 4～7 天，出现轻度到严重的胃肠症状。疾病严重程度与感染病原种类相关，痢疾志贺菌 Sd1 血清型引起流行性痢疾，宋内志贺菌引起的症状较轻。对于免疫系统受损的人群来说，任何一种志贺菌均可导致严重的临床症状。志贺菌病典型症状包括水样、血样、粘液样便、发烧、胃痉挛和恶心。偶尔也有患者出现呕吐、惊厥（儿童）或感染后关节炎。感染痢疾志贺菌 Sd1 血清型可导致溶血性尿毒症综合征。

## ■ 诊断

美国很多实验室均采用快速诊断试剂盒检测志贺菌病。然而，志贺菌病的确诊仍需要通过粪便或者肛拭子培养分离细菌。分离得到的志贺菌还需确定其血清型以及耐药性，以便对临床用药进行指导。志贺菌在体外不能长时间存活，因此要求实验室尽快对送检样品进行检测。

## ■ 治疗

志贺菌病通常症状轻，4～7 天可自愈。早期给予抗生素可以缩短病程，缓解症状。对志贺菌导致的美国境外旅行相关腹泻的治疗，在获得药敏性结果之前，可经验性的使用氟喹诺酮或者头孢曲松钠治疗。然而，临床医师也需要注意在全球范围内，尤其是南亚和东亚地区，多耐药志贺菌株比率的升高，其中包括对氟喹诺酮、阿奇霉素以及三代和四代头孢菌素的耐药。

## ■ 预防措施

目前没有疫苗可预防感染。彻底和频繁的洗手；严格遵守标准的食物和水安全措施（见第二章，食物和水的注意事项）；性交中避免粪－口暴露是最好的防护措施。

CDC 网址：www.cdc.gov/Shigella/

### 参考书目

1. American Academy of Pediatrics. Shigella infections. In: Pickering LK, editor. Red Book: 2012 Report of the Committee on Infectious Diseases. 29th ed. Elk Grove Village, IL: American Academy of Pediatrics; 2012. p. 645–7.

2. Bardhan P, Faruque AS, Naheed A, Sack DA. Decrease in shigellosis-related deaths without Shigella spp.-specific interventions, Asia. Emerg Infect Dis. 2010 Nov; 16(11): 1718–23.

3. Heiman KE, Karlsson M, Grass J, Howie B, Kirkcaldy RD, Mahon B, et al. Notes from the field: Shigella with decreased susceptibility to azithromycin among men who have sex with men—United States, 2002–2013. MMWR Morb Mortal Wkly Rep. 2014 Feb 14; 63(6): 132–3.

4. Hoffmann C, Sahly H, Jessen A, Ingiliz P, Stellbrink HJ, Neifer S, et al. High rates of quinolone-resistant strains of Shigella sonnei in HIV-infected MSM. Infection. 2013 Oct; 41(5): 999–1003.

5. Kendall ME, Crim S, Fullerton K, Han PV, Cronquist AB, Shiferaw B, et al. Travel-associated enteric infections diagnosed after return to the United States, Foodborne Diseases Active Surveillance Network (FoodNet), 2004–2009. Clin Infect Dis. 2012 Jun; 54 Suppl 5: S480–7.

6. Nygren BL, Schilling KA, Blanton EM, Silk BJ, Cole DJ, Mintz ED. Foodborne outbreaks of shigellosis in the USA, 1998–2008. Epidemiol Infect. 2013 Feb; 141(2): 233–41.

7. Tajbakhsh M, Garcia Migura L, Rahbar M, Svendsen CA, Mohammadzadeh M, Zali MR, et al. Antimicrobial-resistant Shigella infections from Iran: an overlooked problem? J Antimicrob Chemother. 2012 May; 67(5): 1128–33.

8. von Seidlein L, Kim DR, Ali M, Lee H, Wang X, Thiem VD, et al. A multicentre study of Shigella diarrhoea in six Asian countries: disease burden, clinical manifestations, and microbiology. PLoS Med. 2006 Sep; 3(9): e353.

9. Wong MR, Reddy V, Hanson H, Johnson KM, Tsoi B, Cokes C, et al. Antimicrobial resistance trends of Shigella serotypes in New York City, 2006–2009. Microb Drug Resist. 2010 Jun; 16(2): 155–61.

10. Zhang W, Luo Y, Li J, Lin L, Ma Y, Hu C, et al. Wide dissemination of multidrug-resistant Shigella isolates in China. J Antimicrob Chemother. 2011 Nov; 66(11): 2527–35.

# 天花及其他正痘病毒相关感染

Mary G. Reynolds

## ■ 病原体

天花是由天花病毒感染引起的疾病，天花病毒属于正痘病毒属。其他可引起人类感染的正痘病毒属病毒还包括痘苗病毒，猴痘病毒和牛痘病毒。1980 年，世界卫生组织官方宣布全球范围内消除了天花。

## ■ 传播途径

### 天花

人传人，主要通过呼吸道感染；少数通过接触感染者破损皮肤或疮疤。

### 猴痘

人传人，主要通过呼吸道感染；少数通过接触感染者破损皮肤或疮疤。非洲啮齿类和灵长类动物可携带病毒，并感染人类，但该病毒的储存宿主还不清楚。

### 痘苗

痘苗病毒是现代天花疫苗内的活病毒组分。在近期疫苗接种者的密切接触人群中有报道出现痘苗病毒感染，可能是由于皮肤接触到疫苗接种处局部的病变液体，但这种感染很少见。巴西和印度也报道过痘苗样病毒导致的人兽共患感染。

### 牛痘

接触感染动物；人与人之间的传播尚未发现。

## ■ 流行病学特征

### 天花

全球已消除天花。如果出现单例确诊天花，可能是故意行为导致（生物恐怖），将作为紧急事务处理。.

### 猴痘

西非和中非热带森林，特别是刚果盆地是其疫源地。2003 年美国爆发的人感染猴痘疫情是由西非输入的携带病毒啮齿类动物传播导致。猴痘属于刚果民主共和国的地方性疾病，也会出现邻近国家的散发感染（刚果金、中非共和国和苏丹）。近期离开刚果民主共和国的难民和移民可能携带猴痘病毒，但这类报告非常罕见。前往猴痘流行地区的短期旅行者感染该病毒的风险极低。

### 痘苗

痘苗样病毒感染已在印度家牛 / 水牛牧人和巴西南部乳制品工人中有报道。旅行者直接接触病牛（手触）有导致皮肤感染的风险。

### 牛痘

欧洲和高加索地区（格鲁吉亚）有报道人感染牛痘病毒和牛痘样病毒。旅行者直接接触（手触）感染的牛、猫科、啮齿类或者捕获的动物（动物园内的动物）有导致皮肤感染的风险。

## ■ 临床表现

### 天花

感染者骤然发热（＞ 38.3℃）、不适、头痛及全身痛、有时伴有呕吐。随后出现进展一致的典型皮疹，坚硬的深层水疱或脓疱。临床上，最容易和天花皮疹混淆的疾病是水痘。关于天花临床症状和体征的详细解释可见 www.bt.cdc.gov/agent/smallpox/overview/disease-facts.asp。

猴痘

临床症状与天花相似，发热伴手掌和脚趾广泛的水疱、脓疱皮疹。此外，该病一个典型的特征为患者出现淋巴结病。

痘苗和牛痘

人类感染痘苗病毒，野生痘苗样病毒和牛痘病毒大多为自限性，出现局部脓疱性皮损（牛痘感染偶尔出现溃疡性皮损）。发热和其他全身症状在皮损发生后短暂出现。皮损可能疼痛并持续数周。免疫缺陷或存在表皮剥落的患者（湿疹或者特应性皮炎）可能发展为重症，甚至死亡。

## ■ 诊断

正痘病毒感染可通过 PCR 或者病毒分离进行确诊。医务工作者可以参考 CDC 天花网站（www.bt.cdc.gov/agent/smallpox/diagnosis）用于区别正痘病毒感染和其他传染性皮疹病即水痘的临床检测流程指南。

## ■ 治疗

支持治疗为主，包括补液、补充营养和预防继发感染。痘苗病毒导致的皮肤破损处应进行医学包扎直至结痂脱落，从而减少病毒扩散到身体其他位置或传播给其他人。医务工作者治疗正痘病毒感染的危重患者时（例如免疫缺陷或有潜在皮肤病的患者）应该咨询 CDC，探索临床研究性治疗方案（770-488-7100），也可考虑研究性的使用抗病毒药物。

## ■ 预防措施

天花疫苗不推荐给国际旅行者，仅推荐给接触痘苗病毒（天花疫苗的成分）或者相近病毒的实验室工作人员，以及那些被指派为第一时间处理痘苗病毒泄漏事故的医务工作者和公共卫生官员。此外，美国军人也需要接种天花疫苗。

预防其他正痘病毒感染的措施主要是避免接触啮齿类动物和生病 / 死亡的动物。包括宠物和驯养的反刍类动物（牛、水牛）。联系 CDC 正痘病毒查询热线

（404-639-4129），以便获得猴痘病毒和其他正痘病毒的更多信息。

CDC 网址：http：//emergency.cdc.gov/agent/smallpox 和 http：//www.cdc.gov/poxvirus/monkeypox/

### 参考书目

1 Baxby D, Bennett M, Getty B. Human cowpox 1969–93: a review based on 54 cases. Br J Dermatol. 1994 Nov; 131(5): 598–607.

2 Levine RS, Peterson AT, Yorita KL, Carroll D, Damon IK, Reynolds MG. Ecological niche and geographic distribution of human monkeypox in Africa. PLoS One. 2007; 2(1): e176.

3 Nakazawa Y, Emerson GL, Carroll DS, Zhao H, Li Y, Reynolds MG, et al. Phylogenetic and ecologic perspectives of a monkeypox outbreak, southern Sudan, 2005. Emerg Infect Dis. 2013 Feb; 19(2): 237–45.

4 Reynolds MG, Emerson GL, Pukuta E, Karhemere S, Muyembe JJ, Bikindou A, et al. Detection of human monkeypox in the Republic of the Congo following intensive community education. Am J Trop Med Hyg. 2013 May; 88(5): 982–5.

5 Trindade GS, Guedes MI, Drumond BP, Mota BE, Abrahao JS, Lobato ZI, et al. Zoonotic vaccinia virus: clinical and immunological characteristics in a naturally infected patient. Clin Infect Dis. 2009 Feb 1; 48(3): e37–40.

# 粪类圆线虫病

LeAnne M. Fox

## 病原体

一种肠道线虫，粪类圆线虫。

## ■ 传播途径

土壤中存在的丝状蚴经皮肤侵入人体导致感染。人际间的直接传播有记载，但非常罕见。

## ■ 流行病学特征

多流行于热带和亚热带地区，以及美国东南部、欧洲、澳大利亚和日本的小范围地区。全球患病率大约在 3 百万～1 亿之间。美国有文献记载的感染者大部分是移民、难民和长期驻扎流行区的军人。对短期旅行者来说感染的风险性低，但仍然可能发生。

## ■ 临床症状

大部分感染者无症状。急性感染时，可在丝状蚴侵入皮肤的局部引起瘙痒、红斑性丘疹，随后出现肺部症状（吕弗勒样肺炎）、腹泻、腹痛和嗜酸性细胞增多症。幼虫在皮肤中的迁移导致幼虫流，一种带状荨麻疹。

免疫缺陷者，尤其是近期进行系统性皮质醇治疗，或感染人类 T 细胞病毒 1 型，以及恶性血液病患者和器官移植者有发展为重度感染和散播性疾病的风险，典型表现为腹痛、弥漫性肺浸润以及肠道革兰阴性杆菌引起的败血症和脑膜炎。播散性类圆线虫病不及时治疗，死亡率非常高。无法解释的嗜酸性细胞增多症可能是一种表现。

## ■ 诊断

患者粪便样品直接镜检或者经琼脂板培养后镜检，可检测杆状蚴。有必要进行多次粪便或十二指肠内容物检测。重度感染或播散性类圆线虫病可在粪便、唾液、脑脊液以及其他体液和组织中检测到大量的幼虫。商业实验室、美国国立卫生研究院 NIH 以及美国疾病预防控制中心均可进行血清学检测（www.dpd.cdc.gov/dpdx; 404-718-4745; parasites@cdc.gov）。

## 治疗

慢性感染、重度感染或播散性类圆线虫病均可选用伊维菌素。阿苯达唑也可治疗，但治愈率稍低。重度感染和播散性类圆线虫病患者有必要延长治疗时间，或多次治疗。疾病仍然可能复发。

## 预防措施

没有有效的疫苗或者药物进行预防。保护措施包括在有可能排污的地方穿鞋行走。对于感染类圆线虫的高危人群、正服用免疫抑制药物以及将要进行免疫抑制相关操作的人员（例如移植手术）有必要进行血清学检测。如果结果阳性，这些患者应该在免疫抑制前进行抗虫治疗。更多的信息可从 CDC 网站获得。

CDC 网址：www.cdc.gov/parasites/strongyloides

### 参考书目

1　Angheben A, Mistretta M, Gobbo M, Bonafini S, Iacovazzi T, Sepe A, et al. Acute strongyloidiasis in Italian tourists returning from Southeast Asia. J Travel Med. 2011 Mar–Apr; 18(2): 138–40.

2　Arthur RP, Shelley WB. Larva currens; a distinctive variant of cutaneous larva migrans due to Strongyloides stercoralis. AMA Arch Derm. 1958 Aug; 78(2): 186–90.

3　Genta RM, Weesner R, Douce RW, Huitger-O'Connor T, Walzer PD. Strongyloidiasis in US veterans of the Vietnam and other wars. JAMA. 1987 Jul 3; 258(1): 49–52.

4　Keiser PB, Nutman TB. Strongyloides stercoralis in the immunocompromised population. Clin Microbiol Rev. 2004 Jan; 17(1): 208–17.

5　Seybolt LM, Christiansen D, Barnett ED. Diagnostic evaluation of newly arrived asymptomatic refugees with eosinophilia. Clin Infect Dis. 2006 Feb 1; 42(3): 363–7.

6　Siddiqui AA, Berk SL. Diagnosis of Strongyloides stercoralis infection. Clin Infect Dis. 2001 Oct 1; 33(7): 1040–7.

# 绦虫病

## Paul T. Cantey, Jeffrey L. Jones

## ■ 病原体

链状带绦虫（猪肉绦虫）和无钩绦虫或亚洲带绦虫（牛肉绦虫）。

## ■ 传播方式

食用生的或半生的染虫猪肉或牛肉。

## ■ 流行病学特征

发病率最高的地区包括拉丁美洲、非洲、南亚以及东南亚。东欧、西班牙和葡萄牙发病率最低。旅行者感染绦虫病并不常见。

## ■ 临床症状

猪肉绦虫潜伏期为 8～10 周，牛肉绦虫潜伏期为 10～14 周。主要症状包括腹部不适、消瘦、厌食、恶心、失眠、虚弱、肛门瘙痒以及神经紧张。

## ■ 诊断

粪便或肛拭子查到虫卵、绦虫节片，或者检测到绦虫抗原。可通过显微镜观察绦虫头节和孕节形态，从而对猪肉绦虫和牛肉绦虫进行鉴别诊断。

## 治疗

患者无神经囊尾蚴病症状时（参照本章神经囊尾蚴病），可选用吡喹酮进行治疗。氯硝柳胺也可选用，但该药不普及。

## 预防措施

避免食用未煮熟的肉类。

CDC 网址：www.cdc.gov/parasites/taeniasis

参考书目

1. Garcia HH, Gonzalez AE, Evans CA, Gilman RH, Cysticercosis Working Group in Peru. Taenia solium cysticercosis. Lancet. 2003 Aug 16; 362(9383): 547–56.

2. Wittner M, White AC Jr, Tanowitz HB. Taenia and other tapeworm infections. In: Guerrant RL, Walker DH, Weller PF, editors. Tropical Infectious Diseases: Principles, Pathogens, and Practice. 3rd ed. Philadelphia: Sanders Elsevier; 2011. p. 839–47.

# 破伤风

Tejpratap S. P. Tiwari

## 病原体

破伤风梭菌，一种专型厌氧，革兰阳性芽孢杆菌，于环境中广泛存在。

## 传播方式

破损皮肤直接接触病菌，通常是由细菌污染的物体刺破皮肤导致。"易患破伤风"的伤口是指伤口处被泥土、人或动物排泄物、唾液等污染；深部刺伤；烧伤；挤压伤；以及伤口处有坏死组织。

## 流行病学特征

全球分布；农村和农业地区人口因常接触土壤和动物排泄物，并且存在免疫不足，导致破伤风发病更常见。所有年龄段人群均易患破伤风。

## 临床表现

潜伏期 10 天（通常为 3～21 天），典型急性症状包括肌紧张、肌痉挛，通常发生在颌和颈部。其他不常见的症状（局部或头部）包括伤口处肌肉痉挛，头或脸部破损，脑神经麻痹性松弛。也可从这些不典型症状进行性发展为典型的破伤风。严重的破伤风导致呼吸衰竭和死亡。即便是在医学高度发达的地方，致死率仍然很高。

## 诊断

根据临床症状进行诊断，尚无实验室确诊方法。

## 治疗

破伤风需要住院治疗，注射人破伤风免疫球蛋白，加强一剂破伤风毒素，缓解肌肉痉挛，处理伤口以及使用抗生素。甲硝唑是最适合的抗生素，伤口应该尽可能广泛的清创或切除。

## 预防措施

确保在幼年接受完整的破伤风毒素免疫接种，青少年时加强一剂，以后每十年加强一次。对于重度污染的伤口，如果距离最后一剂破伤风 5 年以上，应该再次加强一剂。更多关于破伤风疫苗的信息请参考 www.cdc.gov/vaccines/vpd-vac/tetanus。此外，创伤患者还可能需要注射破伤风免疫球蛋白进行预防。

　　CDC 网址：www.cdc.gov/tetanus/

**参考书目**

1. CDC. Updated recommendations for use of tetanus toxoid, reduced diphtheria toxoid and acellular pertussis (Tdap) vaccine from the Advisory Committee on Immunization Practices, 2010. MMWR Morb Mortal Wkly Rep. 2011 Jan 14; 60(1): 13–5.

2. Farrar JJ, Yen LM, Cook T, Fairweather N, Binh N, Parry J, et al. Tetanus. J Neurol Neurosurg Psychiatry. 2000 Sep; 69(3): 292–301.

3. World Health Organization. Tetanus vaccine. Wkly Epidemiol Rec. 2006 May 19; 81(20): 198–208.

# 蜱传脑炎

Marc Fischer，Ingrid B. Rabe，Pierre E. Rollin

## ■ 病原体

　　蜱传脑炎（TBE）病毒是一种单股正链 RNA 病毒，属于黄病毒属。蜱传脑炎病毒可分为三个亚型：欧洲型、西伯利亚型和远东型。

## ■ 传播途径

　　硬蜱，主要包括篦子硬蜱（欧洲亚型）和全沟硬蜱（西伯利亚和远东亚型）通过叮咬导致人感染蜱传脑炎病毒。 病毒主要存在于分散的落叶林地区。蜱既是传播媒介也是病毒宿主，小型啮齿类动物是主要的扩增宿主。食用未经消毒的来源于感染的山羊、绵羊或牛的乳制品（例如牛奶和芝士）也可感染蜱传脑炎。实验室暴露和屠宰感染动物导致的感染报道不多。人传人也非常罕见，一般通过输血或哺乳传播。

## ■ 流行病学特征

蜱传脑炎主要流行于欧洲和亚洲的局部焦点区域，由法国东部延伸至日本北部，俄罗斯北部到阿尔巴尼亚。每年报告的病例数大约为 5000～13 000 例，年发病率浮动较大。俄罗斯报告病例数最多。发病率最高的国家是东西伯利亚和波罗的海诸国（立陶宛、拉脱维亚和爱沙尼亚）。欧洲其他有病例报告或者已知的流行国家包括阿尔巴尼亚、奥地利、白俄罗斯、波斯尼亚、克罗地亚、捷克、丹麦、芬兰、法国、德国、匈牙利、意大利、挪威、波兰、罗马尼亚、塞尔维亚、斯洛伐克、斯洛文尼亚、瑞典、瑞士和乌克兰。亚洲有病例报告的国家或病毒流行地区包括中国、日本、哈萨克斯坦、吉尔吉斯斯坦、蒙古和韩国。

大部分病例出现在 4～11 月，蜱虫最为活跃的夏初和夏末是疾病高发时段。发病率和严重性在 50 岁以上的人群中最高。大部分病例出现在海拔 750m 以下。在过去的 30 年，蜱传脑炎的地理分布似乎扩展到了新的地区。此外，海拔高度 1500m 以上的地区也有发现病毒存在。这些趋势可能是由于诊断、监测、人类活动、社会经济因素、生态以及气候等多因素变化的综合结果。

对于一个未接种疫苗并在蜱传脑炎流行季节进入疫区的人来说，数月的暴露导致感染蜱传脑炎的整体风险大概是万分之一。大部分蜱传脑炎感染发生于到林区野营、远足、垂钓、骑自行车、采蘑菇、采浆果和采花以及进行野外工作的过程中，如林业或者军队训练。仅在城市或非林区生活，不食用未消毒乳制品的人群没有感染的风险。

传播媒介蜱在病毒流行区的生长密度和感染率差异很大。例如，中欧篦子硬蜱中蜱传脑炎感染率从低于 0.1% 到大约 5% 不等，主要与地理位置和一年的时间段相关，而西伯利亚全沟硬蜱感染率可达 40% 以上。 一个国家发生蜱传脑炎感染的人数与当地生态环境、蜱传脑炎病毒地理分布、诊断和监测的强度以及疫苗的覆盖率相关。因此，各地区蜱传脑炎的上报数不能作为判断旅行者感染风险的可靠指标。传播蜱传脑炎的蜱类还可以传播很多其他的病原体，比如伯氏疏螺旋体（引起莱姆病的病原体），噬吞噬细胞无形体（无形体病），巴贝西虫（巴贝西虫病）。同时感染多种病原体的病例已有报道。

2000～2011 年，五名前往欧洲和中国旅行的美国人感染蜱传脑炎。在美国蜱传脑炎不属于国家法定上报传染病，因此可能有其他的未上报病例存在。

## ■ 临床表现

大约三分之二的感染者没有任何症状。潜伏期大约是 8 天（4～28 天）。乳制品暴露导致的感染潜伏期通常更短（3～4 天）。急性神经症状是蜱传脑炎最典型的临床表现。然而，蜱传脑炎有时表现轻微或临床分两阶段：

★ 第一阶段：非典型发热伴随头痛、肌肉痛和乏力。通常持续数天，随后进入无症状期，三分之二的患者疾病可康复而无进一步发展

★ 第二阶段：中枢神经系统受损导致的无菌性脑膜炎、脑炎，或脊髓炎。症状包括脑膜炎症候、精神状态改变、认知功能障碍、共济失调、僵硬、癫痫、颤抖、颅神经麻痹和肢体瘫痪

疾病严重程度随着年龄增长而增加。虽然蜱传脑炎在儿童多表现为轻症，但也有部分出现残余症状和神经功能缺损。不同病毒亚型感染导致的临床病程和远期疗效各异：

★ 欧洲亚型主要导致轻症，病死率 <2%，超过 30% 的患者出现神经后遗症

★ 远东亚型主要导致较严重的临床病程，病死率高达 20%～40%，严重的神经后遗症发生率更高

★ 西伯利亚亚型主要导致慢性或进行性疾病，病死率为 2%～3%

## ■ 诊断

4 周内从疫区归来的旅行者，出现非典型发热并进展为神经损伤性疾病时应考虑蜱传脑炎感染。蜱叮咬史是诊断的重要根据；然而，有大约 30% 的蜱传脑炎患者并不记得被蜱叮咬。

实验室主要进行血清学检测。神经损伤期血清或脑脊液 IgM 抗体捕捉酶联免疫吸附试验常为阳性。在解释结果前，疫苗接种史、症状出现的时间以及地理区

域内其他可能与蜱传脑炎病毒出现血清交叉反应的虫媒病毒相关信息都需要考虑。在疾病发生的第一阶段，蜱传脑炎病毒或病毒 RNA 可通过病毒分离或 RT-PCR 方法在血清样本中检测到。然而，随着神经系统症状的出现，血清中病毒或病毒 RNA 不再能检测到。因此，病毒分离和 RT-PCR 结果不能作为排除蜱传脑炎的依据。临床医生应该联系本州或当地卫生部门、美国疾病预防控制中心病毒性特殊病原部（404-639-1115），或美国疾病预防控制中心媒介传播性疾病部（970-221-6400）以便获得诊断性实验协助。

## ■ 治疗

无特效抗病毒药物；主要是支持治疗和对并发症的处理。

## ■ 预防措施

### 个人保护措施

旅行者应该避免食用未经消毒的乳制品，并且使用一切方法防止蜱叮咬（第二章，防蚊、蜱和其他节肢动物）。

### 疫苗

美国尚无许可的蜱传脑炎疫苗。欧洲市场有两种灭活的细胞培养来源的蜱传脑炎疫苗，分别都有成人剂型和儿童剂型：FSME-IMMUN（巴斯德，奥地利）和 Encepur（诺华，德国）FSME-IMMUN 成人剂型在加拿大已被许可。俄罗斯也许可了两种灭活的蜱传脑炎疫苗：TBE-Moscow（丘马科夫研究所，俄罗斯）和 EnceVir（Microgen，俄罗斯）。免疫原性研究表明欧洲和俄罗斯的疫苗均可以对三种蜱传脑炎病毒亚型提供交叉保护。在中国至少存在一种以上的蜱传脑炎疫苗，但有关疫苗的详细信息尚未在国际期刊上发表。

FSME-IMMUN 和 Encepur 基础免疫均为三剂。不同国家和疫苗推荐的免疫间隔各异（表3-19）。虽然未进行正式的有效性试验，但间接证据认为这些疫苗的有效性高于 95%。疫苗无应答也有报道，多发生于 50 岁以上的老年人。

完成常规基础免疫程序需要 6 个月以上，大部分前往蜱传脑炎疫区的旅行者防蜱叮咬可能比免疫接种更实际。两个欧洲疫苗的快速接种程序评价结果显示血清转化率与常规免疫程序相似。在加拿大或者欧洲，有高危暴露的旅行者，例如到林区或农田工作或野营、探险或长期在疫区生活，可能仍希望接种疫苗。

CDC 网址：www.cdc.gov/vhf/tbe

表 3-19　加拿大、欧洲和俄罗斯许可的蜱传脑炎疫苗[1]

| 疫苗名称<br>（生产商，地址） | 接种年龄<br>（岁） | 剂量 | 接种方式 | 基础免疫 | 首次加强<br>（间隔年） | 后续加强<br>（间隔年） |
|---|---|---|---|---|---|---|
| FSME-IMMUN（巴克斯特，奥地利） | ≥ 16 | 0.5ml | IM | 3 剂<br>（0，1～3 月，6～15 月）[2] | 3 | 5[3] |
| FSME-IMMUN 青少年剂型<br>（巴克斯特，奥地利） | 1～15 | 0.25ml | IM | 3 剂<br>（0，1～3 月，6～15 月）[2] | 3 | 5 |
| Encepur- 成人剂型<br>（诺华，德国） | ≥ 17 | 0.5 ml | IM | 3 剂<br>（0，1～3 月，9～12 月）[4] | 3 | 5[3] |
| Encepur- 儿童剂型<br>（诺华，德国） | 1～11 | 0.25ml | IM | 3 剂<br>（0，1～3 月，9～12 月）[4] | 3 | 5 |
| EnceVir<br>（Microgen，俄罗斯） | ≥ 3 | 0.5ml | IM | 2 剂（0，5～7 月）[5] | 1 | 3 |
| TBE-Moscow<br>（丘马科夫研究所，俄罗斯） | ≥ 3 | 0.5ml | IM | 2 剂<br>（0，1～7 月） | 1 | 3 |

缩写：IM，肌内注射。

[1] 美国尚无许可的蜱传脑炎疫苗。FSME-IMMUN 在加拿大和欧洲已被许可；FSME-IMMUN 成人剂型，Encepur- 成人剂型，和 Encepur- 儿童剂型在欧洲被许可；EnceVir 和 TBE-Moscow 在俄罗斯被许可。

[2] 如果需要一个快速免疫反应，可在接种第一剂后 2 周接种第二剂。

[3] 50 岁以上的老人推荐每三年加强一剂。

[4] 一个 3 剂的快速接种程序分别为 0 天，7 天，21 天。基础免疫后，首剂加强应该在 12～18 月完成。

[5] 在紧急情况，快速基础免疫程序为 0 天和 1～2 月。

## 参考书目

[1] CDC. Tick-borne encephalitis among US travelers to Europe and Asia—2000–2009. MMWR Morb Mortal Wkly Rep. 2010 Mar 26; 59(11): 335–8.

2. Committee to Advise on Tropical Medicine and Travel (CATMAT). Statement on tick-borne encephalitis. An Advisory Committee Statement (ACS). Can Commun Dis Rep. 2006 Apr 1; 32(ACS-3): 1–18.

3. Donoso Mantke O, Escadafal C, Niedrig M, Pfeffer M, Working Group For Tick-Borne Encephalitis Virus. Tick-borne encephalitis in Europe, 2007 to 2009. Euro Surveill. 2011 Sep; 16(39): 7–18.

4. Kollaritsch H, Paulke-Korinek M, Holzmann H, Hombach J, Bjorvatn B, Barrett A. Vaccines and vaccination against tick-borne encephalitis. Expert Rev Vaccines. 2012 Sep; 11(9): 1103–19.

5. Lindquist L, Vapalahti O. Tick-borne encephalitis. Lancet. 2008 May 31; 371(9627): 1861–71.

6. Lu Z, Broker M, Liang G. Tick-borne encephalitis in mainland China. Vector Borne Zoonotic Dis. 2008 Oct; 8(5): 713–20.

7. Ruzek D, Dobler G, Donoso Mantke O. Tick-borne encephalitis: pathogenesis and clinical implications. Travel Med Infect Dis. 2010 Jul; 8(4): 223–32.

8. Stefanoff P, Polkowska A, Giambi C, Levy-Bruhl D, O'Flanagan D, Dematte L, et al. Reliable surveillance of tick-borne encephalitis in European countries is necessary to improve the quality of vaccine recommendations. Vaccine. 2011 Feb 1; 29(6): 1283–8.

9. Suss J. Tick-borne encephalitis 2010: epidemiology, risk areas, and virus strains in Europe and Asia—an overview. Ticks Tick Borne Dis. 2011 Mar; 2(1): 2–15.

10. World Health Organization. Vaccines against tick-borne encephalitis: WHO position paper. Wkly Epidemiol Rec. 2011 Jun 10; 86(24): 241–56.

# 弓形虫病

Jeffrey L. Jones

## ■ 病原体

刚地弓形虫，细胞内寄生原虫，球虫目。

## ▣ 传播方式

食入被猫粪便污染的土壤、水或食物；食入未煮熟的肉类；孕期感染可导致先天性传播；输血以及器官移植。

## ▣ 流行病学特征

刚地弓形虫在世界大部分地区流行。在发展中国家和热带国家危险性更高，食用未煮熟的肉类，饮用未经处理的水或者广泛接触土壤的人风险更高。

## ▣ 临床表现

潜伏期 5～23 天。症状包括流感样症状或者单核细胞增多症症状如长期发热，淋巴结肿大，肝脏酶升高，淋巴细胞增多以及乏力。视网膜脉络膜炎或播散性疾病在免疫正常人中较为少见。重度免疫功能低下者在原来疾病的基础上会发生严重甚至是致命的弓形虫脑炎、肺炎以及其他系统性疾病。患先天性弓形虫病的婴儿常无症状，但在随后的生活中会出现眼病、神经系统疾病或其他系统性症状，学习障碍，智力发育障碍或视力损害。

## ▣ 诊断

血清学检测刚地弓形虫抗体。眼病可通过眼科检查诊断。在免疫功能低下者（多见于 AIDS 患者）中弓形虫脑炎的诊断依据典型临床症状和 CT、MIR 或其他放射性检查显示 ≥ 1 个占位性病变。组织活检有时对于明确诊断是必需的。

## ▣ 治疗

乙胺嘧啶和磺胺嘧啶是主要的治疗药物。

## ■ 预防措施

食物和水的预防措施（见第二章，食物和水的注意事项）。避免直接接触土壤或沙子。如果养猫，每天更换猫砂。怀孕或免疫功能低下时应尽可能避免更换猫砂，避免收养和照顾流浪猫。

CDC 网址：www.cdc.gov/parasites/toxoplasmosis

### 参考书目

1. Anand R, Jones CW, Ricks JH, Sofarelli TA, Hale DC. Acute primary toxoplasmosis in travelers returning from endemic countries. J Travel Med. 2012 Jan–Feb; 19(1): 57–60.

2. Bottieau E, Clerinx J, Van den Enden E, Van Esbroeck M, Colebunders R, Van Gompel A, et al. Infectious mononucleosis-like syndromes in febrile travelers returning from the tropics. J Travel Med. 2006 Jul–Aug; 13(4): 191–7.

3. Montoya JG, Liesenfeld O. Toxoplasmosis. Lancet. 2004 Jun 12; 363(9425): 1965–76.

4. Montoya JG, Remington JS. Management of Toxoplasma gondii infection during pregnancy. Clin Infect Dis. 2008 Aug 15; 47(4): 554–66.

# 非洲锥虫病（昏睡病）

Dana M. Woodhall

## ■ 病原体

布氏锥虫的两个亚种（布氏罗得西亚锥虫和布氏冈比亚锥虫）。

## ■ 传播途径

采采蝇（须舌蝇）叮咬传播。血液和先天性传播少见。

## ■ 流行病学特征

常见于撒哈拉以南非洲乡村。布氏罗得西亚锥虫分布于非洲东部和东南部，主要包括坦桑尼亚、乌干达、马拉维、赞比亚和津巴布韦。布氏冈比亚锥虫分布于非洲中部以及西非的部分地区，主要在刚果民主共和国、安哥拉、苏丹、中非共和国、几内亚、刚果共和国、乍得以及乌干达北部。2012 年 WHO 共报告 7197 例睡眠病病例，其中 >98% 的病例是布氏冈比亚锥虫。采采蝇在偏远的植物稠密的地区滋生，因此，仅在城市地区旅游的人无风险。采采蝇全天均可叮咬，感染者 <1%。叮咬次数增多增加感染概率，但与旅行时间长短没有直接关联。

## ■ 临床表现

### 布氏罗得西亚锥虫

叮咬后 1~3 周逐步出现症状，包括高热、叮咬部位出现下疳、皮疹、头痛、肌痛、血小板减少症，少数出现脾肿大、肾衰或心功能不全。中枢神经系统症状在感染后一个月内发生，导致智力衰退，最终死亡。（患者被舌蝇叮咬后约 1 周，局部皮肤肿胀，中心出现一红点，此即锥虫下疳。）

### 布氏冈比亚锥虫

症状无特异，包括发热、头痛、不适、肌痛、面部浮肿、瘙痒、淋巴结病和体重减轻。数月或数年后才出现中枢神经系统症状，以嗜睡、剧烈头痛及一系列神经症状包括情感障碍、行为改变、局部神经功能缺损和内分泌失调。冈比亚锥虫的临床症状比罗得西亚锥虫要轻，但如不及时治疗二者均可致命。

## ■ 诊断

叮咬后出现特征性疼痛，叮咬部位逐渐形成下疳。可从血液、下疳组织液或组织、淋巴结穿刺物或脑脊液中检出寄生虫。血沉棕黄层制备能浓缩虫体，使虫体更易被发现利于诊断。CDC 提供诊断援助（www.cdc.gov/dpdx；404-718-4745；parasites@cdc.gov）。

## ■ 治疗

通过一系列抗锥虫治疗通常可以治愈，但可能出现长期后遗症包括中枢神经系统的永久损伤。CDC 在调查方案基础上提供治疗药物（苏拉明、美拉肿醇、依氟鸟氨酸）。

## ■ 预防措施

防止采采蝇叮咬。旅行者应着中性色中厚面料的长袖衣物和长裤，因为采采蝇易被浅或深色吸引，而且能够穿透轻薄面料进行叮咬。百灭宁浸染的衣物以及使用 DEET 保护剂可以降低采采蝇叮咬次数。

CDC 网址: www.cdc.gov/parasites/sleepingsickness

**参考书目**

1. Brun R, Blum J, Chappuis F, Burri C. Human African trypanosomiasis. Lancet. 2010 Jan 9; 375(9709): 148–59.

2. Simarro PP, Franco JR, Cecchi G, Paone M, Diarra A, Ruiz Postigo JA, et al. Human African trypanosomiasis in non-endemic countries (2000–2010). J Travel Med. 2012 Jan–Feb; 19(1): 44–53.

# 美洲锥虫病（恰加斯病）

## Susan Montgomery

### 病原体

枯氏锥虫。

### 传播方式

比较典型的是通过已感染的锥蝽（蜡蝽虫）粪便传播，如叮咬部位轻微擦伤或食物、饮料被已感染的锥蝽的粪便污染。也可通过输血或器官移植，以及母婴传播。

### 流行病学特征

墨西哥大部分地区，美洲中部、南部常见。在美国，恰加斯病主要是拉丁美洲移民的一种疾病。旅行者发生风险极低，但是如果在疫区居住质量低劣的房屋或食入受污染的食物和饮料则存在一定的风险。

### 临床表现

急性期症状通常在暴露后一周以上出现并持续 60 天以上。感染部位可能会出现恰加斯肿（chagoma）；例如，罗曼尼亚征（眼睑和眼组织水肿）。大部分感染者没有临床症状但终生保持感染状态。经过一段长时间的无症状期后，约 30% 患者出现慢性恰加斯病临床表现。慢性恰加斯病主要累及心脏，临床指征包括传导系统异常、室性心律失常，疾病晚期出现充血性心肌病。少数出现慢性胃肠疾病（如巨食管或巨结肠），伴有或不伴有心脏病临床表现。免疫功能低下患者可发生疾病再激活。

461

## 诊断

急性期，可在染色的外周血涂片或新鲜制备的白细胞层中检出病原体。PCR 在急性期可作为辅助检测。急性期后，需要两种或两种以上检测枯氏锥虫特异性抗体的血清学检测（最常见的有 ELISA、免疫斑点和免疫荧光试验）进行诊断。由于慢性期外周血中无病原体，故 PCR 检测在此期并不是一种有效的诊断试验。

## 治疗

急性、早期先天性和再激活枯氏锥虫患者以及 <18 岁的慢性枯氏锥虫患者始终建议抗锥虫药物治疗。成人也通常建议治疗。在美国，CDC 在调查方案基础上提供治疗药物（苄硝唑和硝呋莫司）。临床处理可联系 CDC 寻求援助（chagas@cdc.gov; 404-718-4745）。

## 预防措施

昆虫的预防措施见第二章，防蚊、蜱和其他节肢动物；食物和水的预防措施见第二章，食物和水的注意事项。

CDC 网址: www.cdc.gov/parasites/chagas

### 参考书目

1. Bern C. Antitrypanosomal therapy for chronic Chagas' disease. N Engl J Med. 2011 Jun 30; 364(26): 2527–34.

2. Bern C, Montgomery SP, Herwaldt BL, Rassi A Jr, Marin-Neto JA, Dantas RO, et al. Evaluation and treatment of Chagas disease in the United States: a systematic review. JAMA. 2007 Nov 14; 298(18): 2171–81.

3. Carter YL, Juliano JJ, Montgomery SP, Qvarnstrom Y. Acute Chagas disease in a returning traveler. Am J Trop Med Hyg. 2012 Dec; 87(6): 1038–40.

4. Rassi A Jr, Rassi A, Marin-Neto JA. Chagas disease. Lancet. 2010 Apr 17; 375(9723): 1388–402.

# 结核病

Philip LoBue

 **病原体**

结核分枝杆菌呈杆状、无运动能力，生长缓慢、对酸有抵抗力。

## 传播方式

结核病通过空气传播。当有传染性的患者咳嗽时会将细菌喷到空气中。感染疾病的牛产的牛奶，如未经消毒，饮用后可造成牛结核（由牛结核菌引起）的传播。

## 流行病学特征

全球范围内，每年约有 900 万新发结核病例和 130 万结核相关死亡病例发生。结核全球范围内发生，但是发病率各不相同（地图 3-13）。在美国，每年的发病率 <4/10 万，但是在撒哈拉以南的非洲和亚洲的一些国家，年发病率可达几百 /10 万。

耐药结核引发越来越多的关注。耐多药结核（MDR）是指至少对异烟肼和利福平这两种最为有效的抗结核药物耐药。广泛耐药（XDR）结核是指对异烟肼、利福平耐药，同时对氟喹诺酮类药物中任意一种耐药以及对注射用二线药物（阿米卡星、卡那霉素或卷曲霉素）中至少一种药物耐药。耐多药结核虽然并不常见，但每年仍有约 45 万个新病例发生。某些国家耐多药结核比例高达 20%（图 3-14）。应特别关注 HIV 感染或免疫功能低下人群耐多药和广泛耐药结核。截止到 2011 年 10 月，92 个国家报告有广泛耐药结核。

旅行者如果去往可能长期接触结核病（如在医疗机构、监狱或收容所）的地方或者计划在结核病流行国家常住，在离开美国前应接受 2 次结核菌素皮肤试验（TST）或一次干扰素 γ 释放试验（IGRA），如 Quanti FERON TB test（Gold In-Tube version）或 T-SPOT 试验（见本章末的观点，旅行者的结核菌素皮肤试验）。如果检查结果为阴性，归国后 8～10 周应重新检测一次 TST 或 IGRA。HIV 感染者或存在其他免疫功能低下情况时，皮肤或血液检测反应性减弱，旅行者应将情况告知门诊医生。

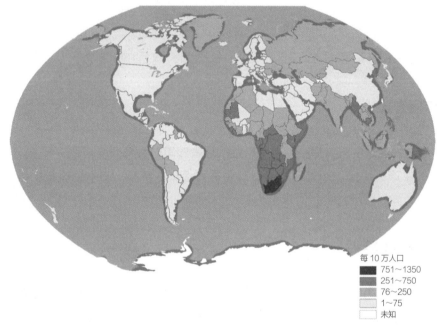

每 10 万人口
- 751～1350
- 251～750
- 76～250
- 1～75
- 未知

📍 地图 3-13　2012[1] 年结核病估计发病率

飞机上传播结核病的风险并不比其他密闭空间高。为防止结核病传播，传染性结核患者（能够传染其他人的结核）不应乘坐商用飞机或其他商业运输工具出行。只有肺结核是有传染性的，一个人是否具有传染性取决于胸部 X 线照片、痰液检测、症状和所接受过的治疗等情况。WHO 已发布指南提醒乘坐飞机可能感染结核病。担心结核病暴露风险的乘客可前往社区医疗服务处或当地的卫生门诊进行评估。

---

1　数据来源于世界卫生组织结核病数据库。来自：www.who.int/tb/country/data/download/en/index.html。截止至 2014 年 7 月。

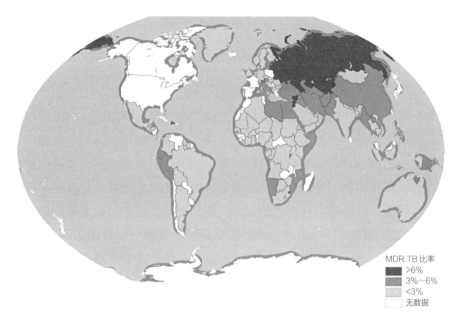

MDR TB 比率
>6%
3%～6%
<3%
无数据

📍地图 3-14　2012[1] 年，新发结核病例中耐多药结核病（MDR TB）所占比率

在牛感染牛分枝杆菌比较常见的国家，旅行者食用未经消毒的牛奶或牛奶制品存在感染牛结核病的风险。对于美国旅行者来说，墨西哥是常见的感染地。

## ■ 临床表现

结核病可以影响各种器官，但最常见于肺部（70%～80%）。症状通常包括长时间咳嗽、发热、食欲下降、消瘦、夜间盗汗和咯血。肺外感染部位最常见为淋巴结、胸膜、骨和关节，大脑和脊髓内、肾、膀胱和生殖器。

暴露后 8～10 周，干扰素 γ 释放试验或结核菌素试验阳性可明确感染。总的来说，健康人群中仅 5%～10% 感染后发病。从感染到发病可能需要数周或数十年的时间。结核病患者出现临床症状或其他疾病指征例如胸片异常。其余人群中，感染维持在一个潜伏状态（潜伏性结核感染或隐性结核感染）。这类感染者不出现临床症状也不具有传染性。免疫抑制者感染后发病的风险更高（每年未进行抗病毒治疗的艾滋病感染者中 8%～10% 感染后发病）。使用肿瘤坏死因子抑制剂治疗类

---

1　数据来源于世界卫生组织结核病数据库。来自：www.who.int/tb/country/data/download/en/index.html。截止至 2014 年 7 月。

风湿性关节炎和其他慢性炎症疾病的患者感染后发病的风险也升高。

## ■ 诊断

培养结核分枝杆菌是确诊结核病的方法，痰或其他呼吸道样本用于肺结核确诊，其他感染组织或体液用于肺外结核确诊。即使使用快速培养技术，平均也需要 2 周时间培养和鉴定结核分枝杆菌。痰涂片、其他组织或体液中发现抗酸杆菌是结核病诊断的金标准。然而染色镜检不能区分结核分枝杆菌和其他非结核分枝杆菌。在结核发病率低的国家，例如美国，这个问题尤其严重。核酸扩增试验比传统的结核杆菌培养鉴定更快且对于结核分枝杆菌更具有特异性，但敏感性低于培养。缺乏微生物学确认时，可按临床诊断标准对结核病进行诊断。但是，一旦条件允许，还需进行实验室检测确认。此外，需要通过培养进行常规药物敏感性检测，以用于指导治疗。干扰素 γ 释放试验阳性或结核菌素试验阳性者，结合进一步检查（比如胸片，临床症状观察）排除结核病的人可诊断为隐性结核病。

## ■ 治疗

潜伏结核感染者应该接受治疗防止进展为结核病。美国胸腔协会（ATS）/美国疾病预防控制中心对于潜伏结核感染者的治疗指南推荐 9 个月异烟肼治疗作为首选治疗策略。对年龄 ≥ 12 岁，发展为活动性结核病风险大的健康潜伏结核感染者（例如近期接触传染性结核患者）推荐每周一次异烟肼和利福平联合用药，连续用药 12 周的直接观察性疗法，效果等同于 9 个月异烟肼疗法。感染异烟肼耐药、利福平敏感结核杆菌或对异烟肼不耐受的潜伏结核感染者，可用利福平治疗 4 个月作为替代疗法。疑似接触结核杆菌的旅行者应告之医务人员可能存在的暴露并接受医疗评估。美国疾病预防控制中心和美国胸腔协会已发布针对潜伏结核感染者检测和治疗的指南。全球很多地方普遍存在结核菌耐药，发生与国际旅行相关的干扰素 γ 释放试验或结核菌素试验结果转化，旅行者应向传染病或肺病专家咨询。

如果结核杆菌不是耐多药结核菌，结核病患者可联合使用多种药物作为直接观察性治疗 6~9 个月（通常先用异烟肼、利福平、乙胺丁醇、吡嗪酰胺治疗 2 个月，随后异烟肼和利福平再治疗 4 个月）。耐多药结核菌治疗比较困难，需要服用 4~6 种药，持续 18~24 个月。应该由耐多药结核菌专家指导治疗。美国胸腔协会 / 美国疾病预防控制中心 / 美国传染病协会已发布结核病治疗指南（www.cdc.gov/mmwr/preview/mmwrhtml/rr5211a1.htm）。

## 预防措施

旅行者应尽量避免在拥挤封闭的环境中暴露于结核患者（例如医疗机构，监狱，收容所）。应该建议在可能存在结核患者的医院或医疗机构工作的旅行者向感染控制或职业卫生专家咨询获取个人呼吸防护装备的程序（例如 N-95 口罩），口罩的选择以及相关防护培训。

基于世界卫生组织推荐，大部分发展中国家婴儿出生后立即接种卡介苗，以减少婴幼儿和儿童发生严重肺结核。但对于预防成人结核病的有效性并不确定，还可对结核菌素试验检测潜伏性结核造成干扰。因此，美国并不推荐常规使用卡介苗。近期，一些专家倡议对那些在结核病控制措施未完全符合要求的环境中工作，可能暴露于多耐药性或广泛耐药性结核病患者的医务工作者接种卡介苗。卡介苗在这种情况可能提供一定的保护，但即便接种了卡介苗，也应尽可能严格遵守结核病控制预防措施。此外，干扰素 γ 释放试验较结核菌素试验更适合接种过卡介苗的人进行旅行前和旅行后的结核病感染状况筛查。

预防牛结核分枝杆菌导致的感染，旅行者应避免食用或饮用未消毒的奶制品。

CDC 网址：www.cdc.gov/tb

### 参考书目

1. American Thoracic Society and CDC. Diagnostic standards and classification of tuberculosis in adults and children. Am J Respir Crit Care Med. 2000 Apr; 161(4 Pt 1): 1376–95.

2. American Thoracic Society and CDC. Targeted tuberculin testing and treatment of latent tuberculosis infection. Am J Respir Crit Care Med. 2000 Apr; 161(4 Pt 2): S221–47.

3. CDC. Recommendations for use of an isoniazid-rifapentine regimen with direct observation to treat latent Mycobacterium tuberculosis infection. MMWR Morb Mortal Wkly Rep. 2011 Dec 9; 60(48): 1650–3.

4. CDC. The role of BCG vaccine in the prevention and control of tuberculosis in the United States. A joint statement by the Advisory Council for the Elimination of Tuberculosis and the Advisory Committee on Immunization Practices. MMWR Recomm Rep. 1996 Apr 26; 45(RR-4): 1–18.

5. CDC. Treatment of tuberculosis. MMWR Recomm Rep. 2003 Jun 20; 52(RR-11): 1–77.

6. CDC. Updated guidelines for using interferon gamma release assays to detect Mycobacterium tuberculosis infection, United States. MMWR Recomm Rep. 2010.

7. Jensen PA, Lambert LA, Iademarco MF, Ridzon R. Guidelines for preventing the transmission of Mycobacterium tuberculosis in health-care settings, 2005. MMWR Recomm Rep. 2005 Dec 30; 54(RR-17): 1–141.

8. World Health Organization. Global tuberculosis report 2013. Geneva: World Health Organization; 2013 [cited 2014 Sep 24]. Available from: http://apps.who.int/iris/bitstream/10665/91355/1/9789241564656_eng.pdf.

9. World Health Organization. Multidrug and extensively drug-resistant TB (M/XDR-TB): 2010 global report on surveillance and response. Geneva: World Health Organization; 2010. Available from: http://www.who.int/tb/features_archive/m_xdrtb_facts/en/index.html.

10. World Health Organization. Tuberculosis and air travel: guidelines for prevention and control. Geneva: World Health Organization; 2008 [cited 2014 Sep 24]. Available from: http://www.who.int/tb/publications/2008/WHO_HTM_TB_2008.399_eng.pdf.

观点：

# 旅行者的结核菌素皮肤试验

Philip LoBue

对无症状的肺结核（TB）筛查仅应在有感染肺结核风险、目的地有肺结核（见前一节，肺结核）的旅行者中展开。在极低风险的旅客中，采用结核菌素皮肤试验（TST）筛查可能会得到假阳性的检测结果，将导致不必要的额外筛查或治疗。在发病率很低的人群中，采用筛查检测，产生的假阳性率可能比真实阳性率更高。

因此，TST应该考虑仅用于常年待在结核病高发国家的旅行者或者日常中时常接触医疗机构、监狱和收容所里的人的旅行者。通常建议低风险暴露于结核杆菌人群，包括大部分旅行者，在旅行前和旅行后不需要进行筛查。

对预知将长期滞留或者接触高风险人群的旅行者，需要在旅行前采用 2 步法的 TST 进行仔细的旅行前筛查。对于 2 步法的 TST 检测，首次检测 TST 基线出现阴性结果的人群，1～3 周后再进行第二次的检测，如果第二次的检测结果也是阴性，则认为没有感染结核杆菌。如果第二次的检测结果是阳性，则认为是早期感染过结核杆菌。推荐这些旅行者采用 2 步法 TST 检测的原因如下：

2 步法检测可以减少 TST 的假阳性数量，否则在后续的周期筛查中将被误认为是最近的皮肤试验结果发生改变。

在感染结核分枝杆菌数年的人群中，有相当数量的人群在早期表现出对结核菌素的减弱性延迟型超敏反应。在被感染数年后对他们进行皮肤试验可能会出现假阴性的结果（即使他们确实已被感染）。然而，第一次的 TST 检测可能会激发机体对第二次检测的敏感性，引起"增敏"反应。当重复检测时，反应可能会被误解成是一个新的感染（最近的转化）而不是增敏反应。

2 步法的检测对于有可能会长时间或大量接触结核杆菌的旅行者来说非常重要。在旅行前进行 2 步法检测将会检测出"增敏"反应和潜在，防止"错误的转换"——阳性的 TST 检测结果表明在最近的旅行中被感染，但其实在旅行前就已经感染了结核杆菌。这种差别非常重要，如果旅行者即将前往的国家存在耐多药型和广泛耐药型结核杆菌，那么在旅行前确认是否感染结核杆菌至关重要。

如果在旅行前进行的 2 步法 TST 检测结果是阴性，旅行者在旅行回来 8～10周后需要进行 TST 重复检测。长时间的停留（＞6 个月）或者重复前往高风险地区旅行的人群，需要在最后一次回来的 8～10 周之后，每隔 6～12 个月进行 1 次 TST 检测，这取决于在美国国外旅行时暴露于结核杆菌的风险程度。2 步法检测应作为某些人群的基线检测，包括没有进行过 TST 检测和作为日常监测的一部分将会重复接受 TST 检测的人群。

重复接受 TST 检测的人群必须采用相同的商用的抗原，因为改变抗原同样会引起 TST 的结果不准确。有 2 种商用的结核菌素皮肤试验抗原被美国食品药品管理局批准，并且允许在美国出售使用：Aplisol（JHP 制药）和 Tubersol（赛诺菲）。

可以替代 2 步法 TST 检测的是 FDA 认可的干扰素 γ 释放试验（IGRA），又被称为 QuantiFERON TB 检测（金标准）或 T-SPOT.TB 检测。IGRA 试验需要抽血。在未接种过卡介苗（BCG）的人群中干扰素 γ 释放试验特异性与 TST 检测相近，且在接种过卡介苗的人群中干扰素 γ 释放试验的特异性更高。由于旅行者在出行前的时间比较短暂，如果时间不足以进行 2 步法的 TST 检测或者 IGRAs 检测，1 步法的 TST 也是可行的。

通常来说，最好不要将不同的检测方法混合运用。TST 法与 IGRA 法同时使用大约会有 15% 的结果不一致，通常是 TST 阳性，IGRA 阴性。有很多原因导致了两种检测方法的结果不一致，尤其是在每一个不同的个体上，很难对这种不一致做出确切的解释。然而，如果临床医生决定两种检测方法都要使用，那么最好是先做 TST 检测然后再做 IGRA 检测，因为似乎最后产生 TST 阴性、IGRA 阳性结果的概率比较低。由于这种结果的不一致可能是无法避免的，因此更多的医疗机构从采用 TST 法转变为采用 IGRA 法。

在采用 TST 法对旅行者进行检测的过程中，发现其中一些旅行者在拜访结核杆菌流行区域的亲朋好友时需要考虑到，TST 阳性率在访问他们出生国的人群中通常会很高。在田纳西州，对 53 000 名成年人进行 TST 检测研究，结果发现在国外出生的人群的阳性率是美国当地出生人群的 11 倍（34%：3%）。确定旅行前的 TST 状态能够防止将旅行后 TST 检测阳性归咎于近期感染。

这些观点写出来作为编者讨论，是希望对书中由官方推荐的内容增加一些深度的讨论和临床观点。本段中表达的是作者的观点，并不代表美国疾病预防控制中心的官方观点。

## 参考书目

1. Al-Jahdali H, Memish ZA, Menzies D. Tuberculosis in association with travel. Int J Antimicrob Agents. 2003 Feb; 21(2): 125–30.

2. Cobelens FG, van Deutekom H, Draayer-Jansen IW, Schepp-Beelen AC, van Gerven PJ, van Kessel RP, et al. Risk of infection with Mycobacterium tuberculosis in travellers to areas of high tuberculosis endemicity. Lancet. 2000 Aug 5; 356(9228): 461–5.

3. Haley CA, Cain KP, Yu C, Garman KF, Wells CD, Laserson KF. Risk-based screening for latent tuberculosis infection. South Med J. 2008 Feb; 101(2): 142–9.

4. Johnston VJ, Grant AD. Tuberculosis in travellers. Travel Med Infect Dis. 2003 Nov; 1(4): 205–12.

5. Jung P, Banks RH. Tuberculosis risk in US Peace Corps volunteers, 1996 to 2005. J Travel Med. 2008 Mar–Apr; 15(2): 87–94.

6 Leder K, Tong S, Weld L, Kain KC, Wilder-Smith A, von Sonnenburg F, et al. Illness in travelers visiting friends and relatives: a review of the GeoSentinel Surveillance Network. Clin Infect Dis. 2006 Nov 1; 43(9): 1185–93.

7 Mancuso JD, Tobler SK, Keep LW. Pseudoepidemics of tuberculin skin test conversions in the US Army after recent deployments. Am J Respir Crit Care Med. 2008 Jun 1; 177(11): 1285–9.

8 Mazurek M, Jereb J, Vernon A, LoBue P, Goldberg S, Castro K. Updated guidelines for using interferon gamma release assays to detectMycobacterium tuberculosis infection—United States, 2010. MMWR Recomm Rep. 2010 Jun 25; 59 (RR-5): 1–25.

9 Villarino ME, Burman W, Wang YC, Lundergan L, Catanzaro A, Bock N, et al. Comparable specificity of 2 commercial tuberculin reagents in persons at low risk for tuberculous infection. JAMA. 1999 Jan 13; 281(2): 169–71.

# 伤寒和副伤寒

Anna E. Newton，Janell A. Routh，Barbara E. Mahon

## 病原体

伤寒是由血清型为伤寒沙门菌的伤寒杆菌所引起的一种具有潜在严重性甚至有时会威胁生命的发热性疾病。副伤寒是血清型分别为甲、乙（酒石酸盐呈阴性）、丙型副伤寒沙门菌。

## 传播途径

人类是这些细菌的唯一来源。尚未确认有其他别的动物或者环境宿主。伤寒和副伤寒通常由于食用了经急性感染期、恢复期或者慢性无症状的携带者的粪便污染的食物或者水而被感染。鲜有记录通过性行为传播伤寒或副伤寒，尤其是男男性行为。

## ■ 流行病学特征

每年约有两千两百万的伤寒患者，大约二十万人死于伤寒。每年有大约有六百万的新增副伤寒患者。据报道，在美国，每年大约有 300 例经过培养确诊的伤寒病例，100 例副伤寒病例。报道的超过 80% 的伤寒患者和超过 90% 的副伤寒患者是旅行者前往亚洲南部感染的甲型副伤寒沙门菌。其他有感染风险地区包括亚洲东部、亚洲西部、非洲、加勒比海和美洲的中部和南部地区。在一些地区，感染伤寒的风险已经降低。因此，在东欧和中东的 26 个国家，CDC 删去了对旅客旅行前接种伤寒疫苗的建议。最新的旅行前接种疫苗指南可以在 www.cdc.gov/travel 找到。

探亲访友的旅行者感染的风险增高 [ 见第八章，回国探亲访友（VFRs）的移民 ]。尽管感染伤寒和副伤寒的风险随着停留的时间延长而增加，旅行者在伤寒流行的国家旅行时间不超过一周也可感染伤寒。

## ■ 临床表现

感染伤寒和副伤寒的潜伏期为 6～30 天。发病初期症状不明显，患者会逐渐觉得疲倦，体温也会逐日升高，3～4 天后体温会升至 102～104 ℉（38～40℃）。普遍存在头疼、心神不宁和神经性厌食症，常有腹痛、腹泻和便秘。常常能够检查出肝脾肿大。躯干偶尔会短时间出现玫瑰色斑点状的皮疹。通常早晨的体温最低，下午和夜间体温最高。这种临床症状经常与疟疾相混淆，如果患者有前往伤寒流行区的旅行史，并且经抗疟药治疗未见好转，应该怀疑伤寒。如果不经治疗，疾病可以持续一个月。伤寒引起的并发症非常严重，通常会在发病的 2～3 周后出现，可能包括肠出血或穿孔，可能威胁生命。

## ■ 诊断

伤寒或副伤寒会导致轻度的败血症。尽管血培养是用来诊断伤寒的最主要手段，但是单一的培养只有大约 50% 的准确率。体液或排泄物同时进行培养可能增加诊断的敏感性。骨髓培养的准确率大约能达到 80%。在疾病早期，粪培养的准确率通常较低。

肥达试验虽然不可靠但由于价格便宜在发展中国家最为常用。利用 IgM 和 IgG 抗体与伤寒沙门菌的 O 和 H 抗原结合，可以进行血清学的检测，但是这种方法没有特异性且会出现假阳性。急性期和恢复期的效价比单一的血清样本敏感的多。更新的用于检测伤寒沙门菌的血清学方法偶尔会在伤寒爆发时使用。这些方法比肥达试验的敏感性和特异性更高，但是不能完全替代血培养、粪培养和骨髓培养。

由于没有准确的血清学方法可以检测出伤寒和副伤寒，最初的诊断只能来源于临床诊断。结合感染的风险和持续几日逐渐升高的体温，可以怀疑伤寒或副伤寒感染。

## 治疗

特异性的抗菌药能够缩短伤寒的病程并且降低死亡的风险。在世界上大部分地区，通常用氟喹诺酮类，一般用环丙沙星作为经验治疗药物。然而氟喹诺酮类耐药或者多药耐药（氨苄西林、氯霉素和磺胺耐药）的菌株在印度大陆很常见，在其他地区，如非洲，这类菌株也在不断增加。当氟喹诺酮类耐药可能性高时，通常采用注射性的三代头孢菌素作为治疗药物。由于耐多药的菌株不断出现，越来越多的人用阿奇霉素治疗伤寒和副伤寒，虽然有记载的阿奇霉素耐药的伤寒沙门菌也在增加。

经过抗生素治疗的患者仍然会持续 3～5 天的发热，但是体温会随着治疗逐渐下降。患者可能在严重的几天内感觉很糟，但是退烧后就会好转。如果一个患者经过培养确诊是伤寒或副伤寒，但在 5 天内没有能降温，则需要考虑更换抗菌药或存在其他部位的感染。

## 预防措施

### 食物和水

保障干净安全的食物和水，有规律的洗手是预防伤寒和副伤寒的重要手段（见第二章，食物和水的注意事项）。为了预防伤寒通常会推荐人们接种疫苗，但是疫苗不是 100% 有效的。因此，即使接种过疫苗的旅行者也应该按照推荐采取食物和水的预防措施。因为没有针对副伤寒的疫苗，所以这些措施是唯一的预防方式。

### 疫苗

#### 使用指导

CDC 推荐前往有感染伤寒风险的地区旅行的人群接种伤寒疫苗。在美国有两种疫苗可以使用：

★ 口服减毒活疫苗（Vivotif, 经 PaxVax 改造 Ty21a 系伤寒沙门菌）

★ 肌内注射荚膜多糖疫苗（ViCPS）（注射 Typhim，赛诺菲巴斯德制造）

这两种疫苗可以保护 50%～80% 的接种者不被感染。应提醒旅行者伤寒疫苗不是 100% 有效，接种后依然有感染伤寒的可能性。现有的伤寒疫苗通常对副伤寒沙门菌感染的保护效果有限或没有保护效果。

#### 疫苗接种

表 3-20 列出了疫苗的剂量、接种和重复接种的资料。由于遵循更低的年龄限制，两种疫苗初次免疫所需要的时间不同。

初次免疫，口服 Ty21a 疫苗，隔天服用一粒，连续服用四粒。疫苗胶囊需要保存在冰箱中冷藏（不是冷冻），并且必须服完四粒胶囊以保证最大药效。每粒胶囊需要用低于 98.6 ℉（37℃）的冷水服下，大约在餐前一小时服用。此方案必须在有可能暴露于伤寒的一周前完成。疫苗的制造商警告 Ty21a 疫苗不能用于婴儿和 < 6 岁的儿童。

初次免疫，ViCPS 肌内注射 0.5ml（25mg）一次。这类疫苗接种应至少在有可能暴露于伤寒的两周前完成。疫苗制造商不推荐疫苗用于婴儿和 < 2 岁的儿童。

#### 疫苗安全和不良反应

Ty21a 疫苗的不良反应较少，主要是腹部不适，恶心，呕吐和皮疹。ViCPS 疫苗最多出现的副作用是头痛（16%～20%）和注射部位局部反应（7%）。

#### 注意事项和禁忌

没有孕妇使用这些疫苗的安全信息。理论上避免对孕妇使用这些疫苗是谨慎的。Ty21a 减毒活疫苗不应该用于免疫功能不全的旅行者，包括 HIV 感染者。对免疫功能不全者来说，肌内注射疫苗在理论上是更安全的替代品（疫苗实践操作顾问委员会不反对免疫功能不全患者的家庭成员接种 Ty21a。虽然疫苗中的减毒活疫苗成分短时间存在于接种者的粪便中，但尚无记录表明会引起二次感染）ViCPS 疫苗接种的唯一禁忌证是之前接种时发生过严重的局部或系统反应。急性发热疾病的患者不应接种这两种疫苗。

理论上人们在服用抗菌药物（包括抗疟药）、病毒疫苗或接受球蛋白免疫时，对同时接种减毒活疫苗 Ty21a 的免疫原性感到担忧。在体外，多种抗菌药的成分都能抑制 Ty21a 疫苗的存活，因此应该在使用抗菌成分之后超过 72h 后再服用 Ty21a 疫苗。没有有效数据显示在同时口服小儿麻痹疫苗或黄热病疫苗时，Ty21a 疫苗活性被抑制。如果接种伤寒疫苗是必要的，不要因为使用了病毒疫苗而延迟接种。可以同时接种 Ty21a 疫苗和免疫球蛋白免疫。

CDC 网址：www.cdc.gov/nczved/divisions/dfbmd/diseases/typhoid_fever

### 表 3-20　伤寒疫苗

| 接种 | 接种年龄（岁） | 剂量，接种方式 | 接种次数 | 每剂间隔时间 | 加强免疫间隔 |
|---|---|---|---|---|---|
| 口服，减毒 Ty21a 活疫苗（Vivotif）[1] | | | | | |
| 基础免疫 | ≥6 | 1 粒，[2] 口服 | 4 剂 | 48 小时 | 不适用 |
| 加强免疫 | ≥6 | 1 粒，[2] 口服 | 4 剂 | 48 小时 | 每 5 年 |
| 伤寒 Vi 多糖疫苗（Typhim Vi） | | | | | |
| 基础免疫 | ≥2 | 0.50ml，肌内注射 | 1 剂 | 不适用 | 不适用 |
| 加强免疫 | ≥2 | 0.50 ml，肌内注射 | 1 剂 | 不适用 | 每 2 年 |

[1] 疫苗必须储存在冰箱里（35.6 ℉～46.4 ℉，2℃～8℃）。
[2] 服用时，饮用水温度不可超过 98.6 ℉（37℃）。

## 参考书目

1. Beeching NJ, Clarke PD, Kitchin NR, Pirmohamed J, Veitch K, Weber F. Comparison of two combined vaccines against typhoid fever and hepatitis A in healthy adults. Vaccine. 2004 Nov 15; 23(1): 29–35.

2. CDC. Typhoid immunization: recommendations of the Advisory Committee on Immunization Practices (ACIP). MMWR Recomm Rep. 1994 Dec 9; 43(RR-14): 1–7.

3. Crump JA, Mintz ED. Global trends in typhoid and paratyphoid fever. Clin Infect Dis. 2010 Jan 15; 50(2): 241–6.

④ Effa EE, Bukirwa H. Azithromycin for treating uncomplicated typhoid and paratyphoid fever (enteric fever). Cochrane Database Syst Rev. 2008(4): CD006083.

⑤ Gupta SK, Medalla F, Omondi MW, Whichard JM, Fields PI, Gerner-Smidt P, et al. Laboratory-based surveillance of paratyphoid fever in the United States: travel and antimicrobial resistance. Clin Infect Dis. 2008 Jun 1; 46(11): 1656–63.

⑥ Johnson KJ, Gallagher NM, Mintz ED, Newton AE, Brunette GW, Kozarsky PE. From the CDC: new country-specific recommendations for pre-travel typhoid vaccination. J Travel Med. 2011 Nov–Dec; 18(6): 430–3.

⑦ Kollaritsch H, Que JU, Kunz C, Wiedermann G, Herzog C, Cryz SJ, Jr. Safety and immunogenicity of live oral cholera and typhoid vaccines administered alone or in combination with antimalarial drugs, oral polio vaccine, or yellow fever vaccine. J Infect Dis. 1997 Apr; 175(4): 871–5.

⑧ Lynch MF, Blanton EM, Bulens S, Polyak C, Vojdani J, Stevenson J, et al. Typhoid fever in the United States, 1999–2006. JAMA. 2009 Aug 26; 302(8): 859–65.

⑨ Parry CM, Hien TT, Dougan G, White NJ, Farrar JJ. Typhoid fever. N Engl J Med. 2002 Nov 28; 347(22): 1770–82.

⑩ Steinberg EB, Bishop R, Haber P, Dempsey AF, Hoekstra RM, Nelson JM, et al. Typhoid fever in travelers: who should be targeted for prevention? Clin Infect Dis. 2004 Jul 15; 39(2): 186–91.

# 水痘

## Mona Marin，Stephanie R. Bialek

## ■ 病原体

水痘带状疱疹病毒，属于疱疹病毒科。人类是唯一储存宿主，感染也仅发生于人类。首次感染多为水痘（禽痘），感染后可潜伏于脊髓神经后根神经节的神经元内，再次激活后可引起带状疱疹。

## ■ 传播途径

水痘带状疱疹病毒可人–人传播，主要通过水痘或带状疱疹皮肤破损处水疱液形成的气溶胶经呼吸道传播；也可通过直接接触破损皮肤处水疱液和呼吸道分泌液传播。水痘带状疱疹病毒主要经上呼吸道或结膜感染宿主。水痘具有高度传染性，家庭接触者中二代感染率高达 85%（61%～100%）；社区内暴露的接触传染率较低。带状疱疹传染性仅有水痘的 20%；接触带状疱疹的皮疹引起水痘，而不是带状疱疹。水痘患者的传染期大约在皮疹开始前 1～2 天直到所有皮损结痂，免疫正常的人群通常为出疹后 4～7 天，免疫抑制者传染期更长。水痘患者应该隔离直到皮损结痂。带状疱疹患者当出现水痘样皮损时也具有传染性（通常 7～10 天）。

母体感染水痘可经胎盘途径感染胎儿。

## ■ 流行病学特征

水痘病毒全球分布。在温带气候地区，水痘倾向于导致儿童发病。学龄前和学龄儿童中发病率最高，晚冬到早春最为流行。在这些国家仅有少于 5% 的成人对水痘病毒敏感。在热带气候地区，最干旱、最冷的月份发病率最高。感染多出现在儿童时期的后期，因此导致成人对病毒的敏感性高于温带气候区，尤其是在人口密度低的地区。

随着美国开始给儿童接种水痘疫苗，该病的发病率明显降低。虽然水痘在美国仍旧流行，在世界其他很多国家和地区感染水痘的风险高于美国。水痘疫苗仅在少数国家作为健康儿童的常规接种疫苗，包括澳大利亚、加拿大、哥斯达黎加、德国、希腊、韩国、拉脱维亚、卢森堡、卡塔尔、沙特阿拉伯、阿拉伯联合酋长国、乌拉圭、意大利和西班牙的部分地区。预期在这些国家，水痘的暴露风险较低。

因为水痘是全球流行，所有易感旅行者在旅行中都有可能接触到水痘病毒。此外，虽然局限性的带状疱疹较水痘的传染性低，暴露于带状疱疹也导致了易感旅行者感染水痘的危险。旅行者中患严重水痘的风险最高的人群是缺乏免疫证据（见下文预防部分关于免疫证据的要求）的婴幼儿、成人和免疫抑制者。

## ■ 临床表现

水痘在儿童通常仅出现轻度症状，大部分人可康复而无严重并发症。平均潜伏期为 14～16 天（10～21 天）。典型的症状包括一个短的（1 或 2 天）前驱期（发烧、麻疹），在儿童可能没有该期，随后出现斑点、丘疹、囊泡样的瘙痒皮疹（典型为 250～500 处皮损），一般连续出现 3 波以上，最后病灶结痂。水痘的特征是在同一时间存在发展不同阶段的皮损。可能出现严重的并发症，大部分发生在婴幼儿、成人和免疫缺陷者。并发症包括皮肤破损处二次感染细菌、肺炎、小脑共济失调、脑炎和出血，罕见（每 4 万例中约 1 例）并发症导致死亡。

改良性水痘，又被称为突破性水痘可发生在接种水痘疫苗人群。突破性水痘通常症状轻微，小于 50 处皮损，无发烧或仅为低热，皮疹时间更短。皮疹表现不典型，较少出现囊泡，主要为斑丘疹。突破性水痘也具有传染性，虽然相比未接种疫苗者感染水痘后的传染性低。

## ■ 诊断

临床诊断水痘基于全身性水泡样斑丘疹。在美国，随着接种水痘人群感染病例所占比例越来越高，感染病毒后临床症状轻微，皮疹不典型，导致临床诊断水痘难度增大。虽然不常规推荐，实验室诊断可能越来越有用。破损皮肤是用于实验室确诊的首选样本。水泡拭子或结痂处刮擦下来的碎屑和痂都可用 PCR 方法或直接荧光抗体检测水痘带状疱疹病毒。无水泡或痂时，斑丘疹处刮擦下来的碎屑也可用于检测。

血清学检测也可用于确诊病例：

★ 标准血清学检测发现恢复期血清较急性期血清抗水痘病毒 IgG 明显升高，可对患者进行回顾性确诊；在免疫抑制者中抗体检测结果可能不可靠。

★ 不推荐用商品化的试剂盒检测抗水痘带状疱疹病毒 IgM。因为目前的方法缺乏敏感性和特异性，IgG 水平高常常导致 IgM 假阳性。

## ■ 治疗

健康儿童感染水痘不常规推荐抗病毒治疗。感染病毒出现中度或重度疾病风险性高的人群可考虑口服阿昔洛韦用于治疗，例如年龄大于 12 岁，有慢性皮肤病和肺病，长时间接受水杨酸治疗，短时间、间歇性或雾化性接受皮质激素治疗。免疫缺陷患者，包括接受高剂量皮质激素治疗者，出现严重的病毒相关并发症（比如肺炎）者，推荐使用静脉注射阿昔洛韦进行治疗。在症状出现后 24 小时内进行治疗效果最好。

## 预防措施

### 疫苗

所有人，包括去国外旅行或生活的人，都应评价其水痘免疫状况。那些缺乏免疫证据且没有接种禁忌证的人应该根据年龄接种适当的疫苗。水痘疫苗接种不是任何国家的入境要求（包括美国），但是，缺乏免疫证据的旅行者存在感染水痘的风险。水痘免疫证据包括以下几种：

★ 年龄相关的适当免疫接种证明。

★ 学龄前儿童，年龄 ≥ 12 月：接种 1 剂。

★ 学龄儿童，青少年和成人：接种 2 剂。

★ 实验室免疫证据或实验室确认病例。

★ 于 1980 年前在美国出生（对医护人员、孕妇和免疫抑制者不适用）。

★ 卫生保健提供者出具的水痘诊断证明或过往感染水痘的证明。

★ 卫生保健提供者出具的带状疱疹诊断证明或过往感染带状疱疹证明。

★ 水痘疫苗中含有减毒水痘带状疱疹病毒。单抗原水痘疫苗被批准用于年龄 ≥ 12 月的人，麻腮风-水痘联合疫苗（MMRV）被批准用于 1～12 岁的儿童。美国疾病预防控制中心推荐对缺乏水痘免疫证据，年龄 ≥ 12 月的所有人接种水痘疫苗：年龄 1～4 岁的儿童接种 1 剂，≥ 4 岁接种 2 剂。<13 岁儿童接种两剂应最少间隔 3 个月，≥ 13 岁的人群两剂接种最少间隔 4 周。接种的禁忌证包括：对疫苗成分过敏，身体处于免疫抑制状况或接受免疫抑制治疗、妊娠。当水痘免疫证据不确定时，一个可能的水痘感染史不是水痘疫苗接种的禁忌。1 剂疫苗接种产生大约 80% 的保护性，2 剂接种后产生 95% 的保护性。

### 疫苗安全性和不良反应

水痘疫苗通常耐受性很好。注射部位自限性的反应（疼、痛、红、肿）是接种后最常见的不良反应。发热或水痘样皮疹，通常为注射部位少量皮损或全身性皮疹伴随少量皮损，较少有报道。

与同天接种麻腮风和水痘疫苗相比，在 12～23 个月龄儿童中首剂接种麻腮风 - 水痘联合疫苗后 5～12 天出现发热和高热惊厥的危险性更大。大约每接种

2300～2600 例出现 1 例高热惊厥。分别使用麻腮风和水痘疫苗可以避免增加这一年龄段疫苗接种后出现发热和高热惊厥的危险性。更多关于水痘疫苗的信息可访问 www.cdc.gov/vaccines/vpd-vac/varicella/default.htm 获得。

## ■ 暴露后预防

### 疫苗

推荐年龄 ≥ 12 月，缺乏免疫证据的人接种水痘疫苗作为暴露后预防，防止或减轻疾病。如果没有禁忌证，应尽早在暴露于皮疹的 5 天内接种疫苗。在儿童中，暴露 3 天内接种疫苗的保护作用可 ≥ 90%。接种过 1 剂水痘疫苗者在暴露后接种第 2 剂是否能提供更高的保护还缺乏相关数据证明。但仍推荐暴露人群接种第 2 剂疫苗以便更新他们的免疫接种。

### 水痘带状疱疹免疫球蛋白

没有免疫证据的人，因为禁忌证不能接种疫苗，同时患严重水痘和并发症的风险又比较高时，推荐使用水痘带状疱疹免疫球蛋白作为暴露后预防用药。美国批准的水痘带状疱疹免疫球蛋白是 VariZIG（FFF Enterprises，特曼库拉，加利福利亚洲）。

免疫抑制者，没有免疫证据的孕妇和一些婴儿应在暴露后使用 VariZIG。暴露后尽快使用 VariZIG 可提供最大的保护作用，但暴露后 10 天使用仍有效。VariZIG 可以从 FFF Enterprises 获得，电话 800-843-7477，网址 www.fffenterprises.com。

如果没有 VariZIG，也可考虑静脉注射丙种球蛋白（IVIG）（也应在暴露后 10 天内使用）。此外一些专家推荐，当 VariZIG 和 IVIG 都缺乏时，对于那些没有免疫证据又存在疫苗接种禁忌的人，可在暴露后 7～10 天内使用阿昔洛韦进行暴露后预防（每日 80 mg/kg 天，每天 4 次，连续 7 天；最大剂量，800 mg，每天 4 次）。已发表的关于免疫抑制者使用阿昔洛韦作为暴露后预防用药效果方面的数据非常有限。

CDC 网址：www.cdc.gov/chickenpox

1. American Academy of Pediatrics. Varicella-zoster infections. In: Pickering LK, editor. Red Book: 2012 Rort of the Committee on Infectious Diseases. 29th ed. Elk Grove Village, IL: American Academy of Pediatrics; 2012. p. 774–89.

2. Bialek SR, Perella D, Zhang J, Mascola L, Viner K, Jackson C, et al. Impact of a routine two-dose varicella vaccination program on varicella epidemiology. Pediatrics. 2013 Nov; 132(5): e1134–40.

3. CDC. Updated recommendations for use of VariZIG—United States, 2013. MMWR Morb Mortal Wkly Rep. 2013 Jul 19; 62(28): 574–6.

4. Gershon AA, Takahasi M, Seward JF. Varicella vaccine. In: Plotkin SA, Orenstein WA, Offit PA, editors. Vaccines. 6th ed. Philadelphia: Saunders Elsevier; 2012. p. 837–69.

5. Harpaz R, Ortega-Sanchez IR, Seward JF. Prevention of herpes zoster: recommendations of the Advisory Committee on Immunization Practices (ACIP). MMWR Recomm Rep. 2008 Jun 6; 57(RR-5): 1–30.

6. Marin M, Broder KR, Temte JL, Snider DE, Seward JF. Use of combination measles, mumps, rubella, and varicella vaccine: recommendations of the Advisory Committee on Immunization Practices (ACIP). MMWR Recomm Rep. 2010 May 7; 59(RR-3): 1–12.

7. Marin M, Guris D, Chaves SS, Schmid S, Seward JF. Prevention of varicella: recommendations of the Advisory Committee on Immunization Practices (ACIP). MMWR Recomm Rep. 2007 Jun 22; 56 (RR-4): 1–40.

8. World Health Organization. Immunization summary: the 2014 edition. Geneva: World Health Organization; 2013 [cited 2014 Sep 18]. Available from: http://www.childinfo.org/files/immunization_summary_2012_en.pdf.

# 病毒性出血热

Barbara Knust

## 病原体

病毒性出血热（VHFs）是由几种包膜 RNA 病毒科病毒感染引起的疾病：包括

丝状病毒科（埃博拉和马尔堡出血热），沙粒病毒科（拉沙病毒、Lujo 病毒、瓜纳瑞托病毒、马秋博病毒、胡宁病毒、沙比亚病毒和查帕雷病毒），布尼亚病毒［裂谷热病毒（RVF），克里米亚－刚果出血热病毒（CCHF）和汉坦病毒］，和黄病毒科（登革病毒、黄热病毒、鄂木斯克出血热病毒、Kyasanur 森林病毒、Alkhurma病毒）（参看本章登革热和黄热病部分）。

## ■ 传播方式

一些病毒性出血热通过人际间直接接触传播，主要是接触有症状患者、体液、尸体或者医疗环境中缺乏足够的感染控制导致疾病在人群中传播（丝状病毒、沙粒病毒、克里米亚－刚果出血热病毒）。动物源性传播主要发生在以下接触过程：

- ★ 家畜传播：屠宰感染牲畜或生食感染牲畜的肉或未消毒的奶制品（克里米亚-刚果出血热病毒，裂谷热病毒，Alkhurma 病毒）。
- ★ 丛林动物传播：屠宰感染丛林动物或生食感染丛林动物的肉（埃博拉病毒，马尔堡病毒）。
- ★ 啮齿类动物传播：吸入或接触啮齿类动物排泄物（沙粒病毒，汉坦病毒）。
- ★ 其他储存宿主，例如蝙蝠（埃博拉病毒，马尔堡病毒）。
- ★ 媒介传播：蚊虫叮咬（裂谷热病毒），或蜱叮咬（克里米亚-刚果出血热病毒、鄂木斯克出血热病毒、Kyasanur 森林病毒、Alkhurma 病毒），或接触压碎的感染蜱。

## ■ 流行病学特征

引起病毒性出血性的病毒分布在全球大部分地区。每一种病毒都有一个以上的动物或媒介宿主，将病毒及最初的感染限制在这些宿主的栖息地。感染这些病毒的人多生活在或曾在这些地区旅行过。人类是动物源性疾病的偶然宿主，但那些可在人际间传播的病毒可以导致疾病在人群中大范围暴发流行。每一种病毒的特点叙述如下：

### 埃博拉和马尔堡病毒：丝状科病毒病

埃博拉和马尔堡病毒均可引起人和灵长类动物出血热。埃博拉病毒的五个病毒亚型已得到确认：塔伊森林型、苏丹型、扎伊尔型、本迪布焦型和雷斯顿型。 有埃博拉确认病例的国家包括刚果共和国、科特迪瓦、刚果民主共和国、加蓬、苏丹、乌干达、几内亚、利比里亚、塞拉利昂和尼日利亚。2014 年 3 月，几内亚与利比里亚和塞拉利昂接壤的农村地区暴发了埃博拉。6 月份，这三个国家的很多地区均有病例报告。这次的埃博拉疫情是有史以来规模最大，最为严重的一次。2015 年 2 月，尼日利亚、塞内加尔、马里、西班牙、英国、美国均出现来自西非的输入性个体病例。2014 年 9 月 30 日美国疾病预防控制中心确认了美国首个实验室确认病例，该患者曾前往西非旅行。这名患者导致了有限的二次传播，两名照顾他的医务人员感染了病毒。欧洲和美国都从疫区转移出若干患者。基因分析表明此次暴发流行的埃博拉病毒与先前在刚果共和国和加蓬分离到的扎伊尔型有 97% 的同源性。获取这次疫区的最新消息可访问 www.cdc.gov/vhf/ebola/outbreaks/guinea/index.html。

菲律宾及周边国家是埃博拉雷斯顿型病毒的疫区，但不显示可引起人类患病。有确认马尔堡出血热病例报道的国家包括乌干达、肯尼亚、刚果民主共和国、安哥拉、津巴布韦也可能存在。

果蝠（Rousettus aegypticacus）是马尔堡病毒的自然储存宿主，可能也是埃博拉病毒的储存宿主。人与储存宿主接触后被感染或被感染的灵长动物二次传播感染将导致疾病在人群中暴发流行。前往有果蝠群落栖息的肯尼亚 Kitum 洞穴和乌干达 Maramagambo 森林 Python 洞穴参观的旅行者中报告出现了四例马尔堡出血热病例。刚果共和国和乌干达采矿者中有报道在有果蝠群落栖息的地下矿井工作时感染马尔堡出血热。

### 拉沙热和其他的沙粒科病毒病

沙粒病毒主要通过啮齿类动物传播给人，仅塔卡里伯病毒是通过蝙蝠传播。大部分感染者出现轻度症状，但出现出血热症状者有较高的死亡率。旧大陆（东半球）和新大陆（西半球）病毒分别导致以下疾病：

★ 旧大陆沙粒病毒：拉沙病毒（拉沙热）、Lujo 病毒，淋巴细胞脉络丛脑膜炎病毒（脑膜炎、脑炎、先天性胎儿感染，器官移植受体出现出血热）。拉沙热出现在西非农村，塞拉利昂、几内亚、利比里亚和尼日利亚都是高度流行地区。Lujo 病毒最近在赞比亚和南非共和国被报道在医护过程中传播流行。

★ 新大陆沙粒病毒：胡宁病毒（阿根廷出血热）、马秋博病毒（玻利维亚出血热）、瓜纳瑞托病毒（委内瑞拉出血热）、沙比亚病毒（巴西出血热）和最近发现的查帕雷病毒（仅有一例发生在玻利维亚）。

旧大陆的储存宿主是大鼠和小鼠（家鼠、鼠亚科），新大陆的储存宿主是大鼠和小鼠（家鼠，棉鼠亚科）。这些啮齿类物种全球分布，包括欧洲、亚洲、非洲和美洲。病毒通过啮齿类动物尿液形成气溶胶、食用啮齿类动物污染的食物或破损的皮肤黏膜直接接触啮齿类动物的排泄物等方式进行传播。拉沙病毒感染与啮齿类暴露相关。不恰当的食物储存方式增加暴露风险。医疗救助中的拉沙病毒、Lejo 病毒和马秋博其病毒传播主要通过飞沫和直接接触。一则轶事报道可能存在空气传播。国际旅行者中几例拉萨热确诊病例都曾留宿乡村传统民居。

### 裂谷热和其他布尼亚科病毒病

裂谷热病毒可感染人，导致发热、出血、脑炎和视网膜炎，但主要还是感染家畜。裂谷热在撒哈拉沙漠以南非洲流行。埃及、马达加斯加和毛里塔尼亚有散发流行。1997～1998 年 和 2006～2007 年在肯尼亚、索马里和坦桑尼亚；2000 年在沙特阿拉伯和也门；2008 年在马达加斯加；2010 年在南非、博茨瓦纳、纳米比亚和毛里塔尼亚等地发生大规模暴发流行。裂谷热病毒科通过蚊子叮咬、经皮穿刺、屠宰或食用感染动物等途径传播。

非洲和欧亚大陆是克里米亚－刚果出血热的流行地区。包括南非、巴尔干、中东、俄罗斯、中国西部等，尤其是阿富汗、伊朗、巴基斯坦和土耳其等为高发地区。这些地区是璃眼蜱属蜱虫的栖息地。克里米亚－刚果出血热病毒可通过感染蜱叮咬或直接处理新鲜的感染动物尸体，尤其是家畜尸体而传播。医疗救助中相关传播多通过飞沫或直接接触患者。

汉坦病毒可引起汉坦病毒肺综合征（HPS）和肾综合征出血热（HFRS）。引起汉坦病毒肺综合征的病毒主要存在于新大陆；引起肾综合征出血热的病毒全球分布。人类通过直接接触感染的啮齿类动物尿液、粪便或唾液感染汉坦病毒。旅行者在有啮齿类动物滋生的住所中居住有感染汉坦病毒的风险。仅智利和阿根廷报道过安第斯病毒可在人际间传播。

### ■ 临床症状

这些病毒性出血热疾病的临床表现各异，通常来说，患者出现病毒性出血热症状常表现为突发的发热、肌肉疼痛和虚脱，随后出现凝血障碍导致的瘀点和瘀斑，有时还会有明显的出血。胃肠道症状（腹泻、呕吐、腹痛）也常出现。血管内皮细胞损伤导致休克和肺水肿，肝脏损伤也很常见。一些病毒可导致特异的症状，包括肾衰（肾综合征出血热），瘀伤和青肿（克里米亚－刚果出血热），听力丧失、新生儿水肿和休克（拉萨热），以及自发流产和先天性畸形（拉沙病毒，淋巴细胞脉络丛脑膜炎病毒）。实验室结果异常包括肝酶升高、白细胞计数初始降低和血小板减少。因为潜伏期长达 21 天，患者可能在旅行归来后才发病；因此，详细询问旅行及暴露史非常关键。

## ■ 诊断

美国的临床医师一旦发现居住在美国或需要遣返回美国的患者为疑似病毒性出血热，需要在立刻通知当地卫生监管机构和美国疾病预防控制中心病毒类特殊病原部门，电话 404-639-1115 或非工作时间致电美国疾病预防控制中心紧急行动中心，电话 770-488-7100。美国疾病预防控制中心也对国际医师和卫生部门提供专业咨询。全血或血清可以用于病毒学检测（RT-PCR、抗原检测、病毒分离）和免疫学检测（IgM, IgG）。组织可用于免疫组织化学染色、RT-PCR 和病毒分离。死亡患者福尔马林固定的皮肤和死亡几小时内用心脏泵收集的血液均可用于诊断。样本应送到生物安全 3 级和 4 级的参考实验室进行检测。

## ■ 治疗

利巴韦林对拉萨热和其他旧大陆沙粒病毒科病毒、新大陆沙粒病毒科病毒有效，对克里米亚－刚果出血热病毒潜在有效。但美国食品药品管理局并未批准该药用于治疗这类疾病。患者恢复期血浆治疗阿根廷出血热有效。静脉注射利巴韦林作为同情性用药可通过美国食品药品管理局向威朗制药公司获取（亚里索维耶荷，加利福利亚洲）。请求应由提供者通过美国食品药品管理局（301-796-1500 或非工作时间 866-300-4374）发起，同时致电威朗制药公司，电话 800-548-5100，加拨 5（国内电话）。具体程序可在美国食品药品管理局网站查询（www.fda.gov/Drugs/DevelopmentApprovalProcess/HowDrugsareDevelopedandApproved/ApprovalApplications/InvestigationalNewDrugINDApplication/ucm090039.htm）。

## ■ 预防措施

国际旅行者感染病毒性出血热的危险很低。一些旅行者，比如从事动物研究的研究人员、医务人员和缺乏适当个人防护情况下在社区，尤其是在病毒性出血热流行地区照顾患者的人都有更高的暴露风险。

预防主要集中于避免在没有保护措施情况下接触疑似患者或流行地区的病毒储存宿主和媒介宿主。旅行者不应在疾病流行期前往疫区，避免接触啮齿类和蝙蝠，在裂谷热和克里米亚－刚果出血热流行地区避免接触家畜。旅行者应当使用杀虫剂处理过的蚊帐和使用驱避剂以预防感染媒介传播性疾病。

对于疑似病毒性出血热患者应推荐标准预防措施和接触以及飞沫预防措施。避免直接接触埃博拉、马尔堡或旧大陆拉沙病毒疑似感染患者的尸体。避免接触或食用灵长类、蝙蝠和其他丛林动物肉类。避免进入有蝙蝠栖息的洞穴或矿井。目前阿根廷出血热和裂谷热有研究性疫苗，但美国食品药品管理局均未批准使用，在美国也无法获得。

### 参考文献

1. Ergonul O, Holbrook MR. Crimean-Congo hemorrhagic fever. In: Guerrant RL, Walker DH, Weller PF, editors. Tropical Infectious Diseases: Principles, Pathogens and Practice. 3rd ed. Philadelphia: Elsevier; 2011. p.466–9.

2. Feldmann H, Jones SM, Schnittler HJ, Geisbert T.Therapy and prophylaxis of Ebola virus infections. Curr Opin Investig Drugs. 2005 Aug; 6(8): 823–30.

3. Gunther S, Lenz O. Lassa virus. Crit Rev Clin Lab Sci. 2004; 41(4): 339–90.

4. Heyman P, Vaheri A, Lundkvist A, Avsic-Zupanc T. Hantavirus infections in Europe: from virus carriers to a major public-health problem. Expert Rev Anti Infect Ther. 2009 Mar; 7(2): 205–17.

5. Marty AM, Jahrling PB, Geisbert TW. Viral hemorrhagic fevers. Clin Lab Med. 2006 Jun; 26(2): 345–86, viii.

6. Ozkurt Z, Kiki I, Erol S, Erdem F, Yilmaz N, Parlak M, etal. Crimean-Congo hemorrhagic fever in eastern Turkey: clinical features, risk factors and efficacy of ribavirin therapy. J Infect. 2006 Mar; 52(3): 207–15.

7. Paweska JT, Sewall NH, Ksiazek TG, BlumbergLH, Hale MJ, Lipkin WI, et al. Nosocomial outbreak of novel arenavirus infection, southern Africa. Emerg Infect Dis. 2009 Oct; 15(10): 1598–602.

⑧ Peters CJ, Makino S, Morrill JC. Rift valley fever. In: Guerrant RL, Walker DH, Weller PF, editors. Tropical Infectious Diseases: Principles, Pathogens and Practice. 3rd ed. Philadelphia: Saunders Elsevier; 2011. p.462–5.

⑨ Peters CJ, Zaki SR. Overview of viral hemorrhagic fevers. In: Guerrant RL, Walker DH, Weller PF, editors. Tropical Infectious Diseases: Principles, Pathogens & Practice. 3rd ed. Philadelphia: Elsevier; 2011. p.441–8.

⑩ Rollin PE, Nichol ST, Zaki S, Ksiazek TG. Arenaviruses and filoviruses. In: Versalovic J, Carroll KC, Funke G, Jorgensen JH, Landry MI, Warnock DW, editors. Manual of Clinical Microbiology. 10th ed. Washington, DC: ASM Press; 2011. p.1514–29.

⑪ Rouquet P, Froment JM, Bermejo M, Kilbourn A, Karesh W, Reed P, etal. Wild animal mortality monitoring and human Ebola outbreaks, Gabon and Republic of Congo, 2001–2003. Emerg Infect Dis. 2005 Feb; 11(2): 283–90.

⑫ Wahl-Jensen V, Peters CJ, Jahrling PB, Feldman H, Kuhn JH. Filovirus infections. In: Guerrant RL, Walker DH, Weller PF, editors. Tropical Infectious Diseases: Principles, Pathogens & Practice. 3rd ed. Philadelphia: Elsevier; 2011. p.483–91.

# 黄热病

Mark D. Gershman，J. Erin Staples

## ■ 病原体

黄热病毒是一种单股正链 RNA 病毒，属于黄病毒属。

## ■ 传播方式

感染的蚊虫叮咬导致虫媒性传播，主要由伊蚊或嗜血蚊传播。非人灵长动物和人是病毒的主要储存宿主，引起人间传播（人－人）。有三类传播链：森林型（或丛林型），中间型（热带草原型）还有城市型。

★ 森林型（或丛林型）黄热病毒传播循环主要发生在非人灵长动物与林区的蚊虫中。受感染的猴子将病毒带给叮咬其的蚊子，受感染的蚊子再叮咬进入林区工作或娱乐的人导致病毒传播。

★ 在非洲，中间型（热带草原型）黄热病毒传播循环主要发生于生活在树洞中的吸血伊蚊与生活或工作在丛林附近地区的人类之间。在这个传播循环中，病毒通过蚊虫从感染的猴子或人类传播给人类。

★ 城市型黄热病毒传播循环主要指人类和住所周围蚊虫——主要是埃及伊蚊间的传播。

感染黄热病毒的患者在开始发热前到发病早期 3～5 天血液中病毒载量最高，这一时期被蚊虫叮咬会把病毒传给蚊子。高水平的病毒血症导致输血或针头刺伤等方式的血液传播方式理论上也是存在的。

## ■ 流行病学特征

黄热病主要在非洲撒哈拉沙漠以南和热带南美洲流行或间歇性流行（表 3-21 和 3-22 列出有黄热病传播风险的国家）。大部分人感染黄热病都属于森林型和中间型。然而，城市型黄热病在非洲可周期性出现，在美洲可散发出现。在非洲，自然免疫随着年纪增长而增长，因此婴幼儿和小孩患病的风险最高。南美洲，黄热病主要发生在缺乏免疫，在林区工作常常被蚊虫叮咬的年轻男性。

| 表 3-21　有黄热病传播风险的国家[1] | | | |
| --- | --- | --- | --- |
| 非洲 | | | 中南美洲 |
| 安哥拉 | 埃塞俄比亚[2] | 尼日尔 | 阿根廷[2] |
| 贝宁 | 加蓬 | 卢旺达 | 玻利维亚[2] |
| 布基纳法索 | 冈比亚 | 塞内加尔 | 巴西[2] |
| 布隆迪 | 加纳 | 塞拉利昂 | 哥伦比亚[2] |
| 喀麦隆 | 几内亚 | 南苏丹 | 厄瓜多尔[2] |
| 中非共和国 | 几内亚比绍 | 苏丹[2] | 法属圭亚那 |
| 乍得[2] | 肯尼亚[2] | 多哥 | 圭亚那 |
| 刚果 | 利比里亚 | 乌干达 | 巴拿马[2] |
| 科特迪瓦共和国 | 马里[2] | | 巴拉圭 |
| 刚果民主共和国[2] | 毛里塔尼亚[2] | | 秘鲁[2] |
| 赤道几内亚 | 尼日利亚[2] | | 苏里南 |

续表

| 非洲 | 中南美洲 |
| --- | --- |
| | 特立尼达和多巴哥[2] |
| | 委内瑞拉[2] |

[1] 世界卫生组织定义的"有黄热病传播存在"的国家或地区,是指那些"现在或者过去有黄热病报告病例,并且现在仍然存在病毒传播媒介和动物宿主的国家或地区"(参考国际旅行医学中列出的国家名录 www.who.int/ith/en/index.html)。

[2] 黄热病在这些国家不是全国范围内流行(只有部分地区存在黄热病传播危险)。可参考地图 3-15 和 3-16,以及黄热病疫苗推荐(黄热病和疟疾信息,按国家介绍)获得详细信息。

表 3-22　黄热病毒暴露低风险国家[1]

| 非洲 |
| --- |
| 厄立特里亚[2] |
| 圣多美和普林西比[3] |
| 索马里[2] |
| 坦桑尼亚[3] |
| 赞比亚[2] |

[1] 这个表格列出的国家不包括在世界卫生组织官方公布的具有黄热病传播风险的国家名录(表 3-21)。因此,从这些国家前往有黄热病疫苗接种证明才可入境国家旅行时,不需要提供黄热病疫苗接种证书(除非目的地国要求所有入境旅行者均需提供该证书,参考表 3-25)。

[2] 这些国家只有部分地区被划分为"黄热病暴露低风险";其他地区属于无黄热病暴露风险。

[3] 这些国家全部属于"黄热病暴露低风险"。

## ■ 旅行者感染风险

旅行者感染黄热病的风险受多种因素影响,其中包括旅行者自身的免疫状态、旅行目的地、季节、暴露时间、职业和旅行活动以及旅行期间当地病毒传播率。虽然报告病例数是体现疾病危险性的主要指标,但由于低传播率、高人群免疫水平(疫苗接种,等等)、当地疾病监测系统失职等原因可能导致无报告病例。这种"流行病学沉默"并不等同于无风险,不能因此导致旅行者进行没有任何保护措施的旅行。

西非农村黄热病传播具有季节性特点,雨季末到旱季初(通常 7~10 月)疾病传播的危险性升高。然而,黄热病在旱季的农村和人口密集的城市通过埃及伊蚊的传播也偶有流行。

南美洲雨季（1～5月，高峰期为2～3月）是黄热病传播风险最高的时间。由于感染人群高病毒血症和埃及伊蚊在很多乡镇和城市内的广泛分布，南美洲有发生大范围城市流行的危险。

1970年至2013年，前往西非（5例）或南美（5例）的美国和欧洲未接种黄热病疫苗的旅行者中一共报道了10例黄热病病例，其中8名死亡（80%）。只有1例感染病例是接种过疫苗的旅行者。这例非死亡病例发生在1988年，是一位从西班牙前往西非多国的旅行者。

因为影响病毒传播的生态因素的多变性，导致感染黄热病的危险性很难估计。未接种黄热病疫苗的旅行者前往流行地区停留2周，黄热病毒感染发病及死亡的风险大约是：

★ 西非，发病危险性为十万分之五十，死亡危险性为十万分之十。

★ 南美，发病危险性为每十万分之五，死亡危险性为十万分之一。

这些估计是基于固有人口在病毒传播高峰期面临风险所做的粗略指南。因此，这些风险的估计可能不能准确的反应旅行者面临的真实风险，旅行者可能有不同的身体免疫状态、采取了防蚊虫叮咬措施以及减少了户外暴露。

在南美洲感染黄热病的风险低于在非洲，这是因为南美洲在丛林猴子中传播黄热病毒的蚊子不常接触到人。此外，当地因为疫苗接种也有相对高的免疫水平，因此减少了疾病的传播。

## ■ 临床表现

大部分黄热病毒感染者无症状或临床隐性感染。出现临床症状者，潜伏期多为3～6天，疾病开始呈现为非典型感冒样症状，包括突然发热、寒战、头疼、背痛、肌肉酸疼、虚弱、恶心和呕吐。大部分患者在首发症状后缓解。经历一个数小时到一天的缓解期，大约15%的患者进入重症期，典型的特征包括黄疸、出血和最终休克以及多组织器官衰竭。出现肝肾功能衰竭的重症患者病死率高达20%～50%。

## ■ 诊断

初步诊断基于临床特征，旅行史（目的地、时间和活动）。实验室诊断包括：

★ 血清学检测特异性抗病毒IgM和IgG抗体。因为黄病毒属病毒产生的抗体存在交叉反应，更特异的抗体检测，例如噬斑减少中和试验，可用于结果确认。

★ 黄热病毒分离或黄热病毒 RNA 核酸扩增试验多用于疾病早期诊断。然而，随着典型症状出现，病毒或病毒 RNA 逐渐无法检测。因此，病毒分离和核酸扩增结果不能作为排除黄热病毒感染的方法。

临床医生应该联系州或当地卫生机构或联系美国疾病预防控制中心虫媒病部，联系电话 970-221-6400，以便获得黄热病诊断以及疫苗接种后抗体水平等问题的帮助。

## ■ 治疗

目前尚无特效药治疗黄热病；治疗仅限于缓解症状或挽救生命的一些干预措施。休息、补液、使用镇痛剂、退烧剂可以缓解发烧和疼痛。特别小心避免服用一些药物，例如阿司匹林或非甾体类抗炎药物，这些药物可能增加出血的危险。感染的患者应该避免在发病早期几天再次暴露于蚊虫（待在室内或在蚊帐中），从而防止疾病进一步传播。

## ■ 预防

### 个人保护措施

防蚊虫传播疾病，包括黄热病，最好的方法就是防止蚊子叮咬（见第二章，防蚊、蜱和其他节肢动物）。

### 疫苗

黄热病可通过接种一种相对安全、有效的疫苗进行预防。所有目前生产的黄热病疫苗均是减毒活疫苗。美国只有一种黄热病疫苗被许可使用（表3-23）。研究比较了各种黄热病疫苗反应原性和免疫原性，包括那些不在美国生产的疫苗。结果显示各类疫苗在反应原性和免疫原性上没有实质性差别。因此，在其他国家接种黄热病疫苗的人也认为对黄热病毒的免疫。

#### 使用说明

黄热病疫苗推荐给年龄 ≥ 9 个月，前往南美洲和非洲有黄热病传播的地区旅行或生活的所有人。此外，一些国家需要出示黄热病疫苗接种证书才可入境。参考本章最后黄热病和疟疾，国家分布部分，获得更多关于各国对黄热病疫苗接种的需求和推荐的详细信息。

由于黄热病疫苗接种可能存在严重副反应，临床医生仅给以下人群接种 1）存在黄热病暴露风险 2）前往国家在入境时需要提供黄热病疫苗接种证明。为进一步减小严重副反应的危险，临床医生应该在黄热病疫苗接种前仔细询问禁忌证和考虑慎用情况（表 3-24）。更多关于免疫接种咨询委员会对黄热病疫苗接种推荐的信息可参考 www.cdc.gov/vaccines/hcp/acip-recs/vacc-specific/yf.html。

**疫苗接种**

对于所有符合接种疫苗条件的人员，皮下接种一剂重组疫苗。一些国家按照世界卫生组织《国际卫生条例》要求每 10 年复种一次。

注意：2015 年 2 月，美国疾病预防与控制中心免疫接种咨询委员会通过了一项新的建议，单剂黄热病疫苗对大部分旅行者提供终身免疫。更新的建议也定义了需要接受多剂疫苗的旅行者以及需要考虑接种多剂疫苗的旅行者。2015 年 6 月 19 号，免疫接种咨询委员会官方推荐发布（见 http://www.cdc.gov/mmwr/preview/mmwrhtml/mm6423a5.htm）。所有目前免疫接种咨询委员会关于黄热病疫苗的推荐都可以在免疫接种咨询委员会网站查阅：http://www.cdc.gov/vaccines/hcp/acip-recs/index.html。

虽然免疫接种咨询委员会不再向大部分旅行者推荐黄热病疫苗加强免疫，临床医生和旅行者还需要了解目的地国家的入境要求。因为《国际卫生条例》目前还尚未对这一更改进行全部实施。2014，世界卫生组织接受了在 2016 年 6 月将每 10 年一剂加强免疫从《国际卫生条例》中去除的建议。一旦这一改变实施，一个完备的国际预防接种证将对于接种人群终身有效。一些国家已经采纳了这个更改，在按目的地检索的页面中，每个国家对黄热病疫苗的要求中都特别注明。然而，并不能确定是否所有国家都采纳这个更改，也不能确定采纳的具体时间。

**疫苗的安全性和副反应**

**一般性副反应**

接种黄热病疫苗后反应通常很轻微；10%～30% 的接种者出现轻微全身副反应，多为疫苗接种几天后出现低热、头疼、肌肉酸痛，通常持续 5～10 天。大约 1% 的接种者因为这些反应暂时减少了日常活动。

### 严重不良反应

#### 超敏反应

立刻发生的超敏反应，例如皮疹、荨麻疹或支气管痉挛并不常见。黄热病疫苗接种导致的过敏反应发生率大约为 $1.8 \times 10^{-5}$。

#### 黄热病疫苗相关嗜神经性疾病（YEL-AND）

黄热病疫苗相关嗜神经性疾病表现为一组临床症状，包括脑膜脑炎，格林－巴利综合征，急性播散性脑脊髓膜炎，罕见还可出现脑神经麻痹。过去认为黄热病疫苗接种导致的以脑炎为主的神经性疾病主要发生在婴幼儿。但近年来在各年龄段人群中均有报道。

已报道的严重副反应常发生在疫苗接种后 3～28 天，大部分病例出现在首次接种疫苗的接种者。黄热病疫苗相关嗜神经性疾病很少致死。在美国 YEL-AND 的发生率为 $0.8 \times 10^{-5}$。年龄超过 60 岁的人群发生率更高，60～69 岁发生率大约是 $1.6 \times 10^{-5}$，70 岁以上的人群发生率约为 $2.3 \times 10^{-5}$。

#### 黄热病疫苗相关嗜内脏性疾病（YEL-AVD）

黄热病疫苗相关嗜内脏性疾病是一种类似于野病毒株感染造成的严重性疾病，疫苗中的病毒在多器官繁殖，常导致多器官功能障碍综合征或多器官衰竭和死亡。从 2001 年首例 YEL-AVD 被报道，全世界范围内已经有超过 65 例确诊和疑似病例报道。

报道的 YEL-AVD 也都出现在首次疫苗接种者；加强免疫导致 YEL-AVD 未见报道。疫苗接种到出现 YEL-AVD 症状的平均时间大约为 4 天（范围，0～8 天）。全球所有已报道的 YEL-AVD 病死率大约为 60%。在美国，YEL-AVD 发病率为 $0.4 \times 10^{-5}$。年龄超过 60 岁的人群发生率更高，60～69 岁发生率大约是 $1 \times 10^{-5}$，70 岁以上的人群发生率约为 $2.3 \times 10^{-5}$。

### 禁忌证

#### 小于 6 个月的婴儿

黄热病疫苗对于小于 6 个月的婴儿是绝对禁忌。这个禁忌来自于 20 世纪 60 年代晚期在小婴儿中黄热病疫苗相关嗜神经性疾病的高发病率（$50 \times 10^{-5}$～$400 \times 10^{-5}$）。婴儿中出现神经性疾病的机制不清楚，可能由于血脑屏障不成熟、病毒血症更严重或更持久，或免疫系统不成熟。

#### 超敏反应

黄热病疫苗对于以往接种疫苗出现急性超敏反应的人，以及对疫苗组成成分

（包括鸡蛋、鸡蛋类产品、鸡蛋白或明胶）有过敏反应史的人也是绝对禁忌。储存疫苗用瓶子上的塞子含有天然干乳胶，也可能引起一些人的过敏反应。

考虑感染黄热病的风险很大时，如果接种者疑似存在对疫苗组分的过敏史，按照疫苗说明书在严密的医学观察下对其进行皮试是很有必要的。如果疫苗成分皮试阳性或存在对鸡蛋严重过敏，又推荐接种疫苗，可参考疫苗说明书在有处理过敏经验的医生辅助下对接种者进行脱敏注射。

### 免疫状态异常

#### 胸腺疾病

黄热病疫苗对患有胸腺疾病，例如胸腺癌或重症肌无力，导致免疫细胞功能异常者是绝对禁忌。如果患有胸腺疾病的旅行者必须前往黄热病疫区，须提供医学豁免证明，旅行医学咨询医生还要特别对其强调防蚊虫叮咬的方法。没有证据表明事故导致手术切除胸腺或很久以前进行过非直接放射治疗的人群免疫力低下或会增加黄热病疫苗相关的严重不良反应发生率，因此这些人如果推荐或需要注射疫苗，可以进行接种。

#### 艾滋病毒感染

对于艾滋病患者或有其他临床症状的艾滋病毒感染者，包括 CD4 T- 淋巴细胞计数 <200/mm$^3$ 或对于 <6 岁的儿童 CD4 T- 淋巴细胞占总淋巴细胞 <15%，黄热病疫苗是绝对禁忌。这个建议基于理论上在这类人群中疫苗接种导致脑炎危险性升高（见下文疫苗慎用部分对艾滋病毒感染者的说明）。

如果严重免疫抑制（CD4 细胞计数 <200/mm$^3$ 或对于 <6 岁的儿童 CD4 T- 淋巴细胞占总淋巴细胞 <15%）或有症状的艾滋病患者必须前往黄热病疫区时，须提供医学豁免证明，旅行医学咨询医生还要特别对其强调蚊虫叮咬的防护措施。参看下一部分关于对不符合以上条件的艾滋病毒感染者的慎用说明。

#### 免疫缺损（胸腺疾病或艾滋病感染以外的其他情况）

黄热病疫苗对患有原发性免疫缺陷，恶性肿瘤，或进行器官移植的人群是绝对禁忌。目前缺乏在这类人群中使用黄热病疫苗的数据，仅推测他们可能发生黄热病疫苗严重不良反应的风险性更高（见第八章，免疫缺陷的旅行者）。如果患有免疫缺陷的旅行者必须前往黄热病疫区，须提供医学豁免证明，旅行医学咨询医生还要特别对其强调蚊虫叮咬的防护措施。

#### 免疫抑制和免疫调节治疗

黄热病疫苗对于那些近期或现在正在接受放射性治疗或服用药物导致免疫

抑制或免疫调节者是绝对禁忌。已知存在免疫抑制或免疫调节功能的药物包括但不限于以下这些：全身应用大剂量皮质醇激素、烷基化药物、抗代谢类药物、α肿瘤坏死因子抑制剂（例如依那西普）、白介素-1和白介素-6阻断剂（例如阿那白滞素和托珠单抗）、其他抗免疫细胞单克隆抗体（例如利妥昔单抗和阿仑单抗）。虽然没有关于在这类人群中使用黄热病疫苗的专门数据。但由于免疫功能的异常，推测这类人群发生黄热病疫苗相关严重不良反应的风险升高，因此这类药物的包装说明上都将黄热病疫苗接种列为绝对禁忌（见第八章，免疫缺陷的旅行者）。

间断进行这类治疗的人群，应该在免疫功能恢复后再接种活病毒疫苗。如果前往黄热病疫区不可避免，须提供医学豁免证明，旅行医学咨询医生还要特别对其强调蚊虫叮咬预防措施。

家庭成员中存在免疫状态异常的，本人对黄热病疫苗不存在禁忌，可接种疫苗。

### 注意事项

#### 年龄在6～8月的婴幼儿

年龄在6～8月的婴幼儿需要慎用黄热病疫苗。2例黄热病疫苗相关嗜神经疾病在6～8月的婴幼儿中报道。年龄小于6个月的婴幼儿，黄热病疫苗相关嗜神经疾病发生率升高（$50 \times 10^{-5}$～$400 \times 10^{-5}$）。年龄到9个月以后，黄热病疫苗相关嗜神经疾病的危险性明显降低。免疫规划实施咨询委员会通常建议年龄在6～8月的婴幼儿尽可能延迟或避免前往黄热病疫区旅行。如果旅行不可避免，是否接种疫苗需要权衡黄热病暴露风险和疫苗接种相关副反应风险。

#### 年龄大于60岁及以上者

年龄≥60岁人群需要慎用黄热病疫苗，尤其对于首次接种者。一个疫苗不良事件报告系统报告的2000年至2006年黄热病疫苗接种不良反应事件分析表明，年龄≥60岁的人群与年轻人相比出现严重不良反应的风险明显升高。年龄≥60岁人群发生严重不良反应发病率为$8.3 \times 10^{-5}$，相比，所有接种人群中发病率仅为$4.7 \times 10^{-5}$。黄热病疫苗相关嗜神经疾病和黄热病疫苗相关嗜内脏疾病在年龄≥60岁人群也明显升高，分别是$1.8 \times 10^{-5}$和$1.4 \times 10^{-5}$。相比较，所有接种人群中这两种接种不良反应的发生率仅为$0.8 \times 10^{-5}$和$0.4 \times 10^{-5}$。黄热病疫苗相关嗜内脏疾病仅在首次接种者中报道，黄热病疫苗相关嗜神经疾病也大部分在首次接种者中发生。因此，对于那些首次接种黄热病疫苗的老年旅行者需要特别慎重。如果旅行不可避免，权衡黄热病暴露风险和疫苗接种相关副反应风险从而决定是否接种疫苗。

**艾滋病感染**

无症状的艾滋病毒感染者，如果其 CD4 T 淋巴细胞计数 200～499/mm³ 或年龄小于 6 岁儿童中 CD4 T 淋巴细胞计数占总淋巴细胞的 15%～24%，黄热病疫苗应该慎用（参看前部分关于黄热病疫苗在艾滋病感染者中禁用的相关讨论）。缺乏大规模随机性前瞻试验说明黄热病疫苗在这一人群中使用的安全性和有效性。在超过 500 名艾滋病感染者中进行的回顾性和前瞻性研究认为在根据 CD4-T 细胞计数判断为中度免疫抑制的患者中，黄热病疫苗接种不引起严重不良反应。但是，艾滋病感染可能导致接种者对一些灭活疫苗或减毒活疫苗产生较低的免疫反应，其中包括黄热病疫苗。艾滋病感染人群对疫苗产生较低免疫反应的机制不清，可能与 CD4-T 细胞数量和 HIV RNA 水平相关。

存在中度免疫抑制（CD4 T 淋巴细胞计数 200～499/mm³ 或年龄小于 6 岁儿童中 CD4 T 淋巴细胞计数占总淋巴细胞的 15%～24%）的无症状艾滋病感染者前往黄热病疫区，可以考虑接种黄热病疫苗。接种后，应该对受种者进行严密的医学观察，如果出现不良反应应及时报告给州立卫生部门或美国疾病预防控制中心。然而，如果不存在黄热病感染风险，HIV 感染者接种黄热病疫苗的唯一原因，仅仅因为旅行目的地入境需要提供疫苗接种证明，这类人群由于其自身免疫状态可以通过提供医学豁免证明来满足《国际卫生条例》的要求。

一些无症状艾滋病感染者，CD4 T 淋巴细胞计数 ≥ 500/mm³ 或年龄小于 6 岁儿童中 CD4 T 淋巴细胞计数占总淋巴细胞的 ≥ 25%，可判定其不存在免疫抑制。如果需要，可接种黄热病疫苗。

相比正常人，无症状艾滋病感染者接种疫苗后产生较弱的免疫反应，因此可在旅行前测定其产生的中和抗体水平。关于血清抗体检测可联系州立卫生部门或美国疾病预防控制中心虫媒病部（970-221-6400）。

**孕妇**

孕妇需慎用黄热病疫苗。孕期接种黄热病疫苗的安全性尚缺乏大规模前瞻性试验证实。但是，最近的一个研究证明，孕早期接种黄热病疫苗并不导致胎儿严重畸形。可能存在导致轻度畸形——主要是皮肤畸形的风险升高。有报道认为接种黄热病疫苗导致孕妇自然流产率升高，但这一结论并未被证实。研究报道孕期接种黄热病疫苗产生抗病毒特异性 IgG 的比例存在很大变异（39% 或 98%），这一变异可能与接种发生在妊娠期早晚不同相关。怀孕可能影响免疫系统功能，因此可以考虑血清学检测以便证明接种后产生了保护性免疫。

如果旅行不可避免，疫苗接种的危险高于黄热病暴露风险，孕妇由于其自身免疫状态可以通过提供医学豁免证明来满足《国际卫生条例》的要求。必须前往黄热病疫区的孕妇可以接种黄热病疫苗。虽然没有专门的数据，美国免疫咨询委员会建议女性接种黄热病疫苗四周后再考虑受孕。

### 哺乳

哺乳期女性应慎用黄热病疫苗。哺乳期女性接种黄热病疫苗后，有三例黄热病疫苗相关嗜神经疾病被报告发生在母乳喂养的婴儿中。这三个婴儿都被诊断为脑炎，母亲接种黄热病疫苗都发生在他们小于1月龄时。进一步的研究还需要证实哺乳期女性接种黄热病疫苗后，通过母乳喂养导致婴儿的潜在暴露。但是哺乳期女性不能避免且不能延期前往黄热病疫区时，应该给她们接种黄热病疫苗。

### 其他需要考虑的情况

没有数据显示有慢性疾病的人群（肾病、丙型肝炎病毒感染、其他肝病、或糖尿病）接种黄热病疫苗导致更多的不良反应或降低疫苗的有效性。对这类患者接种黄热病疫苗也应慎重。应结合疾病的严重程度、患病时间、临床稳定性、并发症和并发症等因素综合评价患者的免疫功能。

### 同时接种其他疫苗或药物

是否同时接种黄热病疫苗和其他免疫制剂（同一天接种在不同部位），应基于旅行者在旅行前最方便地完成所有需要的预防接种以及疫苗间潜在的免疫干扰而决定。无证据表明灭活疫苗与黄热病疫苗存在免疫干扰。因此，灭活疫苗可以同时，或早于，或晚于黄热病疫苗接种。美国免疫咨询委员会建议黄热病疫苗应该与其他活病毒疫苗同时接种。否则两种活病毒疫苗之间需要间隔30天才可接种，这是因为30天内接种其他的活病毒疫苗可能会干扰机体对前一种活病毒疫苗的免疫反应。最近的一个关于儿童同时接种黄热病疫苗和麻腮风疫苗的研究发现，相比两种疫苗间隔30天接种，同时接种，导致机体对黄热病疫苗、腮腺炎疫苗和风疹疫苗的免疫反应均降低。需要更多的试验对这一结论进行考证，但研究人员建议，如果可能，尽量将黄热病疫苗和麻腮风疫苗间隔30天接种。因为接种途径不同，口服伤寒疫苗，一种活菌疫苗，可同时或早于，或晚于黄热病疫苗的任何时间接种。

表 3-23　黄热病疫苗接种

| 疫苗 | 商品名（生产商） | 接种年龄 | 剂量 | 接种途径 | 接种次数 | 加强免疫 |
|------|------------------|----------|------|----------|----------|----------|
| 17D 黄热病疫苗 | YF-Vax（Sanofi Pasteur） | ≥ 9 月龄[1] | 0.5ml[2] | SC | 1 剂 | 大部分人不推荐[3] |

缩写: SC, 皮下注射。

[1] 6～8 月龄婴儿或 ≥ 60 岁的老人接种需谨慎考虑，<6 月龄的婴儿不可接种黄热病疫苗。

[2] YF-Vax 有单剂装和多剂装（5 剂），两种包装。

[3] 对于近期针对黄热病疫苗加强免疫方面，免疫接种咨询委员会的建议和世界卫生组织的政策所做的更改细节，请参考本章的"疫苗免疫"。

表 3-24　黄热病疫苗接种禁忌和需谨慎考虑的情况

| 禁忌证 | 注意事项 |
|--------|----------|
| • 对疫苗成分过敏<br>• 年龄 <6 月<br>• HIV 感染有症状者或 CD4 T 细胞计数 <200/ml[3]（或年龄 <6 岁的儿童，CD4 T 细胞占总 T 细胞 <15%）[1]<br>• 胸腺疾病导致的免疫细胞功能异常<br>• 原发性免疫缺陷<br>• 恶性肿瘤<br>• 移植<br>• 免疫抑制和免疫调节治疗 | • 年龄在 6～8 个月<br>• 年龄 ≥ 60 岁<br>• 无症状 HIV 感染者，CD4 T 细胞计数 200～499/ml[3]（或年龄 <6 岁的儿童，CD4 T 细胞占总 T 细胞 15%～24%）[1]<br>• 妊娠<br>• 哺乳 |

[1] HIV 感染有症状者分为 1）Adults and Adolescents, Table 1. CDC. 1993 Revised classification system for HIV infection and expanded surveillance case definition for AIDS among adolescents and adults. MMWR Recomm Rep 1992 Dec 18: 41（RR-17）. 见: www.cdc.gov/mmwr/preview/mmwrhtml/00018871.htm 和 2）Panel on Antiretroviral Therapy and Medical Management of HIV-Infected Children. Guidelines for the use of antiretroviral agents in pediatric HIV infection. 2010. 见: http: //aidsinfo.nih.gov/ContentFiles/PediatricGuidelines.pdf（PDF）. p. 20-2.

## ■ 国际预防接种证书（ICVP）

为了预防黄热病输入和本土传播，《国际卫生条例》允许各国将国际预防接种证书（ICVP）中要求的黄热病疫苗接种证明作为旅行者入境，甚至是仅仅中转的条件。一些国家需要所有入境者提供接种证明，包括直接从美国出发的旅行者（表 3-25）。不能提供黄热病疫苗接种证明的旅行者进入有疫苗接种要求的国家时，可能会被隔离最长 6 天、或拒绝其入境、或就地接种疫苗。有疫苗接种禁忌证的旅行者必须前往需要提供入境证明的国家时，应该在旅行前请医生开具豁免证明（见下文医学豁免部分）。

---

**表 3-25　需要所有入境人员出具黄热病疫苗接种证明的国家[1]**

| | |
| --- | --- |
| 安哥拉 | 加蓬 |
| 贝宁 | 加纳 |
| 布基纳法索 | 几内亚比绍 |
| 布隆迪 | 利比里亚 |
| 喀麦隆 | 马里 |
| 中非共和国 | 尼日尔 |
| 刚果共和国 | 卢旺达 |
| 科特迪瓦 | 塞拉利昂 |
| 刚果民主共和国 | 多哥 |
| 法属圭亚那 | |

[1] 各家对黄热病疫苗接种要求随时可能变化；因此，CDC 鼓励旅行者在旅行前与目的地国家的大使馆或领事馆进行确认。

*（2015-10-1，更新）*

---

### 疫苗接种授权和国际预防接种证书生效

2007 年 12 月 15 日生效的《国际卫生条例》（2005 修定版），所有的国家都需要发行一个新的国际预防接种证书（ICVP）。目的是代替之前的黄热病疫苗国际接种证书。2007 年 12 月 15 日以后接种黄热病疫苗者必须提供新版国际预防接种证书。此前接种疫苗者，在疫苗接种后十年内，之前的 ICV 卡仍然有效。受种者需要有符合标准的国际预防接种证书（图3-2），加盖接种中心的印章予以生效（印章和签名）（参看下面）。 一个不符合标准或不准确的国际预防接种证书无效。不能确保有效性可能导致旅行者被隔离、拒绝入境、或可能在入境国海关再次接种疫苗。在入境海关再次接种疫苗对于旅行者来说并不是一个好的选择。

临床诊所可以购买国际预防接种证书，美国疾病预防控制中心 731（此前为 PHS 731），由美国政府印刷办公室印刷（http：//bookstore.gpo.gov/，866-512-1800）。这个证书接种后 10 天开始生效，有效期 10 年。如果 10 年内进行加强免疫，有效期从复种日开始计算。

## ICVP 签字授权人和指定的黄热病疫苗接种中心

国际预防接种证书必须由执业医师或者执业医师授权的医务工作者的签字，执业医师负责监管预防接种的实施（图 3-2）。印章签名不可用。黄热病疫苗必须由指定的黄热病疫苗接种中心接种，加盖官方统一的印章后接种证书方可生效。

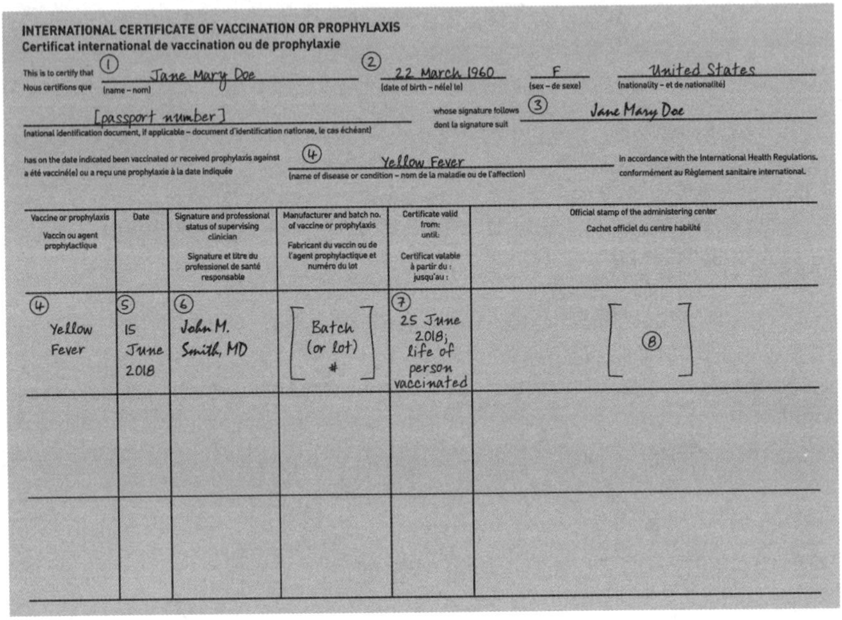

INTERNATIONAL CERTIFICATE OF VACCINATION OR PROPHYLAXIS
Certificat international de vaccination ou de prophylaxie

This is to certify that / Nous certifions que ① Jane Mary Doe (name – nom) ② 22 March 1960 (date of birth – né(e) le) F (sex – de sexe) United States (nationality – et de nationalité)

[passport number] (national identification document, if applicable – document d'identification nationae, le cas échéant) whose signature follows / dont la signature suit ③ Jane Mary Doe

has on the date indicated been vaccinated or received prophylaxis against / a été vacciné(e) ou a reçu une prophylaxie à la date indiquée ④ Yellow Fever (name of disease or condition – nom de la maladie ou de l'affection) in accordance with the International Health Regulations. / conformément au Règlement sanitaire international.

| Vaccine or prophylaxis<br>Vaccin ou agent prophylactique | Date | Signature and professional status of supervising clinician<br>Signature et titre du professionel de santé responsable | Manufacturer and batch no. of vaccine or prophylaxis<br>Fabricant du vaccin ou de l'agent prophylactique et numéro du lot | Certificate valid from: until:<br>Certificat valable à partir du : jusqu'au : | Official stamp of the administering center<br>Cachet officiel du centre habilité |
|---|---|---|---|---|---|
| ④ Yellow Fever | ⑤ 15 June 2018 | ⑥ John M. Smith, MD | [Batch (or lot) #] | ⑦ 25 June 2018; life of person vaccinated | [⑧] |
| | | | | | |
| | | | | | |

图 3-2　国际预防接种证书（ICVP）示例

（1）名字应和受种者护照上的名字完全一致。

（2，5，7）所有的日期均应按日、月、年的顺序载入，数字符号载入日，字母符号载入月，数字符号载入年。例如：上面的这个示例中，受种者生日是 22 March1960。

（3）这个位置是受种者签名处。

（4）对于黄热病疫苗接种，“黄热病”应该写在这两处。如果这个国际预防接种证书还用于记录针对其他疾病或情况的预防接种或预防用药（参照《国际卫生条例》或世界卫生组织推荐），所针对的其他疾病或情况也应该写在此处，其他的预防接种可写在另一侧。

（5）预防接种的日期应按照上面的示例载入。

（6）临床医生手写签名应该出现在此处——印章保管人或者由印章保管人授权的接种或监督接种疫苗（或预防用药）其他医务工作者。不接受印刷体的签名。

（7）目前黄热病疫苗接种证明有效期 10 年，接种 10 天后生效，直到 10 年后，生效日的前一天失效。例如，2016 年，6 月 15 日接种疫苗，2016 年，6 月 25 日接种证书有效，2026 年 6 月 24 日失效。如果国际预防接种证书上提供了过去十年黄热病接种证明，复种后，该证书即刻有效。关于《国际卫生条例》最新更改，2016 年6 月生效，不再要求黄热病疫苗加强免疫。一个符合标准的国际预防接种证书对受种者将终身有效。一些国家已经采纳了这些变动。但不确定何时，是否所有对黄热病疫苗接种有入境要求的国家都采纳这个变动。在美国疾病预防控制中心旅行医学网站按目的地检索页面中，每个国家最新的针对黄热病疫苗接种入境要求都可获得。*（更新于 2015-8-26，更新内容来源于网站）*。

（8）一个正式的接种中心印章应该加盖在这里。

州立卫生部门负责指定非联邦黄热病疫苗接种中心，并发行统一的印章。有关当地黄热病疫苗接种中心地址和工作时间等信息可在美国疾病预防控制中心网站上获得 wwwnc.cdc.gov/travel/yellow-fever-vaccination-clinics-search.aspx。

### 医学豁免（豁免）

一些国家对于婴幼儿（<6月、<9月或<1岁，各国不同）不要求提供ICVP。各国关于预防接种的年龄要求可在本章最后黄热病和疟疾信息的国家描述部分查找。对于医学禁忌证，准备提供医学豁免的医生应该填写国际预防接种书中疫苗接种医学禁忌证部分，并签名（图3-3）。医生还需要完成下列事情：

★ 将豁免信写在有抬头的信纸上，并签上名字和日期。清楚的陈述疫苗接种禁忌证，加盖黄热病疫苗接种中心用于生效国际预防接种证书的印章。

★ 告知旅行者不接种疫苗导致的黄热病感染风险升高，以及如何通过避免蚊虫叮咬降低感染风险。

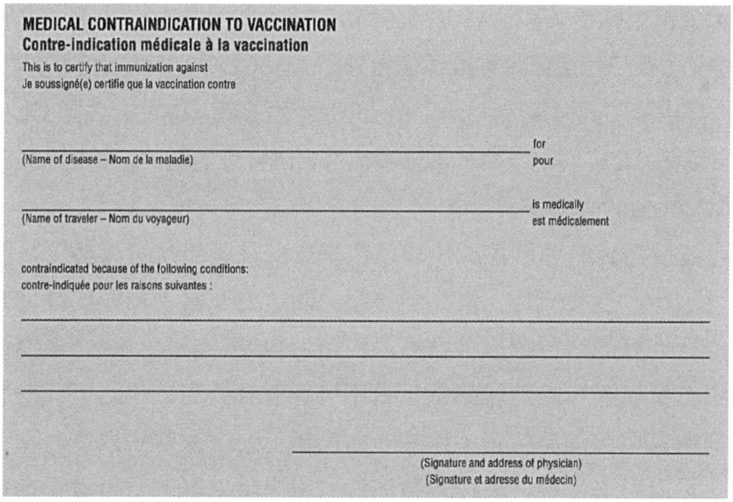

**MEDICAL CONTRAINDICATION TO VACCINATION**
**Contre-indication médicale à la vaccination**

This is to certify that immunization against
Je soussigné(e) certifie que la vaccination contre

_____ for
(Name of disease – Nom de la maladie) pour

_____ is medically
(Name of traveler – Nom du voyageur) est médicalement

contraindicated because of the following conditions:
contre-indiqué pour les raisons suivantes :

_____
_____
_____

_____
(Signature and address of physician)
(Signature et adresse du médecin)

图3-3　国际疫苗接种证书（ICVP）中疫苗接种医学禁忌部分

医学禁忌证以外的其他因素都不能作为疫苗接种豁免的理由。应告知旅行者，医学豁免证明不能保证被目的地国家认可。一旦到达目的地国，旅行者可能面临隔离，拒绝入境或就地接种疫苗。为了提高豁免证明被目的地国认可的可能性，医生可以建议旅行者在旅行前采取以下的措施：

★ 从目的地国家大使馆或领事馆获取官方关于黄热病疫苗的相关建议。

★ 从大使馆或领事馆获取需要开具医学豁免证明的相关文件，与完整填写的国际预防接种书中疫苗接种医学禁忌证部分放在一起。

## ■ 要求接种与推荐接种

《国际卫生条例》中各国对入境时黄热病疫苗接种证书的要求不同于美国疾病预防与控制中心对黄热病疫苗的推荐。基于防止黄热病输入和传播，《国际卫生条例》同意各国将黄热病疫苗接种作为入境要求。旅行者必须提供接种证明才可入境，否则须提供医学豁免证明。一些国家需要所有入境旅行者提供接种证明（表 3-25），一些国家仅要求来自黄热病疫区的旅行者提供接种证明（见本章最后，黄热病和疟疾信息，按国家划分）。WHO 将现在或过去有黄热病病例报告，并且存在传播媒介和动物宿主的国家或地区定义为具有黄热病传播风险的地区。各国的入境要求随时可能发生改变，美国 CDC 建议旅行者在出发前向相关的大使馆或领事馆确认或进行咨询。

本章中关于黄热病疫苗接种推荐信息来自美国 CDC 对旅行者预防黄热病感染的建议。推荐也随时因为黄热病流行情况的改变而改变；因此，美国 CDC 建议旅行者在出发前在 CDC 网站按目的地分类查看各国疫苗更新信息和相关的旅行注意事项（www.cdc.gov/travel）。

对旅行者按其目的地推荐黄热病疫苗基于前往黄热病毒传播的危险程度分级：地方性流行、过渡流行、潜在低暴露风险、无风险。推荐前往地方性流行区和过渡流行地区的旅行者接种黄热病疫苗（地图 3-15 和 3-16）。虽然通常对于前往具有潜在低暴露风险地区的旅行者不推荐接种疫苗，但对于一些旅行日程可能加大其暴露风险的旅行者（例如长时间旅行、严重蚊虫暴露、不能避免蚊虫叮咬等）可以考虑接种。前往无黄热病暴露风险地区的旅行者不推荐接种黄热病疫苗。

只有部分地区有黄热病潜在低暴露风险的国家（表 3-25）不包括在 WHO 官方发布的具有黄热病传播危险的国家列表中（表 3-21）。因此来自黄热病潜在低暴露风险国家的旅行者在进入有入境接种要求的国家时，不需要提供黄热病疫苗接种证书（除非这个国家要求所有入境人员都必须提供黄热病疫苗接种证书，见表

3-25）。南非是一个例外，除了来自黄热病传播风险国家的旅行者以外，他还要求来自或在五个黄热病潜在低暴露风险国家中转的旅行者提供黄热病疫苗接种证书方可入境。

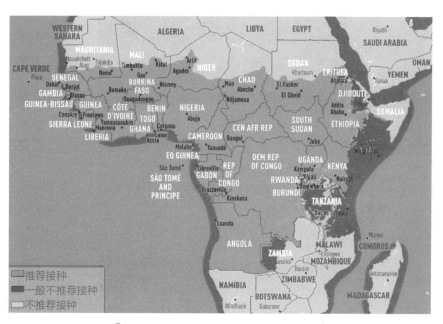

📍 地图 3-15　非洲地区黄热病疫苗接种推荐[2]

[1] 在黄热病毒暴露风险较低的地区，通常不推荐接种黄热病疫苗。然而，对于因旅行时间较长、被蚊虫叮咬可能性大甚至无法避免蚊虫叮咬的旅行者，因黄热病毒暴露风险增加应考虑接种黄热病疫苗。旅行者应综合黄热病毒感染风险、旅行国家入境要求以及可能引发预防接种不良事件的个人风险因素（如年龄、免疫状况等）考虑是否接种黄热病疫苗。

[2] 目前的版本截止至 2015 年 7 月。这个地图是在世界卫生组织一个非正式工作组 2010 年绘制的黄热病地理分布图的基础上更新完成。

## ■ 军事原因外派者的疫苗接种

因为军队要求可能超出了本刊所叙述的范围，任何因军需外派的人员（文职人员和军官）都应该咨询最近的军队医疗机构以便决定其旅行的需求（参看第八章，美国军事部署的特殊考虑）。

CDC 网址：www.cdc.gov/yellowfever

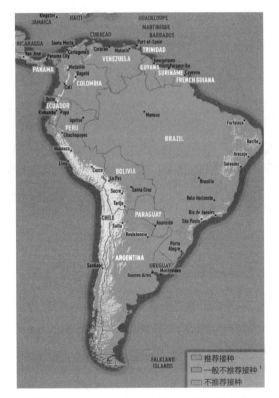

地图 3-16　美洲地区黄热病疫苗接种推荐[2]

推荐接种
一般不推荐接种[1]
不推荐接种

[1] 在黄热病毒暴露风险较低的地区，通常不推荐接种黄热病疫苗。然而，对于因旅行时间较长、被蚊虫叮咬可能性大甚至无法避免蚊虫叮咬的旅行者，因黄热病毒暴露风险增加应考虑加种黄热病疫苗。旅行者应综合黄热病毒感染风险、旅行国家入境要求以及可能引发预防接种不良事件的个人风险因素（如年龄、免疫状况等）考虑是否接种黄热病疫苗。

[2] 目前的版本截止到 2014 年 3 月。这个地图是在世界卫生组织一个非正式工作组 2010 年绘制的黄热病地理分布图的基础上更新完成的。

## 参考文献

1. Gershman MD, Staples JE, Bentsi-Enchill AD, Breugelmans JG, Brito GS, Camacho LA, et al. Viscerotropic disease: case definition and guidelines for collection, analysis, and presentation of immunization safety data. Vaccine. 2012 Jul 13; 30(33): 5038–58.

2. Jentes ES, Poumerol G, Gershman MD, Hill DR, Lemarchand J, Lewis RF, et al. The revised global yellow fever risk map and recommendations for vaccination, 2010: consensus of the Informal WHO Working Group on Geographic Risk for Yellow Fever. Lancet Infect Dis. 2011 Aug; 11(8): 622–32.

③ Lindsey NP, Schroeder BA, Miller ER, Braun MM, Hinckley AF, Marano N, et al. Adverse event reports following yellow fever vaccination. Vaccine. 2008 Nov 11; 26(48): 6077–82.

④ Monath TP, Cetron MS. Prevention of yellow fever in people traveling to the tropics. Clin Infect Dis. 2002 May 15; 34(10): 1369–78.

⑤ Monath TP, Gershman M, Staples JE, Barrett ADT. Yellow fever vaccine. In: Plotkin SA, Orenstein WA, Offit PA, editors. Vaccines. 6th ed. Philadelphia: Saunders Elsevier; 2012. p. 870–968.

⑥ Staples JE, Gershman M, Fischer M. Yellow fever vaccine: recommendations of the Advisory Committee on Immunization Practices (ACIP). MMWR Recomm Rep. 2010 Jul 30; 59(RR-7): 1–27.

⑦ World Health Organization. International Health Regulations, 2005. 2008 [cited 2014 Sep 24]. Available from: http://whqlibdoc.who.int/publications/2008/9789241580410_eng.pdf.

⑧ World Health Organization. Vaccines and vaccination against yellow fever. WHO position paper—June 2013. Wkly Epidemiol Rec. 2013 Jul 5; 88(27): 269–83.

## 档案：

# 黄热病疫苗需求史

Mark D. Gershman

黄热病疫苗需求史可通过理解国际间防止传染病扩散措施的历史大背景得到更好的理解。14 世纪的欧洲建立了首个国际间疾病控制方法以便于阻止黑死病的传播。随后，霍乱成为国际上疾病控制的下一个目标。国家间缺乏对疾病控制最有效方法的共识以及缺乏一致的检疫规章最终导致一系列国际卫生会议的召开。

首届国际卫生会议于 1851 年在巴黎召开，此后会议一直定期召开直到 1944 年。建立了若干国际卫生组织，包括国家卫生组织联盟，负责审查关于疾病控制的各种国际条例。1939 年第二次世界大战爆发严重破坏了这些组织的国际公共卫生职能。1943 年同盟国建立了联合国善后救济总署（UNRRA），为饱受战争创伤的欧洲国家提供经济帮助，救助难民，实施公共卫生职能（联合国善后救济总署与被大家熟知的 1945 年成立的联合国组织并不相关）。其公共卫生责任包括监督国际检疫行为，尤其是 1944 年更新的《国际卫生条例》圈定的内容，其中包括了黄热病控制方法。对各国政府的特殊规定是隔离从疫区而来却未能提供有效的黄热病疫苗接种证明的旅行者。这个指导各国处理存在暴露风险的未接种疫苗旅行者的规定是规范黄热病疫苗要求的前身。

为使 1944 年制定的《卫生公约》中相关规定得以实施，黄热病流行地区必须被划定出来。公约委派联合国善后救济总署负责这项工作，联合国善后救济总署因此还任命了检疫专家委员会。1945 年检疫专家委员会制订了第一份官方的黄热病流行地区分布图。第二次世界大战结束不久，联合国善后救济总署负责的这项工作被移交给新建立的世界卫生组织（WHO），世卫组织专门设立了黄热病专家组。1949 年，黄热病专家组修改了联合国善后救济总署制订的黄热病流行地区分布图，并发布了首次黄热病报告，其中推荐"检疫方法将永久适用于来自疫区的人群"。

1951 年世界卫生大会采纳了世卫组织撰写的《国际公共卫生条例》（ISR），此条例取代了先前的《国际卫生公约》。《国际公共卫生条例》规定"任何来自黄热病疫区的国际旅行者或者前往疫区的国际旅行者都应该接种黄热病疫苗"。虽然先前的《国际卫生公约》中已略微提到，但在《国际公共卫生条例》中用了首个监管性语言将黄热病疫苗接种作为入境的强制要求。1969 年国际公共卫生条例被修改并更名为《国际卫生条例》；2005 年《国际卫生条例》被修订，这是目前最新的版本。关于黄热病疫苗接种的需求也修改过几次。2005 版的《国际卫生条例》规定"来自世界卫生组织确定有黄热病传播风险地区的所有旅行者需要进行黄热病疫苗接种"。

1960 年，世卫组织开始在每年的《国际旅行疫苗接种证书》小册子中发布所有国家黄热病疫苗接种要求。这个小册子现在已经收录到目前版本的《国际旅行卫生》一书，此书每年发布，并列出了各国对疫苗接种的特殊要求。为了保证列出各国对疫苗接种的最新要求，世卫组织每年向所有的成员国发放调查问卷以便获得各国最新的疫苗要求。美国疾病预防与控制中心也发布相同的国家疫苗接种要求。

**参考文献**

① Strode GK, editor. Yellow Fever. 1st ed. New York: McGraw Hill; 1951.

② Wilder-Smith A, Martinez L, Rietveld A, Duclos P, Hardiman M, Gollogly L. World Health Organization and International Travel and Health. Travel Med Infect Dis. 2007 May; 5(3): 147–9.

③ World Health Organization. International Health Regulations (1969): 1st annotated edition. Geneva: World Health Organization; 1971.

④ World Health Organization. International Health Regulations, 2005. Geneva: World Health Organization; 2008 [cited 2014 Sep 24]. Available from: http://whqlibdoc.who.int/publications/2008/9789241580410_eng.pdf.

⑤ World Health Organization. International Sanitary Regulations: 2nd annotated edition. Geneva: World Health Organization; 1961.

# 耶尔森菌病

L. Hannah Gould

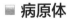

## ■ 病原体

鼠疫耶尔森菌，革兰阴性，兼性厌氧菌（最多见的是小肠结肠炎耶尔森菌 O:

3；O：5，27；O：8；和 O：9 血清型）。

## 传播方式

食用或处理污染的食物，主要包括生的或未完全煮熟的猪肉类食品；未消毒、消毒不充分或消毒后受污染的牛奶；以及未处理的水。也可通过直接或间接接触动物被感染。

## 流行病学特征

北欧（特别是斯堪的纳维亚）、日本和加拿大多见。气候温暖时，疾病发生的概率高于寒冷季节。去发展中国家旅游的旅行者发病率一般较低。美国近期的一个研究发现大约 6% 的小肠结肠炎耶尔森菌与旅行相关。体内铁水平高的人群感染危险以及发展为重症的可能性均比一般人群高。

## 临床症状

潜伏期 4～6 天（通常为 1～14 天）。症状包括发烧、腹痛（与阑尾炎类似）、腹泻（可能有血便，可持续数周）。婴幼儿常出现坏死性小肠结肠炎。腹泻期过后 1 个月，常在腕关节、膝关节和踝关节出现反应性关节炎，可持续 1～6 月。躯干和腿部还可出现结节性红斑、红斑疼痛，红色或紫色，通常 1 个月内自愈。

## 诊断

粪便、血液、胆汁、伤口、咽拭子、肠系膜淋巴结、脑脊液或腹膜液中分离到病原体即可确诊。如果疑似鼠疫耶尔森菌肠道病，应告知临床实验室并要求其对样本进行 CIN 琼脂培养。

## 治疗

大部分感染是自限性的。重症病例可给予抗生素。小肠结肠炎耶尔森菌对复方新罗明、氨基糖甙类、第三代头孢菌素、喹诺酮类、四环素等抗生素都很敏感。但对第一代头孢菌素和大部分青霉素类均抵抗。抗生素治疗对感染后遗症没有效果。

## 预防措施

避免食用生的或未煮熟的猪肉类食品、未消毒的奶制品和未经处理的水（见第二章，食物和水的注意事项）。吃饭和准备食品前，接触动物和处理生肉后用肥皂和水洗手。

CDC 网址：www.cdc.gov/nczved/divisions/dfbmd/diseases/yersinia

### 参考文献

1. Cover TL, Aber RC. Yersinia enterocolitica. N Engl J Med. 1989 Jul 6; 321(1): 16–24.

2. Dennis DT, Mead PS. Yersinia species, including plague. In: Mandell GL, Bennett JE, Dolin R, editors. Principles and Practices of Infectious Diseases. 7th ed. Philadelphia: Elsevier Churchill Livingstone 2009. p. 2943–54.

3. Kendall ME, Crim S, Fullerton K, Han PV, Cronquist AB, Shiferaw B, et al. Travel-associated enteric infections diagnosed after return to the United States, Foodborne Diseases Active Surveillance Network (FoodNet), 2004–2009. Clin Infect Dis. 2012 Jun; 54 Suppl 5: S480–7.

4. Perdikogianni C, Galanakis E, Michalakis M, Giannoussi E, Maraki S, Tselentis Y, et al. Yersinia enterocolitica infection mimicking surgical conditions. Pediatr Surg Int. 2006 Jul; 22(7): 589–92.

# 寨卡病毒病

Tai-Ho Chen，Ronnie Henry，Marc Fischer

## 病原体

寨卡病毒（ZIKV）是一种单链，正链 RNA 病毒，属于黄病毒属黄病毒科。

## ▪ 传播方式

埃及伊蚊叮咬导致疾病传播。围产期的传播和人－人间的传播也有报道。

## ▪ 流行病学特征

血清学证据和人赛卡病毒感染报告病例在非洲（包括中非共和国、埃及、加蓬、尼日利亚、塞内加尔、塞拉利昂和坦桑尼亚）和亚洲（包括印度、印度尼西亚、马来西亚、菲律宾、泰国和越南）都有记录。此外，较大范围的散发病例在雅浦岛（密克罗尼西亚）、法属波利尼西亚、新喀里多尼亚、库克群岛、复活节岛等太平洋岛屿有报道。从疑似赛卡流行地区归来的旅行者中也有确诊病例报道。

## ▪ 临床表现

典型症状包括发热、斑丘疹、关节炎、关节痛、肌肉痛、头痛、框后痛和结膜炎。此外还可能出现乏力、水肿、咽喉痛、咳嗽、呕吐和稀便等症状。与登革热不同，出血性症状很少出现。人群隐形感染比率尚无数据。

## ▪ 诊断

典型的发热、皮疹和关节疼痛等临床特征导致赛卡感染的鉴别诊断范围很广。因为赛卡感染与其他虫媒病毒，包括登革热和基孔肯雅热，具有相似的临床特征，初步诊断应该基于临床表现和流行病学特点，包括旅行史和旅行活动。

实验室诊断包括核酸检测（RT-PCR），病毒分离，或抗体检测；需要注意的是抗体在黄病毒属病毒中可能产生交叉反应。应该鼓励临床医生向州或者当地卫生部门上报可疑的赛卡病毒感染，以便这些部门确定是否需要进行进一步的确认实验，减少当地赛卡病毒传播的危险。

## ▪ 治疗

无特效抗病毒药物。对症治疗包括休息、补液、服用退烧药和镇痛药。和其他虫媒病毒病一样，患者应避免蚊虫叮咬，以便减少疾病的继续传播。

## ■ 预防措施

避免蚊虫叮咬可有效的预防塞卡病毒感染（见第二章，防蚊、蜱和其他节肢动物）。避免接触塞卡病毒疑似感染者的体液（包括无保护措施的性行为）也可降低感染的风险。

### 参考文献

1. Besnard M, Lastere S, Teissier A, Cao-Lormeau V, Musso D. Evidence of perinatal transmission of Zika virus, French Polynesia, December 2013 and February 2014. Euro Surveill. 2014; 19(13).

2. Duffy MR, Chen TH, Hancock WT, Powers AM, Kool JL, Lanciotti RS, et al. Zika virus outbreak on Yap Island, Federated States of Micronesia. N Engl J Med. 2009 Jun 11; 360(24): 2536–43.

3. Foy BD, Kobylinski KC, Chilson Foy JL, Blitvich BJ, Travassos da Rosa A, Haddow AD, et al. Probable non-vector-borne transmission of Zika virus, Colorado, USA. Emerg Infect Dis. 2011 May; 17(5): 880–2.

4. Hayes EB. Zika virus outside Africa. Emerg Infect Dis. 2009 Sep; 15(9): 1347–50.

5. Tappe D, Rissland J, Gabriel M, Emmerich P, Gunther S, Held G, et al. First case of laboratory-confirmed Zika virus infection imported into Europe, November 2013. Euro Surveill. 2014; 19(4).

# 黄热病和疟疾信息，按国家划分

Mark D. Gershman, Emily S. Jentes, Rhett J. Stoney
（Yellow Fever）
Kathrine R. Tan, Paul M. Arguin, Stefanie F. Steele
（Malaria）

接下来几页提供了各个国家对黄热病疫苗的要求和建议方面的具体信息（见表

3-26）及疟疾的传播信息和预防建议。15 幅特定国家的疟疾传播区域分布图地图，10 幅特定国家的黄热病疫苗接种建议地图，以及 2 个国家的参考地图都将有助于对相关建议进行解释。出版时这些信息都很准确，但由于疾病传播的变化或在黄热病方面国家改变了入境要求，这些信息会随时变化。更新的信息，反映了出版后的更改，可以在本书的在线版本（www.cdc.gov/yellowbook）和 CDC 旅行者健康网站（www.cdc.gov/travel）找到。旅行前咨询中考虑到的其他疫苗的一般建议可以在 CDC 的旅行者健康网站找到（www.cdc.gov/travel）。

## ■ 黄热病

2014 版《CDC 国际旅行健康信息》出版至今，一些国家和泛美卫生组织（PAHO）提供了额外一些在地理位置上具有黄热病毒（YFV）传染危险的国家的资料。在回顾 CDC、世界卫生组织（WHO）、泛美卫生组织及其他黄热病和旅行医学专家收集的数据的基础上，更新后建议接种黄热病疫苗的国家包括阿根廷、哥伦比亚、秘鲁和委内瑞拉。此外，2014 年早期在加丹加省确认暴发黄热病后，刚果民主共和国更新为建议接种黄热病疫苗国家。

一些国家遵守《国际卫生条例》（IHR），要求每间隔 10 年再次接种黄热病疫苗。2014 年，世界卫生大会（世界卫生组织的）采纳了从《国际卫生条例》中删除每 10 年要求加强剂量的建议，自 2016 年 6 月开始实施。一旦开始这个改变，一个完善的国际疫苗接种或预防证书在接种黄热病疫苗之后将终身有效。何时采纳，并且实施现有黄热病疫苗入境要求的所有国家是否会采纳这个变化还不确定。

在美国，疫苗实施咨询委员会（ACIP）考虑了黄热病疫苗加强剂必要性问题。2015 年 2 月，ACIP 认可了一个新建议，一剂黄热病疫苗可以提供持久保护并且适用于大多数旅行者。这个建议也确定了旅行者中应该接受额外剂量的特定人群和可以考虑接受额外剂量的人群。官方建议在这个版本印刷后已发布。关于黄热病疫苗加强剂的更多信息，请查询 CDC 旅行者健康官方网页或 ACIP 官方网页（www.cdc.gov/vaccines/hcp/acip-recs/）。

最后，临床医生决定旅行者是否接种必须考虑到旅行者感染黄热病毒的风险、目的地国家入境要求和黄热病疫苗接种后严重不良反应的个人危险因素（如年龄和免疫水平）。关于黄热病的详细讨论和接种指导，请见本章前面黄热病部分。

## ▦ 疟疾

疟疾预防建议包括评估对于美国游客来说疟疾的风险。这些评估建立在美国旅行者中报告的疟疾病例的数量和估计前往这些国家的旅行者数量。某些情况下，因为在这个国家的实际传播强度较低，风险会较低。但另一方面，疟疾的传播可以发生在美国旅行者很少去的某个国家的很小块固定区域。这样的话，即使对于大多数旅行者来说去这个国家的风险较低，但对于少数去这些传播强度较高区域的旅行者来说风险较高。一些美国旅行者很少去的国家，信息不充分导致评估不准确。关于每个国家疟疾种类的信息最好是建立在多个来源的基础上。

有几种药物可用于疟疾的药物预防。当决定使用哪种药物时，临床医生必须考虑到具体行程、旅行期限、药物费用、之前对抗疟药物的不良反应、药物过敏史和病史。

关于疟疾和预防指导的详细讨论，请见本章前面疟疾部分。

### 表 3-26　黄热病疫苗接种建议分类

| 黄热病疫苗接种分类 | 推荐理由 |
| --- | --- |
| 推荐接种 | 所有年龄 ≥ 9 个月的旅行者，前往由于持续性或周期性黄热病毒传播而确定为黄热病流行或过渡地区，建议接种黄热病疫苗 |
| 一般不推荐接种 | 由于无人感染黄热病报道，并且过去证据暗示仅低水平黄热病毒传播而确定为黄热病毒暴露潜力较低的地区，基本不建议接种黄热病疫苗。然而，一小部分的旅行者因延长行程、过度暴露在蚊子中或无法避免蚊子叮咬使暴露于黄热病毒的风险增加，可以考虑接种黄热病疫苗 |
| 不推荐接种 | 前往由于过去或目前在这个地区都不存在黄热病毒传播证据，或者环境条件不利于病毒传播，从而确定为没有黄热病毒传播风险的地区，不建议接种黄热病疫苗 |

缩写词：YFV，黄热病毒。

## ▦ 国别具体信息

阿富汗

**黄热病**

要求：来自有黄热病毒传播风险国家，需提供黄热病疫苗接种证明。

建议：无。

**疟疾**

疟疾传播地区：4～12月份，海拔＜2500m（8202ft）所有地区。

预计美国旅行者感染疟疾相对危险度：高。

耐药性：氯喹。

疟疾种类：80%～90%间日疟原虫，10%～20%恶性疟原虫。

推荐的预防药物：阿托伐醌－氯胍，多西环素或甲氟喹。

## 阿尔巴尼亚

**黄热病**

要求：来自有黄热病毒传播风险国家且年龄≥1岁，需提供黄热病疫苗接种证明。

建议：无

**疟疾**

无疟疾传播。

## 阿尔及利亚

**黄热病**

要求：来自有黄热病毒传播风险国家且年龄≥1岁，包括在位于有黄热病毒传播风险国家的机场转机停留＞12小时，需提供黄热病疫苗接种证明。

建议：无。

**疟疾**

疟疾传播地区：本土病例很少。

预计美国旅行者感染疟疾相对危险度：无信息。

耐药性：氯喹。

疟疾种类：恶性疟原虫，间日疟原虫。

推荐的预防药物：只需预防蚊虫叮咬。

## 美属萨摩亚（美国）

**黄热病**

无要求或建议。

**疟疾**

无疟疾传播。

## 安道尔

**黄热病**

无要求或建议。

**疟疾**

无疟疾传播。

## 安哥拉

**黄热病**

要求：来自所有国家且年龄≥1岁的旅行者，需提供黄热病疫苗接种证明。

建议：所有年龄≥9个月的旅行者，建议接种黄热病疫苗。

**疟疾**

疟疾传播地区：所有地区。

预计美国旅行者感染疟疾相对危险度：高。

耐药性：氯喹

疟疾种类：90%恶性疟原虫，5%卵形疟原虫，5%间日疟原虫。

推荐的预防药物：阿托伐醌－氯胍，多西环素或甲氟喹。

## 安圭拉岛（英国）

**黄热病**

要求：来自有黄热病毒传播风险国家且年龄≥1岁，包括在位于有黄热病毒传播风险国家的机场转机，需提供黄热病疫苗接种证明。

建议：无。

**疟疾**

无疟疾传播。

## 南极洲

**黄热病**

无要求或建议。

**疟疾**

无疟疾传播。

## 安提瓜和巴布达

**黄热病**

要求：来自有黄热病毒传播风险国家且年龄≥1岁，需提供黄热病疫苗接种证明。

建议：无。

## 阿根廷（地图 3-17）

**黄热病**

要求：无。

建议：所有年龄≥9个月，前往科林特斯省和米西奥内斯省的旅行者，建议接种黄热病疫苗。前往福尔摩沙省和查科、胡胡伊和萨尔塔省指定区域的旅行者，一般不建议接种。行程所涉及地区和省份不含上面所列地方的所有旅行者，不建议接种。

**疟疾**

无疟疾传播。

## 亚美尼亚

**黄热病**

无要求或建议。

**疟疾**

无疟疾传播。

## 阿鲁巴岛

**黄热病**

要求：该国还没有规定黄热病疫苗接种证书的要求。

建议：无。

**疟疾**

无疟疾传播。

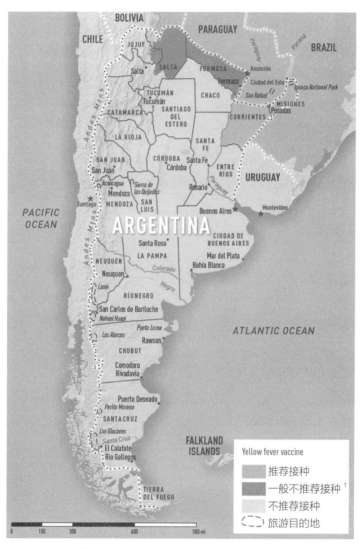

地图 3-17　阿根廷黄热病疫苗接种建议

Yellow fever vaccine

推荐接种

一般不推荐接种 [1]

不推荐接种

旅游目的地

## 澳大利亚

### 黄热病

要求：来自有黄热病毒传播风险国家且年龄 ≥ 1 岁，包括在位于有黄热病毒传播风险国家的机场转机停留 > 12 小时，需提供黄热病疫苗接种证明。这一要求不包括厄瓜多尔加拉帕戈斯群岛和多巴哥岛，阿根廷限于米西奥内斯省内。

建议：无。

**疟疾**

无疟疾传播。

## 奥地利

**黄热病**

无要求或建议。

**疟疾**

无疟疾传播。

## 阿塞拜疆

**黄热病**

无要求或建议。

**疟疾**

疟疾传播地区：5～10 月海拔＜ 1500m（4921ft）乡村地区。巴库没有疟疾传播。

预计美国旅行者感染疟疾相对危险度：非常低。

耐药性：无。

疟疾种类：100%间日疟原虫。

推荐的预防药物：只需防蚊。

## 亚速尔（葡萄牙）

**黄热病**

无要求或建议。

**疟疾**

无疟疾传播。

## 巴哈马

**黄热病**

要求：来自有黄热病毒传播风险国家且年龄≥ 1 岁，包括在位于有黄热病毒传播风险国家的机场转机停留＞ 12 小时，需提供黄热病疫苗接种证明。这一要求不包括圭亚那、苏里南和特立尼达和多巴哥，但包括圣多美和普林西比、索马里和坦桑尼亚联合共和国。

建议：无。

### 疟疾

无疟疾传播。

## 巴林

### 黄热病

要求：来自有黄热病毒传播风险国家且年龄 ≥ 9 个月，包括在位于有黄热病毒传播风险国家的机场转机停留 > 12 小时，需提供黄热病疫苗接种证明。

建议：无。

### 疟疾

无疟疾传播。

## 孟加拉国

### 黄热病

要求：来自有黄热病毒传播风险国家且年龄 ≥ 1 岁，需提供黄热病疫苗接种证明。

建议：无。

### 疟疾

疟疾传播地区：所有地区，除了城市达卡。

预计美国旅行者感染疟疾相对危险度：低。

耐药性：氯喹。

疟疾种类：一半以上恶性疟原虫，其余的为间日疟原虫和三日疟原虫。

推荐的预防药物：阿托伐醌－氯胍，多西环素或甲氟喹。

## 巴巴多斯

### 黄热病

要求：来自有黄热病毒传播风险国家且年龄 ≥ 1 岁，包括在位于有黄热病毒传播风险国家的机场转机停留 > 12 小时，需提供黄热病疫苗接种证明。这一要求不包括圭亚那和特立尼达和多巴哥。

建议：无

**疟疾**

无疟疾传播。

## 白俄罗斯

**黄热病**

无要求或建议。

**疟疾**

无疟疾传播。

## 比利时

**黄热病**

无要求或建议。

**疟疾**

无疟疾传播。

## 伯利兹

**黄热病**

要求：来自有黄热病毒传播风险国家且年龄 ≥ 1 岁，需提供黄热病疫苗接种证明。

建议：无

**疟疾**

疟疾传播地区：小范围传播，主要在坦溪和托莱多。其他地区很少有本土传播病例。伯利兹城和游客经常去的岛屿没有，如龙涎岛。

预计美国旅行者感染疟疾相对危险度：非常低。

耐药性：无。

疟疾种类：95%间日疟原虫，5%恶性疟原虫。

推荐的预防药物：只需防蚊。

## 贝宁

**黄热病**

要求：来自所有国家且年龄 ≥ 1 岁的旅行者，需提供黄热病疫苗接种证明。

建议：所有年龄≥9个月的旅行者，建议接种黄热病疫苗。

## 疟疾

疟疾传播地区：所有地区。

预计美国旅行者感染疟疾相对危险度：高。

耐药性：氯喹。

疟疾种类：85%恶性疟原虫，5%～10%卵形疟原虫，少量间日疟原虫。

推荐的预防药物：阿托伐醌－氯胍，多西环素或甲氟喹。

### 百慕大群岛（英国）

#### 黄热病

无要求或建议。

#### 疟疾

无疟疾传播。

### 不丹

#### 黄热病

要求：来自有黄热病毒传播风险国家，包括在位于有黄热病毒传播风险国家的机场转机，需提供黄热病疫苗接种证明。

建议：无

#### 疟疾

疟疾传播地区：楚卡宗、达加纳宗、佩马加策尔宗、萨姆德鲁琼卡尔宗、萨姆奇宗、沙潘（盖莱普宗）和谢姆冈宗所有海拔＜1700m（5577ft）乡村地区。5～9月哈阿、伦奇、蒙加尔、普纳卡、塔希冈、通萨、奇朗宗、羊孜（Yangtse）和旺都有少量季节性病例。布姆唐、加沙、帕罗和廷布地区没有。

预计美国旅行者感染疟疾相对危险度：非常低。

耐药性：氯喹。

疟疾种类：50%恶性疟原虫，50%间日疟原虫。

推荐的预防药物：

楚卡宗、达加纳宗、佩马加策尔宗、萨姆德鲁琼卡尔宗、萨姆奇宗、沙潘和谢姆冈宗地区：阿托伐醌－氯胍，多西环素或甲氟喹。

哈阿、伦奇、蒙加尔、普纳卡、塔希冈、通萨、奇朗宗、羊孜（Yangtse）和旺都地区：只需防蚊。

玻利维亚（地图 3-18 和 3-19）

**黄热病**

要求：来自有黄热病毒传播风险国家且年龄 ≥ 1 岁，包括在位于有黄热病毒传播风险国家的机场转机停留 > 12 小时，需提供黄热病疫苗接种证明。

建议：前往下列区域海拔 < 2300m 的地区和安第斯山脉东部：整个贝尼、潘多、圣克鲁斯地区和丘基萨卡、科恰班巴、拉巴斯指定区域（地图 3-18）和塔里哈部分地区，建议接种黄热病疫苗。

行程限于海拔 > 2300m 的地区和上面未列出的地区，包括拉巴斯和苏克雷城，不建议接种黄热病疫苗。

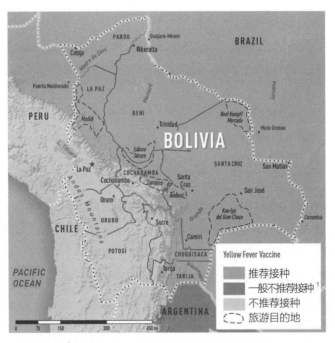

地图 3-18　玻利维亚黄热病疫苗接种建议

**疟疾**

疟疾传播地区：所有海拔 < 2500m（8202ft）地区。拉巴斯城没有（地图 3-19）。

预计美国旅行者感染疟疾相对危险度：低。

耐药性：氯喹。

疟疾种类：93%间日疟原虫，7%恶性疟原虫。

推荐的预防药物：阿托伐醌－氯胍、多西环素、甲氟喹或伯氨喹。

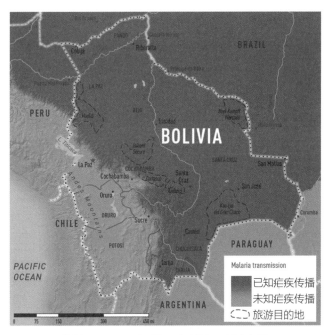

地图 3-19　玻利维亚疟疾传播区域分布图

## 博内尔岛

### 黄热病

要求：来自有黄热病毒传播风险国家且年龄≥6个月，需提供黄热病疫苗接种证明。

建议：无。

### 疟疾

无疟疾传播。

## 波斯尼亚和黑塞哥维那

### 黄热病

无要求或建议。

旅行相关传染性疾病

第三章

523

**疟疾**

无疟疾传播。

博茨瓦纳（地图 3-20）

**黄热病**

要求：来自有黄热病毒传播风险国家且年龄 ≥ 1 岁，包括在位于有黄热病毒传播风险国家的机场转机停留 > 12 小时，需提供黄热病疫苗接种证明。

建议：无。

**疟疾**

疟疾传播地区：出现在以下地区：中部和西北部（包括乔贝国家公园）。法兰西斯镇和哈博罗内城没有。

预计美国旅行者感染疟疾相对危险度：非常低。

耐药性：氯喹。

疟疾种类：90%恶性疟原虫，5%间日疟原虫，5%卵形疟原虫。

推荐的预防药物：阿托伐醌－氯胍、多西环素或甲氟喹。

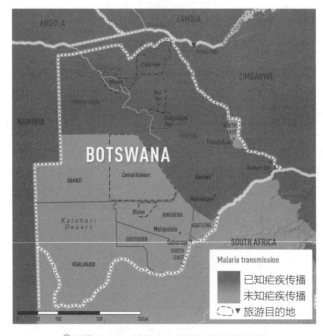

📍地图 3-20　博茨瓦纳疟疾传播区域分布图

巴西（地图 3-21 和 3-22）

### 黄热病

要求：无。

建议：所有年龄 ≥ 9 个月前往以下地区的旅行者建议接种黄热病疫苗：阿克里、阿马帕、亚马逊、联邦区（包括首都巴西利亚市）、戈亚斯、马拉尼昂、马托格罗索、南马托格罗索、米纳斯吉拉斯、帕拉、朗多尼亚、罗赖马、托坎廷斯整个州和巴伊亚、巴拉那、皮奥伊、南里奥格兰德、圣卡塔琳娜和圣保罗（州）指定区域（地图 3-21）。前往伊瓜苏瀑布游览的旅行者也建议接种。

旅行者行程限于以上未列出地区，包括福塔莱萨、累西腓、里约热内卢、萨尔瓦多和圣保罗城（地图 3-21），不建议接种。

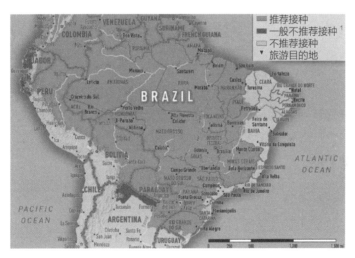

📍地图 3-21　巴西黄热病疫苗接种建议

### 疟疾

疟疾传播地区：阿克里、阿马帕、亚马逊、马拉尼昂、马托格罗索、帕拉、朗多尼亚、罗赖马和托坎廷斯州。也出现在城市地区，包括贝伦、博阿维斯塔、马卡帕、玛瑙斯、马拉巴、波多韦柳和圣塔伦城。库亚巴市存在少数病例。伊瓜苏瀑布没有传播（地图 3-22）。

预计美国旅行者感染疟疾相对危险度：低。

耐药性：氯喹。

疟疾种类：85%间日疟原虫，15%恶性疟原虫。

推荐的预防药物：除了库亚巴市有疟疾地区：阿托伐醌－氯胍、多西环素或甲氟喹。

库亚巴市：只需防蚊。

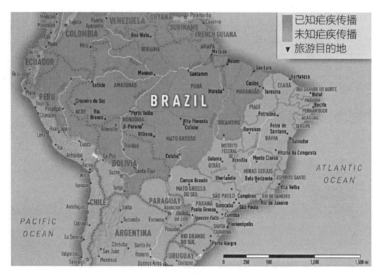

地图 3-22　巴西疟疾传播区域分布图

## 英属印度洋领地

包括迪戈加西亚岛（英国）

### 黄热病

要求：该地域还没有黄热病疫苗证书要求。

建议：无。

### 疟疾

无疟疾传播。

## 文莱

### 黄热病

要求：来自有黄热病毒传播风险国家且年龄 ≥ 1 岁，包括在位于有黄热病毒传播风险国家的机场转机停留 > 12 小时，需提供黄热病疫苗接种证明。

建议：无。

**疟疾**

无疟疾传播。

## 保加利亚

**黄热病**

无要求或建议。

**疟疾**

无疟疾传播。

## 布基纳法索

**黄热病**

要求：来自所有国家且年龄 ≥ 1 岁的旅行者，需提供黄热病疫苗接种证明。

建议：所有年龄 ≥ 9 个月的旅行者，建议接种黄热病疫苗。

**疟疾**

疟疾传播地区：所有地区。

预计美国旅行者感染疟疾相对危险度：高。

耐药性：氯喹。

疟疾种类：80%恶性疟原虫，5%～10%卵形疟原虫，偶见间日疟原虫。

推荐的预防药物：阿托伐醌 – 氯胍、多西环素或甲氟喹。

## 缅甸

**黄热病**

要求：来自有黄热病毒传播风险国家且年龄 ≥ 1 岁，包括在位于有黄热病毒传播风险国家的机场转机停留 > 12 小时，需提供黄热病疫苗接种证明。缅甸国民和居民前往有黄热病毒传播风险国家，也要求有黄热病疫苗接种证明。

建议：无。

**疟疾**

疟疾传播地区：出现在海拔 < 1000m（3281ft）地区，包括蒲甘。海拔 1000m 以上偶有传播。

预计美国旅行者感染疟疾相对危险度：中。

耐药性：氯喹和甲氟喹。

疟疾种类：60%恶性疟原虫，35%间日疟原虫，其余为三日疟原虫、卵形疟原虫和诺氏疟原虫。

推荐的预防药物：勃固、克钦邦、克伦尼邦、克伦邦、掸邦和德林达依省：阿托伐醌－氯胍或多西环素。

其他疟疾地区：阿托伐醌－氯胍、多西环素或甲氟喹。

### 布隆迪

**黄热病**

要求：来自所有国家且年龄 ≥ 1 岁的旅行者，需提供黄热病疫苗接种证明。

建议：所有年龄 ≥ 9 个月的旅行者，建议接种黄热病疫苗。

**疟疾**

疟疾传播地区：所有地区。

预计美国旅行者感染疟疾相对危险度：中。

耐药性：氯喹。

疟疾种类：86%恶性疟原虫，其余为三日疟原虫、卵形疟原虫和间日疟原虫。

推荐的预防药物：阿托伐醌－氯胍、多西环素或甲氟喹。

### 柬埔寨

**黄热病**

要求：来自有黄热病毒传播风险国家且年龄 ≥ 1 岁，包括在位于有黄热病毒传播风险国家的机场转机停留 > 12 小时，需提供黄热病疫苗接种证明。

建议：无。

**疟疾**

疟疾传播地区：全国范围，包括暹粒市。金边市和吴哥窟的庙宇除外。

预计美国旅行者感染疟疾相对危险度：低。

耐药性：氯喹和甲氟喹。

疟疾种类：86%恶性疟原虫，12%间日疟原虫，2%三日疟原虫。

推荐的预防药物：卜迭棉芷、马德望、贡布、戈公、奥多棉芷、拜林、博威夏、菩萨和暹粒省与泰国接壤处：阿托伐醌－氯胍或多西环素。

所有其他疟疾地区：阿托伐醌－氯胍、多西环素或甲氟喹。

### 喀麦隆

**黄热病**

要求：来自所有国家且年龄≥1岁的旅行者，需提供黄热病疫苗接种证明。

建议：所有年龄≥9个月的旅行者，建议接种黄热病疫苗。

**疟疾**

疟疾传播地区：所有地区。

预计美国旅行者感染疟疾相对危险度：高。

耐药性：氯喹。

疟疾种类：85%恶性疟原虫，5%～10%卵形疟原虫，偶见间日疟原虫。

推荐的预防药物：阿托伐醌－氯胍、多西环素或甲氟喹。

### 加拿大

**黄热病**

无要求或建议。

**疟疾**

无疟疾传播。

### 加那利群岛（西班牙）

**黄热病**

无要求或建议。

**疟疾**

无疟疾传播。

### 佛得角

**黄热病**

要求：来自有黄热病毒传播风险国家且年龄≥1岁，包括在位于有黄热病毒传播风险国家的机场转机停留＞12小时，需提供黄热病疫苗接种证明。

建议：无。

**疟疾**

疟疾传播地区：在圣地亚哥岛有少数病例。

预计美国旅行者感染疟疾相对危险度：非常低。

耐药性：氯喹。

疟疾种类：主要是恶性疟原虫。

推荐的预防药物：只需防蚊。

## 开曼群岛（英国）

**黄热病**

无要求或建议。

**疟疾**

无疟疾传播。

## 中非共和国

**黄热病**

要求：来自所有国家且年龄≥9个月的旅行者，需提供黄热病疫苗接种证明。

建议：所有年龄≥9个月的旅行者，建议接种黄热病疫苗。

**疟疾**

疟疾传播地区：所有地区。

预计美国旅行者感染疟疾相对危险度：高。

耐药性：氯喹。

疟疾种类：85%恶性疟原虫，三日疟原虫、卵形疟原虫和间日疟原虫共15%。

推荐的预防药物：阿托伐醌－氯胍、多西环素或甲氟喹。

## 乍得

**黄热病**

要求：来自有黄热病毒传播风险国家，需提供黄热病疫苗接种证明。

建议：所有前往撒哈拉沙漠以南地区（地图3-15）且年龄≥9个月的旅行者，建议接种黄热病疫苗。

行程限于撒哈拉沙漠地区的旅行者（地图3-15），不建议接种黄热病疫苗。

**疟疾**

疟疾传播地区：所有地区。

预计美国旅行者感染疟疾相对危险度：高。

耐药性：氯喹。

疟疾种类：85%恶性疟原虫，三日疟原虫、卵形疟原虫和间日疟原虫共15%。

推荐的预防药物：阿托伐醌－氯胍、多西环素或甲氟喹。

### 智利

#### 黄热病

无要求或建议。

#### 疟疾

无疟疾传播。

### 中国（地图 3-23）

#### 黄热病

要求：来自有黄热病毒传播风险国家且年龄≥9个月，包括在位于有黄热病毒传播风险国家的机场转机，需提供黄热病疫苗接种证明。

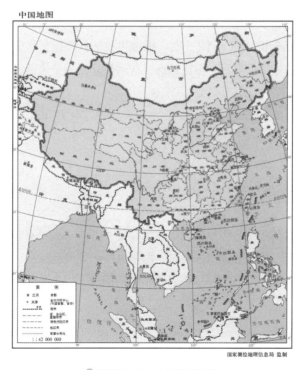

♀ 地图 3-23　中国参考地图

建议：无。

## 疟疾

疟疾传播地区：云南省乡村地区全年存在，主要在中国－缅甸接壤沿线乡县内。安徽、湖北、广西和西藏墨脱县乡村地区存在少数传播。一些主要的内河邮轮可能会途经安徽省和湖北省疟疾流行地区。

预计美国旅行者感染疟疾相对危险度：非常低。

耐药性：氯喹和甲氟喹。

疟疾种类：主要是间日疟原虫，恶性疟原虫仅在云南省。

推荐的预防药物：云南省西部中国－缅甸接壤沿线：阿托伐醌－氯胍或多西环素。

云南省其他地区：阿托伐醌－氯胍、多西环素或甲氟喹。

所有其他疟疾地区，包括江河邮轮经过疟疾流行省份：只需防蚊。

## 圣诞岛（澳大利亚）

### 黄热病

要求：来自有黄热病毒传播风险国家且年龄 ≥ 1 岁，包括在位于有黄热病毒传播风险国家的机场转机停留 > 12 小时，需提供黄热病疫苗接种证明。这一要求不包括厄瓜多尔加拉帕戈斯群岛和多巴哥岛，在阿根廷，限于米西奥内斯省。

建议：无。

### 疟疾

无疟疾传播。

## 科科斯群岛（又名基林群岛）（澳大利亚）

### 黄热病

要求：来自有黄热病毒传播风险国家且年龄 ≥ 1 岁，包括在位于有黄热病毒传播风险国家的机场转机停留 > 12 小时，需提供黄热病疫苗接种证明。这一要求不包括厄瓜多尔加拉帕戈斯群岛和多巴哥岛，在阿根廷，限于米西奥内斯省。

建议：无。

### 疟疾

无疟疾传播。

哥伦比亚（地图 3-24 和 3-25）

## 黄热病

要求：无。

建议：所有年龄 ≥ 9 个月的旅行者，除了前往以下所述地区，建议接种黄热病疫苗。

前往巴兰基亚、卡利、卡塔赫纳和麦德林城的旅行者，一般不建议接种（地图 3-24）。

行程限于所有海拔 > 2300m 地区，圣安德烈斯 – 普罗维登西亚省和首都波哥大的旅行者，不建议接种。

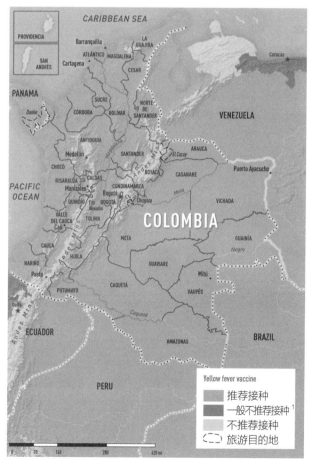

📍地图 3-24　哥伦比亚黄热病疫苗接种建议

## 疟疾

疟疾传播地区：海拔＜ 1700m（5577ft）所有地区。波哥大和卡塔赫纳没有（地图 3-25）。

预计美国旅行者感染疟疾相对危险度：低。

耐药性：氯喹。

疟疾种类：30%恶性疟原虫，70%间日疟原虫。

推荐的预防药物：阿托伐醌－氯胍、多西环素或甲氟喹。

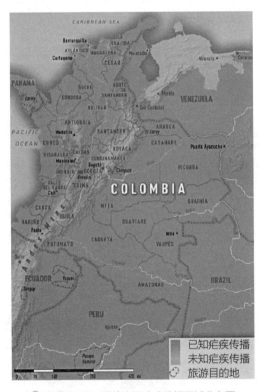

已知疟疾传播
未知疟疾传播
旅游目的地

地图 3-25　哥伦比亚疟疾传播区域分布图

## 科摩罗

### 黄热病

无要求或建议。

### 疟疾

疟疾传播地区：所有地区。

预计美国旅行者感染疟疾相对危险度：无数据。

耐药性：氯喹。

疟疾种类：主要是恶性疟原虫。

推荐的预防药物：阿托伐醌 – 氯胍、多西环素或甲氟喹。

## 刚果，共和国（刚果布）

### 黄热病

要求：来自所有国家且年龄≥1岁的旅行者，需提供黄热病疫苗接种证明。

建议：所有年龄≥9个月的旅行者，建议接种黄热病疫苗。

### 疟疾

疟疾传播地区：所有地区。

预计美国旅行者感染疟疾相对危险度：高。

耐药性：氯喹。

疟疾种类：90%恶性疟原虫，5%～10%卵形疟原虫，偶见间日疟原虫。

推荐的预防药物：阿托伐醌 – 氯胍、多西环素或甲氟喹。

## 库克群岛（新西兰）

### 黄热病

无要求或建议。

### 疟疾

无疟疾传播。

## 哥斯达黎加

### 黄热病

要求：来自有黄热病毒传播风险国家且年龄≥9个月，包括在位于有黄热病毒传播风险国家的机场转机停留＞12小时，需提供黄热病疫苗接种证明。这一要求不包括阿根廷、巴拿马和特立尼达和多巴哥。

建议：无。

### 疟疾

无疟疾传播。

### 科特迪瓦（象牙海岸）

**黄热病**

要求：来自所有国家且年龄≥9个月的旅行者，需提供黄热病疫苗接种证明。

建议：所有年龄≥9个月的旅行者，建议接种黄热病疫苗。

**疟疾**

疟疾传播地区：所有地区。

预计美国旅行者感染疟疾相对危险度：高。

耐药性：氯喹。

疟疾种类：85%恶性疟原虫，5%～10%卵形疟原虫，偶见间日疟原虫。

推荐的预防药物：阿托伐醌－氯胍、多西环素或甲氟喹。

### 克罗地亚

**黄热病**

无要求或建议。

**疟疾**

无疟疾传播。

### 古巴

**黄热病**

无要求或建议。

**疟疾**

无疟疾传播。

### 库拉索岛

**黄热病**

要求：来自有黄热病毒传播风险国家且年龄≥6个月，需提供黄热病疫苗接种证明。

建议：无。

**疟疾**

无疟疾传播。

## 塞浦路斯

**黄热病**

无要求或建议。

**疟疾**

无疟疾传播。

## 捷克共和国

**黄热病**

无要求或建议。

**疟疾**

无疟疾传播。

## 刚果民主共和国（刚果金）

**黄热病**

要求：来自所有国家且年龄≥ 1 岁的旅行者，需提供黄热病疫苗接种证明。

建议：所有年龄≥ 9 个月的旅行者，建议接种黄热病疫苗。

**疟疾**

疟疾传播地区：所有地区。

预计美国旅行者感染疟疾相对危险度：中。

耐药性：氯喹。

疟疾种类：90%恶性疟原虫，5%卵形疟原虫，偶见间日疟原虫。

推荐的预防药物：阿托伐醌－氯胍、多西环素或甲氟喹。

## 丹麦

**黄热病**

无要求或建议。

**疟疾**

无疟疾传播。

## 吉布提

**黄热病**

要求：来自有黄热病毒传播风险国家且年龄 ≥ 1 岁，需提供黄热病疫苗接种证明。

建议：无。

**疟疾**

疟疾传播地区：所有地区。

预计美国旅行者感染疟疾相对危险度：无数据。

耐药性：氯喹。

疟疾种类：90%恶性疟原虫，5%～10%间日疟原虫。

推荐的预防药物：阿托伐醌－氯胍、多西环素或甲氟喹。

## 多米尼克

**黄热病**

要求：来自有黄热病毒传播风险国家且年龄 ≥ 1 岁，包括在位于有黄热病毒传播风险国家的机场转机停留 > 12 小时，需提供黄热病疫苗接种证明。

建议：无。

**疟疾**

无疟疾传播。

## 多米尼克共和国

**黄热病**

无要求或建议。

**疟疾**

疟疾传播地区：所有地区（包括旅游胜地），除了在圣地亚哥和圣多明各城没有。

预计美国旅行者感染疟疾相对危险度：低。

耐药性：无。

疟疾种类：100%恶性疟原虫。

推荐的预防药物：阿托伐醌－氯胍、氯喹、多西环素或甲氟喹。

### 复活节岛（智利）

**黄热病**

要求：这个国家还没有规定黄热病疫苗接种证明要求。

建议：无。

**疟疾**

无疟疾传播。

### 厄瓜多尔

包括加拉帕戈斯群岛（地图 3-26 和 3-27）

**黄热病**

要求：来自有黄热病毒传播风险国家且年龄 ≥ 1 岁，需提供黄热病疫苗接种证明。

建议：前往安第斯山脉东部以下省份海拔 < 2300m 地区，且年龄 ≥ 9 个月的旅行者，建议接种黄热病疫苗：莫罗纳 – 圣地亚哥、纳波、奥雷亚纳、帕斯塔萨、苏坤比奥斯和萨莫拉 – 钦奇佩（地图 3-26）。

行程限于安第斯山脉西部以下省份海拔 < 2300m 地区的旅行者，一般不建议接种：埃斯梅拉达斯、瓜亚斯、洛斯里奥斯、马纳比、圣埃伦娜、圣多明各 – 塔什拉和阿苏艾、玻利瓦尔、卡尼亚尔、卡尔奇、钦博拉索山、科托帕希、埃尔奥罗、因巴布拉、洛哈、皮钦查和通古拉瓦指定区域（地图 3-26）。

行程限于所有海拔 > 2300m 地区、瓜亚基尔和基多城或加拉帕戈斯群岛（地图 3-26）的旅行者，不建议接种。

**疟疾**

疟疾传播地区：海拔 < 1500m（4921ft）所有地区。瓜亚基尔和基多城或加拉帕戈斯群岛不存在疟疾传播（地图 3-27）。

预计美国旅行者感染疟疾相对危险度：低。

耐药性：氯喹。

疟疾种类：90% 间日疟原虫，10% 恶性疟原虫。

推荐的预防药物：瓜亚斯、埃斯梅拉尔达斯和贾纳尔省：阿托伐醌 – 氯胍、多西环素或甲氟喹。

所有其他疟疾地区：阿托伐醌 – 氯胍、多西环素、甲氟喹或伯氨喹。

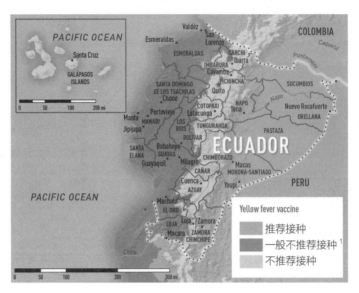

地图 3-26　厄瓜多尔黄热病疫苗接种建议

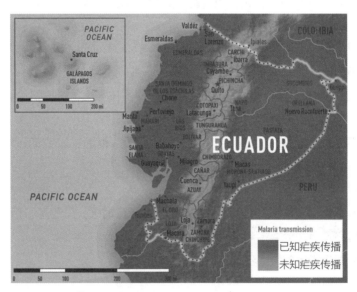

地图 3-27　厄瓜多尔疟疾传播区域分布图

埃及

**黄热病**

要求：来自有黄热病毒传播风险国家且年龄 ≥ 9 个月，包括在位于有黄热病毒传播风险国家的机场转机停留 > 12 小时，需提供黄热病疫苗接种证明。所有来自苏丹的旅行者需提供黄热病疫苗接种证明或由苏丹当地官方机构签发的位置证书声明他们在过去 6 天内没有去过苏丹北纬 15° 以南地区。

建议：无。

### 疟疾

无疟疾传播。

## 萨尔瓦多

### 黄热病

要求：来自有黄热病毒传播风险国家且年龄 ≥ 1 岁，包括在位于有黄热病毒传播风险国家的机场转机停留 > 12 小时，需提供黄热病疫苗接种证明。

建议：无。

### 疟疾

疟疾传播地区：沿危地马拉边界有少数病例。

预计美国旅行者感染疟疾相对危险度：非常低。

耐药性：无。

疟疾种类：99%间日疟原虫，< 1%恶性疟原虫。

推荐的预防药物：只需防蚊。

## 赤道几内亚

### 黄热病

要求：来自有黄热病毒传播风险国家且年龄 ≥ 6 个月，需提供黄热病疫苗接种证明。

建议：所有年龄 ≥ 9 个月的旅行者，建议接种黄热病疫苗。

### 疟疾

疟疾传播地区：所有地区。

预计美国旅行者感染疟疾相对危险度：中。

耐药性：氯喹。

疟疾种类：85%恶性疟原虫，三日疟原虫、卵形疟原虫和间日疟原虫共15%。

推荐的预防药物：阿托伐醌 - 氯胍、多西环素或甲氟喹。

### 厄立特里亚

**黄热病**

要求：来自有黄热病毒传播风险国家，需提供黄热病疫苗接种证明。

建议：前往以下州：安塞巴、南部、加什 – 巴尔卡、梅凯尔和北红海的旅行者，一般不建议接种黄热病疫苗。

前往所有以上未列出地区，包括达拉克群岛的旅行者，不建议接种。

**疟疾**

疟疾传播地区：海拔 < 2200m（7218ft）所有地区。阿斯马拉没有。

预计美国旅行者感染疟疾相对危险度：中。

耐药性：氯喹。

疟疾种类：85% 恶性疟原虫，10%～15% 间日疟原虫，偶见卵形疟原虫。

推荐的预防药物：阿托伐醌 – 氯胍、多西环素或甲氟喹。

### 爱沙尼亚

**黄热病**

无要求或建议。

**疟疾**

无疟疾传播。

### 埃塞俄比亚（地图 3-28 和 3-29）

**黄热病**

要求：来自有黄热病毒传播风险国家且年龄 ≥ 1 岁，包括在位于有黄热病毒传播风险国家的机场转机停留 > 12 小时，需提供黄热病疫苗接种证明。

建议：所有年龄 ≥ 9 个月的旅行者，除了前往下述地区，建议接种黄热病疫苗。

行程限于阿法尔和索马里省（地图 3-28）的旅行者，一般不建议接种。

**疟疾**

疟疾传播地区：除了高度城市化的亚的斯亚贝巴市（地图 3-29）市中心，海拔 < 2500m（8202ft）所有地区。

预计美国旅行者感染疟疾相对危险度：中。

耐药性：氯喹。

疟疾种类：60%～70%恶性疟原虫，30%～40%间日疟原虫，偶见三日疟原虫和卵形疟原虫。

推荐的预防药物：阿托伐醌－氯胍、多西环素或甲氟喹。

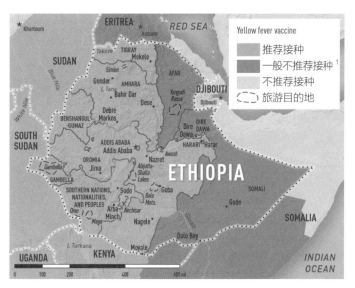

地图 3-28　埃塞俄比亚黄热病疫苗接种建议

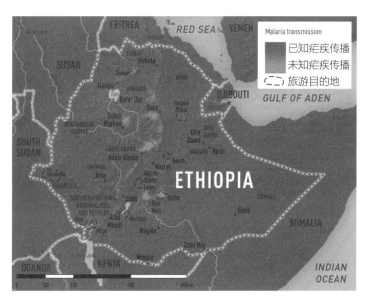

地图 3-29　埃塞俄比亚疟疾传播区域分布图

### 福克兰群岛（马尔维纳斯群岛）

**黄热病**

无要求或建议。

**疟疾**

无疟疾传播。

### 法罗群岛（丹麦）

**黄热病**

无要求或建议。

**疟疾**

无疟疾传播。

### 斐济

**黄热病**

要求：来自有黄热病毒传播风险国家且年龄 ≥ 1 岁，包括在位于有黄热病毒传播风险国家的机场转机停留 > 12 小时，需提供黄热病疫苗接种证明。

建议：无。

**疟疾**

无疟疾传播。

### 芬兰

**黄热病**

无要求或建议。

**疟疾**

无疟疾传播。

### 法国

**黄热病**

无要求或建议。

**疟疾**

无疟疾传播。

### 法属圭亚那

#### 黄热病

要求：来自所有国家且年龄≥ 1 岁的旅行者，需提供黄热病疫苗接种证明。

建议：所有年龄≥ 9 个月的旅行者，建议接种黄热病疫苗。

#### 疟疾

疟疾传播地区：除了库鲁西部沿海地区和卡宴城以外所有地区，包括马托卢利、马古里亚和库鲁。

预计美国旅行者感染疟疾相对危险度：中。

耐药性：氯喹。

疟疾种类：< 50%是恶性疟原虫，其余为间日疟原虫，偶见三日疟原虫。

推荐的预防药物：阿托伐醌－氯胍、多西环素或甲氟喹。

### 法属波利尼西亚

包括社会群岛的岛屿（塔希提岛、莫雷阿岛和博拉博拉岛）、马克萨斯群岛（希瓦瓦岛和瓦胡卡岛）和澳大利亚群岛（蒂比艾岛和鲁鲁土岛）

#### 黄热病

要求：来自有黄热病毒传播风险国家且年龄≥ 1 岁，包括在位于有黄热病毒传播风险国家的机场转机停留 > 12 小时，需提供黄热病疫苗接种证明。

建议：无。

#### 疟疾

无疟疾传播。

### 加蓬

#### 黄热病

要求：来自所有国家且年龄≥ 1 岁的旅行者，需提供黄热病疫苗接种证明。

建议：所有年龄≥ 9 个月的旅行者，建议接种黄热病疫苗。

#### 疟疾

疟疾传播地区：所有地区。

预计美国旅行者感染疟疾相对危险度：中。

耐药性：氯喹。

疟疾种类：90%恶性疟原虫，其余为三日疟原虫、卵形疟原虫和间日疟原虫。

推荐的预防药物：阿托伐醌－氯胍、多西环素或甲氟喹。

### 冈比亚

**黄热病**

要求：来自有黄热病毒传播风险国家且年龄 ≥ 9 个月，需提供黄热病疫苗接种证明。

建议：所有年龄 ≥ 9 个月的旅行者，建议接种黄热病疫苗。

**疟疾**

疟疾传播地区：所有地区。

预计美国旅行者感染疟疾相对危险度：高。

耐药性：氯喹。

疟疾种类：≥ 85%恶性疟原虫，5%～10%卵形疟原虫，偶见三日疟原虫和间日疟原虫。

推荐的预防药物：阿托伐醌－氯胍、多西环素或甲氟喹。

### 格鲁吉亚

**黄热病**

无要求或建议。

**疟疾**

无疟疾传播。

### 德国

**黄热病**

无要求或建议。

**疟疾**

无疟疾传播。

### 加纳

**黄热病**

要求：来自有黄热病毒传播风险国家且年龄 ≥ 9 个月，包括在位于有黄热病毒传播风险国家的机场转机停留 > 12 小时，需提供黄热病疫苗接种证明。

建议：所有年龄≥9个月的旅行者，建议接种黄热病疫苗。

**疟疾**

疟疾传播地区：所有地区。

预计美国旅行者感染疟疾相对危险度：高。

耐药性：氯喹。

疟疾种类：90%恶性疟原虫，5%～10%卵形疟原虫，偶见间日疟原虫。

推荐的预防药物：阿托伐醌－氯胍、多西环素或甲氟喹。

### 直布罗陀（英国）

**黄热病**

无要求或建议。

**疟疾**

无疟疾传播。

### 希腊

**黄热病**

无要求或建议。

**疟疾**

疟疾传播地区：以下直辖市的农业地区有病例散发，并于2013年5～11月持续爆发疟疾：亚历山德鲁波利斯（埃夫罗斯）、艾维蒂拉（克桑西）、埃夫罗塔斯（拉库尼亚）、埃维亚、帕拉利姆尼湖（维欧提亚）、拉里萨、马拉松（东阿提卡）、马可波罗（东阿提卡）、塔纳格拉（维欧提亚）和索法泽斯（卡尔季察）。

预计美国旅行者感染疟疾相对危险度：无。

耐药性：无。

疟疾种类：过去爆发的为间日疟原虫。

推荐的预防药物：无。

### 格陵兰岛（丹麦）

**黄热病**

无要求或建议。

**疟疾**

无疟疾传播。

### 格林纳达

**黄热病**

要求：来自有黄热病毒传播风险国家且年龄≥1岁，包括在位于有黄热病毒传播风险国家的机场转机停留＞12小时，需提供黄热病疫苗接种证明。

建议：无。

**疟疾**

无疟疾传播。

### 瓜德罗普岛

包括圣巴瑟米岛和圣马丁岛（法国）

**黄热病**

要求：来自有黄热病毒传播风险国家且年龄≥1岁，包括在位于有黄热病毒传播风险国家的机场转机停留＞12小时，需提供黄热病疫苗接种证明。

建议：无。

**疟疾**

无疟疾传播。

### 关岛（美国）

**黄热病**

无要求或建议。

**疟疾**

无疟疾传播。

### 危地马拉

**黄热病**

要求：来自有黄热病毒传播风险国家且年龄≥1岁，需提供黄热病疫苗接种证明。

建议：无。

**疟疾**

疟疾传播地区：仅在海拔＜1500m（4291ft）乡村地区。安提瓜岛、危地马拉城或阿堤兰湖没有。

预计美国旅行者感染疟疾相对危险度：低。

耐药性：无。

疟疾种类：97%间日疟原虫，3%恶性疟原虫。

推荐的预防药物：埃斯昆特拉省：阿托伐醌－氯胍、氯喹、多西环素或甲氟喹。

所有其他疟疾地区：阿托伐醌－氯胍、氯喹、多西环素、甲氟喹或伯氨喹。

### 几内亚

**黄热病**

要求：来自有黄热病毒传播风险国家且年龄≥1岁，需提供黄热病疫苗接种证明。

建议：所有年龄≥9个月的旅行者，建议接种黄热病疫苗。

**疟疾**

疟疾传播地区：所有地区。

预计美国旅行者感染疟疾相对危险度：高。

耐药性：氯喹。

疟疾种类：85%恶性疟原虫，5%～10%卵形疟原虫，偶见间日疟原虫。

推荐的预防药物：阿托伐醌－氯胍、多西环素或甲氟喹。

### 几内亚比绍

**黄热病**

要求：来自所有国家且年龄≥1岁的旅行者，需提供黄热病疫苗接种证明。

建议：所有年龄≥9个月的旅行者，建议接种黄热病疫苗。

**疟疾**

疟疾传播地区：所有地区。

预计美国旅行者感染疟疾相对危险度：中。

耐药性：氯喹。

疟疾种类：85%恶性疟原虫，5%～10%卵形疟原虫，偶见间日疟原虫。

推荐的预防药物：阿托伐醌－氯胍、多西环素或甲氟喹。

### 圭亚那

**黄热病**

要求：来自有黄热病毒传播风险国家且年龄≥1岁，需提供黄热病疫苗接种证明。这一要求不包括阿根廷、巴拉圭、苏里南和特立尼达和多巴哥。

建议：所有年龄≥9个月的旅行者，建议接种黄热病疫苗。

**疟疾**

疟疾传播地区：海拔＜900m（2953ft）所有地区。阿姆斯特丹和乔治敦城有少数病例。

预计美国旅行者感染疟疾相对危险度：中。

耐药性：氯喹。

疟疾种类：50%恶性疟原虫，50%间日疟原虫。

推荐的预防药物：除了阿姆斯特丹和乔治敦城以外疟疾地区：阿托伐醌－氯胍、多西环素或甲氟喹。

阿姆斯特丹和乔治敦城：只需防蚊。

### 海地

**黄热病**

无要求或建议。

**疟疾**

疟疾传播地区：所有地区（包括拉巴地港）。

预计美国旅行者感染疟疾相对危险度：中。

耐药性：无。

疟疾种类：99%恶性疟原虫，少数三日疟原虫。

推荐的预防药物：阿托伐醌－氯胍、氯喹、多西环素或甲氟喹。

### 洪都拉斯

**黄热病**

要求：来自有黄热病毒传播风险国家且年龄≥1岁，包括在位于有黄热病毒传播风险国家的机场转机停留＞12小时，需提供黄热病疫苗接种证明。这一要求不包括巴拿马。

建议：无。

**疟疾**

疟疾传播地区：存在于全国各地，包括罗阿坦和其他海湾群岛。圣佩德罗苏拉和特古西加尔巴没有。

预计美国旅行者感染疟疾相对危险度：中。

耐药性：无。

疟疾种类：93%间日疟原虫，7%恶性疟原虫。

推荐的预防药物：阿托伐醌－氯胍、氯喹、多西环素、甲氟喹或伯氨喹。

## 香港特别行政区（中国）

**黄热病**

无要求或建议。

**疟疾**

无疟疾传播。

## 匈牙利

**黄热病**

无要求或建议。

**疟疾**

无疟疾传播。

## 冰岛

**黄热病**

无要求或建议。

**疟疾**

无疟疾传播。

## 印度（地图 3-30）

**黄热病**

要求：任何乘飞机或船到达的旅行者（除了年龄＜6个月婴儿），如有以下情况之一且无黄热病疫苗接种证明，将被扣留隔离长达 6 天：

1）离开有黄热病毒传播风险地区 6 天以内到达。

2）在有黄热病毒传播风险地区中转（除了在有黄热病毒传播风险地区的机场中转时，整个逗留期间都一直在机场的乘客和机组人员，并且需要卫生官员同意这样的豁免）。

3）乘坐启程或停靠的任何一个港口位于有黄热病毒传播风险地区，在到达印度前已有 30 天的船只到达。除非该船已按照 WHO 建议流程消毒。

4）乘坐曾停留于黄热病毒传播风险地区且未按照《印度飞机公共卫生条例》（1954）或 WHO 建议消毒的飞机到达。

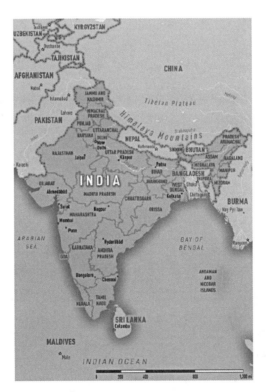

地图 3-30　印度参考地图

以下是被认为有黄热病毒传播风险的国家和地区：

非洲：安哥拉、贝宁、布基纳法索、布隆迪、喀麦隆、中非共和国、乍得、刚果、科特迪瓦、刚果民主共和国、赤道几内亚、埃塞俄比亚、加蓬、冈比亚、加纳、几内亚、几内亚比绍、肯尼亚、利比里亚、马里、毛里塔尼亚、尼日尔、尼日利亚、卢旺达、塞内加尔、塞拉利昂、苏丹、南苏丹、多哥和乌干达。

美洲：阿根廷、玻利维亚、巴西、哥伦比亚、厄瓜多尔、法属几内亚、圭亚那、巴拿马、巴拉圭、秘鲁、苏里南、特立尼达（仅特立尼达）和委内瑞拉。

注：当任何国家一经报告有黄热病病例发生，这个国家即被印度政府认为是有黄热病毒传播风险的国家且将被加入以上列表。

建议：无。

### 疟疾

疟疾传播地区：除了喜马偕尔邦、查谟和克什米尔海拔 > 2000m（6561ft）地区和锡金没有，全国所有地区，包括孟买和德里市。

预计美国旅行者感染疟疾相对危险度：中。

耐药性：氯喹。

疟疾种类：50%间日疟原虫，40%恶性疟原虫，偶见三日疟原虫和卵形疟原虫。

推荐的预防药物：阿托伐醌－氯胍、多西环素或甲氟喹。


### 印度尼西亚

#### 黄热病

要求：来自有黄热病毒传播风险国家且年龄≥9个月，需提供黄热病疫苗接种证明。

建议：无。

#### 疟疾

疟疾传播地区：印度尼西亚东部所有地区（马鲁古、北马鲁古、东努沙登加拉、巴布亚和西巴布亚省），包括纳闽巴霍镇和努沙登加拉群岛地区科莫多岛，加里曼丹（婆罗洲）、西努沙登加拉（包括龙目岛）、苏拉威西和苏门答腊农村地区。爪哇农村地区传播率较低，包括庞岸达兰、苏加武眉和乌戎格库龙。雅加达和乌布市、旅游胜地巴厘岛和爪哇、吉利群岛和千岛风景区（千岛群岛）没有。

预计美国旅行者感染疟疾相对危险度：中。

耐药性：氯喹（恶性疟和间日疟）。

疟疾种类：66%恶性疟原虫，其余主要为间日疟原虫。

推荐的预防药物：阿托伐醌－氯胍、多西环素或甲氟喹。

### 伊朗

**黄热病**

要求：来自有黄热病毒传播风险国家，需提供黄热病疫苗接种证明。

建议：无。

**疟疾**

疟疾传播地区：法尔斯省农村地区，俾路支斯坦省，霍尔木兹甘和克尔曼省南部热带地区。

预计美国旅行者感染疟疾相对危险度：非常低。

耐药性：氯喹。

疟疾种类：88％间日疟原虫，12％恶性疟原虫。

推荐的预防药物：阿托伐醌－氯胍、多西环素或甲氟喹。

### 伊拉克

**黄热病**

要求：来自有黄热病毒传播风险国家且年龄≥6个月，需提供黄热病疫苗接种证明。

建议：无。

**疟疾**

无疟疾传播。

### 爱尔兰

**黄热病**

无要求或建议。

**疟疾**

无疟疾传播。

### 以色列

**黄热病**

无要求或建议。

**疟疾**

无疟疾传播。

## 意大利

包括罗马教廷（梵蒂冈城）。

**黄热病**

无要求或建议。

**疟疾**

无疟疾传播。

## 牙买加

**黄热病**

要求：来自有黄热病毒传播风险国家且年龄 ≥ 1 岁，包括在位于有黄热病毒传播风险国家的机场转机，需提供黄热病疫苗接种证明。

建议：无。

**疟疾**

无疟疾传播。

## 日本

**黄热病**

无要求或建议。

**疟疾**

无疟疾传播。

## 约旦

**黄热病**

要求：来自有黄热病毒传播风险国家且年龄 ≥ 1 岁，需提供黄热病疫苗接种证明。

建议：无。

**疟疾**

无疟疾传播。

## 哈萨克斯坦

**黄热病**

要求：来自有黄热病毒传播风险国家，需提供黄热病疫苗接种证明。

建议：无。

## 疟疾

无疟疾传播。

肯尼亚（地图3-31和3-32）

### 黄热病

要求：来自有黄热病毒传播风险国家且年龄≥1岁，需提供黄热病疫苗接种证明。

建议：所有年龄≥9个月的旅行者，建议接种黄热病疫苗，除了前往下面所提到的地区。

行程限于以下地区：整个东北省，基利菲、夸莱、拉姆、马林迪州和沿海省份塔纳河区，蒙巴萨和内罗毕城（地图3-31）的旅行者，一般不建议接种。

### 疟疾

疟疾传播地区：存在于海拔＜2500m（8202ft）所有地区。高度城市化的内罗毕市中心城区没有（地图3-32）。

预计美国旅行者感染疟疾相对危险度：中。

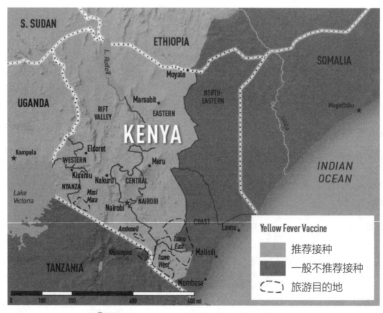

地图3-31　肯尼亚黄热病疫苗接种建议

耐药性：氯喹。

疟疾种类：85%恶性疟原虫，5%～10%间日疟原虫，卵形疟原虫可达 5%。

推荐的预防药物：阿托伐醌－氯胍、多西环素或甲氟喹。

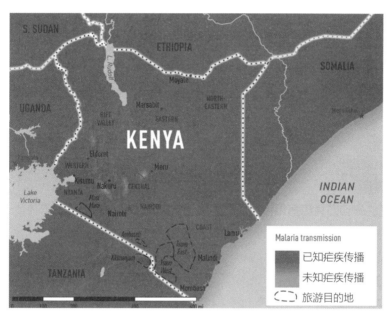

📍地图 3-32　肯尼亚疟疾传播区域分布图

### 基里巴斯（前吉尔伯特群岛）

包括塔拉瓦、塔布阿埃兰（范宁岛）和巴纳巴（大洋岛）。

#### 黄热病

要求：来自有黄热病毒传播风险国家且年龄≥ 1 岁，需提供黄热病疫苗接种证明。

建议：无。

#### 疟疾

无疟疾传播。

### 科索沃

#### 黄热病

要求：该国还未规定黄热病疫苗接种证明要求。

建议：无。

**疟疾**

无疟疾传播。

## 科威特

**黄热病**

无要求或建议。

**疟疾**

无疟疾传播。

## 吉尔吉斯斯坦

**黄热病**

要求：来自有黄热病毒传播风险国家且年龄 ≥ 1 岁，包括在位于有黄热病毒传播风险国家的机场转机 > 12 小时，需提供黄热病疫苗接种证明。

建议：无。

**疟疾**

无疟疾传播。

## 老挝

**黄热病**

要求：来自有黄热病毒传播风险国家，需提供黄热病疫苗接种证明。

建议：无。

**疟疾**

疟疾传播地区：所有地区，除了琅勃拉邦市、博胶、华潘和乌多姆赛省存在少数病例。万象市没有疟疾传播。

预计美国旅行者感染疟疾相对危险度：非常低。

耐药性：氯喹和甲氟喹。

疟疾种类：65% 恶性疟原虫，34% 间日疟原虫，三日疟原虫和卵形疟原虫共 1%。

推荐的预防药物：博胶和琅南塔省老挝和缅甸接壤沿线、占巴塞和沙拉湾省老挝和泰国接壤沿线、老挝和柬埔寨接壤沿线和老挝和越南接壤沿线：阿托伐醌－氯胍或多西环素。

除琅勃拉邦市以外所有其他疟疾地区：阿托伐醌－氯胍、多西环素或甲氟喹。

琅勃拉邦市：只需防蚊。

### 拉脱维亚

**黄热病**

无要求或建议。

**疟疾**

无疟疾传播。

### 黎巴嫩

**黄热病**

要求：来自有黄热病毒传播风险国家且年龄≥9个月，包括在位于有黄热病毒传播风险国家的机场转机＞12小时，需提供黄热病疫苗接种证明。

建议：无。

**疟疾**

无疟疾传播。

### 莱索托

**黄热病**

要求：来自有黄热病毒传播风险国家且年龄≥9个月，包括在位于有黄热病毒传播风险国家的机场转机停留＞12小时，需提供黄热病疫苗接种证明。

建议：无。

**疟疾**

无疟疾传播。

### 利比里亚

**黄热病**

要求：来自所有国家且年龄≥1岁的旅行者，需提供黄热病疫苗接种证明。

建议：所有年龄≥9个月的旅行者，建议接种黄热病疫苗。

**疟疾**

疟疾传播地区：所有地区。

预计美国旅行者感染疟疾相对危险度：高。

耐药性：氯喹。

疟疾种类：85%恶性疟原虫，5%～10%卵形疟原虫，偶见间日疟原虫。

推荐的预防药物：阿托伐醌－氯胍、多西环素或甲氟喹。

### 利比亚

**黄热病**

要求：来自有黄热病毒传播风险国家，需提供黄热病疫苗接种证明。

建议：无。

**疟疾**

无疟疾传播。

### 列支敦士登

**黄热病**

无要求或建议。

**疟疾**

无疟疾传播。

### 立陶宛

**黄热病**

无要求或建议。

**疟疾**

无疟疾传播。

### 卢森堡

**黄热病**

无要求或建议。

**疟疾**

无疟疾传播。

### 澳门特别行政区（中国）

**黄热病**

无要求或建议。

**疟疾**

无疟疾传播。

### 马其顿

**黄热病**

无要求或建议。

**疟疾**

无疟疾传播。

### 马达加斯加

**黄热病**

要求：来自有黄热病毒传播风险国家，需提供黄热病疫苗接种证明。

建议：无。

**疟疾**

疟疾传播地区：所有地区，除了塔那那利佛市有少数病例。

预计美国旅行者感染疟疾相对危险度：中。

耐药性：氯喹。

疟疾种类：85%恶性疟原虫，5%～10%间日疟原虫，5%卵形疟原虫。

推荐的预防药物：除了塔那那利佛市以外所有地区：阿托伐醌－氯胍、多西环素或甲氟喹。

塔那那利佛市：只需防蚊。

### 马德拉群岛（葡萄牙）

**黄热病**

无要求或建议。

**疟疾**

无疟疾传播。

## 马拉维

**黄热病**

要求：来自有黄热病毒传播风险国家且年龄 ≥ 1 岁，包括在位于有黄热病毒传播风险国家的机场转机 > 12 小时，需提供黄热病疫苗接种证明。

建议：无。

**疟疾**

疟疾传播地区：所有地区。

预计美国旅行者感染疟疾相对危险度：中。

耐药性：氯喹。

疟疾种类：90%恶性疟原虫，三日疟原虫、卵形疟原虫和间日疟原虫共 10%。

推荐的预防药物：阿托伐醌 – 氯胍、多西环素或甲氟喹。

## 马来西亚

**黄热病**

要求：来自有黄热病毒传播风险国家且年龄 ≥ 1 岁，包括在位于有黄热病毒传播风险国家的机场转机 > 12 小时，需提供黄热病疫苗接种证明。

建议：无。

**疟疾**

疟疾传播地区：存在于农村地区。

预计美国旅行者感染疟疾相对危险度：低。

耐药性：氯喹。

疟疾种类：恶性疟原虫、间日疟原虫、诺氏疟原虫、三日疟原虫和卵形疟原虫。

推荐的预防药物：阿托伐醌 – 氯胍、多西环素或甲氟喹。

## 马尔代夫

**黄热病**

要求：来自有黄热病毒传播风险国家且年龄 ≥ 1 岁，包括在位于有黄热病毒传播风险国家的机场转机 > 12 小时，需提供黄热病疫苗接种证明。

建议：无。

**疟疾**

无疟疾传播。

## 马里

**黄热病**

要求：来自所有国家且年龄≥1岁的旅行者，需提供黄热病疫苗接种证明。

建议：所有年龄≥9个月去往撒哈拉沙漠南部地区（地图3-15）的旅行者，建议接种黄热病疫苗。

行程限于撒哈拉沙漠地区的旅行者不建议接种（地图3-15）。

**疟疾**

疟疾传播地区：所有地区。

预计美国旅行者感染疟疾相对危险度：高。

耐药性：氯喹。

疟疾种类：85%恶性疟原虫，5%～10%卵形疟原虫，偶见间日疟原虫。

推荐的预防药物：阿托伐醌－氯胍、多西环素或甲氟喹。

## 马耳他

**黄热病**

要求：来自有黄热病毒传播风险国家且年龄≥9个月，需提供黄热病疫苗接种证明。来自有黄热病毒传播风险地区年龄＜9个月的婴儿，如果有流行病学方面指征，将被隔离或监测。旅行者已在有黄热病毒传播风险国家的机场转机，不要求有黄热病疫苗接种证明。

建议：无。

**疟疾**

无疟疾传播。

## 马绍尔群岛

**黄热病**

无要求或建议。

**疟疾**

无疟疾传播。

### 马提尼克岛（法国）

**黄热病**

要求：来自有黄热病毒传播风险国家且年龄 ≥ 1 岁，包括在位于有黄热病毒传播风险国家的机场转机 > 12 小时，需提供黄热病疫苗接种证明。

建议：无。

**疟疾**

无疟疾传播。

### 毛里塔尼亚

**黄热病**

要求：来自有黄热病毒传播风险国家且年龄 ≥ 1 岁，需提供黄热病疫苗接种证明。

建议：所有年龄 ≥ 9 个月将去撒哈拉沙漠以南地区（地图 3-15）的旅行者，建议接种黄热病疫苗。

行程限于撒哈拉沙漠地区的旅行者不建议接种（地图 3-15）。

**疟疾**

疟疾传播地区：所有地区，包括努瓦克肖特市。

预计美国旅行者感染疟疾相对危险度：高。

耐药性：氯喹。

疟疾种类：85% 恶性疟原虫，5%～10% 卵形疟原虫，偶见间日疟原虫。

推荐的预防药物：阿托伐醌－氯胍、多西环素或甲氟喹。

### 毛里求斯

**黄热病**

要求：来自有黄热病毒传播风险国家且年龄 ≥ 1 岁，包括在位于有黄热病毒传播风险国家的机场转机停留 > 12 小时，需提供黄热病疫苗接种证明。

建议：无。

**疟疾**

无疟疾传播。

## 马约特岛（法国）

### 黄热病

要求：来自有黄热病毒传播风险国家且年龄≥1岁，包括在位于有黄热病毒传播风险国家的机场转机停留＞12小时，需提供黄热病疫苗接种证明。

建议：无。

### 疟疾

疟疾传播地区：所有地区。

预计美国旅行者感染疟疾相对危险度：无数据。

耐药性：氯喹。

疟疾种类：40%～50%恶性疟原虫，35%～40%间日疟原虫，＜1%卵形疟原虫。

推荐的预防药物：阿托伐醌－氯胍、多西环素或甲氟喹。

## 墨西哥（地图3-33）

### 黄热病

要求：来自有黄热病毒传播风险国家且年龄≥1岁，包括在位于有黄热病毒传播风险国家的机场转机停留＞12小时，需提供黄热病疫苗接种证明。

建议：无。

### 疟疾

疟疾传播地区：存在于奇瓦瓦、恰帕斯、杜戈兰、纳亚里特和锡那罗亚。坎佩切、哈利斯科、瓦哈卡、索诺拉和塔巴斯科有少数病例。金塔纳罗奥州南部地区与伯利兹接壤处Orthon P. Blanco直辖市也有少数病例。美国－墨西哥边境沿线没有（地图3-33）。

预计美国旅行者感染疟疾相对危险度：非常低。

耐药性：无。

疟疾种类：100%间日疟原虫。

推荐的预防药物：恰帕斯、奇瓦瓦、杜戈兰、纳亚里特和锡那罗亚州：阿托伐醌－氯胍、氯喹、多西环素、甲氟喹或伯氨喹。

坎佩切、哈利斯科、瓦哈卡、索诺拉、塔巴斯科州和金塔纳罗奥州Orthon P. Blanco直辖市：只需防蚊。

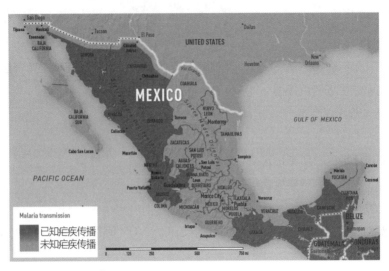

📍 地图 3-33　墨西哥疟疾传播区域分布图

### 密克罗尼西亚

联邦；包括雅浦岛、波纳佩岛、丘克群岛和科斯雷岛。

**黄热病**

无要求或建议。

**疟疾**

无疟疾传播。

### 摩尔多瓦

**黄热病**

无要求或建议。

**疟疾**

无疟疾传播。

### 摩纳哥

**黄热病**

无要求或建议。

**疟疾**

无疟疾传播。

## 蒙古

**黄热病**

无要求或建议。

**疟疾**

无疟疾传播。

## 黑山共和国

**黄热病**

无要求或建议。

**疟疾**

无疟疾传播。

## 蒙特塞拉特（英国）

**黄热病**

要求：来自有黄热病毒传播风险国家且年龄 ≥ 1 岁，需提供黄热病疫苗接种证明。

建议：无。

**疟疾**

无疟疾传播。

## 摩洛哥

**黄热病**

无要求或建议。

**疟疾**

无疟疾传播。

## 莫桑比克

**黄热病**

要求：来自有黄热病毒传播风险国家且年龄 ≥ 1 岁，需提供黄热病疫苗接种证明。

建议：无。

## 疟疾

疟疾传播地区：所有地区。

预计美国旅行者感染疟疾相对危险度：中。

耐药性：氯喹。

疟疾种类：90%恶性疟原虫，偶见三日疟原虫、卵形疟原虫和间日疟原虫。

推荐的预防药物：阿托伐醌－氯胍、多西环素或甲氟喹。

纳米比亚（地图3-34）

## 黄热病

要求：来自有黄热病毒传播风险国家，需提供黄热病疫苗接种证明。

这些国家或国家部分地区包括在非洲流行区和南美洲被认为有黄热病毒传播风险的国家内。旅行者计划航班起飞于有黄热病毒传播风险以外的国家，但转机时经过这些地区，如果他们转机时停留在预定的机场或相邻城镇，不要求持有接种证明。所有航班起飞于有黄热病毒传播风险国家或航班计划外转机经过这些地区的旅行者，要求持有接种证明。年龄＜1岁儿童不要求有接种证明，但这种婴儿可能会受监管。

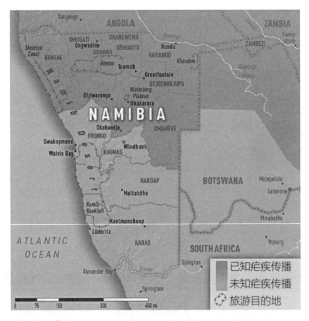

地图3-34 纳米比亚疟疾传播区域分布图

建议：无。

## 疟疾

疟疾传播地区：存在于卡万戈（东部和西部）、库内内、奥汉圭纳、奥马赫科、奥姆沙蒂、奥沙纳、奥希科托和奥乔宗蒂约巴省和卡普里维地带。奥马赫科省戈巴比斯选区和奥乔宗蒂约巴省赫鲁特方丹、奥卡汉贾、奥卡卡拉拉和奥奇瓦龙戈选区有少数病例。

预计美国旅行者感染疟疾相对危险度：低。

耐药性：氯喹。

疟疾种类：90%恶性疟原虫，三日疟原虫、卵形疟原虫和间日疟原虫共10%。

推荐的预防药物：除了奥马赫科和奥乔宗蒂约巴省以外疟疾地区：阿托伐醌－氯胍、多西环素或甲氟喹。

奥马赫科和奥乔宗蒂约巴省有少数病例的选区：只需防蚊。

### 瑙鲁

#### 黄热病

要求：来自有黄热病毒传播风险国家且年龄≥1岁，需提供黄热病疫苗接种证明。

建议：无。

#### 疟疾

无疟疾传播。

### 尼泊尔

#### 黄热病

要求：来自有黄热病毒传播风险国家，需提供黄热病疫苗接种证明。

建议：无。

#### 疟疾

疟疾传播地区：存在于全国各地海拔 < 2000m（6561ft）地区。加德满都和经典的喜马拉雅山长途跋涉途中没有。

预计美国旅行者感染疟疾相对危险度：低。

耐药性：氯喹。

疟疾种类：85%间日疟原虫，15%恶性疟原虫。

推荐的预防药物：阿托伐醌－氯胍、多西环素或甲氟喹。

荷兰

**黄热病**

无要求或建议。

**疟疾**

无疟疾传播。

新喀里多尼亚（法国）

**黄热病**

要求：来自有黄热病毒传播风险国家且年龄≥1岁，包括在位于有黄热病毒传播风险国家的机场转机停留＞12小时，需提供黄热病疫苗接种证明。注：一旦发生疫情流行威胁到该地区，可能会要求提供特定的疫苗接种证书。

建议：无。

**疟疾**

无疟疾传播。

新西兰

**黄热病**

无要求或建议。

**疟疾**

无疟疾传播。

尼加拉瓜（地图3-35）

**黄热病**

无要求或建议。

**疟疾**

疟疾传播地区：存在于奇南德加、希诺特加、莱昂、马那瓜、马塔加尔帕、北大西洋自治区（RAAN）和南大西洋自治区（RAAS）地区。博阿科、卡拉索、马萨亚和里奥圣胡安有少数病例。

预计美国旅行者感染疟疾相对危险度：低。

耐药性：无。

疟疾种类：90%间日疟原虫，10%恶性疟原虫。

推荐的预防药物：除了傅阿科、马萨亚、卡拉索和里奥圣胡安以外疟疾地区：阿托伐醌－氯胍、氯喹、多西环素、甲氟喹或伯氨喹。

傅阿科、马萨亚、卡拉索和里奥圣胡安地区：只需防蚊。

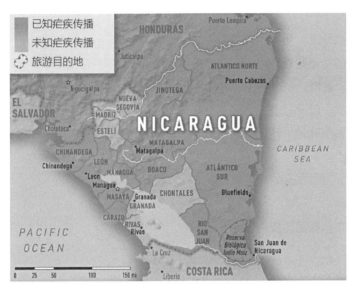

地图 3-35　尼加拉瓜疟疾传播区域分布图

## 尼日尔

### 黄热病

要求：来自所有国家且年龄 ≥ 1 岁的旅行者，需提供黄热病疫苗接种证明。尼日尔政府建议离开尼日尔的旅行者接种疫苗。

建议：所有年龄 ≥ 9 个月去往撒哈拉沙漠以南地区（地图 3-15）的旅行者，建议接种黄热病疫苗。

行程限于撒哈拉沙漠地区的旅行者不建议接种（地图 3-15）。

### 疟疾

疟疾传播地区：所有地区。

预计美国旅行者感染疟疾相对危险度：高。

耐药性：氯喹。

疟疾种类：85% 恶性疟原虫，5% ～ 10% 卵形疟原虫，偶见间日疟原虫。

推荐的预防药物：阿托伐醌－氯胍、多西环素或甲氟喹。

### 尼日利亚

**黄热病**

要求：来自有黄热病毒传播风险国家且年龄 ≥ 1 岁，需提供黄热病疫苗接种证明。

建议：所有年龄 ≥ 9 个月的旅行者，建议接种黄热病疫苗。

**疟疾**

疟疾传播地区：所有地区。

预计美国旅行者感染疟疾相对危险度：高。

耐药性：氯喹。

疟疾种类：85% 恶性疟原虫，5%～10% 卵形疟原虫，偶见间日疟原虫。

推荐的预防药物：阿托伐醌 – 氯胍、多西环素或甲氟喹。

### 纽埃岛（新西兰）

**黄热病**

要求：来自有黄热病毒传播风险国家且年龄 ≥ 9 个月，需提供黄热病疫苗接种证明。

建议：无。

**疟疾**

无疟疾传播。

### 诺福克岛（澳大利亚）

**黄热病**

要求：来自有黄热病毒传播风险国家且年龄 ≥ 1 岁，包括在位于有黄热病毒传播风险国家的机场转机停留 > 12 小时，需提供黄热病疫苗接种证明。这一要求不包括厄瓜多尔加拉帕戈斯群岛和多巴哥岛，阿根廷限于米西奥内斯省。

建议：无。

**疟疾**

无疟疾传播。

### 朝鲜

**黄热病**

要求：来自有黄热病毒传播风险国家且年龄 ≥ 1 岁，需提供黄热病疫苗接种证明。

建议：无。

## 疟疾

疟疾传播地区：存在于南部省份。

预计美国旅行者感染疟疾相对危险度：无数据。

耐药性：无。

疟疾种类：推测 100% 为间日疟原虫。

推荐的预防药物：阿托伐醌－氯胍、氯喹、多西环素、甲氟喹或伯氨喹。

## 北马里亚纳群岛（美国）

包括塞班岛、天宁岛和罗塔岛。

### 黄热病

无要求或建议。

### 疟疾

无疟疾传播。

## 挪威

### 黄热病

无要求或建议。

### 疟疾

无疟疾传播。

## 阿曼

### 黄热病

要求：来自有黄热病毒传播风险国家且年龄 ≥ 9 个月，包括在位于有黄热病毒传播风险国家的机场转机停留 > 12 小时，需提供黄热病疫苗接种证明。

建议：无。

### 疟疾

疟疾传播地区：在达西里亚、北巴提纳和南北沙尔基亚散发性传播。

预计美国旅行者感染疟疾相对危险度：非常低。

耐药性：氯喹。

疟疾种类：恶性疟原虫和间日疟原虫。

573

推荐的预防药物：只需防蚊。

## 巴基斯坦

### 黄热病

要求：来自有黄热病毒传播风险国家且年龄≥9个月，包括在位于有黄热病毒传播风险国家的机场转机停留＞12小时，需提供黄热病疫苗接种证明。

建议：无

### 疟疾

疟疾传播地区：海拔＜2500m（8202ft）所有地区（包括所有城市）。

预计美国旅行者感染疟疾相对危险度：中。

耐药性：氯喹。

疟疾种类：30%恶性疟原虫，70%间日疟原虫。

推荐的预防药物：阿托伐醌 – 氯胍、多西环素或甲氟喹。

## 帕劳

### 黄热病

无要求或建议。

### 疟疾

无疟疾传播。

## 巴拿马（地图 3-36 和 3-37）

### 黄热病

要求：无。

建议：所有年龄≥9个月前往运河周边地区东部所有大陆地区（整个安贝拉和雅拉库纳族自治区、整个达连省、科隆和巴拿马省运河东部地区）（地图 3-36）的旅行者，建议接种黄热病疫苗。

行程限于运河西部地区、巴拿马城、运河区本身和巴尔博亚岛（珍珠群岛）和圣布拉斯群岛（地图 3-36）的旅行者，不建议接种疫苗。

### 疟疾

疟疾传播地区：传播主要发生在巴拿马运河东部省份和恩戈贝布格勒自治区。博卡斯德尔托罗、科隆和贝拉瓜斯省有少数病例。科克莱、奇里基、埃雷拉、洛斯桑托斯、圣米格利托省和巴拿马省运河西部没有。巴拿马城没有（地图3-37）。

预计美国旅行者感染疟疾相对危险度：低。

耐药性：氯喹（巴拿马运河东部）。

疟疾种类：99%间日疟原虫，1%恶性疟原虫。

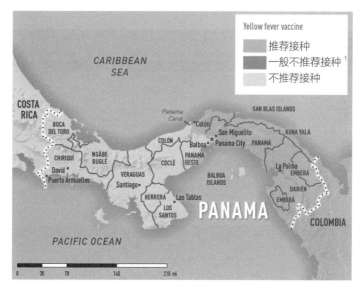

📍 地图 3-36 巴拿马黄热病疫苗接种建议

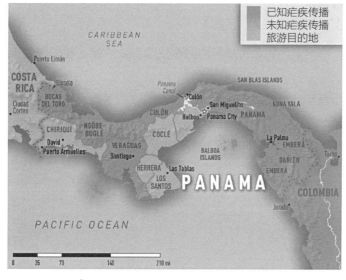

📍 地图 3-37 巴拿马疟疾传播区域分布图

推荐的预防药物：巴拿马运河东部省份：阿托伐醌－氯胍、多西环素、甲氟喹或伯氨喹。

恩戈贝布格勒自治区：阿托伐醌－氯胍、氯喹、多西环素、甲氟喹或伯氨喹。

其他疟疾地区：只需防蚊。

### 巴布亚新几内亚

**黄热病**

要求：来自有黄热病毒传播风险国家且年龄 ≥ 1 岁，需提供黄热病疫苗接种证明。

建议：无

**疟疾**

疟疾传播地区：存在于全国各地海拔 < 2000m（6562ft）地区。

预计美国旅行者感染疟疾相对危险度：高。

耐药性：氯喹（恶性疟和间日疟都是）

疟疾种类：65%～80%恶性疟原虫，10%～30%间日疟原虫，其余为三日疟原虫和卵形疟原虫。

推荐的预防药物：阿托伐醌－氯胍、多西环素或甲氟喹。

### 巴拉圭（地图 3-38）

**黄热病**

要求：来自有黄热病毒传播风险国家且年龄 ≥ 1 岁，需提供黄热病疫苗接种证明。

建议：所有年龄 ≥ 9 个月的旅行者，除前往以下提及地区，建议接种黄热病疫苗。

行程限于亚松森市的旅行者，一般不建议接种。

**疟疾**

疟疾传播地区：上巴拉那、卡瓜苏和卡宁德尤存在少数病例。

预计美国旅行者感染疟疾相对危险度：非常低。

耐药性：无。

疟疾种类：95%间日疟原虫，5%恶性疟原虫。

推荐的预防药物：只需防蚊。

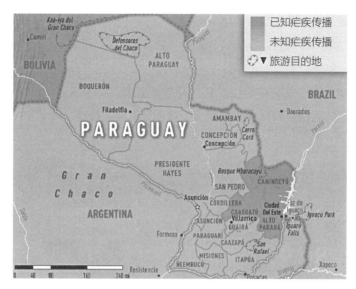

📍 地图 3-38　巴拉圭疟疾传播区域分布图

秘鲁（地图 3-39 和 3-40）

### 黄热病

要求：无。

建议：所有年龄 ≥ 9 个月前往以下海拔低于 2300m 地区旅行者，建议接种黄热病疫苗：亚马逊州、洛雷托、马德雷德迪奥斯、圣马丁、乌卡亚利、普诺、库斯科、胡宁、帕斯科和瓦努科地区和以下指定区域（地图 3-39）：遥远的阿普里马克北部、万卡韦利卡北部、安卡什东北部、拉利伯塔德东部、卡哈马卡北部和东部、阿亚库乔北部和东北部、皮乌拉东部。

行程限于以下安第斯山脉以西地区的旅行者，一般不建议接种：兰巴耶克和杜比斯地区，皮乌拉西部和卡哈马卡南部、西部和中部指定地区（地图 3-39）。

行程限于以下地区的旅行者，不建议接种：所有海拔高于 2300m 地区，以上未列出的安第斯山脉以西地区，库斯科城，首都利马，马丘比丘和印加古道（地图 3-39）。

### 疟疾

疟疾传播地区：所有海拔 < 2000m（6561ft）地区，包括伊基托斯和马尔多纳多港市、拉利伯塔德和兰巴耶克市东部偏远地区。以下地区没有：利马省、阿雷基帕、伊卡、莫克瓜、纳斯卡、普诺和塔克纳市，高原旅游区（库斯科、马丘比丘

和的的喀喀湖）和太平洋海岸沿线（地图 3-40）。

预计美国旅行者感染疟疾相对危险度：低。

耐药性：氯喹。

疟疾种类：85%间日疟原虫，15%恶性疟原虫。

推荐的预防药物：阿托伐醌－氯胍、多西环素或甲氟喹。

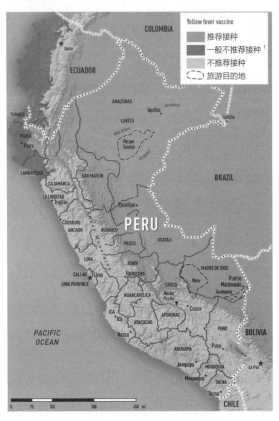

地图 3-39 秘鲁黄热病疫苗接种建议

菲律宾

**黄热病**

要求：来自有黄热病毒传播风险国家且年龄 ≥ 1 岁，包括在位于有黄热病毒传播风险国家的机场转机，需提供黄热病疫苗接种证明。

建议：无。

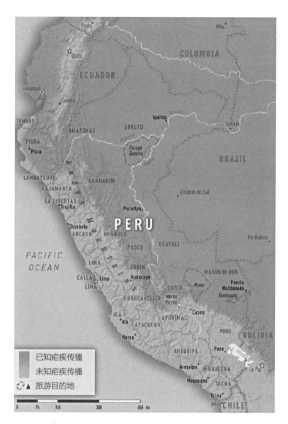

📍地图 3-40 秘鲁疟疾传播区域分布图

## 疟疾

疟疾传播地区：存在于 Basilu、吕宋岛、棉兰老岛、民都洛岛、巴拉望、苏禄群岛和塔威塔威岛海拔＜600m（1969ft）的乡村地区。在马尼拉和其他城市无疟疾传播。

预计美国旅行者感染疟疾相对危险度：低。

耐药性：氯喹。

疟疾种类：70%～80%恶性疟原虫，20%～30%间日疟原虫。

推荐的预防药物：阿托伐醌 – 氯胍、多西环素或甲氟喹。

### 皮特凯恩群岛（英国）

#### 黄热病

要求：来自有黄热病毒传播风险国家且年龄≥1岁，需提供黄热病疫苗接种证明。

建议：无。

**疟疾**

无疟疾传播。

## 波兰

**黄热病**

无要求或建议。

**疟疾**

无疟疾传播。

## 葡萄牙

**黄热病**

无要求或建议。

**疟疾**

无疟疾传播。

## 波多黎各（美国）

**黄热病**

无要求或建议。

**疟疾**

无疟疾传播。

## 卡塔尔

**黄热病**

无要求或建议。

**疟疾**

无疟疾传播。

## 留尼旺（法国）

**黄热病**

要求：来自有黄热病毒传播风险国家且年龄≥1岁，包括在位于有黄热病毒传播风险国家的机场转机停留＞12小时，需提供黄热病疫苗接种证明。

建议：无。

### 疟疾

无疟疾传播。

## 罗马尼亚

### 黄热病

无要求或建议。

### 疟疾

无疟疾传播。

## 俄罗斯

### 黄热病

无要求或建议。

### 疟疾

无疟疾传播。

## 卢旺达

### 黄热病

要求：来自所有国家且年龄≥1岁的旅行者，需提供黄热病疫苗接种证明。

建议：所有年龄≥9个月的旅行者，建议接种黄热病疫苗。

### 疟疾

疟疾传播地区：所有地区。

预计美国旅行者感染疟疾相对危险度：中。

耐药性：氯喹。

疟疾种类：90%恶性疟原虫，5%间日疟原虫，5%卵形疟原虫。

推荐的预防药物：阿托伐醌－氯胍、多西环素或甲氟喹。

## 萨巴

### 黄热病

要求：来自有黄热病毒传播风险国家且年龄≥6个月，需提供黄热病疫苗接种证明。

建议：无。

**疟疾**

无疟疾传播。

### 圣赫勒拿（英国）

**黄热病**

要求：来自有黄热病毒传播风险国家且年龄 ≥ 1 岁，需提供黄热病疫苗接种证明。

建议：无。

**疟疾**

无疟疾传播。

### 圣基茨（圣克里斯托弗）和尼维斯（英国）

**黄热病**

要求：来自有黄热病毒传播风险国家且年龄 ≥ 1 岁，需提供黄热病疫苗接种证明。

建议：无。

**疟疾**

无疟疾传播。

### 圣卢西亚岛

**黄热病**

要求：来自有黄热病毒传播风险国家且年龄 ≥ 1 岁，需提供黄热病疫苗接种证明。

建议：无。

**疟疾**

无疟疾传播。

### 圣皮埃尔和密克隆群岛（法国）

**黄热病**

无要求或建议。

### 疟疾

无疟疾传播。

## 圣文森特和格林纳丁斯

### 黄热病

要求：来自有黄热病毒传播风险国家且年龄 ≥ 1 岁，需提供黄热病疫苗接种证明。

建议：无。

### 疟疾

无疟疾传播。

## 萨摩亚（前西萨摩亚）

### 黄热病

要求：来自有黄热病毒传播风险国家且年龄 ≥ 1 岁，包括在位于有黄热病毒传播风险国家的机场转机停留 > 12 小时，需提供黄热病疫苗接种证明。

建议：无。

### 疟疾

无疟疾传播。

## 圣马力诺

### 黄热病

无要求或建议。

### 疟疾

无疟疾传播。

## 圣多美与普林西比共和国

### 黄热病

要求：来自有黄热病毒传播风险国家且年龄 ≥ 1 岁，包括在位于有黄热病毒传播风险国家的机场转机停留 > 12 小时，需提供黄热病疫苗接种证明。

建议：一般不建议到圣多美与普林西比共和国的旅行者接种。

### 疟疾

疟疾传播地区：所有地区。

预计美国旅行者感染疟疾相对危险度：非常低。

耐药性：氯喹。

疟疾种类：85%恶性疟原虫，其余为三日疟原虫、卵形疟原虫和间日疟原虫。

推荐的预防药物：阿托伐醌－氯胍、多西环素或甲氟喹。

## 沙特阿拉伯

### 黄热病

要求：来自有黄热病毒传播风险国家且年龄≥1岁，包括在位于有黄热病毒传播风险国家的机场转机，需提供黄热病疫苗接种证明。

建议：无。

### 疟疾

疟疾传播地区：存在于阿联酋和也门边境，特别是阿西尔省和吉赞省。吉达、麦加、麦地那、利雅得和塔伊夫市没有。

预计美国旅行者感染疟疾相对危险度：非常低。

耐药性：氯喹。

疟疾种类：主要为恶性疟原虫，其余为间日疟原虫。

推荐的预防药物：阿托伐醌－氯胍、多西环素或甲氟喹。

## 塞内加尔

### 黄热病

要求：来自有黄热病毒传播风险国家且年龄≥9个月，包括在位于有黄热病毒传播风险国家的机场转机，需提供黄热病疫苗接种证明。

建议：所有年龄≥9个月的旅行者，建议接种黄热病疫苗。

### 疟疾

疟疾传播地区：所有地区。

预计美国旅行者感染疟疾相对危险度：高。

耐药性：氯喹。

疟疾种类：85%恶性疟原虫，5%～10%卵形疟原虫，偶见间日疟原虫。

推荐的预防药物：阿托伐醌－氯胍、多西环素或甲氟喹。

## 塞尔维亚

### 黄热病

无要求或建议。

### 疟疾

无疟疾传播。

## 塞舌尔

### 黄热病

要求：来自有黄热病毒传播风险国家且年龄 ≥ 1 岁，包括在位于有黄热病毒传播风险国家的机场转机，需提供黄热病疫苗接种证明。

建议：无。

### 疟疾

无疟疾传播。

## 塞拉利昂

### 黄热病

要求：来自所有国家的旅行者，需提供黄热病疫苗接种证明。

建议：所有年龄 ≥ 9 个月的旅行者，建议接种黄热病疫苗。

### 疟疾

疟疾传播地区：所有地区。

预计美国旅行者感染疟疾相对危险度：高。

耐药性：氯喹。

疟疾种类：85%恶性疟原虫，5%～10%可能为卵形疟原虫，偶见三日疟原虫和间日疟原虫。

推荐的预防药物：阿托伐醌－氯胍、多西环素或甲氟喹。

## 新加坡

### 黄热病

要求：到达前 6 天内，去过有黄热病毒传播风险国家或在位于有黄热病毒传播风险国家的机场转机停留 > 12 小时且年龄 ≥ 1 岁，需提供黄热病疫苗接种证明。

建议：无。

**疟疾**

无疟疾传播。

### 圣尤斯特歇斯岛

**黄热病**

要求：来自有黄热病毒传播风险国家且年龄 ≥ 6 个月，需提供黄热病疫苗接种证明。

建议：无。

**疟疾**

无疟疾传播。

### 圣马丁岛

**黄热病**

要求：来自有黄热病毒传播风险国家且年龄 ≥ 6 个月，需提供黄热病疫苗接种证明。

建议：无。

**疟疾**

无疟疾传播。

### 斯洛伐克

**黄热病**

无要求或建议。

**疟疾**

无疟疾传播。

### 斯洛文尼亚

**黄热病**

无要求或建议。

**疟疾**

无疟疾传播。

## 所罗门群岛

### 黄热病

要求：来自有黄热病毒传播风险国家，需提供黄热病疫苗接种证明。

建议：无。

### 疟疾

疟疾传播地区：所有地区。

预计美国旅行者感染疟疾相对危险度：高。

耐药性：氯喹。

疟疾种类：60%恶性疟原虫，35%～40%间日疟原虫，＜1%卵形疟原虫。

推荐的预防药物：阿托伐醌－氯胍、多西环素或甲氟喹。

## 索马里

### 黄热病

要求：来自有黄热病毒传播风险国家，需提供黄热病疫苗接种证明。

建议：前往以下地区的旅行者，一般不建议接种黄热病疫苗：巴科勒、巴纳迪尔、Bay、加勒古杜德、盖多、希兰、下朱巴（Lower Jubabada）、下谢贝利、中朱巴（Middle Jubabada）和中谢贝利（地图3-15）。

以上未列出的所有其他地区不建议接种。

### 疟疾

疟疾传播地区：所有地区。

预计美国旅行者感染疟疾相对危险度：高。

耐药性：氯喹。

疟疾种类：90%恶性疟原虫，5%～10%间日疟原虫，偶见三日疟原虫和卵形疟原虫。

推荐的预防药物：阿托伐醌－氯胍、多西环素或甲氟喹。

## 南非（地图3-41）

### 黄热病

要求：来自有黄热病毒传播风险国家且年龄≥1岁，包括在位于有黄热病毒传播风险国家的机场转机停留＞12小时，需提供黄热病疫苗接种证明。

建议：无。

### 疟疾

疟疾传播地区：存在于东北部夸祖鲁－纳塔尔省和南部图盖拉河，林波波（北部的）省和姆普马兰加省。也存在于克鲁格国家公园。

预计美国旅行者感染疟疾相对危险度：低。

耐药性：氯喹。

疟疾种类：90%恶性疟原虫，5%间日疟原虫，5%卵形疟原虫。

推荐的预防药物：阿托伐醌－氯胍、多西环素或甲氟喹。

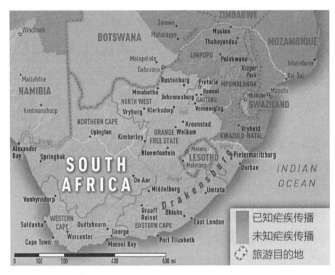

地图 3-41　南非疟疾传播区域分布图

## 南乔治亚岛和南桑威奇群岛（英国）

### 黄热病

要求：该国还未规定黄热病疫苗接种证明要求。

建议：无。

### 疟疾

无疟疾传播。

## 韩国

### 黄热病

无要求或建议。

### 疟疾

疟疾传播地区：限于3～12月仁川、江原道和京畿道省北部乡村地区，包括非军事区（DMZ）。

预计美国旅行者感染疟疾相对危险度：低。

耐药性：无。

疟疾种类：100%间日疟原虫。

推荐的预防药物：阿托伐醌－氯胍、氯喹、多西环素、甲氟喹或伯氨喹。

## 南苏丹共和国

### 黄热病

要求：无。

建议：所有年龄≥9个月的旅行者，建议接种黄热病疫苗。

### 疟疾

疟疾传播地区：所有地区。

预计美国旅行者感染疟疾相对危险度：高。

耐药性：氯喹。

疟疾种类：90%恶性疟原虫，5%～10%间日疟原虫，偶见三日疟原虫和卵形疟原虫。

推荐的预防药物：阿托伐醌－氯胍、多西环素或甲氟喹。

## 西班牙

### 黄热病

无要求或建议。

### 疟疾

无疟疾传播。

## 斯里兰卡

### 黄热病

要求：来自有黄热病毒传播风险国家且年龄≥9个月，包括在位于有黄热病毒传播风险国家的机场转机停留＞12小时，需提供黄热病疫苗接种证明。

建议：无。

**疟疾**

疟疾传播地区：最近的本土传播病例发生在 2012 年 10 月。

预计美国旅行者感染疟疾相对危险度：无。

耐药性：无。

疟疾种类：无。

推荐的预防药物：无。

## 苏丹

**黄热病**

要求：来自有黄热病毒传播风险国家且年龄 ≥ 9 个月，需提供黄热病疫苗接种证明。旅行者离开苏丹时也可能被要求出示接种证明。

建议：所有年龄 ≥ 9 个月前往撒哈拉沙漠以南地区的旅行者，建议接种黄热病疫苗（地图 3-15）。

行程限于撒哈拉沙漠地区和喀土穆市的旅行者，不建议接种（地图 3-15）。

**疟疾**

疟疾传播地区：所有地区。

预计美国旅行者感染疟疾相对危险度：高。

耐药性：氯喹。

疟疾种类：90%恶性疟原虫，5%～10%间日疟原虫，偶见三日疟原虫和卵形疟原虫。

推荐的预防药物：阿托伐醌－氯胍、多西环素或甲氟喹。

## 苏里南

**黄热病**

要求：来自有黄热病毒传播风险国家且年龄 ≥ 1 岁，需提供黄热病疫苗接种证明。

建议：所有年龄 ≥ 9 个月的旅行者，建议接种黄热病疫苗。

**疟疾**

疟疾传播地区：存在于布罗科蓬多和西帕里维尼省。帕拉马里博有少数病例。

预计美国旅行者感染疟疾相对危险度：中。

耐药性：氯喹。

疟疾种类：70%恶性疟原虫，15%～20%间日疟原虫。

推荐的预防药物：布罗科蓬多和西帕里维尼：阿托伐醌－氯胍、多西环素或甲氟喹。

帕拉马里博：只需防蚊。

## 斯威士兰

**黄热病**

要求：来自有黄热病毒传播风险国家，需提供黄热病疫苗接种证明。

建议：无。

**疟疾**

疟疾传播地区：存在于东部与莫桑比克和南非接壤地区，包括整个卢邦博区和霍霍区、曼齐尼区和希塞尔韦尼区东半部地区。

预计美国旅行者感染疟疾相对危险度：非常低。

耐药性：氯喹。

疟疾种类：90%恶性疟原虫，5%间日疟原虫，5%卵形疟原虫。

推荐的预防药物：阿托伐醌－氯胍、多西环素或甲氟喹。

## 瑞典

**黄热病**

无要求或建议。

**疟疾**

无疟疾传播。

## 瑞士

**黄热病**

无要求或建议。

**疟疾**

无疟疾传播。

## 叙利亚

**黄热病**

无要求或建议。

**疟疾**

无疟疾传播。

## 中国台湾

**黄热病**

无要求或建议。

**疟疾**

无疟疾传播。

## 塔吉克斯坦

**黄热病**

无要求或建议。

**疟疾**

疟疾传播地区：少数本地病例。

预计美国旅行者感染疟疾相对危险度：非常低。

耐药性：氯喹。

疟疾种类：90%间日疟原虫，10%恶性疟原虫。

推荐的预防药物：只需防蚊。

## 坦桑尼亚

**黄热病**

要求：来自有黄热病毒传播风险国家且年龄≥1岁，包括在位于有黄热病毒传播风险国家的机场转机停留＞12小时，需提供黄热病疫苗接种证明。

建议：一般不建议前往坦桑尼亚的旅行者接种疫苗。

**疟疾**

疟疾传播地区：海拔＜1800m（5906ft）所有地区。

预计美国旅行者感染疟疾相对危险度：中。

耐药性：氯喹。

疟疾种类：恶性疟原虫＞85%，卵形疟原虫＞10%，偶见三日疟原虫和间日疟原虫。

推荐的预防药物：阿托伐醌－氯胍、多西环素或甲氟喹。

**黄热病**

要求：来自有黄热病毒传播风险国家且年龄≥1岁，包括在位于有黄热病毒传播风险国家的机场转机，需提供黄热病疫苗接种证明。

建议：无。

**疟疾**

疟疾传播地区：主要在与缅甸、柬埔寨和老挝接壤省份和加拉信府、甲米拜披耶县、洛坤府、陶公府、北大年府、攀牙府（包括攀牙市）、罗勇府、沙功那空府、宋卡府、素叻他尼府和也拉府，特别是这些省份森林和森林边缘地区。泰国其他地区极少有病例，包括甲米省其他地区和曼谷、清迈、清莱、攀牙岛、苏梅岛和普吉岛。甲米省岛屿（披披岛、瑶诺岛、大长岛和兰达岛）和芭提雅市没有。

预计美国旅行者感染疟疾相对危险度：低。

耐药性：氯喹和甲氟喹。

疟疾种类：50%恶性疟原虫（在一些地区高达75%），50%间日疟原虫（在一些地区高达60%），其余为卵形疟原虫。

推荐的预防药物：与缅甸、柬埔寨、老挝接壤省份，加拉信府、甲米拜披耶县、洛坤府、陶公府、北大年府、攀牙府（包括攀牙市）、罗勇府、沙功那空府、宋卡府、素叻他尼府和也拉府：阿托伐醌－氯胍或多西环素。

泰国所有其他疟疾地区，包括曼谷、清迈、青莱、攀牙岛、苏梅岛和普吉岛：只需防蚊。

**黄热病**

要求：来自有黄热病毒传播风险国家且年龄≥1岁，需提供黄热病疫苗接种证明。

建议：无。

**疟疾**

疟疾传播地区：所有地区。

预计美国旅行者感染疟疾相对危险度：无数据。

耐药性：氯喹。

疟疾种类：50%恶性疟原虫，50%间日疟原虫，＜1%卵形疟原虫，＜1%三日疟原虫。

推荐的预防药物：阿托伐醌－氯胍、多西环素或甲氟喹。

## 多哥

**黄热病**

要求：来自所有国家且年龄≥1岁的旅行者，需提供黄热病疫苗接种证明。

建议：所有年龄≥9个月的旅行者，建议接种黄热病疫苗。

**疟疾**

疟疾传播地区：所有地区。

预计美国旅行者感染疟疾相对危险度：高。

耐药性：氯喹。

疟疾种类：85%恶性疟原虫，5%～10%卵形疟原虫，其余为间日疟原虫。

推荐的预防药物：阿托伐醌－氯胍、多西环素或甲氟喹。

## 托克劳（新西兰）

**黄热病**

无要求或建议。

**疟疾**

无疟疾传播。

## 汤加

**黄热病**

无要求或建议。

**疟疾**

无疟疾传播。

## 特立尼达和多巴哥

**黄热病**

要求：来自有黄热病毒传播风险国家且年龄≥1岁，包括在位于有黄热病毒传播风险国家的机场转机，需提供黄热病疫苗接种证明。

建议：所有前往特立尼达岛且年龄≥9个月的旅行者，除了以下提到的，建议接种黄热病疫苗。

行程限于首都西班牙港的城市地区的旅行者、不下船的邮轮乘客和飞机转机的乘客一般不建议接种。

行程限于多巴哥岛的旅行者不建议接种。

### 疟疾

无疟疾传播。

### 突尼斯

#### 黄热病

要求：来自有黄热病毒传播风险国家且年龄 ≥ 1 岁，需提供黄热病疫苗接种证明。

建议：无。

#### 疟疾

无疟疾传播。

### 土耳其

#### 黄热病

无要求或建议。

#### 疟疾

疟疾传播地区：马尔丁有少数本地病例。Incerlik 美国空军基地或经典的邮轮路线没有。

预计美国旅行者感染疟疾相对危险度：非常低。

耐药性：无。

疟疾种类：主要为间日疟原虫，偶尔恶性疟原虫。

推荐的预防药物：只需防蚊。

### 土库曼斯坦

#### 黄热病

无要求或建议。

#### 疟疾

无疟疾传播。

### 特克斯和凯科斯群岛（英国）

**黄热病**

要求：该国还未规定黄热病疫苗接种证明要求。

建议：无。

**疟疾**

无疟疾传播。

### 图瓦卢

**黄热病**

无要求或建议。

**疟疾**

无疟疾传播。

### 乌干达

**黄热病**

要求：来自有黄热病毒传播风险国家且年龄 ≥ 1 岁，需提供黄热病疫苗接种证明。

建议：所有年龄 ≥ 9 个月的旅行者，建议接种黄热病疫苗。

**疟疾**

疟疾传播地区：所有地区。

预计美国旅行者感染疟疾相对危险度：高。

耐药性：氯喹。

疟疾种类： > 85%恶性疟原虫，其余为三日疟原虫、卵形疟原虫和间日疟原虫。

推荐的预防药物：阿托伐醌 - 氯胍、多西环素或甲氟喹。

### 乌克兰

**黄热病**

无要求或建议。

**疟疾**

无疟疾传播。

### 阿拉伯联合酋长国

**黄热病**

无要求或建议。

**疟疾**

无疟疾传播。

### 英国

包括海峡群岛和马恩岛。

**黄热病**

无要求或建议。

**疟疾**

无疟疾传播。

### 美国

**黄热病**

无要求或建议。

**疟疾**

无疟疾传播。

### 乌拉圭

**黄热病**

无要求或建议。

**疟疾**

无疟疾传播。

### 乌兹别克斯坦

**黄热病**

无要求或建议。

**疟疾**

无疟疾传播。

### 瓦努阿图

**黄热病**

无要求或建议。

**疟疾**

疟疾传播地区：所有地区。

预计美国旅行者感染疟疾相对危险度：中。

耐药性：氯喹。

疟疾种类：60%恶性疟原虫，35%～40%间日疟原虫，＜1%卵形疟原虫。

推荐的预防药物：阿托伐醌－氯胍、多西环素或甲氟喹。

### 委内瑞拉（地图 3-42 和 3-43）

**黄热病**

要求：无。

建议：所有年龄≥9 个月的旅行者，前往以下地区除外，建议接种黄热病疫苗。

行程限于以下地区的旅行者，一般不建议接种：阿拉瓜、卡拉沃沃、米兰达、巴尔加斯亚拉奎州和联邦区（地图 3-42）。

行程限于以下地区的旅行者，不建议接种：特鲁希略、梅里达和塔奇拉州所有海拔＞2300m 地区，法尔孔州和拉腊州、玛格丽塔岛、首都加拉加斯市和瓦伦西亚市（地图 3-42）。

**疟疾**

疟疾传播地区：存在于以下州：亚马逊州、阿普雷州 1 个直辖市（Pedro Camejo）、玻利瓦尔州、阿马库罗三角洲州、莫纳加斯州、苏克雷城、苏利亚州 2 个直辖市（Jesus M. Semprum，Machiques de Perija）。以下州存在少数病例：安索阿特吉、阿普雷州其他地区、巴里纳斯、瓜里科、梅里达、莫纳加斯、新埃斯帕塔州玛格丽塔岛 Marcano 直辖市、波图格萨、塔奇拉和苏利亚州其他地区。天使瀑布存在疟疾传播。加拉加斯市、拉亚松森市、马拉开波湾和玛格丽塔岛其他地区没有疟疾传播（地图 3-43）。

预计美国旅行者感染疟疾相对危险度：低。

耐药性：氯喹。

疟疾种类：75%间日疟原虫，25%恶性疟原虫。

推荐的预防药物：亚马逊州、阿普雷州 1 个直辖市（Pedro Camejo）、玻利瓦尔州、阿马库罗三角洲州、莫纳加斯州、苏克雷城、苏利亚州 2 个直辖市（Jesus M. Semprum，Machiques de Perija）：阿托伐醌 - 氯胍、多西环素或甲氟喹。

所有其他疟疾地区：只需防蚊。

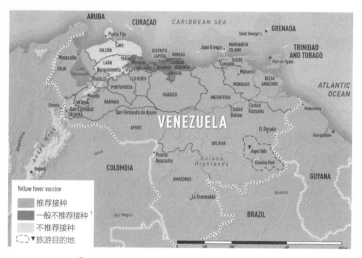

地图 3-42　委内瑞拉黄热病疫苗接种建议

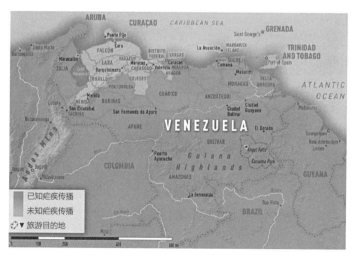

地图 3-43　委内瑞拉疟疾传播区域分布图

越南

**黄热病**

要求：来自有黄热病毒传播风险国家且年龄 ≥ 1 岁，需提供黄热病疫苗接种证明。

建议：无。

**疟疾**

疟疾传播地区：仅在乡村地区。湄公河三角洲有少数病例。岘港、海防、河内、胡志明（西贡）、芽庄、归仁和红河三角洲没有疟疾传播。

预计美国旅行者感染疟疾相对危险度：低。

耐药性：氯喹和甲氟喹。

疟疾种类：50%～90%恶性疟原虫，其余为间日疟原虫。

推荐的预防药物：国家南部地区多乐、嘉莱、庆和、昆嵩、林同、宁顺、小河、西宁省：阿托伐醌－氯胍或多西环素。

除了湄公河三角洲以外其他疟疾地区：阿托伐醌－氯胍、多西环素或甲氟喹。

湄公河三角洲：只需防蚊。

维尔京群岛，英国

**黄热病**

无要求或建议。

**疟疾**

无疟疾传播。

维尔京群岛，美国

**黄热病**

无要求或建议。

**疟疾**

无疟疾传播。

威克岛，美国

**黄热病**

无要求或建议。

**疟疾**

无疟疾传播。

## 瓦利斯群岛和富图纳群岛（法国）

### 黄热病

要求：来自有黄热病毒传播风险国家且年龄 ≥ 1 岁，包括在位于有黄热病毒传播风险国家的机场转机停留 > 12 小时，需提供黄热病疫苗接种证明。

建议：无。

### 疟疾

无疟疾传播。

## 西撒哈拉

### 黄热病

要求：该国还未规定黄热病疫苗接种证明要求。

建议：无。

### 疟疾

疟疾传播地区：病例很少。

预计美国旅行者感染疟疾相对危险度：无数据。

耐药性：氯喹。

疟疾种类：未知。

推荐的预防药物：只需防蚊。

## 也门

### 黄热病

要求：来自有黄热病毒传播风险国家且年龄 ≥ 1 岁，需提供黄热病疫苗接种证明。

建议：无。

### 疟疾

疟疾传播地区：所有海拔 < 2000m（6561ft）地区。萨那市没有。

预计美国旅行者感染疟疾相对危险度：低。

耐药性：氯喹。

疟疾种类：95%恶性疟原虫，三日疟原虫、间日疟原虫和卵形疟原虫共 5%。

推荐的预防药物：阿托伐醌－氯胍、多西环素或甲氟喹。

## 赞比亚

### 黄热病

要求：来自有黄热病毒传播风险国家且年龄 ≥ 9 个月，包括在位于有黄热病毒传播风险国家的机场转机停留 > 12 小时，需提供黄热病疫苗接种证明。

建议：前往西北或西部省份的旅行者，一般不建议接种黄热病疫苗。

前往以上未列出的其他所有地区，不建议接种黄热病疫苗。

### 疟疾

疟疾传播地区：所有地区。

预计美国旅行者感染疟疾相对危险度：中。

耐药性：氯喹。

疟疾种类：> 90%恶性疟原虫，间日疟原虫可达 5%，卵形疟原虫可达 5%。

推荐的预防药物：阿托伐醌－氯胍、多西环素或甲氟喹。

## 津巴布韦

### 黄热病

要求：来自有黄热病毒传播风险国家且年龄 ≥ 9 个月，包括在位于有黄热病毒传播风险国家的机场转机停留 > 12 小时，需提供黄热病疫苗接种证明。

建议：无。

### 疟疾

疟疾传播地区：所有地区。

预计美国旅行者感染疟疾相对危险度：中。

耐药性：氯喹。

疟疾种类：> 90%恶性疟原虫，间日疟原虫可达 5%，卵形疟原虫可达 5%。

推荐的预防药物：阿托伐醌－氯胍、多西环素或甲氟喹。

### 脚注

黄热病

[1] 存在黄热病毒传播风险国家的 WHO 官方列表可在表 3-21 找到。除非另有

特殊说明，来自 WHO 列表的国家，要求提供黄热病疫苗接种证明。下列国家：厄立特里亚、圣多美和普林西比、索马里、坦桑尼亚、赞比亚被定义为潜在黄热病毒暴露低风险地区，不在 WHO 列表内。

[2] 海拔 2300m 相当于 7546ft。

疟疾

[3] 这种风险的估计主要是基于美国对大量长时间单一行程的军事人员中发生病例的研究，可能不能反映美国一般旅行者风险水平。

[4] 指恶性疟原虫引起的疟疾，除非另有说明。

[5] 伯氨喹会引起葡萄糖-6-磷酸脱氢酶（G6PD）缺乏症患者溶血性贫血。患者开始使用伯氨喹之前必须筛查是否有 G6PD 缺乏症。

黄热病地图

[1] 前往黄热病毒暴露潜在低风险地区不建议接种黄热病疫苗。然而，一小部分旅行者因延长行程、过度暴露在蚊子中或无法避免蚊子叮咬使暴露于黄热病毒的风险增加，可以考虑接种黄热病疫苗。任何旅行者是否接种黄热病疫苗必须综合考虑这个旅行者被感染黄热病毒的风险、国家入境要求和严重疫苗相关不良反应的个人危险因素（如年龄和免疫水平等）。

[2] 截至 2014 年 9 月，这个地图与 WHO 公布的建议一致，是 WHO 非正式黄热病地理风险工作小组制作的 2010 年版地图的更新版本。

观点部分以编辑讨论的形式来写，旨在增加深度和以临床的角度来看待本书所包含的官方建议。本章所表达的是作者本人的观点和意见，并不一定代表 CDC 官方立场。

阿米巴病——白喉，黄热病和疟疾信息按国家划分，马晶晶　翻译

棘球蚴病——人类免疫缺陷病毒（HIV）感染，冯姝、赵欣　翻译

流行性感冒——档案：疟疾预防药物发展史，何蕾　翻译

麻疹——观点：性和旅游，舒砚、孟菁　翻译

志贺菌病——寨卡病毒病，张瑾　翻译

杨立、周煜博、尹海萍、胡婷　校对

# 第四章

# 选择目的地的
# 健康提示

高质量的旅行健康建议致力于降低旅行者在特定旅行目的地的健康风险。当我们自己曾经游访过某个特殊旅行目的地，或者至少熟知典型的旅行行程和面临的健康风险的特性，才能提高为旅行者提供健康咨询的服务能力。但是，由于我们自己的游访经历有限，咨询者旅行计划中的许多目的地，我们并不曾到访过。因此，本章节旨在让曾经居住或经常游访于特定旅行目的地的旅行医学专家们分享有关这些地方旅行健康方面的个人经验和知识。

本章节内容从个人视角进行阐述。仅代表作者的个人见解，旨在提出可供大家关注的主题，在旅行前保健中仅作为参考。除有争议和需要重点强调的问题，本书中其他章节提及的相关疾病预防建议措施本章节中不再赘述。本章内容是本书中最受读者欢迎的章节之一，旨在帮助旅行健康服务者对未到访的特定目的地提供旅行健康建议时更加得心应手，同时还提供了精选目的地的风景名胜和健康风险的详情，这在本书其他章节中均未涉及。（作者：David R. Shlim）

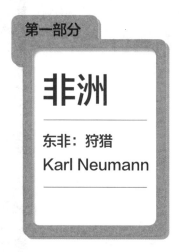

**第一部分**

**非洲**

东非：狩猎
Karl Neumann

 **目的地概况**

可以说，在极限探险旅行中，非洲狩猎之旅是适合全家参与，且适合所有年龄段人群在一生中去经历的旅行。一些研究表明，非洲狩猎之旅并不比到加勒比海度假胜地进行为期一周的旅行困难。虽然非洲狩猎之旅主要是在自然栖息地观看野生动物的旅行，但现在很多旅行社组织包括当地文化、历史、地理和自然生态的游览项目，使游客能亲历了解当地的风土人情。狩猎之旅因该地区的地形地貌、植物类型和鸟类不同而异。旅行社为家庭、蜜月新人和有共同兴趣爱好（例如，游猎摄影）等人群提供狩猎旅行。许多旅行社狩猎旅行项目接受最小年龄 6 岁孩子，并针对年龄 6～16 岁的儿童和青少年有特定的适龄项目。

可以搭乘敞篷吉普车、空调车、私人飞机、热气球或徒步旅行（在动物友好的地区）观赏野生动物。旅行强度不大。住宿条件从简易帐篷到带空调、全套卫浴的豪华帐篷都具备。甚至有带照明池塘的五星级豪华移动住宿营地可在夜晚观看动物。野外餐食条件多样，从坐在树桩上吃快餐三明治到一日三餐高档卫生的桌餐都具备。有的狩猎旅行项目还包括到周边国家的游览，如观看或攀登乞力马扎罗山（Mount Kilimanjaro）、游览桑给巴尔岛（Zanzibar）和维多利亚湖（Lake Victoria）等。

　　旅行者第一次狩猎旅行通常选择东非的肯尼亚和坦桑尼亚的野生动物公园。肯尼亚最著名的马赛马拉国家公园（Masai Mara National Reserve），实际上，其北部与坦桑尼亚塞伦盖蒂国家公园（Serengeti National Park）相连，两者或许共同构成了最宏伟且大型野生动物品种最齐全的野生动物栖息地，而非洲正是以此闻名于世的。塞伦盖蒂国家公园是每年大约 200 万匹黑尾牛羚（俗称角马）和几十万匹斑马为寻找草场和水源迁徙的起点。恩戈罗恩戈罗火山口（Ngorongoro Crater）位于坦桑尼亚境内，是数百万年前相当于乞力马扎罗山大小的巨大火山喷发、爆炸坍塌而形成 100 平方英里的火山口。恩戈罗恩戈罗火山口与马赛马拉国家公园一样有众多野生动物栖息。东非主要的国家野生动物公园如地图 4-1 所示。

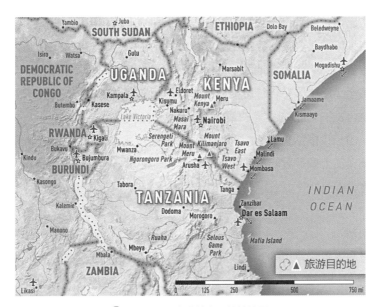

地图 4-1　东非旅行目的地地图

　　旅行者应该选择最佳狩猎旅行季节，例如，角马迁徙在塞伦盖蒂是有季节性的，尽管每年迁徙的精准时间可能会有所不同。在部分公园，观赏野生动物的最佳时期是一年中的旱季，因为这段时间植被稀疏，动物常聚集在水源处，但是道路尘土飞扬。并且非洲许多地区这段时间对游客来说更舒适，因为天气凉爽，降水少湿度小。

## ■ 健康问题

狩猎旅行者可能遇到的健康和安全问题，大多是可预测的而且很大程度上是可以避免的。旅行前进行旅行健康咨询；选择经验丰富、安排周到的旅行社；携带小而有针对性的医疗卫生包；是确保健康无忧旅行的前提条件（见第二章，旅行保健药盒）。

经验丰富的旅行社一般有以下特点：要求客户购买医疗运送保险；能为客户提供介绍当地情况的详细文字材料；雇佣知识经验丰富的导游，必要时会使用携带的急救设备和通信设备处理突发情况（见第二章，旅行保险、旅行健康保险和医疗救助保险）。

东非大部分地区处在"流行性脑脊髓膜炎流行地带"，最近肯尼亚有脊髓灰质炎病例再次出现。此外，健康建议必须根据不同的行程和不同的国家公园线路来制定。免疫接种和预防药物治疗措施也要有针对性和个体化。国家公园之间可能距离很远，且位于不同的国家或地区，他们之间的卫生条件和气候环境都不相同。有的国家公园位于高海拔区并且纬度接近赤道，因此做好日晒的防护措施非常重要。不到一小时就可发生明显的晒伤，佩戴太阳镜也是至关重要。

通常，由于大多数狩猎旅行时间较短（通常＜2周），做好适当准备和常识性的预防措施，加上雇佣经验丰富的向导和专职驾驶员，因此使得狩猎旅行的风险相对较低，老少咸宜。

### 食物和水

旅行者腹泻是最常见的旅行疾病，大多数病症轻微。合理的选择食物和水可减少腹泻发生（见第二章，食物和水的注意事项）。即使在高端的旅行中也可发生腹泻。通常建议携带药物，必要时自我治疗（见第二章，旅行者腹泻）。

### 动物

野生动物行踪是不可预测的。狩猎旅行者应该遵循旅行社提出的口头和书面建议。在遵循狩猎旅行相关规则和建议下，极少发生动物相关伤害。发生动物咬伤常由忽视规则引起，例如给动物喂食或拍照时距离太近。

整个非洲都有狂犬病流行。虽然大多数情况下因狗咬伤而发生狂犬病，但是所有哺乳动物都是易感物种可以传播狂犬病毒。哺乳动物咬伤应该考虑狂犬病的暴露风险，除非已证实排除。舔伤也可以导致狂犬病，病毒可经轻微的皮肤破损处进入人体。因蝙蝠咬伤导致狂犬病的发病率增加。除了狂犬病，蝙蝠还可以传播其他疾病，如病毒性出血热。建议旅行者不要进入到已知有蝙蝠存在的洞穴。有报道旅行者探访乌干达西部一个巨蟒洞穴后出现马尔堡热。

### 疟疾

大多数国家公园都有疟疾流行。大多数感染是由恶性疟原虫引起，所有撒哈拉以南非洲地区的恶性疟原虫感染均认为是对氯喹具有抗药性的。狩猎旅行通常睡在帐篷里，会在黄昏或天黑后观赏动物，有时还会在池塘附近，所有这些因素增加了被携带疟疾的蚊子叮咬的风险。服用预防疟疾药物和做好基本的个人防护措施至关重要，个人防护措施包括穿长袖衬衫和长裤，使用驱蚊剂，睡觉时使用经二氯苯醚菊酯浸泡处理的蚊帐。

### 黄热病

前往东非的旅行者必须向专业旅行医师咨询有关该地区最新的黄热病疫情信息。黄热病疫情和疫苗接种建议可随时变化。目前，东非许多国家或地区是建议接种黄热病疫苗的（见第三章，黄热病和疟疾信息，按国家划分）。2010 年，世界卫生组织和美国疾病预防控制中心将东非部分国家或地区黄热病病毒感染风险重新划分为"低暴露风险"，并且这些地区疫苗接种建议等级降低为"一般不推荐"。但是，新的疫苗接种建议影响了一部分有感染黄热病病毒高风险的旅行者疫苗接种的需要（如长期旅行者，容易被蚊虫叮咬的或无法避免被蚊虫叮咬的旅行者）。一般不推荐疫苗接种的东非地区包括：肯尼亚东部、内罗毕市和蒙巴萨岛，以及整个坦桑尼亚境内，但不仅限这些地区（见第三章，黄热病和疟疾信息，按国家划分）。

然而，有些国家要求入境时提供记录有效的黄热病疫苗接种的疫苗接种或预防措施国际证书（ICVP）。另外，有的狩猎旅行行程包括多个国家，旅行者必须了解他们行程中每个国家的要求，包括只是交通行程中中转的国家。有些国家可能要求旅行者在出入境时提供有效的 ICVP，尽管该国家无黄热病流行。

## ◼ 其他健康问题

非洲锥虫病（昏睡病），极少见于旅行者，通过白天被采采蝇［舌蝇（Glossina）］叮咬而传播。穿浅色服装（避免蓝色服饰）在一定程度上可防止被叮咬。驱虫剂效果不佳。症状包括发热、叮咬部位结焦痂、头痛、中枢神经系统体征。最近报道的几例锥虫病［布氏罗得西亚锥虫（rhodesiense）］发生在欧洲旅行者游览肯尼亚马赛马拉国家公园和坦桑尼亚野生动物保护区后。

非洲东部还有登革热、丝虫病、利什曼病和盘尾丝虫病（河盲症）等其他虫媒传播疾病发生。在东非淡水池塘、湖泊和河流游泳会导致血吸虫病［埃及血吸虫（bilharzia）］，血吸虫寄生在淡水蜗牛中并通过接触污染的水域而传播。所有的淡水域都应该被视为有污染。在海洋或经加氯消过毒的泳池游泳是安全的。

蝇蛆病和潜蚤病是旅行者中罕见的皮肤疾病。蝇蛆病是由于苍蝇幼虫穿透皮肤，导致受损部位出现中心有孔的烫伤样病变。通常苍蝇将卵产在户外晾晒的衣服上，当穿衣时幼虫可进入人体皮肤，因此衣物应在室内晾晒或穿之前进行熨烫。潜蚤病是因沙蚤直接穿透皮肤引起，出现小而疼痛的结节，常发生在近趾甲的足部。预防措施包括不穿露趾的鞋，不赤脚走路。

许多在非洲感染的疾病，可能在数周后，偶有数月后，有时甚至旅行结束回国后很长时间才出现症状。如果旅行结束后生病，患者应该将所有旅行情况告知旅行医生。

## ◼ 其他安全问题

虽然狩猎旅行中遭遇犯罪分子是意外事件，但抢劫、行凶抢劫、劫车可发生在大城市中心，尤其是内罗毕和蒙巴萨岛。不论白天还是晚上街头行凶抢劫是常见的。撒哈拉以南非洲地区的车祸致死率是世界上最高的之一。在国家公园内，鲜少发生严重的车祸，因为路况差而限制了车速。然而，在国家公园之间的乡村小路行驶交通事故风险高，尤其是天黑后。如果可能的话，应避免夜间在撒哈拉以南非洲地区驾驶，步行时应格外注意超速行驶的车辆。避免乘坐拥挤的公共汽车。

## 参考文献

1. Gautret P, Schlagenhauf P, Gaudart J, Castelli F, Brouqui P, von Sonnenburg F, et al. Multicenter EuroTravNet/GeoSentinel study of travel-related infectious diseases in Europe. Emerg Infect Dis. 2009 Nov; 15(11): 1783–90.

2. Meltzer E, Artom G, Marva E, Assous MV, Rahav G, Schwartz E. Schistosomiasis among travelers: new aspects of an old disease. Emerg Infect Dis. 2006 Nov; 12(11): 1696–700.

3. Sinha A, Grace C, Alston WK, Westenfeld F, Maguire JH. African trypanosomiasis in two travelers from the United States. Clin Infect Dis. 1999 Oct; 29(4): 840–4.

4. Thrower Y, Goodyer LI. Application of insect repellents by travelers to malaria endemic areas. J Travel Med. 2006 Jul–Aug; 13(4): 198–202.

5. Trypanosomiasis (sleeping sickness and Chagas disease). In: Field VK, Ford L, Hill DR, editors. Health Information for Overseas Travel. London: National Travel Health Network and Centre; 2010. p. 329–30.

6. United Nations office at Nairobi. Security in Kenya. Nairobi: United Nations office at Nairobi [cited 2014 Sep 17]. Available from: http: //dcs. unon. org/index. php?option=com_content&view=article& id=127&Itemid=177&lang=en.

7. World Health Organization. Global status report on road safety: time for action. Geneva: World Health Organization; 2009 [cited 2014 Sep 21]. Available from: http: //www. who. int/violence_injury_prevention/road_safety_status/2009/en.

## 第一部分

# 非洲

南非
Gary W.
Brunette

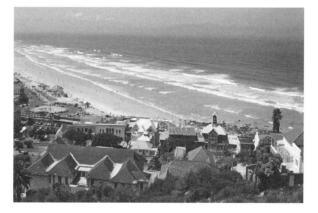

## 目的地概况

南非被称为"多彩之国"（彩虹之国）。这是由于南非地形多样，有苍翠繁茂的亚热带地区、原始阔叶森林、广袤的草原以及喀拉哈里沙漠（Kalahari）；南非动物物种极为丰富并有广阔的国家自然禁猎保护区，当地人血统多样化（来自非洲、欧洲、印度和东南亚），文化、艺术和饮食多样化。同时拥有非洲其他国家不可比拟的便利发达的基础设施。

在过去的 20 年，南非旅游业蓬勃发展，游客除来自非洲大陆外，还来自欧洲和北美洲。商务旅行者通常前往南非三大商业中心城市：约翰内斯堡、开普敦和德班。游客最感兴趣的是到物种丰富的国家公园游玩，其中最大的是克鲁格国家公园（Kruger National Park），位于东北部地区与莫桑比克边境的交界处（地图4-2）。可从内陆城市德班到达夸祖鲁－纳塔尔省（KwaZulu-Natal）的国家公园（Hluhluwe-Umfolozi and Saint Lucia），从南部海岸的伊丽莎白港到达东开普省的国家公园（Addo Elephant Park and Shamwari）更便捷。南非还有许多小的奢侈品店，以满足高端旅行者的需求。深受游客喜欢的旅行线路有：从开普敦出发沿着南部海岸游览风景优美的奈斯纳（Knysna）小镇和利登堡（Plettenberg）湾；到普马兰加省（Mpumalanga）参观历史悠久的金矿小镇，大多小镇保留了原始的风貌；西开普省葡萄酒路线可以欣赏引人入胜的沿途风光和参观历史悠久的酒庄；到非洲最南端厄加勒斯角（Cape Agulhas）或开普角（Cape Point）游览，感受印度洋和大西洋海洋在此交汇时的壮丽美景。

南非还是人道主义工作者、传教士和学生常到目的国。相当多的南非人生活居住在国外，当他们回国旅行时会探亲访友。

虽然南非的生活水平差异很大，但是绝大部分旅行者感受到的生活水平与发达国家的不相上下。少数旅行者可能会去经济欠发达地区，城镇以外的低收入小镇或农村地区。徒步旅行者、冒险者和传教士可能会体验不同的生活水平。同样，医疗卫生服务的质量和可获性差异很大。中高收入的南非人健康风险低，享有世界先进的医疗条件，可比拟北美的健康服务标准。南非贫困地区缺乏基础设施，容易感染多种疾病，难以获得适当的医疗卫生服务。

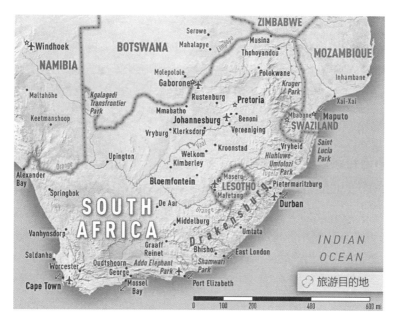

📍地图 4-2　南非旅行目的地地图

## ■ 健康问题

### 疫苗可预防的疾病

所有到南非的旅行者应该补种常规疫苗。麻疹、腮腺炎等传染病在该地区流行。另外，旅行者还应该接种甲型和乙型肝炎疫苗。根据具体行程，特别是那些喜欢冒险活动和所处卫生环境较差的旅行者应考虑接种伤寒疫苗。

### 黄热病疫苗接种要求

南非要求凡年龄 ≥ 1 岁的旅行者，来自有黄热病病毒传播风险的国家或经有黄热病病毒传播风险国家机场中转停留时间 > 12 小时，入境时必须提供抵达南非前 ≥ 10 天的黄热病疫苗接种有效的接种记录或预防措施国际证书。不能提供有效证书的旅行者会被拒绝入境或被隔离检疫 6 天。持有效医疗豁免证明的未接种疫苗的旅行者，允许入境。

建议前往或过境南非的旅行者访问 CDC 旅行者健康网站（www.cdc.gov/travel）以及美国驻南非大使馆（比勒陀利亚）和南非驻华盛顿大使馆网站获取最新信息。

### 艾滋病和性传播疾病

南非艾滋病病毒感染者的估计数量是全世界最多的。南非 15～49 岁人群中艾滋病病毒的感染率大约是 18%，性工作者中的感染率要更高。其他性传播疾病（STDs）在性工作者中患病率也很高。旅行者应该注意防范性病传播风险，如果与 HIV 或 STD 感染状况不明者发生性关系要使用避孕套。

### 虫媒传播疾病

仅在南非东北部的普马兰加省（Mpumalanga）和林波波省（Limpopo）（包括克鲁格国家公园）以及在图盖拉（Tugela）河以北的夸祖鲁纳塔尔省（Kwa-Zulu Natal）（地图 3-41）有疟疾传播。以恶性疟原虫为主并且普遍耐氯喹。前往这些地区的旅行者要服用适当的疟疾预防性药物，并做好防蚊虫叮咬措施。东北部国家公园禁猎区全年可发生疟疾流行，但有季节性，从当年 10 月到次年 5 月是疟疾传播的高峰时期，每年 2 月到 5 月初达到最高峰。但旅行者的感染风险很低。1999 年的一项研究中表明，在疟疾传播的高峰期 4 月，估计旅行者的发病率是每 1 万人中平均有 4.5 人发病。南非卫生部建议所有 9 月至 5 月到南非的旅行者应服用疟疾预防性药物。其余月份，旅行者仅做好防蚊虫叮咬措施即可。美国 CDC 则建议旅行者任何时间到南非都应该服用疟疾预防性药物（详见第三章，黄热病和疟疾信息，按国家划分）。

因感染立克次体发生蜱咬热在南非是很常见的。该病的特点是叮咬部位出现焦痂，局部腺体肿大，皮肤出现斑丘疹甚至瘀斑。徒步旅行者和在农村地区的露营者容易被蜱虫叮咬而感染。应采取预防蜱虫叮咬的措施（详见第二章，防蚊、蜱和其他节肢动物）。如果旅行者正在服用多西环素（多西环素）预防疟疾，那么同时对蜱咬热也有一定的预防作用。但目前还没有实际的研究结论能够证明或反驳这一观点。不建议服用多西环素仅用于预防蜱咬热（而不是预防疟疾）。

### 旅行者腹泻

与大多数旅行目的地一样，旅行者腹泻的风险取决于旅行的方式和食物选择。氟喹诺酮类，如环丙沙星，可用于腹泻的自我治疗。

### 水源性疾病

血吸虫是整个非洲常见的寄生虫，可出现在任何淡水水域中，如湖泊、溪流和池塘。旅行者应该避免在未经加氯消毒的淡水水域中游泳。

### 避免动物伤害

尽管绝大多数旅行者在狩猎保护区会躲避野生动物，但在南非，狂犬病在狗和其他哺乳动物中是常见的。夸祖鲁－纳塔尔（KwaZulu-Natal）省狂犬病发病率最高。旅行者无法得知哪只动物有狂犬病，应该避免与动物接触。任何动物咬伤或抓伤应该立即用肥皂和清水冲洗，并尽快找临床医生诊治。在南非可获得狂犬病暴露后预防和医治的医疗服务。整个南非地区有狂犬病疫苗，主要城市的医疗中心有人型狂犬病免疫球蛋白。

## ■ 安全和治安

南非政府一直在努力控制暴力犯罪事件的上升，包括打击控制持枪抢劫、车匪路霸、入室抢劫和强奸。这些事件大多数发生在贫困地区，因此，绝大多数游客不会受到影响。然而，应该强调的是所有旅行者应加强个人安全和安保意识。旅行者前往某特定地区应该遵循当地的治安防范措施。

尽管南非有现代化的交通道路系统，驾驶员应该警惕危险的驾驶行为、流浪动物和偏远农村地区的糟糕路况。

### 参考书目

1. Blumberg LH, de Frey A, Frean J, Mendelson M. The 2010 FIFA World Cup: communicable disease risks and advice for visitors to South Africa. J Travel Med. 2010May–Jun; 17(3): 150–2.

2. Durrheim DN, Braack LE, Waner S, Gammon S. Risk of malaria in visitors to the Kruger National Park, South Africa. J Travel Med. 1998 Dec; 5(4): 173–7.

3. Maharaj R, Raman J, Morris N, Moonasar D, Durrheim DN, Seocharan I, et al. Epidemiology of malaria in South Africa: from control to elimination. S Afr Med J. 2013Oct; 103(10 Pt2): 779–83.

4. South African National Travel Health Network. SaNTHNet [homepage on the Internet]. Dunvegan (South Africa): South African National Travel Health Network; c2013 [cited 2014 Jun 30]. Available from: http: //www. santhnet.co.za/.

# 非洲

**坦桑尼亚：**
**乞力马扎罗山**
Kevin C. Kain

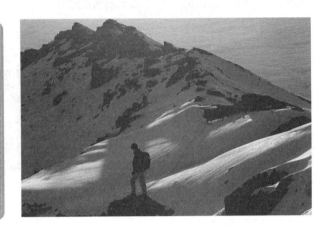

 **目的地概况**

作为非洲最高峰和世界上最大独立火山之一，乞力马扎罗山代表东非的形象并深受众人敬仰。矗立在非洲热带大草原上的乞力马扎罗山最高峰海拔 19 341ft（5895m），山顶终年白雪皑皑，对徒步登山爱好者有着不可抗拒的吸引力，特别是非专业登山者也能攀登到顶峰。乞力马扎罗山是世界各大陆上最高的"七大峰"之一。但是，因为攀登乞力马扎罗山不需要攀登技术，因此攀登的困难往往被错误地判断了。攀登乞力马扎罗山是件重要的事情，需要认真准备。尽管海拔高于经典的尼泊尔徒步旅行，如 Kala Pattar（18 450ft，5625m）或珠峰大本营（17 598ft，5364m），但是通常攀登乞力马扎罗山的速度更快。（4～6 天和 8～12 天）。

Marangu 路线（共 64 公里）是攀登乞力马扎罗山的经典路线，旅行社通常行程安排为"5 天 4 夜"。Marangu 路线常常被戏称为"可口可乐"路线，因为沿途有简易住屋提供住宿和食品，山路较宽，所以相对于其他路线容易攀登。攀登乞力马扎罗山至少有 9 条可选择路线（地图 4-3），包括景色绝美的 Machame 路线（所谓的"威士忌"路线，因为攀登的时间较长，也更艰难）。Machame 和其他路线需要露营，但通常需要 6～9 天的行程，有更长时间适应高原环境，成功登顶的机会更大。全年都可以攀登乞力马扎罗山（通常 3～4 月是最潮湿的时候），但乞力马扎罗山的天气是不可预测的，任何时候，登山者必须随时防备出现恶劣天气和降水。2011 年英国旅行公司回顾高原徒步旅行项目报道显示，93 家公司中仅有 16

家公司（17%）按照野外医学会有关高原攀登的指导安排乞力马扎罗山徒步旅行，相比之下，这一比例在攀登珠峰大本营的旅行中为 92%。

许多旅行者到非洲的梦想就是攀登乞力马扎罗山。但是，大量旅行者因准备不充分，攀登过快，因此未能登顶。经过充分的前期准备和更合理的攀登速度，许多人登上"Kili"（乞力马扎罗山）的愿望，可以安全地实现。

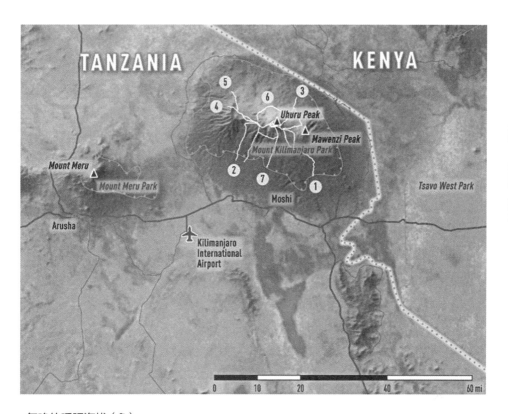

每晚的睡眠海拔（ft）

| | 路线 | 第 1 晚 | 第 2 晚 | 第 3 晚 | 第 4 晚 | 第 5 晚 | 第 6 晚 | 第 7 晚 | 第 8 晚 | 第 9 晚 |
|---|---|---|---|---|---|---|---|---|---|---|
| 1 | Marangu | 8,858 | 12,205 | 14,160 | 15,430 | 12,205 | 6,046 | n/a | n/a | n/a |
| 2 | Machame | 9,350 | 12,500 | 13,044 | 13,106 | 15,331 | 10,065 | 5,380 | n/a | n/a |
| 3 | Rongai | 9,300 | 11,811 | 14,160 | 14,160 | 15,430 | 12,205 | 6,046 | n/a | n/a |
| 4 | Lemosho | 9,498 | 11,500 | 13,800 | 13,044 | 13,106 | 15,331 | 10,065 | 5,380 | n/a |
| 5 | Shira | 11,800 | 12,500 | 13,044 | 13,106 | 15,331 | 10,065 | 5,380 | n/a | n/a |
| 6 | Northern | 9,498 | 11,500 | 12,500 | 13,580 | 13,200 | 12,700 | 15,600 | 10,065 | 5,380 |
| 7 | Umbwe | 9,514 | 13,044 | 13,106 | 15,331 | 10,065 | 5,380 | n/a | n/a | n/a |

地图 4-3　乞力马扎罗山旅行目的地地图

## ■ 健康问题

攀登乞力马扎罗山的主要医疗问题包括高原病的预防和治疗，以及前往坦桑尼亚的旅行者使用常用抗疟或止泻药物与高原病药物之间潜在的相互作用。

### 高海拔和急性高原病（AMS）

高原疾病是攀登乞力马扎罗山时的常见病，是造成以下情况的主要原因之一：选择标准的 4～5 天 Marangu 攀登路线中只有 50% 的登山者到达被称为 Gilman 点（18 652ft，5685m）的火山口边缘；仅有 10% 的登山者能达顶峰，又称 Uhuru（自由）峰（19 341ft，5895m）。最近的研究表明，4～5 天 Marangu 攀登路中，登山者 AMS 发病率是 75%～77%。服用乙酰唑胺预防后，在 5 天攀登过程中发生 AMS 患者明显减少，但有 40%～50% 的登山者服用乙酰唑胺后仍然有 AMS 症状。

每位攀登乞力马扎罗山的旅行者在出发前应该接受有关 AMS 的旅行医学咨询，学会识别高原疾病的症状，并且知晓预防和治疗高原疾病的措施。由于患有某些基础疾病的旅行者，包括怀孕、严重的肺部或心脏疾病、眼和神经系统疾病，可能更容易出现高原疾病，或者服用的基础药物可能与高原疾病用药发生相互作用，因此这些问题都应该咨询旅行医师，在旅行前了解相关的高原疾病知识。

遵循以下建议，经过更长时间适应高原环境可充分享受登山过程并增加成功登顶的机会：

1. 如果恩戈罗恩戈罗火山口也是计划行程的一部分，试着在狩猎旅行最后几天先在这里适应，因为这里的海拔（7500ft，2286m）高度有助于适应乞力马扎罗山的环境。

2. 强烈建议不论哪条攀登路线，至少在基础行程时间上额外增加 1～2 天攀登时间，尤其是将路线由通常的 4 天提升到 6 天行程。

3. 如果可能的话在攀登乞力马扎罗山之前，在附近的梅鲁火山（14 978ft，4565m）或肯尼亚山（莱纳纳峰—Point Lenana，16 355ft，4895m）适应几天。现在旅行社提供多条联合肯尼亚山和乞力马扎罗山登山旅行的路线。

有 AMS 易感史的或那些不足以适应高原环境的（多数为攀登"Kili"者）登山者，建议服用乙酰唑胺等药物防止高原疾病。乙酰唑胺促进人体适应高原环境，能有效预防（攀登前一天开始服用）和治疗 AMS，对儿童是安全的。

对乙酰唑胺不能耐受或过敏的旅行者，用地塞米松替代预防，但在上升过程中慎用地塞米松。应该考虑携带治疗量的地塞米松用于高原脑水肿（HACE）。旅行者一旦出现高原疾病症状应停止上升，如果停止上升后症状出现恶化应立即下降。如果团队中任何成员罹患高原病由额外的向导陪同，经灵活的路径下山。更多关于高原疾病预防和治疗的内容详见第二章，高山病。

### 疟疾

乞力马扎罗山是唯一地处热带疟疾流行区的高山，这就意味着许多旅行者需预防性服用抗疟药并且在登山结束后还要持续服用一段时间，特别是行程还包括游玩国家公园和在海拔 < 1800m（5906ft）地区过夜的旅行者。建议前往坦桑尼亚（即使只是短期的旅行）需要服用预防疟疾的药物。如果旅行者直飞乞力马扎罗山国际机场（2932ft，894m）并在当天攀登到海拔 1800m 以上，就没有感染疟疾的风险。但是，大多数人会在乞力马扎罗山之旅前或结束后进行狩猎旅行，因此需要服用预防疟疾的药物。

乞力马扎罗山独特的高海拔环境也会影响每位旅行者，旅行者要考虑常用的疟疾预防药物和治疗 AMS、高原肺水肿或高原脑水肿的药物之间的相互作用，如乙酰唑胺、地塞米松、硝苯地平。庆幸的是，临床上极少报道关于常用的疟疾预防性药物（阿托伐醌 - 氯胍、多西环素和甲氟喹）与预防和治疗 AMS 的乙酰唑胺或地塞米松之间的药物相互作用。硝苯地平通过 CYP3A4 酶代谢，与 CYP3A4 抑制剂（如多西环素）同时使用，可使硝苯地平的血药浓度升高并可能引起低血压。因此，当服用多西环素时，不建议用硝苯地平预防高原疾病。

### 旅行者腹泻的治疗

目前尚无报道表明乙酰唑胺与常用的旅行者腹泻治疗药物氟喹诺酮类（环丙沙星，左氧氟沙星）或大环内酯类（阿奇霉素）之间具有药物相互作用。氟喹诺酮类与地塞米松作用有潜在的增加肌腱断裂的风险。避免同时使用大环内酯类和硝苯地平。

### 偏远地区旅行

攀登乞力马扎罗山旅行消耗体力，需要有良好的身体素质和并准备充分。乞力马扎罗山天气特点是易出现恶劣天气：应该做好防备热带高温、暴雨、寒冷天气的准备。登山装备齐全，尤其是个人的睡袋和防水背包。旅行者应该购买合适的医疗保险，包括医疗运送保险。还要确保他们享有的医疗服务和医疗运送政策覆盖任何可能从山顶救援和运送所需的花费。

携带急救箱，包括：绷带、胶带、水泡处理贴、抗菌和抗真菌药膏、治疗腹泻的抗生素、抗疟药、止吐药、抗组胺药、镇痛药、治疗感冒和流感药、喉片和治疗高原疾病的药物。

## 参考文献

1. Bartsch P, Gibbs JS. Effect of altitude on the heart and the lungs. Circulation. 2007 Nov6; 116(19): 2191–202.

2. Baumgartner RW, Siegel AM, Hackett PH. Going high with preexisting neurological conditions. High Alt Med Biol. 2007 Summer; 8(2): 108–16.

3. Davies AJ, Kalson NS, Stokes S, Earl MD, Whitehead AG, Frost H, et al. Determinants of summiting success and acute mountain sickness on Mt Kilimanjaro (5895 m). Wilderness Environ Med. 2009 Winter; 20(4): 311–7.

4. Jackson SJ, Varley J, Sellers C, Josephs K, Codrington L, Duke G, et al. Incidence and predictors of acute mountain sickness among trekkers on Mount Kilimanjaro. High Alt Med Biol. 2010 Fall; 11(3): 217–22.

5. Low EV, Avery AJ, Gupta V, Schedlbauer A, Grocott MP. Identifying the lowest effective dose of acetazolamide for the prophylaxis of acute mountain sickness: systematic review and meta-analysis. BMJ. 2012 Oct; 345: e6779.

6. Luks AM, Swenson ER. Medication and dosage considerations in the prophylaxis and treatment of high-altitude illness. Chest. 2008 Mar; 133(3): 744–55.

7. Luks AM, Swenson ER. Travel to high altitude with pre-existing lung disease. Eur Respir J. 2007 Apr; 29(4): 770–92.

8. Rimoldi SF, Sartori C, Seiler C, Delacretaz E, Mattle HP, Scherrer U, et al. High-altitude exposure in patients with cardiovascular disease: risk assessment and practical recommendations. Prog Cardiovasc Dis. 2010 May–Jun; 52(6): 512–24.

9. Ritchie ND, Baggott AV, Andrew Todd WT. Acetazolamide for the prevention of acute mountain sickness—a systematic review and meta-analysis. J Travel Med. 2012 Sep–Oct; 19(5): 298–307.

10. Shah NM, Windsor JS, Meijer H, Hillebrandt D. Are UK commercial expeditions complying with wilderness medical society guidelines on ascent rates to altitude? J Travel Med. 2011 May–Jun; 18(3): 214–6.

第二部分

# 美洲和加勒比海

巴西
Brendan Flannery,
Jeremy Sobel

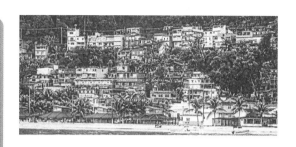

 **目的地概况**

      巴西是世界上第五大国家，也是南美洲最大的国家，占南美洲大陆近一半的陆地面积，拥有 2 亿多人口，巴西是世界上说葡萄牙语人口最多的国家。巴西是世界第七大经济体，被列为中高收入国家。城市化程度高，有 84% 的人口居住在城市。

      旅游业是巴西经济一个重要的组成部分。2011 年，巴西接待的国际游客超过 500 万。作为 2014 年足球世界杯和 2016 年夏季奥运会的东道主，巴西接待了越来越多的国际游客。巴西的海滩和自然风光区深受游客喜欢。里约热内卢是巴西第二大城市（人口超过 600 万），拥有迷人的海滩、地标性建筑和一年一度的狂欢节游行，使之成为游客最常去的地方。巴西的许多大城市都因海滩和地域文化成为旅游目的地，包括：萨尔瓦多（Salvador）、累西腓（Recife）、弗洛里亚诺波利斯（Florianópolis）、福塔雷萨（Fortaleza）和纳塔尔（Natal）。巴西拥有一批被联合国教科文组织列为世界文化遗产的景点，包括：巴拉那州（Paraná）的伊瓜苏国家公园（美洲最大的瀑布）、历史名城奥林达（Olinda）[ 伯南布哥州（Pernambuco）]、欧鲁普雷图市（Ouro Preto）[ 米纳斯吉拉斯州（Minas Gerais）]、萨尔瓦多（Salvador）[ 巴伊亚州（Bahia）] 和圣路易斯（San Luis）[ 马拉尼昂州（Maranhão）]、现代首都巴西利亚（Brasília）；自然区域包括亚马逊自然森林区、潘塔纳（Pantanal）保护区 [ 马托格罗索州和南马托格罗索州（Mato Grosso and Mato Grosso do Sul）]、大西洋沿岸森林区 [ 里约热内卢和圣保罗（Rio de Janeiro and São Paulo）] 以及在大西洋沿岸的费尔南多 – 迪诺罗尼亚（Fernando de Noronha）群岛（地图 4-4）。圣保罗（São Paulo），世界最大城市之一（市区人口超过 2000 万），是巴西的经济中心，也是商务旅行者最常去的地方。

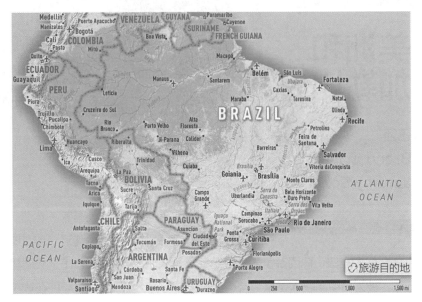

地图 4-4　巴西旅行目的地地图

## ■ 健康问题

### 免疫接种

旅行者前往巴西旅行应该补种常规疫苗。建议年龄 ≥ 1 岁的旅行者接种甲型肝炎疫苗，婴儿可注射甲型肝炎免疫球蛋白。旅行者应该考虑接种乙肝疫苗，尤其建议可能暴露于血液或其他体液的旅行者接种乙肝疫苗，暴露包括性接触。建议旅行者接种伤寒疫苗，特别是那些以下几类旅行者：容易接触到可能被污染的食物和水，比如探访当地的朋友和亲戚；到小城市、村庄或农村地区旅行；在吃的方面勇于"冒险尝试"。建议到巴西有黄热病流行地区的旅行者接种黄热病疫苗。

### 旅行者腹泻和食源性感染

前往巴西旅行的旅行者应该采取食物和水的预防措施（详见第二章，食物和水的注意事项）。旅行者腹泻是最常见的旅行相关的疾病，但是如果旅客在街头小贩处购买食物或饮料，摄入生的水果或蔬菜以及未经高温消毒的乳制品，其获得严重食源性感染的风险更大。几乎所有的巴西公共卫生诊所和药店均备有口服补液盐。临床医生可以为旅行者提供用于自我治疗腹泻的经验性抗生素（详见第二章，旅行者腹泻）。

### 登革热

登革热是旅行者从南美归来出现发热的主要疾病。由于伊蚊在巴西广泛存在，因此巴西很多州登革热的传播风险很高。从 2000 年到 2010 年，巴西登革热病例呈上升趋势，巴西许多大城市均有疫情报告，包括里约热内卢（Rio de Janeiro）和萨尔瓦多（Salvador），2010 年报告病例超过 100 万。旅行者前往巴西应该采取免受蚊虫叮咬的防护措施（详见第二章，防蚊、蜱和其他节肢动物）。

### 疟疾

虽然按蚊在巴西许多地区存在，但仅在亚马逊流域有疟疾流行。主要的疟原虫种类是间日疟原虫，大约 15% 病例由恶性疟原虫引起。建议旅行者前往巴西疟疾流行地区应该预防性服用抗疟药物（详见第三章，黄热病和疟疾信息，按国家划分）。

### 黄热病

在整个亚马逊盆地和所有巴西主要江河流域盆地的森林地区，包括伊瓜苏（Iguaçu）瀑布区，南至南里奥格兰德（Rio Grande do Sul），黄热病病毒在猴类中流行并经由伊蚊传播。建议所有年龄 > 9 个月的旅行者前往黄热病风险区应该接种黄热病疫苗。2011 年，巴西卫生部扩大了建议接种黄热病疫苗的州列表，增加：圣保罗州（São Paulo）、巴拉那州（Paraná）、圣卡塔琳娜州（Santa Catarina）和南里奥格兰德州（Rio Grande do Sul）（详见第三章，黄热病和疟疾信息，按国家划分及地图 3-21）。

## ■ 其他感染性疾病

### 性传播疾病

巴西政府免费发放避孕套，在许多城市的医疗诊所、旅游服务中心和其他分发点均可获得。巴西各药店、便利店和大型超市均可购买男用避孕套；有的地方也售卖女用避孕套。建议接种甲型和乙型肝炎疫苗，因为这些感染可通过性传播。旅行者，尤其是艾滋病病毒感染的高危人群（如男－男性交者），建议向专业医师咨询艾滋病病毒曝露前预防相关问题（www.cdc.gov/hiv/prep）。

### 呼吸道疾病

从每年 4 月到 9 月是巴西大部分地区流感发生的高峰期，但在热带地区可全年发生。建议至少在出行前 2 周接种季节性流感疫苗。巴西部分地区有地方性真菌疾病，包括球孢子菌病、组织胞浆菌病、副球孢子菌病和隐球菌病，由于吸入通常存在于土壤中的真菌孢子引起，导致呼吸道疾病和罕见的严重疾病，如脑膜炎或骨感染。旅行者在户外活动应该谨慎，避免不洁土壤，尤其是被鸟或蝙蝠排泄物污染的，而且应注意防范山洞里的蝙蝠粪便。

### 钩端螺旋体病

巴西城市地区洪水泛滥后曾暴发钩端螺旋体病。旅行者进行休闲娱乐水上活动时感染钩端螺旋体病的风险增加，尤其是在暴雨或洪水后。

### 寄生虫感染

通过喷洒杀虫剂，恰加斯病在巴西大多数州已被消灭。虽然旅行者感染恰加斯病的风险极低，但曾有因误食了受污染的食物和饮料发生疫情的报道，包括食用了当地含有 açái（一种亚马逊产的水果，在巴西到处都可吃到）的果汁。行程中居住环境差的旅行者和生态旅游者感染风险更高。

巴西许多州，尤其在东北部，淡水湖泊和河流中有血吸虫存在。在未经加氯消毒的淡水中游泳、洗澡和涉水会导致感染血吸虫病。接触海水等含盐的水域不会感染血吸虫病。

巴西有皮肤和内脏利什曼病，在亚马逊和东北部地区最常见。由于传播利什曼病的白蛉多在夜间和黄昏时分叮咬人，因此黄昏到黎明这段时间感染风险最高。生态旅游者和户外探险旅行者感染风险更高，在流行地区即使是短途旅行，也容易感染利什曼病。

### 狂犬病

建议在巴西长时间停留，尤其是儿童和那些计划到农村旅行的旅行者进行狂犬病暴露前的疫苗接种。若停留时间较短，对于探险旅行者、职业需要接触动物和驻地偏远无法在 24 小时内获得狂犬病免疫球蛋白的旅行者，应建议其出发前接种狂犬病疫苗。

### 立克次体病

巴西确定有蜱传立克次体疾病，包括蜱传斑疹伤寒和巴西斑疹热，这两种疾病的病原体与落基山斑疹热相同，为立氏立克次体属。旅行者在室内和室外都应该采取防护措施避免跳蚤和蜱虫叮咬。有关详细内容，请参见第二章，防蚊、蜱和其他节肢动物。

### 结核病

巴西流行结核病，但短期旅行者的感染风险不大，除非他们会到某特定的拥挤环境中。如果旅行者预计长时间停留在诊所、医院、监狱或收容所这些可能会接触到结核病患者的地方，应该在离开美国之前进行结核菌素皮肤试验或结核病血液测试。如果测试结果是阴性，旅行者应该在结束巴西旅行返回后的 8～10 周复测。

## ■ 其他健康和安全风险

巴西大多数城市能提供良好的医疗卫生服务，而且巴西的公共卫生服务是免费的。出现健康问题的外国旅行者可以通过巴西公共卫生系统的急救护理网络寻求治疗帮助，称为统一的医疗体系（Unified Health System）缩写为 SUS，或者就诊于私立医疗机构。巴西免费呼叫急救救护车服务电话是 192。巴西卫生部网站用英文为国际旅行者提供信息服务，网址为 http：//portalsaude.saude.gov.br/index.php?option=com_content&view=article&id=9652&Itemid=509，包括巴西各大医院信息的参考列表。

为满足国际客户的需求，巴西有一批拥有先进医疗技术的私立医院提供优质的医疗服务。近年来前往巴西进行整容手术、辅助生殖或其他有选择性的医疗操作的人越来越多（见第二章，医疗旅游），这些医疗服务在巴西已成产业化。虽然巴西有很多整形美容机构，但与美国的相比，其医疗服务质量参差不齐。如果在巴西寻求整容手术或其他医疗服务，建议应该先确认医疗机构是否配备急救设施。

如同在许多国外地区，美国公民在巴西受伤或死亡的首要原因之一是发生交通事故。巴西的道路交通状况与美国相比差异较大，晚上开车是很危险的。全国免费紧急道路救援电话是 193（仅葡萄牙语）。酒后驾驶是违法的，即使少量饮酒。在机动车内系好安全带是强制性要求，年龄 ≤ 10 岁的儿童必须坐在后排座椅上。巴西联邦法律规定要求 7 岁半以下儿童乘车要使用安全座椅。较小的孩子（体重＜40 磅）旅行时应该携带婴儿座椅或加固安全座椅，因为在旅行目的地可能很难找到或根本没有安全座椅。乘坐摩托车是一定要带安全头盔。

旅行者前往巴西前应该熟悉旅行目的地的气候条件。部分巴西城市从当年 10 月至次年 1 月气温常＞40℃（104 ℉）（详见第二章，酷热和严寒问题）。

虽然因毒蛇咬伤死亡罕见，但巴西很多地方有毒蛇出没的危险。建议旅行者一旦被毒蛇咬破了皮肤或蛇毒液喷射进入眼睛，应该立即寻求医疗帮助。在巴西的某些地区有针对某些蛇的特异性抗蛇毒血清，所以确定受害者被伤的蛇种类是至关重要的。

虽然在巴西旅行通常是安全的，但城市地区的犯罪事件仍然是个问题，而且在农村地区也在不断增多。在海滩周围、酒店、夜总会和其他旅游目的地针对游客的犯罪发生率较高。在旅游区毒品相关的暴力事件导致了与警方发生暴力冲突。示威活动可能会扰乱公共和个人交通出行。关注巴西国务院发布的公告以了解计划前往地区的警告内容。有的巴西城市已建立了专门的旅游警察队，在游客经常光顾的地区巡逻执勤。

## 参考文献

1. Jentes ES, Poumerol G, Gershman MD, Hill DR, Lemarchand J, Lewis RF, et al. The revised global yellow fever risk map and recommendations for vaccination, 2010: consensus of the Informal WHO Working Group on Geographic Risk for Yellow Fever. Lancet Infect Dis. 2011 Aug; 11(8): 622–32.

2. Nobrega AA, Garcia MH, Tatto E, Obara MT, Costa E, Sobel J, et al. Oral transmission of Chagas disease by consumption of acai palm fruit, Brazil. Emerg Infect Dis. 2009 Apr; 15(4): 653–5.

3. Oliveira-Ferreira J, Lacerda MV, Brasil P, Ladislau JL, Tauil PL, Daniel-Ribeiro CT. Malaria in Brazil: an overview. Malar J. 2010; 9: 115.

4. Malaria Atlas Project. The spatial limits of Plasmodium vivax malaria transmission map in 2010 in Brazil. [cited 2014 Jun 30]. Available from: http: //www. map. ox. ac. uk/explore/countries/BRA/.

5. Teixeira MG, Siqueira JB Jr, Ferreira GL, Bricks L, Joint G. Epidemiological trends of dengue disease in Brazil (2000–2010): a systematic literature search and analysis. PLoS Negl Trop Dis. 2013; 7(12): e2520.

# 美洲和加勒比海

## 多米尼加共和国
Oliver W. Morgan

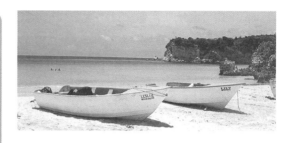

 **目的地概况**

多米尼加共和国在加勒比海伊斯帕尼奥拉岛东部，占伊斯帕尼奥拉岛三分之二面积，剩下三分之一属于海地共和国。首都圣多明各（Santo Domingo），位于伊斯帕尼奥拉岛南部海岸（地图4-5）。官方语言是西班牙语，但在大多数旅游区也讲英语。2013年，多米尼加共和国接待外国游客超过500万人次，其中约160万人来自美国。

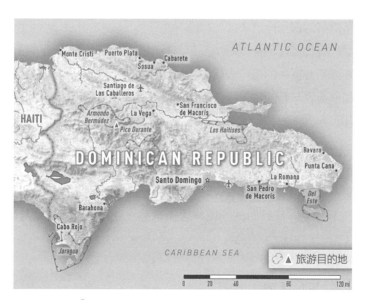

地图 4-5　多米尼加共和国旅行目的地地图

多米尼加共和国的地貌丰富多样，有海滩、山脉〔包括加勒比海地区的最高峰，杜阿尔特峰（Pico Duarte），海拔 3098m（10 164ft）]、甘蔗种植园和农田。气候宜人，平均气温从 1 月份 73.5℉（23℃）到 8 月份 80℉（27℃）。岛上 5 月到 11 月是雨季，可能会出现飓风和热带风暴。该国大部分的旅游区都集中在东部的蓬塔卡纳（Punta Cana）及周边地区，这里有丰富多彩的海滩度假胜地。北部的普拉塔港（Puerto Plata）、索苏阿（Sosua）和卡瓦雷特（Cabarete）是游客们风筝和风帆冲浪的理想地。也有少数游客会到其他缺少或没有旅游基础设施的地区旅行。在首都圣多明各，具有殖民地色彩的历史遗址吸引众多游客前来观光，许多历史景点甚至可以追溯到克里斯托弗·哥伦布发现新大陆时期。连接蓬塔卡纳（Punta Cana）和圣多明各的高速公路在 2014 年建成，预计将促进首都的旅游业发展。

## ■ 健康问题

### 疫苗可预防的疾病

所有前往多米尼加共和国的旅行者都应补种常规疫苗，包括麻疹－风疹－腮腺炎联合疫苗（MMR）、白喉－破伤风－百日咳三联疫苗、水痘、脊髓灰质炎和季节性流感疫苗。在当地居民和来自欧洲及世界其他国家未接种疫苗的游客中都有患疫苗可预防疾病的病例报道。

大多数旅行者也应接种甲型肝炎疫苗，并根据旅行行程和活动项目，特别是居住在当地朋友或亲戚家中的旅行者建议接种伤寒疫苗。建议那些可能经针头、医疗处理接触到血液或者与新的性伴经性活动接触到体液的旅行者接种乙肝疫苗。

多米尼加共和国一直有动物狂犬病流行，在过去的几年内也有几例人感染狂犬病的病例报道。2013 年，据报道被动物咬伤人数有 34 473 人，动物狂犬病病例 112 例，人感染狂犬病病例 1 例。

若旅行者有被动物咬伤的潜在风险（比如进行户外活动时，职业需要接触动物或要与动物一起生活，旅行时间长或移居多米尼加共和国以及喜欢与动物玩的儿童），应在出发前接种狂犬病疫苗。

### 艾滋病和性传播疾病

多米尼加共和国允许商业性性工作者存在，一些地方，如索苏阿（Sosua）和普拉塔港（Puerto Plata）是著名的性旅游目的地。有的地区，女性性工作者人群中艾滋病病毒感染率高达 6%，梅毒感染率 12%，乙型肝炎病毒感染率 2.4%，丙型肝炎病毒感染率 0.9%。而男性性工作者人群的性传播疾病感染数据还无法获知。在男男性关系人群中，艾滋病病毒感染率高达 6.9%，活动性梅毒患者高达 13.9%。旅行者应避免与性工作者发生性关系，并且在与任何艾滋病和性传播疾病状态未知的性伙伴发生性关系时始终使用安全套进行保护。

### 虫媒传播疾病

旅行者前往多米尼加共和国有感染登革热和疟疾的风险。所有的旅行者都应该采取防蚊虫叮咬措施，穿长袖衬衫和长裤，使用驱蚊剂。详见第二章，防蚊、蜱和其他节肢动物以获取更多信息。

在多米尼加共和国疟疾不耐药。美国 CDC 建议前往多米尼加共和国旅行应该服用预防性抗疟疾药物，仅游览圣地亚哥（Santiago）城区或者首都圣多明各做好个人防蚊措施即可。整个多米尼加共和国流行登革热。2013 年，全国报告登革热病例 16 658 例，其中 78% 已经实验室确认，死亡病例 111 例。虽然全年均有登革热病例报道，但每年的雨季 5～11 月是传播高峰期。在城市和农村地区均有传播登革病毒的伊蚊。

最近基孔肯雅病毒传入加勒比海地区，多米尼加共和国也出现病例。同登革病毒一样该病毒由伊蚊传播，预防措施同其他蚊媒疾病。

### 食物和水安全

在多米尼加共和国经净化的水和瓶装水是可以饮用的。通常在卫生环境良好的旅游区，使用净化水制成的冰也是可以安全食用的。然而，到偏远地区或非旅游区旅行，食用冰可能是不安全的。在过去的几年里，一般较大的、各种设施齐全的、旅行者经常光顾的旅游景点的食品卫生条件有很大改善。但是，旅行者腹泻仍然是游客最常见的健康问题。食用街边或海滩附近非正式卖家出售的食物患病风险大大增加。尽管，2010 年，霍乱传入多米尼加共和国，但疾病主要在城市的贫困地区以及某些农村社区传播；霍乱并不是主要旅游地区持续的健康问题。不过，仍建议旅行者在多米尼加共和国不要吃生的或未煮熟的海鲜食品。

### 日晒和炎热防护

旅行者前往多米尼加共和国经常忽视日晒的强度和潮湿环境下脱水的影响。应该戴遮阳帽、穿着舒适的服装和涂抹防护 UVA 和 UVB 的防晒霜来避免日晒伤。

每天还要补充足够的水分。

## 安全和治安

在多米尼加共和国驾驶是危险的。很少有人遵守交通法规，酒后驾车、超速、不看红绿灯标识、开车不系安全带和骑车不戴安全帽这些情况都很常见。多米尼加共和国人均交通死亡人数是世界上最高的之一（每十万人中 41.7 人）。发生许多致命或严重的交通事故，涉及摩托车和行人。摩托车出租车遍布整个多米尼加共和国，包括旅游地区，摩托车常乘载 2 个或更多没戴头盔的乘客。旅行者应该拒绝乘坐摩托车出租车，只乘坐正规出租车，并时刻系好安全带。

在多米尼加共和国外国游客可能会成为犯罪活动的受害者。风险与在美国大多数主要城市相似。虽然针对旅行者的犯罪行为通常涉及抢劫或扒窃，但偶有更严重的袭击事件发生，罪犯可能因遭到强烈抵抗而有过激行为。到多米尼加共和国旅行应该遵循人身安全防护措施，如不要独自外出，尤其在晚上，乘坐正规的出租车，饮酒适量，小心陌生人。通常在圣诞节和新年期间犯罪活动往往高发，建议旅行者在这段时间要格外注意安全。

## 医疗旅游

多米尼加共和国的医疗旅游市场越来越繁荣，包括整形外科和牙科保健。多家机构提供一站式服务，包括手术后在某个旅游胜地康复疗养。截至 2014 年 3 月，还没有一家公立或私立的卫生保健机构获得如国际联合委员会这样机构的标准认证。已有报告外国游客到多米尼加共和国进行医疗旅游时暴发医源性感染、医疗事故、甚至是死亡事件。旅行者计划到多米尼加共和国进行医疗旅游，包括整形手术或牙科保健，首先应该在出发前咨询相关医师并考察国外医师水平是否符合医疗质量标准。

## 参考文献

1 Banco Central de la República Dominicana [Internet]. Estadísticas económicas: sectorturismo. Santo Domingo, Dominican Republic: Banco Central de la República Dominicana; c2012 [cited 2014 Sep 22]. Available from: http: //www. bancentral. gov. do/estadisticas_economicas/turismo/. Spanish.

②  CDC. Dengue fever among US travelers returning from the Dominican Republic—Minnesota and Iowa, 2008. MMWR Morb Mortal Wkly Rep. 2010 Jun 4; 59(21): 654–6.

③  CDC. Notes from the field: rapidly growing nontuberculous Mycobacterium wound infections among medical tourists undergoing cosmetic surgeries in the Dominican Republic—multiple states, March 2013–February 2014. MMWR Morb Mortal Wkly Rep. 2014 Mar 7; 63(9): 201–2.

④  CONAVIHSIDA (Consejo Nacional para el VIH y sida). Segunda encuesta de vigilancia de comportamiento con vinculación serológica en poblaciones claves. Gais, trans y hombres que tienen sexo con hombres (GTH) trabajadoras sexuales (TRSX) usuarios de drogas (UD), 2012. Santo Domingo, Dominican Republic: CONAVIHSIDA; 2014 [cited 2014 Sep 22]. Available from: http: //countryoffice. unfpa. org/dominicanrepublic/drive/CONAVIHSIDASegundaEncuestaVigilianc ia. Spanish.

⑤  Dirección General de Epidemiología [Internet]. Sistema nacional de vigilancia epidemiológica, boletín semanal 2013. Santo Domingo, Dominican Republic: Minsterio de Salud Colectiva República Dominicana; 2014 [cited 2014 Sep 22]. Available from: http: //digepisalud. gob. do/ boletines/boletines-semanales/cat_view/34-boletinessemanales/ 108-2013. html. Spanish.

⑥  World Health Organization. Global status report on road safety 2013: supporting a decade of action. Geneva: World Health Organization; 2013 [cited 2014 Sep 22]. Available from: http: //www. who. int/violence_injury_prevention/road_safety_status/2013/en/.

**第二部分**

# 美洲和加勒比海

海地

J. Nadine Gracia,

Clive M. Brown,

Lacreisha Ejike-King

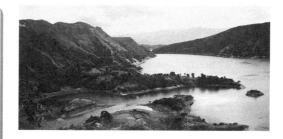

 **目的地概况**

海地共和国位于加勒比海和大西洋之间，与多米尼加共和国分别占据了伊斯帕尼奥拉岛西部三分之一和东部三分之二的面积（地图4-6）。原住民是本土的 Taíno（海地原住民泰诺人），15～18 世纪西班牙和法国殖民时期，海地被欧洲人发现，称其为 Ayiti，意为"高山之国"。1804 年 1 月 1 日，奴隶起义成功后，海地成为西半球第一个独立的黑人共和国，加勒比海地区第一个独立的国家，也是在西半球继美国后第二个独立的国家。

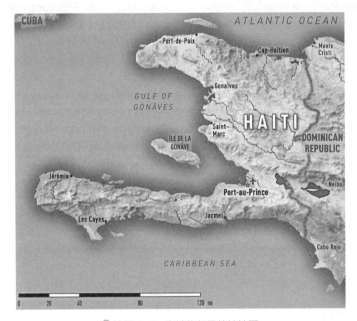

地图 4-6　海地旅行目的地地图

虽然海地因其土壤肥沃而物产丰富，如糖、朗姆酒、咖啡、棉花、木材、制木业，曾经是加勒比海地区最富有的法国殖民地，但由于滥砍滥伐、粗放的农业生产方式和水土流失，造成生态环境退化，加上大部分时期政治和经济不稳定，据报道海地目前是西半球最贫穷的国家。

海地官方语言为法语和克里奥尔语。行政授权和书面语言是法语。大多数学校使用法语教学。但是大多数（大约 90%）海地人讲克里奥尔语。因为海地本土、非洲和欧洲文化互相影响，形成"马赛克文化"，体现在当地的艺术、音乐和美食方面。

海地因美丽的自然风光，曾被称为安的列斯群岛上的明珠，是个生机盎然、景观多样的国家，拥有海滩、瀑布、岩洞等景观，也是加勒比海地区山脉最多的国家。海地人民乐观坚强，待人热情善良，旅行者常被美丽的海地和好客的海地人民感动，流连忘返。

## 健康问题

海地生态环境严重恶化后，导致卫生条件和水质恶劣。因此，海地居民和前往海地的旅行者面临各种各样的公共卫生健康风险。

### 免疫接种

所有前往海地的旅行者应该补种常规疫苗。此外，强烈建议旅行者，特别是到当地探亲访友和到小城市或农村地区的旅行者需要接种甲型肝炎和伤寒疫苗。还应该考虑接种乙肝疫苗。海地狂犬病流行情况比其他任何美洲国家都严重。虽然通过预防措施因狗咬伤感染狂犬病的人数有所减少，但是海地仍有狂犬病死亡病例报道。建议计划活动中会接触到动物的旅行者应该接种狂犬病疫苗。要求来自黄热病疫区的旅行者接种黄热病疫苗。

### 虫媒传染病

海地常见虫媒传染病流行，包括恶性疟疾、登革热和基孔肯雅热。

### 疟疾

海地流行恶性疟原虫疟疾。疟疾患病率大约是 2%～3%。据报道，传播的最高峰发生在每年雨季过后，即 3～5 月和 10～11 月。建议旅客旅行前开始预防疟疾。建议前往海地的旅行者在出发前服用预防性抗疟疾药物，包括阿托伐醌 - 氯胍、氯喹、多西环素或甲氟喹，并且做好个人防护措施保护自己免受蚊虫叮咬（详见第二章，防蚊、蜱和其他节肢动物）。

### 登革热和基孔肯雅热

加勒比海地区，包括海地，流行登革热。2010 年海地地震前后在军人和美国传教人士中有登革热病例报告。前往海地的旅行者应采取措施防止蚊虫叮咬，预防登革热（见第二章，防蚊、蜱和其他节肢动物）。2014 年 5 月海地首次报道基孔肯雅病毒。基孔肯雅热同登革热一样由伊蚊传播，因此应叮嘱旅行者坚持采用相同的防蚊措施。

### 旅行者腹泻和食源或水源性疾病

旅行者到海地都会想品尝当地可口美味的食物，如红豆饭、大蕉、griot（一种经过腌制的油炸猪排）以及各种各样的鱼类和贝类，包括海螺。在享受令人难以置信的海地美食的同时，旅行者应该谨慎选择食物和饮料（详见第二章，食物和水的注意事项）。旅行者在海地患旅行者腹泻的风险值为中等（发病率在 8%～20%）。旅行者还要注意感染甲型肝炎和伤寒的风险。

### 霍乱

2010 年 10 月，海地暴发霍乱疫情，距同年 1 月地震的 10 个月后，造成超过8500 人死亡，700 000 人患病。疫情暴发后，从海地回到美国的旅行者中有感染霍乱的病例报道。近年来，当地霍乱的发病率有所减少，因为水质和卫生设施得到改善，以及建立了霍乱治疗中心和加强卫生保健工作者预防、诊断和治疗霍乱的培训。使用口服霍乱疫苗作为持续治疗和控制霍乱的配套和互补措施，这一政策最终在海地阿蒂博尼特省的一个地区执行。虽然口服霍乱疫苗的使用仅是霍乱控制工作中的一个部分，但没有流行期和紧急情况的接种指南，包括针对在流行期和流行区旅行者的接种适用性。因此旅行者要严格遵守食物和水的预防措施。

### 钩端螺旋体病

加勒比海地区流行钩端螺旋体病。因为热带风暴和洪水等自然灾害，在海地感染钩端螺旋体病的风险可能比其他区域更高。自 2010 年海地地震后，已有许多病例报告。钩端螺旋体病的发病率在雨季最高。钩端螺旋体病的传播途径有：（1）通过接触感染动物的尿液或组织；（2）通过接触被感染动物尿液污染的水或土壤。建议旅行者避免接触淡水（如河流或湖泊），因为淡水体可能会被动物尿液污染。

## ■ 旅行者的人身安全问题

### 交通安全

机动车事故是造成出国旅行的健康美国人死亡的最常见原因。海地的道路状况与美国明显不同：通常没有道路和车道的标识；极少告知或坚持车速限制规定；道路通行规则也没有被广泛遵守；形形色色的人和物体都可能出现在道路上（如手推车、动物和小商贩），而且道路可能因没有铺设柏油而凹凸不平或有巨大的坑洼。

虽然 2010 年地震后主要道路上的废墟已经清除，但是某些区域仍有瓦砾存在。城区交通通常是混乱和拥堵的。Tap taps（是当地一种喷涂有活力图案的巴士或类似皮卡的共用出租车，但车体没有封闭，而且经常超载，机械性能也不是很好）是海地居民常用的公共交通工具，建议旅行者不要搭乘这种有安全隐患（如容易发生交通事故、抢劫和绑架）的出租车。为确保人身安全，旅行者在海地徒步旅行时应保持警惕，选择安全的交通车辆出行，驾车时遵守交通安全规范。

## 犯罪活动

海地的犯罪率很高，特别是在首都太子港（Port-au-Prince），旅行者的安全问题一直存在。虽然大部分的暴力犯罪事件是发生在海地人身上，但美国公民也有犯罪受害者。从美国航班来的旅行者曾成为攻击和抢劫的目标。狂欢节期间当地的犯罪、妨碍治安事件增加，部分地区道路交通整体拥堵严重。建议旅行者在旅行期间小心谨慎，包括保管好个人贵重物品，确保财物不要遗留在停放的车辆里，检查房屋和车辆门窗是否关闭锁好，避免夜间外出旅行，并时刻保持警惕。

## 自然灾害

海地常见的自然灾害包括热带风暴、洪水、飓风和地震。海地一年有 2 次雨季，4～6 月和 10～11 月，飓风季节从 6 月持续到 11 月。2008 年，海地 2 个月内经历了 4 次一系列飓风和热带风暴天气。2010 年 1 月 12 日，海地发生 7.0 级地震，死亡人数超过 20 万，150 万人流离失所。多次强大的余震造成更广泛的破坏和毁灭，大大削弱了全国卫生、应急响应和安全基础设施。

**参考文献**

1  Brown C, Ripp J, Kazura J. Perspectives on Haiti two years after the earthquake. Am J Trop Med Hyg. 2012 Jan; 86(1): 5–6.

2  CDC. Dengue virus infections among travelers returning from Haiti—Georgia and Nebraska, October 2010. MMWR Morb Mortal Wkly Rep. 2011 Jul 15; 60(27): 914–7.

3  CDC. Malaria in post-earthquake Haiti: CDC's recommendations for prevention and treatment. Atlanta: CDC; 2010 [cited 2014 Sep 17]. Available from: http: //www. cdc. gov/malaria/resources/pdf/new_info/2010/malaria-1-pager_dec3v1_508. pdf.

④ Dowell SF, Tappero JW, Frieden TR. Public health in Haiti—challenges and progress. NEngl J Med. 2011 Jan 27; 364(4): 300–1.

⑤ FRONTLINE/World. Haiti's history. Berkeley, CA: Public Broadcasting Service; c2002–2011 [cited 2014 Sep 22]. Available from: http: //www. pbs. org/frontlineworld/rough/2007/12/haiti_belos_ sonlinks. html.

⑥ Ivers LC, Teng JE, Lascher J, Raymond M, Weigel J, Victor N, et al. Use of oral cholera vaccine in Haiti: a rural demonstration project. Am J Trop Med Hyg. 2013 Oct; 89(4): 617–24.

⑦ Pan American Health Organization/World Health Organization (PAHO/WHO), Health Information and Analysis Project (HSD/HA). Health situation in the Americas: basic indicators, 2012. Washington, DC: PAHO; 2012 [cited 2014 Sep 22]. Available from: http: //ais. paho. org/chi/ brochures/2012/BI_2012_ENG. pdf?ua=1.

⑧ United Nations Development Programme (UNDP) Human Development Report Office. Human development report 2013. The rise of the South: human progress in a diverse world. New York: UNDP; 2013 [cited 2014 Sep 22]. Available from: http: //hdr. undp. org/sites/default/files/reports/14/ hdr2013_en_complete. pdf.

⑨ World Food Programme [Internet]. Haiti overview. Port au Prince (Haiti): World Food Programme; c2014 [cited 2014 Sep 22]. Available from: http: //www. wfp. org/countries/haiti/overview.

第二部分

# 美洲和 加勒比海

## 墨西哥

Margarita E. Villarino，
Sonia H. Montiel，
Stephen H.Waterman

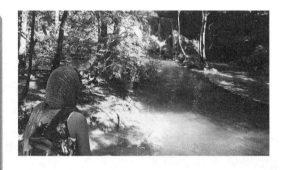

 **目的地概况**

墨西哥，拉丁美洲人口第二稠密的国家，人口数 > 1.2 亿，其中 78% 的人口生活在城市地区，是美国第三大综合贸易伙伴和第二大农业贸易伙伴。墨西哥目前被世界公认为是中等收入国家，世界第十四大经济体。墨西哥拥有体现了本国丰富历史和骄傲文化的前哥伦比亚文明和拉美裔文化遗产。墨西哥国土面积相当于美国国土面积的五分之一（约 3 个德克萨斯州大小），31 个州和 1 个联邦区有不同的地理特征。西北部有索诺兰沙漠，两岸沿海有美丽的海滩，西部和东部大陆有延绵的森林山脉。中央高原上有海拔 18 000ft 景色壮美的火山峰。尤卡坦半岛（Yucatán Peninsula）和南部地区属于热带地区。奇瓦瓦州（Chihuahua）西北部的铜峡谷（Copper Canyon）比美国大峡谷（US Grand Canyon）还要大。

墨西哥城是世界上最大的城市之一，人口超过 2 千万。尽管国家越来越繁荣，但是墨西哥的大城市还是有许多贫困区。大量移民从南方贫困的农村迁徙到北部繁华的边境城市 [ 如华雷斯城（Ciudad Juárez）、提华纳（Tijuana）] 寻找工作。

墨西哥是拉丁美洲国家中外国游客最多的，也是美国游客最常旅行目的地。海滩度假胜地包括：阿卡普尔科（Acapulco）、伊斯塔帕（Ixtapa）、坎昆（Cancún）、科苏梅尔岛（Cozumel）、巴亚尔塔港（Puerto Vallarta），新巴亚尔塔港（Nuevo Vallarta）和卡波圣卢卡斯（Cabo San Lucas）等。随着游轮旅行的发展，构成了很大一部分旅行者乘坐游轮前往墨西哥旅行。北部边境城市一日游和游览历史和世界文化遗产景点也很受欢迎。墨西哥城外的特奥蒂瓦坎古城（Teotihuacan）、普埃布拉州（Puebla）乔鲁拉（Cholula）的大金字塔、韦拉克鲁斯（Veracruz）的埃尔塔欣古城（El Tajin）、尤卡坦州（Yucatán）的奇琴伊察（Chichen Itzá）、瓦哈卡州（Oaxaca）的阿尔班山（Monte Alban）和恰帕斯州（Chiapas）的帕伦克（Palenque）都是受欢迎的前哥伦布人类文化旅行圣地。游客在下加利福尼亚（Baja California）的太平洋海岸可观赏鲸鱼，在加利福尼亚湾体验各种捕鱼活动。

墨西哥仅次于泰国成为美国患者在海外接受医疗服务（医疗旅游）的国家。主要是在边境城市进行牙科、眼科医疗以及整容手术。随着城市大型医疗服务基础设施建设，越来越多的医疗机构能够提供完整的全套服务和专业的医疗技术，比如在墨西哥城（Mexico City）、蒙特雷（Monterrey）、梅里达（Merida）、坎昆（Cancún）和瓜达拉哈拉（Guadalajara）（详见第二章，医疗旅游）。

## ■ 健康问题

### 免疫接种

所有旅客都应该补种常规免疫接种。甲型肝炎在墨西哥流行，所有旅客在前往墨西哥前至少应该完成第一剂甲型肝炎疫苗接种。建议所有旅行者接种乙肝疫苗，尤其是那些计划在墨西哥长期停留（≥6个月）、接受医疗服务或旅行活动可能接触到血液或血液制品的旅行者更应该接种乙肝疫苗。其他疫苗，如伤寒和狂犬病疫苗，可以考虑接种，特别是对于计划前往欠发达、偏远地区的旅行者（如野外生物学家，自然探险游客）。

### 旅行者腹泻和其他食源性和水源性感染

在墨西哥游客发生旅行者腹泻比较普遍。除了加强食物和水的预防措施，旅行者应该考虑自带抗生素用于腹泻的自我治疗（详见第二章，食物和水的注意事项，旅行者腹泻）。旅行者应该避免生食奶制品和蔬菜，不吃未煮熟的肉和鱼类。在墨西哥存在风险的食源性传染病包括阿米巴病、囊虫病、布鲁菌病、李氏杆菌病和牛结核分枝杆菌感染。

2013年，墨西哥伊达尔戈州（Hidalgo），瓦斯特卡（Huasteca）地区暴发霍乱疫情，报告病例181例。疫情很快得到控制，感染菌株是产毒O1埃尔托生物型小川型，与导致海地、多米尼加共和国和古巴的霍乱疫情同菌株。虽然在墨西哥发生霍乱的风险较低，但旅行者仍然应遵守食物和水的预防措施。

### 登革热

整个墨西哥地区均有登革热流行，除了北下加利福尼亚州（Baja California Norte）和高海拔地区[例如，墨西哥城海拔高度 > 7350ft（2240m）区域没有登革热]。最近几年都有登革热大暴发发生，而且全年都有登革病毒传播风险。前往墨西哥的旅行者应该采取防止蚊虫叮咬的措施来预防登革热（详见第二章，防蚊、蜱和其他节肢动物）。

### 基孔肯雅热

在墨西哥，发现存在可以传播基孔肯雅病毒和登革病毒的埃及伊蚊和白蚊伊蚊（A. albopictus）。加勒比海群岛疫情暴发导致基孔肯雅病毒传入墨西哥。旅行者前往墨西哥，建议加强避免被蚊虫叮咬的预防措施（详见第二章，防蚊、蜱和其他节肢动物）。

### 疟疾

最近几十年墨西哥疟疾发病率急剧下降，每年美国游客中只有少数感染间日疟原虫的病例报告。主要的旅游胜地和美－墨边境地区没有疟疾流行。建议前往奇瓦瓦（Chihuahua）、恰帕斯（Chiapas）、杜兰戈（Durango）、纳亚里特州（Nayarit）和锡那罗亚（Sinaloa）的旅行者要服用预防性疟疾药物。不建议前往坎佩切（Campeche）、哈利斯科（Jalisco）、瓦哈卡州（Oaxaca）、索诺拉（Sonora）、塔巴斯科（Tabasco）和金塔纳罗奥州（Quintana Roo）直辖市Othón P. Blanco 的旅行者服用预防性疟疾药物，仅做好预防蚊虫叮咬措施即可。

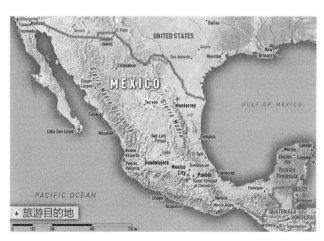

地图 4-7　墨西哥旅行目的地地图

## ■ 其他感染性疾病

### 呼吸道疾病

墨西哥流行的流感病毒株与美国相似，如 2009 年春天北美地区出现的甲型（H1N1）流感大流行。球孢子菌病（Coccidioidomycosis），一种真菌性呼吸道疾病，经吸入土壤中的孢子而发病，流行于墨西哥西北部。在墨西哥西北部从事建设项目的美国传教士群体中曾多次发生球孢子菌病暴发事件。组织胞浆菌病（Histoplasmosis），病原体存在于土壤中的另一种真菌性呼吸道疾病，流行于墨西哥其他地区，主要是中部和东南部。偶有军团菌病群体病例报告出现在墨西哥酒店里。老年人和有免疫功能不全的旅行者患肺炎，行程 14 天以内的，应该考虑是否有军团菌感染。

### 寄生虫感染

在墨西哥南部和沿海地区有皮肤利什曼病，是经沙蝇（白蛉）传播的寄生虫感染疾病。生态旅行者、野外生物学家和长期旅行者感染的风险较高。旅行者应该采取防止沙蝇叮咬的预防措施，包括晚上避免户外活动。到海滩游玩的旅行者有患皮肤幼虫移行症（CLM）的风险，是一种皮肤移行疹，通常与犬钩虫感染有关。可通过在沙滩上穿鞋，避免皮肤直接接触沙子来预防 CLM。整个墨西哥流行美洲锥虫病（恰加斯病）[详见第三章，美洲锥虫病（恰加斯病）]。

### 狂犬病

应指导旅行者预防动物咬伤以此来降低狂犬病发生风险。在墨西哥，最常见携带狂犬病毒的动物有：未接种过疫苗的狗或猫，野生动物如浣熊、臭鼬、土狼、蝙蝠和狐狸。可能会接触到这些动物的旅行者或将前往医疗保健条件有限地区的旅行者应该考虑狂犬病暴露前疫苗接种。

### 立克次体病

在墨西哥，经蜱虫或跳蚤传播的立克次体疾病、发热出疹性疾病，包括落基山斑疹热，需要及时用抗生素治疗，因为是可致命的。蚤传斑疹伤寒，通常于登革热症状类似。旅行者在室内和室外都应该采取预防措施以避免被跳蚤和蜱虫叮咬。落基山斑疹热与血红扇头蜱有关，目前，已确定墨西哥北部的城市和农村有大量流浪狗地区有棕色狗蜱虫。

### 结核病

墨西哥的结核发病率低于亚洲、非洲和东欧，但是美国的 5 倍。计划长期旅行的旅行者（≥ 6 个月）或可能接触到未经治疗的结核病患者的旅行者（如在卫生医疗机构工作，收容所或监狱），存在暴露和感染结核病的风险。

## ■ 其他健康和安全风险

大多数墨西哥城市有良好的医疗卫生条件，旅游度假地的酒店通常配有专业的医生。健康旅行者到墨西哥，发生死亡的最大风险常因外伤引起，而不是感染疾病。某个报告称：所有前往墨西哥的美国旅行者死亡的首要原因为外伤（占51%），其中机动车事故占 18%。

近几年来，墨西哥的高速公路系统和道路越来越现代化。收费高速公路通常是高质量的。然而，在城市交通中驾驶和夜晚在乡村驾驶可能是危险的。虽然在墨西哥旅行通常是安全的，但是在部分地区与毒品有关的暴力事件不断增加。墨西哥国务院建议旅行者应该关注计划目的地发布的预警监测情况。

墨西哥城空气污染情况，虽然近年来有所缓解，但在干燥的冬季污染会加重，患有哮喘和慢性心肺疾病患者的病情会加重。来自低海拔地区的健康旅行者和有心肺疾病的旅行者应该注意墨西哥城高海拔环境带来的健康风险。

被毒蝎子蜇咬造成的伤害和死亡报告大多数来自太平洋沿岸的州〔从索诺拉（Sonora）到瓦哈卡（Oaxaca）〕和中部的州：莫洛雷斯（Morelos）、墨西哥州（State of Mexico）、瓜纳华托（Guanajuato）和杜兰戈（Durango）。旅行者在墨西哥的农村地区游览和进行户外活动时应该小心注意毒蝎子出，特别在春、夏季节。

## 参考文献

1. Brathwaite Dick O, San Martin JL, Montoya RH, del Diego J, Zambrano B, Dayan GH. The history of dengue outbreaks in the Americas. Am J Trop Med Hyg. 2012 Oct; 87(4): 584–93.

2. CDC. Human rabies from exposure to a vampire bat in Mexico—Louisiana, 2010. MMWR Morb Mortal Wkly Rep. 2011 Aug 12; 60(31): 1050–2.

3. CDC. Notes from the field: outbreak of Vibrio cholerae serogroup O1, serotype Ogawa, biotype El Tor strain—La Huasteca Region, Mexico, 2013. MMWR Morb Mortal Wkly Rep. 2013; 63(25): 552–3.

4. CDC. Update: novel influenza A (H1N1) virus infection—Mexico, March–May, 2009. MMWR Morb Mortal Wkly Rep. 2009 Jun 5; 58(21): 585–9.

5. Fitchett JR, Vallecillo AJ, Espitia C. Tuberculosis transmission across the United States – Mexico border. Rev Panam Salud Publica. 2011 Jan; 29(1): 57–60.

6. Flores-Figueroa J, Okhuysen PC, von Sonnenburg F, DuPont HL, Libman MD, Keystone JS, et al. Patterns of illness in travelers visiting Mexico and Central America: the GeoSentinel experience. Clin Infect Dis. 2011 Sep; 53(6): 523–31.

7. Laniado-Laborin R. Coccidioidomycosis and other endemic mycoses in Mexico. Rev Iberoam Micol. 2007 Dec 31; 24(4): 249–58.

8. Leparc-Goffart I, Nougairede A, Cassadou S, Prat C, de Lamballerie X. Chikungunya in the Americas. Lancet. 2014 Feb 8; 383(9916): 514.

9. Spradling PR, Xing J, Phippard A, Fonseca-Ford M, Montiel S, Guzman NL, et al. Acute viral hepatitis in the United States–Mexico border region: data from the Border Infectious Disease Surveillance (BIDS) project, 2000–2009. J Immigr Minor Health. 2013 Apr; 15(2): 390–7.

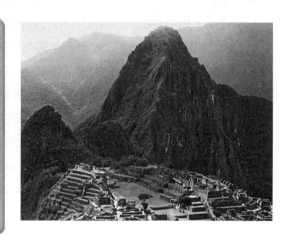

第二部分

# 美洲和
# 加勒比海

## 秘鲁：库斯科—马丘比丘

Alan J. Magill

 **目的地概况**

　　秘鲁国土面积是德克萨斯州大小的两倍，人口约 3 千万。秘鲁壮丽的自然景观，丰富的物种和多彩的人文特色，每年都吸引着成千上万的游客到访。绝大多数旅行者主要的游览目的地是前往神奇的印加遗址—马丘比丘古城（Machu Picchu），1983 年联合国教科文组织命名为世界遗产，2007 年被评为世界新七大奇迹之一。马丘比丘古城位于热带山林之中，环境非常美丽。这可能是印加帝国鼎盛时期最令人惊叹的城市建筑群，巨大的城墙、露台、坡道修建得巧夺天工，仿佛是连绵岩石峭壁上被自然切断的。马丘比丘古城自然环境地处亚马逊盆地上，安第斯山脉东部斜坡，动、植物物种极其丰富多样。

　　秘鲁经典旅行行程包括：先抵达首都利马（Lima），其面积相当于罗德岛州大小，人口约占秘鲁全国人口的三分之一。有趣的是，许多人以为利马是高海拔印加城市，但实际上它位于太平洋海岸的海平面地区（地图 4-8）。结束数天利马之旅后，经过一个小时飞行抵达库斯科（Cusco），这里是通往马丘比丘古城的门户，自身也是一个值得游览的地方，游客在库斯科可参观多种多样印加时代遗址和秘鲁山村以及游逛 Valle Sagrado [神圣谷（Sacred Valley）]的市场，之后坐火车去马丘比丘古城。马丘比丘古城是世界上最受欢迎和最有名的登山远足圣地，印加古道，一般来说，从库斯科开往马丘比丘古城铁路线的 Piscacucho（82 公里）（8438ft，2572m）处开始。中度的 26 英里（43 公里）的远足徒步通常需要 4 天 3 晚时间，大多数适宜人群应该都可以完成。然而，因为要经过 3 座高山，也是颇具挑战性。最高峰为 Warmiwanusca，位于海拔13 796ft（4205m）处，攀登 Warmiwañusca 在马丘比丘古城遗址（海拔高度7970ft，2430m）之旅最终结束之前。

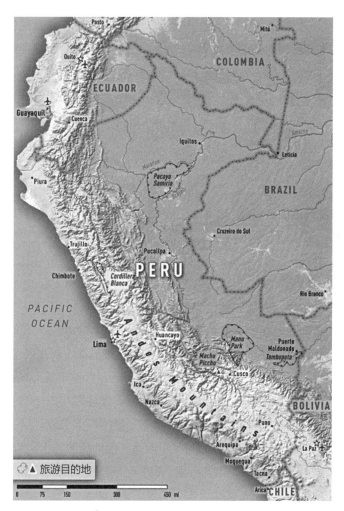

地图 4-8　秘鲁旅行目的地地图

很多旅行者希望库斯科之旅能增加一项热带雨林区体验，并从库斯科乘坐 30分钟飞机到马尔多纳多港，距玻利维亚西部边境 34 英里（55 公里），地处亚马逊河主要支流塔博帕塔河（Rio Tambopata）和马德雷德迪奥斯河（Madre de Dios River）交汇处。许多游客喜欢乘船沿着塔博帕塔河（Rio Tambopata）游览乡村小屋风光。想去游览亚马逊雨林的游客们也可以去位于南方更偏远地区的马努（Manu）国家公园游览，经库斯科也可抵达。

其他秘鲁著名的旅游目的地包括：位于洛雷托（Loreto）的北部亚马逊热带雨林区，可以游览伊基托斯（Iquitos）附近的丛林小屋或者从伊基托斯乘坐越来越受欢迎的亚马逊河邮轮游览整个亚马逊流域。和其他地方一样，秘鲁的生态旅游活动越来越多，同时，秘鲁有布兰卡山脉（Cordillera Blanca），白雪皑皑的山峰连绵708 英里，景色十分壮观，是安第斯山脉在秘鲁境内的主要部分。布兰卡山脉共有33 个主峰，海拔均超过 5500m（18 040ft），因其壮观的景色，是享有国际声誉的登山远足旅行圣地。

## ■ 健康问题

前往秘鲁旅行前医学咨询的重点包括：预防高原疾病，某些丛林地区患皮肤利什曼病的风险，某些地区黄热病疫苗接种要求，游览著名丛林小屋患疟疾的风险。

### 高海拔和急性高原病

所有前往马丘比丘古城的旅客都要途经库斯科（海拔 11 200ft，3400m）。绝大多数旅行者在机场提取行李或前往当地酒店上山的路上就会出现呼吸急促的症状。许多旅行者都会因海拔升高有一定程度的急性高原病（AMS）症状，通常在抵达 4～8 小时后出现，初始症状包括：头痛、恶心、食欲不振。高海拔环境导致低氧血症还会影响初到库斯科头几晚的睡眠质量，即使在白天感觉良好的人，也会出现无法入睡、频繁觉醒和周期性呼吸（不规则的呼吸节律，深、浅呼吸交替频繁）。部分旅行者可能发展成严重的高原疾病，包括高原肺水肿和高原脑水肿。AMS 症状大大影响旅客在库斯科的行程。有基础肺部疾病的人可能不适合到库斯科和马丘比丘古城旅行，建议咨询相关医学专家。

调查发现，大多数抵达库斯科的旅行者对 AMS 知识知晓有限或根本不知道，更不清楚在很大程度上 AMS 是可以通过预防性使用乙酰唑胺来预防的。建议每一位前往库斯科的旅行者在出发前，咨询 AMS 相关医疗信息，学会使用乙酰唑胺预防和自我治疗 AMS（更多高原疾病的预防和治疗信息详见第二章，高山病）。当地人称

AMS 为 soroche（山岳症），并几乎一直为每位初到酒店的旅客在办理入住时提供一杯热可可茶（mate de coca 古柯茶）。尽管许多人认为 mate de coca 可以预防和治疗 soroche，但并没有统计学数据支持这种说法。对于聘用要求包括可能会随机进行毒品筛查检测的人群来说，可能需要引起注意的是，当喝了一杯 mate de coca 之后好几天，标准毒品筛查试验都会显示可卡因代谢产物测试阳性。然而，静静地坐下来休息，品尝一杯热茶是一件多么愉快和值得回忆的事情。

初到的旅行者也会发现，从库斯科直接到乌鲁班巴河（Rio Urubamba）的神圣谷（Valle Sagrado），最初在海拔较低的地方住上几天对适应马丘比丘的高度是有帮助的。壮观的河谷景色从库斯科东北部 5 英里（24 公里）的皮萨卡（Pisac，9751ft，2972m）镇开始，以其丰富多彩的周日市场而闻名，继续沿西北方向下游 37 英里（60 公里）到达奥扬泰坦博镇（Ollantaytambo，9160ft，2792m）。游客可以在奥扬泰坦博镇，神圣谷的西北端搭乘火车前往马丘比丘，并当更好地适应了高原环境后，可以从马丘比丘古城返回到库斯科继续游览。乌鲁班巴河（Rio Urubamba）的北部和西北部（下游）都有火车到阿瓜克莱恩特（Aguas Calientes）（6693ft，2040m）。马丘比丘古城（7972ft，2430m）位于镇上的山脊上。

### 皮肤利什曼病

安第斯山脉太平洋沿岸山谷和亚马逊热带雨林的许多地区都流行皮肤利什曼病（CL），一种经白蛉叮咬传播的寄生虫感染疾病（详见第三章，皮肤利什曼病）。虽然这种疾病在秘鲁东南部地区非常普遍，但游客在马德雷德迪奥斯（Madre de Dios）的马鲁（Manu）公园感染的风险最高。在马鲁，CL 病原体通常是 Leishmania braziliensis。另外，局部溃疡性 CL 和黏膜性利什曼病的风险也是存在的。秘鲁没有内脏利什曼病。因为没有疫苗或药物能够预防利什曼病，因此建议旅行者一定要做好避免虫媒叮咬的防护措施。任何旅行者从秘鲁回来后出现持续的皮肤病变超过数周应该评估是否患有 CL。

### 黄热病

入境秘鲁不需要提供黄热病疫苗接种证明。仅在利马城区、库斯科、马丘比丘古城和印加古道游览的旅行者不需要接种黄热病疫苗。建议计划前往秘鲁任何海拔高度低于 2300m（7546ft）丛林地区的旅行者接种黄热病疫苗。关于 CDC 详细的秘鲁地区黄热病疫苗接种建议，参见第三章，黄热病和疟疾信息，按国家划分。

疟疾

通常，旅行者前往秘鲁感染疟疾的风险很低。平均每年，美国报道在秘鲁感染疟疾的病例少于 5 例。秘鲁亚马逊地区有间日疟原虫和恶性疟原虫。

旅行者仅在利马附近、利马以南沿海地区和著名的高原旅游区［库斯科、马丘比丘、喀喀湖（Lake Titicaca）］游览没有感染疟疾的风险。亚马逊热带雨林疟疾流行区是大多数游客的感染风险地带，主要有两个旅行目的地（见图3-40）。伊基托斯市（Iquitos）北部的热带雨林区是旅行者游览城市周围丛林小屋以及乘船雨林之旅的著名旅行目的地。伊基托斯及其周围的地区有疟疾传播。疟疾全年传播但有季节性，高峰期在 1 月到 5 月之间，与亚马逊河的雨季和海拔高度相关。建议旅行者进行疟疾化学性预防。

马尔多纳多港镇（Puerto Maldonado）距库斯科半小时飞行路程，是塔博帕塔河（Rio Tambopata）著名的热带雨林小屋游览目的地。初到的旅行者通常从机场直接乘船沿河流游览众多小屋。据秘鲁卫生部数据证实在马尔多纳多港镇（Puerto Maldonado）有疟疾传播。该地区大多数病例报道发生在当地森林里的伐木工和黄金矿工人群。旅客途经塔博帕塔河（Rio Tambopata）的马尔多纳多港镇（Puerto Maldonado）进行 2～3 天的短途木屋旅行，不需要化学性预防疟疾，但应该依据个人情况而定，如果旅行时间长或者计划的活动有较高的感染风险应该服用化学性疟疾预防药物。

旅行者的疟疾感染风险因行程、旅行方式和住宿条件不同而不同。秘鲁亚马逊地区不同季节的疟疾感染风险是不可预测的，在洛雷托（Loreto）地区偶有恶性疟原虫。当建议旅行者服用化学性预防药物还是仅做好防蚊措施来预防疟疾时，需要考虑所有这些因素和数据来决定。

其他传染病

比较常见的是典型的旅行者腹泻。胃肠道感染常是耐氟喹诺酮类弯曲杆菌所致，当任何患者出现发热和全身症状的胃肠道疾病，并经初始氟喹诺酮类经验治疗后，临床症状在 12～24 小时内未能得到改善的，应该怀疑耐氟喹诺酮类弯曲杆菌感染。这种情况下建议使用阿奇霉素。环孢子虫病（Cyclosporiasis），由寄生虫 Cyclospora cayetanensis 引起的肠道疾病，在秘鲁也常见。当出现水样性腹泻、食欲不振、体重减轻、腹部痉挛和腹胀，并持续数天到数周，应考虑患有环孢子虫病。用复方磺胺甲恶唑（trimethoprim-sulfamethoxazole）治疗。

秘鲁新热带地区和北部海岸流行登革热。亚马逊盆地存在马雅罗（Mayaro）病毒，甲病毒属。经蚊子传播引起登革热样疾病。与其他甲病毒属病毒一样，Mayaro 会导致长期和退行性关节痛。医生治疗有登革热样症状和体征的患者，且最近有到亚马逊的旅行史的，鉴别诊断应该考虑 Mayaro 感染，特别是以持续关节痛为显著症状并有临床影像图片支持的患者。旅行者到秘鲁旅行应该采取措施保护自己白天免受蚊虫叮咬预防登革热（详见第二章，防蚊、蜱和其他节肢动物）。

### 参考文献

1. Cabada MM, Maldonado F, Quispe W, Serrano E, Mozo K, Gonzales E, et al. Pretravel health advice among international travelers visiting Cusco, Peru. J Travel Med. 2005 Mar–Apr; 12(2): 61–5.

2. Mazor SS, Mycyk MB, Wills BK, Brace LD, Gussow L, Erickson T. Coca tea consumption causes positive urine cocaine assay. Eur J Emerg Med. 2006 Dec; 13(6): 340–1.

3. Merritt AL, Camerlengo A, Meyer C, Mull JD. Mountain sickness knowledge among foreign travelers in Cusco, Peru. Wilderness Environ Med. 2007 Spring; 18(1): 26–9.

4. Neumayr A, Gabriel M, Fritz J, Gunther S, Hatz C, Schmidt-Chanasit J, et al. Mayaro virus infection in traveler returning from Amazon Basin, northern Peru. Emerg Infect Dis. 2012 Apr; 18(4): 695–6.

5. Steinhardt LC, Magill AJ, Arguin PM. Review: Malaria chemoprophylaxis for travelers to Latin America. Am J Trop Med Hyg. 2011 Dec; 85(6): 1015–24.

**第三部分**

# 亚洲

**柬埔寨**
Michael C. Thigpen，
Dora Warren，Grant
Ludwig

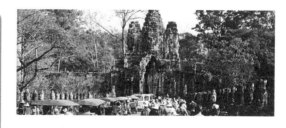

 **目的地概况**

每年都有超过 400 万游客造访柬埔寨，许多人都会前往吴哥窟（Angkor Wat），坐

落在柬埔寨丛林西北部，一个由约 100 座古代庙宇和其他建筑构成的建筑群，占地 400 平方千米。吴哥庙宇群被认为是世界建筑奇迹之一，1992 年被认定为世界遗产。这些庙宇建造于公元 9 世纪到 14 世纪之间，高棉帝国的鼎盛时期。这些历史建筑装饰以高棉的雕刻艺术为特色，以印度教和佛教为主题，从建筑学的角度展现了这个统治东南亚长达 5 世纪的光辉帝国。高棉帝国没落以后，这里几乎完全被遗弃在周围的丛林之中，一直保持着原封不动的状态，直到 19 世纪末期 *Lost Temples of Cambodia*（《柬埔寨失落的神庙》）一书出版。随着国际访客的到来，修复工作也开始展开，但"红色高棉"的出现和接踵而至长达数十年的内战让大多数游客望而却步，这一情况持续到 1990 年代。柬埔寨从长达 20 多年的政治经济动荡局势中逐渐复苏，吴哥庙宇群成为了东南亚地区最热门的旅游目的地。后来，游客们开始逐渐游览柬埔寨的其他地区，包括沿海沙滩和泰国湾中的岛屿。柬埔寨与越南和老挝交界地区的乡村丛林探险旅游也越来越热门。

柬埔寨是东南亚地区最贫穷的国家之一，但这个国家发展迅速。因此，商务旅行也有增多趋势。旅行者可以从许多亚洲城市直接飞往金边（Phnom Penh）或者宿暹粒（Siem reap），开通直飞航线的亚洲城市包括曼谷、新加坡、吉隆坡、首尔、中国香港、万象和胡志明市。陆路旅行也可以通过直接在曼谷和胡志明市坐巴士实现。

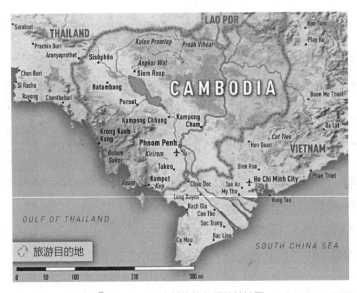

📍 地图 4-9　柬埔寨旅行目的地地图

## ■ 健康问题

### 免疫接种

所有前往柬埔寨的旅行者都应该保证常规免疫在免疫期内，包括季节性流感，另外还应该预防甲型、乙型肝炎和伤寒。

乙型脑炎被认为在柬埔寨全境流行，全年都有传播，不过高峰出现在五月到十月的雨季。所有计划在乡村地区停留一个月以上的旅行者都建议接种疫苗，所有短期停留但面对乙型脑炎病毒暴露风险较高的旅行者，例如在户外、乡村、农业地区（尤其是雨季）花费时间较多的旅行者，也建议接种疫苗。大多数旅行者会花费2～4天游览空间封闭的吴哥庙宇群，居住在宿暹粒市内有空调的旅店，这些旅行者感染乙型脑炎的风险微乎其微，但应该采取防蚊措施。

狂犬病在柬埔寨全境流行。大多数短期游览吴哥窟庙宇群的旅行者感染风险很低。但所有计划在柬埔寨进行深度游的旅行者应该考虑在出行前获得狂犬病免疫力。主要风险来自于被狗咬伤。金边市内的巴斯德研究院（Pasteur Institute）和一些私人诊所可以提供狂犬病疫苗和咨询，巴斯德研究院面向公众提供狂犬病免疫球蛋白。

虽然柬埔寨没有黄热病风险，但当地政府规定，来自有黄热病传播风险国家的旅行者需要提供黄热病疫苗接种证明。

## ■ 其他健康与安全风险

### 旅行者腹泻

旅行者腹泻和食源性感染在柬埔寨较常见。旅行者应该避免饮用非瓶装水、冰块，避免食用街边摊的食物。安全的瓶装水很容易买到，旅行者应该遵守安全的食物与饮水预防措施（见第二章，食物和水的注意事项），并随身携带抗生素药物进行自我治疗，因为氟喹诺酮类耐药性在柬埔寨和其他东南亚国家很常见，因此，阿奇霉素可能是更为优选的药物（见第二章，旅行者腹泻）。

### 登革热

登革热在柬埔寨全境流行，每隔几年会出现大流行。传播高峰期出现在雨季，即使在非流行年份，全年也都会出现个别病例。前往柬埔寨的旅行者应该采取措施预防日间蚊虫叮咬从而预防登革热（见第二章，防蚊、蜱和其他节肢动物）。

### 疟疾

旅行者在柬埔寨罹患疟疾的高危因素是进入丛林地区。在吴哥窟、洞里萨湖（Tonle Sap Lake）、宿暹粒和金边附近几乎没有疟疾传播。大多数停留 2～4 日的游客都会在日间游览吴哥窟的封闭空间，在夜间居住在宿暹粒带有空调的旅馆中，对于这样的游客，罹患疟疾的风险微乎其微。然而依然应该采取防蚊措施。如果旅行者计划前往丛林深处的更加偏僻的吴哥庙宇，或者计划前往金边外围的冷门旅游景点，尤其是前往丛林地区时，都应该考虑疟疾的药物预防。

对于前往班迭棉吉省（Banteay Meanchey）、马德望（Battambang）、贡布（Kampot）、戈公（Koh Kong），奥多棉吉省（Odder Meanchey）、拜林（Pailin）、柏威夏省（Preah Vihear）、菩萨省（Pursat）和宿暹粒地区的旅客，疟疾药物预防推荐使用阿托伐醌－氯胍，或者多西环素。其他地区可以额外选用甲氟喹（更多信息请见第三章，疟疾）。

### 基孔肯雅热

基孔肯雅热于 2011 年重新传入柬埔寨，2012 年 3 月份曾在柬埔寨东南部地区大规模暴发流行。感染基孔肯雅病毒的风险存在于整个白天时段，因为最主要的病媒生物埃及伊蚊在白昼期间的叮咬活动最凶猛。旅行者可以通过防止蚊虫叮咬的手段进行自我保护（更多细节信息请见第三章，基孔肯雅热）。

### 血吸虫病

肝吸虫，例如湄公血吸虫，曾被发现于老挝边境与柬埔寨 Kratie 省之间的湄公河流域，当地的淡水豚吸引了许多游客。应尽量避免在自然淡水水域游泳，例如湖泊、河流和池塘（见第三章，血吸虫病）。

### 蛇咬伤

柬埔寨境内已知的毒蛇至少有 17 种，因此旅行者应注意预防蛇咬伤。有效的解毒剂在一些国际医院有提供，包括宿暹粒的吴哥皇家国际医院和金边的卡尔梅特（Calmette）医院（见第二章，与动物有关的风险）。

## 公共交通

机动车事故导致乘客和行人伤害和死亡的风险正在快速升高。道路上大多数人都骑摩托车，对摩托车驾驶员要求佩戴安全帽，但对乘客并无此项要求。应避免乘坐摩托车出租车。随着不断增长的汽车和摩托车数量，同时还出现了交通法规执法不严和对道路规则认识不足的问题。因此旅行者应该在横穿马路之前仔细观察四周各个方向。在吴哥窟和其他城市，大多数旅行者都会乘坐随处可见的"突突车"（通常都是三轮车），或者租车同时配司机导游。价钱需要在上车以前谈好。如果有人出于某种原因坐在了摩托车后座，请务必佩戴安全帽。

柬埔寨首都金边周围共有五条国家高速公路，通往其他城市以及海滨度假村。在雨季期间，道路状况可能会很快恶化，因此建议不要在天黑以后于高速公路上旅行。

## 安全

旅行者应该时刻保持警惕，遵循常识，例如不要独自走夜路。此外还建议旅行者仅携带无关紧要的物品。当地的盗窃强夺形式的犯罪很常见，乘坐"突突车"的旅行者应该将随身物品藏好，在街上行走的旅行者应该将随身包裹放在远离马路的一侧。

### 地雷

虽然吴哥窟附近以及主要城市的雷区都已经清扫过了，但数十年的军事冲突依然遗留了许多地雷和未引爆的炮弹，它们主要分布在柬埔寨的乡村地区，包括马德旺、班迭棉吉、菩萨、宿暹粒和磅通（Kampong Thom）省。前往这些地区的旅行者应该多加小心，尤其是在冒险进入偏僻的庙宇和丛林中的时候，应该一直行走于已有的路径上，或者聘请熟悉当地危险情况的向导。旅行者不应该触摸任何外形类似地雷或炮弹的物体。如果看到了这些物体，应该通知柬埔寨地雷行动中心。

### 假药

当地药店提供的处方药和非处方药都十分有限，但从当地获得的药品质量差别可能会很大，旅行者应该携带足够的药品储备。当地的假药很多，经常真假难辨（见第二章，观点：药物质量和假药）。如有必要，应该只在具备资格的药店购买药品，具备资格的药店会标有绿色杯子和蛇的标志。

## ■ 气候

柬埔寨属于热带气候，全年天气炎热。最热的月份为 3～5 月，在探索庙宇或参观其他旅游景点的时候应该采取防暑措施。许多旅行规划都会在清晨和傍晚探索庙宇，中午在有空调的餐馆休息。雨季开始于 4 月末或 5 月，持续到 11 月或 12 月。在雨季期间，虫媒传染病传播风险增加。

## ■ 医疗

柬埔寨的医疗设施和服务大多都达不到国际标准。在宿暹粒和金边的少数国际诊所和医院能够提供基础医疗救助和安置。在金边的美国使馆网站上可以查到柬埔寨境内的医疗设施和药店相关信息。如果基本医疗和安置不能满足需要，大多数旅行者都应该前往曼谷或新加坡寻求医疗救助。因此，强烈建议旅行者考虑投保带有医疗撤离险的旅行健康保险。

### 参考文献

1. CDC. Chikungunya outbreak—Cambodia, February–March 2012. MMWR Morb Mortal Wkly Rep. 2012 Sep 21; 61: 737–40.

2. Embassy of the United States, Phnom Penh, Cambodia [Internet]. Medical services in Cambodia. Phnom Penh: US Department of State; 2014 [cited 2014 Jun 25]. Available from: http://cambodia.usembassy. gov/medical_information. html.

3. Ledgerwood J. Landmines in Cambodia. DeKalb, IL: Northern Illinois University [cited 2014 Jun 25]. Available from: http://www. seasite. niu. edu/khmer/Ledgerwood/Landmines. htm.

4. Ly S, Buchy P, Heng NY, Ong S, Chhor N, Bourhy H, et al. Rabies situation in Cambodia. PLoS Negl Trop Dis. 2009; 3(9): e511.

5. Muth S, Sayasone S, Odermatt-Biays S, Phompida S, Duong S, Odermatt P. Schistosoma mekongi in Cambodia and Lao People's Democratic Republic. Adv Parasitol. 2010; 72: 179–203.

6. Rogers WO, Sem R, Tero T, Chim P, Lim P, Muth S, et al. Failure of artesunatemefloquine combination therapy for uncomplicated Plasmodium falciparum malaria in southern Cambodia. Malar J. 2009; 8: 10.

7. Touch S, Hills S, Sokhal B, Samnang C, Sovann L, Khieu V, et al. Epidemiology and burden of disease from Japanese encephalitis in Cambodia: results from two years of sentinel surveillance. Trop Med Int Health. 2009 Nov; 14(11): 1365–73.

8 US Department of State. Cambodia country specific information. Washington, DC: US Department of State; 2013 [cited 2014 Sep 22]. Available from: http: //travel. state. gov/content/passports/english/country/cambodia. html.

9 Vong S, Goyet S, Ly S, Ngan C, Huy R, Duong V, et al. Under-recognition and reporting of dengue in Cambodia: a capture-recapture analysis of the National Dengue Surveillance System. Epidemiol Infect. 2012 Mar; 140(3): 491–9.

10 World Health Organization. Cambodia. In: World Malaria Report, 2013. Geneva: World Health Organization; 2013 [cited 2014 Sep 22]. Available from: http: //www. who. int/malaria/publications/country-profiles/profile_khm_en. pdf.

## 第三部分

# 亚洲

中国
Sarah T.
Borwein

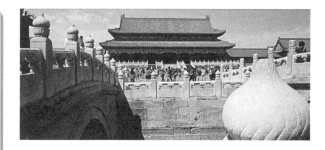

 **目的地概况**

中国有超过 13 亿人口，是世界人口第一、国土面积第四的国家，国土面积次于俄罗斯、加拿大和美国。中国与其他 14 个国家接壤，拥有大约 18 000 千米的海岸线。中国分为 23 个省份，5 个自治区，4 个直辖市，2 个特别行政区(地图 4-10)。这片辽阔的土地上孕育了多种多样的地貌、语言和习俗。中国的气候南至热带北至亚寒带，不同地区和季节千差万别。自然灾害方面东南沿海地区有台风，北方有沙尘暴，各地均有洪水、地震和山体滑坡。史上 10 大致死自然灾害事件中，有 6 次都发生在中国。1556 年的陕西地震据估计有超过 80 万人丧生，是历史上死亡人数最多的地震。最近一段时期，中国西部省份也发生过严重的地震灾害，分别发生在 2008 年的四川和 2010 年的青海。暴雨、洪水和山体滑坡曾在 2010 年荼毒过广大地区，干旱和沙尘暴也曾侵袭北方地区。

中国地图

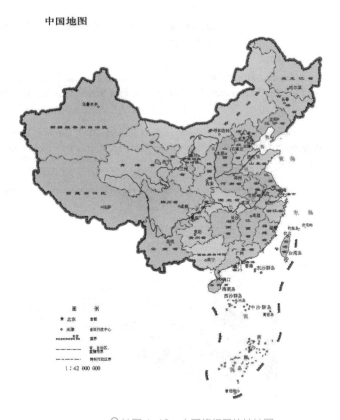

📍地图 4-10　中国旅行目的地地图

　　中国是世界上拥有最古老不间断文明的国家之一，可以追溯到 5000 年以前。中国拥有世界上沿用时间最长的语言文字系统，也是许多发明的故乡，包括"中国古代四大发明"：造纸术、指南针、火药、印刷术。今天的中国已经比其他发展中国家更加现代化（比如可以送人上太空），更加富裕，但农村的贫穷和欠发达问题依然存在，尤其是在中国西部地区。

　　中国大约有 7 亿人口生活在农村。然而城市的迅速发展让中国诞生出了许多世界上最大的超级城市。上海和北京都拥有接近 2000 万居民；重庆的都市人口超过 3000 万，是世界上成长最迅速的城市中心之一。在中国的经济、历史和文化发展中，河流扮演了中心角色。长江流域起自青藏高原，延伸 4000 英里，东至上海进入中国东海，养育了全世界 5% 的人口。

　　2012 年，有超过 1 亿名游客访问了中国，在过去的十年中，中国的旅游业迅猛发展，虽然在过去的两年中，游客数量略微下滑。中国出境旅游业的发展更加令人惊讶，从 2004 年的 2900 万人增长到了 2013 年接近 1 亿人。中国游客也成为了世界旅游市场的最大消费群体，在 2012 年内的海外花费超过了 1000 亿美元，超过了美国和德国好游客。

中国的悠久历史和多样自然景观造就了 41 处联合国教科文组织的世界遗产景点，从壮观的皇家建筑紫禁城和天坛再到奇迹工程长城、西安兵马俑和西部宏伟如山的宗教建筑。热门旅游线路经常包括北京和长城，西安以及长江（关于长江游轮信息，见表格 4.1）。其他旅游目的地还包括：

★ 上海和中国香港，现代化建筑和东西方结合的文化。

★ 云南丽江，许多少数民族聚集地。

★ 四川省，中国符号熊猫的故乡。

★ 桂林，著名的喀斯特地貌和怪石，许多中国国画的创作题材。

★ 西藏，目前世界海拔最高的铁路已直通拉萨，最高海拔 5072m。

专题旅行线路越来越多，包括徒步、登山、农家乐、丝绸之路和其他偏僻地区的显露。除了观光旅游以外，还有越来越多的人前往中国探亲访友，留学或领养儿童。这些访客群体可能会暴露于某些疾病的高风险中，因为他们会低估自己面临的风险，寻求旅行建议的意愿也更低，而且他们的食宿通常都会更加本土化甚至乡村化。前往中国领养儿童的人经常担心儿童的健康但却忽略了自己的健康。

---

### 表 4-1 长江巡游：所需考虑要点

长江是世界第三长河，也是世界上最繁忙（污染也最严重）的航道之一。长江巡游是热门旅游项目，行程需要考虑的健康要点有以下几个：

- 至少有 1 例乙型脑炎病例记录在案，该患者曾进行过为期三周的中国城乡游，其中包括一次长江巡游。且记录在案的病例可能被低估了。
- 疟疾在此行中并非主要风险，只建议进行防止蚊虫叮咬措施。
- 血吸虫病——日本血吸虫——存在于长江流域。在长江中游泳非常不明智。
- 长江巡游中很少出现晕动症，因为大多数情况下船只都航行在平静的水库中，但容易晕船的旅行者应该携带止吐剂。
- 下船时经常需要走很陡、很长的楼梯，还有很远的步行距离，因此不适合身体状况不佳的旅客。
- 长江巡游可能会遇到空气污染的问题，会导致眼部或喉部刺激症状，敏感的旅客可能会出现呼吸系统问题。9 月和 10 月据说是空气最好的月份。
- 大多数不说汉语的游客都会倾向于 4 星或 5 星级"豪华"游轮。中国游轮的头等舱可能洁净度方面不能达到预期，而且可能不会提供英文服务。
- 需要注意饮食安全，即使是豪华游轮也不例外。

## ▣ 健康问题

虽然中国现在是世界第二大经济体，但人均收入依然低于世界平均水平，农村与城市之间的贫富差距等同于东西方的贫富差距。因此健康风险也随之变化。

## ▣ 空气污染

中国经济迅速增长导致空气污染排放量急剧增加，尤其在超级城市中。虽然已经采取了有力的污染治理措施，但全世界污染最严重的 20 个城市中，中国还是占了 16 个，而且北京经常位居榜首。在污染最严重的高峰期，空气中的颗粒物水平是世卫组织规定的安全值上限的 40 倍，有时被外籍居住者称为"末日空气"日。对于大多数旅行者来说，并不需要担心由这种空气污染带来的长期健康风险，因为他们的暴露都是相对短暂的。然而，他们可能会遭受眼部和喉部刺激症状，而且患有心肺功能疾病的旅客，例如哮喘、慢性阻塞性肺部疾病，或者充血性心衰，可能会觉得症状有所加重。此外，暴露于高水平空气污染能够显著增加呼吸道感染的风险，包括鼻窦炎、耳炎、支气管炎、和肺炎。儿童和老人是最易感染的。旅行者应该确保携带足够的常规药品，例如雾化吸入器。所有旅行者都应该接种当年流感疫苗，所有呼吸道感染高危人群都应该考虑接种肺炎疫苗。虽然医用口罩正在变得越来越时髦，尤其是在北京上海等大城市，但口罩并不能针对空气污染提供保护，所以并不建议佩戴。佩戴正确的 N95 口罩能够过滤掉颗粒物，但却不能过滤掉气体污染物，而且实际上有时还会加剧呼吸问题，所以也不作为日常用品推荐。

## ▣ 免疫接种

常规日常接种应保持处于有效期内，包括破伤风、白喉、麻疹、腮腺炎、风疹、水痘、流感和肺炎疫苗。此外，甲型肝炎、乙型肝炎和伤寒疫苗一般建议接种。因为新疆维吾尔自治区与巴基斯坦接壤，而巴基斯坦是脊髓灰质炎的流行地区，所以前往新疆的旅客如果要在医疗机构、难民营或者人道主义救助机构进行工作的话，应该接种疫苗预防脊髓灰质炎，包括单次终身加强剂量的脊髓灰质炎疫苗（IPV）。麻疹和风疹的免疫非常重要，虽然 2010 年 9 月份开始的大规模接种活动已经让中国的麻疹病例报告大幅减少，从 2008 年的 131 000 例到 2011 年的 10 000 例。但依然有一些旅行者曾经登上报纸头条，就是因为他们从中国返程以后在本国内造成了麻疹暴发。虽然中国的风疹流行病数据很少，但在 2008 年以前，风疹并不在中国国家计划免疫之列，所以有人认为发病率很高。

### 狂犬病疫苗

狂犬病在中国是一个严重问题，在整个亚洲都是，近年来每年都有超过 3000 个人类死亡病例报告。在中国任何地区，包括城市地区，如果被哺乳动物咬伤，必须被认为是狂犬病的高危因素。国际标准的狂犬病免疫球蛋白一般都无法获取，所以被动物咬伤往往会导致中途返程，需要转移至中国香港、曼谷或自己本国，进行暴露后预防。动物咬伤在游客中出现的概率惊人的高。比如，根据 GeoSentinel 监控网络数据显示，从中国旅行归来后最常见的皮肤问题是狗咬伤。因此在旅行前咨询时就应该讨论狂犬病的风险和预防，还应计划好万一暴露以后的处置。长时间停留的旅行者和移居中国者应该考虑暴露前疫苗接种计划。应该鼓励旅行者投保旅行健康保险，包括医疗撤离的保险（见第二章，旅行保险、旅行健康保险和医疗救助保险）。

### 乙型脑炎疫苗

乙型脑炎（乙脑，JE）流行于所有地区，除了青海、新疆和西藏（地图 3-8 和表 3-6）。中国通过接种疫苗已经大幅削减了乙脑的发病率，在 2008 年，中国国家计划免疫中加入了乙脑，但这些计划免疫范围内的疾病对于未接种疫苗的旅行者依然能构成威胁。虽然乙脑在不同地区的流行季节有差异，但大多数本地居民的病例报道都出现在 6～10 月。大多数前往中国的旅行者罹患乙脑的风险都较低，但具体情况取决于季节、目的地、行程长短和行为活动。风险最高的行为是在流行季节前往乡村地区。所有在 6～10 月期间在流行地区计划停留 ≥ 1 个月的旅行者都推荐接种乙脑疫苗。短期停留的旅行者如果计划前往乡村地区则也应该考虑接种乙脑疫苗，尤其是计划进行某些高危活动的，例如在户外逗留很长时间或住宿条件没有空调、纱窗、蚊帐等。然而，在短期停留的旅客群体中也会不定期地出现极少数散发案例，包括北京和上海的城郊地区。

### 疟疾

疟疾的风险在中国很低，除了云南省南部或海南省农村地区。如果前往这些地区，则需考虑疟疾预防用药。云南省南部存在甲氟喹耐药，也就是说旅行者应该准备多西环素或阿托伐醌－氯胍。前往其他地区的旅客，因为风险太低，所以不足以进行药物预防。在海拔低于 1500m 的中国农村其他地区，5 月份至 12 月份有极罕见的病例，通常都是间日疟原虫，只建议采取防止蚊虫叮咬措施。

## ■ 其他健康风险

### 食源性疾病

在中国，豪华住宿条件下，罹患旅行者腹泻的风险似乎很低，但其他条件下风险一般。旅行者应采取常规的饮食预防措施，所有旅行者都应携带抗生素药物进行自我治疗。因为喹诺酮类耐药的弯曲杆菌是中国的问题之一，阿奇霉素可能是很好的选择。直接喝自来水是不安全的，即便是大城市也如此。大多数宾馆都会提供瓶装水或白开水，而且瓶装水很容易获得。此外，有许多分布广泛的被寄生虫和其他物质污染的食物。旅行者应该严格避免食用未熟透的鱼类、贝类和未经灭菌处理的乳制品。

### 性传播疾病

性传播疾病，包括梅毒、艾滋病、淋病和衣原体感染，对中国的影响正在越来越严重，尤其在发展迅猛的东部沿海地区。旅行通常都伴随着管制松散和消遣性行为联络。旅行者应该知晓性传播疾病的风险，如果与某个艾滋病或性病状态未知的人发生性行为，应使用安全套。旅行前应考虑接种乙型肝炎疫苗。

### 交通意外伤害

中国交通经常很混乱，交通事故率，包括致死的交通事故率都在世界前列。中国大陆靠右侧通行，但中国香港和澳门地区靠左侧通行。现实中，许多人驾车行驶在马路正中间。儿童安全座椅、后座安全带、自行车后三轮车安全帽都很少见，也并非非常容易获取，即使是出租车也是如此。电动自行车很流行，而且不需要注册管理。电动自行车经常被骑上人行道、自行车道，同时也包括机动车道。因为电动自行车声音非常小（没有引擎噪声），因此很难躲避。机动车和电动自行车经常不开照明灯光行驶，因此夜间出行更危险。即使是很小的交通事故也能造成大型交通拥堵，有时还会演化成暴力冲突，尤其是在涉及外国人的时候。中国并没有签署国际驾驶许可协定，在中国驾驶汽车必须持有中国驾驶证。出于以上原因，雇用当地司机要比自己驾驶更简单也更安全。还应建议避免在夜间或恶劣天气中驾车，而且不要认为每个人都会严格遵守交通规则。

## 中国的医疗

北京、上海和中国香港有许多西式医疗机构可以达到国际标准。有些其他城市的医院有"高干病房",可能会有工作人员提供英语服务。在这类医疗机构中,标准医疗条件是不能预测的,文化习俗上的差异可能会为旅行者带来困难。在农村地区,只有乡村医疗设施可用。在城市以外,由于医疗器械消毒不当可能会导致乙型肝炎传播风险。救护车上并不配备经受训练的救护人员,通常只有很少或无医疗设施。因此,受伤的旅行者可能需要乘坐出租车或其他立即可用的车辆前往最近的大医院,而不是等待救护车赶到。

药店经常会将处方药随意销售。这类药品有的时候是假药、劣质药,甚至是被污染的药。旅行者自己应该携带足量的常备药品;如果需要更多药物或其他药物,最好前往声誉好的诊所或医院。

有些旅行者希望尝试传统中医和针灸。虽然大多数都没有带来后果,但针灸的针可能会成为血源疾病和皮肤感染的风险因素,而且传统中医产品可能会遭受重金属污染或含有药物成分。而穴位按摩要比针灸更明智。

强烈建议旅行者在出行前购买旅行健康和医疗撤离保险。大多数医院并不会直接接受外国医疗保险,而且经常要求患者先存一笔预估的医药费用后才会收治。

### 参考书目

1. CDC. Measles among adults associated with adoption of children in China—California, Missouri, and Washington, July–August 2006. MMWR Morb Mortal Wkly Rep. 2007 Feb 23; 56(7): 144–6.

2. Chen XS, Gong XD, Liang GJ, Zhang GC. Epidemiologic trends of sexually transmitted diseases in China. Sex Transm Dis. 2000 Mar; 27(3): 138–42.

3. Cutfield NJ, Anderson NE, Brickell K, Hueston L, Pikholz C, Roxburgh RH. Japanese encephalitis acquired during travel in China. Intern Med J. 2005 Aug; 35(8): 497–8.

4. Davis XM, MacDonald S, Borwein S, Freedman DO, Kozarsky PE, von Sonnenburg F, et al. Health risks in travelers to China: the GeoSentinel experience and implications for the 2008 Beijing Olympics. Am J Trop Med Hyg. 2008 Jul; 79(1): 4–8.

5 Hills SL, Griggs AC, Fischer M. Japanese encephalitis in travelers from non-endemic countries, 1973–2008. Am J Trop Med Hyg. 2010 May; 82(5): 930–6.

6 Shaw MT, Leggat PA, Borwein S. Travelling to China for the Beijing 2008 Olympic and Paralympic Games. Travel Med Infect Dis. 2007 Nov; 5(6): 365–73.

7 Shlim DR, Solomon T. Japanese encephalitis vaccine for travelers: exploring the limits of risk. Clin Infect Dis. 2002 Jul 15; 35(2): 183–8.

8 Tang X, Luo M, Zhang S, Fooks AR, Hu R, Tu C. Pivotal role of dogs in rabies transmission, China. Emerg Infect Dis. 2005 Dec; 11(12): 1970–2.

9 United Nations World Tourism Organization. UNWTO tourism highlights. Madrid: United Nations World Tourism Organization; 2012 [cited 2014 Sep 18]. Available from: http: //mkt. unwto. org/en/publication/unwto-tourism-highlights-2012-edition.

10 World Health Organization. Measles bulletin: Western Pacific region. Geneva: World Health Organization; 2010 [cited 2014 Sep 18]. Available from: http: //www. wpro. who. int/entity/immunization/documents/docs/MeasBulletinVol4Issue1_F840. pdf.

11 Zhang J, Jin Z, Sun GQ, Zhou T, Ruan S. Analysis of rabies in China: transmission dynamics and control. PloS One. 2011; 6(7): e20891.

12 Zhang YZ, Xiong CL, Xiao DL, Jiang RJ, Wang ZX, Zhang LZ, et al. Human rabies in China. Emerg Infect Dis. 2005 Dec; 11(12): 1983–4.

第三部分

# 亚洲

印度
Phyllis E. Kozarsky

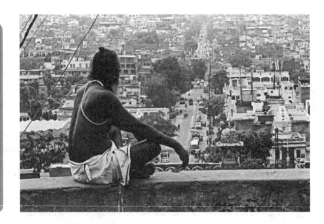

 **目的地概况**

印度大约是美国面积的三分之一，但人口却是美国的 4 倍（13 亿人口）。这让印度成为世界第二的人口大国，仅次于中国。印度历史悠久、文化多姿多彩，印度是4种世界宗教的发源地：印度教、佛教、耆那教和锡克教。虽然超级城市也在发展，例如孟买和德里（全都拥有超过1500万人口），但是70%的人口依然居住在乡村地区，65%～70%的人口都从事农业。虽然印度是世界上增长最快的经济体之一，但不同省份的识字率却相差很大（64%～94%），贫穷的程度非常高。印度的地形地貌非常多样，既有热带沙滩，也有丘陵、沙漠和喜马拉雅山脉。印度北方气候更加四季分明，南方全年都是热带气候。大多数旅行者喜欢在冬季前往印度——11月到3月，这时候的气温最宜人——当然也有一些家庭会选择在夏天假期带孩子前去。

印度正在成为美国旅行者的热门目的地，来自美国的游客越来越多。印度的国际商务正欣欣向荣，观光游客也接踵而至，前往庙宇、沙滩和泰姬陵参观。对于一些新加入美国籍的印度裔居民，印度依然是他们的故乡，他们会经常回来探亲访友。

因为观光客可能无法在为期2周的假期中看尽所有印度名胜，所以通常人们会在单次旅行中选择一个地区。最常见的印度北部旅行线路包括德里、阿格拉（Agra）、瓦拉纳西（Varanasi）和拉贾斯坦邦（Rajasthan）地区的城市，例如斋蒲尔（Jaipur，号称粉红之城）和乌代布尔（Udaipur）。阿格拉市坐落着泰姬陵，这是对逝去挚爱的宏伟丰碑。在印度北部旅行环线沿途，旅行者可以在基拉德加那（Keoladeo Ghana）短暂停留，欣赏壮丽的鸟类天堂，也可以在Ran Thambore观赏老虎保护区（地图4-11）。印度教、佛教和耆那教圣城瓦拉纳西会欢迎印度教的朝圣者，号称在横河沿岸将有非凡的体验。稍微偏南方的旅行线路可能会穿过Goa及其附属西海岸的海滩，海风中摇曳的棕榈树下非常适合老一辈嬉皮士聚会。孟买，印度的重要入境通道之一，坐落着世界上最大的电影产业宝莱坞。加尔各答（Kolkata）被认为是印度的文化中心。中南部地区的班加罗尔（Bengaluru / Bangalore）既是一座花园城，又是印度的硅谷。古老的海滨城市科钦（Kochi / Cochin）散发着浓郁的葡萄牙余味，海得拉巴（Hyderabad）最著名的是它的古代花岗岩堡垒，星罗棋布的清真寺和热闹集市。虽然旅行线路缤纷多样，但对于赴印度旅行者的健康建议大多数都是类似的。由于高温、暴雨和存在洪水泛滥的风险，一些疾病（例如蚊媒传播疾病）的发病率会在雨季（5～10月）增长。

赴印度旅行的最需要关注卫生健康的是那些探亲访友的旅行者。这些旅行者通常都不会寻求旅行前健康咨询，因为他们是回到自己的故土。这样的旅行者可能会居住在乡村地区，也就是一般观光游客和商务旅客不下榻的地方，他们居住在个人家中，与家人们共同饮食，因此对于许多旅行相关疾病的风险都更高 [ 见第八章，回国探亲访友（VFRs）的移民 ]。

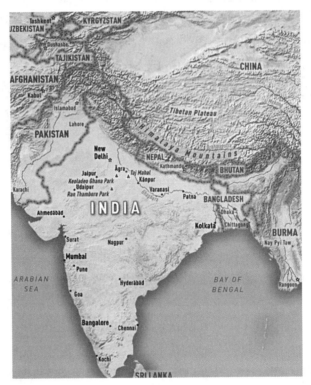

📍地图 4-11　印度旅行目的地地图

## ▉ 健康问题

### 免疫接种

所有前往印度的旅行者都应该保证常规免疫接种处于有效期内，而且建议考虑接种乙肝疫苗。尤为重要的是要确保旅行者对麻疹具有免疫力。因为印度自从 2011 年早期以来就从未报道过任何一例脊髓灰质炎野病毒病例，已经于 2014 年 3 月份从世界卫生组织获得了消除脊髓灰质炎认证，所以脊髓灰质炎疫苗已经不再向美国赴印度旅行者推荐。然而，从 2014 年 3 月开始，所有来自脊髓灰质炎流行国家的旅行者（无论是暂居者还是公民）都要求最近口服过脊髓灰质炎疫苗（http：//mohfw.nic.in/showfile.php?lid=2634）。

### 甲型肝炎疫苗

所有前往印度的旅行者都应该确保有甲型肝炎的免疫力。虽然有人认为出生于印度的旅行者应该早在儿童时期就有过甲型肝炎暴露史，因此应该具有免疫力，但这种看法不一定正确，尤其对于年轻人来说。旅行健康提供者在面对探亲访友旅行者的时候应该考虑甲型肝炎 IgG 抗体血清学检测或者考虑接种疫苗。

### 伤寒疫苗

美国超过 80% 的伤寒发热病例都有印度或其他南亚国家旅行史。因此，即使是短期旅行，也应该推荐伤寒疫苗。对疫苗感到迟疑的患者或许应该被告知，在东南亚国家罹患的伤寒热对于喹诺酮类抗生素的耐药性明显升高，有时甚至需要采用注射药物。

副伤寒热是一种类似的疾病，由沙门菌副伤寒甲、乙、丙杆菌引起，在南亚地区流行趋势上升，但伤寒疫苗却不能预防副伤寒感染。

### 乙型脑炎疫苗

虽然印度从未有过旅行者罹患乙型脑炎（乙脑）的病例报道，但这种疾病在印度许多地区都有发病。5～10 月雨季期间该病风险最高，不过某些地区雨季持续时间可能会延长或终年都是雨季，尤其是印度南部地区。对于典型的 2 周旅行计划，大多数旅行者都前往城市地带的主要景点，因此不推荐乙脑疫苗。然而对于所有计划在乙脑流行季节期间在疫区停留时间 ≥ 1 个月的旅行者都应推荐疫苗。而且对于短期旅行者，如果计划前往城市以外的地区，并且乙脑病毒暴露风险增加，也应考虑接种乙脑疫苗［见第三章，流行性乙型脑炎（日本脑炎）］。近年来已公布的疫情暴发都不在典型的旅行者目的地。

### 狂犬病疫苗

印度的狂犬病负担是全球最重的，据估计每年有 15 000～20 000 个人类感染病例。印度许多地区都有成群结队的犬类游走。不巧的是，人用狂犬病免疫球蛋白并不能随处买得到，除非一些大城市的诊所中。关于这类诊所的信息，请访问国际旅行医学会网站（www.istm.org）。否则，如果一名旅行者没有接受暴露前狂犬病疫苗，则一旦被咬就可能会导致不得不离开印度进行暴露后预防用药。即便如此，暴露前一系列接种并不能推荐给全部赴印度旅行者。对于许多人来讲，价格成本是考量因素。长期居留的旅行者、侨民、传教士和志愿者或许比较愿意接受暴露前免疫，包括自己和自己的孩子。旅行者或许可以购买其中包含推荐的狂犬病暴露后预防用药的医疗撤离保险。

### 疟疾

虽然疟疾的传播效力与季节相关，但印度与亚洲其他国家不同，印度全国都有疟疾流行（除外海拔 > 2000m 的区域），而且无论城市还是乡村都有流行。恶性疟的比例在过去几十年中有所增长，因此建议前往印度境内任何目的地都要进行疟疾预防用药。然而，对于短期 1~2 日、在冬季前往北方的旅行者，仅采取防止蚊虫叮咬的措施可能也是足够预防疟疾的。需要提醒旅行者，传播疟疾的蚊子主要在黄昏以后、日出之前活动叮咬。

## ■ 其他感染

### 概述

近年来，对大多数抗生素耐药的新菌株已被旅行者从印度带回到许多其他国家，包括美国。比如由 NDM-1 酶赋予的对碳青霉烯的耐药型，让皮肤和血液的细菌感染变得更难治疗。

### 登革热

登革热在印度全境流行，不过在当地和国内的报道很少，印度曾经大规模暴发过登革热。登革热发病率在湿热的夏季最高，包括 9~10 月的雨季。前往印度的旅行者应该保护自己避免日间被蚊子叮咬以此预防登革热（见第二章，防蚊、蜱和其他节肢动物）。

### 基孔肯雅热

最近几年印度曾出现过基孔肯雅热暴发，传播该病的蚊子会不分昼夜地活动叮咬，该病症状与登革热和疟疾类似，不过经常会伴有严重而持续的关节痛。

### 戊型肝炎

在前往印度的旅行者中，戊型肝炎的发现率正在升高。如果有旅行者出现肝炎症状，无论是否曾接受过甲型肝炎疫苗，都很可能会罹患戊型肝炎。

### 动物咬伤与外伤

除了狂犬病，还有其他疾病可能通过动物咬伤和外伤传播。任何动物咬伤或抓挠都可能会造成蜂窝织炎、筋膜炎和外伤感染。亚欧非大陆上的猴子携带的 B 病毒可能会通过宠物恒河猴传播，许多庙宇中都会栖息这些恒河猴，许多旅游胜地中也会有恒河猴出现（见第三章，B 病毒）。猴子可能会表现得非常具有攻击性，经常从游客处搜寻食物。当游览有猴子栖息的庙宇时，旅行者不应将任何食物拿在手上或装在口袋、背包中。必须强调，旅行者不应接近或触摸任何猴子以及其他动物。如果旅行者被咬伤，应寻求医疗救助。

### 旅行者腹泻

印度的旅行者腹泻风险为中度到高度，在为期 2 周的旅行中，罹患旅行者腹泻的预估概率为 30%～50%。旅行者应该遵守饮食安全预防措施（见第二章，食物和水的注意事项）并携带抗生素药物进行腹泻的自我治疗（见第二章，旅行者腹泻）。

### 结核

印度的结核病患病率是全球最高国家之一，全球约四分之一的结核病例发生在印度。粗略估计约有 2%～3% 的结核病例是多耐药结核，少部分是广泛耐药结核。所有可能会长期暴露于结核携带者的旅行者，例如需要经常进入诊所、医院、监狱或救济院的人，应该在离开本国之前接受结核菌素皮试或者结核病血液测试。如果测试结果为阴性，则应该在从印度归来以后 8～10 周内再次接受测试。如果计划在高危环境下或者人群聚集场所（例如诊所、医院、监狱或救济院）工作，则应咨询医疗提供者，获取关于结核病预防和测试的信息，在旅行之前和回国以后都要进行咨询。

### 其他

对于那些从未造访过发展中国家的旅行者来说，初到印度可能会非常震惊。汹涌的人潮、鲜艳的色彩、窒息的热气和各种气味会同时侵入所有感官。在欣赏美景的同时，很难不被他们严重的贫穷问题所动。另外，古代和现代文化、老旧与崭新设施的交融也非常明显。有的时候这会让旅行者很难适应。

印度的公共交通问题很严重。在印度进行中长途旅行时，建议旅行者随身携带食物和饮料，以便应对延误，无论何种交通方式都很难避免延误。乘坐火车可能会有点恐怖，因为乘客必须使用蛮力才能穿过人群登上火车。旅行者一定要在人群中妥善保存护照和贵重物品。印度的公路某种程度上是世界上最危险的公路，印度境内因为交通事故造成死亡的人数也是声名狼藉。

动物、人力车、小型机动车、行人、自行车、卡车、挤满乘客的公共汽车全都会在道路上无法无天地抢占空间。请避免乘坐爆满的公交汽车，避免乘坐公共汽车驶入隧道或盘山道，避免在夜间进行旅行。不建议旅客在夜间的乡村驾车行驶，即使雇佣司机也同样不明智。印度大城市都有空气污染的问题，所有患有慢性肺病或哮喘病的旅行者应考虑在车辆较少的时候再进行户外活动，或者在大城市外围的设施内活动。

印度的医疗旅游正在增长。最近有许多新建的医疗设施面向旅行者开放，以大大低于美国的价格提供心脏、牙齿矫正、牙科、整形或器官移植服务。医疗旅游的好处和风险需要旅行者仔细权衡利弊（见第二章，医疗旅游）。印度的医疗服务水平参差不齐，不同地区差别很大。

总体来讲，旅行者在印度会感到比较安全。小商贩和推销员会对游客非常积极主动，有的时候需要对他们表示明确拒绝。旅行者可能需要避免与小商贩进行眼神交流，甚至不应该盯着他的商品看太久，不然他们可能会冒险找人跟随旅行者，试图兜售他们的商品。讲价的技巧要求很高，所以对于前往印度的旅客来说，亲密的旅伴非常重要。

建议所有旅客时刻关注国务院发布的公告，关注国境边界问题或偶尔出现的宗教信仰关系紧张或恐怖活动。

## 参考文献

1. Bacaner N, Stauffer B, Boulware DR, Walker PF, Keystone JS. Travel medicine considerations for North American immigrants visiting friends and relatives. JAMA. 2004 Jun 16; 291(23): 2856–64.

2. Baggett HC, Graham S, Kozarsky PE, Gallagher N, Blumensaadt S, Bateman J, et al. Pretravel health preparation among US residents traveling to India to VFRs: importance of ethnicity in defining VFRs. J Travel Med. 2009 Mar–Apr; 16(2): 112–8.

③ Das K, Jain A, Gupta S, Kapoor S, Gupta RK, Chakravorty A, et al. The changing epidemiological pattern of hepatitis A in an urban population of India: emergence of a trend similar to the European countries. Eur J Epidemiol. 2000 Jun; 16(6): 507–10.

④ Kumarasamy KK, Toleman MA, Walsh TR, Bagaria J, Butt F, Balakrishnan R, et al. Emergence of a new antibiotic resistance mechanism in India, Pakistan, and the UK: a molecular, biological, and epidemiological study. Lancet Infect Dis. 2010 Sep; 10(9): 597–602.

⑤ Leder K, Tong S, Weld L, Kain KC, Wilder-Smith A, von Sonnenburg F, et al. Illness in travelers visiting friends and relatives: a review of the GeoSentinel Surveillance Network. Clin Infect Dis. 2006 Nov 1; 43(9): 1185–93.

⑥ Leder K, Torresi J, Brownstein JS, Wilson ME, Keystone JS, Barnett E, et al. Travelassociated illness trends and clusters, 2000–2010. Emerg Infect Dis. 2013 Jul; 19(7): 1049–73.

⑦ Shaw MT, Leggat PA, Chatterjee S. Travelling to India for the Delhi XIX Commonwealth Games 2010. Travel Med Infect Dis. 2010 May; 8(3): 129–38.

⑧ Steffen R, Tornieporth N, Clemens SA, Chatterjee S, Cavalcanti AM, Collard F, et al. Epidemiology of travelers' diarrhea: details of a global survey. J Travel Med. 2004 Jul– Aug; 11(4): 231–7.

⑨ Steinberg EB, Bishop R, Haber P, Dempsey AF, Hoekstra RM, Nelson JM, et al. Typhoid fever in travelers: who should be targeted for prevention? Clin Infect Dis. 2004 Jul 15; 39(2): 186–91.

第三部分

# 亚洲

尼泊尔

David R. Shlim

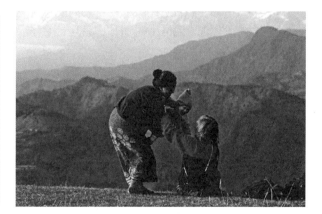

**目的地概况**

尼泊尔拥有 2800 万以上的人口，沿着喜马拉雅山脉与中国西藏有着绵延 805 千米的边境线。尼泊尔的地形地貌丰富，低至海拔 70m 的低洼平原，高至海拔 8848m 的世界制高点珠穆朗玛峰。

大约 30% 的前往尼泊尔的游客是为了登山，其他则是为了体验这里的文化和自然风光。尼泊尔首都加德满都人口约为 250 万。它坐落于海拔 1324m 的植被茂盛的山谷中。尼泊尔位于北纬 28°（与佛罗里达州一样），这意味着非山地地区一年四季气候宜人。每年的降雨通常集中在雨季（6~9 月）。旅游旺季在每年春季（3~5 月）和秋季（10 月，11 月）。每年 12 月到 2 月的冬季期间，低洼平原地带气候宜人，但高山上的气候可能会非常冷，不适合登山。

尼泊尔的登山地区主要有三个：加德满都东面的珠穆朗玛峰地区；西面的安纳普尔纳峰（Annapurna）地区；还有北面的蓝塘（Langtang）地区（地图 4-12）。按照惯例，攀登珠穆朗玛峰的登山者需要在海拔 4267~4876m 的地带睡一晚，然后再攀上海拔 5486m 的高度。这种延长暴露于高原环境的做法要求登山者必须清楚了解高山病的风险，可能需要登山者携带特定的药物进行预防和治疗（见第二章，高山病）。大多数攀登珠穆朗玛峰的登山者通常都先乘飞机前往位于海拔 2860m 处的 Lukla 的小型机场。第二天到达海拔 3440m 的南崎巴札（Namche Bazaar）。预防用药乙酰唑胺可以显著降低在南崎巴札发生急性高山病的发病率。

在安纳普尔纳峰地区，短途登山者可能会选择前往山脚的观光点，不需要到达任何高海拔地带。其他人可能会绕行于安纳普尔纳峰周边山丘，经过一道海拔 5416m 的山口（陀龙拉垭口——Thorung La）。前往这条路线上两个主要山谷的路都已建好，既可以减少登山距离，也改变了登山体验（路上可能会遇到汽车和摩托车）。针对这个情况，为了保持徒步旅行体验，远离道路开始修建了新的道路和茶室。该地区暴露于高海拔环境的总体时间要少于珠穆朗玛峰地区。登山者也会寻找更加偏僻的登山路径，例如玛纳斯卢峰（Manaslu）周围和最近新开放的楚姆河谷（Tsum Valley）。

不仅有登山，尼泊尔还拥有世上最棒的漂流和皮划艇河道。奇特旺（Chitwan）国家公园的森林旅馆可以让旅行者欣赏到许多野生动物，包括老虎、犀牛、熊和鳄鱼，还有许多奇异鸟类。另外旅行者也可以在旅行的路上入住坐落在山麓丘陵的舒适旅馆，可以将喜马拉雅山脉全景一览无遗。

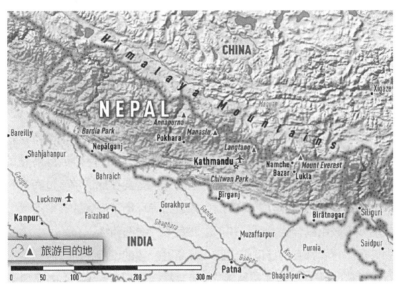

地图 4-12　尼泊尔旅行目的地地图

## ▣ 健康问题

### 免疫接种

前往尼泊尔的旅行者有很大风险罹患胃肠道传染病。甲型肝炎疫苗和伤寒疫苗是两种最重要的免疫接种。尼泊尔是旅行者罹患伤寒和副伤寒风险全世界最高的国家之一，而且这里的氟喹诺酮类耐药性很高。

乙型脑炎（乙脑）在尼泊尔全境流行，雨季期间和雨季刚刚结束后（6～10月）的特莱（Terai）地区风险最高。乙脑已经被证实存在于加德满都山谷当地居民之中，但目前在游客和侨民群体中并没有出现在尼泊尔罹患乙脑的病例报道。对于那些前往较高海拔地区登山的旅行者或短期造访加德满都或博卡拉（Pokhara）的旅行者，并不将乙脑疫苗作为常规推荐疫苗［见第三章，流行性乙型脑炎（日本脑炎）］。

### 疟疾

大多数前往尼泊尔的旅行者都没有感染疟疾的风险。尼泊尔的两大城市，加德满都和博卡拉都没有疟疾传播。所有主要登山路径也都没有疟疾传播。奇特旺国家公园是特莱地区热门的野生动物观光旅游景点。虽然尼泊尔卫生部和其他地区部门认为特莱是疟疾传播地区，但是笔者在尼泊尔接诊旅行者 30 年，从未见过一例来自奇特旺国家公园的疟疾患者，包括所有居住在公园内的外籍员工。

## ■ 其他健康与安全风险

### 胃肠道疾病

环孢子虫是一种肠道原虫类病原体，在尼泊尔广泛流行。感染该病原的风险具有明显的季节性：传播几乎只会发生在 5～10 月，其中 6 月和 7 月是最高峰。因为这段时间并不是旅游旺季，所以主要影响的是那些会在尼泊尔度过雨季的外籍人士。症状方面，除了稀便以外，深度厌食和疲劳是环孢子虫病的典型症状。首选治疗药物是增效磺胺甲基异唑，目前并未发现有效的次选药物。

因为许多旅行者都会前往偏僻山区，远离医疗救助设施，所以应向旅行者提供自我治疗的药物。旅行者腹泻是风险之一，春季登山（3～5 月）的风险更高，两倍于秋季登山（10 月和 11 月）的风险。弯曲杆菌是加德满都诊所接诊的旅行者腹泻病例中最主要的病原，而且对于氟喹诺酮类的耐药性＞90%。对于经验性治疗细菌性腹泻来说，阿奇霉素可能是比环丙沙星更好的选择。夏季期间当地人口会发生霍乱流行，但在侨民和游客群体中并未出现过严重的霍乱病例。戊型肝炎在尼泊尔全境流行，每年都会在游客和侨民中检出几例。目前市面上并没有预防戊型肝炎的疫苗。

### 呼吸系统问题

加德满都谷地经常会出现空气污染。患有慢性呼吸系统疾病的旅行者，例如哮喘和慢性阻塞性肺疾病，在加德满都可能会出现症状加重的情况，尤其在病毒性上呼吸道感染以后。在加德满都以外，并不曾出现慢性呼吸系统疾病加重的问题。

病毒性上呼吸道感染极其常见，继发出现细菌性鼻窦炎或支气管炎的比例很高。登山者应考虑携带抗生素药物，例如阿奇霉素，自主治疗 7 天以上未见好转的呼吸道感染。由于长期呼吸道感染导致登山计划失败的案例要高于胃肠道疾病。

### 狂犬病

狂犬病在尼泊尔的犬类中高度流行，不过近年来加德满都的流浪狗数量有所减少。半数关于可能携带狂犬病的动物的暴露事件都发生在斯瓦扬布纳特寺（Swayambunath），这是一座优美的山顶寺庙，也被成为"猴庙"。应该建议旅行者对该区域的狗和猴子多加小心。当接近猴子的时候，它们可能会变得暴躁，如果它们闻到背包里有食物气味，可能会跳到人的后背上。加德满都有专门面向外国人的诊所，几乎一直都会准备暴露后狂犬病预防用药，包括人用狂犬病免疫球蛋白。在山上被咬伤的登山者平均 5 日内可以赶回加德满都。

## 撤离与医疗救助

大多数区域都有随时待命的直升机救援撤离。由于人造卫星和手机的使用，偏远地区的通信已经大大改善，接受信用卡支付的私人直升飞机公司会非常乐意进行直升机救援并收费。只要天气情况允许，通常在接到撤离请求以后当天就会实施救援。直升机救援通常都限于上午，因为下午山中的风很大。直升机救援每小时价格2500 美元，单次平均花费 10 000 美元。

加德满都主要有两家诊所专门接待外国人。联系方式在国际旅行医学会网站上（www.istm.org）可查到。近年来医疗设施正在稳步提升，普通医疗和整形外科急诊手术都非常可靠而且可在加德满都市内获得。进行严密医疗监护的最近的撤离地点在曼谷。旅行者应该知晓，加德满都许多医院和诊所都会为带去外国患者的导游支付佣金回扣，因此，患病的旅行者可能不会被导游带去最好的医疗机构进行救治。建议旅行医学专业人士研究尼泊尔最好的医院和诊所并在旅行者出发之前推荐给他们。

## 政治局势

自从 1990 年以来，尼泊尔的政治局势一直较为动荡。当时一场比较和平的民主革命为尼泊尔带来了君主立宪之下的多党议会政治体系。在乡村地区的改革进度很慢，导致毛派发动叛乱，以及长达 10 年的武装简陋但却血腥暴力的内战冲突。2008 年，君主制废除，达成和平协议，但却并没有维持有效的政府管理。政局动荡对旅游业会产生一些影响，主要是示威和罢工活动会打乱旅行者的行程计划，但没有任何政治压力是指向外国人的，尼泊尔依然是一个安全的目的地国家。然而，旅行者在计划行程的时候应该关注尼泊尔政局。

参考文献

1. Cave W, Pandey P, Osrin D, Shlim DR. Chemoprophylaxis use and the risk of malaria in travelers to Nepal. J Travel Med. 2003 Mar–Apr; 10(2): 100–5.

2. Hoge CW, Shlim DR, Echeverria P, Rajah R, Herrmann JE, Cross JH. Epidemiology of diarrhea among expatriate residents living in a highly endemic environment. JAMA. 1996 Feb 21; 275(7): 533–8.

3. Schwartz E, Shlim DR, Eaton M, Jenks N, Houston R. The effect of oral and parenteral typhoid vaccination on the rate of infection with Salmonella typhi and Salmonella paratyphi A among foreigners in Nepal. Arch Intern Med. 1990 Feb; 150(2): 349–51.

## 第三部分

# 亚洲

**泰国**
Gabrielle A.
Benenson，
Michael W.
Benenson

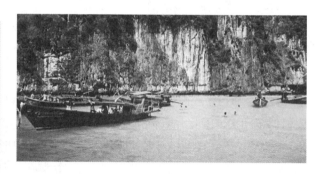

 **目的地概况**

　　泰国有着"微笑之国"的美誉，以其接待游客和侨民的热情好客，以及优美的沙滩、美味的烹饪、出色的购物环境、豪华的高尔夫球场、精彩的夜生活和异域情调的冒险成为热门旅游目的地。也有许多旅行者前往泰国进行商务旅行，这个国家正在迅速地成为一个区域性商贸中心。在2011年，1900多万旅行者在泰国停留1晚以上，访客的数量还在持续增长。泰语是一种富有旋律和韵味的语言，很难学习。但幸运的是泰国境内大多数热门目的地都有会讲英语的当地人，也有英语路牌、地图，导游同时用英语和泰语提供信息。

泰国有近 6700 万人口，划分为 76 个行政区域，拥有丰富多样的地理地貌，国土面积略小于德克萨斯州（地图 4-13）。泰国的地理状况包括：

★ 2000 英里的海岸线上分布了沙滩与岩石滩，拥有＞ 1400 座岛屿。

★ 中央平原昭披耶河（Chao Phraya）流域覆盖大片稻田。

★ 北部、西部和东部是山区。

★ 东北部是干燥的呵叻府（Khorat）高原。

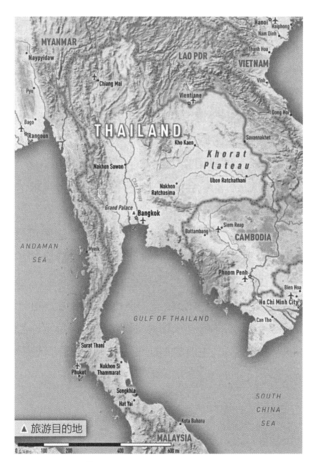

♀ 地图 4-13　泰国目的地地图

因为泰国很接近赤道，所以属于热带气候，以湿热为主。泰国经常出现洪水，许多地区都可能遭遇短暂迅速的洪水。雨季降雨从 5 月到 7 月，且可持续到更加凉爽干燥的 11 月，因此 11 月到 2 月是泰国的旅游旺季。泰国的枢纽地理位置以及曼谷的大型国际机场使其成为亚洲其他目的地的便捷入口。

泰国首都曼谷有超过 900 万人口，是泰国一座重要的城市和商业中心。曼谷是新旧交融的城市——摩天大楼和城中航道，既有布满行人、摊贩、狗、崎岖不平的人行道和繁忙车辆的街道，也有现代化单轨铁路和地铁系统。游客可以前往壮丽的历史景点，例如前往大皇宫一睹玉佛寺或者前往曼谷 400 座佛寺中的任意一座。曼谷的主动脉是昭披耶河及其分支运河，为曼谷提供了到旅游景点、乘船游、水上市场和水上参观的便利交通。曼谷是美食烹饪的天堂，从当地路边市场的面条，到四星级餐厅的美食一应俱全。结束曼谷的日间游览，许多旅行者都会享受泰国人的夜生活，包括多种多样的酒吧、夜总会、扮装秀，还有著名的牛仔街、娜娜广场（Nana）和帕蓬（Patpong）红灯区。

前往泰国的旅客也有可能前往北方城市清迈。清迈城被护城河和城墙包围，拥有 300 多座庙宇、受欢迎的庞大夜市，游客在清迈还可以轻易访问手工艺村庄和大象自然公园并进行户外冒险之旅。前往泰国旅行受欢迎的原因之一是可以沿着海岸或许多岛屿之一的沙滩上休息和放松。沙滩目的地可提供许多浮潜、轻便潜水、帆板、帆船、游泳和大吃海鲜的机会。越来越多的游客都会寻求这样放松的机会作为自己医疗或牙科治疗的康复疗程。

近年来，前往泰国的医疗旅游也有所增加，因为在这里接受治疗费用很低，而且质量通常很好。泰国经常被列为全球顶尖医疗旅游目的地之一；2014 年共有 27 所泰国医院受到了国际联合委员会的认可。例如，泰国的康民医院（Bumrungrad）网站有专门板块和办公室为医疗游客服务，同时还为外国人提供翻译服务，辅助治疗护理。泰国是一个移民大国，同时也是全球各国退休人员的热门目的地。温暖的气候和低廉的生活成本让泰国成为非常具有吸引力的宜居之地。

## ■ 健康问题

### 免疫接种

所有旅行者都应保证常规免疫接种处于有效期内。此外，前往泰国的旅行者应该接种甲型肝炎和乙型肝炎疫苗。另外根据风险考虑伤寒和乙型脑炎疫苗。

### 狂犬病疫苗

政府资助的对于狗和猫的大规模免疫接种活动已经大大减少了泰国的狂犬病

发病率，但狂犬病依然是风险之一，尤其是在曼谷市内，因为这里街道上有许多狗游荡。暴露前免疫仅建议有职业暴露风险的人进行（例如兽医）或者长期旅行的人进行。曼谷的医院和诊所对于侨民和医疗旅游群体很照顾，因此常备暴露前免疫的狂犬病疫苗和暴露后的预防用药，不过泰国并非所有医院都具备人用狂犬病免疫球蛋白。

### 乙型脑炎疫苗

乙型脑炎（乙脑）在泰国全境流行［见第三章，流行性乙型脑炎（日本脑炎）］。全年均有乙脑传播，北方省份 5 月到 10 月是季节性流行期。所有计划在泰国停留 ≥ 1 个月的旅行者都建议接种乙脑疫苗，所有短期访问但乙脑病毒暴露高风险行为的旅行者也建议接种乙脑疫苗。人类患病报道率最高的是清迈谷地。曾前往过泰国南方的度假村或海滨区域的旅行者中已有一些病例报道。

### 疟疾

疟疾在泰国特定地区流行，尤其是乡村森林地区，与缅甸、柬埔寨、老挝的接壤交界处，以及攀牙湾（Phang Nga）和普吉岛（Phuket）的乡村森林地区。所有前往这些地区的旅客都建议进行预防用药（见第三章，疟疾）。疟疾在泰国全年都有传播，大多数病例都是恶性疟，其余的是间日疟或合并感染。推荐使用阿托伐醌 - 氯胍或多西环素作为泰国旅行者的抗疟预防用药。

### 登革热

登革热在泰国全境流行（见第三章，登革热），每隔几年就会出现一次大流行。传播高峰出现在雨季，不过非流行年份中全年都有病例报告。前往泰国的旅行者应该采取措施防止日间蚊虫叮咬以预防疟疾（见第二章，防蚊、蜱和其他节肢动物）。

### 旅行者腹泻

虽然泰国政府和几个非政府组织都在倡导泰国全境的洁净水供应计划，而且许多旅馆都使用自己的过滤系统，但是泰国的水和食物依然可能含有有害细菌和其他污染物。旅行者应执行饮食预防措施，携带抗生素药物进行自我治疗。因为氟喹诺酮类在泰国和其他东南亚国家广泛耐药，所以阿奇霉素可能是更有效的药物（见第二章，旅行者腹泻）。

### 水及土壤相关疾病

类鼻疽在泰国东北部高度流行，南部和东南部地区钩端螺旋体病的发病数量最高。这两种疾病的大多数病例全都发生在多雨季节。访问流行地区的旅行者应避免接触可能被污染的泥土和水，确保任何开放的创口都妥善包扎，避免暴露。当无法避免接触的时候，旅行者应该穿戴保护性衣物和鞋子，减少暴露风险。皮肤撕裂伤、擦伤或烫伤创口如果受到了泥土或水的污染，需要立刻进行彻底清理。

## ■ 其他健康与安全风险

### 医疗旅游

泰国是首选医疗旅游目的地之一，前往泰国寻求医疗服务的旅行者应该在出发前对目的地医疗机构进行研究并制定计划，了解关于医疗保险覆盖的项目，评估自身的健康状况，然后再动身旅行（见第二章，医疗旅游）。

### 性传播疾病和艾滋病

泰国是性旅游的热门目的地（见第三章，观点：性和旅游），虽然性工作在泰国违法，但实际上全国都有公开的性工作场所。在性工作者群体中普及安全套帮助降低了HIV和其他性传播疾病的传播；然而，泰国依然有大约 450 000 人是 HIV 携带者。虽然新发 HIV 的数量正在减少，但 HIV 依然是高危人群的高发疾病。旅行者应该清楚了解这些风险，在和 HIV 状态未知的性伙伴进行性行为的时候必须使用安全套。

### 人身安全

泰国每年约有 13 000 人死在公路上，其中很大比例（2010 年的数字是 74%）都是摩托车事故。摩托车价格低廉，易于驾驶，是非常常见的交通工具，但也是路上最脆弱的交通工具。旅行者应该避免骑乘摩托车，如果无法避免，应佩戴安全帽。

自 2006 年以来，泰国经历了间歇性的政局动荡。旅行者应该清楚了解示威游行的可能性，关注当地新闻，关注使馆网站和社交媒体门户，了解是否有示威游行发生。旅行者应该避免前往示威游行发生的地点，因为没人能够预测示威是否会演变成暴力冲突。

## 参考文献

1. Bumrungrad International Hospital [Internet]. Plan your visit-overview. Bangkok, Thailand: Bumrungrad International Hospital; 2014 [cited 2014 Sep 18]. Available from: http: //www. bumrungrad. com/en/plan-your-visit/overview.

2. Bureau of Epidemiology, Ministry of Public Health, Thailand. National disease surveillance (report 506): Leptospirosis. Bangkok: Ministry of Public Health Thailand; 2014 [cited 2014 Sep 22]. Available from: http: //www. boe. moph. go. th/boedb/surdata/506wk/y57/en/d43_0957_en. pdf.

3. Chanlett-Avery E, Dolven B. Thailand: background and US relations. Washington, DC: Congressional Research Service; 2014 [cited 2014 Sep 22]. Available from: http: //fas. org/sgp/crs/row/RL32593. pdf.

4. Gongal G, Wright AE. Human rabies in the WHO Southeast Asia Region: forward steps for elimination. Adv Prev Med. 2011; Article ID 383870: 1–5.

5. Joint Commission International (JCI) [Internet]. JCI-accredited organizations. Oak Brook, IL: JCI; 2014 [cited 2014 Sep 18]. Available from: www. jointcommissioninternational. org/about-jci/jci-accredited-organizations/.

6. Joint United Nations Programme on HIV/AIDS (UNAIDS). HIV in Asia and the Pacific: UNAIDS report 2013. Geneva: UNAIDS; 2013 [cited 2014 Sep 22]. Available from: http: //www. unaids. org/en/media/unaids/contentassets/documents/unaidspublication/2013/2013_HIVAsia-Pacific_en. pdf.

7. Wiwanitkit V. Rate of malarial infection among foreigners in a tertiary hospital of Thailand: change of epidemiology and importance of travel medicine (1996–2005). JVector Borne Dis. 2007 Sep; 44(3): 219–22.

8. World Bank [Internet]. International tourism, number of arrivals. Washington, DC: The World Bank Group; 2014 [cited 2014 Sep 22]. Available from: http: //data. worldbank. org/data-catalog/world-development-indicators.

9. World Health Organization. WHO global status report on road safety 2013: supporting a decade of action Geneva: World Health Organization; 2013 [cited 2014 Sep 19]. Available from: http: //www. who. int/violence_injury_prevention/road_safety_status/2013/en/.

第三部分

# 亚洲

越南

James C. Kile,
Sheryl Lyss

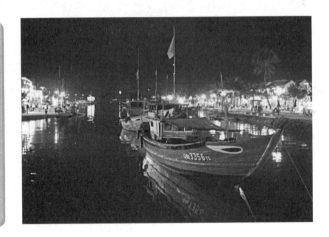

 **目的地概况**

　　越南约有 9000 万人口，是世界上人口数量排名第 13 的国家，70% 的人口生活在农村地区。越南国土面积 331 114 平方千米，世界排名第 67，接近芬兰和马来西亚，或者俄亥俄州、肯塔基州和田纳西州的面积总和。越南位于东南亚，毗邻中国、老挝和柬埔寨。越南划分为 63 个省，地形多样，气候多变，南方与北方、山地与海岸地区气候差异很大。

　　越南正在成为商务和观光的热门目的地。旅行者通常会花至少 10 天的时间游遍越南全国，或者将越南之旅与其他临近东南亚国家旅行计划连接起来，例如柬埔寨的吴哥窟或者老挝的琅勃拉邦（Luang Prabang）。越南本身也不缺旅游景点，可以满足旅行者不同喜好：历史景观、民族市场、传统村庄、登山、骑行、自然风光、野生动物、游览湄公河、海滨潜水、水疗养生、艺术画廊，甚至包括学习厨艺，了解越南菜肴的地方特色变化。

　　最常见的行程安排是从北方开始，游览首都河内，观赏联合国教科文组织世界遗产名录收录的下龙湾，乘坐仿古船，体验萨帕（Sapa）或梅州县（Mai Chau）的鱼米之乡和少数民族风情。沿海地区，旅行者经常会造访顺化（Hue）、会安（Hoi An）、岘港（Danang）、大叻市（Dalat）和芽庄（Nha Trang），每个城市都有自己的魅力和独特个性。在南方，旅行者经常会选择前往越南最大、最繁忙、最现代化的城市——胡志明市。在那里前往富国岛（Phu Quoc Island）、古芝地道和湄公河三角洲的水上市场都极其便利（地图 4-14）。

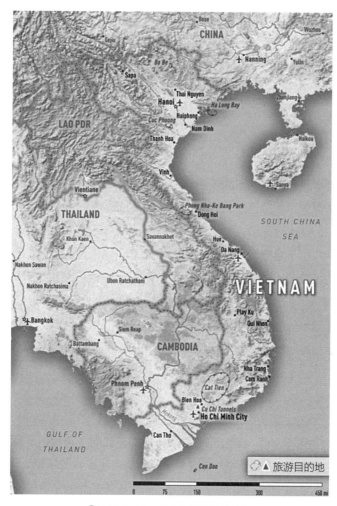

📍 地图 4-14　越南旅行目的地地图

## 健康问题

免疫接种

前往越南的旅行者应该保证常规疫苗在有效期内，例如麻腮风、百白破、季节性流感。旅行者应获得伤寒和甲型肝炎的疫苗保护。另外也建议接种乙型肝炎疫苗，尤其对于长期停留的旅行者和侨民，因为越南全民都有较高的慢性乙肝病毒感染率。

### 乙型脑炎疫苗

乙型脑炎（乙脑）在越南全境流行，所有停留时间≥1个月的旅行者都推荐进行乙脑疫苗接种，短期旅行者如果计划在城市以外的地区活动，且参加的活动可能使他们暴露于传播乙脑病毒的蚊子，也推荐接种乙脑疫苗。高风险活动包括野营、徒步、骑行以及其他户外活动，或者居住在没有空调、纱窗或蚊帐的房间[见第三章，流行性乙型脑炎（日本脑炎）]。乙脑的季节性高发期从5月持续到10月，乙脑发病率最高的地区位于河内周围的北方省份和与中国接壤的西北、东北省份。旅行前进行个性化咨询是非常重要的。

### 狂犬病疫苗

如果旅行者在户外活动时间较多，或者直接接触狗、猫及其他野生动物，或者会在越南停留很久，则应该接受狂犬病暴露前免疫。携带狂犬病毒的狗在越南是不容忽视的问题。越南有许多狗都没有接受例行狂犬病免疫，而且狗的数量很多，即使是在城市中，也不会被绳子拴好。应该格外考虑对儿童进行免疫接种。旅行者还应该注意避免接触非人类灵长类动物，因为许多旅游目的地（比如下龙湾的群岛和芽庄周边）都有不怕人的恒河猴，它们可能已经感染了B病毒和狂犬病。人用狂犬病免疫球蛋白一般在大城市都能获得，例如河内和胡志明市。建设旅行者应购买包含医疗撤离救援险的旅行健康保险，以便应对暴露后预防用药不可用的情况。

### 疟疾

大多数旅行线路都不会经过越南的疟疾流行地区。越南境内的疟疾主要出现于乡村地区，主要是恶性疟。湄公河三角洲有报道，红河三角洲则没有报道。芽庄北方的海岸或者岘港、海防、河内、胡志明市、芽庄和归仁（Qui Nhon）等大城市也都没有报道。前往湄公河三角洲的旅客应该采取措施防止蚊子叮咬，例如穿长衣长裤，使用驱蚊药剂，但并不需要进行疟疾药物预防。前往越南其他有疟疾流行的地区的旅行者应该根据目的地进行正确的药物预防。有些地区报道有甲氟喹耐药性，所以旅行门诊医生更应该推荐阿托伐醌－氯胍或者多西环素（见第三章，疟疾）。

### 登革热

登革热在越南全境流行，传播高峰出现在夏季多雨季节，另外全年都有登革病毒传播。前往越南的旅行者应采取措施防止日间蚊子叮咬预防疟疾（见第二章，防蚊、蜱和其他节肢动物）。

### 禽流感

越南持续有散发报道人感染甲型（H5N1）禽流感病例，众所周知越南的家禽中有 H5N1 流行，地理上也持续有广泛分布的散发和爆发流行。大多数被感染的人都曾直接接触或亲密暴露于生病或死亡的禽类，曾经访问过活禽市场或曾处理、食用过生的或未煮熟的禽类制品（例如禽肉、蛋、血）。在极少数情况中，有人曾因为与另一个感染禽流感的人进行长期亲密接触而被感染。

2013 年中国曾发现过一种新型甲型禽流感（H7N9），其中包括与越南交界的一个省份。时至今日，越南尚未出现感染这一种禽流感病毒的人类或动物。为了避免感染禽流感病毒，前往受到禽流感影响的区域的旅行者应避免直接接触鸟类，包括家禽（鸡鸭）和野生鸟类；避免接触鸟类粪便或其他排泄物污染的表面；避免前往任何养殖、保存或贩卖鸟类的场所，例如活鸟市场。

旅行者应只食用充分烹饪的鸟类肉或制品。任何包含未充分烹饪的鸟肉或制品，例如蛋和禽血，都应避免。例如蛋黄不应该是稀的流淌的。旅行者应该遵守健康习惯，勤用肥皂和洁净水洗手，或在没有水和肥皂而且肉眼未见手脏的情况下使用酒精消毒凝胶（乙醇 ≥ 60%），帮助阻止细菌传播。

## ■ 其他健康和安全风险

### 食源性疾病

应避免饮用自来水，加冰饮料也一样。旅行者应避免在街边小摊吃喝，避免吃生的或未经充分烹饪的肉、海鲜或蔬菜，以及不能亲自剥皮的水果。对海鲜过敏的旅行者尤其要在越南多加小心，因为许多菜肴中都会使用鱼或其他海鲜酱汁。

### 皮肤病

旅行者可能会因为湿热环境或者真菌感染造成皮疹。应该保持衣物、鞋子和被单干净干爽，使用防晒霜（SPF ≥ 15）、衣服、帽子和遮阳伞将日光暴露降到最低。

### 噪音与空气污染

建筑噪音和摩托车汽车喇叭声可能会很吵闹。因为颗粒物水平高，室内存在空气污染，患有过敏或哮喘的旅行者可能会发现自己症状加重，尤其是在河内和胡志明市。

道路安全

为了避免机动车相关伤害，旅行者应在乘车时系好安全带，再骑乘自行车和摩托车时戴好安全帽。徒步旅行者可能会觉得越南的道路很有挑战，因为缺乏交通规则，而且许多交通工具和摩托车一起行驶在路上。建议旅行者逆着车流走，在过马路的时候一直保持速度，不要突然改变移动规律，例如不要突然转身。行人默认摩托车、汽车会绕着他们走，就像鱼群避让障碍物一样。需要注意有的时候摩托车会逆向行驶，还会开上人行道，所以旅行者务必要时刻观察两个方向。

## ■ 越南的医疗设施

河内和胡志明市内有许多私人医疗机构、诊所和医院为外国人提供服务。但输血、住院、特殊医疗服务质量都不高。因此，旅行者要确保自己有恰当的医疗撤离援救保险，以防万一需要撤离至新加坡或曼谷接受高质量特殊医疗服务（见第二章，旅行保险、旅行健康保险和医疗救助保险）。为了确保任何必需药物质量，旅行者可能需要考虑通过侨民或国际旅行诊所购买药物，即使价格可能偏高。如果旅行者正在服用处方药，则应该自行携带足够整个旅程所需的药物，用原瓶包装，附带处方。

### 参考文献

1. Carrique-Mas JJ, Bryant JE. A review of foodborne bacterial and parasitic zoonoses in Vietnam. EcoHealth. 2013 Dec; 10(4): 465–89.

2. CDC. Japanese encephalitis among three US travelers returning from Asia, 2003–2008. MMWR Morb Mortal Wkly Rep. 2009 Jul 17; 58(27): 737–40.

3. Cuong HQ, Vu NT, Cazelles B, Boni MF, Thai KT, Rabaa MA, et al. Spatiotemporal dynamics of dengue epidemics, southern Vietnam. Emerg Infect Dis. 2013 Jun; 19(6): 945–53.

4. Hanoi International Women's Club. Hanoi Guide. Hanoi: Hanoi Publishing House; 2008.

5. Hsu A, Emerson J, Levy M, de Sherbinin A, Johnson L, Malik O, et al. The 2014 Environmental Performance Index: country profiles, Viet Nam. New Haven, CT: Yale Center for Environmental Law and Policy; 2014 [cited 2014 Sep 18]. Available from: http://epi. yale. edu/epi/country-profile/viet-nam.

6　Phan HYT, Yano T. Road traffic noise policy in Vietnam. J Temporal Des Arch Environ. 2009; 9(1): 150–3.

7　Sniadack DH, Mendoza-Aldana J, Huyen DT, Van TT, Cuong NV, Olive JM, et al. Epidemiology of a measles epidemic in Vietnam 2008–2010. J Infect Dis. 2011 Jul; 204 Suppl 1: S476–82.

8　World Bank [Internet]. Vietnam overview. Washington, DC: The World Bank Group; 2014 [accessed 2014 Sep 22]. Available from: http: //www. worldbank. org/en/country/vietnam/overview.

9　World Health Organization Western Pacific Region [Internet]. WHO representative office in Vietnam. Hanoi: World Health Organization; 2014 [cited 2014 Sep 18]. Available from: http: //www. wpro. who. int/vietnam/en.

10　Yen NT, Duffy MR, Hong NM, Hien NT, Fischer M, Hills SL. Surveillance for Japanese encephalitis in Vietnam, 1998–2007. Am J Trop Med Hyg. 2010 Oct; 83(4): 816–9.

第四部分

# 中东和北非

## 埃及与尼罗河巡游

Ann M. Buff

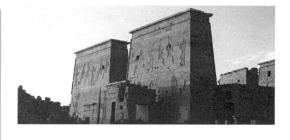

 **目的地概况**

　　　　　　　　　　　　　阿拉伯埃及共和国国土面积超过一百万平方千米，约是田纳西州和新墨西哥州面积总和。埃及有 95% 以上的国土面积都是沙漠，人口估计有 8400 万，占阿拉伯世界人口的四分之一。埃及一直都被认为是文明的摇篮，也可能是地球上最古老的旅游目的地。世界各地，说到埃及就相当于说到法老和金字塔，装满财宝的古墓和象形文字。前往埃及的旅行者会观赏古代文明的丰碑和跨越时间的尼罗河谷景观。然而，自从 2011 年以来，由于"阿拉伯之春"革命活动和持续的内战动荡，埃及旅游业已经迅速下滑，出于安全考虑埃及特定地区的旅游已经被官方禁止。

最常见的埃及旅游线路是首先抵达首都开罗，开罗是非洲与中东地区最大的城市，拥有超过 1799 万人口。开罗被阿拉伯人认为是"世界的母亲"。今天的开罗是一个现代化大都市，融合了阿拉伯、非洲和欧洲的影响。旅行者通常在开罗停留数日，参观埃及历史博物馆、吉萨（Giza）的金字塔、爱资哈尔清真寺和汗哈利利市集（khan al-khalili）。

大多数旅行者都会在行程中安排尼罗河上游巡游。尼罗河巡游通常需要 3～7 天，从卢克索（Luxor）或者阿斯旺（Aswan）登船。即使在 2011 年以前，出于安全考虑，游船也不会穿过埃及中心；因此大多数旅行者会乘坐短途国内航班或火车，从开罗前往卢克索或阿斯旺。大概有 200 搜游船航行于尼罗河中，平均荷载人数 120 人。最大的游船可搭乘至多 300 名乘客；而小型包租游艇可能只有几间船舱。游船的住宿条件从最基本到五星级豪华一应俱全，巡游期间的夜晚通常都是从一个港口航向下一个港口。

几乎所有尼罗河巡游都是在卢克索和阿斯旺之间往返进行的。通常有三种尼罗河巡游行程规划，一种是 3 晚从阿斯旺到卢克索（或相反），一种是 4 晚从卢克索到阿斯旺（或相反），还有一种是 7 晚从卢克索或阿斯旺出发后折返（地图 4-15）。标准的巡游行程是：

★ 第 1 天：从开罗飞到阿斯旺或卢克索。在旅店住第一晚或直接登船度过下午，第二天早晨游览景点 [ 阿斯旺的高坝（High Dam）和菲莱神庙（Philae Temple）或者卢克索的卡纳克神庙（Karnak Temple）、卢克索神庙、帝王谷（Valley of the Kings），以及卢克索内的哈特谢普苏特神庙（Hapshepsut Temple）]。

★ 第 2～6 天：参观艾得夫（Edfu）、伊斯纳（Esna）和考姆翁布（Kom Ombo）神庙，享受岸边景观，古代村庄、尖塔、特色服饰的农民、传统三桅帆船。大多数旅行者会在船上尽早吃早饭，尽早下船参观，以此避免人群和高温。大多数旅行者都会在中午或下午返回船上。晚餐和娱乐活动随后在傍晚展开。

★ 最后一天：下船回到开罗，或者前往红海度假村。

埃及同样也是个沙滩旅游目的地，拥有地中海和红海沿岸数千英里的沙滩。埃及第二大城市亚历山大港拥有 500 多万人口，位于地中海沿岸，拥有一系列沙滩和海鲜餐馆。第二次世界大战战场阿拉曼就在地中海岸边，在这里潜水可以发现散落的沉没城市和战争残骸。埃及的红海沿岸有近海珊瑚礁，通常赫尔格达（Hurghada）是潜水和浮潜等项目的中心。

西奈半岛（Sinai Peninsula）围绕着热带鱼群种类多样的珊瑚礁，是潜浮的绝佳地点；沙姆沙伊赫（Sharm el Sheikh）是西奈半岛上最发达最热门的地点。西奈山（海拔 2285m）和岩石环绕的圣凯瑟琳修道院也是热门景点，尤其对于宗教朝圣者。冒险型旅行者会喜欢沙漠越野车旅行和骆驼旅行前往偏远绿洲和干枯河床。旅行者可以从开罗或者阿西尤特（Assyut）出发，沿着"伟大沙漠线路"（Great Desert Circuit）依次探访四座绿洲和白沙漠。出于安全考虑，游客可能会被禁止前往偏远地区，包括西奈半岛的内部。军事和政治路障关卡很常见，安保力量会强制执行旅行规章制度。

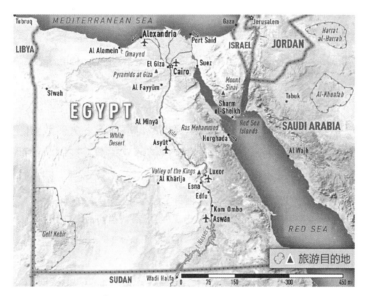

📍 地图 4-15　埃及旅行目的地地图

## ■ 健康问题

在保证常规疫苗处于有效期内的基础上，推荐前往埃及的旅客接种甲型肝炎、乙型肝炎伤寒疫苗。埃及的丙型肝炎病毒感染率世界第一（约 10%），估计乙型肝炎的患病率也很高（2%~7%）。旅行者应该保护好自己防范所有血源病原体，避免无保护的性行为、避免接受侵入性的医疗或牙科治疗，避免注射药物和文身。在开罗和亚历山大港设有面向侨民群体的医院和诊所，在红海度假村设有面向游客的医院和诊所。

### 旅行者腹泻

大多数国际旅游酒店里的自来水都经过充分氯化消毒，但瓶装水都是可以直接饮用的。在其他地区，饮用自来水是不安全的。在旅游酒店、尼罗河游船和旅游参观中食用经过充分烹饪的肉和蔬菜大体都是安全的。应避免食用生的或未充分烹饪的肉或贝类。和许多发展中国家一样，未经烹饪的蔬菜和沙拉都值得怀疑。在埃及罹患旅行者腹泻的风险较高。医生应考虑为前往埃及的旅行者开处抗生素药物，以便自行治疗旅行者腹泻。

### 血吸虫病

曼氏血吸虫和埃及血吸虫在埃及全境流行，前往埃及的旅行者应该避免涉水、游泳或以其他形式接触自然水域，包括尼罗河和灌溉用水渠。在沙漠绿洲里的咸水湖、消毒泳池或者地中海、红海游泳并不会带来罹患血吸虫病的风险。

### 狂犬病

正如大多数其他发展中国家，狂犬病在埃及全境流行。大多数跟随旅行团的游客，患狂犬病的风险都微乎其微。但旅行者应该清楚知道，在城市和观光地区有许多流浪猫狗，建议旅行者避免与当地家养或野生哺乳动物接触。暴露前狂犬病疫苗和暴露后狂犬病预防用药均可获得，人用狂犬病免疫球蛋白可获得。疫苗和免疫球蛋白都是当地生产的。

### 环境考量因素

埃及的温度和气候条件丰富多样。沙漠在夏天非常炎热（＞38℃），冬天很寒冷（＜0℃）。干渴是脱水的晚期指征，旅行者应该在炎热的天气中定时喝水。因为汗液很快会蒸发，人们可能会在不知不觉中迅速脱水。年迈的旅行者，服用利尿剂、抗胆碱类药物或神经抑制剂的旅行者都是热相关疾病的高危人群。为了保持凉爽，旅行者应该避免暴露于太阳直射，并且戴帽子，穿着轻便的长衣长裤，并使用防晒霜。

沙漠中偶尔散发沙尘暴。沙漠的沙子、尘土和烟雾可能会造成眼部刺激并加重哮喘和其他肺部不适。佩戴隐形眼镜的旅行者应该确保携带了框架眼镜和隐形眼镜护理套装。

### 晕动症

总体来讲，尼罗河的水流缓慢平稳。然而，结合了柴油机燃料、热度和运动多种因素以后可能会为旅行者造成压力。大多数旅行者都不觉得在河流上会感到眩晕，所以他们都没有进行准备。在船上的医疗设施差异很大。知道自己对运动敏感的旅行者应该自行准备抗晕动症药物。

### 昆虫

蚊子和其他叮咬型昆虫可能会对旅行者造成影响。避免昆虫叮咬能够预防局部不适和刺激感，也能减少媒介传播疾病的风险。登革热在前往埃及的游客中鲜有报道。不过西尼罗河病毒的血清学筛查阳性率很高（24%），传播范围也很广，但在回归旅行者之中的感染很罕见。

2014 年，阿斯旺省一座村庄曾有报道疟疾的本地传播。这是 1998 年以来埃及境内首次出现疟疾。虽然并不推荐进行疟疾预防用药，但旅行者应该采取防蚊虫措施（见第二章，防蚊、蜱和其他节肢动物）。从埃及返回并发烧的旅行者应考虑媒介传播疾病。

## 参考文献

1. Burdino E, Milia MG, Sergi G, Gregori G, Allice T, Cazzato MI, et al. Diagnosis of dengue fever in North West Italy in travelers from endemic areas: a retrospective study. J Clin Virol. 2011 Aug; 51(4): 259–63.

2. El-Zanaty F, Way A. Egypt: demographic and health survey, 2008. Cairo: Ministry of Health, El-Zanaty and Associates, Macro International; 2009 [cited 2014 Sep 22]. Available from: http: //www. measuredhs. com/pubs/pdf/FR220/FR220. pdf.

3. Gautret P, Schlagenhauf P, Gaudart J, Castelli F, Brouqui P, von Sonnenburg F, et al. Multicenter EuroTravNet/GeoSentinel study of travel-related infectious diseases in Europe. Emerg Infect Dis. 2009 Nov; 15(11): 1783–90.

4. Hatzakis A, Van Damme P, Alcorn K, Gore C, Benazzouz M, Berkane S, et al. The state of hepatitis B and C in the Mediterranean and Balkan countries: report from a summit conference. J Viral Hepat. 2013 Aug; 20 Suppl 2: 1–20.

5. Lehman EM, Wilson MI. Epidemiology of hepatitis viruses among hepatocellular carcinoma cases and healthy people in Egypt: a systematic review and meta-analysis. Int J Cancer. 2009 Feb 1; 124(3): 690–7.

6. Soliman A, Mohareb E, Salman D, Saad M, Salama S, Fayez C, et al. Studies on West Nile virus infection in Egypt. J Infect Public Health. 2010; 3(2): 54–9.

第四部分

# 中东和北非

**沙特阿拉伯：麦加朝觐**
Christopher S.
Bowron, Salahudin
M. Maalim

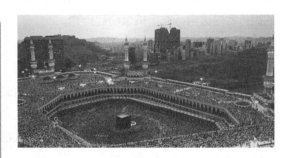

 **目的地概况**

你应当在众人中宣告朝觐，他们就从远道或徒步或乘着瘦驼，到你这里来——古兰经22：27。

麦加朝觐是每年一度的前往沙特阿拉伯圣城麦加的朝圣之旅，也是世界上最大的集会。每一个身体无碍的成年穆斯林，只要能够承担得起，就应该一生中至少参与一次麦加朝觐。麦加朝觐发生在伊斯兰历法每年最后一个月的 8～12 日。因为伊斯兰历法是基于月相计年的历法，所以具体日期与公历的对应关系并不规则（比如 2014 年是 10 月 1～6 日，但 2015 年就变成了 9 月 20～25 日）。每年有超过 183 个国家的 200 万穆斯林参与麦加朝觐（2010 年的数字大约是 280 万人）。超过 11 000 名朝圣者来自美国。

大多数国际朝圣者都会乘飞机到吉达（Jeddah），然后乘汽车前往麦加。然后朝圣者可以步行或者乘坐汽车行进 8 千米来到大规模帐篷城——米纳城（Mina）。在这里，大多数朝圣者都被安置在有空调的帐篷里。

在当月 9 日的日出之际，朝圣者会开始步行 14.4 千米前往阿拉法特山，一路路过穆兹达里发（Muzdalifah）（地图4-16）。这条路线充满了凉爽的晨雾，抵消了日间压抑的炎热，不过在这段旅程中遭遇热相关疾病的风险很高。一路上麦加朝觐救护车和医疗站会提供医疗援助。朝觐的高潮部分在阿拉法特山，麦加城东面数英里，在这里，先知穆罕默德发表了最后的演说。朝圣者会将这一天的时间用来祈愿、祷告、诵读古兰经；这是大多数朝圣者灵魂生命的制高点。日落以后，朝圣者开始步行 9 千米返程回到穆兹达里发，在户外过夜。

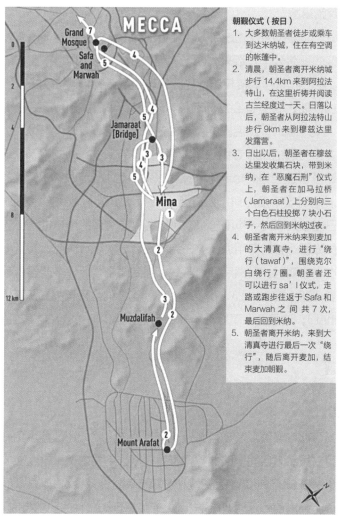

朝觐仪式（按日）
1. 大多数朝圣者徒步或乘车到达米纳城，住在有空调的帐篷中。
2. 清晨，朝圣者离开米纳城步行 14.4km 来到阿拉法特山，在这里祈祷并阅读古兰经度过一天。日落以后，朝圣者从阿拉法特山步行 9km 来到穆兹达里发露营。
3. 日出以后，朝圣者在穆兹达里发收集石块，带到米纳，在"恶魔石刑"仪式上，朝圣者在加马拉桥（Jamaraat）上分别向三个白色石柱投掷 7 块小石子，然后回到米纳过夜。
4. 朝圣者离开米纳来到麦加的大清真寺，进行"绕行（tawaf）"，围绕克尔白绕行 7 圈。朝圣者还可以进行 sa'l 仪式，走路或跑步往返于 Safa 和 Marwah 之间共 7 次，最后回到米纳。
5. 朝圣者离开米纳，来到大清真寺进行最后一次"绕行"，随后离开麦加，结束麦加朝觐。

📍地图 4-16  麦加朝觐目的地地图

　　当月第 10 日的日出以后，朝圣者会收集穆兹达里发的小石块，并带到米纳。这一天的仪式叫做"石刑恶魔"，人们向三个白色石柱每个投出 7 块小石子（不能大于鹰嘴豆大小）。这里的拥挤环境会造成潜在危险。从 1994 到 2004 年期间曾发生过多次踩踏事件。2004 年，有 251 名朝圣者死亡，244 名朝圣者受伤，随后沙特政府将圆形石柱换成了宽厚椭圆的石柱，以此减少人群拥挤程度。然而，2006 年再次发生踩踏事件，380 名朝圣者死亡，289 名朝圣者受伤。后来单层的加马拉（Jamaraat）步行桥被拆毁并重建成更宽的多层桥，后来再也没有在加马拉桥发生过踩踏事故。

按照传统，加马拉的仪式过后，朝圣者们会献祭一头牲畜，代表着替代亚伯拉罕儿子被献祭的那头公羊。近来，朝圣者们被要求在麦加购买"献祭券"，由人代理完成献祭。中心化管理的授权屠宰场会代表朝圣者进行献祭仪式。

回到麦加以后，朝圣者会立刻前往大清真寺，里面是伊斯兰教义中最神圣的圣石克尔白（Ka'aba），然后围绕克尔白逆时针转七圈，称为一次绕行（tawaf）。因为人数太多（三层的清真寺每一层能容纳 75 万人），一次绕行可能会花费数小时。此外，朝圣者还会进行 sa'i 仪式，在 Safa 和 Marwah 的丘陵之间来回走路或跑步 7 次，同时饮下渗渗泉（Zamzam）泉水。这一路线曾经都是在户外进行的，但现在已经被大清真寺包围起来，可以通过有空调的通道进行，还被划分为走步、跑步和残障朝圣者的专用通道。在完成最后一次绕行以后，朝圣者们会离开麦加，结束本次麦加朝觐。虽然后续内容并非强制要求，但许多朝圣者都会将他们的旅程延伸至麦地那（Medina）。在麦地那，朝圣者们会拜访先知清真寺（Mosque of the Prophet），这里面保藏着穆罕默德的墓，是伊斯兰教义中第二神圣的地方。

## ■ 健康问题

### 免疫接种

所有朝圣者都应该确保常规疫苗处于有效期内。此外还推荐甲型肝炎、乙型肝炎和伤寒疫苗。虽然来自美国的成年朝圣者并不强制要求接种脊髓灰质炎疫苗，但是最好还是确保在旅行前接受完整剂量的脊髓灰质炎免疫。15 岁以下的儿童必须出示接种四价流脑疫苗的证明。15 岁以上的儿童预防接种的要求与成人相同。

### 流行性脑膜炎疫苗

因为麦加朝觐的条件所限，人群非常拥挤，朝圣者中间携带流行性脑膜炎病毒的概率很大，流行性脑膜炎爆发一直以来都是麦加朝觐存在的问题之一。在 2000 年和 2001 年的疫情暴发中，分别有 1300 人和 1109 人受到感染。作为补救，沙特卫生部开始要求所有朝圣者和当地高危人群强制接种流脑疫苗。麦加朝觐的签证必须要有流脑疫苗接种证明才会通过。所有成人和 2 岁以上的儿童必须接种过一剂四价 A/C/Y/W-135 流脑疫苗，而且必须在有效的国际免疫接种证明或预防证明上显示已接种证据。3 月龄到 2 岁的婴幼儿必须证明接种过 2 剂流脑 A 价疫苗，中间间隔 3 个月。麦加朝觐的朝圣者必须在抵达沙特阿拉伯之前具备已接种 10 天以上三年以内的流脑疫苗。最新的麦加朝觐免疫接种证明需求可在如下资源查询：

★ 沙特阿拉伯麦加朝觐部（www.haj.gov.sa/en-us/Pages/default.aspx）

★ 沙特阿拉伯卫生部（www.moh.gov.sa/en/Hajj/HealthGuidelines/Pages/BeforeHajj.aspx）

★ 沙特阿拉伯大使馆（www.saudiembassy.net/services/hajj_requirements.aspx）

### 呼吸系统感染

呼吸道感染在麦加朝觐过程中很常见，最常见的入院原因是肺炎。因为呼吸系统感染的风险较高，所以很有必要向年龄 ≥ 65 岁和更年轻的患有其他合并症的朝圣者推荐肺炎多糖疫苗。强烈建议所有朝圣者均接种季节流感疫苗，包括 H1N1 流感。行为干预可能会非常有效，例如洗手、佩戴口罩、咳嗽礼节，社交距离和避免接触等，都可以为朝圣者减少呼吸系统疾病风险。麦加朝觐之前的一般呼吸状况咨询应包含呼吸系统的总体状况评估、必要的预防接种，以及开处足量的便于携带的呼吸系统药物（吸入器优于喷雾器）。

麦加朝觐的环境条件增加了结核病传播的风险。如果朝圣者出现任何活动性结核的症状：咳嗽、咳痰、偶尔咯血、胸痛、虚弱、体重减轻、发热、盗汗等，应立刻联系医生。

中东呼吸综合征（MERS）于 2012 年首次于沙特阿拉伯被发现。该疾病是由一种新型冠状病毒引起的，结构很类似于 2003 年爆发的非典型肺炎（SARS）病毒。在阿拉伯半岛范围内及其周边都有病例检出，但也有其他国家的输入病例，包括美国。该病最常见的症状有发热、咳嗽、呼吸急促。不过也报告有一些其他症状，例如肌肉痛、腹泻、呕吐、腹痛、血小板减少症和白细胞减少症等。该病的严重程度已从轻度到重度，约有 35% 的报告病例已经死亡。由动物向人类的传播作用尚不清楚，但在阿拉伯半岛地区的骆驼种群中已经发现了这种病毒。可根据临床证据疑似该病并根据 PCR 结果进行确诊。更多信息请参见第三章，MERS。

## ■ 其他健康与安全风险

### 传染性疾病

腹泻类的疾病在麦加朝觐过程中是非常普遍的，旅行者应该学习关于疾病预防和自我救治的知识。在旅行前咨询中应该讨论疾病预防、口服补液策略、抑制胃酸药物，以及针对旅行者腹泻的紧急抗生素治疗。

由于仪式中长时间的站立和行走，皮肤磨损可以导致真菌或细菌皮肤感染。朝圣者的衣服应该轻便、减少束缚、经常更换保持洁净。还应建议旅行者保持皮肤干燥，使用滑石粉，并应注意任何由于衣物穿着产生的疼痛或溃疡。产生的任何溃疡或水疱都应经过消毒并包扎。旅行者应特别注意保护脚部，因为进入大清真寺的时候需要光脚。

洗鼻礼，也叫 istinshaaq，是一种用水涮洗鼻腔的做法，在麦加朝觐期间的一些仪式之前都要进行。医学学术刊物曾经报道有少数福氏耐格里阿米巴原虫（naegleria fowleri）引起的原发性阿米巴脑膜脑炎（PAM）病例。虽然没有与麦加朝觐有关的 PAM 案例报道，但在麦加朝觐过程中，洗鼻礼依然非常普遍，所以建议朝圣者使用安全的水进行洗礼，保护自己免于潜在的风险。如果怀疑水源可能不干净，就应该使用瓶装水。另外煮开水或者过滤水也能降低 PAM 的风险。

在麦加朝觐最后，男性穆斯林必须剃光头。如果使用不清洁的剃刀，可能会传播血源性病原体，例如乙型肝炎、丙型肝炎、HIV。具有执照的理发师都会经过这些血源性病原体的检测，而且要求使用一次性剃刀。但遗憾的是，许多无照理发师依然会在路边营业，他们未经消毒的剃刀会为许多男性削发。建议男性旅行者仅在官方指定的、有明显标志的理发中心削发。

### 非传染性疾病以及其他危害因素

麦加朝觐即使对于年轻健康的朝圣者来说也是艰辛的，许多穆斯林都会等到他们足够成熟以后再去麦加朝觐。有的朝圣者会深陷于麦加朝觐的精神体验之中，忘记日常服药。患有慢性疾病的旅行者应该在出发朝觐之前对自己进行功能评估。医疗服务提供者应该分析每个人特有的风险并制定计划减少风险。医疗服务提供者应该对日常用药进行相应的调整，确保旅行者能够携带足量的药物，并对一些急需医疗救助的症状进行健康教育。

中暑和虚脱是死亡的首要诱因，尤其当麦加朝觐发生在夏季的时候，所以朝圣者应该保持水分充足，涂抹防晒霜，尽量躲在阴凉处。遮阳伞经常被用于防晒。应该建议旅行者减少热伤害的风险以及避免晒太阳。有些仪式也可以在夜间进行，以此躲避日间的炎热。朝圣者应放心，夜间仪式是被神职人员允许并倡导的。

火灾是麦加朝觐的潜在风险。1997 年，开放式火炉点燃了帐篷，导致 343 名朝圣者死亡，超过 1500 人受伤。因此，临时帐篷被替换为永久的玻璃纤维建筑，而且朝圣者不允许搭建自己的帐篷或者烹饪自己的食物。而且在帐篷中烹饪也是被禁止的。

### 意外伤害

意外伤害是麦加朝觐期间造成外伤和死亡的首要诱因。朝圣者可能会行走很远的距离并接近或穿过车流繁忙的道路，因此机动车事故是不可避免的。然而，最可怕的意外伤害是踩踏事件。在如此密集的人流中，一旦发生人群惊跑，就很难从中逃脱，但麦加朝觐的物理结构已经经过特殊设计，将这方面的风险降到最低。曾经的踩踏事件通常都起始于小型事故；2006 年的踩踏事件最初就是由于一些朝圣者被摔落在地的行李绊倒，但最后造成了上百人死伤。死亡通常是由于窒息或者头部创伤，而在大规模人潮之中几乎不可能及时提供医疗救助。

## ■ 特殊健康考量

### 月经

女性如果处于经期，则不被允许参与克尔白圣石周围的绕行仪式。但如果在经期开始以前就已经参与了绕行仪式，则即使经期开始，也可以继续参加其他的朝圣仪式环节。因此，女性朝圣者如果想参加麦加朝觐，如果担心自己在期间月经来潮，则可能会需要使用激素调节。

### 糖尿病

患有糖尿病的穆斯林如果计划参与麦加朝觐，则应该在朝圣之旅出发前前往医院，提前仔细计划好糖尿病处理策略，妥善应对朝圣之旅之中的健康风险。糖尿患者应确保携带足量的全部药品，包括注射器和针头。糖尿病急救包应包含所有便于使用的碳水化合物、血糖仪、试纸、测试酮症酸中毒的酮体测试棒、药品列表和医疗计划列表和胰高血糖素。最后，耐用的保护性鞋子可以避免脚部外伤，以此避免外伤引起的感染。

### 癫痫

在参与麦加朝觐之前，朝圣者的癫痫发作必须能够被稳定剂量的药物控制住。在出发前，朝圣者应该确保自己携带了足量的常规药物和口溶或肠溶的抗惊厥药物。

## 沙特政府安全措施

沙特政府已经成立了麦加朝觐部门，专门与卫生部合作提升朝圣者的经历体验，包括降低麦加朝觐的健康风险。朝圣地点内部和周围的医院和健康中心全都人员充足，装备齐全，可以应对大规模集会。所有医疗设施都能提供高品质医疗服务，免费向麦加朝觐的朝圣者们提供。

为了确保吉大阿卜杜勒阿齐兹国王国际机场的高效通行，沙特政府建造了现代化机场航站楼，专为麦加朝觐设计。而且还有现代化交通设施（轻轨，15 000 辆朝圣专用汽车，甚至高铁线路）确保朝圣者安全前往麦加和其他圣地。为了降低朝圣之旅期间的风险，政府还提供了冷藏车发放饮水，提供更多空调房间（米纳城的帐篷）、大型遮阳布和上千个水雾喷洒器。为了进一步保护自己，旅行者应尽力避免前往人群最密集的地方。只要有可能，建议在非高峰期进行仪式。比如，大多数朝圣者都喜欢在中午进行"恶魔石刑"的仪式，但沙特政府已经颁布法令，这项仪式可以在日出到日落期间的任何时间进行，甚至当朝圣者无法进入 Jamaraat 桥的时候，可以由他人代理执行。

## 参考文献

1. Ahmed QA, Arabi YM, Memish ZA. Health risks at the Hajj. Lancet. 2006 Mar 25; 367(9515): 1008–15.

2. Alsafadi H, Goodwin W, Syed A. Diabetes care during Hajj. Clin Med. 2011 Jun; 11(3): 218–21.

3. Alzahrani AG, Choudhry AJ, Al Mazroa MA, Turkistani AH, Nouman GS, Memish ZA. Pattern of diseases among visitors to Mina health centers during the Hajj season, 1429 H(2008 G). J Infect Public Health. 2012 Mar; 5(1): 22–34.

4. Assiri A, Al-Tawfiq JA, Al-Rabeeah AA, Al-Rabiah FA, Al-Hajjar S, Al-Barrak A, et al. Epidemiological, demographic, and clinical characteristics of 47 cases of Middle East respiratory syndrome coronavirus disease from Saudi Arabia: a descriptive study. Lancet Infect Dis. 2013 Sep; 13(9): 752–61.

5  Balaban V, Stauffer WM, Hammad A, Afgarshe M, Abd-Alla M, Ahmed Q, et al. Protective practices and respiratory illness among US travelers to the 2009 Hajj. J Travel Med. 2012 May–Jun; 19(3): 163–8.

6  Khan NA, Ishag AM, Ahmad MS, El-Sayed FM, Bachal ZA, Abbas TG. Pattern of medical diseases and determinants of prognosis of hospitalization during 2005 Muslim pilgrimage Hajj in a tertiary care hospital. A prospective cohort study. Saudi Med J. 2006 Sep; 27(9): 1373–80.

7  Memish ZA. The Hajj: communicable and non-communicable health hazards and current guidance for pilgrims. Euro Surveill. 2010 Sep 30; 15(39): 19671.

8  Memish ZA. Saudi Arabia has several strategies to care for pilgrims on the Hajj. BMJ. 2011; 343: d7731.

9  Memish ZA, Al-Rabeeah AA. Health conditions of travellers to Saudi Arabia for the pilgrimage to Mecca (Hajj and Umra) for 1434 (2013). J Epidemiol Glob Health. 2013 Jun; 3(2): 59–61.

10  World Health Organization. Health conditions for travellers to Saudi Arabia pilgrimage to Mecca (Hajj). Wkly Epidemiol Rec. 2005 Dec 9; 80(49–50): 431–2.

胡婷、周煜博　翻译

冯姝、马晶晶　校对

选择目的地的健康提示

第四章

# 旅行后健康评估

Chapter Five

# 归来旅行者的一般（评估）方法

Jessica K.Fairley

旅行后评估

前往发展中国家的旅行者中，有多达 22%～64% 的人会报告有旅游相关的健康问题。尽管这些疾病大多数是轻微的，但 8% 的旅行者的健康问题需要到医疗机构进行治疗。大多数旅行后感染会在旅行后很快显现，但是由于潜伏期的不同，许多症状直到原发感染之后的几个月甚至几年才会出现。当对一位可能患有旅行相关疾病的患者进行评估时，临床医生需要综合考虑文本框 5-1 中所列的因素。

---

**文本框 5-1　患病旅行者病史的重要因素**

- 疾病的严重性
- 旅行行程与持续时间
- 国际旅行相关疾病的发病时间
- 既往病史和用药
- 旅行前咨询史
  - ★ 旅行免疫接种
  - ★ 是否坚持服用抗疟药物
- 个人暴露
  - ★ 住宿类型
  - ★ 采取的防止昆虫叮咬的措施（比如驱虫剂、蚊帐）
  - ★ 饮用水来源
  - ★ 生肉、海鲜或未经巴氏消毒的奶制品摄入
  - ★ 昆虫或节肢动物叮咬
  - ★ 淡水暴露（比如游泳、漂流）
  - ★ 动物咬伤和抓伤
  - ★ 体液暴露（比如文身、性行为）
  - ★ 出国期间医疗护理（比如注射、输液）

---

### 疾病的严重性

对疾病的严重性进行评估是非常重要的，因为这有助于对患者进行分类以及区分某些特定感染。这是潜在的危及生命的感染吗，就像疟疾一样？有些疾病，比如重度的呼吸综合征或者出血热迹象，可能需要公共卫生部门的迅速介入。更多细节请参见以下管理措施。

### 旅行行程

旅行行程对于开展鉴别诊断是非常重要的，因为潜在的暴露风险根据旅行的地区而变化。非特异性的发热性疾病可能是疟疾、登革热、伤寒或者立克次体病等等。如果能够排除某些特定的感染，则可以避免不必要的检测。GeoSentinel 监测网络 2013 年的一项研究发现，旅行目的地不同，疾病的诊断模式也不同。在去撒哈拉以南的非洲地区的旅行者中，出现发热时，疟疾是最常见的特异性诊断。另一方面，在前往拉丁美洲或者东南亚旅行的发热患者中，更常见的是登革热。旅行的停留时间非常重要，因为旅行相关疾病的患病风险会随旅行时间的延长而增加。一名旅行医学或者热带医学专家可以协助进行鉴别诊断，并且可能了解某一特定地区的某种传染病的爆发或当前流行状况。

### 旅行相关疾病患者的就医时间

大多数患病旅行者会在归来后的 1 个月内就医，因为大多数旅行相关传染病的潜伏期都比较短。然而，有些传染病比如血吸虫病、利什曼病或者结核的潜伏期可能会达到数月甚至数年。因此，在发病前长达几个月的详细病史会有所帮助。最普遍的潜伏期较短的旅行相关传染病名录见表 5-1。

#### 表 5-1　旅行后 2 周内出现发热的相关疾病

| 症状 | 可能原因 |
| --- | --- |
| 初始无特异性症状的全身发热性疾病 | 疟疾<br>登革热<br>伤寒<br>立克次体病（如恙虫病、回归热）<br>非洲锥虫病<br>急性 HIV 感染<br>钩端螺旋体病 |

续表

| 症状 | 可能原因 |
| --- | --- |
| 发热伴中枢神经系统症状 | 流行性脑膜炎<br>疟疾<br>虫媒病毒性脑炎（如日本脑炎病毒、西尼罗河病毒）<br>非洲锥虫病<br>管圆线虫病<br>狂犬病 |
| 发热伴呼吸道症状 | 流感<br>细菌性肺炎 |
| 发热伴呼吸道症状 | 急性组织胞浆菌病或球孢子菌病<br>军团菌肺炎<br>Q 热<br>疟疾<br>兔热病<br>肺鼠疫 |
| 发热伴皮疹 | 登革热<br>麻疹<br>水痘<br>斑点热或伤寒群立克次体病<br>伤寒<br>细小病毒 B19 感染<br>单核细胞增多症<br>急性 HIV 感染 |

潜在的医学疾病

并发症能够影响机体对感染的易感性，以及临床表现和疾病的严重程度。越来越多的免疫抑制人群（器官移植、免疫调节药物、HIV 感染，或其他原发性或获得性免疫缺陷）成为国际旅行者（第八章，免疫缺陷的旅行者）。

疫苗接种与预防措施

当对一名患病旅行者进行评估时，应当考虑其疫苗接种史和抗疟药物使用史。只有不到一半的美国人会在去往发展中国家旅行前进行健康咨询并且可能没有进行过疫苗接种或者服用抗疟药物。虽然坚持服用抗疟药物并不能完全消除患疟疾的可能性，但可以降低患疟疾的风险并且增加另一种诊断的可能性。没有接种最新的麻疹疫苗的旅行者，出现发热和皮疹时会增加医生对麻疹感染的考虑。2010 年，GeoSentinel 监测网络在归来旅行者中开展的一项大型研究表明，最普遍的接种疫苗可以预防的疾病包括伤寒（伤寒和副伤寒）、病毒性肝炎和流感。超过一半以上的患者患了疫苗可以预防的疾病后，进行了住院治疗。

### 个人暴露史

掌握旅行期间患者暴露（包括昆虫叮咬、污染的食物或水，或者淡水游泳）的相关知识也可以辅助鉴别诊断。除了疟原虫，蚊子也可以传播病毒（比如登革病毒、黄热病毒和基孔肯雅病毒）和丝虫（比如班氏丝虫）。根据临床表现和暴露位置，有蜱叮咬史可能诊断为蜱传脑炎、非洲虱咬热或者其他立克次体感染。采采蝇很大并且它们咬人很疼，患者通常会回想起来。它们可以携带布氏锥虫，这是引起非洲昏睡病的一种原虫。淡水游泳或者其他水接触能够使患者有罹患血吸虫病、钩端螺旋体病以及其他疾病的风险。

患病旅行者的目的和住宿的类型（条件）也可以影响其罹患某些疾病的风险。探亲访友的旅行者罹患疟疾、伤寒以及其他特定疾病的风险较高，因为与其他观光客相比，他们停留的时间更长，去的地方更偏僻，与当地的水资源有更多的接触，并且更少的寻求旅行前咨询［第八章，回国探亲访友（VFRs）的移民］。在农村地区露营的背包客罹患某些疾病的风险也要高于那些回国探亲访友（VFRs）的移民住在有空调的宾馆里的人群。

### 常见症状

前往发展中国家旅行后，患者最常见的临床表现有全身发热性疾病、急性腹泻和皮肤病。这些在本章的下一节会有更详细的介绍（归来旅行者发热，旅行者持续性腹泻以及归来旅行者皮肤、软组织感染）。呼吸道症状和嗜酸粒细胞增多也是归来旅行者的重要症状。如果旅行者从疟疾流行国家归来后出现发热，则应该立即对其进行评估。

### 呼吸道症状

呼吸道症状在归来旅行者中出现的比较频繁，这些症状通常与呼吸道病毒有关（第二章，呼吸道感染）。流感是国际旅行过程中最常见的可通过接种疫苗预防的疾病。归来旅行者出现重度的呼吸道症状，尤其是伴随发热的情况时，应当引起医生的警惕，即警惕其是否患有常见的感染性疾病，例如季节性流感、细菌性肺炎和疟疾，但也可能是某些不常见的疾病，例如军团病。如果旅行史符合并且呼吸道症状没有明确的其他诊断，出现呼吸道急性感染，例如中东呼吸综合征（MERS）和 H7N9 禽流感，应当进行鉴别诊断。对于这些可疑病例，当地公共卫生部门和疾控中心应当立即提高警惕。更多细节参照第二章，呼吸道感染。

旅行后延迟发作的慢性咳嗽可能是肺结核，尤其是在长期旅行者或卫生保健工作者中。其他到某些特殊区域旅行后引起呼吸道症状的特殊疾病有组织胞浆菌病、球孢子菌病、Q 热、鼠疫、兔热病和类鼻疽。可造成肺部疾病的寄生虫感染包括线虫、肺吸虫病和血吸虫病。

### 嗜酸粒细胞增多

归来旅行者出现嗜酸粒细胞增多提示可能是寄生虫感染。过敏性疾病、血液病和一些病毒、真菌以及原虫感染也可以造成嗜酸粒细胞增多。某些寄生虫在肺部移动过程中可出现发热和嗜酸粒细胞增多，例如钩虫、蛔虫和类圆线虫属等。急性血吸虫病或者片山综合征也可以引起发热和嗜酸粒细胞增多并且还可能造成肺浸润。与嗜酸粒细胞增多有关的其他寄生虫感染包括慢性类圆线虫病、内脏幼虫移行症、淋巴丝虫病和急性旋毛虫病。从最近的一起从马来西亚的刁曼岛旅行归来的旅行者中爆发肉孢子虫病的事件调查发现，患者出现肌痛和嗜酸粒细胞增多的症状。受感染的旅行者肌肉活检发现嗜酸性肌炎。

### 管理

大多数旅行后疾病通过门诊就能得以解决，但一些患者，尤其是那些出现全身发热性症状的患者，可能需要住院治疗。来自 2007 年 GeoSentinel 网络的分析数据表明，46% 出现全身发热性症状的归来旅行者接受了住院治疗。严重的临床表现，比如急性呼吸窘迫、精神状态改变和血流动力学不稳定等需要住院治疗。对于怀疑罹患疟疾的发热患者，临床医生应降低收治其入院的标准。疾病确诊可能延迟，并发症会很快出现。如果患者不能够稳定地进行跟踪随访或者在症状迅速恶化时却没有人在家里对其进行照顾，则将其收治入院进行管理就显得尤为重要。对于重度的旅行相关传染病，当病情比较复杂或者不能做出明确诊断时，建议咨询传染病医生。需要特异性治疗的患者，比如患脑囊虫病、恶性疟疾和利什曼病等疾病，需要旅行医学或传染病专家的介入。在正常上班时间，疾控中心提供寄生虫感染的诊断与控制在线援助，咨询寄生虫感染相关的信息，拨打 404-718-4745，咨询疟疾相关的信息，拨打 770-488-7788（免费电话 855-856-4713）。下班时间，请拨打疾控中心突发情况应急中心电话 770-488-7100。

## 参考文献

1. Boggild AK, Castelli F, Gautret P, Torresi J, von Sonnenburg F, Barnett ED, et al. Vaccine preventable diseases in returned international travelers: results from the GeoSentinel Surveillance Network. Vaccine. 2010 Oct 28; 28(46): 7389–95.

2. CDC. Notes from the field: acute muscular sarcocystosis among returning travelers—Tioman Island, Malaysia, 2011. MMWR Morb Mortal Wkly Rep. 2012 Jan 20; 61(2): 37–8.

3. Chen LH, Wilson ME, Davis X, Loutan L, Schwartz E, Keystone J, et al. Illness in longterm travelers visiting GeoSentinel clinics. Emerg Infect Dis. 2009 Nov; 15(11): 1773–82.

4. Franco-Paredes C, Jacob JT, Hidron A, Rodriguez-Morales AJ, Kuhar D, Caliendo AM. Transplantation and tropical infectious diseases. Int J Infect Dis. 2010 Mar; 14(3): e189–96.

5. Hamer DH, Connor BA. Travel health knowledge, attitudes and practices among United States travelers. J Travel Med. 2004 Jan–Feb; 11(1): 23–6.

6. Hendel-Paterson B, Swanson SJ. Pediatric travelers visiting friends and relatives (VFR) abroad: illnesses, barriers and pre-travel recommendations. Travel Med Infect Dis. 2011 Jul; 9(4): 192–203.

7. Leder K, Torresi J, Libman MD, Cramer JP, Castelli F, Schlagenhauf P et al. GeoSentinel surveillance of illness in returned travelers, 2007–2011. Ann Intern Med. 2013 Mar 19; 158(6): 456–68.

8. Ryan ET, Wilson ME, Kain KC. Illness after international travel. N Engl J Med. 2002 Aug 15; 347(7): 505–16.

9. Schulte C, Krebs B, Jelinek T, Nothdurft HD, von Sonnenburg F, Loscher T. Diagnostic significance of blood eosinophilia in returning travelers. Clin Infect Dis. 2002 Feb 1; 34(3): 407–11.

10. Wilson ME, Weld LH, Boggild A, Keystone JS, Kain KC, von Sonnenburg F, et al. Fever in returned travelers: results from the GeoSentinel Surveillance Network. Clin Infect Dis. 2007 Jun 15; 44(12): 1560–8.

# 归来旅行者的发热

Mary Elizabeth Wilson

### 早期关注

对于归来旅行者来说，发热通常伴随着严重的疾病，因为它可能是急性进展性传染病（例如疟疾）的先兆，临床医生一定要尽早展开评估，尤其关注最近几个月去过疟疾流行地区的旅行者（第三章，疟疾）。对于发热的归来旅行者，其评估重点最初应当放在诊断那些急性进展性的、可治疗的或有传染性的疾病上。在某些情况下，在旅行者的出发地或目的地，公共卫生官员必须对旅行者在旅行过程中是否已经具有传染性或者感染了具有公共卫生风险的病原体（例如黄热病）保持警觉。

### 通过旅行史、暴露地点和潜伏期来限制鉴别诊断

通常情况下，会有多种可能的诊断，但是多项最新研究帮助明确了更常见的诊断。归来旅行者的一大部分疾病是由普遍而广泛的感染引起的（例如细菌性肺炎或肾盂肾炎），所以这些疾病应当与异常感染共同考虑。由于旅行的地理区域决定着发热的主要原因，所以了解发热患者去哪儿旅行过和去哪儿住过是十分必要的（表5-2）。旅行期间的具体活动（比如在血吸虫病流行区有淡水暴露、动物的咬伤、性行为、文身，或在当地医疗机构有过注射行为）和疟疾流行区的居住设施（蚊帐、纱窗、空调）也许会为诊断提供一些有用的线索。旅行前的准备（例如接种甲肝疫苗或黄热病疫苗）将会明显减少一些感染的可能，所以这也是跟旅行史相关的一部分。旅行史和居住场所是每一份病历中不可分割的一部分。

由于每种传染病都有特定的潜伏期（有些传染病的潜伏期时间长度差异很大），所以暴露的时间要结合不同的地理区域来确认（表5-3），这能帮助临床医生在鉴别诊断时排除一些传染病。从热带旅行回国后，大部分严重的发热性传染病会在一个月之内发病，但偶尔也有一些旅行暴露相关的传染病会在回来后的数月甚至一年以上才发病。在美国，90%以上报道的恶性疟疾是在回国后的30天内发病，但也有几乎一半的间日疟在回国30天以后发病。

## 表 5-2 不同地理区域的常见发热原因

| 地理区域 | 引起发热的常见热带病 | 在旅行者中爆发流行的其他传染病 |
| --- | --- | --- |
| 加勒比地区 | 登革热，疟疾（海地） | 急性组织胞浆菌病，钩端螺旋体病，基孔肯雅热 |
| 中美洲 | 登革热，疟疾（间日疟为主） | 钩端螺旋体病，组织胞浆菌病，球孢子菌病 |
| 南美洲 | 登革热，疟疾（间日疟为主） | 巴尔通体病，钩端螺旋体病，伤寒，组织胞浆菌病 |
| 中南亚 | 登革热，伤寒，疟疾（非恶性疟为主） | 基孔肯雅热 |
| 东南亚 | 登革热，疟疾（非恶性疟为主） | 基孔肯雅热，钩端螺旋体病 |
| 撒哈拉以南的非洲 | 疟疾（恶性疟为主），蜱传播立克次体（在南非引起发热的主要原因），急性血吸虫病，登革热 | 非洲锥虫病，基孔肯雅热，伤寒，丝虫病 |

## 表 5-3 不同潜伏期的常见传染病

| 疾病 | 一般潜伏期（范围） | 分布 |
| --- | --- | --- |
| **潜伏期小于 14 天** | | |
| 基孔肯雅热 | 2~4 天（1~14 天） | 热带，亚热带 |
| 登革热 | 4~8 天（3~14 天） | 热带，亚热带 |
| 脑炎，虫媒疾病（日本脑炎，蜱媒脑炎，西尼罗热，其他） | 3~14 天（1~20 天） | 地区不同传播媒介也不同 |
| 伤寒 | 7~18 天（3~60 天） | 尤其分布在印度次大陆 |
| 急性艾滋病 | 10~28 天（10 天~6 周） | 世界各地 |
| 流感 | 1~3 天 | 世界各地，在旅行时也会感染 |
| 军团菌病 | 5~6 天（2~10 天） | 分布广泛 |

续表

| 疾病 | 一般潜伏期（范围） | 分布 |
|---|---|---|
| 钩端螺旋体病 | 7～12 天（2～26 天） | 分布广泛，大部分在热带地区 |
| 疟疾，恶性疟原虫 | 6～30 天（98% 在旅行的 3 个月内发病） | 热带，亚热带 |
| 疟疾，间日疟 | 8 天～12 个月（几乎一半在旅行结束后的 30 天以后发病） | 在热带和亚热带广泛分布 |
| 斑疹热立克次体 | 几天到 2～3 周 | 地区不同传播媒介也不同 |
| **潜伏期 14 天到 6 周** | | |
| 脑炎，虫媒疾病；伤寒；急性艾滋病；钩端螺旋体病；疟疾 | 相关疾病的潜伏期见上 | 相关疾病的潜伏期见上 |
| 阿米巴肝脓肿 | 数周～数月 | 大部分分布在发展中国家 |
| 甲型肝炎 | 28～30 天（15～50 天） | 大部分分布在发展中国家 |
| 戊型肝炎 | 26～42 天（2～9 周） | 分布广泛 |
| 急性血吸虫病（片山综合征） | 4～8 周 | 大部分分布在撒哈拉以南非洲 |
| **潜伏期 6 周以上** | | |
| 阿米巴肝脓肿；戊肝；疟疾；急性血吸虫病 | 相关疾病的潜伏期见上 | 相关疾病的潜伏期见上 |
| 乙型肝炎 | 90 天（60～150 天） | 分布广泛 |
| 内脏利什曼病 | 2～10 月（10 天～数年） | 亚洲，非洲，拉丁美洲，欧洲南部，中东地区 |
| 肺结核 | 早期，数周；复发，数年 | 全球分布，免疫抵抗程度差异性较大 |

### 需要迫切注意的检查发现

相关体征、症状或者实验室检测都能聚焦某种传染病（表 5-4）。出血、神经损伤和急性呼吸困难都应该立即引起重视。即使在最初体检时症状不太明显，也应该重新检查，因为新的检查将会在诊断过程中起到很大作用（比如皮肤损伤或肝损害）。尽管大部分归来旅行者的发热与传染病有关，但医生也应该考虑其他与发热有关的疾病，例如肺梗死或药物超敏反应。

### 表5-4 常见临床发现和相关传染病

| 常见临床发现 | 热带旅行后应考虑的传染病 |
| --- | --- |
| 发热、皮疹 | 登革热，基孔肯雅热，立克次体传染病，伤寒（皮肤可能并没有损伤）急性艾滋病，麻疹 |
| 发热、腹痛 | 伤寒，阿米巴肝脓肿 |
| 一般的发热、正常或较低的白细胞计数 | 登革热，疟疾，立克次体传染病，伤寒，基孔肯雅热 |
| 发热、出血 | 病毒性出血热（登革热或其他），脑膜炎球菌血症，钩端螺旋体病，立克次体传染病 |
| 发热、嗜酸性粒细胞增多 | 急性血吸虫病，药物超敏反应，肝片吸虫病和其他寄生虫感染（罕见） |
| 发热、肺浸润 | 一般细菌性和病毒性病原体，军团菌病，急性血吸虫病，Q热病，钩端螺旋体病 |
| 发热、精神状态异常 | 脑型疟，病毒性或细菌性脑膜脑炎，非洲锥虫病，恙虫病 |
| 单核细胞增多症 | EB病毒感染，巨细胞病毒感染，弓形体病，急性艾滋病 |
| 2周以上的发热 | 疟疾，伤寒，EB病毒感染，巨细胞病毒感染，弓形体病，急性艾滋病，急性血吸虫病，普鲁氏菌病，肺结核，Q热病，利什曼病（罕见） |
| 旅行后6周以上开始的发热 | 间日疟或卵形疟，急性乙肝、丙肝或戊肝，肺结核，阿米巴肝脓肿 |

伴随有以下任何一种症状的发热都应做进一步的检查，因为它有可能引发具有公共卫生风险的传染病：

★ 皮疹

★ 呼吸困难

★ 呼吸急促

★ 持续咳嗽

★ 意识模糊

★ 挫伤或异常出血（未见受伤）

★ 持续腹泻

★ 持续呕吐（空气原因或晕动症除外）

★ 黄疸

★ 近期开始的乏力

探亲访友的旅行者（VFRs）在旅行前通常不会进行医学咨询，他们罹患某些传染病的风险要高于其他旅行者。GeoSentinel 监测网络数据显示，在患有严重的可预防的旅行相关疾病（需要住院治疗）的人群中，移民的 VFRs 要比旅游观光的旅行者占的比例大。

## 随时间的变化而变化

医生可以利用互联网资源来获取地区风险、疾病活动的信息和其他有用信息，例如病原体的药物敏感性。一项关于在 2006 年和 2007 年，于巴黎一家医院就诊的伴发热和皮疹的成人归来旅行者的回顾调查发现，传染性疾病是动态的。最常见的诊断是基孔肯雅热，其次为登革热和蜱虫叮咬的发热。相比之下，由于疫苗的广泛应用，甲型肝炎的感染在旅行者中越来越少见。

归来旅行者中常见的传染病也有可能发生在意想不到的时间，由于在热带地区流感全年都能发生传播，而南半球的流行季节是五月到八月，那么在北半球的医生一定要警觉流行季节之外也有流感传播的可能。

旅行者还有可能感染常见细菌引起的，但该细菌已发生变异的传染病。产生 NDM-1 酶的细菌基本能够抵抗所有可用的抗生素，并且已经出现在旅行者传染病中，通常与医疗中心有关（门诊和急诊）。在印度次大陆暴露后，这些细菌是最常见的。导致伤寒热（一般指伤寒或副伤寒热）的沙门菌，也开始对氟喹诺酮产生耐药性（第三章，伤寒和副伤寒）。

本节内容的表格根据临床发现或其他特性、旅行地区和潜伏期来鉴别常见的传染病，而这也只是强调突出了最常见的传染病。所列的参考文献和网站可以提供更加详细的信息。大部分研究表明，25% 归来旅行者的发热原因并不能被明确诊断出来。

## 牢记的内容

★ 危及生命的传染病和自限性传染病的初始症状是相同的。

★ 归来旅行者的发热通常是由常见的、全球性的疾病引起的，比如肺炎和肾盂肾炎，为发现更多的外来传染病，这一点在诊断中不能被忽视。

★ 感染疟疾的患者在检查时可能不发烧，但会有典型的发热或畏寒史。

★ 去往撒哈拉以南非洲和其他热带地区旅行后，疟疾是急性不明原因的发热的最主要原因。

★ 疟疾，尤其是恶性疟疾会急速恶化，需要快速进行诊断，而一旦诊断为疟疾，需要立即开始治疗（见第三章，疟疾）。

★ 对疟疾进行过预防用药，并不能排除感染疟疾的可能性。

★ 疟疾患者有明显的呼吸（包括急性呼吸窘迫综合征）、胃肠或中枢神经系统的症状。

★ 在拉丁美洲或亚洲旅行后寻求医疗救助的人群中，登革热是发热的最主要原因。

★ 病毒性出血热是诊断的重点，但在旅行者中较为少见；细菌感染，例如钩端螺旋体病、脑膜炎球菌血症和立克次体传染病也能引起发热和出血，这些要时刻引起重视并做出迅速的针对性治疗。

★ 性传播疾病，包括急性艾滋病，可以引起急性的发热性传染病。

★ 要考虑到控制传染、公共卫生影响和传染病上报的要求。

## 参考文献

1. Bottieau E, Clerinx J, Schrooten W, Van den Enden E, Wouters R, Van Esbroeck M, et al. Etiology and outcome of fever after a stay in the tropics. Arch Intern Med. 2006 Aug 14-28; 166(15): 1642-8.

2. Hochedez P, Canestri A, Guihot A, Brichler S, Bricaire F, Caumes E. Management of travelers with fever and exanthema, notably dengue and chikungunya infections. Am J Trop Med Hyg. 2008 May; 78(5): 710-3.

3. Jensenius M, Davis X, von Sonnenburg F, Schwartz E, Keystone JS, Leder K, et al. Multicenter GeoSentinel analysis of rickettsial diseases in international travelers, 1996-2008. Emerg Infect Dis. 2009 Nov; 15(11): 1791-8.

4. Kumarasamy KK, Toleman MA, Walsh TR, Bagaria J, Butt F, Balakrishnan R, et al. Emergence of a new antibiotic resistance mechanism in India, Pakistan, and the UK: a molecular, biological, and epidemiological study. Lancet Infect Dis. 2010 Sep; 10(9): 597-602.

⑤ Leder K, Torresi J, Libman MD, Cramer JP, Castelli F, Schlagenhauf P, et al. GeoSentinel surveillance of illness in returned travelers, 2007–2011. Ann Intern Med 2013 Mar 19; 158(6): 456–68.

⑥ Mendelson M, Han PV, Vincent P, von Sonnenburg F, Cramer JP, Loutan L, et al. Regional variation in travel-related illness acquired in Africa, March 1997–May 2011. Emerg Infect Dis. 2014 Apr; 20(4): 532–41.

⑦ Patel TA, Armstrong M, Morris-Jones SD, Wright SG, Doherty T. Imported enteric fever: case series from the Hospital for Tropical Diseases, London, United Kingdom. Am J Trop Med Hyg. 2010 Jun; 82(6): 1121–6.

⑧ Ryan ET, Wilson ME, Kain KC. Illness after international travel. N Engl J Med. 2002 Aug 15; 347(7): 505–16.

⑨ Wilson ME, Weld LH, Boggild A, Keystone JS, Kain KC, von Sonnenburg F, et al. Fever in returned travelers: results from the GeoSentinel Surveillance Network. Clin Infect Dis. 2007 Jun 15; 44(12): 1560–8.

# 持续性旅行者腹泻

Bradley A. Connor

尽管大部分的旅行者腹泻病例为急性且具有自限性，但部分旅行者腹泻会发展为持续性（＞14天）胃肠道症状（第二章，旅行者腹泻）。持续性旅行者腹泻的发病机制一般为以下几大类：①持续性感染或合并有非原始治疗靶向病原体的混合感染，②由肠道感染诱发的以前未确诊的胃肠道疾病，③感染后表现。

### 持续性感染

大部分旅行者腹泻是由细菌感染引起的，短期且有自限性。如果旅行者的免疫功能受抑制，且感染引起腹泻的病原体，或者感染原生寄生虫，则他们的腹泻症状的持续时间会延长。寄生虫是持续性腹泻患者最有可能分离出的一组病原体，而且相对于细菌感染，它们的概率随着症状持续时间的增加而增加。寄生虫也可能是接受了细菌感染治疗后仍出现持续性腹泻的病因。

贾第鞭毛虫是目前为止遇到的最有可能的持续性病原体。当上消化道症状为主时，应高度怀疑贾第鞭毛虫。即使是免疫健全的宿主，如果不接受治疗，其症状也可能持续数月。通常可以通过大便镜检、抗原检测或免疫荧光做出诊断。然而，由于贾第鞭毛虫感染近端小肠，所以即使多次采集大便标本也可能检测失败，并且为了明确诊断有必要行十二指肠吸引。由于贾第鞭毛虫在持续性旅行者腹泻中的高感染率，在大便镜检阴性后进行经验性治疗是临床实践及替代十二指肠取样的一个合理选择。其他可能引起持续性症状的肠道寄生虫包括隐孢子虫、溶组织内阿米巴、贝利等孢球虫、微孢子虫、双核阿米巴和环孢子虫。

个人的细菌感染很少引起症状持续存在，虽然持续性腹泻被报道出现在感染肠集聚性或致病性大肠埃希菌的儿童及因艰难梭菌引起腹泻的人群中。艰难梭菌-相关性腹泻可能出现在用氟喹诺酮或其他抗生素治疗细菌性病原体后，甚至出现在疟疾药物预防之后。对似乎难以用经验性抗生素治疗多个疗程的持续性旅行者腹泻的患者，考虑到这一点尤其重要。持续性旅行者腹泻的初步诊疗应包括艰难梭菌毒素大便化验。艰难梭菌感染的治疗是用甲硝唑、口服万古霉素或非达霉素，尽管已关注到前两种药物的耐药报道逐渐增加。

持续性旅行者腹泻还与热带口炎性腹泻和布雷纳德腹泻相关。怀疑这些综合征是由感染性疾病引起的，但具体病原体尚未确定。热带口炎性腹泻与近端和远端小肠维生素吸收的缺乏相关，并且最常影响前往热带地区的长期旅行者。前往厄瓜多尔的加拉帕戈斯群岛的邮轮上的乘客暴发了布雷纳德腹泻，研究显示腹泻持续 7 个月最长达 42 个月并且对抗微生物治疗无效。

### 胃肠道基础疾病

在一些情况下，胃肠道症状的持续出现与慢性胃肠道基础疾病或者肠道感染诱发的敏感性有关。其中最突出的是腹腔疾病，这是一种主要表现为小肠变化的全身性疾病。在遗传易感人群中，绒毛萎缩及腺体增生被看作是应对暴露于某种抗原的反应，这种抗原在小麦中被发现且会导致吸收不良。通过获得血清学检测结果包括组织转谷氨酰胺酶抗体做出诊断。小肠活检显示绒毛萎缩可证实诊断。治疗采用无小麦（无谷蛋白）饮食。

特发性炎症性肠病，即克罗恩病和溃疡性结肠炎，可能见于旅行者腹泻急性发作后。一种主流假说为活动的内源性病原体在遗传易感人群中触发了炎症性肠病。

根据临床实践和年龄层，有必要进行一项更加全面的针对慢性腹泻的其他基础病因的研究。在隐匿性传递或严重血性直肠或一种新型缺铁性贫血发作的患者中，尤其应当考虑结直肠肿瘤。

### 感染后表现

在表现为持续性胃肠道症状的部分患者中，可能无法发现特定病因。患者可能在急性腹泻感染后经历暂时性的肠道病变，伴有绒毛萎缩、吸收面积减少和双糖酶缺乏。这将会导致渗透性腹泻，尤其当乳糖、蔗糖、山梨糖醇或果糖大量消耗时。在腹泻初期使用抗微生物药物可能会导致肠道菌群和腹泻症状的改变。

偶尔，肠易激综合征（IBS）症状的发作可以追溯到急性胃肠炎的发作。在急性肠炎后引发的肠易激综合征已被定义为感染后肠易激。如果针对微生物病原及基础胃肠道疾病的诊疗无效，且症状伴随在胃肠炎或旅行者腹泻后，则诊断为感染后肠易激。小肠细菌的过度生长在感染后肠易激发病机制中的作用，尤其是气体及腹胀为主要表现时，正在被研究。

### 评估 / 检查检验

检测虫卵及寄生虫时，应进行三次或更多次大便检测，包括抗酸染色检测隐孢子虫、孢子和等孢球虫；贾第鞭毛虫抗原检测；艰难梭菌毒素检测；和 D－木糖吸收试验以确定营养素是否被恰当地吸收。患者可能被给予针对贾第鞭毛虫的经验性治疗。如果怀疑有基础性胃肠疾病，则初始评估应包括腹腔及炎症性肠病的血清学检测。继而，可能需要行上、下消化道可视性检查及活检。

### 管理 / 治疗

饮食调整可能有助于吸收不良的患者。如果大便带血或者疾病由艰难梭菌（C. difficile）引起，则抗腹泻药物如洛哌丁胺和地芬诺酯（loperamide or diphenoxylate）不该给儿童使用而且就算在成人中也应谨慎使用。益生菌的使用在某些情况下能缩短儿童持续性腹泻的时间。抗微生物类药物在治疗由寄生虫引起的持续性腹泻中可能有效。如果小肠细菌过度生长合并复杂症状，不可吸收抗生素可能有效。

## 参考文献

1. Connor BA. Chronic diarrhea in travelers. Curr Infect Dis Rep. 2013 Jun; 15(3): 203–10.

2. Connor BA. Sequelae of traveler's diarrhea: focus on postinfectious irritable bowel syndrome. Clin Infect Dis. 2005 Dec 1; 41 Suppl 8: S577–86.

3. Ford AC, Spiegel BM, Talley NJ, Moayyedi P. Small intestinal bacterial overgrowth in irritable bowel syndrome: systematic review and meta-analysis. Clin Gastroenterol Hepatol. 2009 Dec; 7(12): 1279–86.

4. Green PH, Jabri B. Coeliac disease. Lancet. 2003 Aug 2; 362(9381): 383–91.

5. Guerrant RL, Van Gilder T, Steiner TS, Thielman NM, Slutsker L, Tauxe RV, et al. Practice guidelines for the management of infectious diarrhea. Clin Infect Dis. 2001; 32: 331–50.

6. Mintz ED, Weber JT, Guris D, Puhr N, Wells JG, Yashuk JC, et al. An outbreak of Brainerd diarrhea among travelers to the Galapagos Islands. J Infect Dis. 1998 Apr; 177(4): 1041–5.

7. Norman FF, Perez-Molina J, Perez de Ayala A, Jimenez BC, Navarro M, Lopez-Velez R. Clostridium difficile-associated diarrhea after antibiotic treatment for traveler's diarrhea. Clin Infect Dis. 2008 Apr 1; 46(7): 1060–3.

8. Porter CK, Tribble DR, Aliaga PA, Halvorson HA, Riddle MS. Infectious gastroenteritis and risk of developing inflammatory bowel disease. Gastroenterology. 2008 Sep; 135(3): 781–6.

9. Spiller R, Garsed K. Postinfectious irritable bowel syndrome. Gastroenterology. 2009 May; 136(6): 1979–88.

# 归来旅行者皮肤与软组织感染

## Jay S. Keystone

皮肤疾病是归来旅行者最常见的医疗问题之一。通过 GeoSentinel 监测网络反馈的最大规模的系列病例显示，寻求医疗帮助的归来旅行者中最易出现的皮肤问题是皮肤幼虫移行症、昆虫叮咬和细菌感染，占 4742 例患者的 30%（表 5-5）。另一项包含法国 165 名归来旅行者的研究显示，蜂窝织炎、疥螨病和脓皮病是最主要的皮肤病变。以上研究数据可能存在偏倚，因为可能未包含旅行中易于诊断和治疗或自愈性的皮肤疾病。

表5-5　归来旅行者中最常见的10种皮肤病损归因分布表（N=4742）

| 皮肤病损 | 比例（%） | 皮肤病损 | 比例（%） |
|---|---|---|---|
| 皮肤幼虫移行症 | 9.8 | 浅表真菌感染 | 4.0 |
| 昆虫叮咬 | 8.2 | 登革热 | 3.4 |
| 皮肤脓肿 | 7.7 | 利什曼病 | 3.3 |
| 昆虫叮咬重叠感染 | 6.8 | 蝇蛆病 | 2.7 |
| 过敏性皮疹 | 5.5 | 立克次体斑疹热 | 1.5 |
| 不明原因的皮疹 | 5.5 | 疥疮 | 1.5 |
| 犬咬伤 | 4.3 | 蜂窝织炎 | 1.5 |

注：根据论文 Lederman ER, Weld LH, Elyazar IR, *et al.* Dermatologic conditions of the ill returned traveler: an analysis from the GSeoSentinelSurveillance Network. *Int J Infect Dis*.2008；12（6）：593‐602 校正。

皮肤疾病通常可以分为以下两个大类：①伴有发热，通常为皮疹或继发性细菌感染，如蜂窝织炎、淋巴结炎、菌血症和毒素介质型感染；②不伴有发热，大多数皮肤疾病不伴有发热，症状较轻。

归来旅行者皮肤疾病的诊断依据如下。

1. 病变性状：丘疹状、斑状、结节状、线状或溃疡状。

2. 病变位置：暴露或未暴露的皮肤表层。

3. 暴露史：淡水、海水、昆虫、动物或人体接触。

4. 伴随症状：发热、疼痛、瘙痒。

同时需要注意的是，归来旅行者所患皮肤疾病可能由非旅行因素导致的。

## 丘疹状病变

昆虫叮咬是丘疹状病变最常见的原因，可能伴有继发性感染或超敏反应。臭虫和跳蚤叮咬可能会导致丘疹群（更多有关臭虫的信息见文本框2-4）。

跳蚤叮咬往往有出血性中心。疥疮群发一般表现为大范围或区域性的瘙痒、丘疹性皮疹。疥疮病灶可表现为皮肤表层短线状的丘疹或脓疱。

盘尾丝虫病可能发生于长期居留在撒哈拉以南非洲（罕见于拉丁美洲）农村地区的旅行者，通常表现为大面积瘙痒和丘疹样皮炎。

### 结节状或皮下病变（含细菌性皮肤感染）·

细菌性皮肤感染易发生于热带地区的叮咬和其他创伤后，特别是在无法保持良好的卫生状况时。致病微生物通常为金黄色葡萄球菌或化脓性链球菌。病变表现包括形成脓肿、蜂窝织炎、淋巴结炎或溃疡。疖病或复发性脓皮病可能是皮肤和鼻黏膜有金黄色葡萄球菌增殖的结果。如果伴随金黄色葡萄球菌感染，疖可能在旅行者归来数周或数月后出现，根除治疗通常包括鼻用莫匹罗星进行彻底清洁，以及皮肤抗菌清洗剂，偶尔需配合口服包括利福平的抗生素药物组合。

不仅是脓皮病，蜂窝织炎或丹毒可加重皮肤表面昆虫叮咬或其他创伤。蜂窝织炎和丹毒表现为皮肤出现不伴有化脓性病灶的大面积红斑、水肿和发热。与蜂窝织炎不同，丹毒病灶隆起，在病灶边缘有清晰的分界线，而且病变常伴随发热同时出现。另外，蜂窝织炎常伴随淋巴结炎。蜂窝织炎和丹毒通常是由 β- 溶血性链球菌引起的，金黄色葡萄球菌（包括耐甲氧西林菌株）和革兰阴性需氧细菌也可能会导致蜂窝织炎。最近一项针对法国 60 名归来旅行者的皮肤和软组织损伤病症的研究结果显示，35%的患者患有脓疱疮，23%的患者患有皮肤脓肿。43%的患者耐甲氧西林金黄色葡萄球菌检测阳性，34%的患者 A 组链球菌检测阳性，23%的患者以上两菌均为阳性。

另一种常见的细菌性皮肤感染，尤其高发于热带地区的儿童，是由金黄色葡萄球菌或化脓性链球菌导致的脓疱病。

脓疱疮是一种具有高度传染性的浅表皮肤感染，通常在胳膊、腿或面部出现蜂蜜色或金色的干硬表皮。治疗时应结合局部护理和外用抗生素（如莫匹罗星），但也可能需要全身性抗生素。逐渐出现的具有抗生素耐药性的葡萄球菌和链球菌，使抗生素的选择更加复杂。

蝇蛆病表现为类似于灼烧的疼痛病变，是由非洲盾波蝇（又称嗜人瘤蝇）或拉丁美洲马蝇（又称人皮蝇）幼虫侵扰所致。病变的中心是感染幼虫呼吸的凹陷点。

苍蝇幼虫的杀灭是非常困难的，尤其是人皮蝇。治疗措施为首先采用闭塞敷料或覆盖物（例如填充有凡士林的瓶盖）窒息幼虫几个小时，然后将感染幼虫挤压出来。

潜蚤病是由一种称为穿皮潜蚤的沙蚤导致的皮肤病变。雌性穿皮潜蚤通常以打洞的方式从足部穿入皮肤，引发结节状、苍白色的、具有中央暗斑的皮下病变。疼痛或瘙痒病变随着雌性穿皮潜蚤在其子宫产卵而加剧。治疗措施通常是取出该虫。

罗阿丝虫病较少发生于长期居留在撒哈拉以南非洲农村地区的旅行者。旅行者可能出现一过性的、游走性的皮下疼痛，或由线虫成虫在皮下游走导致的瘙痒肿胀（又称卡拉巴肿胀）。少数情况下，可观察到蠕虫穿越眼睛结膜或眼睑。并常伴有嗜酸性粒细胞增多症。罗阿丝虫病主要通过患者日间血液中微丝蚴计数确诊。

颚口线虫病是一种主要见于东南亚，偶见于非洲和拉丁美洲的线虫感染，致病因素是食用未煮熟或生的淡水鱼。患病旅行者在暴露数周甚至数年后，仍可能出现一过性的、游走性的皮下疼痛，瘙痒或肿胀。这些症状的产生主要是由于体内蠕虫的迁移和中枢神经系统受损。并常伴有嗜酸性粒细胞增多症。颚口线虫病的确诊依靠血清学检验。

### 斑状病变

斑状病变较为常见的，常为药物反应或病毒疹所致的非特异性病变。浅表真菌病，如花斑癣和体癣，也可表现为斑状病变。

花斑癣是由糠秕马拉色氏霉菌（原称卵状糠疹癣菌）所致，主要特征为上胸部、颈部和背部出现无症状的椭圆形色素减退或色素沉着，和少许直径为 1～3cm 的鳞屑状斑块。该病的诊断主要依靠伍德氏灯检验，或将亚甲基蓝滴至载有刮下的皮损或鳞屑的醋酸纤维素带上进行检验。检测结果显示菌丝（"意大利面形"）和孢子（"肉丸形"）即为阳性。该病的治疗建议局部或全身使用唑类药物（酮康唑，氟康唑）、特比萘芬或硫化硒（出现在一些洗发剂中）。

体癣（金钱藓）可由许多不同的浅表真菌引起。病变常表现为逐渐凸起、扩大的红色环形，中间部位为清晰未病变的皮肤。治疗通常为应用外用抗真菌剂数周。

莱姆病是由蜱传播伯氏疏螺旋体所致的皮肤感染，常见于北美洲、欧洲和俄罗斯（第三章，莱姆病）。

受感染的旅行者可出现 ≥ 1cm 的大红斑，伴有/不伴有中央部位病变。该病往往由于蜱叮咬所致，但是患者可能没有注意到被蜱叮咬。

### 线状病变

皮肤幼虫移行症，是由于犬或猫钩虫（又称巴西钩口线虫）的幼虫所致的皮肤感染，表现为严重的瘙痒、匐行性、线状的皮肤病变，病变在表皮进展相对缓慢（见第三章，皮肤幼虫移行症）。表现相似的病变是荨麻疹，随着肠类圆线虫幼虫皮下移行而进展迅速。

皮肤淋巴性感染可随淋巴传播至皮下浅淋巴结，产生凸起、线状或索状病变，也可能出现结节或溃疡。例如孢子丝菌病、海鱼分枝杆菌感染（与水暴露关系密切）、利什曼病、巴尔通体病（猫抓病）、诺卡氏菌感染、兔热病、惠特莫尔热（类鼻疽）和酿母菌病等。

植物光化性皮炎是由于自然界中补骨脂类的相互作用导致的非感染性疾病，最常见的病因是酸橙汁和太阳紫外线辐射。病变表现为重度晒伤后出现线状的无症状的皮肤损害，伴随色素沉着。色素沉着可能需要数周或数月才能恢复。

### 皮肤溃疡

溃疡性皮肤病变可由葡萄球菌感染或不经意的蜘蛛咬伤导致。炭疽病的坏死性溃疡通常由水肿包围，且通常发生于处理兽皮或产品后。偶尔，感染溃疡分枝杆菌可能导致穿掘性溃疡（布路里溃疡病），表现为无痛性破坏性。特别值得关注的是皮肤利什曼病引起的溃疡或偶见结节。最易发生的区域是拉丁美洲、地中海地区、中东地区，亚洲和非洲的部分地区。病变较为慢性，通常是无痛性溃疡，尽管在严重感染时可见裸露的皮肤表面严重的病变区域。为确诊该病，需采取特殊的诊断技术。治疗措施应结合局部和全身治疗，并根据感染的种类改变治疗措施。如果疑似皮肤利什曼病，临床医生可联系疾病预防控制中心以获取更多的诊断和治疗建议（联系方式，404-718-4745 或 parasites@cdc.gov，见第三章，皮肤利什曼病）。

## ■ 未归类皮肤感染

### 水源性皮肤感染

软组织感染可发生在与淡水或盐水暴露之后，尤其是当伴有相关创伤时。鱼钩或鱼类刺伤、涉水或游泳时被物体割伤、鱼类或其他海洋生物叮咬或蜇伤等创伤，均可造成水源性皮肤感染。能够造成软组织感染的水 生或与水有关的生物包括海鱼分枝杆菌、气单胞菌属、邻单胞菌属、迟钝爱德华氏菌、红斑丹毒丝菌以及创伤弧菌。伴随皮肤和软组织损伤可能发生各种类型的有关感染，如蜂窝织炎、形成脓肿、坏疽性臁疮和坏死性筋膜炎。

创伤弧菌感染对于具有肝脏基础疾病的患者尤为严重，可表现为伴有出血性大疱和败血症的严重蜂窝织炎。通常来讲，对于免疫抑制状态的患者，以上疾病更为凶险。水源性急性感染应采用革兰阳性菌和革兰阴性菌兼顾的抗生素治疗，如氟喹诺酮或第三代头孢菌素，直至确诊特异性的病原体。

海鱼分枝杆菌感染病变通常是无痛的，通常表现为单发结节或丘疹，常见于脚背和手背部，可继发进展为浅表溃疡和疤痕组织。偶尔，孢子丝菌病样症状可能会沿浅表淋巴管蔓延至身体中心部位。

"热水池毛囊炎"可因为暴露于含有铜绿假单胞菌的水疗池、漩涡池，或氯化消毒不足的游泳池和热水浴缸。毛囊炎通常在暴露于受污染的水体 8～48 小时后发生，表现为触痛的瘙痒性丘疹、丘疹脓疱或结节。多数患者有全身不适，有的会出现低烧。这些症状会在 2～12 天内自我缓解，通常不需要使用抗生素治疗。

### 咬伤后皮肤感染

犬和猫咬伤后产生的皮肤感染是由多种微生物共同作用引起的。例如金黄色葡萄球菌、α- 溶血性链球菌、β- 溶血性链球菌、γ- 溶血性链球菌、革兰阴性菌的部分菌属和部分厌氧微生物。20%～50%的犬咬伤伤口能够分离出多杀巴斯德杆菌，同时该菌也是猫咬伤的主要病原体。脾切除患者若被犬类咬伤后感染嗜碳酸菌，则会处于严重的蜂窝织炎和败血症的风险中。

犬和猫咬伤的治疗方案应考虑狂犬病暴露后预防、破伤风免疫接种和预防性使用抗生素。应避免一并缝合被刺伤的手和被犬咬伤的伤口。犬咬伤后预防性应用抗生素是有争议的，但大多数专家使用阿莫西林 - 克拉维酸预防性治疗脾切除的患者。被猫咬伤后易感染多杀巴斯德杆菌，故应考虑预防性使用阿莫西林 - 克拉维酸或氟喹诺酮类药物 3～5 天。

猴咬伤的治疗包括伤口护理、破伤风免疫接种、狂犬病暴露后预防并考虑应用预防性抗菌药物。由于人类乙肝病毒的感染，远古猕猴咬伤和抓伤可能导致致命性脑脊髓炎（见第三章，B 病毒）。高风险的猕猴接触后，治疗应首推伐昔洛韦的暴露后预防。

### 发热和皮疹

由病毒感染所致的发热和皮疹在归来旅行者中较为常见。

登革热是由一种登革病毒引起的疾病（见第三章，登革热）。这种疾病通常通过城市地区的伊蚊日常叮咬而传播，并且其发病率继续增加。该病的特点是发病急骤的高热、额部头痛（常伴有眶后疼痛）、肌痛，以及浅淡的斑点皮疹（含苍白中心），在患病第 2～4 天开始表现显著。瘀点状皮疹可见于古典登革热以及重度登革热（如出血性登革热）。抗原和抗体检测试验和 PCR 测定可用于诊断登革热，在适当的临床阶段检测 IgM 抗体有助于进一步确诊。

基孔肯雅热，该病病毒通过日常伊蚊叮咬传播，最近在非洲东南部、南亚、美洲和加勒比地区发生了大规模暴发（见第三章，基孔肯雅热）。基孔肯雅热的临床表现类似于登革热，包括皮疹，但出血、休克和死亡不是典型的基孔肯雅热表现。该病的一大显著特点是，常伴随有关节炎或关节痛（并可能持续数月），而患登革热时，肌肉酸痛是主要的临床特点。与登革热相似，血清学试验是基孔肯雅热的诊断途径。关节炎的治疗是用非甾体抗炎药。

南非蜱斑疹伤寒症，或非洲蜱咬热是非洲南部发热和皮疹的最常见的原因。该病通过蜱传播，特点是发热和多发或小泡状皮疹，同时伴有局部淋巴结病和焦痂（轻度疼痛的 1～2cm 的带有红斑边缘的黑色坏死病变）出现。卫星病灶可能存在。确诊通常是通过临床诊断确认和血清学检测证实的。治疗常使用多西环素。

落基山斑疹热（RMSF）虽然在旅行者中并不常见，却是引起发热和皮疹的重要原因，因其潜在的严重性需要尽早治疗。这种蜱传播疾病已在美国、墨西哥、中美洲和南美洲部分地区出现。多数落基山斑疹热患者在发病的第 3～5 天时出现皮疹，典型的落基山斑疹热皮疹最先在脚踝和手腕出现，并集中传播至手掌和脚掌。皮疹通常开始作为斑丘状疹大量出现，后变成瘀点状，少部分患者首先出现瘀斑。治疗首选多西环素。

发热伴皮疹的病症种类非常多，医护人员也应重视并区分以下疾病的诊断指征：肠道病毒感染（如人肠道孤病毒和柯萨奇病毒）、乙型肝炎、麻疹、EB 病毒感染、巨细胞病毒感染、斑疹伤寒症、钩端螺旋体病、梅毒和艾滋病。

## 参考文献

1. Ansart S, Perez L, Jaureguiberry S, Danis M, Bricaire F, Caumes E. Spectrum of dermatoses in 165 travelers returning from the tropics with skin diseases. Am J Trop Med Hyg. 2007 Jan; 76(1): 184-6.

2. Bernard P. Management of common bacterial infections of the skin. Curr Opin Infect Dis. 2008 Apr; 21(2): 122-8.

(3) Diaz JH. The epidemiology, diagnosis, management, and prevention of ectoparasitic diseases in travelers. J Travel Med. 2006 Mar–Apr; 13(2): 100–11.

(4) Hochedez P, Canestri A, Lecso M, Valin N, Bricaire F, Caumes E. Skin and soft tissue infections in returning travelers. Am J Trop Med Hyg. 2009 Mar; 80(3): 431–4.

(5) Jensenius M, Davis X, von Sonnenburg F, Schwartz E, Keystone JS, Leder K, et al. MulticenterGeoSentinel analysis of rickettsial diseases in international travelers, 1996–2008. Emerg Infect Dis. 2009 Nov; 15(11): 1791–8.

(6) Klion AD. Filarial infections in travelers and immigrants. Curr Infect Dis Rep. 2008 Mar; 10(1): 50–7.

(7) Lederman ER, Weld LH, Elyazar IR, von Sonnenburg F, Loutan L, Schwartz E, et al. Dermatologic conditions of the ill returned traveler : an analysis from the GeoSentinel Surveillance Network. Int J Infect Dis. 2008 Nov; 12(6): 593–602.

(8) Nordlund JJ. Cutaneous ectoparasites. Dermatol Ther. 2009 Nov–Dec; 22(6): 503–17.

(9) Solomon M , Benenson S, Baum S, Schwartz E. Tropical skin infections among Israeli travelers. Am J Trop Med Hyg. 2011Nov; 85(5): 868–72.

(10) Wilson ME, Chen LH. Dermatologic infectious diseases in international travelers. Curr Infect Dis Rep. 2004 Feb; 6(1): 54–62.

# 归来旅行者的无症状筛查

## Michael Libman

　　CDC 对国际旅行者的无症状筛查无官方的要求和建议（对于新入境的移民和难民的无症状筛查请见第八章，新入境美国的移民和难民），尽管如此，针对从发展中国家归国的旅行者的无症状筛查仍然是旅行卫生与热带病防治中心的重要工作。对无症状旅行者进行筛查的成本效益相关的科学文献很少。众所周知，这些无症状的归来旅行者可能携带一些在国外感染的传染病原，可能会引发严重的后遗症或者危害公共卫生安全。更有甚者，可能携带国内罕见的病原体。本国的医疗工作人员可能不熟悉相关的传染病，缺乏特定的诊治手段和临床治疗经验。具体筛查何种病原需要通过综合旅行方式、旅行路径和传染病接触史来判断。但是，通过接触史并不能准确预判传染病，对国外地区的传染病流行情况不掌握也造成了通过旅行路径的筛查的局限性，而旅行方式通常也无法反映传染病的风险。

传统的筛查被视为传染病二级预防，是一种试图识别现有的隐匿性疾病或健康隐患的预防性措施。筛查的成本效益需要考虑以下因素：疾病的自然病程、筛查的预测价值、筛查的直接成本和间接成本以及预防或治疗的效益。由于在筛查时医疗工作者方便给出建议且被筛查者容易接受建议，因此筛查也能让被筛查者与医生讨论行为或其他危险因素，从而达到一定的疾病初步预防效果，比如：性传播疾病、血吸虫病和疟疾的咨询和预防。

### 寄生虫感染

国际旅行者和他们的公司经常最关注的是旅行者体内是否有隐匿性的寄生虫感染。但不幸的是，文献显示在寄生虫病筛查中，对被筛查者的问卷调查和普通实验室检测都无法高效准确地确诊寄生虫病。研究表明，最详尽的危险因素接触史调查都无法可靠地反映无症状的被筛查者是否有感染寄生虫病，常规身体检查也未有良好效果。

筛查寄生虫病通常是用显微镜检测粪便样本，也可用特定病原体抗原分析法和分子检测法。旅行者通常担心的"寄生虫"是指肠道内的线虫。但是由于卫生条件较好而且接触传染源的时间短，感染大量常见线虫（如：蛔虫、鞭虫、钩虫）的可能性并不大。通过调查感染肠虫的归国侨民发现，与未感染的对照组相比，没有归属的症状，虽然有些并发症已经出现，比如蛔虫转移至胆道系统。几乎所有的肠虫都不可能从发达国家的无症状人员身上传染获得，因为肠虫通常只有几个月到几年的自然寿命，所有肠虫病一般都能自愈。唯一例外的是类圆线虫属。这种肠虫因伴有严重的并发症而广为人知，其非特殊性的症状可能很容易被忽视，但一旦感染，患病时间可能无限长且感染容易转移到别的器官。不幸的是粪便检测对其筛查并不敏感，还需要用到以下所要说到的血清检测法。

在无症状患者体内发现致病原虫具有争议性的重要性（致病型溶组织内阿米巴原虫可能例外，国际旅行者很少有感染此病的）。受污染的食物或饮水接触史的预测价值较差。并没有提示携带者之后会出现症状的证据，而且其他未报告的症状也很轻微，可逐渐缓解。当然，用于治疗病原体的药物也有一定的副作用。从理论上说，这些携带者构成了公共安全风险，虽然寄生虫由无症状携带者传播的案例很罕见。粪便样本原虫检测的成本较高、敏感度较低、难以重复鉴定而且许多实验室缺乏专门人才，这使得问题更加复杂。致病型溶组织内阿米巴和共栖型迪斯帕内阿米巴无法在显微镜下鉴别，需要进一步采集标本进行检测。研究表明，大部分携带致病型溶组织内阿米巴的旅行者都同时带有共栖型迪斯帕内阿米巴。抗原检测对致病型溶组织内阿米巴和贾第鞭毛虫很有效，但无法通过单一检测筛查所有的肠虫感染。通过最新的分子检测法检测粪便标本可同时筛查多种病原体，但其成本仍然很高。发现疑似的致病生物（如一些酵母菌）很常见，可能导致被筛查者的焦虑和不必要的治疗。

理论上可能造成无症状的归来旅行者最终染病的肠道外寄生虫当属粪类圆线虫，以及可引起血吸虫病和丝虫病的寄生虫。目前暂无证据表明，旅行者体内轻微的血吸虫感染会导致地方性流行的并发症，如肝纤维化或恶性肿瘤。不过这种可能性也不能完全排除，特别是那些充分暴露于传染源的人。即使是短暂的暴露于非洲已知地方性流行病疫源地的淡水河流和湖泊，也可能与血清学转换率有关。此外，轻微感染的患者也可能毫无征兆地出现由于寄生虫卵转移引起的并发症。但另一方面，感染丝虫的无症状归来旅行者最终出现晚期并发症的报告还是零。传统的检测这些寄生虫感染的方法包括：粪类圆虫的粪便检测法、血吸虫的尿液检测法和微丝虫的血液或皮肤样本检测法。这些传统检测方法普遍缺乏敏感性，尤其对于轻微感染者。因此，血清学检测一直被推崇为最佳筛查方法。血清学筛查法的问题包括费用贵、血清获取较难和操作缺乏标准化。血清学检测通常为了追求灵敏度最大化而牺牲了检测结果的特异性。不幸的是，血清学检测结果的特异性几乎无法定义。在不存在直接病原体的受测者体内检测出血清阳性是很常见的，其临床意义很难确定。所幸类圆虫病和血吸虫病的治疗很便宜、方便，而且有效。虽然无法明确具体哪些人需要被筛查，但是逻辑上来说，在疫源地暴露时间长、暴露风险高的旅行者应该接受血清学筛查，所有筛查结果为阳性的患者都需要接受治疗。考虑到无症状丝虫感染不太可能引发后遗症且丝虫的治疗既非十分有效又非简单易行，因此丝虫血清学检测的阈值可适当提高。血清学检测阳性一般出现在成虫成熟以后，即暴露后的 3 个月左右。

筛查是否有嗜酸性粒细胞增多是另一种常见的检测方法，因为其快速且普及，而且理论上对侵入性寄生虫有检测价值。然而，多个研究显示嗜酸性粒细胞增多的灵敏度低，特异性高。无症状旅行者患病率低意味着阳性预测值低。此外，嗜酸性粒细胞增多的发现可能会导致针对其原因的广泛调查，却往往得不到结果，并由此产生昂贵的费用。很多情况下嗜酸性粒细胞增多的情况会自愈，其诱因可能仅仅是感染了非致病微生物，甚至是非感染性的，如过敏或药物反应。在数周或者数月后着手进行深入调查前，对嗜酸性粒细胞重新计数。计数可能会充满变数，甚至在同一天之内也会相差很大，并且会被内源性或外源性类固醇抑制。绝对计数比白细胞百分比更具有可验证性和可预测性。

频繁接触疟疾的移民可能会逐渐形成部分免疫。这可能会导致其感染少量原虫时不会出现症状，却可能在日后爆发出更严重的症状。这种现象在其他旅行者身上很罕见。对无症状归来旅行者的血涂片、血清学试验或分子诊断方法等筛查都可以说没有任何强制规定。也没有任何筛查能够发现潜伏期的间日疟原虫或卵形疟原虫。提醒旅行者和有近期旅行史的其他人，当出现不明原因发热时应当及时就诊。

最近，对潜在的锥形虫病的关注有所增加。相对于移民来说，感染锥形虫病的无症状旅行者很少。血清学试验和分子诊断方法等筛查的价值未知。对于从拉丁美洲疫区旅行归国者的筛查需特别针对长期居住于泥墙茅草顶的当地民宅，尤其是体表已经发现锥鼻虫咬过留下的肿包的旅行者。锥虫病在东非旅行者中已有报告并均有症状出现，西非旅行者中还未有报告。

### 非寄生虫病

性活动和旅行者的关联似乎也很大。在志愿者、外籍工人、背包客和军事人员中，有关于他们与新的性伴侣，包括性工作者的接触率很高的记录。值得关注的是，安全套的使用率却很低。携带急性 HIV 和乙肝的归来旅行者造成了公共卫生风险。旅行者可能在填写调查问卷时会有所隐瞒。应始终不放松针对性传播的传染病的筛查。

与旅行有关的结核病的发病率是难以预估的。根据皮肤测试（孟陀试验）的结果而预测的暴露显示，其发病率和与接触当地人群的接触率正相关。因此，应加强筛查在高危环境如医疗保健机构和难民营中工作的归来旅行者。传统办法是旅行前和归国后的皮肤测试法。这种方法比较麻烦，旅行前需要接受 4 次检查，旅行后需要接受 2 次检查。使用更加昂贵的干扰素释放测定法（IGRA）可以减少检查的次数，也能减少 BCG 免疫接种产生的假阳性结果。不幸的是，最近的数据表明，IGRA 的可重复检测性不足，导致后续检测出现误差。在低发病率国家土生土长的旅行者可免除出国前的筛查，因为筛查结果很少出现阳性。

对于很多长期旅行者，如外籍工人和一些传教士和援助工作者，无症状筛查访问也可以持续评估他们在国外的总体健康状况。建议定期筛查高血压、糖尿病和恶性肿瘤等疾病。

### 小结

筛查无症状归来旅行者一般都是基于主观判断和常识，缺乏有力的证据。以下内容可作为一般准则。

对于在国外短暂停留（＜3～6个月）的无症状旅行者，筛查的检出率较低，应着重于旅行过程中的特定风险因素。旅行过程中出现较长时间（＞2周）的消化系统病症的旅行者，建议筛查原虫感染。接触了血吸虫病疫区（特别是非洲）淡水的旅行者，建议做血清学筛查，若接触传染源的频率较高还应同时进行粪便和尿液检测。类圆线虫属的血清学检测应该着重于以下人群：皮肤可能接触了被患者粪便污染的土壤，通常是频繁在户外赤脚行走的归来旅行者。应当调查性活动史。在卫生保健机构或者其他频繁接触结核病的高危地区工作过的归来旅行者应当接受结核病筛查。

对于在国外较长时间的归来旅行者，随着筛查总检出率的增加，依赖旅行史而进行选择性筛查的用处越来越小。其旅行史调查重点应该放在其逗留时间最长的地区和卫生条件最差的地区。在某些情况下，雇主会主动要求进行一些检查来厘清责任。通常会检查粪便样本，但这大多数是为了提供一种心理安慰。血吸虫病和类圆线虫病的血清学检测应当针对报告了一定患病风险的归来旅行者。通常会进行嗜酸性粒细胞计数，但对其结果的解读还需谨慎。性传播感染的筛查应当针对所有旅行者，确实无染病风险的人群除外。孟陀试验和IGRA检测仅需针对在卫生保健机构或者在结核病疫区≥6个月的归来旅行者中开展。应当评估接触血源性病原体的可能性。其他传染病的筛选应当以归来旅行者对某一疾病的特殊接触史或其旅行史中某一地区已知的暴发情况为指导。

## 参考文献

1. Baaten GG, Sonder GJ, van Gool T, Kint JA, van den Hoek A. Travel-related schistosomiasis, strongyloidiasis, filariasis, and toxocariasis: the risk of infection and the diagnostic relevance of blood eosinophilia. BMC Infect Dis. 2011 Apr 5; 11: 84.

2. MacLean JD, Libman M. Screening returning travelers. Infect Dis Clin North Am. 1998 Jun; 12(2): 431-43.

3. Soonawala D, van Lieshout L, den Boer MA, Claas EC, Verweij JJ, Godkewitsch A, et al. Post-travel screening of asymptomatic long-term travelers to the tropics for intestinal parasites using molecular diagnostics. Am J Trop Med Hyg. 2014 May; 90(5): 835-9.

邱文毅、郎少伟　翻译

田睿　校对

# 第六章

## 交通工具与运输中的健康问题

Chapter Six

# 航空旅行

Petra A. Illig, Karen J. Marienau, Phyllis E. Kozarsky

全世界，每年有超过 1 亿人通过民用航空器出行，在未来 20 年，这个数值预计将会翻倍。乘客经常有关于飞机飞行健康风险的担忧。那些有基础疾病的人群有必要意识到所有点对点的出行过程，包括公共汽车、火车、出租车和公共等候区，都可能对健康带来风险。虽然不常见，但航空出行可能会直接引发疾病。常见的关注点如下：

★ 由于气压及湿度的改变，导致慢性疾病加重

★ 在飞行过程中相对静止性（血管栓塞性疾病，参见第二章，深静脉血栓形成和肺栓塞）

★ 近距离接触患传染病的其他旅行者

## ■ 飞行禁忌证

航空航天医学会出版了飞行前医学评估指南（www.asma.org）。有如下症状的人群在飞行中是高风险的：

★ 2 周内有心肌梗死发作（或 6 周内有复杂性心梗发作）

★ 2 周内行冠脉搭桥术

如果尚未控制住，如下症状也可能有风险：

★ 充血性心力衰竭

★ 癫痫发作

★ 高血压

★ 糖尿病

★ 心理疾病

★ 慢性病急性发作

与妊娠相关的禁忌证及注意事项参见第八章，妊娠期的旅行者。

## 慢性病急性发作

在飞行过程中，航空器客舱压力一般维持在相当于海拔6000~8000ft（1829~2438m）的气压值。绝大部分的健康旅行者不会感到不适。但有心肺疾病（尤其是平时需要吸氧）的乘客、脑血管疾病、贫血或镰状细胞病患者，航空器中的环境会加重基础疾病。飞机客舱空气通常较为干燥，一般湿度为10%~20%，会引起眼睛及呼吸道黏膜表面的干燥。

有慢性疾病的人群，尤其是疾病状态不稳定者，应由医护人员进行评估以确保他们适合乘飞机出行。某些手术或者诊疗可能需要推迟出行。更多信息参见第八章，患慢性疾病的旅行者。

行动障碍的旅行者航空飞行的详细信息以及可能影响安全检查的医学情况详见 www.tsa.gov/travelerinformation/travelers-disabilities-and-medical-conditions。

需要在航行中供氧的旅行者，应考虑如下情况：

★ 联邦法规禁止航空公司允许乘客自行携带氧气设备登机；航行中需吸氧的乘客应在出发前72小时通知航空公司。

★ 航空公司可能无法在所有飞机或航班中提供吸氧；一些航空公司只允许美国航空管理局批准的便携式制氧机（http：//www.faa.gov/about/initiatives/cabin_safety/portable_oxygen/）。

★ 关于便携式制氧机在美国机场安检的信息可见于 http：//www.tsa.gov/travelerinformation/portable-oxygen。

★ 在地面、登机、转机、降落过程中旅行者必须安排好自己的供氧。全国家庭氧疗协会（www.homeoxygen.org/airline-travel-with-oxygen）和美国航空公司氧气委员会（www.airlineoxygencouncil.org）为飞行过程中需要氧供的旅行者提供了信息。

## 飞行过程中的气压伤

当充满气体的封闭身体部位（如中耳道，鼻窦，腹腔）内压与航空器客舱压力不对等时，可能会发生气压伤。最常发生在环境气压快速改变时，比如飞机上升时客舱内压力快速下降；降落时客舱内压力快速升高。气压伤通常影响中耳道；它发生在咽鼓管阻塞时，因而无法平衡中耳道内气压与外界客舱压力。中耳气压伤通常不严重且不致命，而且一般可以预防或自己处置。鲜少引起并发症如鼓膜穿孔、眩晕、永久性耳鸣、听力丧失。如下的建议可能有助于避免潜在的气压伤：

★ 耳道、鼻腔和鼻窦感染或严重充血的旅行者，建议暂时取消航空飞行来避免疼痛及受伤；

★ 在登机前 30 分钟口服盐酸伪麻黄碱或鼻喷减充血剂可以缓解症状；

★ 有过敏体征的旅行者应继续他们的常规抗过敏治疗；

★ 旅行者应保持湿润有助于避免鼻腔和咽喉干燥，更有助于咽鼓管发挥功能；

★ 对腹胀敏感的旅行者，应避免摄入增加气体生成量的碳酸饮料及食物；

★ 近期有手术史，尤其是腹部、神经系统、肺部、眼部手术操作，应在飞行前咨询他们的医生。

## ■ 通风与空气质量

所有 20 世纪 80 年代末以后建成的商用喷气式飞机以及部分改良后老式飞机将舱内 10%～50% 的气体与舱外空气混合后再循环。再循环的气体每小时 20～30 次通过一系列过滤器。在大部分新款的飞机中，再循环的空气通过高效微粒空气过滤器（HEPA），可以过滤掉到 99.9% 的 0.1～0.3μm 直径的物质（细菌、真菌以及较大的病毒或病毒团块）。空气流在有限的频段内横向通过飞机，同时空气并未在整个飞机循环流动。客舱的这种空气环境可阻滞大部分传染病的蔓延。然而，某些疾病可能通过接触受感染的分泌物传播，比如当患病者打喷嚏或者咳嗽时，分泌物附着于其他人的面部（嘴、鼻子、眼睛），或者接触感染物表面，如用受感染的手接触他人面部。养成良好的洗手习惯以及注意呼吸道卫生（当咳嗽或喷嚏时注意捂住口鼻）可降低直接或间接接触疾病传播的风险。

## ■ 飞行中的急救

大型飞机越来越多，航空旅行人群的年龄也逐渐增高，使得飞机上的急救发生概率会增加。大约每 10 000～40 000 旅行者中有 1 名在飞行期间发生健康意外。这其中，大约 1/150 000 的人需要使用飞机上的医疗设备和药物。飞行中最常见的临床问题发生频率由高至低排列如下：

★ 晕厥

★ 胃肠道问题

★ 呼吸系统问题

★ 心脏问题

★ 神经系统问题

商用飞机死亡人数估计为百万分之0.3人次；这其中大约2/3是由于心脏问题。在美国，所有最大有效载荷能力 > 7500 磅及 ≥ 1 名乘务员的飞机（通常是那些有能力载 ≥ 30 名乘客的飞机），要求配置至少 1 台被批准的自动体外除颤器和一个急救箱。急救箱需要有联邦航空管理局规定的物品（详细内容参见 www.faa.gov/regulations_policies/advisory_circulars/index.cfm/go/document.in）。

尽管飞机乘务员接受了基础急救训练，但他们一般没有被应急医疗救治认证。许多航空公司通过无线电或电话通信采用地面医疗顾问来协助乘客中的志愿者和航班机组处理医疗案例。

飞行中医疗急救的处理目标是稳定乘客状态，直到能够安全获得地面医疗护理；不应当认为其是维持原飞行路线以到达预定目的地的一种手段。因此机长必须评估病患的需求与其他安全问题比如：天气，着陆条件以及地势。部分航线，比如跨洋飞行，可能严格限制了选择方案，而其他航线可能具备若干种安全着陆的选择。在后一种情况下，应考虑选择能够及时提供医疗设施的机场。

## ■ 飞行中传染病的传播

在航空飞行期间，传染病可能传播给其他旅行者；因此，急性患病或仍在某种疾病感染期的旅行者，应取消出行直到无传染性。旅行者应在出行前完成常规疫苗接种以及目的地国家特定疫苗接种。应提醒旅行者频繁及彻底的清洗双手（或使用乙醇含量大于 60% 的以乙醇为主要成分的洗手液），尤其在使用洗手间之后和准备食物及就餐时，当咳嗽或喷嚏时掩住口鼻。

如果证实有传染病患者搭乘某航班，可能暴露的旅行者可以联系公共卫生当局以进行筛查及预防。一旦有必要，公共卫生当局将会从航空公司获取有暴露风险的旅行者的联系方式，他们可能联系这些旅行者并采取干预措施。如果旅行者给航空公司提供了正确及最新的联系方式，这会方便提醒旅行者传染病的潜在暴露。

感染了对公共卫生构成威胁的传染病的旅行者，如果①他们计划通过商业航空（国内或国际）出行或其他方式国际旅行，且②不遵守或没有意识到公共健康建议，美国疾病预防控制中心（CDC）有权限制他们的出行。有关 CDC 出行限制的信息，参见 www.cdc.gov/quarantine/QuarantineIsolation.html。公共卫生当局可以拨打 770-488-7100 联系 CDC 检疫站或 CDC 应急处理中心进行咨询。

### 结核

结核分枝杆菌通过呼吸道飞沫核引起人际传播。尽管在航空飞行中传播的风险低，CDC 建议对有下述情况且航程 ≥ 8 小时航班的旅行者进行调查：结核痰涂片抗酸染色阳性且胸片呈空洞征或患有耐多药结核。已知患有活动性结核的乘客不应通过商业飞机出行（或者其他商业途径）直到他们被确诊为无传染性。国家卫生部结核病防控组是获取建议的宝贵资源（www.tbcontrollers.org/community/statecityterritory）。

### 脑膜炎奈瑟菌

流行性脑膜炎（由脑膜炎奈瑟菌致病）通过呼吸道飞沫及分泌物直接接触传播且可短期致命。因此，需快速识别密切接触者并提供预防性的抗菌制剂。应考虑为以下人员提供抗生素：

★ 与患者一同出行的家庭成员

★ 有密切接触的出行同伴

★ 飞行 ≥ 8 小时，座位紧靠患者的乘客

### 麻疹

麻疹是一种通过呼吸飞沫或直接接触传播的病毒性疾病，但同时也可以通过空气传播。在美国，大部分麻疹确诊病例是从麻疹流行的国家传入。旅行者在出行前应确保他们对麻疹免疫。跨洋出行的 6～11 月龄婴儿应在出行前接受 1 剂的麻疹 - 腮腺炎 - 风疹（MMR）联合疫苗。然而，这并不算做常规接种的一部分，即 12～15 月龄时还需接受 2 剂联合疫苗。如果麻疹患者在出疹前 4 天至出疹后 4 天内任何时候出行，都认为其飞行中是具有传染性的。飞行相关接触者调查应尽快开始，以便为易感旅行者提供暴露后预防。暴露后 72 小时内接种 MMR 疫苗或暴露后 6 天内注射免疫球蛋白可预防麻疹或降低其严重性。

### 流感

已证实流感病毒能够在飞机上传播，但相关数据有限。通常认为流感主要是通过飞沫传播；因此，紧靠流感患者的乘客暴露风险最大。每年常规推荐所有 ≥ 6 个

月龄无禁忌证的人群接种流感疫苗。

### 灭虫

为了减少蚊子和其他载体通过飞机客舱和行李舱的意外传播，一些国家要求所有入境航班实施灭蚊处理。世界卫生组织（WHO）及国际民航组织指定了航空器灭蚊的两种方式：

★ 当乘客在飞机上时，用雾化杀虫剂（通常为 2% 苯醚菊酯）喷洒飞机客舱。

★ 当无人在飞机上时，用滞留杀虫剂处理飞机内表面。

一些国家采用第三种方式，当乘客未登机时，用雾化杀虫剂喷洒航空器。

在美国，入境飞机常规不灭蚊。尽管 1995 年世界卫生组织宣布适当的灭蚊是安全的，仍有很多关于药剂和使用方法安全的争议。灭蚊指南已经根据新版《国际卫生条例》做出了更新（www.who.int/ihr/en）。包括美国在内的许多国家保留增加使用灭蚊的权利，以防媒介生物或疾病传播风险增加。要求灭蚊国家的最新列表以及灭蚊可采用的方法提供在交通部的网站上（http: //www.dot.gov/office-policy/aviationpolicy/aircraft-disinsection-requirements）。

## ■ 给机组的信息

机组偶尔可能会遇到患潜在感染性疾病的乘客。详见第八章，给机组的建议；CDC 航空指南网站（www.cdc.gov/quarantine/air/index.html）和 CDC 旅行卫生网站（www.cdc.gov/travel）。

### 参考书目

1. Aerospace Medical Association Task Force. Medical guidelines for airline travel, 2nd ed. Aviat Space Environ Med. 2003 May; 74(5 Suppl): A1–19.

2. Bagshaw M, Nicolls DN. The aircraft cabin environment. In: Keystone JS, Freedman DO, Kozarsky PE, Connor BA, Nothdurft HO, editors. Travel Medicine. 3rd ed. Philadelphia: Saunders Elsevier; 2013. p. 405–12.

3. CDC. Exposure to patients with meningococcal disease on aircrafts—United States, 1999~2001. MMWR Morb Mortal Wkly Rep. 2001 Jun 15; 50(23): 485–9.

④ CDC. Notes from the field: Multiple cases of measles after exposure during air travel—Australia and New Zealand, January 2011. MMWR Morb Mortal Wkly Rep. 2011 Jul1; 60(25): 851.

⑤ CDC. Public health interventions involving travelers with tuberculosis—US ports of entry, 2007–2012. MMWR Morb Mortal Wkly Rep. 2012 Aug 3; 61: 570–3.

⑥ Delaune EF 3rd, Lucas RH, Illig P. In-flight medical events and aircraft diversions: one airline's experience. Aviat Space Environ Med. 2003 Jan; 74(1): 62–8.

⑦ Illig P. Passenger health. In: Curdt-Christiansen C, Draeger J, Kriebel J, Antunano M, editors. Principles and Practice of Aviation Medicine. Hackensack, NJ: World Scientific; 2009. p. 667–708.

⑧ Marienau KJ, Cramer EH, Coleman MS, Marano N, Cetron MS. Flight related tuberculosis contact investigations in the United States: comparative risk and economic analysis of alternate protocols. Travel Med Infect Dis. 2014 Jan–Feb; 12(1): 54–62.

⑨ Neatherlin J, Cramer EH, Dubray C, Marienau KJ, Russell M, Sun H, et al. Influenza A(H1N1) pdm09 during air travel. Travel Med Infect Dis. 2013 Mar–Apr; 11(2): 110–8.

⑩ Nelson K, Marienau K, Schembri C, Redd S. Measles transmission during air travel, United States, December 1, 2008–December 31, 2011. Travel Med Infect Dis. 2013 Mar–Apr; 11(2): 81–9.

⑪ World Health Organization. Tuberculosis and Air Travel: Guidelines for Prevention and Control. 3rd ed. Geneva: World Health Organization; 2008 [cited 2014 Jun 30]. Available from: http: // whqlibdoc. who. int/publications/2008/9789241547505_eng. pdf?ua=1.

# 邮轮旅游

Krista Kornylo Duong，Kiren Mitruka，Susan A. Lippold

## ■ 介绍

　　邮轮汇集了大量来自不同社会团体和社区的游客。传染病可以在旅客和船员登船过程中，或者访问其他港口期间传入。邮轮上拥挤、半封闭的环境为传染病从人到人，或者从污染的食物、水、空气和环境表面传播提供了便利。在持续航行期间，留在船上的船员可以持续传播传染病。某些特殊人群，例如孕妇、老人和免疫力低下者，可能更容易罹患传染病。另外，旅行的劳累会加重各种慢性病患者的病情。

## 邮轮医疗水平

邮轮上的医疗设备根据邮轮的大小、长度、行程和旅客的人口特征不同差别很大。一般来说，船上的医疗机构能够提供类似门诊机构的医疗服务。虽然没有官方机构规定邮轮上的医疗设施，但是基于共识的邮轮医疗设施规范是由美国急救医师协会在 1995 年出版的，最新版是 2013 版。绝大多数邮轮公司遵循的美国急救医师协会规范（www.acep.org/content.aspx?id=29500）中明确规定，邮轮上的医疗设施按照最低标准要求必须具备以下功能：

★ 为旅客和船员提供紧急医疗服务。

★ 稳定患者的病情并做出合理的诊断和干预性治疗。

★ 为重症和受伤患者的转送提供便利。

## 邮轮上的疾病和伤害

邮轮上的医疗诊所需要处理各种各样的疾病和伤害。邮轮医疗诊所处理的情况大约 3%～11% 是紧急状况或者突发事件。大概 95% 的疾病可以在船上治疗或治愈，还有 5% 需要转送和上岸咨询门诊、外科以及牙医。大约一半寻求医疗服务的旅客年龄都在 65 岁以上。大多数（69%～88%）旅客是否到访医务室取决于医疗环境，其中呼吸道疾病（19%～29%）和胃肠道疾病（9%～10%）是最常见的。大约 10%～25% 的旅客主诉晕船，另有外伤（滑倒、绊倒、跌倒）的旅客占12%～18%。邮轮旅客的死亡率为 0.6～9.8 每百万人，大多数是心血管疾病致死的。

邮轮上记录的最常见暴发疾病包括呼吸道感染（流感和军团菌病），胃肠道感染（诺如病毒）以及除了流感以外的疫苗可预防性疾病，例如风疹和水痘。为减少登船旅客引入传染病的风险，船方可能会实施登船前医学筛查，以发现患病旅客。

美国联邦检疫法规要求发往美国港口的船舶应立即向疾病预防控制中心报告船上的死亡患者和特殊疾病患者。疾控中心对船上常见传染病（水痘、流感样疾病和胃肠道感染）的处置规范和报送方式可以通过 www.cdc.gov/quarantine/cruise/index.html 和 www.cdc.gov/nceh/vsp 查询和报送。

为减少邮轮上传染病的传入和蔓延，鼓励做到以下几种措施：

★ 旅客和他们的医生应该在旅行前通过登录疾病预防控制中心旅行健康网站（www.cdc.gov/travel）进行咨询，关注最新疾病暴发消息和旅行健康提示。

★ 在航行前患有传染病的旅客应该推迟旅行，直到他们的疾病不具有传染性。

★ 在航行中患病的旅客应该到船上的医务室寻求医疗帮助，接受临床治疗，以便船方采取传染病控制措施，并且最大程度报告可能发生的潜在公共卫生事件。

## ■ 具体的健康风险

### 胃肠道疾病

CDC 的船舶卫生项目（VSP）对访问美国港口载有超过 13 名旅客的国际航行船舶每年实施 2 次突击检查。尽管邮轮上有良好的环境卫生标准，并且 VSP 检查的评分也很高，但船上胃肠道疾病的暴发仍持续不断的发生。疾病暴发信息在 VSP 的网站上（www.cdc.gov/nceh/vsp/surv/gilist.htm）实时更新。VSP 调查发现超过 90% 的胃肠道疾病暴发被确定是由诺如病毒引起的。诺如病毒容易造成暴发是因为其具有感染剂量低、容易人传人、病毒隐蔽能力强、没有长期免疫性和病毒存活能力强，不容易通过常规清洁措施而杀灭等特征。从 2005 年到 2009 年，邮轮上每年大约暴发 27 次诺如病毒感染。为减少邮轮上诺如病毒的传播，旅客应该遵从以下建议：

★ 邮轮上诺如病毒暴发的信息可以在 www.cdc.gov/nceh/vsp 查看。

★ 旅客应该经常用肥皂和流水洗手，尤其是饭前便后。

★ 感染胃肠道疾病的旅客，即使症状轻微，也应该及时去船上的医疗中心就诊，遵从邮轮上隔离和其他传染病控制措施（见第三章，诺如病毒感染）。如果没有医疗中心，联系船长报告胃肠道感染疾病。

通过进食和饮水引起胃肠道疾病的暴发也与沙门菌、产毒性大肠埃希菌、痢疾杆菌、弧菌、金黄色葡萄球菌、产气荚膜梭菌、环孢子虫和甲肝、戊肝病毒等有关。

### 呼吸道疾病

#### 流感

一年中，季节性流感在北半球和南半球流行时间明显相反。由于旅客和船员来自世界各地，船上甲流和乙流常年暴发，而且旅客和船员能够接触到来自世界不同地区的流行毒株。利用 2008～2011 年监测数据，CDC 发现流感样疾病（定义为体温 ≥ 100 ℉，伴随咳嗽或咽痛症状）的平均发病率为每 1000 人 0.065 个病例，没有明显的季节性。

在暴发期间，旅客可以获得船上的控制措施，比如患者的隔离，患者的抗病毒治疗，新发病例的监测以及避免与高危人群接触。为减少邮轮上流感的传播，推荐以下几种措施：

★ 临床医生应该在旅行 2 周前为旅客（尤其是那些伴有高危流感并发症的旅客）接种正在流行的季节性流感疫苗（如果有的话）。

★ 伴有高危流感并发症的旅客应该在旅行前和他们的医生讨论抗病毒治疗和化学药物预防。

★ 旅客应该养成良好的呼吸卫生和咳嗽礼节。

★ 旅客应该及时向医务室汇报他们的呼吸道疾病，遵照建议进行隔离。

关于邮轮上预防和控制流感的其他指导意见请登录 www.cdc.gov/quarantine/cruise/management/guidance-cruise-ships-influenza-updated.html。欲了解更多信息，请参阅第三章，流行性感冒。

### 军团菌病

军团菌病是一种严重的肺炎，是吸入或者误吸温暖、雾化含有军团菌微生物的水汽导致的。该微生物不能从人传播到人。船上污染的涡流温泉和饮用水供应系统是暴发军团菌病的最常见来源。船舶设计的改善和水消毒的标准化降低了军团菌的生长和繁殖风险。

症状的发作一般是暴露后的 2～10 天，老年旅客（≥ 65 岁）和那些有潜在感染条件的旅客会增加感染风险。大多数邮轮可以提供军团菌尿液抗原检测。疑似军团菌病患者应该及时接受抗生素治疗。欲了解更多信息，请参阅第三章，军团菌病（退伍军人症和庞蒂亚克热）。

报告给 CDC 的所有军团菌病患者中超过 20%～25% 与旅行有关。患者究竟是在酒店还是在邮轮旅行中感染军团菌病是难以区分的，因为旅客通常在症状开始前离开了传染源。为评估邮轮旅客是否患军团菌病，临床医生应该做到以下几点：

★ 获取症状发作前 10 天以来的所有目的地旅行史（以帮助鉴别潜在的暴露来源）。

★ 采集尿液进行抗原检测。

★ 采集呼吸道分泌物进行培养，这是鉴定抗原必不可少的。

★ 通过发送电子邮件到 travellegionella@cdc.gov，告知 CDC 所有旅行相关的军团菌病例。

### 疫苗预防性疾病

虽然绝大多数邮轮旅客来自常规免疫接种规划的国家（例如美国和加拿大），但是很多船员来自免疫接种率低的发展中国家。邮轮上已经报道过麻疹、风疹和最常见的水痘暴发疫情。为减少邮轮上疫苗预防性疾病的扩散，应该做到以下几种预防措施：

★ 船员应当持有针对疫苗预防性疾病的预防接种证明材料。

★ 旅客，尤其是老年旅客（＞65 岁）和免疫力低下的旅客，应该在旅行前及时接种常规疫苗以及旅行目的地需要或推荐的特定疫苗。

★ 育龄妇女在旅行前应该接种风疹疫苗。

### 虫媒传染病

邮轮访问的港口可能包括虫媒传染病（例如疟疾、登革热、黄热病和流行性乙型脑炎）正在流行的国家。

新发疾病有可能在未知的地区发生。例如，2013 年在加勒比地区第一次发现了基孔肯雅热（在整个加勒比地区和几个中北美、南美地区出现了后续传播），2014 年上半年西太平洋地区暴发了寨卡病毒病疫情。在某些国家入境时可能需要提供黄热病疫苗接种证书。

为了避免被蚊虫叮咬和感染媒传染病，旅客应该遵从以下建议：

使用有效驱虫剂（见第二章，防蚊、蜱和其他节肢动物）；

在室内，停留在密闭区域或有空调的区域；

在户外时，穿戴长袖衬衫、长裤子、长靴和帽子；

如有需要，可以服用疟疾预防药物（见第三章，黄热病和疟疾信息，按国家划分）。

### 其他健康问题

邮轮旅行的压力包括变化无常的天气、环境条件以及不同习俗的饮食和身体活动的变化。出境旅游可能增加冒险行为发生的可能性，例如酗酒、药物使用和不安全性行为。尽管邮轮具有先进而稳定的系统，但是晕船仍然是常见的主诉（影响到四分之一的旅客）（见第二章，晕动病）。

### 邮轮旅客的预防措施

因为邮轮访问港口多，时间短，所以旅客们的行程比较复杂。虽然大多数访问港不包括离船过夜，但是许多奇特的旅程为旅客提供了超过 1 晚的冒险体验选项。因此，许多邮轮旅客可能并不确定潜在的暴露风险，所以应该考虑抗生素、免疫接种和其他的预防措施。文本框 6-1 汇总了对邮轮旅客的建议和临床医生为旅客旅行前的准备工作以及旅行中的健康行为提供的建议。有特殊需求的旅客，例如轮椅、氧气瓶或者透析，在旅行前应该提前告知邮轮公司。有健康问题的旅客应该携带写有必要的健康信息的手册（心电图、异常胸片、血型、慢性疾病、过敏史和药物清单）以便于在医疗急救时提供帮助。此外，所有潜在的邮轮旅客应该向医疗保险运营商核实保险覆盖范围，并考虑是否需要购买额外保险以保证在国外的医疗转送和健康服务全覆盖（见第二章，旅行保险、旅行健康保险和医疗救助保险）。

---

### 文本框 6-1　邮轮旅行健康预防措施

**临床医生给予邮轮旅行前建议**

风险评估和风险交流

★ 讨论行程，包括季节，旅行时间和在港期间的活动。

★ 查看旅客的就医记录和免疫史，过敏史和特殊健康需求。

★ 讨论相关的特定旅行伤害和风险控制。

★ 提供旅客个人的就医记录、免疫接种史和用药记录等档案。

免疫与风险管理

★ 提供常规推荐的（特定年龄需要接种的）、必需的（黄热病）和基于风险评估需要接种的疫苗。

★ 讨论食物和饮用水的注意事项以及昆虫叮咬的预防。

★ 老年旅客，尤其是那些有心脏病史的人，应该携带有基线的心电图，以便在船上和国外寻求医疗援助。

基于风险和需求的药物治疗

★ 如果行程中包括疟疾流行地区的港口访问，应该考虑化学药物预防疟疾。

★ 考虑使用晕船药进行自我治疗（见第二章，晕动病）。

**邮轮旅客注意事项**

旅行前

★ 根据个人健康需求评价计划邮轮出行的类型和时长。

★ 邮轮旅行前向医疗和牙齿保健者进行咨询。

★ 明确邮轮航线提供的特殊服务（例如轮椅通道、透析和氧气罐）。

★ 考虑海外医疗服务和转送的额外保险。

★ 携带原装的处方药，并附带内科医生的信和处方的副本。

★ 带上驱蚊剂和防晒霜。

★ 如果患急病推迟旅行。

★ 咨询 www.cdc.gov/travel，获取旅行健康建议。

★ 登录 www.cdc.gov/nceh/vsp/surv/gilist.htm，查阅胃肠道疾病暴发。

### 旅行中

★ 经常用肥皂和流水洗手。如果没有肥皂和流水，用含有 60% 以上乙醇的洗手液洗手。

★ 当船靠港下船后应该遵循食物和饮用水安全措施。

★ 当船访问港口时应采取预防昆虫叮咬的措施，尤其是疟疾和登革热流行区域，以及虫媒传染病比如基孔肯雅热和寨卡暴发的地区。

★ 使用防晒霜。

★ 保持摄入足够的液体，但是避免饮酒过量。

★ 避免接触患者。

★ 如果发生性行为，应采取安全措施。

★ 向船上的医务室汇报病情，并遵照医疗建议。

## ■ 旅行后的疾病报告

旅客回家后患病的应该告诉给他们治疗的医护人员他们的旅行史。临床医生应该将最近回来的邮轮旅客中疑似传染病患者报告给公共卫生当局：

★ 通过拨打电话 800-CDC-INFO（800-232-4636）或登录网站 www.cdc.gov 点击"联系 CDC-INFO"向 CDC 船舶卫生规划部报告邮轮旅行相关的胃肠道疾病。

★ 通过发送邮件给 travellegionella@cdc.gov 向 CDC 报告任何旅行相关的军团菌病例。

★ 向公共卫生管辖部门报告传染病病例。

★ 卫生部门应该通知 CDC 检疫站他们所关注的旅行中的公共卫生相关传染病（www.cdc.gov/quarantine/quarantinestations.html）。

## 参考文献

1. Bell TR, Kornylo Duong K, Finelli L, Slaten DD. Influenza surveillance on cruise ships. Am J Prev Med. 2014 Mar; 46(3): 327–9.

2. Cramer EH, Slaten DD, Guerreiro A, Robbins D, Ganzon A. Management and control of varicella on cruise ships: a collaborative approach to promoting public health. J Travel Med. 2012 Jul; 19(4): 226–32.

3. Guyard C, Low DE. Legionella infections and travel associated legionellosis. Travel Med Infect Dis. 2011 Jul; 9(4): 176–86.

4. Hill CD. Cruise ship travel. In: Keystone JS, Freedman DO, Kozarsky PE, Connor BA, Nothdurft HD, editors. Travel Medicine. 3rd ed. Philadelphia: Saunders Elsevier; 2013. p. 349–55.

5. Kornylo K, Henry R, Slaten D. Respiratory disease on cruise ships. Clin Infect Dis. 2012 Mar 1; 54(5): v–vi.

6. Lanini S, Capobianchi MR, Puro V, Filia A, Del Manso M, Karki T, et al. Measles outbreak on a cruise ship in the western Mediterranean, February 2014, preliminary report. Euro Surveill. 2014; 19(10): 2–6.

7. Lawson CJ, Dykewicz CA, Molinari NA, Lipman H, Alvarado-Ramy F. Deaths in international travelers arriving in the United States, July 1, 2005 to June 30, 2008. J Travel Med. 2012 Mar–Apr; 19(2): 96–103.

8. Mitruka K, Felsen CB, Tomianovic D, Inman B, Street K, Yambor P, et al. Measles, rubella, and varicella among the crew of a cruise ship sailing from Florida, United States, 2006. J Travel Med. 2012 Jul; 19(4): 233–7.

9. Peake DE, Gray CL, Ludwig MR, Hill CD. Descriptive epidemiology of injury and illness among cruise ship passengers. Ann Emerg Med. 1999 Jan; 33(1): 67–72.

10. Tomaszewski R, Nahorski WL. Interpopulation study of medical attendance aboard a cruise ship. Int Marit Health. 2008; 59(1-4): 61–8.

11. Uyeki TM, Zane SB, Bodnar UR, Fielding KL, Buxton JA, Miller JM, et al. Large summertime influenza A outbreak among tourists in Alaska and the Yukon Territory. Clin Infect Dis. 2003 May 1; 36(9): 1095 –102.

12. Wikswo ME, Cortes J, Hall AJ, Vaughan G, Howard C, Gregoricus N, et al. Disease transmission and passenger behaviors during a high morbidity norovirus outbreak on a cruise ship, January 2009. Clin Infect Dis. 2011 May; 52(9): 1116–22.

13. World Health Organization. Sanitation on ships: compendium of outbreaks of foodborne and waterborne disease and Legionnaires' diseases associated with ships, 1997–2001. Geneva: World Health Organization; 2001 [cited 2014 Sep 18]. Available from: http: //www. who. int/water_sanitation_health/hygiene/ships/en/shipsancomp. pdf?ua=1.

# 在国际疫情暴发期间旅行应注意的事项

Todd W. Wilson, Nicole J. Cohen

## ■ 概述

纵观历史，已有多次传染病的暴发，并因此塑造了人们对传染病的认知。其中最有名的一个案例是 14 世纪的鼠疫大流行，也被称为"黑死病"，通常认为是耶尔森鼠疫杆菌导致了鼠疫的暴发，这场瘟疫对人类健康及文明造成了可怕的后果，欧洲 60% 的人口因染病死亡，鼠疫同时蔓延到亚洲和非洲，导致世界人口大概减少了 17%。

近年来，一些不受关注的疾病，如中东呼吸综合征、埃博拉病毒病、重症急性呼吸综合征（SARS）不断出现，并导致大部分的感染者致病或者死亡。纵观历史，已经出现了新的流感病毒，并蔓延至全球，并引起社会恐慌和经济的波动。已出现的这些疾病和其他类似的疾病借助于旅行迅速的传播到国境口岸，并带来严重的和起初不被了解的健康影响，从而致使许多国家在边境采取一些影响旅行者出行的公共卫生措施。

## ■ 旅行健康检查始终是有必要的

当疾病危害发生时，一些国家可能会采取许多国境口岸措施，这些措施从最小至创伤性不等，而不考虑这些措施有效证据的效力如何。这些干预措施在两国和多国之间都有所不同，并且在没有正式通知公众之前可能迅速调整。

想要了解在紧急事件中会发生什么，要知道在通往大部分国家的国际口岸开展旅行者健康检查是非常必要的。因为在大部分情况下健康威胁的风险比较低，所以在通常情况下，健康检查的表格是比较简单和常规的。当旅行者被确定是潜在的感染者，并发现该接触性传染病有通过旅行传播的可能时，会加强健康检查和实施一些控制措施。以下是一系列公共卫生措施，这些措施按照强制性的程度由低到高排列，这些措施会根据实际情况，在国际上可能用来对旅行者进行传染病的检测和控制：

★ 医学巡查——观察旅行者有无症状，该方法不会和旅行者进行直接交谈，通常医学巡查作为常规措施。

★ 为旅行者提供健康教育——健康交流（例如，打印健康手册发放给旅行者，在旅行中向旅行者发布注意事项和相关信息，或者利用社会媒体和网站）目的是让国际旅行者知道某种特定的疾病，应遵循的行为和采取合适的国境口岸筛检措施。

★ 旅行警告——由卫生当局发布公告建议民众避免非必要的旅行到已被确定为疾病暴发的区域。

★ 旅行者查找表——被卫生官员用来收集潜在的旅行者暴露史的表格，以实现找到旅行者进行评估或提供信息的目的。

★ 旅行者健康申报表——被海关或者入境口岸卫生官员用来收集旅行者的健康状况、旅行史和传染病暴露史的表格。

★ 直接询问——由海关或者卫生官员通过面谈来判断旅行者暴露疾病或被感染风险的大小。

★ 筛选发热者——利用远红外测温仪或者温度计测量旅行者的体温。

★ 留验——如果怀疑旅行者感染了重要的传染性疾病，则将其留验做进一步的卫生学评价。

★ 隔离——限制感染重要传染病患者的活动，并且将他们与健康人群隔离开来，通过切断传播途径以减少疾病的传播。

★ 隔离检疫——隔离并限制那些看起来健康但可能已暴露于某种传染病的人的活动，监测他们的健康状况并防止疾病传播的可能性，直到确定他们未被感染为止。

最后，对于一种确定的疾病暴发，决定采用哪一种卫生措施和每一项措施被执行的广泛性取决于多种因素，包括考虑疾病的严重程度和传染性的大小，当地习俗和政府公共卫生法规及政策。

## ■ 在国际疫情暴发期间旅行应注意的事项

不管是初次出行的旅行者还是拥有丰富经验的国际旅行者，都会提前认真计划好旅程以使旅行充满乐趣。在旅途中可能遇到疾病暴发而影响旅行，因此提前考虑到一些风险和意识到尽可能多的不可控变化，有助于减缓一些消极的影响。下列的一些情况是通过观察自进入现代旅行的 20 世纪 60 年代以来几乎所有的国际性疾病暴发后而总结到的：

★ 旅行推迟——进入、离开或者停留某一地区里可能受到国境口岸卫生措施或旅行者的行为所影响。

★ 信息的不一致——在疾病暴发的初期，当政府，卫生官员和旅游部门试图判断是何种情况和提供可靠信息时，信息可能变化很快，前后信息可能相互冲突，或者之后修订早期错误信息。

★ 取消航班、船、火车、汽车或者路线——旅行可能突然被取消，尤其是航空旅行，很容易因乘客的需求而发生改变，并且在疾病暴发期间这种改变通常难以预料。

★ 自愿停止旅行——由于官方旅行警告、旅行咨询，或者担心自身健康、国境口岸措施，或者可能被困于国外，旅行者可能会选择停止旅行。旅行者数量的大幅减少会降低旅行者出行意愿和放弃旅行计划，尤其是对疾病暴发最严重的国家受影响更大。

★ 旅行者数量增加——在受暴发影响国家旅游的人们，在暴发出现的初期阶段会临时计划返程，因为人们尽量避免被感染或者在他们自己的国家寻求卫生保健。

★ 迫降航班——在极端的环境中，航班在特殊时期的某一区域可能暂停。

★ 入境或出境检查——在本节开始部分描述的国境口岸卫生措施可能会在国境口岸全部或者部分的被采用，以阻止传染病传入本国（入境）或者阻止感染的旅行者离开本国将疾病传播到其他国家（出境）。

不同的国家要求旅行者在到达或者离开该国时所应遵守的原则和实践可能明显不同，一些国家坚持所有出入境口岸由国家控制，而其他一些国家则将此权利委托给州、省或者地方当局。不管是哪一种情况，其要求和程序可能大不相同或者是随着时间在改变。在国际旅行中，想要和公共卫生官员或者其他政府官员顺利的沟通，灵活、诚实、服从是必不可少的。

以下清单列出的行为是旅行者在传染病暴发期间进入或者离开一个国家时可能会遇到的，这个清单可能不全面和详细，旅行者可能被要求或者必须服从以下至少一项行为：

★ 利用远红外测温仪或者温度计测量他们的体温。

★ 提供他们在旅行中个人的接触史和细节。

★ 回答一些关于有无疾病的症状和有无接触患者的问题。

★ 开展传染病的医学评估，包括诊断试验。

★ 和其他的一些人隔离开，直到他们被确定没有传染性。

★ 如果检测为阳性或者被诊断为其他公共卫生所关注的传染病，则将会被送到医院进行治疗。

★ 如果他们接触了疑似感染者或者被确定的感染者，则将会被隔离检疫一段特定的时间。

★ 在旅行中或旅行结束后监视他们的健康状况，如果出现任何症状要向卫生官员报告。

★ 在特定期间内隔断与家人、朋友或者旅游伙伴的接触交流。

★ 如果他们确诊被感染或者可能已暴露于某种公共卫生所关注的传染病，则将会拒绝登上飞机、轮船、汽车或者火车。

## ■ 建议和信息

在疾病的暴发和流行过程中，任何一个国家都有权利制定措施来保护他们的国民不被入境的患病旅行者感染，或者保护全球人群的健康免受出境的患病旅行者感染。这些国境口岸措施可能侵犯了旅行者的个人权利，美国政府在这种情形下的干预能力是受限的。

旅行者可以咨询其行程单中国家的大使馆具体可能影响他们旅行的健康干预措施和程序的相关信息以及如何处理回答该国政府官员的有关健康或其他情况问题的指导说明。国家旅行部门的网站可能会提供帮助（http://travel.state.gov/）。和旅行相关最新的关于传染病风险的信息可能会在 CDC 网站中找到（www.cdc.gov/travel）。最后，由于潜在的旅行推迟和在传染病暴发时不可预料的花费增多，CDC 强烈建议旅行者考虑购买包括取消旅行、国外卫生保健和可能的紧急医疗运送的旅行保险（详见第二章，旅行保险、旅行健康保险和医疗救助保险）。

## 参考文献

(1) Barry JM. Observations on past influenza pandemics. Disaster Med Public Health Prep. 2009 Dec; 3 Suppl 2: S95–9.

(2) Berro A, Gallagher N, Yanni E, Lipman H, Whatley A, Bossak B. World Health Organization (WHO) travel recommendations during the 2003 SARS outbreak: lessons learned for mitigating influenza pandemic and globally emerging infectious diseases. Board 109. International Conference on Emerging Infectious Diseases; 2009 Mar 16–19; Atlanta, Georgia.

(3) CDC. Update: outbreak of severe acute respiratory syndrome—worldwide, 2003. MMWR Morb Mortal Wkly Rep. 2003 Mar 28; 52(12): 241–6, 248.

(4) Chan M. World now at the start of 2009 influenza pandemic. Geneva: World Health Organization; 2009 [cited 2014 Sep 23]. Available from: http: //www. who. int/mediacentre/news/statements/2009/h1n1_pandemic_phase6_20090611/en/inde.

(5) Christian MD, Poutanen SM, Loutfy MR, Muller MP, Low DE. Severe acute respiratory syndrome. Clin Infect Dis. 2004 May 15; 38(10): 1420–7.

(6) Hays JN. Epidemics and Pandemics: Their Impacts on Human History. Santa Barbara, CA: ABC-CLIO; 2005.

(7) Snowden FM. Emerging and reemerging diseases: a historical perspective. Immunol Rev. 2008 Oct; 225: 9–26.

(8) World Health Organization. International Health Regulations (2005). Geneva: World Health Organization; 2005 [cited 2014 Sep 23]. Available from: http: //www. who. int/ihr/publications/9789241596664/en/.

(9) World Health Organization. Public health measures taken at international borders during early stages of pandemic influenza A (H1N1) 2009: preliminary results. Wkly Epidemiol Rec. 2010 May 21; 85(21): 186–95.

# 旅行中的死亡

Clare A. Dykewicz, Nicole J. Cohen

## ▣ 获得美国国务院援助

当美国公民在美国境外死亡时，死者的家属、配偶或法定代表人应当通知美国国务院的领事官员。领事人员每周 7 天、每天 24 小时不间断地为美国公民的海外紧急情况提供援助。

★ 如果家庭成员、配偶或法定代表人与死者一同在国外，他应联系最近的美国大使馆或领事馆寻求援助。美国大使馆、领事馆和海外领事机构的联系信息可以在国务院网站（www. usembassy. gov）找到。

★ 如果家庭成员、配偶或法定代表人在美国或加拿大，他应在星期一至星期五东部时间早上 8 点到晚上 8 点，拨打华盛顿国务院海外公民服务办公室的电话 888-407-4747（免费电话）或 202-501-4444。在工作时间以外或周末和节假日寻求急救援助，可以拨打国务院值班电话 202-647-4000 并要求与海外公民服务的值班人员通话。此外，该美国公民死亡所在的国家内最近的美国大使馆机构可以提供援助（www. usembassy. gov）。

美国领事官员提供的急救服务可能包括向家庭成员、配偶或法定代表人提供处理死者遗体及个人物品的建议。准备并将遗体运回美国可能是一个昂贵而漫长的过程。国务院不支付这些费用，它们由死者的家庭成员、配偶或法定代表人承担。如果没有其他的法定代表人出现在发生死亡的国家，领事官员也可以作为死者财务的临时管理员。

## ▣ 需要安葬或火化的遗体的入境

### 通用指南

除了已火化的遗体，需要安葬（置于墓穴或坟墓中）或火化的遗体在进入美国后必须附有说明死亡原因的死亡证明书。死亡证明书是由验尸官、医疗服务人员或其他被授权宣告死因的官员来签署。用英语以外的其他语言写的死亡证明必须附有英文翻译。

### 已知或疑似因检疫传染病死亡人员的遗体

联邦检疫条例（42 CFR Part 71.55）规定，已知或疑似因检疫传染病死亡人员的遗体不能被带入美国，除非遗体已被火化、妥善保存并放置在一个密封的骨灰盒中，或者附有允许遗体入境的 CDC 许可证，该许可证由 CDC 主管签发。

检疫传染病包括霍乱、白喉、传染性肺结核、鼠疫、天花、黄热病、病毒性出血热（拉沙、马尔堡、埃博拉、克里米亚刚果，或其他尚未被分离或命名的）、重症急性呼吸综合征（非典型肺炎）以及由新发或重现的可以导致或有可能导致大流行的流感病毒引发的流感。密封的骨灰盒具有气密性，可以防止微生物逃逸。它应该附带有证明它是密封的有效文件。

如果已经获得了允许遗体入境的 CDC 许可证，CDC 可能提出入境的附加条件。已知或疑似因检疫传染病死亡人员的遗体的入境许可证，可以通过拨打 CDC 应急指挥中心的电话 770-488-7100 从 CDC 全球移民和检疫处获得。CDC 许可证的复印件必须随附在遗体装运的整个期间。

### 死于检疫传染病以外其他原因的人员的遗体

当死亡原因是检疫传染病以外的其他原因时，遗体如果满足了下列条件之一可能会被清理、放行并授权进入美国。

1. 遗体符合 42 CFR 71.55 中规定的入境标准：遗体已被火化或妥善保存和放置在一个密封的骨灰盒中或附有由 CDC 主管签发的许可证。

2. 遗体装运在一个防漏容器中。防漏的器是耐穿刺的且密封的，可以保证在搬运、贮藏、运输或船运的过程中没有液体泄漏到容器外。

如果有证据表明遗体已经或可能被一种传染病感染或污染并且这些措施是必要的，CDC 也可以要求额外的措施，包括扣押、消毒、杀虫、熏蒸或其他相关的措施，以防止传染病传入、传播、蔓延至美国。

## 遗体的出境

CDC 对遗体出口到美国境外没有任何限制，尽管其他州和地方法规可能有要求。遗体的承运商和将遗体带出美国的旅行者应注意符合目的地国家和航空公司的入境要求。有关这些要求的信息可以从相应的外国大使馆或领事馆（www.state/gov/s/cpr/rls/fco/index.htm）和航空公司获得。

### 参考文献

1. CDC. Guidance for importation of human remains into the United States for interment or subsequent cremation. Atlanta: CDC; 2014 [cited 2014 Sep23]. Available from: http: //www. cdc. gov/quarantine/human-remains. html.

2. CDC. Quarantine station contact list, map, and fact sheets. Atlanta: CDC; 2013 [cited 2014 Sep23]. Available from: http: //www. cdc. gov/quarantine/quarantinestationcontactlistfull. html.

3. CDC. Specific laws and regulations governing the control of communicable diseases. Atlanta: CDC; 2014 [cited 2014 Sep 23]. Available from: http: //www. cdc. gov/quarantine/SpecificLawsRegulations.html.

4. National Funeral Directors Association. Shipping remains from the United States to a foreign country. Brookfield, WI: National Funeral Directors Association; c2014 [cited 2014 Sep 23]. Available from: http: //nfda.org/additional-tools-shipping/2257-shipping-remains-from-the%20 united-states%20to%20a%20foreign-country. html.

5. US Customs and Border Protection. Requirements for importing bodies in coffins/ashes in urns. Washington, DC: US Department of Homeland Security; 2013 [cited 2014 Sep 23]. Available from: https: //help. cbp. gov/app/answers/detail/a_id/237/kw/importation%20of%20human%20remains.

6. US Department of State. Death abroad. Washington, DC: US Department of State; 2014 [cited 2014 Sep23]. Available from: http: //travel. state. gov/content/passports/english/abroad/events-and-records/death. html.

7. US Department of State. Return of remains of deceased US citizens. Washington, DC: US Department of State; 2014 [cited 2014 Sep 23]. Available from: http: //travel. state. gov/content/passports/english/abroad/events-and-records/death/return-remains. html.

# 携带动物和动物产品通过国境口岸

## G. Gale Galland, Robert J. Mullan, Heather Bair-Brake

美国疾病预防控制中心（CDC）限制那些可能给人类带来传染病威胁的动物和动物产品的入境。如果已知或怀疑其存在人类健康风险，任何动物或动物产品都能被限制入境。然而，CDC明确了一些特定动物及其产品携带入境的条件，例如，狗、猫、乌龟、非人灵长类动物、非洲啮齿类动物、灵猫类和蝙蝠类。携带者必须满足严格的规定要求才能把这些动物带入美国。上述动物中的一些也被其他联邦机构和个别州政府管制。旅行者应与美国农业部（USDA）、美国鱼类及野生动物管理局（FWS）、目的州核实关于入境的具体规定。当入境者知道将要携带动物或动物产品进入美国时应先研究适用的规定要求。可能需要提供兽医检查或者证书、疫苗接种证书或者许可证。

要知道，从美国携带出境的动物在返回时，要和那些第一次携带入境的动物一样受限于同样的法律规定。

## ■ 动物健康证书

CDC条例不要求入境的动物需具有健康证书。然而，一些州可能要求具有健康证书才允许进入，某些航空公司同样需要这些健康证书才会转运动物。在出发前，旅行者应该与目的州的健康部门和农业部门、航空公司联系确定需要哪些证书。环保部门、某些州的自然资源部门及当地政府可能有附加的要求。

## ■ 国际宠物的救助与收养

尽管是出于善意，但从国外救助和带一些流浪的动物入境可能对人类健康造成威胁。旅行者被处于恐惧和紧张中的动物咬伤和抓伤的风险不断增高，这样可能感染或者暴露于传染病。感染人畜共患传染病的动物可能并不会表现染病的症状。因此，所有被救助的动物在离开或者进入美国时都应该被具有资质的兽医检查。如果旅行的目的是救助动物，那么参与者应该和他们的卫生保健提供者讨论如何预防狂犬病。

## ■ 携带活的动物入境

### 狗

旅行者携带狗进入美国时，如果已确定其感染传染性疾病或者没有接种狂犬病疫苗，那么将对狗进行检查。如果一只狗有染病嫌疑，那么在它携带入境前需通过有资质兽医的进一步检查。如果有必要，检查费用由携带者承担。

从存在狂犬病的国家带入美国的狗，都必须接种狂犬病疫苗。所有的狗必须附有有效的狂犬病疫苗接种证书，证书应包括以下内容：

- ★ 宠物所有者的姓名和住址；
- ★ 狗的品种、性别、年龄、颜色、特征和其他识别信息；
- ★ 狂犬病疫苗的接种日期和疫苗的产品信息；
- ★ 接种疫苗的失效期；
- ★ 性别、执照号码、地址和兽医的签名；
- ★ 狂犬病证书的失效日期是从疫苗接种日期开始后的1～3年，具体期限由接种疫苗的种类而定。所有的狗必须等到出生三个月后才可接种第一针狂犬病疫苗。狂犬病疫苗必须在入境至少30天前注射，因为这些疫苗经过30天才会发挥全效；
- ★ 美国建议常规为狗接种狂犬病疫苗并且美国的大部分州和卫生当局也是这样规定的。与目的地州当局联系以确定该州对狂犬病疫苗的相关要求。具体州的信息可以从该网站获得 http：//www.aphis.usda.gov/wps/portal/aphis/ourfocus/animalhealth/sa_import；
- ★ 在某些特定的情况下，CDC 可能允许不符合入境概述标准要求的例外情况，详细信息请看 www.cdc.gov/animalimportation/dogs.html。当旅行者想携带入境的狗不符合 CDC 要求的条件时，应对及时通过 CDCAnimalImports@cdc.gov 与 CDC 联系告知其特殊的情况。

### 猫

猫在通过美国入境口岸时要接受检查，并且如果有证据表明其已感染传染病有可能被拒绝带入美国。如果一只猫看着像染病，那么在它携带入境前需通过有资质的兽医的进一步检查。如果有必要，检查费用由携带者承担。CDC 并不要求猫在入境时具有狂犬病疫苗接种证明。但是一些州则要求猫需要接种狂犬病疫苗。与最终目的地州和卫生当局联系以确定当地有关狗狂犬病疫苗的信息。更多关于携带猫入境的信息可通过以下网站获得：www.cdc.gov/animalimportation/cats.html。

所有的狗和猫，即使是美国本土的，在到达夏威夷州和关岛地区时，都要服从当地强制的检疫要求。这些要求同样适用于来自美国本土的狗和猫。更多有关携带动物进入夏威夷的信息访问 http：//hdoa.hawaii.gov/ 或者电话咨询 808-483-7151。更多有关携带动物进入关岛的信息请访问 www.guamcourts.org/CompilerofLaws/GAR/09GAR/09GAR001-1.pdf。

### 非人灵长类动物

非人灵长类动物可以传播多种严重的疾病给人类，包括埃博拉病毒病和肺结核。非人灵长类动物只能由已在 CDC 注册的进口者携带并且仅用于科研、教育或者展览为目的时，才有可能进口到美国。所有的非人灵长类动物只有在被认为是濒临灭绝或者受到威胁并且已通过美国鱼类及野生动物管理局许可后，才可以进口到美国。从美国带出去的非人灵长类动物只能由已注册的进口者并且仅用于科研、教育或者展览为目的时，才允许带回美国。非人灵长类动物不允许作为宠物被带入境。若非人灵长类动物在美国时作为宠物，当旅游时带出美国后，则其将不被允许以宠物之名再带回美国。有关更多 CDC 入境要求的信息可以访问 www.cdc.gov/animalimportation/monkeys.html。

### 乌龟

虽然乌龟通常被当作宠物饲养，但它们可以传播沙门菌给人类。正因如此，CDC 限制一些乌龟的入境。在不以盈利为目的的前提下，每人最多可携带 6 个可孵化的乌龟蛋或者壳长小于 4 英寸（10cm）活乌龟入境。更多活的乌龟或者可孵化的乌龟蛋仅用于科研、教育或者展览并且经过 CDC 的许可后才允许带入境。CDC 不限制壳长大于 4 英寸的活乌龟入境。与美国农业部或鱼类及野生动物管理局联系获得关于携带乌龟入境的额外规定要求。更多的信息可通过以下网站获取 www.cdc.gov/animalimportation/turtles.html。

### 非洲啮齿类动物

非洲啮齿类动物是已知的多种传染病的传染源，例如猴痘。因此，CDC 禁止将此类动物带入美国。若是以科研、教育或者展览等为目的时，经过 CDC 的许可后可以带入美国。与美国农业部或鱼类及野生动物管理局联系获取关于携带非洲啮齿类动物入境的其他要求。更多的信息，请查看 www.cdc.gov/animalimportation/africanrodents.html。

### 果子狸和相关动物

为减少重症急性呼吸综合征（SARS）冠状病毒传入美国的风险，果子狸及相关动物（灵猫）是不允许带入美国的。若是以科研、教育或者展览等为目的时，经过 CDC 的许可可以带入美国。与美国农业部或鱼类及野生动物管理局联系获取关于携带果子狸和相关动物入境的其他要求。更多的信息请查看 www.cdc.gov/animalimportation/civets.html。

### 蝙蝠和其他带菌动物

蝙蝠携带的多种病毒可使人染病，包括狂犬病、尼帕病毒和重症急性呼吸综合征（SARS）冠状病毒。为降低这些病毒传入美国的风险，所有活的蝙蝠携带入境都需经 CDC 的许可。许多携带蝙蝠入境的其他额外规定都由鱼类及野生动物管理局颁布。可通过以下网址向 CDC 申请蝙蝠入境许可 www.cdc.gov/animalimportation/bats.html。

在某些情况下，一些已知的可传播人类疾病的动物，例如蜱、蚊子等用于科研、教育、展览的动物经过 CDC 的许可后方可携带入境。更多信息请查看 www.cdc.gov/od/eaipp。

### 其他动物

如果旅行者计划携带马、反刍动物、猪或其他动物，或者用于照看家畜的狗入境时，请联系美国农业部动植物卫生检查处的国家进出口服务部，通过电话 301851-3300 或浏览网站 www.aphis.usda.gov 获取更多相关信息。

如果旅行者计划携带鱼、爬行动物、蜘蛛、野生鸟类、兔子、熊、野生猫科动物或者其他野生或危险的动物入境时，请联系美国鱼类及野生动物管理局，电话 800-344-9453（免费总机号码）或者 703-358-1949（美国鱼类及野生动物管理局法律实施办公室）或者访问 www.fws.gov/le/travelers.html。

### 猎物和动物产品

在旅行者旅行归来时经常想带动物皮、猎物或者其他由动物而来的物品，这些物品中的大多数必须说明是无传染性的（详见 www.cdc.gov/animalimportation/animalproducts.html）或有入境许可。CDC 限制非人灵长类动物、非洲啮齿类动物、果子狸和蝙蝠等动物产品的入境。这些产品可能也被美国其他联邦政府机构的规定管理。CDC 有权限制其他已知的携带传染病的物品入境。例如，CDC 限制如山羊皮鼓等山羊皮纪念品进入美国，因为它们和人患炭疽病有关。旅行者想携带猎物或其他动物产品入境时应和 CDC、美国农业部、鱼类及野生动物管理局联系以确保这些物品在联邦法规允许的范围内。

### 丛林肉

动物产品也包括供人食用的物品。例如丛林肉也是动物产品，他是非洲中东部文化的重要一方面。这种产品来自于野生动物，通常是未经处理或熏制或仅部分加工预处理，可能会携带让人或动物染病的病原体或动物传染性媒介。丛林肉已被证实和艾滋病和埃博拉病毒病等致死性疾病有关。最新的研究已发现猴泡沫病毒的证据，它被认为是引起人感染的原因但是并没有证实它和人类患病相关。随着世界人群的流动，丛林肉在全球野生动物交易中数量越来越多。CDC 命令禁止携带丛林肉入境。美国农业部、鱼类及野生动物管理局的法规也限制丛林肉的入境。除了考虑到人和动物的健康之外，许多用来制作丛林肉的野生动物都是受到威胁或濒临灭绝的物种，这些动物受国际野生动物法和一些诸如濒危野生动植物种国际贸易公约的保护。

## ■ 携带宠物到国外旅行

旅行者计划携带宠物伴侣出国时，建议旅行者要符合目的地国家的入境要求及航空公司运输指南的要求。为了获得这些信息，旅行者应该联系该国驻华盛顿大使馆或者最近的领事馆（详见 www.state.gov/s/cpr/rls/fco）。旅行者应该意识到长途航班可能会给宠物带来伤害，尤其是有慢性健康状况的年老动物。此外，在重新回到美国时，从美国出境的宠物要符合那些没有在美国生活过的宠物一样的入境要求。

其他关于动物或动物产品携带进美国或者申请许可的信息，旅行者应该浏览 www.cdc.gov/animalimportation/index.html 或者联系 1-800-CDC（1-800-232-4636）。想要获得 CDC 规定的动物或动物产品的入境许可，请发邮件至 CDCAnimalImports@cdc.gov。

## 参考书目

1. Bair-Brake H, Bell T, Higgins A, Bailey N, Duda M, Shapiro S, et al. Is that a rodent in your luggage? A mixed method approach to describe bushmeat importation into the United States. Zoonoses Public Health. 2014 Mar; 61(2): 97–104.

2. CDC. Multistate outbreak of monkeypox—Illinois, Indiana, and Wisconsin, 2003. MMWR Morb Mortal Wkly Rep. 2003 Jun 13; 52(23): 537–40.

3. CDC. Rabies in a dog imported from Iraq—New Jersey, June 2008. MMWR Morb Mortal Wkly Rep. 2008 Oct 3; 57(39): 1076–8.

4. DeMarcus TA, Tipple MA, Ostrowski SR. US policy for disease control among imported nonhuman primates. J Infect Dis. 1999 Feb; 179 Suppl 1: S281–2.

5. Dobson AP. What links bats to emerging infectious diseases? Science. 2005 Oct 28; 310(5748): 628–9.

6. Editorial: bongo-drum disease. Lancet. 1974 Jun 8; 1(7867): 1152.

7. McQuiston JH, Wilson T, Harris S, Bacon RM, Shapiro S, Trevino I, et al. Importation of dogs into the United States: risks from rabies and other zoonotic diseases. Zoonoses Public Health. 2008 Oct; 55(8–10): 421–6.

8. National Association of State Public Health Veterinarians, Inc. Compendium of animal rabies prevention and control, 2009. MMWR Recomm Rep. 2009; 58(RR-1): 1–15.

9. Stam F, Romkens TE, Hekker TA, Smulders YM. Turtle-associated human salmonellosis. Clin Infect Dis. 2003 Dec 1; 37(11): e167–9.

10. Wu D, Tu C, Xin C, Xuan H, Meng Q, Liu Y, et al. Civets are equally susceptible to experimental infection by two different severe acute respiratory syndrome coronavirus isolates. J Virol. 2005 Feb; 79(4): 2620–5

邱文毅、郎少伟　翻译

李云峰　校对

# 携带婴幼儿的
# 国际旅行

Chapter Seven

# 携带婴幼儿安全旅行

Nicholas Weinberg, Michelle S. Weinberg, Susan A. Maloney

## ■ 概述

去国外旅行或居住的儿童数量在急剧上升。据估计，2010 年，约有 220 万的美国儿童（≤ 18 岁）参加了国际旅行。尽管旅行相关的儿童疾病发病率的相关数据有限，但在旅行过程中，儿童面临的风险与成人相似。但是与成人相比，儿童接受旅行前咨询的可能性更低。GeoSentinel 监测网络的一项回顾性研究发现，因旅行后疾病在其门诊就诊的儿童中，只有 51% 接受了旅行前咨询，而在回原籍国探亲访友（VFRs）的儿童中，旅行前咨询率更低，仅为 32%。儿童中最常见的旅行后疾病如下：

★ 腹泻性疾病

★ 皮肤疾病，包括动物和节肢动物叮咬、皮肤幼虫移行症和晒伤

★ 全身性发热疾病，尤其是疟疾

★ 呼吸系统疾病

道路交通和水上活动相关的伤害，也是婴幼儿旅行者中常见的健康问题。在对计划国际旅行的儿童进行评估时，医师需要：

★ 查看儿童常规免疫接种记录和旅行相关的接种记录。旅行前咨询可以有机会确认儿童是否接种了最新的常规疫苗。

★ 对所有可能的旅行相关活动进行评估。

★ 针对特殊风险，提供适当的预防咨询和干预措施，包括对有潜在疾病、慢性疾病或免疫抑制疾病的婴幼儿提供可能需要的特殊旅行准备和治疗。对于年纪稍长的青少年，如果是跟着学生团体或参加相关项目出国旅行，则需要咨询的方面可能包括：国际旅行期间，性传播感染的风险和预防、常见旅行相关疾病、性侵犯以及药物和酒精使用的经验性治疗和管理（详见第八章，海外留学及其他国际旅行的学生）。

★ 对于去发展中国家探亲访友的儿童，需要特别考虑其感染疟疾、肠寄生虫病和结核等疾病的风险，因为这些疾病的患病风险在发展中国家会升高。

★ 对于成人和年纪稍长的儿童，可以考虑在旅行前为其培训基础的急救知识和技能。

## ■ 腹泻

腹泻和相关胃肠道疾病是婴幼儿中最常见的旅行相关疾病。与成人相比，婴幼儿腹泻可在更短的时间内导致脱水。旅行者腹泻（TD）在儿童中的病因与成人相似（详见第二章，旅行者腹泻）。

### 预防

对于婴儿，母乳喂养是降低食源性和水源性疾病的最佳方式。国外的婴儿配方奶粉可能和美国国内的不同。对于添加配方奶粉的婴儿，其父母应该考虑旅行时是否需要携带国内的奶粉。

婴儿饮用的水，包括调配奶粉的水，需要经过消毒（第二章，适用于旅行者的水消毒方法）。在一些国家或地区，即使是瓶装水，也可能被污染，因此在饮用前需要消毒。

同样的，饮食方面也需要特别注意。婴儿食用的食物需要烹饪完全，并趁热进食；食用水果前，需要削皮。另外，食用新鲜乳制品时也需要特别注意，因为这类食物可能未经巴氏消毒或曾用未经处理的水稀释过。短途旅行时，父母可以从国内携带安全的零食以供儿童饥饿时食用，这些食品无须削皮或可安全食用（详见第二章，食物和水的注意事项）。

应特别注意要经常洗手以及及时清洗奶瓶、安抚奶嘴、磨牙棒和掉到地上或别人递来的玩具，或者接收别人递来的物品时，需要特别注意，清洗上述物品的水应该是清洁安全的。父母为婴幼儿更换尿布后，尤其是为腹泻婴儿更换尿布后，应仔细清洗双手，以预防自身和家人受到感染。当没有合适的洗手设备时，可以使用乙醇含量 ≥ 60% 的洗手液。但是，含酒精的洗手液有时并不能有效去除一些病原体，因此需要尽快用肥皂和清水清洗双手。另外，含酒精的洗手液不能去除有机物，明显弄脏的手需要用肥皂和清水清洗。

儿童旅行者一般不使用抗生素进行药物预防。

治疗

## 止吐药和抗胃肠动力药

出于对潜在副作用的考量，一般不推荐出现呕吐和旅行者腹泻的婴幼儿自行或者家庭自行治疗时使用止吐药。由于水杨酸类药物与瑞氏综合征相关，因此一般不推荐将次水杨酸铋（BSS，Pepto-Bismol 和 Kaopectate 的有效成分）用于 < 12 岁的腹泻患儿。但是，在一些情况下，医生会不按照说明书，谨慎地使用该药物。对于病毒感染的儿童，如水痘或流感，使用 BSS 时需要谨慎小心，因为可能会引起瑞氏综合征。不推荐将 BSS 用于 < 3 岁的儿童。最近，一项 Cochrane 合作性研究回顾了止吐药在儿童和青少年中降低急性肠胃炎相关性呕吐的效果，结果表明恩丹西酮、甲氧氯普胺或茶苯海明有一定的效果。但是，有关常规使用这类药物治疗旅行者腹泻相关性呕吐的效果尚不明确，因此通常不推荐使用。

抗胃肠动力药，如洛哌丁胺和地芬诺酯，很少用于婴幼儿。不推荐将洛哌丁胺用于 < 6 岁的儿童。不推荐将地芬诺酯和阿托品复方制剂用于 < 2 岁的婴幼儿。儿童使用这些药物时需要谨慎小心，因为可能会出现副作用（第二章，旅行者腹泻）。

## 抗生素

旅行者腹泻患儿的经验性治疗的相关数据有限。旅行者腹泻的患儿进行经验性治疗时可选择的抗菌剂很少。临床实践中，当抗生素适用于中度至重度腹泻时，一些医生可能会让患者服用阿奇霉素，每天一次（10 mg/kg），连续 3 天。旅行前，医生可以提供阿奇霉素散剂，药剂师会指导患者在必要时将阿奇霉素散剂混合口服混悬剂使用。尽管还不知道拮抗转效点，但是有报道称，对于一些胃肠道病原体，阿奇霉素的最低抑菌浓度升高。因此，如果患儿经经验性治疗后症状无改善，则父母需要咨询并寻求医疗看护。如果用经验性疗法治疗旅行者腹泻，则在开处方前医生需要检查是否有可能的禁忌证，如使用阿奇霉素时出现 QT 间期延长和心律不齐等。

尽管喹诺酮类药物常用作旅行者腹泻成人患者的经验性治疗用药，但是美国食品药品管理局尚未批准此药可以作为 < 18 岁旅行者腹泻患儿的治疗药物，因为在动物试验中，观察到了软骨损伤。美国儿科协会建议，对于多耐药菌株（志贺菌属、沙门菌属、霍乱弧菌或空肠弯曲菌）引起的重度感染的患儿，可以考虑使用喹诺酮类药物。医生需要注意的是，一些国家已经有关于胃肠道微生物对喹诺酮产生抗性的报道，尤其是东南亚。对于儿童，一般不推荐将喹诺酮用作旅行者腹泻的常规药物预防药物。

## 管理

对于有腹泻和呕吐症状的婴儿，最大的危险是脱水。体温或周围温度升高会增加水分流失，加速脱水症状的出现。携带婴幼儿旅行的父母，需要咨询脱水的症状和体征以及口服补液盐（ORS）的合理使用方式。有以下症状的腹泻患儿，可能需要医疗看护：

★ 有中度至重度脱水的体征

★ 腹泻带血

★ 体温 > 101.5℉（38.6 ℃）

★ 持续呕吐（不能保持口服补液）

旅行者腹泻管理的主要方面是适当补液。

### 口服补液盐的使用与获得

应该告知家长，除了婴儿的日常饮食，口服补液盐是最佳的预防和治疗脱水的措施。在进行医疗看护时，应通过奶瓶、杯子、口腔注射器（通常药房有售）或勺子给婴儿服用口服补液盐。尽管有很多其他措施可以预防脱水，而且这些措施可能更易被婴儿接受，但是低渗透压口服补液盐是最有效的措施。不建议使用自己配制的盐－糖混合溶液。携带儿童旅行的父母需要注意，运动饮料（旨在补充随汗液流失的水和电解质）中的电解质比例与世界卫生组织推荐的腹泻时使用的补液溶液是不同的。但是，如果当时没有口服补液盐，可以让儿童服用任何安全、适当的液体，直到可以获得口服补液盐。

几乎所有发展中国家的药房或商店都有口服补液盐的冲剂。使用时将 1 袋口服补液盐冲剂加入到煮开过的或处理过的水中（详见第二章，适用于旅行者的水消毒方法）。旅行者需要仔细阅读说明书，以确保冲剂和水的比例得当。对于口服补液盐溶液，应在 12 小时内（室温）或 24 小时内（冷藏）服用或倒掉。

脱水的儿童需要一直服用口服补液盐。旅行者需要知道，只要儿童的脱水状态持续存在，就要一直服用口服补液盐。随着脱水症状的改善，儿童可能会拒绝咸味的口服补液盐，此时可以开始使用其他安全的液体。对于一直呕吐的婴幼儿，用勺子或口腔注射器小口喂食口服补液盐时，可能会限制其摄入量。因此，小口喂食口服补液盐时，需要经常给药，以确保儿童摄入足够剂量的口服补液盐。稍微年长的儿童可以通过吸管摄入足量的口服补液盐。对于重度腹泻的儿童，可能无法摄入足够的口服补液盐。重度的腹泻是医学急症，通常需要静脉或骨内途径进行补液。

通常情况下，体重 < 22 磅（10kg）的儿童，如果出现轻度至中度腹泻，每

次腹泻或呕吐后，需要给予 2～4 盎司（60～120ml）的口服补液盐。体重 ≥ 22 磅（10kg）的儿童，每次腹泻或呕吐后，需要给予 4～8 盎司（120～240ml）的口服补液盐。美国儿科协会提供了呕吐和腹泻补液的详细指南，详见网址 www.healthychildren.org/English/tips-tools/Symptom-Checker/Pages/Vomiting-With-Diarrhea.aspx 中的"Care Advice"部分。

在美国，可购买 Jianas Brothers Packaging 公司的口服补液盐冲剂（816-421-2880；http: //rehydrate.org/resources/jianas.htm）。在售卖户外运动和露营用品的商店也可能可以买到口服补液盐冲剂。另外，Cera Products（843-842-2600 或 888-237-2598；www.ceraproductsinc.com）售卖以米为基础的制剂，而不是以糖为基础的制剂。

### 饮食调节

对于母乳喂养的婴儿，应该继续按需哺乳。食用配方奶粉的儿童，应该在补液期间常规食用配方奶粉。这类婴儿应该按照能量和营养需求，食用相应量的配方奶粉。通常不需要无乳糖或低乳糖奶粉。经稀释的配方奶粉会降低腹泻的缓解速度，因此通常不推荐使用。对于已经食用半固体或固体食物的婴幼儿，应在腹泻期间保持正常饮食。根据安全食物挑选指南，推荐的食物包括：淀粉类、谷类、经巴氏消毒的酸奶、水果和蔬菜。富含单糖的食物，如软饮料、未经稀释的苹果汁、含明胶的食物和预先甜化的谷物类，会由于渗透效应而加重腹泻，因此应该避免食用此类食物。另外，婴幼儿可能无法耐受高脂肪食物，因为这类患者的胃排空可能会延迟。

不建议禁食 ≥ 24 小时。早期喂养可以降低感染引起的肠道通透性的改变、缩短病程以及改善营养状况。通常建议食用高特异性食物 [ 如，BRAT（香蕉、米饭、苹果酱和烤面包）]，但是，与以果汁为基础的饮食方案和清流质饮食相似，这种极度控制饮食的方案并无科学依据，应该避免使用。

## ■ 疟疾

对于儿童国际旅行者，疟疾是最严重的致命疾病之一，尤其是探亲访友的儿童，如果之前未接受药物预防，感染疟疾的风险非常高。

感染疟疾的儿童可快速进展为寄生虫血症。这类患者出现疟疾相关性重度并发症的风险升高，包括休克、癫痫发作、昏迷和死亡。疟疾在儿童中的初始表现可能与其他常见原因引起的儿童发热性疾病的表现相似，因此可能会导致延误诊断和治疗。对于携带儿童去疟疾流行地区旅行的父母，医生应建议其采用预防措施、使其了解疟疾的症状和体征并告知其症状进展时应及时就医。

### 抗疟药

儿童疟疾的药物预防的药物剂量列在表 3-10 中。应根据体重计算药物剂量。婴幼儿使用的药物与成人相同，但以下情况除外：

★ 多西环素不应用于 < 8 岁的儿童，因为有牙齿染色的风险。

★ 阿托伐醌 - 氯胍不应用于体重 < 11 磅（< 5 kg）的儿童，因为缺乏足够的证据证实其安全性和有效性。

氯喹、甲氟喹和阿托伐醌 – 氯胍的口感不好，苦味较重。离境前，药剂师可将药片研碎，并按照计算好的儿童服药剂量将药粉装在明胶胶囊中。将抗疟药药粉混在少量食物或水中喂给婴幼儿，可增加其依从性。另外，合成药剂可改变抗疟药的口味，使婴幼儿更愿意服用。可在国际复合药剂师协会（International Academy of Compounding Pharmacists）的网站上查找合成药剂的相关信息。因为过量服用抗疟药会致命，尤其是氯喹，因此此类药物应该放置在对儿童安全的药瓶中，并应放在儿童不可触及的地方。

### 自我保护措施

有条件的话，儿童更应该睡在有空调、纱窗或蚊帐的屋子中。儿童提篮周围也应该装有蚊帐。在疟疾流行地区进行的户外活动，儿童应该穿长衣长裤以减少蚊虫叮咬。衣物和蚊帐可喷洒驱虫剂，如苄氯菊酯（一种可以杀伤蜱虫、蚊子和其他节肢动物的驱虫和杀虫剂）。多次清洗后，苄氯菊酯仍可保持功效。应按照说明书，对衣物和蚊帐进行多次喷洒。苄氯菊酯不能接触皮肤。尽管苄氯菊酯可提供长效保护，但也推荐使用可接触皮肤的驱虫剂 [ DEET（N，N- 二乙基间甲苯甲酰胺）、派卡瑞丁、柠檬桉油（OLE）] PMD（对 – 薄荷基 -3，8- 二醇和 IR3535）喷洒衣物和蚊帐（见第二章，防蚊、蜱和其他节肢动物）。

### 驱虫剂的使用

CDC 建议，根据产品说明书，驱虫剂应该包括以下一种活性成分（在美国环境保护署注册的成分）：DEET、派卡瑞丁、OLE 或 PMD 以及 IR3535（http: //

cfpub.epa.gov/oppref/insect/ ）。大多数驱虫剂可用于 > 2 月龄的儿童，但需要注意以下事项：

★ 含 OLE 的驱虫剂不应用于 < 3 岁的儿童。

★ 驱虫剂的说明书必须声明产品的年龄限制。如果没有声明产品存在年龄限制，则环境保护署也不会限制其使用。

★ 很多驱虫剂的活性成分是 DEET。不同产品间的 DEET 含量存在很大不同。产品的有效时间取决于 DEET 的浓度：DEET 浓度越高，保护时间越长。但是 DEET 含量 > 50% 的驱虫剂，并没表现出可以延长保护时间。美国儿科协会建议：

> 2 月龄的儿童，应该使用 DEET 含量 ≤ 30% 的驱虫剂；

< 2 月龄的儿童，不应使用含 DEET 的驱虫剂。

驱虫剂可用于暴露的皮肤和衣物，但不能喷洒于衣物内。驱虫剂不能喷洒于皮肤的伤口或敏感处。不能让婴幼儿接触驱虫剂。对儿童使用驱虫剂时，父母应该把驱虫剂涂抹在手上，然后涂抹于儿童身上，但需要注意以下事项：

★ 驱虫剂不可涂抹于儿童的眼部和嘴部，也不应该涂抹于耳朵附近。

★ 驱虫剂不可涂抹于儿童的手上，因为儿童可能吃手。

★ 过量涂抹不会增加有效性。如果薄薄一层驱虫剂可能对蚊虫无效，则可稍微增加驱虫剂剂量。

★ 回到室内后，用肥皂和清水或者沐浴清洗被驱虫剂喷洒的皮肤。每天多次使用驱虫剂或连续多天使用驱虫剂时，这一步骤十分重要。

通常不建议使用同时含有驱虫剂和防晒霜的产品，因为这两种成分的使用方法不同，一般情况下，单独使用驱虫剂或防晒霜时，防晒霜需要涂抹得更为频繁。通常先涂抹防晒霜，然后喷洒驱虫剂。

有儿童在场时，使用蚊香需要谨慎小心，以防止烫伤或不小心食用。更多有关驱虫剂使用和其他预防措施的信息详见第二章，防蚊、蜱和其他节肢动物。

## ■ 登革热和其他虫媒病毒

探亲访友的儿童旅行者，可能会多次前往旅行地并停留较长时间，这使得他们感染登革热和其他虫媒病毒（如，基孔肯雅热、日本脑炎、黄热病或寨卡病毒）的风险与这些疾病流行地区的儿童的感染风险相似。对于曾在加勒比地区探亲访友的8 位确诊为急性登革热感染的儿童中，3 位发展为登革出血热或登革休克综合征。

前往登革热和其他虫媒病毒流行地区旅行的儿童，其预防蚊虫叮咬的措施与疟疾相同。但是，与传播疟疾的蚊子不同，传播登革热、基孔肯雅热、黄热病和寨卡病毒的伊蚊在白天活动。如果出现发热的儿童曾在登革热和其他虫媒病毒流行的地区旅行，则医生应该考虑登革热和其他虫媒病毒感染的可能。有关疾病的更多信息，详见第三章的相应部分。

### 土壤接触导致的感染

与成人相比，儿童更可能接触土壤或沙子，因此他们可能接触土壤中的寄生虫而感染疾病（包括蛔虫病、十二指肠虫、皮肤或内脏幼虫移行症、鞭虫病或类圆线虫病）。婴幼儿应该穿防护鞋，在地上玩耍时不要直接接触土地，而是垫上纸张或毛巾。衣服不能放在地上晾干。在热带气候的地区，室外晾干的衣服或尿布在再次使用前需要熨烫一下，以预防蝇幼虫造成的感染。

### 动物咬伤和狂犬病

世界范围内，与成人相比，狂犬病更多发于儿童。除了可能与动物有更多接触，咬伤部位在头部或颈部也使得儿童的动物咬伤情况更为严重。需要告知儿童及其家人，避免接触流浪动物或不熟悉的动物，而且儿童与动物有接触或被咬伤后需要及时通知家长。人们普遍认为，世界各地的蝙蝠都有可能传播狂犬病毒。对于被哺乳动物咬伤的伤口，需要用肥皂和清水彻底清洗，有条件时可在伤口处涂抹碘伏溶液，而且之后应及时评估被咬儿童是否需要狂犬病暴露后预防。因为一些国家和地区可能没有狂犬病疫苗或狂犬病免疫球蛋白，父母可考虑为儿童购买医疗救助保险。

## ■ 航空旅行

尽管健康的新生儿和婴幼儿可以安全地乘坐飞机旅行，但是旅行前需要考虑一些问题。有慢性心肺功能异常的儿童可能会在飞行期间出现缺氧，在旅行前应就相关情况咨询医生。从儿童安全角度出发，飞行期间应该看管好儿童，不让其乱跑乱动。任何的磕碰可能会导致父母无法控制的局面：

★ 儿童应放置在联邦航空总署批准的面部朝后的儿童安全座椅中，直到儿童≥1岁且体重≥20磅。

★ 年龄≥1岁且体重为20～40磅的儿童，应该放置在联邦航空总署批准的面部朝前的儿童安全座椅中。

★ 体重＞40 磅的儿童，可以安全地系着安全带坐在飞机座椅中。

飞机降落时，婴幼儿可能会感到耳痛。吞咽或咀嚼的动作可以平衡中耳内的压力：

★ 对于婴儿，应给其喂奶或让其吮引奶嘴。

★ 对于年龄稍长的儿童可以让其尝试嚼口香糖。

★ 尚无研究表明抗组胺药和减充血剂有助于缓解症状。

没有证据表明，航空旅行会加重中耳炎的症状或并发症。前往不同的时区旅行时，时差感可能会打乱成人和婴幼儿的睡眠习惯（见第二章，时差反应）。

# ■ 外伤

## 道路交通意外伤害

道路交通意外伤害是导致旅行儿童死亡的主要原因。旅行时乘坐汽车或其他机动车的儿童，如果体重≤40 磅时，则需要放置在上文列出的儿童安全座椅中。这类座椅通常需要从家中自带，因为在国外旅行时可能很难获得适当的儿童座椅。通常情况下，旅行期间，儿童坐在后座时的安全性最高，而且不用使用携带式儿童床。父母需要知道，在很多发展中国家，机动车的前座或后座可能没有安全带。因此，需要乘坐机动车的旅行者需要安排好车辆情况，或者租用有安全带或其他安全措施的机动车。

## 溺亡和水上活动相关的疾病和伤害

溺亡是导致旅行儿童死亡的第二主要原因。儿童可能对海洋或湖泊的危险程度并不了解。而游泳池周围可能没有防止学步儿童掉入池内的防护栏。在水体周围，需要密切关注儿童。国外可能无法获得水上安全设备，如救生衣，因此父母可以考虑从家中自带。防护鞋具在避免水体环境相关损伤方面有很重要的作用。在血吸虫病流行地区，成人和儿童都有感染风险。而在这些地区（地图 3-12）旅行时，儿童应避免在未经氯消毒的淡水区游泳，如湖泊或池塘。

## 住宿

旅行目的地的宾馆或出租房的安全条件可能不如美国国内。因此，需要仔细检查居住环境，查看是否有裸露的电线、杀虫药、油漆涂料或者没有被栏杆完全防护的楼梯或阳台。

## ■ 海拔

儿童对高原病的敏感性与成人相同。不会说话的幼儿可能会出现非特异性症状，如食欲不振和易激惹。他们还可能出现无法解释的情绪不稳以及睡眠和活动方式的改变。较为年长的儿童可主诉头痛和气促。如果在海拔升高阶段，儿童出现无法解释的症状，需要降低海拔观察儿童的症状是否得到改善。乙酰唑胺不能用于治疗儿童的高原病，但是它通常可以用于有其他适应证的儿童患者中。

## ■ 日光暴露

日光暴露，尤其有 15 岁前晒伤史，与黑色素瘤和其他皮肤癌症明显相关（见第二章，日晒）。在赤道附近和高海拔地区，上午 10 点～下午 4 点时紫外线暴露最为严重，而且水或雪还能反射紫外线。所有 > 6 月龄的儿童，都建议使用防晒霜。防晒霜（防晒乳），无论是物理形式（如，氧化钛或氧化锌）还是化学形式（SPF ≥ 15，可保护皮肤免受 UVA 和 UVB 的损伤），都应按照说明使用，并在出汗或接触水体后，按照需要再次使用。< 6 月龄的婴儿需要特殊防护，因为他们的皮肤更嫩更敏感，此年龄段的晒伤可考虑为医学急症。婴儿应处于阴凉处，并穿上能覆盖全身的衣服。在小部分的日光暴露区域，可涂抹最小量的防晒霜，如婴儿脸部和手部。

可购买游泳使用的、可以有效避免全身涂抹防晒霜的防晒衣。遮阳帽和太阳镜可以避免皮肤和眼睛受到日光的损害。如果同时使用防晒霜和含 DEET 的驱虫剂，则防晒霜的 SPF 应该降低三分之一，并穿相应的遮阳衣物和降低日光暴露的时间。

## ■ 其他通常需要考虑的因素

### 旅行压力

作息时间、活动方式和周围环境的改变可以使儿童感到压力。让儿童参与制定行程和携带儿童熟悉的玩具或物品能减轻他们的压力。对于有慢性疾病的儿童，需要医务人员参与旅行时间表和行程的制定。

## 保险

对于所有旅行者，离境前应该核实保险在出国旅行期间的疾病和损伤的覆盖范围。可以考虑购买特殊的医疗救助保险以确保自己在需要时可被空运到有足够医疗条件的地方（第二章，旅行保险、旅行健康保险和医疗救助保险）。

## 身份信息

因为有家庭成员走散的可能，因此每位婴幼儿都应该在其衣服上或口袋里携带身份信息和家人联系方式。因为有跨境非法拐卖儿童的风险，因此当只有 1 名监护人携带儿童旅行时，该监护人需要携带相关的监护文件或由另一位监护人出具的经公证处公证的许可文件。

## 参考书目

1. Bradley JS, Jackson MA, Committee on Infectious Diseases. The use of systemic and topical fluoroquinolones. Pediatrics. 2011 Oct; 128(4): e1034–45.

2. DuPont HL, Ericsson CD, Farthing MJ, Gorbach S, Pickering LK, Rombo L, et al. Expert review of the evidence base for prevention of travelers' diarrhea. J Travel Med. 2009 May–Jun; 16(3): 149–60.

3. Fedorowicz Z, Jagannath VA, Carter B. Antiemetics for reducing vomiting related to acute gastroenteritis in children and adolescents. Cochrane Database Syst Rev. 2011(9): 1–71.

4. Hagmann S, Neugebauer R, Schwartz E, Perret C, Castelli F, Barnett ED, et al. Illness in children after international travel: analysis from the GeoSentinel Surveillance Network. Pediatrics. 2010 May; 125(5): e1072–80.

5. Han P, Balaban V, Marano C. Travel characteristics and risk-taking attitudes in youths traveling to nonindustrialized countries. J Travel Med. 2010 Sep–Oct; 17(5): 316–21.

6. Herbinger KH, Drerup L, Alberer M, Nothdurft HD, Sonnenburg F, Loscher T. Spectrum of imported infectious diseases among children and adolescents returning from the tropics and subtropics. J Travel Med. 2012 May–Jun; 19(3): 150–7.

7. Hunziker T, Berger C, Staubli G, Tschopp A, Weber R, Nadal D, et al. Profile of travelassociated illness in children, Zurich, Switzerland. J Travel Med. 2012 May–Jun; 19(3): 158–62.

8. Kamimura-Nishimura K, Rudikoff D, Purswani M, Hagmann S. Dermatological conditions in international pediatric travelers: epidemiology, prevention and management. Travel Med Infect Dis. 2013 Nov–Dec; 11(6): 350–6.

9　Krishnan N, Purswani M, Hagmann S. Severe dengue virus infection in pediatric travelers 840 visiting friends and relatives after travel to the Caribbean. Am J Trop Med Hyg. 2012 Mar; 86(3): 474–6.

10　van Rijn SF, Driessen G, Overbosch D, van Genderen PJ. Travel-related morbidity in children: a prospective observational study. J Travel Med. 2012 May–Jun; 19(3): 144–9.

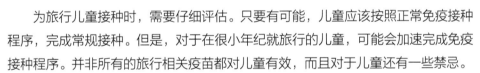

# 婴幼儿的免疫接种建议

## Michelle S. Weinberg

为旅行儿童接种时，需要仔细评估。只要有可能，儿童应该按照正常免疫接种程序，完成常规接种。但是，对于在很小年纪就旅行的儿童，可能会加速完成免疫接种程序。并非所有的旅行相关疫苗都对儿童有效，而且对于儿童还有一些禁忌。

儿童和青少年免疫接种程序的相关建议，详见 www.cdc.gov/vaccines/schedules/downloads/child/0-18yrsschedule.pdf。而对于免疫接种程序开始较晚或落后 > 1 个月的儿童和青少年的补种计划，详见 www.cdc.gov/vaccines/schedules/downloads/child/catchup-schedule-pr.pdf。对于因为国际旅行而需要加快免疫接种程序的儿童，表中还列出了针剂间的最短时间间隔。

不同国家间出境和入境的免疫接种建议和要求随着时间变化。如，在此书出版时，一些国家入境时需要黄热病的接种证明。沙特阿拉伯要求，每年入境进行朝觐的旅行者需要接种脑膜炎球菌疫苗。对于在野生脊髓灰质炎病毒流行地区的居民或长时间停留的旅行者，世界卫生组织出版了临时接种要求。医生需要时常查阅 CDC 网站，以确保获得最新的疫苗接种建议和要求（www.cdc.gov/travel）。

有关疾病和常规疫苗的更多信息，详见第三章的相关部分。确定儿童常规和补种疫苗的交互工具可从下列网址获得：www.cdc.gov/vaccines/schedules/hcp/child-adolescent.html。

## ▣ 尚未完成免疫接种计划的婴幼儿在国际旅行前的接种计划调整

一些因素会影响特定年龄段的接种建议，包括疾病及其并发症的特定年龄风险、特定年龄段人群对疫苗产生充分免疫反应的能力以及被动免疫的母体抗体可能引起的免疫反应。

对于未达到接种疫苗和类毒素年龄的国际旅行儿童，美国正常免疫接种程序尚未出版相关的接种指南。推荐的年龄限制基于可能的不良反应（黄热病疫苗）、缺乏有效性的证据或免疫反应不足（多糖疫苗和流感疫苗）、母体抗体干扰（麻腮风疫苗）或者缺乏安全性的证据。决定携带婴幼儿旅行的时间时，父母应该了解，在美国，推荐常规接种的最小年龄为 6 星期（乙肝疫苗除外，此疫苗可在出生时开始接种）。

## ▣ 婴幼儿的常规疫苗

儿童应常规接种下列疫苗：甲型肝炎、乙型肝炎、百白破、b 型流感嗜血杆菌（Hib）、人乳头瘤病毒、流感、麻腮风、脑膜炎奈瑟菌、脊髓灰质炎、轮状病毒、肺炎链球菌和水痘疫苗。为了能在旅行前完成接种，可在最短的针剂间隔时间内接种疫苗。应告知父母，未接种所有建议接种疫苗的婴幼儿，不能被完全保护。对于婴幼儿来说，轮状病毒疫苗比较特殊，因为其对第一剂和最后一剂的最大接种年龄都有要求。需要仔细考虑儿童的旅行时间，以确保在尽最大可能的情况下，使其接种要求的疫苗。

旅行相关性疫苗如下：

★ 甲型肝炎疫苗：一般情况下，＜5 岁的儿童感染甲型肝炎后病情不会太严重，但是儿童受到感染后会传染给有重度患病风险的年纪较大的儿童和成人。对于所有前往有甲型肝炎感染中度或重度风险的地区旅行的儿童，都应该接种甲型肝炎疫苗。由于母体抗体可能造成潜在干扰，因此＜1 岁的儿童不应接种甲型肝炎疫苗。甲型肝炎免疫接种程序包括 2 剂，时间间隔≥6 个月。出发前任意时间接种单价甲型肝炎疫苗，可为大多数健康儿童提供有效保护。第 2 剂对于长效保护十分重要。

★ 预防甲型肝炎的免疫球蛋白：＜1 岁或对疫苗成分过敏的儿童，在前往甲型肝炎感染高危地区旅行时，可接种免疫球蛋白。肌内注射 1 剂 0.02ml/kg 免疫球蛋

白，可提供长达 3 个月的保护，肌内注射 1 剂 0.06ml/kg 免疫球蛋白，可提供长
达 3～5 个月的保护。如果旅行时间较长，儿童需要在 5 个月后接种第 2 剂。为
了提供最佳保护，对于 ≥1 岁的有免疫抑制情况或慢性疾病的儿童，如果计划
在 2 周内出发前往甲型肝炎感染的高风险地区，可在接种甲型肝炎疫苗第 1 剂
的同时在不同部位接种免疫球蛋白。免疫球蛋白不会干扰与黄热病疫苗的应答，
但是会干扰其他活疫苗（如，MMR 和水痘疫苗）的应答反应。接种免疫球蛋
白进行甲型肝炎预防后，应间隔 ＞3 个月再接种 MMR 和水痘疫苗。MMR 或水
痘疫苗接种 2 周内，不应接种免疫球蛋白，除非接种收益大于风险。如果在此
期间接种免疫球蛋白，应在 3 个月之后再次接种 MMR 或水痘活疫苗。当旅行
时间紧迫，没有足够时间完成活疫苗和免疫球蛋白接种时，儿童的疾病严重程
度和旅行目的地的流行病学情况会帮助决定接种程序。

★ 乙型肝炎疫苗：免疫接种程序可以加速，分别在第 0、第 1、第 2 和第 12 个月
总共接种 4 剂疫苗。最后一剂可在旅行返回后接种。

★ 流感疫苗：在温带地区，流感病毒主要在冬季传播（北半球主要为 11 月～次年
4 月，南半球主要为 4～9 月），但在热带地区，可全年流行。由于流感病毒可
全年流行，≥6 月龄的旅行者，如果流感季期间未在居住国接种流感疫苗，在
条件允许的情况下，需要在旅行前 ≥2 周的时间内接种疫苗。6 月龄～8 岁的儿
童如果是第一次接种流感疫苗，共需要接种 2 剂，间隔 ≥4 星期。2014～2015
年，ACIP 建议，如果条件允许，2～8 岁的健康儿童应该接种流感减毒活疫苗。
每年查看 CDC 网站，以了解关于当年流感疫苗的最新建议。

★ MMR 或 MMRV 疫苗：前往国外旅行的儿童，可能需要在早于常规接种年龄时
接种疫苗。6～11 月龄的儿童需要在出发前接种 1 剂 MMR，然后按照常规免疫
接种程序，在 12～15 月龄（与第 1 剂间隔 ≥28 天）接种 MMR 或 MMRV（麻
疹 - 风疹 - 腮腺炎 - 水痘）并在 4～6 岁时再次接种。≥12 岁的儿童在离境前，
需要接种 2 剂 MMR。接种过 1 剂 MMR 的儿童，需要在离境前接种第 2 剂疫苗，
且 2 剂间隔 ≥28 天。

★ 脑膜炎球菌疫苗：由脑膜炎奈瑟菌引起的脑膜炎球菌病，可在撒哈拉以南非洲
的旱季（12 月～次年 6 月）流行（地图 3-11）。CDC 建议，在前往这些地区旅行
前，需要接种疫苗。每年朝觐期间，前往麦加的旅行者在入境沙特阿拉伯时需
要接种脑膜炎球菌疫苗的证明。前往麦加的美国旅行者的健康要求和建议可在
CDC 旅行者健康网站上获取（www.cdc.gov/travel）。对于在脑膜炎奈瑟菌流行

地区居住或旅行的 2 月龄幼儿至 18 岁的成人，也建议接种脑膜炎球菌疫苗。对于这类儿童，施种者需要注意疫苗使用的年龄段以及疫苗应该包含 4 种血清分型（A，C，Y，W-135）。初始免疫程序和加强针的接种计划取决于接种的疫苗类型（详见 CDC 网站的免疫接种程序部分 www.cdc.gov/vaccines/schedules）。

★ 脊髓灰质炎：计划前往在过去 12 个月内有野生脊髓灰质炎病毒（WPV）流行证据地区的旅行者，以及计划前往脊髓灰质炎流行地区的邻近区域而且期间可能接触输入性 WPV 感染者的旅行者，建议接种疫苗。参考 CDC 旅行者健康网页，以便获得脊髓灰质炎疫苗接种建议的更多信息（wwwnc.cdc.gov/travel/destinations/list）。医生需要确保旅行者完成了年龄适宜的脊髓灰质炎免疫计划，并且（如果有必要）接受了 1 剂终身加强针。详见第三章脊髓灰质炎和 CDC 免疫接种计划网站（www.cdc.gov/vaccines/schedules），以获得关于加速免疫接种计划的更多信息。计划前往建议接种脊髓灰质炎疫苗地区的青年人（≥ 18 岁）以及完成了常规脊髓灰质炎接种计划［儿童时接种脊髓灰质炎灭活疫苗（IPV）或口服脊髓灰质炎活疫苗］的青年人，需要在离境前接种 1 剂 IPV 终身加强针。目前的数据不能表明需要接种一剂以上的 IPV 终身加强针。但是，离开一些国家前，长期旅行者还可能会有其他的接种要求。

★ 2014 年 5 月，世界卫生组织宣布，根据《国际卫生条例》（2005），脊髓灰质炎的全球传播为国际关注的突发公共卫生事件（PHEIC）。为了防止疾病的进一步传播，世界卫生组织出版了针对长期旅行者（停留时间＞4 星期）和计划离开 WPV 流行地区的居民（输出 WPV 或感染 WPV）的脊髓灰质炎疫苗暂行接种建议。医生需要知道，当长期旅行者或当地居民离境前，需要提供脊髓灰质炎的接种记录。所有的脊髓灰质炎接种情况，都应记录在疫苗接种或预防措施国际证书（ICVP）中。离开脊髓灰质炎流行地区前的 4 星期～12 个月接种脊髓灰质炎疫苗。不同国家的接种要求可能会不同，因此医生需要经常查看 CDC 旅行者健康网站的最新更新。临床更新的参考：CDC 临时建议指南 – 前往或离开脊髓灰质炎流行地区的旅行者的新脊髓灰质炎疫苗接种要求（wwwnc.cdc.gov/travel/news-announcements/polioguidance-new-requirements），其中有受影响国家的清单、满足疫苗接种要求的指南和填写 ICVP 的指导。

## ■ 其他疫苗

### 日本脑炎疫苗

日本脑炎（JE）经蚊虫传播，并在亚洲范围内广泛流行。感染风险在温带地区是季节性的，而在热带地区则是全年性的。短期旅行或旅行活动地点局限于城市的旅行者的感染风险较低。对于计划于日本脑炎流行季在疾病流行地区停留一个月及以上的旅行者，建议接种日本脑炎疫苗。而对于短期旅行者（＜1个月），如果其行程或活动会增加病毒暴露的风险，则也可考虑接种日本脑炎疫苗。为儿童接种时，需要参照更详细的指南，详见第三章，流行性乙型脑炎（日本脑炎）。

Vero细胞培养得到的灭活日本脑炎疫苗［Ixiaro（Valneva）］已经于2009年通过了美国食品药品管理局（FDA）的批准，可用于≥17岁的美国旅行者。2013年，补充了接种建议，而且批准用于儿童的疫苗可从2月龄开始接种。

初始接种系列包括2剂肌内注射疫苗，间隔28天。年龄适宜的接种信息，详见 www.cdc.gov/japaneseencephalitis/vaccine/vaccineChildren.html。对于≥17岁的旅行者，ACIP建议，如果初始接种系列的接种时间已经超过1年，则需要在可能的日本脑炎病毒暴露之前接种1剂加强针。尽管有试验在研究Ixiaro作为初始接种系列用于儿童后，是否还需要加强针，但尚未获得相关的试验数据。

### 狂犬病疫苗

狂犬病毒可引起急性病毒性脑炎，并最终100%引起死亡。儿童旅行者暴露于狂犬病的风险增加，暴露来源主要是发展中国家的流浪犬。世界各地的蝙蝠都有可能传播狂犬病毒。下列2项措施可以预防人类感染狂犬病：

★ 避免动物咬伤或抓伤。

★ 3剂暴露前免疫接种，在第0天、第7天和第21天或第28天时接种。如果之后儿童可能有狂犬病毒暴露，则还需要再接种2剂狂犬病疫苗，分别在第0天和第3天时接种。是否给予儿童暴露前免疫接种，需要参考第三章，狂犬病。

对于之前未接受过暴露前免疫接种，在可能暴露于狂犬病毒后，需要接受基于体重的人用狂犬病免疫球蛋白注射和4剂狂犬病疫苗分别在第0天、第3天、第7天和第14天接种。

伤寒疫苗

伤寒由伤寒沙门菌引起。前往已知有伤寒沙门菌暴露风险的地区的旅行者，建议接种疫苗。

目前有 2 种伤寒疫苗：肌内注射的 Vi 夹膜多糖疫苗（ViCPS）和口服的减毒活疫苗（Ty21a）。对于接种疫苗的旅行者而言，两种疫苗的保护作用均为 50%～80%。ViCPS 可用于 ≥ 2 岁的儿童，如果需要持续保护，则应该 2 年后接种加强针。Ty21a 疫苗系列包括 4 个胶囊（每天服用一个），可用于 ≥ 6 岁的儿童。如果有适应证，应该每 5 年接受 Ty21a 加强剂。服用时，胶囊不可打开，需要完整吞下。所有的 4 个胶囊，应该在出发前 ≥ 1 周的时间内服用完毕。

黄热病疫苗

黄热病由蚊虫传播，在非洲和南美洲的部分地区流行（地图 3-15 和 3-16）。一些国家入境时需要携带黄热病疫苗接种记录（详见第三章，黄热病和疟疾信息，按国家划分）。≥ 9 月龄的儿童，如果前往黄热病流行的地区旅行，需要接种疫苗。更多信息，包括如何在美国获得黄热病疫苗，详见第三章，黄热病。

因为黄热病疫苗是活病毒疫苗，因此 < 9 月龄的儿童在接受疫苗后，出现脑炎的风险升高。20 世纪 50 年代早期的研究发现，1000 例接受黄热病疫苗的 < 6 月龄的儿童中，出现了 4 例脑炎病例。而且，在 20 世纪 50 年代，全球范围内接受黄热病疫苗的 < 4 月龄的儿童中还报告了 10 例与黄热病疫苗相关的脑炎。

建议 < 9 月龄的婴幼儿避免前往黄热病流行地区。免疫实践咨询 ACIP 建议，< 6 月龄的婴幼儿不应接种黄热病疫苗。对于 6～8 月龄的幼儿，只有当他们必须前往黄热病持续流行的地区旅行，以及无法高度避免蚊虫叮咬时，才应接种。当医生考虑为 6～8 月龄的儿童接种黄热病疫苗时，需要联络相应的国家卫生部门，或联系 CDC（免费热线 800-232-4636 或 www.cdc.gov/cdc-info/requestform.html）。

## 参考文献

(1) CDC. General recommendations on immunization—recommendations of the Advisory Committee on Immunization Practices (ACIP). MMWR Recomm Rep. 2011 Jan 28; 60(2): 1–64.

2 CDC. Interim CDC guidance for polio vaccination for travel to and from countries affected by wild poliovirus. MMWR Morb Mortal Wkly Rep. 2014 Jul 11; 63(27): 591–4.

3 CDC. Prevention and control of meningococcal disease: recommendations of the Advisory Committee on Immunization Practices (ACIP). MMWR Recomm Rep. 2013 Mar 22; 62(RR-2): 1–28.

4 CDC. Prevention of hepatitis A through active or passive immunization: recommendations of the Advisory Committee on Immunization Practices (ACIP). MMWR Recomm Rep. 2006 May 19; 55(RR-7): 1–23.

5 CDC. Prevention of varicella: recommendations of the Advisory Committee on Immunization Practices (ACIP). MMWR Recomm Rep. 2007 Jun 22; 56(RR-4): 1–40.

6 CDC. Use of a reduced (4-dose) vaccine schedule for postexposure prophylaxis to prevent human rabies: recommendations of the advisory committee on immunization practices. MMWR Recomm Rep. 2010 Mar 19; 59(RR-2): 1–9.

7 CDC. Use of Japanese encephalitis vaccine in children: recommendations of the Advisory Committee on Immunization Practices, 2013. MMWR Morb Mortal Wkly Rep. 2013 Nov 15; 62(45): 898–900.

8 CDC. Yellow fever vaccine: recommendations of the Advisory Committee on Immunization Practices (ACIP). MMWR Recomm Rep. 2010 Jul 30; 59(RR-7): 1–27.

9 Global Polio Eradication Initiative. Polio public health emergency: temporary recommendations to reduce international spread of poliovirus. Geneva: Global Polio Eradication Initiative; 2014 [cited 2014 Sep 22]. Available from: http: //www. polioeradication. org/infectedcountries/polioemergency. aspx.

10 Pickering LK, editor. Red Book: 2012 Report of the Committee on Infectious Diseases. 29th ed. Elk Grove Village, IL: American Academy of Pediatrics; 2012.

# 旅行和母乳喂养

Katherine R. Shealy

处于哺乳期的旅行者，其旅行的医学准备与其他旅行者只存在些许不同，部分取决于母亲和幼儿是否一同旅行。对于大多数处于哺乳期的母亲，应建议其在旅行

期间坚持母乳喂养。离境前，母亲可能希望获得旅行目的地的母乳喂养相关资源的清单。医生可通过下列资源帮助哺乳期的旅行者找到旅行目的地可提供母乳喂养支持的专家：

★ 国际认证泌乳顾问（IBCLCs）——由来自于 96 个国家的哺乳临床管理专家组成（http：//iblce.org）。寻找哺乳顾问（FALC）这一工具可帮助医生和母亲提前确定世界各地的国际认证泌乳顾问（www.ilca.org/i4a/pages/index.cfm?pageid=3432）。

★ 国际母乳协会的领导者——由来自于 65 个国家的母亲志愿者组成，提供母亲对母亲的哺乳支持和帮助（www.llli.org）。国际母乳协会的交互式地图列出了世界各地国际母乳协会的领导者及其团队的位置和联系方式（www.llli.org/search/groups）。

计划在旅途中使用吸奶器的母亲，需要携带电流适配器和转换器，并应该有相关的信息支持，如使用手法的说明（更多手法的说明，详见 www.workandpump.com/handexpression.htm）。

## ■ 携带母乳喂养的幼儿旅行

母亲与幼儿一同旅行时，母乳喂养提供了很多益处。医生需要向母乳喂养的母亲解释清楚旅途中保持母乳喂养的益处。出生后的前 6 个月，建议只进行母乳喂养。在旅途中只进行母乳喂养尤为重要，因为这意味着幼儿只进食母乳，不伴有其他食物或饮品，这样可以避免幼儿通过进食或饮水造成的病原体和污染暴露。另外，只进行母乳喂养还可避免幼儿暴露于容器（奶瓶、杯子、餐具）污染的可能。

即使是在非常热的环境下，母乳喂养的幼儿也不需要补充水分。喂养母乳可以稳定幼儿的情绪，并保持幼儿体内和体外气压一致，从而使他们在航空旅行时咽鼓管痛和损伤减轻，尤其是飞机起飞和降落期间，这是通过吮吸奶瓶或安抚奶嘴无法做到的。

医生需要为计划旅行的哺乳期母亲提供建议，从而使她们能更好地在旅途中进行母乳喂养。通常情况下，不对哺乳次数进行限制可以保证母亲奶水充足，也能保证幼儿的营养和含水量处于理想的状态。安全地使用婴儿背带可以通过增加哺乳次数和与幼儿的皮肤接触而保持母乳喂养，并且可以保护幼儿免受环境损害和减轻携带较重幼儿的负担。担忧在非家庭环境中哺乳的母亲，婴儿背带可能会使其在哺乳时感到放松。在大多数国家，公共场合哺乳的现象比美国要多。美国联邦立法保护幼儿和母亲在指定场所（联邦财产）进行母乳喂养的权利，包括美国海关区域、各国使馆和领馆。

## 航空旅行

机场筛查时进行的 X 线检查不会影响母乳喂养、母乳质量或泌乳过程。与手提电脑、手提包和尿布袋一样，吸奶器可作为个人用品带上飞机。

离境前，需要航空旅行且预计会在旅行期间携带母乳的母亲，需要仔细考虑如何运输母乳。不同国家对携带母乳的乘客的航空安全规定会有所不同并且时常变化。美国交通安全管理局（TSA）认为，无论幼儿是否一同旅行，只要在机场筛查前申报，母乳就可分类为可以携带的液体药物。TSA 建议，携带母乳的旅行者，最好携带一张 TSA 网页（www.tsa.gov/traveling-formulabreast-milk-and-juice）的打印件，以避免在安全检查点引起不必要的麻烦。

在托运行李中携带母乳的旅行者，需要阅读 CDC 网站的"适当处理和保存母乳"的指南（www.cdc.gov/breastfeeding/recommendations/handling_breastmilk.htm），以便了解如何在旅途中保存母乳。母乳不应该被认为是生物危险品。国际航空运输协会对 B 类生物物质（UN 3373）的运输规定不包括母乳；一般母乳被认为是个人食物。运输冷冻母乳的旅行者，需要遵守运输其他冷冻食物和饮品的指南。返回美国时，母乳不需在海关进行申报。

## 免疫接种和药物

在大多数情况下，医生会为哺乳期母亲选择合适的疫苗和药物。而多数时候，不应该建议母亲断奶以进行接种，或者在哺乳期间不予接种。

哺乳不影响母体或幼儿的免疫接种或药物的剂量指南。幼儿通常有自己的免疫接种和药物剂量，与母亲剂量无关。在缺乏母体服用药物会对母乳喂养的幼儿产生影响的证据的情况下，断奶的风险会超过经哺乳暴露的理论风险。

### 免疫接种

母乳喂养的母亲和儿童，应该按照常规接种程序进行预防接种。大多数活疫苗和灭活疫苗在接种后不会影响哺乳、母乳质量或泌乳过程。只有 2 种疫苗，需要在接种时仔细考虑：水痘疫苗和黄热病疫苗。预防性接种水痘疫苗应禁忌用于哺乳期母亲。

### 特殊考虑：黄热病疫苗

接种黄热病疫苗时，需要特别考虑母乳喂养的情况。母亲接种了黄热病疫苗后，在其只进食母乳的幼儿中，已经报道了 3 例黄热病疫苗相关的神经系统疾病（YEL-AND）。这 3 例幼儿均诊断为脑炎，并且在暴露时 < 1 月龄。有关经母乳传播的疫苗暴露的风险，还需要进一步研究。有关母乳中可能存在的疫苗病毒及其持续时间的数据还很有限，不足以做出暂时停止母乳喂养、不再使用吸奶器并禁食吸出的母乳的建议。除非获得更多信息，否则在哺乳母亲中禁止接种黄热病疫苗。但是，当母亲必须要到黄热病流行地区旅行时，需要接种黄热病疫苗。

### 药物

根据美国儿科协会（AAP）的 2013 年临床报道：因为害怕母乳中的药物转移对幼儿造成不良影响，很多母亲接受了停止哺乳或避免服用药物等不恰当的建议。美国儿科协会建议，在很多情况下，这种保守做法是不必要的，因为只有一小部分药物禁忌用于哺乳期母亲或会对哺乳幼儿产生不良影响。国家卫生研究所的药物和哺乳相关信息的数据库（LactMed）是关于药物和哺乳的网上数据库（http://toxnet.nlm.nih.gov/cgi-bin/sis/htmlgen?LACT）。它提供了以下方面的建议：母乳中的药物水平、婴儿血液中的药物水平、哺乳幼儿的潜在影响和哺乳自身影响，美国儿科协会的提示药物和哺乳兼容水平的分类以及可以考虑的替代药物等。药物治疗的参考指南——药物和母乳，每 2 年更新一次，提供了约 1000 种药物与母乳的兼容性或对母乳的影响，包括下列考虑：风险分类、药理性能、与其他药物的相互作用和合适的替代药物。

### 特殊考虑：抗疟药

因为氯喹和甲氟喹可安全用于幼儿，因此这两种药物可考虑为哺乳期母亲的安全用药。大多数专家会考虑短期使用与哺乳相适应的多西环素。伯氨喹可以用于葡萄糖 -6- 磷酸脱氢酶（G6PD）水平正常的哺乳期母亲和儿童中。将伯氨喹用于哺乳母亲前，需要检测哺乳期母亲和儿童是否存在葡萄糖 -6- 磷酸脱氢酶缺陷。因为目前尚无充足的数据证明阿托伐醌 - 氯胍预防性用药可以安全地用于体重 < 11 磅（5kg）的儿童，因此 CDC 不建议母乳喂养体重 < 5kg 幼儿的母亲服用

该药物预防疟疾。

**特殊考虑：旅行者腹泻**

只母乳喂养可保护幼儿不出现旅行者腹泻。母乳是理想的补水方法。怀疑有旅行者腹泻的儿童应增加母乳喂养的频率，而且不应食用其他饮品或食物替代母乳。患有旅行者腹泻的母亲也应该坚持母乳喂养，同时需要注意自身补水。引起旅行者腹泻的病原体不会通过哺乳传播。服用抗腹泻非处方药物的母亲，需要仔细阅读产品说明书，以避免使用含次水杨酸铋成分的药物，因为该药物会导致水杨酸盐通过母乳传递给幼儿。喹诺酮类和大环内酯类药物是常用的治疗腹泻的药物，可分泌在乳汁中。考虑是否将抗生素（喹诺酮类和大环内酯类药物）用于哺乳期母亲中时，需要咨询幼儿的初级卫生保健提供者。大多数专家会考虑短期使用与哺乳相适应的阿奇霉素。哺乳期母亲和儿童可以使用与哺乳完全适应的口服补液盐。

## ▣ 不携带哺乳儿童旅行

如果哺乳期母亲旅行时不携带幼儿，则母亲可能希望存储一定的母乳，在自己旅行期间供幼儿食用。储存母乳需要时间和耐心，一般情况下需要在旅行前几个星期开始储存，并逐步进行。

如果在旅行期间不携带哺乳儿童，则母亲的乳汁会减少，但这不是停止哺乳的理由。医生可以根据多个因素，帮助母亲制定最佳的方案，包括旅行前的准备时间长度、旅行时的时间自由度、旅行时泌乳和储存的选择、旅行时间长度以及旅行目的地。旅行归来的母亲，可以继续母乳喂养幼儿，而且在需要时，可以根据需求添加补充物，直到母乳分泌达到之前的水平。通常情况下，旅行归来后，幼儿会帮助母亲，使其母乳水平达到之前的水平。但是，离开母亲一段时间的哺乳儿童，可能很难继续接受母乳喂养。

### 参考书目

1. Academy of Breastfeeding Medicine (ABM) Protocol Committee. ABM clinical protocol #8: human milk storage information for home use for full-term infants. Breastfeed Med. 2010 Jun; 5(3): 127–30.

2. CDC. Transmission of yellow fever vaccine virus through breast-feeding—Brazil, 2009. MMWR Morb Mortal Wkly Rep. 2010 Feb 12; 59(5): 130–2.

3. CDC. Perspectives in disease prevention and health promotion update: universal precautions for prevention of transmission of human immunodeficiency virus, hepatitis B virus, and other bloodborne pathogens in health-care settings. MMWR Morb Mortal Wkly Rep. 1988 Jun 24; 37(24): 377–82, 387–88.

4. Hale TW, Rowe HE. Medications and Mothers' Milk 2014: A Manual of Lactational Pharmacology. 16th ed. Plane, TX: Hale Pub; 2014.

5. Kuhn S, Twele-Montecinos L, MacDonald J, Webster P, Law B. Case report: probable transmission of vaccine strain of yellow fever virus to an infant via breast milk. CMAJ. 2011 Mar 8; 183(4): e243–5.

6. Sachdev HP, Krishna J, Puri RK, Satyanarayana L, Kumar S. Water supplementation in exclusively breastfed infants during summer in the tropics. Lancet. 1991 Apr 20; 337(8747): 929–33.

7. Section on Breastfeeding. Breastfeeding and the use of human milk. Pediatrics. 2012 Mar; 129(3): e827–41.

8. Staples JE, Gershman M, Fischer M. Yellow fever vaccine: recommendations of the Advisory Committee on Immunization Practices (ACIP). MMWR Recomm Rep. 2010 Jul 30; 59(RR-7): 1–27.

# 国际领养

Mary Allen Staat，Heather Burke

## ■ 概述

过去的 15 年间，有超过 25 万儿童通过国际领养进入美国的家庭。为了与领养儿童团聚而旅行的家庭、在家等待领养兄弟姐妹到来的儿童、其他家庭成员以及幼儿看护者，都有感染传染病的风险，这种传染病可能来源于旅行，也可能来源于与新的家庭成员接触。国际领养儿童可能未接受充分的免疫接种，因此可能会因为拥挤的居住环境、营养不良、清洁用水不足、免疫接种不足以及暴露于美国本土不常见的流行病而存在感染的高风险，如，麻疹、甲型肝炎和乙型肝炎。为国际领养儿童提供护理时的挑战包括：无法获得完整的病史、无法获得亲生父母的相关信息、疫苗接种记录的可信度、领养前的居住环境的不同标准、原居住地的不同疾病流行情况、出现之前未发现的疾病以及可能出现的发育迟缓和心理疾病。

## ■ 领养父母及其家人的旅行前准备

有领养计划的父母，强烈建议在旅行前咨询医生。准备时，旅行健康咨询师必须知道领养儿童原居住国的疾病风险、领养儿童的病史和社会史（如果可能的话），以及计划旅行的家庭成员、旅行人员的免疫接种情况和病史、旅行季节、在旅行目的地停留时间以及在目的地的旅行计划。

而留在家里的家庭成员，包括亲戚都应进行常规免疫接种。对于在家中生活或与领养儿童有亲密接触的人，需要确保避免下列疾病的感染：麻疹、水痘、破伤风、白喉、百日咳、甲型肝炎、乙型肝炎和脊髓灰质炎。所有 1957 年及之后出生的人，需要有麻疹免疫力或接种 2 剂麻风腮疫苗（MMR）（2 剂之间时间间隔 ≥ 28 天）的记录。对于没有水痘病史或记录中的 2 剂水痘疫苗接种间隔 ≥ 3 个月的人，需要接种水痘疫苗。未接种过破伤风－白喉－无细胞百日咳疫苗（Tdap）的成人，包括 > 65 岁的老年人，需要接种 1 剂 Tdap，以避免百日咳鲍特菌、破伤风和白喉的感染。未接受过相关保护的家庭成员和领养儿童的密切接触者，需要在领养儿童到达之前接种甲型肝炎疫苗。大多数成人家庭成员和护理者需要接种乙肝疫苗，因为乙肝疫苗自 1990 年才开始常规接种。如果领养儿童来自于脊髓灰质炎流行的国家，则家庭成员和护理者需要确保按照自身年龄完成了适宜的脊髓灰质炎免疫接种系列。对于前往脊髓灰质炎流行国家旅行的成人，如果之前完成了初始免疫接种系列，则建议再接种 1 剂灭活加强针。而对于等待在家但可能与领养儿童有密切接触的成人，也可以考虑接种加强针。

有领养计划的父母，以及可能随其旅行的儿童，需要接受旅行安全、食物安全、免疫接种、疟疾药物预防、腹泻预防和治疗以及其他旅行相关疾病的建议，而此书中列出了这些建议。有关汽车座椅、伤害预防、食物安全和航空旅行的指南同样也适用于领养儿童，因此旅行健康咨询师需要熟悉这些儿童特异性问题，并可以为之提供信息。

## 领养儿童的海外体检

所有移民，包括美国居民领养的国际儿童，必须要在原居住国由美国国务院指定的医生进行体检。体检的主要目的是检查领养儿童是否有不允许获得签证的身体疾病或危险行为。计划领养的父母不能依靠此体检检查所有可能的疾病和障碍。原居住国的实验室检查结果可能不可靠。此体检不能代替入境美国后建议的相关评估。

有关国际领养儿童体检和免疫豁免的更多信息，分别详见国务院官网：http://travel.state.gov/content/adoptionsabroad/en/us-visa-for-yourchild/medical-examination.html 和 www.state.gov/documents/organization/80002.pdf。

## 入境美国后的随访体检

领养儿童应在入境美国的 2 周内接受体检，而出现发热、厌食、腹泻、呕吐或其他症状的领养儿童，需要更早进行体检。体检主要包括以下方面：

★ 体温（发热需要进一步评估）

★ 一般外貌：警觉性、互动性

★ 基本信息测量：体重/年龄、身高/年龄、体重/身高、头围/年龄、体质指数

★ 面部特征：睑裂长度、人中、上唇（胎儿酒精综合征：睑裂短、上唇薄、人中圆凸）

★ 头发：质感、颜色

★ 眼睛：黄疸、苍白、斜视、视敏度筛查

★ 耳朵：听力筛查、中耳炎

★ 嘴：腭、牙齿

★ 颈：甲状腺（继发于甲状腺功能减退、碘缺乏的甲状腺肿大）

★ 心脏：杂音

★ 胸腔：对称、乳房 Tanner 分期（唐纳分期，即青春期发育阶段）

★ 腹部：肝脏或脾脏肿大

★ 皮肤：胎斑、瘢痕、卡介苗（BCG）注射疤、胎记、接触传染性软疣、头癣、体癣

★ 淋巴结：淋巴结肿大提示结核感染或其他感染

★ 背：脊柱侧凸

★ 生殖器：Tanner 分期、出现双侧睾丸、有性虐待相关迹象发现

另外，所有领养儿童还需要接受由儿童发育专家进行的生长发育筛查，以确定是否需要紧急转诊以获取更详细的神经发育检查和治疗。进一步评估取决于领养儿童的原居住国、年龄、之前的居住环境、营养状况、发育状况以及领养儿童家庭方面的问题等。领养前检查发现的问题可能需要进一步检查。

## ■ 传染病筛查

目前，美国儿科协会建议的国际领养儿童的传染病筛查包括：

★ 甲型肝炎病毒血清学检查（IgG 和 IgM）

★ 乙型肝炎病毒血清学检查（如果阴性，则 6 个月后再次检查）

★ 丙肝抗体

★ 梅毒血清学检查（密螺旋体试验和非密螺旋体试验）

★ HIV-1 和 2 的血清学检查

★ 全血细胞计数及分类，红细胞指标

★ 粪便检查是否有虫卵和寄生虫（3 个样本）

★ 粪便检查是否有肠贾第虫和隐孢子虫抗原（1 个样本）

★ 结核菌素皮试试验（TST）（所有年龄段）或干扰素 γ 释放试验（IGRA）（＞5 岁的儿童）（如果阴性，则 6 个月后再次检查）

其他的筛查方法可能有用，取决于领养儿童的原居住国或特异的危险因素。这些筛查可能包括恰加斯病血清学检查、疟疾涂片检查或血吸虫病、类圆线虫病和丝虫病的血清学检查。

### 消化道寄生虫

消化道寄生虫常见于国际领养儿童中，但患病率取决于出生地和年龄。据报道，来自乌克兰和埃塞俄比亚的领养儿童的感染率最高，且随年龄增长而增加。肠贾第虫是最常见的寄生虫。检查是否有虫卵和寄生虫时，建议清晨采集 3 个粪便样本，间隔 2～3 天，并将样本放入含适当防腐剂的容器中。检查是否有肠贾第虫和隐孢子虫

抗原时，只需检测其中的 1 个样本。尽管理论上是可能的，但是目前还没有关于肠寄生虫通过国际领养儿童传染至家人或同学的报道。然而，建议通过仔细清洁双手来预防感染。对于出现发热和血性腹泻等症状的儿童，应对其粪便样本进行培养，以检测是否有肠道细菌病原体。与难民不同，国际领养儿童在离境前不需治疗寄生虫病。

### 甲型肝炎

所有国际领养儿童都需要考虑进行甲型肝炎病毒血清学检查（IgG 和 IgM），以确定其是否有急性感染或携带病毒，以决定是否为其接种甲肝疫苗。在 2007 年和 2008 年早期，美国报道了多例因接触新入境国际领养儿童而感染甲型肝炎病毒的案例。其中，还包括不与领养儿童住在一起的亲戚。对新入境美国的急性感染的学步儿童进行确认，可以预防病毒进一步传播。如果发现儿童有急性感染，可以对其密切接触者进行甲肝疫苗或免疫球蛋白接种，以防止感染。另外，确定之前血清学检测显示感染的儿童是有成本效益的，因为这类儿童无需再接种甲型肝炎疫苗。

### 乙型肝炎

所有的国际领养儿童都应该接受乙肝病毒感染的血清学检查，包括：乙肝表面抗原（HBsAg）和乙肝表面抗体，以确定之前或现在是否有（过）感染，并是否需要接种。据报道，新入境的领养儿童中，乙型肝炎病毒感染率为 1%～5%。由于乙肝疫苗的普及，近年乙型肝炎病毒感染的患病率下降。HBsAg 阳性的儿童，需要在 6 个月后再次检测，以确定该儿童是否为慢性感染。HBsAg 阳性结果需要报告给相应的卫生部门。乙肝病毒会在家人间广泛传播。对于有乙肝病毒慢性感染的领养儿童，其家人全部需要接种疫苗，并需要随访抗体滴度，以确定是否达到相应的免疫水平。有慢性乙肝病毒感染的儿童，需要额外检测乙肝病毒 e 抗原、乙肝病毒 e 抗体、丁肝病毒抗体、病毒载量以及肝功能。如果没有相关免疫力，则需要接种甲肝疫苗。而且还需要咨询儿童胃肠病学家。对于初步检查提示乙肝病毒表面抗体阴性的所有儿童，需要在入境后 6 个月再次进行筛查。

### 丙型肝炎

需要考虑进行丙型肝炎病毒的常规筛查，因为大多数丙型肝炎病毒感染的儿童都没有症状、目前尚不能够筛查危险因素、亦无有效的治疗方案，而且需要对感染人群进行密切随访，以确定长期并发症。筛查时可以采用联合 EIA 的抗体检测。由于母体

抗体可出现于 < 18 月龄的儿童中，因此如果 EIA 结果为阳性，需要进行 PCR 检测。丙型肝炎病毒感染的儿童需要转诊到胃肠病专家处进行进一步评估、管理和治疗。

### 梅毒

建议对所有的国际领养儿童进行梅毒螺旋体筛查。初步筛查包括密螺旋体试验和非密螺旋体试验。对于大多数患者，即使成功治愈，密螺旋体试验也会呈阳性，因此该检查对一些国家常见的密螺旋体病（包括梅毒和其他疾病，如雅司病、品他病和非性病性梅毒）有特异性。对于有梅毒病史的儿童，几乎很少可获得相应的初始评估、治疗（抗生素类型和治疗时长）和随访，因此，需要对儿童进行全面评估，并根据检查结果给予相应的抗密螺旋体治疗。

### HIV

建议对所有的国际领养儿童进行 HIV 筛查。如果 < 18 月龄的儿童出现 HIV 抗体阳性的结果，可能提示母体存在抗体，而儿童未感染。用 PCR 分析 HIV DNA 可以确定婴幼儿中是否有 HIV 感染。HIV 的标准筛查方案是 ELISA 抗体检测，但是一些专家建议，对于 < 6 月龄的儿童，入境时需要进行 PCR 检测。如果进行了 PCR 检测，2 次阴性结果（间隔 1 个月，且至少一次是在 4 月龄后进行）可排除感染。HIV 感染的儿童需要转诊到专家处。一些专家建议，入境 6 个月后，再次筛查 HIV 抗体。

### 恰加斯病

对于来自恰加斯病流行地区的领养儿童，应该考虑进行疾病筛查。恰加斯病主要流行于墨西哥、中美和南美的大部分地区［详见第三章，美洲锥虫病（恰加斯病）］。在疾病流行国家，不同地区的感染风险不同。尽管来自疫区的领养儿童的患病风险很低，但是治疗方案是有效的。对 9～12 月龄的儿童进行血清学检查可以避免母体抗体造成的假阳性结果。PCR 检测可用于 < 9 月龄的儿童。如果儿童的检查结果为恰加斯阳性，则需要转诊至专家处进行进一步评估和管理。

### 疟疾

不建议对国际领养儿童进行疟疾筛查。但是，对于来自疟疾流行地区的新入境儿童，如果出现发热症状，需要进行疟疾厚涂片和薄涂片检查，以确定是否感染疟疾（详见第三章，疟疾）。

### 结核

所有的国际领养儿童都应该在入境后进行结核筛查。国际领养儿童的结核感染风险是美国境内同龄儿童的 4～6 倍。TST 适用于所有儿童，不论是否接种过卡介苗。对于国际领养儿童，其 TST 结果需要谨慎解读，参考书目中有相关指南。对于 ≥ 5 岁的儿童，IGRA（如，QuantiFERON-TB Gold）可作为 TST 的替代检查方法。IGRA 的好处是不需要再次随访进行检测或对结果进行解读（尽管有时候实验室结果为"不确定"）。另外，对于接种过卡介苗的结核分枝杆菌感染儿童，IGRA 的特异性似乎比 TST 高，但 TST 仍然是使用最广泛的儿童结核筛查方法。所有结核筛查结果阳性的儿童，需要进行胸部放射学检查和全面的体格检查，以评估是否有肺内和肺外结核。与肺浸润或空洞相比，肺门淋巴结病的发现对儿童结核的敏感度更高。对于初始检查结果为阴性的儿童，应在入境的 3～6 个月后再次进行 TST 检查。对于 IGRA 或 TST 阳性的儿童，如果没有活动性结核的证据，则患有潜伏结核感染（LTBI），而且一般应该异烟肼治疗 9 个月。咨询结核专家时，可考虑疗程更短的潜伏结核感染治疗。更多信息，详见 www.cdc.gov/tb/topic/treatment/ltbi.htm。

如果发现活动性疾病，应尽力隔离病原体和确定药物敏感性，尤其是来自多耐药结核高发地区的儿童（详见第三章，结核病）。

### 嗜酸性粒细胞增多症

所有的国际领养儿童都应该进行全血细胞计数和分类。嗜酸性粒细胞 > 450 个 /mm$^3$ 的国际领养儿童需要进行进一步评估。肠寄生虫筛查可以确定一些可能导致嗜酸性粒细胞增多症的寄生虫。嗜酸性粒细胞增多症的进一步评估包括粪类圆线虫、犬弓蛔虫、钩虫属和旋毛虫的血清学评估。对于来自血吸虫属和丝虫病流行地区的儿童，还需要接受这些疾病的血清学检查。

## ■ 非传染性疾病筛查

一些非传染性疾病的筛查应该在所有的或部分选择的国际领养儿童中进行。所有儿童需要接受全血细胞计数和分类、血红蛋白电泳和 G6PD 缺乏症筛查。对于所有的国际领养儿童，需要检测促甲状腺激素水平和血铅水平。也可以考虑检测铁、铁结合能力、转铁蛋白、铁蛋白和总 25 – 羟基维生素 D 的血清学水平。在一些情况下，也需要考虑神经系统检查和心理测试。

## ■ 免疫

美国《移民和国籍法》（INA）要求，所有申请美国移民签证长期居住的人，必须提供 ACIP 推荐疫苗的接种证明（www.cdc.gov/vaccines/schedules/downloads/child/0-18yrs-schedule.pdf）。此项要求也适用于所有入境美国的移民婴幼儿，但是对于 < 10 岁的国际领养儿童，可以豁免海外免疫要求。领养父母需要签署豁免书，以表明会在儿童入境 30 天内完成要求的免疫接种。

大多数来自发展中国家的儿童，会按照联合国"扩大免疫规划"（EPI）（始于1974 年）的初始免疫程序接受卡介苗、口服脊髓灰质炎、麻疹、白喉、破伤风和百日咳疫苗。乙肝疫苗、b 型流感嗜血杆菌（Hib）和轮状病毒疫苗，在大多数发展中国家的使用越来越广泛。> 90% 的新入境美国的国际领养儿童需要补种，以满足 ACIP 指南。在发展中国家，通常没有 Hib、甲肝、腮腺炎、肺炎球菌、轮状病毒、风疹、人乳头瘤病毒和水痘疫苗。疫苗记录的可信度随居住国的不同而有所不同，而且即使在同一国家，不同地区的可信度也不同。一些儿童有疫苗记录，其中记载着接种的疫苗和接种日期，而另一些儿童可能记录不全或根本没有相关记录。另外，一些儿童可能有疫苗可预防疫病的免疫力，如甲型肝炎、麻疹、腮腺炎、风疹或水痘。而上述疾病的临床诊断不可作为具有免疫力的证据。

国际领养儿童有 2 种接种方案，施种者可选择其中一种。第一种方案：无论接种记录如何，进行免疫。第二种方案：适用于 ≥ 6 月龄的儿童，对申报接种过的疫苗进行抗体滴度检测，对于抗体滴度不足的儿童需要再次接种相关疫苗。百日咳鲍特菌是个例外，抗体滴度与百日咳鲍特菌的免疫状态无关联。但是，白喉和破伤风的抗体滴度水平能预示百日咳鲍特菌的抗体水平。对于 ≥ 6 月龄的儿童，可以检测下列疾病的抗体：白喉（IgG）、破伤风（IgG）、脊髓灰质炎（每种血清型的中和抗体）、乙型肝炎（表面抗体）和 Hib。建议重新接种肺炎球菌疫苗，因为疫苗中有 13 种血清型。大多数专家建议，≥ 6 月龄的婴幼儿应该进行血清学检查。对于≥ 12 月龄的儿童，可以检测麻疹、腮腺炎、风疹、甲型肝炎和水痘。大多数领养儿童的原居住国不接种 MMR 疫苗。而风疹疫苗作为单一抗原进行接种。

领养儿童应依据现行的 ACIP 接种时间表进行免疫补种。对于 < 6 月龄、免疫状况不确定或没有有效的免疫接种记录的儿童，应该根据 ACIP 接种时间表重新接种。

## 参考书目

1. American Academy of Pediatrics. Medical evaluation of internationally adopted children for infectious diseases. In: Pickering LK, editor. Red Book: 2012 Report of the Committee on Infectious Diseases. 29th ed. Elk Grove Village, IL: American Academy of Pediatrics; 2012. p. 191–3.

2. American Academy of Pediatrics Committee on Infectious Diseases. Recommendations for administering hepatitis A vaccine to contacts of international adoptees. Pediatrics. 2011 Oct; 128(4): 803–4.

3. CDC. CDC immigration requirements: technical instructions for tuberculosis screening and treatment: using cultures and directly observed therapy. 2009 [cited 2014 Jun 20]. Available from: http: //www. cdc. gov/immigrantrefugeehealth/pdf/tuberculosis-ti- 2009. pdf.

4. CDC. Measles among adults associated with adoption of children in China—California, Missouri, and Washington, July–August 2006. MMWR Morb Mortal Wkly Rep. 2007 Feb 23; 56(7): 144–6.

5. CDC. Recommended immunization schedules for persons aged 0 through 18 years—United States, 2014. MMWR Morb Mortal Wkly Rep. 2014 Feb 7; 63(5): 108–9.

6. CDC, ACIP. Updated recommendations from the Advisory Committee on Immunization Practices (ACIP) for use of hepatitis A vaccine in close contacts of newly arriving international adoption. MMWR Morb Mortal Wkly Rep. 2009; 58(36): 1006–7.

7. Immigrant visas issued to orphans coming into the US [database on the Internet]. US Department of State. 1999 – [cited 2014 Jun 20]. Available from: http: //adoption. state. gov/about_us/statistics. php.

8. Mandalakas AM, Kirchner HL, Iverson S, Chesney M, Spencer MJ, Sidler A, et al. Predictors of Mycobacterium tuberculosis infection in international adoptees. Pediatrics. 2007 Sep; 120(3): e610–6.

9. Staat MA, Rice M, Donauer S, Mukkada S, Holloway M, Cassedy A, et al. Intestinal parasite screening in internationally adopted children: importance of multiple stool specimens. Pediatrics. 2011 Sep; 128(3): e613–22.

10. Staat MA, Stadler LP, Donauer S, Trehan I, Rice M, Salisbury S. Serologic testing to verify the immune status of internationally adopted children against vaccine preventable diseases. Vaccine. 2010 Nov 23; 28(50): 7947–55.

11. Stadler LP, Donauer S, Rice M, Trehan I, Salisbury S, Staat MA. Factors associated with protective antibody levels to vaccine preventable diseases in internationally adopted children. Vaccine. 2010 Dec 10; 29(1): 95–103.

田睿　翻译

郎少伟　校对

# 对有特殊健康需求旅行者的建议

# 患慢性疾病的旅行者

## Deborah Nicolls Barbeau

## ■ 一般旅行准备：实际考虑

尽管出国旅行可以放松身心，但是一些躯体需求却增加了旅行的压力，尤其是患有慢性疾病的旅行者。通过充分的准备，患有慢性疾病的旅行者也可以享受安全愉悦的旅行。以下是针对患有慢性疾病的旅行者的一般建议：

★ 确保慢性疾病控制良好。具有潜在疾病的旅行者，需要咨询医务人员，以确保最大程度地控制疾病。

★ 鼓励旅行者尽早进行旅行前咨询，一般在旅行前的 ≥ 4～6 周，以确保有足够的时间产生免疫反应，在一些情况下，可以在旅行前服用药物（详见下文的免疫功能低下的旅行者）。

★ 建议旅行者考虑不太偏僻的旅行目的地。

★ 询问之前旅行时遇到的健康问题，如，航空旅行期间的并发症。

★ 提供医师信件。应该用正式的信纸，列出存在的疾病、使用的药物（包括通用名称）和管理疾病所需的设备。

★ 对于有潜在疾病的旅行者，应鼓励其选择可以保存离境前病史的医疗援助公司，以确保在需要病史时，无论身处何地，都可以随时获得（详见第二章，身患疾病的旅行者在国外获得医疗帮助）。

★ 建议旅行者将药物和相关医药用品（如，造口袋）放在原包装中，与随身行李一起携带，并携带一份处方。确保在旅行期间有足够的药物，而且即使停留时间意外延长，药物剂量也应足够。由于服用药物依据的是间隔时间，而非当日时间，因此对于需要跨时区的旅行者，在跨时区期间和之后需要遵照指南确定何时使用药物。

★ 建议旅行者与美国使馆／领事馆确认旅行目的地的药物限制。有些国家禁止旅行者携带某些药物入境。

★ 就药物相互作用的知识，对旅行者进行培训（详见第二章，旅行疫苗与药物之间的交又反应）。治疗慢性疾病的药物（如，华法林）可能与旅行者腹泻或疟疾的药物预防药物有相互作用。与医生讨论所有可能使用的药物，无论是每天服用的药物，还是按需服用的药物。

★ 建议购买补充保险。可以考虑 3 种保险合同：1）因为疾病而导致旅行取消；2）补充保险，使境外卫生保健的花费可以返还，因为大多数医疗保险并不涵盖境外医疗；3）医疗救助保险（详见第二章，旅行保险、旅行健康保险和医疗救助保险）。旅行者在寻找补充保险时可能需要额外帮助，因为一些保险并不涵盖已经存在的疾病。

★ 帮助旅行者设计健康计划。该计划应该为轻微疾病或加重的潜在疾病的管理提供指导，并应该包括旅行目的地的医疗设备的相关信息（详见第二章，身患疾病的旅行者在国外获得医疗帮助）。

★ 建议旅行者佩戴医用警觉识别腕带或者携带自己的医学信息（可获得各种品牌的饰品或标签，甚至可以是电子版的）。

★ 建议患者注意补水、穿宽松舒适的衣服以及在长途旅行中注意定时走动和舒展身体等（详见第二章，深静脉血栓形成和肺栓塞）。

★ 建议旅行者携带健康包（详见第二章，旅行保健药盒）。

## ■ 特殊慢性疾病

★ 特殊慢性疾病相关的问题在表 8-1 中列出。此部分建议应该与本书中的其他建议联合使用。以下是其他信息资源的不完全列表：

★ 美国肾脏患者协会（www.aakp.org）

★ 美国糖尿病协会（www.diabetes.org）

★ 美国心脏协会（www.heart.org）

★ 美国肺脏协会（www.lungusa.org）

★ 美国临床肿瘤学会，癌症网（www.cancer.net）

★ 美国胸科协会（www.thoracic.org）

★ 抗凝作用论坛（www.acforum.org）

★ 英国胸科协会（www.brit-thoracic.org.uk）

★ 美国克罗恩病和结肠炎基金会（www.ccfa.org）

★ 全球透析（www.globaldialysis.com）

★ 口服抗凝药物患者的国际自我监控协会（www.ismaap.org）

★ 国家多发性硬化症协会（www.nationalmssociety.or）

★ 美国交通安全管理局（www.tsa.gov）

★ 国务院（www.state.gov）

而且，美国境外的大多数医疗机构都经过了国际联合委员会的认可。国际联合委员会隶属于联合委员会，是基于美国保健组织的最大认证机构。相关网站中可以获取经认证的国际医疗机构名单（www.jointcommissioninternational.org）。

如果旅行者本人或其卫生保健提供者有以下方面的考虑：是否适合航空旅行或者是否需要旅行前健康状况证明，可以向特定航空公司的附属医疗部门寻求详细信息。请记住，如果航空旅行时需要氧气或其他设备，需要提前通知航空公司。TSA 护理的免费热线（855-787-2227）可以就特殊残障或疾病的航空安全筛查的准备流程提供相关信息。

表 8-1　患有慢性疾病的旅行者的特殊考虑

| 疾病 | 航空旅行的绝对和相对禁忌证 | 旅行前考虑 | 免疫考虑 | 其他信息 |
|---|---|---|---|---|
| 癌症 | 重度贫血<br>颅内肿瘤引起的脑水肿<br>颅脑手术后 ≤ 6 星期<br>下文提到的心血管、肺部或胃肠疾病 | 强调谨慎饮食和饮水的措施<br>脱水的自我管理计划<br>注意 DVT<br>补充氧气<br>穿宽松舒适的衣服，以防淋巴水肿恶化 | 免疫抑制药物可能改变免疫反应<br>减毒活疫苗可能禁忌使用<br>癌症治疗后可能需要再次接种 | 核实旅行目的地的药物限制，尤其是需要管制药物缓解疼痛时<br>详见本章的"免疫缺陷的旅行者" |
| 心血管疾病 | 急性冠状动脉综合征发作后：<br>• 极低危——发作后的 3 天内<br>• 中危——发作后的 10 天内<br>• 高危或需要进一步干预或治疗——推迟航空旅行，直到情况稳定<br>不稳定的心绞痛<br>重度失代偿的 CHF<br>控制不佳的高血压 | 补充氧气<br>脱水和容量负荷过重的自我管理计划，可能包括调整药物<br>携带近期 EKG<br>携带起搏器或 AICD 卡<br>注意 DVT | 流感<br>肺炎球菌<br>乙型肝炎 | 随身携带行李中有含服硝化甘油（sublinguinal nitroglycerine）<br>心脏传导异常的患者不建议使用甲氟喹，尤其是室性心律失常的患者<br>应根据患者情况，由抗凝治疗的原始提供者调整 INR 的自我监测和管理水平 |

| 疾病 | 航空旅行的绝对和相对禁忌证 | 旅行前考虑 | 免疫考虑 | 其他信息 |
|---|---|---|---|---|
| | 14 天内行冠状动脉搭桥术<br>2 星期内有脑血管意外<br>2 天内行选择性经皮冠状动脉介入治疗<br>控制不佳的心律不齐<br>艾森曼格综合征<br>重度的出现症状的心脏瓣膜病 | | | |
| 肺部疾病 | 重度不稳定的哮喘<br>近期因急性呼吸系统疾病住院<br>肺大泡<br>活动性下呼吸道感染<br>近 2~3 星期气胸发作<br>14 天内胸膜积液发作<br>基线水平时需要大量补充氧气<br>10~14 天内行重大胸部手术 | 补充氧气<br>与航空公司讨论飞机上可能需要的其他设备（如，雾化器）<br>疾病恶化的自我管理计划（包括 COPD、哮喘）<br>注意 DVT | 流感<br>肺炎球菌<br>乙型肝炎 | 考虑适当携带短疗程的抗生素和类固醇，以便疾病恶化时使用<br>考虑在随身行李中携带吸入器，即使这并不常规使用 |
| 胃肠疾病 | 10~14 天内行手术，包括腹腔镜手术<br>24 小时内有胃肠道出血<br>24 小时内行结肠镜检查<br>部分肠梗阻<br>肝衰竭（尤其是肝硬化和大量使用酒精） | 强调谨慎饮食和饮水的措施<br>考虑预防性使用抗生素，以预防 TD<br>如果有肝硬化或大量使用酒精，避免食用未煮熟的海鲜（创伤弧菌） | 流感<br>肺炎球菌<br>甲型肝炎<br>乙型肝炎 | 航空旅行期间，结肠造口排泄物可能增多<br>H2 受体阻滞剂和 PPIs 可能增加 TD 的敏感性<br>对慢性肝脏疾病患者使用甲氟喹时，需要谨慎<br>对于 YF 疫苗，详见本章的"免疫缺陷的旅行者" |
| 肾衰竭和慢性肾功能不全 | 无 | 强调谨慎饮食和饮水的措施<br>脱水的自我管理计划，因为脱水会加重肾功能不全<br>如有需要，安排好在国外的透析事项<br>CrCl 的药物调整 | 流感<br>肺炎球菌<br>乙型肝炎 | 已知 HIV、丙型肝炎和乙型肝炎的状态<br>CrCl < 30ml/min 时，禁忌使用阿托伐醌-氯胍<br>AAKP 和全球透析网站可以帮助寻找透析中心，以及查询资格认证<br>对于 YF 疫苗，详见本章的"免疫缺陷的旅行者" |

第八章　对有特殊健康需求旅行者的建议

续表

| 疾病 | 航空旅行的绝对和相对禁忌证 | 旅行前考虑 | 免疫考虑 | 其他信息 |
|---|---|---|---|---|
| 糖尿病 | 无 | 脱水、糖尿病足和褥疮的自我管理计划<br>调整胰岛素剂量<br>航空旅行时，每间隔 4~6 小时检查一次 FSBG<br>与糖尿病专家讨论胰岛素或口服药物的剂量调整<br>提供声明需要医疗设备的医师信，包括注射器、血糖仪和其他用品 | 流感<br>肺炎球菌<br>乙型肝炎 | 在随身行李中携带胰岛素和血糖仪<br>旅行期间，携带管理低血糖所需的食品和用品<br>每天检查足部，查看是否有褥疮<br>对于 YF 疫苗，详见本章的"免疫缺陷的旅行者" |
| 重度过敏反应 | 无 | 旅行期间的过敏反应管理计划，以及考虑携带短疗程的类固醇，以便出现过敏反应时使用<br>携带可注射的肾上腺素和抗组胺剂（H1 和 H2 受体阻滞剂） | | 很多航空公司都有花生过敏的应对机制<br>携带可注射的肾上腺素，以便在旅行期间出现重度反应时使用 |
| 自身免疫和风湿疾病 | 无 | 应在开始使用 TNF 阻滞剂之前，进行基线 TST 或 IGRA 检查 | 免疫抑制药物和 TNF 阻滞剂可能改变免疫反应<br>减毒活疫苗可能禁忌使用 | 强调谨慎饮食和用水的措施，以及保持手部清洁的重要性 |

缩写：DVT，深静脉血栓形成；CHF，充血性心力衰竭；CABG，冠状动脉搭桥术；CVA，脑血管意外；EKG，心电图；AICD，植入型自动心律转复除颤器；INR，国际标准化比值；COPD，慢性阻塞性肺病；TD，旅行者腹泻；PPIs，质子泵抑制剂；YF，黄热病；CrCl，肌酐清除率；AAKP，美国肾病患者协会；FSBG，手指针刺血糖测试；TST，结核菌素皮肤试验；IGRA，感染素 γ 释放试验；TNF，肿瘤坏死因子。

## 参考书目

1. Aerospace Medical Association. Medical Guidelines for Airline Travel. 2nd ed. Alexandria, VA: Aerospace Medical Association; 2003 [cited 2014 Apr 23]. Available from: http://www. asma. org/asma/media/asma/Travel-Publications/medguid. pdf.

2. Chandran M, Edelman SV. Have insulin, will fly: diabetes management during air travel and time zone adjustment strategies. Clin Diabetes. 2003; 21(2): 82–5.

3. Exemption from import/export requirements for personal medical use, 21 CFR Part 1301 (2004) [cited 2014 Sep 23]. Available from: http://www. deadiversion. usdoj. gov/fed_regs/rules/2004/fr0914. htm.

4. Josephs LK, Coker RK, Thomas M, British Thoracic Society Air Travel Working Group. Managing patients with stable respiratory disease planning air travel: a primary care summary of the British Thoracic Society recommendations. Prim Care Respir J. 2013 Jun; 22(2): 234–8.

5. McCarthy AE, Burchard GD. The travelers with pre-existing disease. In: Keystone JS, Freedman DO, Kozarsky PE, Connor BA, Nothdurft HD, editors. Travel Medicine. 3rd ed. Philadelphia: Saunders Elsevier; 2013. p. 258–63.

6. Perdue C, Noble S. Foreign travel for advanced cancer patients: a guide for healthcare professionals. Postgrad Med J. 2007 Jul; 83(981): 437–44.

7. Ringwald J, Strobel J, Eckstein R. Travel and oral anticoagulation. J Travel Med. 2009 Jul–Aug; 16(4): 276–83.

8. Simons FE. Anaphylaxis. J Allergy Clin Immunol. 2008 Feb; 121(2 Suppl): S402–7.

9. Smith D, Toff W, Joy M, Dowdall N, Johnston R, Clark L, et al. Fitness to fly for passengers with cardiovascular disease. Heart. 2010 Aug; 96 Suppl 2: ii1–16.

# 妊娠期的旅行者

Diane F. Morof, I. Dale Carroll

## ■ 介绍

怀孕是需要特殊考虑的身体状况。但是，通过仔细准备，大多数孕妇可以安全旅行。

## ■ 旅行前评估

孕妇的旅行前评估（文本框8-1）应始于仔细地询问病史和孕产史，并且需要特别注意孕周和高风险疾病的评估。咨询产科医师是旅行前评估的一部分，包括进行超声检查以评估孕周和确定是否存在潜在的健康问题，并且检测孕妇的血型和 Rh 血型。应将产前记录和医生联系方式提供给旅行者。检测各种传染性疾病的免疫力，可以避免接种一些疫苗。

询问怀孕旅行者的行程，包括旅行目的地、居住条件和计划进行的活动，可以为旅行前健康提供指导建议。旅行前准备包括为妊娠期的旅行者提供以下方面的培训：避免旅行相关风险、管理轻度孕期不适和识别更为严重的并发症的方法。出血、重度盆腔或腹部疼痛、宫缩或早产、胎膜早破、子痫前期症状（异常肿胀、重度头痛、恶心呕吐、视力改变）、重度呕吐、腹泻、脱水，以及提示深静脉血栓形成的症状（腿部异常肿胀，伴小腿或大腿疼痛）或提示肺栓塞的症状（异常呼吸短促）等均需要紧急医疗干预。

对于妊娠期的旅行者，除了携带针对所有旅行者的建议携带物品，还应该携带旅行保健药盒，包括所有处方药、痔疮膏、止吐药、抗酸剂、产前维生素、阴道炎或酵母菌感染时使用的药物和护腿长筒袜（详见第二章，旅行保健药盒）。另外，对于妊娠期的旅行者，如果旅行期间不能方便地到达监测血压的保健中心，还应该考虑携带血压监测仪。

## 文本框 8-1　妊娠期旅行者的旅行前咨询清单

- 超声检查可以可靠地评估分娩日期和确定妊娠正常
- 检查传染性疾病的免疫力，如，甲型肝炎和乙型肝炎、风疹、水痘、麻疹、百日咳
- 更新常规免疫接种：白喉－破伤风－百日咳疫苗、流感灭活疫苗、甲肝疫苗和乙肝疫苗
- 旅行目的地的风险考虑
  - ★ 传染性疾病
  - ★ 疟疾
  - ★ 需要接种病毒活疫苗的疾病爆发
  - ★ 无相关疫苗，但可造成孕妇或胎儿患病或死亡高风险的疾病爆发
  - ★ 性传播疾病
  - ★ 谨慎饮食和饮水
  - ★ 蚊虫暴露
  - ★ 环境因素：海拔、温度、湿度、污染
  - ★ 转站和在旅行目的地期间，可以获得医疗服务
- 旅行风险评估
  - ★ 旅行方式、旅行目的地、旅行持续时间和方案
  - ★ 计划进行的活动，如，爬山、水上活动、潜水
- 补充旅行保险、旅行医疗保险和医疗救助保险（怀孕相关健康问题以研究为基础的覆盖信息和限制）
- 需要紧急就诊的症状和体征
  - ★ 盆腔或腹部疼痛
  - ★ 出血
  - ★ 胎膜破裂
  - ★ 宫缩或早产
  - ★ 子痫前期症状（异常肿胀、重度头痛、恶心呕吐、视力改变）
  - ★ 呕吐、腹泻、脱水
  - ★ 提示深静脉血栓形成或肺栓塞的症状（腿部异常肿胀，伴小腿或大腿疼痛；异常呼吸短促）
- 建议
  - ★ 可以反映疾病实际风险和可能获益的免疫接种
  - ★ 提供可以随身携带的处方药
  - ★ 如果需要的话，进行疟疾药物预防
  - ★ 降低上述风险的预防措施
- 文件
  - ★ 核实航空公司和邮轮公司的政策
  - ★ 确认分娩日期和可以旅行的文件
  - ★ 病历复印件
  - ★ 给海关的关于携带药物的文件
  - ★ 如果可以，免疫豁免的文件

续表

- 产科护理的准备
  - ★ 核实医疗保险的范围
  - ★ 根据需要，安排旅行目的地的产科护理
  - ★ 核实旅行目的地是否可以获得积极的医疗救助
- 旅行舒适度的相关安排
  - ★ 穿宽松的衣服和舒服的鞋子
  - ★ 枕头、护腿长筒袜
  - ★ 瓶装水
  - ★ 如果可以，改善飞机座椅
  - ★ 如果不能适应计划的活动，则缩减行程
- 如果风险大于获益，推迟旅行

## ■ 怀孕期间旅行的禁忌证

尽管对于正常的孕妇，旅行很少有禁忌证，但是对于需要额外特殊考虑的复杂妊娠的女性，可能给出延迟旅行的建议（文本框 8-2）。应告知妊娠期的旅行者，第一孕期和第三孕期出现产科并发症的风险最高。

### 文本框 8-2　妊娠期旅行的禁忌证

| 绝对禁忌证 | 相对禁忌证 |
| --- | --- |
| > 胎盘早期脱离 | > 异常表现 |
| > 活跃分娩期 | > 胎儿发育受限 |
| > 子宫颈内口松弛症 | > 不育史 |
| > 早产 | > 流产或宫外孕病史 |
| > 胎膜早破 | > 妊娠年龄 < 15 岁或 > 35 岁 |
| > 怀疑宫外孕 | > 多胎妊娠 |
| > 先兆流产、阴道出血 | > 前置胎盘或其他胎盘异常 |
| >（曾经患过或现在患有）毒血症 | |

## 急救护理的计划

产科急症通常发生突然，且有致命风险。通常不建议孕妇去一些发展中国家的产科护理条件有限的边远地区旅行。对于处于第三孕期的旅行者，建议确认旅行目的地是否有可以处理孕期并发症、分娩、剖腹产和新生儿问题的医疗机构。一些并发症得到管理后，孕妇可以前往有先进产科护理的地方旅行，但是一些疾病是旅行的禁忌证（文本框8-2）。在这种情况下，最好是将医疗救助转运给患者，而不是转运患者。

一般情况下，很多医疗保险不涵盖境外孕期并发症。强烈建议根据需要办理涵盖怀孕相关问题和新生儿护理的补充旅行医疗保险。也鼓励办理涵盖怀孕相关并发症的医疗救助保险。

## 交通考虑

条件允许时，孕妇在乘坐任何交通工具时，都应该系上安全带，包括飞机、汽车和公交等。斜跨式安全带加腰带能提供最佳保护，其中肩带应该斜挂胸前，腰带应穿过双侧大腿。当只有腰带可用时，应该系低一些，在腹部和盆腔之间。

## 航空旅行

大多数商务航空公司允许孕周不满36周的孕妇乘坐飞机。一些航空公司将允许国际旅行的孕龄定得更低，还有一些航空公司要求提供证明孕龄的文件。旅行者需要与航空公司核实，以了解孕妇航空旅行的特殊要求和指南。大多数商务客机的机舱气压为海平面以上6000~8000ft（1829~2438m）。对于身体健康的孕妇，氧含量较低不会引发胎儿问题，但是对于有心血管疾病、镰状细胞疾病或重度贫血（血红蛋白 < 8.0 g/dl）的孕妇，可能会受到动脉血氧饱和度低的影响。航空旅行的风险包括：传染性疾病的可能暴露、无法活动以及航空旅行期间的常见不适。通常会出现腹胀和脚肿。对于妊娠期的旅行者，改善飞机座椅可能有益，而且应该寻找方便使用的座位（如，距离厕所近）和靠过道的座位，以便可以随时活动。建议穿宽松衣服和舒适的鞋子。

一些专家称，怀孕女性出现深静脉血栓形成的风险比未怀孕女性高 5～10 倍。预防措施包括：经常做伸展运动、走动和腿部训练，并穿上逐级加压弹力袜。

航空旅行期间的宇宙辐射危害很小，但经常航空旅行的孕妇（如，空乘人员）需要考虑这一点。老式的机场安检机器是磁力机，不会对胎儿产生影响。新型安检机器是反向散射扫描仪，辐射量很低。大多数专家认为，暴露于这些扫描仪的辐射量非常低。

## ■ 邮轮旅行

大多数邮轮公司限制孕龄 > 28 周的孕妇进行邮轮旅行，但有一些邮轮公司的规定为 > 24 周。妊娠期的旅行者可能需要携带医生开具的证明，以表明其适合旅行，并提示预产期。妊娠期的旅行者需要与邮轮公司核实，以了解孕妇邮轮旅行的特殊要求和指南。妊娠期的旅行者计划进行邮轮旅行时，建议考虑晕动症、胃肠道感染和呼吸道感染，以及船体运动期间的摔倒风险。

## ■ 环境考虑

空气污染可能会对孕妇健康产生影响，因为环境污染会减慢支气管树的纤毛清除速度，而且会使黏膜分泌更多。怀孕期间身体不能有效调节体温，极端温度对孕妇的影响更大。另外，核心温度升高（如，中暑）可能会对胎儿造成损害。温度升高造成的血管舒张可能会引起晕厥。出于这些原因，应该在有空调的地方休息，并减少在高温环境下的活动。

妊娠期的旅行者，应避免高海拔活动，除非经过培训且已经适应这种活动。不适应高海拔的怀孕女性，呼吸急促和心悸的症状可能会加重。急性高山病的常见症状（失眠、头痛和恶心）通常和怀孕有关，而且可能难以鉴别这些症状的病因。大多数专家建议，登山时降低速度，以便有足够的时间适应环境。没有研究或病历报告表明，怀孕女性在高海拔地区短期旅行会对胎儿造成伤害。但是，为了谨慎起见，建议妊娠期的旅行者尽可能不在海拔 > 12 000ft（3658m）的区域睡觉。孕妇在高海拔地区旅行的最大担心，可能是大多数高海拔地区没有医疗中心，且距离医疗中心较远（详见第二章，高山病）。

## ■ 活动

不建议妊娠期的旅行者进行身体不能适应的高强度活动。怀孕期间游泳和潜水通常是安全的，但是滑水运动可能导致摔倒，从而引起产道进水。大多数专家不建议孕妇戴水肺潜水，因为压力下降期间有出现胎儿气体栓塞的风险。而骑自行车、摩托车或动物会有让腹部受到外伤的风险。

## ■ 传染性疾病

与非怀孕旅行者相比，有旅行者腹泻或其他胃肠道感染的妊娠期的旅行者更可能出现脱水的症状。需要注意手部清洁以及谨慎进食和饮水（详见第二章，食物和水的注意事项）。与经过化学处理或过滤的水相比，更推荐饮用瓶装水或煮开的水。孕妇不应使用含碘的制剂对水进行净化，因为可能会对胎儿的甲状腺产生影响（详见第二章，适用于旅行者的水消毒方法）。旅行者腹泻的治疗方案是及时有效地口服补液，但是，如果有临床适应证，孕妇可以使用阿奇霉素。禁忌使用次水杨酸铋。

甲型肝炎和戊型肝炎都可以通过粪－口传播。据报道，甲型肝炎可增加胎盘早剥和早产的风险。戊型肝炎更可能引起怀孕期间的重度疾病，并导致 15%～30%的病例致死率。当处于第三孕期的孕妇感染戊型肝炎时，可能引起胎儿并发症和胎儿死亡。怀孕期间，一些需要特别注意的食物传染疾病包括弓形体病和李斯特菌病。这些疾病的孕期风险是感染可通过胎盘，从而引起自发流产、死胎或者先天性或新生儿感染。随着孕期的增加，胎儿感染风险增高，但感染严重程度降低。因此，应建议妊娠期的旅行者避免食用未经巴氏消毒的奶酪和未煮熟的肉制品。寄生虫病不常见，但是也应引起注意，尤其是前往发展中国家探亲访友的女性旅行者。一般情况下，肠道蠕虫不会在孕期引起需要治疗的疾病。事实上，直到孕期结束，大多数寄生虫病可通过对症治疗安全解决。另一方面，原生动物寄生虫（如贾第虫、阿米巴原虫和隐孢子虫）引起的肠道感染，通常需要治疗。寄生虫引起的急性胃肠炎、重度脱水、慢性吸收障碍可能会导致胎儿发育受限。感染阿米巴原虫的患者，可能会出现侵袭性疾病，包括阿米巴肝脓肿和结肠炎。建议孕妇不要在淡水湖泊、溪流和河流中游泳或蹚水，因为可能会感染血吸虫。

孕妇在虫媒病毒或疟疾流行的地区旅行时，应避免蚊虫叮咬。预防措施包括：使用蚊帐和驱虫剂，并穿保护性衣物（详见第二章，防蚊、蜱和其他节肢动物）。

也可能会发生呼吸系统和泌尿系统感染以及阴道炎，而且怀孕女性的症状可能更为严重。

## ■ 药物

在药物是否可以安全用于孕妇方面，有很多用来进行药物分类的系统。大多数情况下，建议评估药物对孕妇的影响时，参考特异性数据，而不是仅依靠药物分类。

止痛剂可用于孕妇，包括对乙酰氨基酚和一些麻醉剂。阿司匹林可能会增加流产的风险，而其他抗炎药物可能会引起动脉导管早闭。便秘可能需要温和的体积性轻泻剂。一些简单的纠正疗法通常就可以有效缓解孕期晨吐的症状，而且还可以预防晕动病。非处方纠正疗法包括姜粉，可以与食物或饮水（如，茶）混合服用。也可以从糖果（如，棒棒糖）中获取。同样的，吡哆醇（维生素 $B_6$）也可有效预防孕期晨吐，并可从片剂、糖锭、棒棒糖中获取。抗组胺药（如，美克洛嗪和茶苯海明）通常用于缓解孕期晨吐和晕动病，而且安全性良好。

## ■ 疫苗

在可能的情况下，孕妇应该在怀孕前接种最新的常规疫苗。保护胎儿免受疾病感染的最有效方法是使母体有免疫力。白喉、破伤风和百日咳（Tdap）疫苗应在每次怀孕期间接种，无论孕妇是否接种过 Tdap。尽管 Tdap 可在孕期的任何时刻接种，但是为了使得母体抗体反应和转运至胎儿的被动抗体的水平达到最高，Tdap 的最佳接种时间为 27~36 孕周。对于在流感季怀孕或计划在流感季怀孕的女性，建议在怀孕期间接种每年一次的流感灭活疫苗；对于旅行者，如果有条件接种疫苗，建议在离境前 ≥ 2 周进行免疫接种。一些认为可安全用于孕妇的疫苗，如脑膜炎球菌多糖菌苗（MPSV4）以及甲肝疫苗和乙肝疫苗，可以根据感染风险，适当进行接种。目前，尚无脊髓灰质炎灭活疫苗（IPV）对孕妇或胎儿产生不良影响的记录，但是，从理论角度来看，孕妇应避免接种这类疫苗。如果孕妇有感染脊髓灰质炎的风险，且需要立即采取措施进行预防，则可以根据成人的推荐免疫接种计划，为孕妇接种脊髓灰质炎疫苗。在狂犬病的中度或高度风险暴露后，可以使用人用狂犬病免疫球蛋白或疫苗进行狂犬病暴露后药物预防；当考虑存在狂犬病的暴露风险时，旅行者可以考虑暴露前接种疫苗。

大多数活病毒疫苗，包括麻疹－风疹－腮腺炎疫苗、水痘疫苗和流感减毒活疫苗，禁忌用于孕妇，但是黄热病疫苗除外，ACIP 建议黄热病疫苗可谨慎用于孕妇。如果旅行不可避免，而且黄热病病毒暴露风险大于疫苗接种风险时，孕妇应该接种。如果疫苗接种风险大于黄热病病毒暴露风险，则可以给予孕妇免疫豁免。因为怀孕可能影响免疫功能，则应该考虑通过血清学检测记录孕妇对黄热病疫苗的免疫反应。对于无相关免疫力的孕妇，暴露于麻疹或水痘后，可通过下列措施进行暴露后预防：麻疹暴露后 6 天内接受相关免疫球蛋白，或者在水痘暴露后 10 天内接受水痘－带状疱疹免疫球蛋白。对于计划怀孕的女性，建议其在接受活病毒疫苗的 4 周后再受孕。一些旅行相关的疫苗，包括日本脑炎疫苗和伤寒疫苗，关于其用于孕妇时的特殊建议，尚无充分的数据支持。ACIP 指南的最新孕妇接种建议，可从下列网址获得：www.cdc.gov/vaccines/pubs/preg-guide.htm。

## 疟疾的药物预防

与未怀孕的女性相比，怀孕女性感染疟疾后的症状可能更为严重，而且孕妇和胎儿出现相关疾病和死亡的风险较高。孕妇感染疟疾后，可能出现严重寄生虫血症、重度贫血和（有时）严重低血糖，而且可能会因为脑型疟疾和急性呼吸窘迫综合征使病情更为复杂。寄生虫侵入胎盘后可能引起胎盘早剥导致的妊娠丢失、早产或流产。感染疟疾的女性分娩的胎儿，可能出生体重较轻，而且在少数情况可出现先天性疟疾。

由于尚无可完全防止感染的预防措施，因此建议孕妇避免／延迟前往疟疾流行的地区旅行。如果旅行不可避免，孕妇应注意不要被蚊虫叮咬，并采取有效的预防措施。

对于前往氯喹敏感性疟疾和氯喹抵抗性疟疾流行地区的妊娠期的旅行者，可分别使用氯喹和甲氟喹。禁忌使用多西环素，因为怀孕 4 个月后，该药物可能有致畸风险。禁忌使用伯氨喹，因为无法检测婴儿是否有葡萄糖 -6- 磷酸脱氢酶缺乏症，这使得婴儿有溶血性贫血的风险。不建议使用阿托伐醌－氯胍，因为缺乏安全性的相关数据。可用抗疟药的清单，以及抗疟药在怀孕期间的使用和禁忌证，详见表3-10 和第三章，疟疾。

**参考书目**

① ACOG Committee on Obstetric Practice. ACOG Committee Opinion No. 443: Air travel during pregnancy. Obstet Gynecol. 2009 Oct; 114(4): 954–5.

② Carroll ID, Williams DC. Pre-travel vaccination and medical prophylaxis in the pregnant traveler. Travel Med Infect Dis. 2008 Sep; 6(5): 259–75.

③ CDC. Guidelines for vaccinating pregnant women. Atlanta: CDC; 2014 [cited 2014 Sep 23]. Available from: http://www.cdc.gov/vaccines/pubs/preg-guide.htm.

④ Dotters-Katz S, Kuller J, Heine RP. Parasitic infections in pregnancy. Obstet Gynecol Surv. 2011 Aug; 66(8): 515–25.

⑤ Hezelgrave NL, Whitty CJ, Shennan AH, Chappell LC. Advising on travel during pregnancy. BMJ. 2011; 342: d2506.

⑥ Irvine MH, Einarson A, Bozzo P. Prophylactic use of antimalarials during pregnancy. Can Fam Physician. 2011 Nov; 57(11): 1279–81.

⑦ Magann EF, Chauhan SP, Dahlke JD, McKelvey SS, Watson EM, Morrison JC. Air travel and pregnancy outcomes: a review of pregnancy regulations and outcomes for passengers, flight attendants, and aviators. Obstet Gynecol Surv. 2010 Jun; 65(6): 396–402.

⑧ Mehta P, Smith-Bindman R. Airport full-body screening: what is the risk? Arch Intern Med. 2011 Jun 27; 171(12): 1112–5.

⑨ Rasmussen SA, Watson AK, Kennedy ED, Broder KR, Jamieson DJ. Vaccines and pregnancy: past, present, and future. Semin Fetal Neonatal Med. 2014 Jun; 19(3): 161–9.

⑩ Roggelin L, Cramer JP. Malaria prevention in the pregnant traveller: a review. Travel Med Infect Dis. 2014 May–Jun; 12(3): 229–36.

# 有躯体或精神障碍的旅行者

## Kira A. Barbre

## 概述

根据《美国残疾人法案》（ADA），存在影响 1 个或多个主要生命活动的躯体障碍或精神障碍时，可划分为残障人士。一些有残障的旅行者，包括活动受限的旅行者，可能需要特殊关注和合宜的交通工具。经过充分准备后，大多残障旅行者可以进行国际旅行。下列建议可以帮助旅行者进行安全无障碍的旅行：

★ 根据每个旅行者的情况，咨询专业的旅行社或运营商，评估每一项国际旅行的行程。

★ 咨询旅行健康提供者，获取更多建议。

★ 提前计划，以确保整个旅行期间可以获得需要的专用空间。

## ■ 航空旅行

### 法律和法规

1986 年，国会通过了《航空器可及法案》（ACAA），旨在确保航空旅行期间，残障人士和其他人群享受一样的待遇。交通部（DOT）设立的法规适用于美国所有航空公司的航线以及飞往美国或从美国起飞的外国航线。

基于此法案，航空公司不可因为残障拒绝登机。但是，也有一些例外情况，如，残障人士登机可能会对其他乘客的安全和健康造成威胁，或者允许残障人士登机会违反联邦航空管理局安全条例（旅行者及其医生可以通过下列网址了解更多关于例外情况和其他方面的信息：http://airconsumer.ost.dot.gov/publications/horizons.htm），航空公司需要接受乘客关于自理能力的声明。在特殊情况下，可能还需要医生开具的证明，声明旅行者可以安全地完成航空旅行且不需要极特殊的医疗护理或不会对其他乘客造成威胁（如旅行者可能患有传染病且需要担架或氧气，或者有理由相信旅行者的健康问题会对飞行造成影响）。

很多航空公司自愿遵守与基于国际民航组织指南的美国立法相似的法规。但是，这些指南与美国立法的内容不尽相同，而且执行的程度随航空公司和地区区域的不同而不同。如果旅行者的计划包括出国时在不同国家间飞行，则需要与海外航空公司核实，以确保航空公司遵守旅行者所需的无障碍标准。

美国运输安全管理局（TSA）设立了筛查残障旅行者和他们使用的器材、助行器和设备的项目。TSA 允许伴有残障和患有疾病的旅行者携带需要的处方药、液体药物和其他液体。如果旅行者的残障或疾病情况会影响 TSA 筛查，则旅行者可以使用通知卡片与相关人员进行交流。通知卡片可从下列网址获得：www.tsa.gov/traveler-information/notification-card。旅行者可登陆下列网址，以获取有关 TSA 残障旅行者指南的更多信息：www.tsa.gov/traveler-information/travelers-disabilities-and-medicalconditions。

### 帮助和专用空间

根据 ACAA 的相关指南，残障旅行者需要帮助时，航空公司有义务满足一些需求。比如，航空公司必须提供通往飞机入口的平坦阶梯通道，还有靠走道的座位和有可拆扶手的座椅。但是，< 30 座的飞机可以不满足这些要求。但是，对于 > 60 座的飞机，机上必须配有轮椅，而且工作人员必须帮助将轮椅从座位处转移到卫生间区域。但是，不要求航空工作人员负责将旅行者从轮椅转移到另一个轮椅、从轮椅转移到飞机座椅或从轮椅转移到马桶上。另外，不要求航空工作人员对旅行者喂食、帮助其如厕或配药。只有 ≥ 2 个过道的宽体飞机才要求配有完全无障碍的卫生间。需要帮助的残障旅行者，旅行时应该有人陪同。但是，航空公司不可毫无缘由地要求残障旅行者携带陪同人员。

航空公司可能不需要残障旅行者提前通知，但是，对于需要准备时间的特殊专用空间安排，可能需要残障旅行者提前 48 小时通知，而且在办理登机手续前 1 小时通知，如下列服务（如果飞机上有下列服务的话）：

★ 飞机上使用的医用氧气

★ 保温箱

★ 将呼吸器连接到飞机供电系统

★ 为必须使用担架的旅行者安排专用空间

★ 在 < 60 座的飞机中安放电动轮椅

★ 轮椅或其他辅助设备所用的电池等危险物品的包装（由航空公司提供）

★ 为 ≥ 10 人的残障旅行团安排专用空间

★ 对于没有无障碍卫生间的飞机，提供机上可用的轮椅

DOT 的免费热线（800-778-4838，美国东部时间，周一到周五的上午 9：00～下午 5：00，法定节假日除外）可为残障旅行者提供一般信息，并可为时间紧张的出现残障相关问题的航空旅行者提供帮助。

### 有呼吸系统疾病的患者

患有可导致低血氧浓度的呼吸系统疾病的旅行者，可能需要辅助供氧以补充航空旅行期间的气压降低。需要辅助供氧的旅行者的航空旅行方面的更多信息，详

见 www.uptodate.com/contents/supplemental-oxygen-on-commercial-airlinesbeyond-the-basics。

### 服务性动物

根据 ACAA，对于导盲犬或其他服务性动物，一旦经过确认，航空公司必须允许其在航空旅行期间陪伴残障人士。航空公司必须允许陪伴残障人士的服务性动物待在指定座位，除非这些动物阻塞了过道或其他紧急逃生通道，在这种情况下，应帮助旅行者更换座位。但是，服务性动物也要遵守检疫规定，而且不是所有的旅行目的地都允许携带服务性动物入境。回国时，服务性动物要遵守动物入境条例（见第六章，携带动物和动物产品通过国境口岸）。

## ■ 邮轮

在美国，从事邮轮旅行或相关活动的公司，有义务为残障旅行者提供便利，即使船只本身是在国外注册的。但是，对于残障旅行者而言，在预定之前，需要向私人邮轮公司核实是否可以获得所需的物品。现在还有一些专门为有特殊需求的旅行者提供服务的旅行社或邮轮公司，具体名单见：www.disabledtravelers.com/accessible_cruises.htm。

## ■ 有用的链接

- 运输部的航空消费者保护处
  - ★ 有关残障旅行者航空旅行的最新资讯
    （http：//airconsumer.ost.dot.gov/publications/horizons.htm）
  - ★ 航空消费者保护和实施细则（详见第 382 条款的链接，残障乘客）
    （http：//airconsumer.ost.dot.gov/rules/rules.htm）
  - ★ 残障乘客（第 382 条款 14 标题，DOT 准则的要点总结）
    （http：//airconsumer.ost.dot.gov/publications/disabled.htm）
- 美国交通安全管理局——伴有残障或患有疾病的旅行者
  （www.tsa.gov/traveler-information/travelers-disabilitiesand-medical-conditions）
- MossRehab 资源网

（www.mossrehab.com/Accessible-Travel/travelresources.html ）

- 美国盲人理事会——列出了邮轮、书籍、有用的电话号码和产品购买的链接
  （www.acb.org ）

- 无障碍旅行与接待协会（www.sath.org ）

- 航空航天医学会——航空旅行的医学书籍
  （www.asma.org/publications/medical-publications-for-airline-travel ）

- 美国残疾人通行国际（www.miusa.org ）

  ★ 美国旅行者境外旅行的内情报告收集

  （www.miusa.org/resources?f ［ 0 ］=field_resource_type%3A60&f ［ 1 ］=field_
  resource_audience%3A9 ）

## 参考书目

1. Nondiscrimination on the basis of disability in air travel, 14 CFR Part 382 (2003) [cited 2014 Sep 23]. Available from: http: //airconsumer. dot. gov/rules/382short. pdf.

2. International Civil Aviation Organization. Manual on access to air transport by persons with disabilities. Montréal: International Civil Aviation Organization; 2013 [cited 2014 Sep 23]. Available from: http: //www. passepartouttraining. com/uploads/2013/03/ICAOManual-Doc-9984-1st-Edition-alltext-en_published_March-2013. pdf.

3. Josephs LK, Coker RK, Thomas M, British Thoracic Society Air Travel Working Group. Managing patients with stable respiratory disease planning air travel: a primary care summary of the British Thoracic Society recommendations. Prim Care Respir J. 2013 Jun; 22(2): 234–8.

# 回国探亲访友（VFRs）的移民

Jay S. Keystone

## VFR 定义

划分为 VFR 的旅行者是指回原籍国（低收入国家）探亲访友的旅行者，他们是现居住国（高收入国家）的移民，与当地大多数居民存在种族差异。VFR 的类别中还包括家庭成员，如，在现居住国出生的配偶或儿童。一些专家建议，VFR 这一名词用于所有探亲访友的旅行者，无须考虑其原籍国。但是，此提议使得这一名词的定义过于广泛，并且没有将文化、经济和人生观等因素考虑其中。因此，在本文中，VFR 指的是更为经典的定义。

## VFR 中不成比例的传染性疾病感染风险

过去 30 年间，由于北美移民政策的改变，大量亚洲、东南亚和拉丁美洲的人口（而非欧洲人口）成为美国移民。2012 年，约 13% 的美国公民是在国外出生的，而进行国际旅行的美国公民（如，前往亚洲旅行）中，高达 40% 的旅行目的是回原籍国探亲访友。与其他类型的旅行者相比，VFR 旅行者感染与旅行相关传染性疾病的风险较高，如，疟疾、伤寒、结核、甲肝和性传播疾病，原因如下：

- 缺乏风险意识
- ≤30% 的旅行者进行了旅行前咨询
- 旅行前卫生保健的经济障碍
- 地理位置上，就医不方便
- 与卫生保健提供者的语言和文化障碍
- 对医疗系统缺乏信任
- 最后一刻决定旅行计划和长时间旅行
- 前往高风险地区旅行，如，待在家中、按照当地习惯生活时，可能无法保障

饮食和用水的安全及蚊帐的使用

● 存在分歧的健康观念

### 疟疾

2011 年，美国公民的输入性疟疾病例中，55% 发生在 VFR 旅行者中。GeoSentinel 监测网络的数据表明，在因不适而就诊的旅行者中，VFR 旅行者诊断为疟疾的可能性是其他旅行者的 8 倍。英国关于 VFR 旅行者与其他前往西非的旅行者的报告也有相似的结果。很多 VFR 旅行者认为自身有免疫力，但是，大多数 VFR 旅行者，尤其是很多年前就离开原籍国的旅行者，免疫力降低，并不再起到保护作用。最近几年，很多 VFR 旅行者在返回北美后病死于疟疾。2011 年，59% 的重度疟疾患者是 VFR 旅行者，而且大多数曾返回西非探亲访友。

### 其他感染

在美国，66% 的伤寒病例发生在 VFR 旅行者中，且大多数曾返回南亚和拉丁美洲探亲访友。90% 的甲型副伤寒病例发生在返回南亚探亲访友的旅行者中。最近一项加拿大研究表明，魁北克市的 94% 的伤寒病例是 VFR 旅行者，且大多数来自于印度次大陆。

< 15 岁的 VFR 旅行者，有感染甲肝的高风险，且大多数没有症状。上文提到的魁北克市研究表明，65% 的甲型肝炎发生于 < 20 岁的 VFR 旅行者中；而瑞典的一项研究表明，在 636 例输入性感染中，52% 发生在 VFR 旅行者中，其中 90% < 14 岁。其他疾病，如结核、乙肝、霍乱和麻疹，更常见于探亲访友后回国的旅行者中。

## ■ VFR 旅行者的旅行前健康咨询

表 8-2 总结了 VFR 旅行者的健康风险和预防建议。提高此类旅行者的风险意识很重要，即使他们意识到旅行相关感染的特殊风险以及获得旅行健康服务的障碍。如果有可能，医生可以准备一些与文化相关的培训材料、提供语言翻译和多国语言编写的宣传手册。

| 特殊疾病 | 风险差异的原因[2] | 特定建议 |
| --- | --- | --- |
| 经食物或水传播的疾病 | 社会和文化压力（食用主人提供的食物） | 经常洗手<br>避免食用高风险食物（奶制品、未煮熟的食物）<br>简单的治疗方案（单剂药物，如 1000 mg 阿奇霉素或 500 mg 环丙沙星）<br>讨论食物准备 |
| 鱼类相关毒素和感染 | 食用高风险食物<br>缺少旅行前咨询 | 避免食用特定食物（如生食淡水鱼） |
| 疟疾 | 在高风险地区长期停留<br>缺少旅行前咨询，很少采用药物预防和自我保护措施<br>相信自身有免疫力 | 下列方面的培训：疟疾、避免蚊虫叮咬和药物预防的需求<br>考虑药物预防的费用<br>使用驱虫剂处理过的蚊帐 |
| 结核（尤其是多耐药结核） | 与当地居民密切接触过多<br>与有 HIV 合并感染的居民接触过多 | 如果结核菌素皮肤试验呈阴性，且在旅行目的地停留时间较长（> 3 个月），则返回后 2～3 个月检查 PPD<br>下列方面的培训：结核的症状体征和预防措施 |
| 经血液或性行为传播的疾病 | 更可能接受当地水平较低的护理<br>文化习俗（文身、女性生殖器切割）<br>停留时间长，且输血机会增加<br>可能与当地人口有性接触 | 讨论高风险行为，包括文身、穿孔、牙科工作、性接触<br>鼓励在旅行前购买安全套<br>对于计划长期旅行的旅行者，考虑提供注射器、针头和静脉导管 |
| 血吸虫病和经土壤传播的蠕虫病 | 在农村地区洗澡或洗衣时，很少使用管道运输的水 | 避免淡水暴露<br>暴露于淡水时，使用脂质体 DEET 制剂做好淡水暴露的准备[3]<br>不鼓励儿童在土中玩耍<br>使用地面覆盖物<br>使用保护鞋 |
| 呼吸系统疾病 | 与火、烟或污染接触过多 | 考虑携带支气管扩张药和类固醇，以便在哮喘加剧时使用 |
| 人畜共患病（如，立克次体感染、钩端螺旋体病、病毒性发热、利什曼病、炭疽、恰加斯病） | 旅行目的地为农村<br>在养动物的家庭中停留<br>昆虫暴露过多<br>鼠类暴露过多<br>在地上睡觉 | 避免动物接触<br>勤洗手<br>穿保护性衣物并使用驱虫剂<br>每天检查是否有扁虱<br>避免在拉丁美洲的茅草屋或泥墙房中住宿，并避免饮用该地区的新鲜甘蔗汁<br>避免在房屋的底层睡觉 |

续表

| 特殊疾病 | 风险差异的原因[2] | 特定建议 |
|---|---|---|
| 毒液蜇入（蛇、蜘蛛、蝎子） | 在地上睡觉 | 避免在房屋的底层睡觉<br>夜间外出时穿上鞋子 |
| 毒素摄入（药物不良事件、重金属摄入） | 购买当地药物<br>使用传统疗法<br>使用被污染的物品（如，铅釉的陶瓷）<br>食用被污染的淡水鱼 | 旅行前，估计需求并购买药物<br>咨询是否应避免使用传统药物（如，苗族的把树皮和阿司匹林放到一起的茶）和高风险的食品（如，大的岩礁鱼类） |
| 黄热病和日本脑炎（成人感染风险降低） | 之前暴露或免疫接种后，免疫力不确定或不完全 | 通过预防措施避免蚊虫叮咬，并（合适时）接种疫苗 |
| 登革热（尤其是有重度登革热的感染风险） | 反复暴露不同血清型的登革病毒可能导致重度登革热，VFR 旅行者更可能有暴露史 | 通过预防措施避免蚊虫叮咬 |

缩写：VFR，探亲访友；PPD，结核菌素纯蛋白衍化物；DEET，N, N- 二乙基间甲苯甲酰胺。

[1] 改编自：Bacaner N, Stauffer W, Boulware DR, Walker PF, Keystone JS. Travelmedicine considerations for North American immigrants visiting friends and relatives.JAMA. 2004; 291（23）: 2856 - 64。

[2] 只是假定原因，除非被参考用于支持论断。

[3] 在动物模型中，DEET（脂质体制剂）可避免血吸虫尾蚴穿过皮肤。

免疫接种

VFR 旅行者的旅行接种建议和要求与 US 本土出生的公民一样。但是，首先应该尝试确认移民旅行者之前是否进行了常规免疫接种（如，麻疹和破伤风），或者是否有相关病史。对于成人旅行者，如果没有免疫接种记录，可能会被认为有感染风险，需要接种与年龄适宜的疫苗（或者通过血清学检查抗体状态），接种时有以下注意事项：

★ 不可假定有甲肝的免疫力。很多来自发展中国家的青年人仍是易感人群。在旅行前进行甲肝和乙肝的血清学检测是有价值的。

★ 考虑为来自南亚、东南亚和拉丁美洲的移民接种水痘疫苗。此类移民为水痘易感人群，因为与温带地区相比，热带地区人口的水痘发病较晚。而且，与儿童相比，成人感染水痘后的死亡率和并发症发病率较高。

### 疟疾预防

前往疟疾流行地区的 VFR 旅行者，建议携带预防药物和使用预防措施（如，使用蚊帐和驱虫剂），尤其是对儿童而言（详见第二章，防蚊、蜱和其他节肢动物）。需要告知 VFR 旅行者的是，一些药物，如，氯喹和乙胺嘧啶以及氯胍单药疗法，在大多数地区无效，尤其是在撒哈拉以南的非洲地区。这些药物通常可在原籍国获得且价格不高，但药效不佳。

建议 VFR 旅行者在旅行前购买药物，以保障药物的质量。非洲和东南亚的研究表明，1/3～1/2 的当地抗疟药是仿冒的或效果不佳；而老挝的一项近期发表的研究表明，药店中销售的青蒿琥酯，有 88% 的质量不过关。

如何接触 VFR 旅行者并对其进行旅行健康教育是多年来的难题。近期，澳大利亚采用的接触 VFR 旅行者的方法，是以社区为基础，通过媒体、印刷物和社区活动宣传旅行健康信息。

## 参考书目

1. Angell SY, Cetron MS. Health disparities among travelers visiting friends and relatives abroad. Ann Intern Med. 2005 Jan 4; 142(1): 67–72.

2. Bacaner N, Stauffer B, Boulware DR, Walker PF, Keystone JS. Travel medicine considerations for North American immigrants visiting friends and relatives. JAMA. 2004 Jun 16; 291(23): 2856–64.

3. Barnett ED, Christiansen D, Figueira M. Seroprevalence of measles, rubella, and varicella in refugees. Clin Infect Dis. 2002 Aug 15; 35(4): 403–8.

4. Bate R, Coticelli P, Tren R, Attaran A. Antimalarial drug quality in the most severely malarious parts of Africa—a six country study. PLoS One. 2008; 3(5): e2132.

5. Greenaway C, Dongier P, Boivin JF, Tapiero B, Miller M, Schwartzman K. Susceptibility to measles, mumps, and rubella in newly arrived adult immigrants and refugees. Ann Intern Med. 2007 Jan 2; 146(1): 20–4.

6. Hendel-Paterson B, Swanson SJ. Pediatric travelers visiting friends and relatives (VFR) abroad: illnesses, barriers and pre-travel recommendations. Travel Med Infect Dis. 2011 Jul; 9(4): 192–203.

7. Leder K, Lau S, Leggat P. Innovative community-based initiatives to engage VFR travelers. Travel Med Infect Dis. 2011 Sep; 9(5): 258–61.

⑧ Leder K, Tong S, Weld L, Kain KC, Wilder-Smith A, von Sonnenburg F, et al. Illness in travelers visiting friends and relatives: a review of the GeoSentinel Surveillance Network. Clin Infect Dis. 2006 Nov 1; 43(9): 1185–93.

⑨ Lynch MF, Blanton EM, Bulens S, Polyak C, Vojdani J, Stevenson J, et al. Typhoid fever in the United States, 1999–2006. JAMA. 2009 Aug 26; 302(8): 859–65.

⑩ Pavli A, Maltezou HC. Malaria and travellers visiting friends and relatives. Travel Med Infect Dis. 2010 May; 8(3): 161–8888.

# 卫生保健工作者

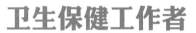

Henry M. Wu, V. Ramana Dhara,
Alan G. Czarkowski, Eric J. Nilles

## ■ 出国（美国）旅行的卫生保健工作者的风险

在美国境外行医的卫生保健工作者可能面临特殊的健康风险。接触患者和处理临床样本时，会面临各种感染风险。各种卫生保健工作者都可能面临感染风险：

★ 在世界各地医疗机构（包括诊所、医院和野外）工作的医生、护士和其他医务人员

★ 在海外医疗机构轮转的医学生或其他健康相关的实习生

★ 其他在诊所、医院或实验室工作的人员，包括研究员、实验室技术人员、辅助人员和公共卫生工作者

所有环境下的卫生保健工作者都有暴露于各种传染性疾病的风险，包括通过血液和体液传播的感染（如，HIV 或乙型肝炎），或者通过空气或飞沫传播的疾病（如，结核或流感）。工作职责、地理位置和行医环境不同，感染风险不同。风险升高与多因素有关：

★ 缺乏严格的安全条例或传染控制标准

★ 很难获得个人防护装备（PPE）或安全设备

★ 不熟悉行医环境或设备

★ 行医环境阻碍了医务人员遵守标准预防措施（如，资源极其有限的环境、自然疾病或战乱地带）（详见表 8-3，极端环境下的卫生保健工作者）

★ 不熟悉医疗程序

★ 传染性疾病高发病率（如，HIV、乙肝、丙肝或结核）

★ 感染者导致的传染病负担高和传播风险升高（如，未经治疗患者的 HIV 病毒载量高）

★ 暴露于血液传染的病原体后，用于评估和治疗的资源有限

★ 卫生保健场所可能爆发不熟悉的传染性疾病［如，中东呼吸综合征（MERS）或病毒性出血热］

★ 在资源有限的地区和与世隔绝的地区长期行医导致的心理压力过大

---

### 表 8-3　极端情况下的卫生保健工作者

卫生保健工作者通常会在极端情况下提供护理，极端情况的特点为医疗或公共卫生设施有限或缺乏、基本卫生用品缺乏（如，洗手用的肥皂和清水）、传染性疾病感染风险高、环境条件极端以及暴力事件频发。近 20 年来，人道主义工作者遭受暴力袭击的数量升高，而且从 2002 年到 2012 年，救援人员的绑架事件增加了 400%。

由于风险增加，且后果为严重的疾病或伤害，因此充分的准备和预防是十分必要的。卫生保健工作者的健康问题可有广泛影响，不只是工作者本人受到影响，依靠卫生保健工作者护理的人群也会受到影响。关于如何为在发展中国家或人道主义环境中旅行或工作做准备的具体指南可详见其他章节，但是还需要考虑以下方面：

1. 可依赖的通信设备：一般是卫星电话，可保证服务提供者完成任务。考虑便携式太阳能通信设备，除非可保证电力供给，但在大多数极端情况下很难保证电力供给。
2. 医疗救助保险和计划：取决于就职的组织，可能提供/不提供医疗救助保险（详见第二章，旅行保险，旅行健康保险和医疗救助保险）和具体的救助应急计划。医疗救助保险和计划都很重要，卫生保健工作者需要熟悉所有的细节。
3. 卫生保健工作者的健康：应密切监测卫生保健工作者的健康情况，如有必要，及早开始治疗。如果有指征表明可能存在对治疗无反应的严重疾病，则应该立即采取应急计划以寻求医疗运送。
4. 精神健康：在战乱和疾病流行等危险地区的卫生保健工作者，通常工作时间较长，

续表

且可能遭受严重创伤。这些都能使卫生保健工作者感到巨大压力，从而导致抑郁症、创伤后应激障碍和焦虑症的发病率增加。在任职前，卫生保健工作者应该考虑应对方案，并且尽可能多地与家人和朋友的支持网保持联系。

5. 化学战争：尽管很少见，但是护理患者的卫生保健工作者可能暴露于化学战争药剂，这一点已经在最近的叙利亚战争中有所记载。如果可能暴露于化学战争药剂，则应立即给予解毒剂（如，阿托品）。

1. Connorton E, Perry MJ, Hemenway D, Miller M. Humanitarian relief workers and trauma related mental illness. Epidemiol Rev. 2012 Jan; 34（1）: 145 - 55.

2. Harmer A, Stoddard A, Toth K. Aid worker security report 2013, the new normal: coping with the kidnapping threat. London: Humanitarian Outcomes; 2013 [ cited 2014 Jul 31 ]. Available from: https://aidworkersecurity.org/sites/default/files/AidWorkerSecurityReport_2013_web.pdf.

3. Human Rights Watch, Safeguarding Health in Conflict Coalition. Under attack: violence against health workers, patients, and facilities. 2014 [ cited 2014 Jul 31 ]. Available from: https://www.hrw.org/sites/default/files/related_material/HHR0514_brochure_LOWRES.pdf.

4. Lyon RM, Wiggins CM. Expedition medicine—the risk of illness and injury. Wilderness Environ Med. 2010 Dec; 21(4): 318 - 24.

5. United Nations Mission to Investigate Allegations of the Use of Chemical Weapons in the Syrian Arab Republic. Report on the alleged use of chemical weapons in the Ghouta area of Damascus. Geneva: United Nations; 2013 [ cited 2014 Jul 31 ]. Available from: http://www.un.org/disarmament/content/slideshow/Secretary_General_Report_of_CW_In.

## ■ 旅行前免疫接种和筛查

除了接种旅行目的地适宜的疫苗，所有卫生保健工作者还需要遵照最新的免疫接种（或者记录相关免疫力）常规程序和推荐指南进行接种，包括：

★ 麻疹、风疹和腮腺炎疫苗

★ 流感疫苗

★ 水痘疫苗

★ 破伤风、白喉和百日咳疫苗

★ 乙肝疫苗

★ 其他年龄适宜的疫苗或适用于有潜在疾病的旅行者的疫苗（如，肺炎球菌疫苗）

对于卫生保健工作者，建议接种乙肝疫苗后进行血清学检测；在对初始免疫接种没有反应的人群中，25%～50% 在再一次接种后出现反应，而 44%～100% 在接种 3 剂后出现反应。灭活脊髓灰质炎疫苗（作为成人的加强针）或脑膜炎球菌疫苗可在旅行目的地为相应疾病流行或暴发的地区时接种。卫生保健工作者需要就以下方面进行咨询：国家针对性接种建议和 CDC 旅行者健康网站的旅行者注意事项（www.cdc.gov/travel），以获得最新的免疫接种建议。

建议卫生保健工作者定期通过结核菌素皮肤试验或干扰素 γ 释放试验筛查潜伏性结核感染；而且对于在结核感染高发或暴露风险高的地区（如，监狱）工作的卫生保健工作者，进行旅行前和旅行后检查尤其重要（详见第三章，结核病）。在美国，通常不建议卫生保健工作者常规接种卡介苗（BCG）疫苗；但是，对于在结核传染风险高以及抗异烟肼和利福平性结核高发的地区工作的卫生保健工作者，可以考虑接种卡介苗疫苗。不常规建议旅行前进行 HIV 和丙型肝炎的基线测试，如果在旅行目的地暴露风险高且暴露后无可靠的检测可用时，可以考虑此检查。

## ■ PPE 和感染控制

卫生保健工作者应该尽可能遵守标准预防措施，包括 PPE（如，手套、隔离衣、围裙、医用口罩和保护性眼罩）。未经过标准防护措施培训的卫生保健工作者不能参与医疗活动、处理临床样本或处理被污染的医疗器械。被针扎伤是血源性病原体的常见经皮肤暴露途径，而且应该避免已知可能造成针刺伤害的活动，如重复使用注射器或使用针头在容器间转移体液。有关标准预防措施和 PPE 的更多信息、指南和培训材料，详见：www.cdc.gov/HAI/prevent/ppe.html 和 www.cdc.gov/hicpac/2007IP/2007isolationPrecautions.html。

进行旅行准备时，卫生保健工作者应该：

★ 确保对所要参加的活动接受了充分的培训，考虑在当地可获得的设备

★ 遵守严格的安全标准，即使当地的标准可能不够严格

★ 如果不确定在当地是否可以获得 PPE 或安全相关器械，建议自己携带

★ 评估当地是否可以获得可靠的 HIV 暴露后预防措施（PEP），如果不能获得，考虑自己携带（详见下文的 HIV PEP）

卫生保健工作者需要考虑当地的医疗条件，因为通常在美国，有限的 PPE 或重复使用器械都是不可接受的。尽管在大多数发展中国家都可获得 HIV 抗反转录

病毒药物，但是卫生保健工作者仍然需要在旅行前与其赞助机构确认旅行目的地是否可以获得 HIV PEP，或考虑自己携带。

## ■ 经空气或飞沫传播的感染

卫生保健工作者可能感染多种来自患者的空气或飞沫传播的疾病。尽管多种病原体可通过免疫接种预防（如，麻疹、流感和水痘），但在美国，对怀疑患有呼吸道感染的患者采取空气或飞沫预防措施是感染控制的主要方法。预防措施包括使用 PPE，如经过适合性试验的 N95 口罩和负压隔离病房预防空气传播，通过医用口罩避免飞沫传播。在世界各地的卫生保健工作者应询问工作地点是否有 PPE 和隔离病房。可以考虑在旅行期间自己携带 PPE（详见上文，PPE 和感染控制）。

在结核高发地区工作的卫生保健工作者，需要特别考虑结核感染，但是，在缺乏诊断能力和隔离病房功能不佳的地方，很难有条件常规使用 N95 口罩。对于前往结核流行地区旅行的卫生保健工作者，建议在旅行前和旅行后进行潜伏性结核感染的筛查（详见上文，旅行前免疫接种和筛查）。

卫生保健工作者需要意识到，在国外行医期间，可能遇到不常见的或新型的病原体，尤其是在已有相关疾病暴发的地区（如，阿拉伯半岛的 MERS 或亚洲的禽流感）。需要查询疾病特异性的 CDC 网站（www.cdc.gov）和 CDC 旅行者健康网站（www.cdc.gov/travel），以获得有关感染控制的最新信息和预防建议。

## ■ 经血液或体液传播的感染

卫生保健工作者可通过经皮、黏膜或破损皮肤暴露，感染多种经血液或体液传播的感染。在一些国家，HIV、乙肝（HBV）和丙肝（HCV）感染的发病率较高。据估计，全球范围内，每年有 1000 例因锐器伤而感染 HIV 的卫生保健工作者。经皮暴露于 HIV 感染的血液后，HIV 传染风险约为 0.3%，而黏膜暴露后约为 0.09%。其他可能传播 HIV 的体液包括：脑脊液、滑液、心包液、胸膜液、腹膜液、羊水、精液和阴道分泌物。而一般不认为唾液、尿液、痰液、鼻腔分泌物、泪液、粪便、呕吐物和汗液可以传播 HIV，除非可以看到其中有血丝。通常情况下，经皮暴露于受污染的尖物后会造成暴露，包括针头、小刀、手术刀或（来自于毛细血管或试管的）碎玻璃。经皮肤暴露后，感染风险随血液暴露量（造成损伤的设备、真空针头、深度损伤，或者动静脉插管的操作中的可见血量）的增加而增加。皮肤暴露于可能感染的体液后，只有在有皮肤损伤证据（如，皮炎、擦伤或开放性伤口）的情况下，才考虑有 HIV 感染的风险。HIV 病毒载量高的患者被认为传染 HIV 的风险高，而在医疗资源有限（即，HIV 和病毒性肝炎的治疗措施有限）的地区行医时，需要特殊考虑这一问题。

乙肝疫苗、标准预防措施、PPE 和安全相关器械都是重要的预防措施（详见上文，旅行前免疫接种和筛查，以及 PPE 和感染控制）。还有很多其他的感染也可以通过血液或体液传播给卫生保健工作者，包括一些美国不常见或不流行的疾病，如，病毒性出血热、寄生虫感染和布鲁菌病。

血液或体液职业性暴露的卫生保健工作者，应进行以下步骤：

- 用肥皂和清水全面清洗暴露部位。如果发生黏膜暴露，用大量水或盐水冲洗暴露部位。
- 如果可能，评估传染源患者的 HIV 和 HCV 状态。如果卫生保健工作者没有对乙肝疫苗的应答记录，可能也需要对传染源患者进行 HBV 检查。
- 推荐对传染源患者进行 HIV 快速检测。一般不认为暴露于 HIV 快速检测呈阴性的患者的体液后会有 HIV 的传染风险，除非此患者有 HIV 感染史或 HIV 相关疾病史。
- 暴露后，立即对卫生保健工作者进行基线 HIV（可能还会有 HBV 和 HCV）检测并尽快寻求可靠的医学评估，以指导 HIV PEP 的决定（详见下文）。

## 暴露后预防（PEP）

PEP 有多重用药组合（详见 HIV 职业性暴露和暴露后预防的美国公共卫生服务更新指南：http://aidsinfo.nih.gov/guidelines）。考虑 PEP 时，进行专家咨询很重要，因为用药方案需要考虑病史、可能的药物相互作用和可能的耐药菌株暴露。不能及时获得专家建议时，可以拨打国家临床医师暴露后预防热线（PEPline）：888-448-4911（每天，美国东部时间 9：00am～2：00pm），以寻求 HIV、乙肝和丙肝的职业性暴露的管理帮助（http://nccc.ucsf.edu/clinician-consultation/postexposure-prophylaxis-pep/）。应尽快开始 HIV PEP。如果有新信息改变了评估结果，可能需要停止 PEP，但是等到所有信息采集完全后再开始 PEP 可降低其有效性。

应该考虑原始资料反映的其他可能的感染暴露，并进行适当管理。如果卫生保健工作者没有对乙肝疫苗的应答记录或者未完成接种系列，则可能需要对卫生保健工作者和传染源患者进行暴露后检测，并使用乙型肝炎免疫球蛋白和疫苗进行 PEP。更多信息，详见：www.cdc.gov/mmwr/preview/mmwrhtml/rr6210a1.htm。

暴露后检测和咨询

HIV 职业性暴露的卫生保健工作者，应该在暴露后尽快接受标准 HIV 检测作为基线检测，然后在第 6 周、第 3 个月和第 6 个月接受随访（如果检测时使用了第四代 HIV p24 抗原抗体，则可接受为期 4 个月的随访）。已知或可能有 HCV 暴露的卫生保健工作者，应该进行 HCV 的基线检测和随访检查。暴露于有 HIV 和 HCV 感染的患者后，如果卫生保健工作者感染了 HCV，则建议随访时间延长为 12 个月。

无论暴露的人员是否接受 PEP，都应该进行暴露后咨询和医学评估。在暴露后的前 12 周内，卫生保健工作者需要采取预防措施，以避免二次传染（如，避免性接触、使用屏障避孕法、避免捐献血液或器官，和可能时避免母乳喂养）。开始 PEP 后，卫生保健工作者需要咨询药物毒性、药物相互作用和依从性重要性等方面的问题。药物副作用是停止 PEP 的常见原因，尽管新型方案改善了耐受性。职业性暴露后可能带来精神状态改变，并可能因工作环境已存在的应激原而加剧。心理咨询应该作为暴露管理的重要部分。

## 参考书目

1. CDC. Healthcare Infection Control Practices Advisory Committee (HICPAC). Atlanta: CDC; 2010 [cited 2014 Jul 31]. Available from: http://www.cdc.gov/hicpac/2007IP/2007isolationPrecautions.html.

2. CDC. Healthcare-associated infections (HAIs). Atlanta: CDC; 2014 [cited 2014 Jul 31]. Available from: http://www.cdc.gov/HAI/prevent/ppe.html.

3. CDC. Tuberculosis (TB). Atlanta: CDC; 2014 [cited 2014 Jul 31]. Available from: http://www.cdc.gov/tb/default.htm.

4. Clinicians Consultation Center. Post-exposure prophylaxis (PEP): timely answers for urgent exposure management. San Francisco: UCSF; 2014 [cited 2014 Sep 24]. Available from: http://nccc. ucsf. edu/clinician-consultation/post-exposure-prophylaxis-pep/.

5. Kuhar DT, Henderson DK, Struble KA, Heneine W, Thomas V, Cheever LW, et al. Updated US Public Health Service guidelines for the management of occupational exposures to human immunodeficiency virus and recommendations for postexposure prophylaxis. Infect Control Hosp Epidemiol. 2013 Sep; 34(9): 875–92.

6. Lee R. Occupational transmission of bloodborne diseases to healthcare workers in developing countries: meeting the challenges. J Hosp Infect. 2009 Aug; 72(4): 285–91.

7. Mohan S, Sarfaty S, Hamer DH. Human immunodeficiency virus postexposure prophylaxis for medical trainees on international rotations. J Travel Med. 2010 Jul–Aug; 17(4): 264–8.

8. Schillie S, Murphy TV, Sawyer M, Ly K, Hughes E, Jiles R, et al. CDC guidance for evaluating health-care personnel for hepatitis B virus protection and for administering postexposure management. MMWR Recomm Rep. 2013 Dec 20; 62(RR-10): 1–19.

9. Uslan DZ, Virk A. Postexposure chemoprophylaxis for occupational exposure to human immunodeficiency virus in traveling health care workers. J Travel Med. 2005 Jan–Feb; 12(1): 14–8.

10. Vaid N, Langan KM, Maude RJ. Post-exposure prophylaxis in resource-poor settings: review and recommendations for pre-departure risk assessment and planning for expatriate healthcare workers. Trop Med Int Health. 2013 May; 18(5): 588–95.

# 给机组的建议

## Phyllis E. Kozarsky

## ■ 综述

航空公司扩大飞行范围，需要机组人员前往更多的异地目的地，这些特殊旅行者需要为他们可能遇到的风险提前做准备。在某种程度上，前往这些目的地，机组与所有旅行者是相似的，但因为以下原因需要对旅行健康指南做出一些修改：

★ 转机停留的时间短，一般 24～48 小时

★ 出行频繁

★ 面临临时通知可能需要前往新目的地

★ 尽管行程时间短，由于机组行为可能更具冒险性而导致风险比一般旅行者更高

★ 机组人员交流频繁，错误信息传播迅速

★ 机组人员可能认为他们自己是低风险的，因为他们一般身体健康，并且在各国境内暴露时间短

鉴于这些因素，值得为这一特殊群体提供一些指南。在一般情况下，前往发展中国家的航空公司会试图告知他们的机组可能面临的健康问题。然而，航空公司不一定有专业的职业健康或旅行医学专家，航空公司可能不知道他们目的地的特殊风险。因此，机组人员和临床医师碰到这样的情况应建议航空公司配置在相关领域内知识渊博的专业人员，能够根据不同的目的地提出相应建议。

飞行员通常能够知晓和识别飞行中不允许使用的药物，所以临床医师应与其讨论药物的选择。不得使用有中枢神经系统副反应的药物，飞行员在执行飞行任务时使用某种新药应进行测试以免副反应影响飞行。飞行员及乘务员应意识到某些食物和饮料含有微量能够使药物检测转阳性的成分。如果出现问题，应咨询航空医学检测者（www.faa.gov/pilots/amelocator/），他们了解联邦航空管理局关于飞行员可以和不可以服用的药物的相关规定。这些医师负责定期检查飞行员以验证其适合飞行。

尽管任何旅行卫生服务机构都可以为前来咨询的机组人员提供检查和建议，但非常重要的内容询问航空公司对机组的要求，不只限于旅行期间保持健康的强制和推荐要求。如有疑惑，旅行卫生服务机构应联系航空公司医疗负责人或职业健康部门寻求指导。比如，一些航空机组主要飞国内航线或西欧、日本航线，在他们日常工作中不会飞往黄热病风险地区。然而，航空公司可能要求无禁忌证的机组成员接种黄热病疫苗，这样航空公司有调换机组的灵活性且能够处理一些紧急需求。

## ■ 通用卫生措施

尽管飞行员被要求定期拜访旅行卫生提供者来确保他们适合飞行，但这可能不能解决一些国际旅行时影响他们的问题，尤其目的地是发展中国家时。乘务组和其

他人员也应该考虑向他们的卫生保健提供者咨询：

★ 如果频繁前往结核发病率明显高于美国的目的地，当地抗菌药耐药率更高，且机组人员与人群接触密切，应定期给予结核菌素试验（www.who.int/tb/challenges/mdr/en）。

★ 每次向卫生保健提供者咨询时检查是否按照最新要求完成常规接种（如下）。

★ 当有疫苗时每年接种季节性流感疫苗。

此外，所有慢性病药物应携带额外的量，以免有些地区没有这些药物，即使有或者更廉价，可能是伪造或者低质量的药物（详见第二章，观点：药品质量和假药）。在发展中国家，制造假冒伪劣药物产业巨大且逐渐增长；几乎不可能从包装或药片区分是否是假药。某些假药包含少量或无活性成分，某些假药含有有毒污染物。

## 疫苗

因为频繁的国际旅行，航空机组可能暴露于不同的在美国不常见的疾病。比如，麻疹对成年人来说可能威胁生命；麻疹在世界上大部分地区非常常见，包括欧洲，因为在很多国家缺乏强制儿童预防免疫的措施。此外，机组成员可能在儿童时期没有患过水痘或者没有免疫力。在热带地区该疾病通常发生在年龄稍大一些的人群中；因此，如果在目的地有当地人口交叉感染，感染的风险会更高。国际航班机组应考虑旅行健康咨询，以确保获得尽可能完善的保护。部分人员可能在前往新目的地前不久才收到通知，因此在咨询时应询问航空机组成员临时出行的可能性，因此可以早点为即将到来却不迫在眉睫的出行实施疫苗接种。健康保健提供者应教育旅行者不同目的地的健康风险；是否接种特定疫苗取决于旅行者的接种风险。

### 常规接种

所有的旅行者应确保他们按照最新要求完成全部常规接种（详见第三章，旅行相关传染性疾病）：

★ 麻疹——1957 年以前出生于美国的人被假定为麻疹免疫。1957 年以后出生的人应该有确定的麻疹疾病史或完成抗麻疹疫苗 2 次接种。麻疹接种通常使用 MMR（麻疹－腮腺炎－风疹联合疫苗）三联疫苗。

★ 水痘——强烈推荐无水痘病史的旅行者接种。

★ 脊髓灰质炎——推荐成人完成一次加强免疫。尽管脊髓灰质炎病毒的传播在西半球不构成问题，但在亚洲及撒哈拉以南的非洲某些国家仍有风险。

第八章 对有特殊健康需求旅行者的建议

★ 白喉－破伤风－百日咳联合疫苗——为了形成完整的保护，每隔 10 年接种一剂（一剂百白破三联疫苗，然后是白破成人二联疫苗）。

★ 乙肝——在美国所有的儿童及青少年均应接种。由于暴露的不可预知，建议频繁旅行者接种乙肝疫苗。

★ 甲肝——在美国，所有儿童均应接种。建议所有旅行者接种甲肝疫苗，有限数据表明机组的免疫覆盖率较低，因此机组更应该被要求接种。

★ 流感——无禁忌证的人推荐每年均接种，机组更应该被要求接种。

★ 其他——应考虑所有年龄相关（如水痘带状疱疹）或保持健康相关（如肺炎球菌）的疫苗。

### 旅行相关疫苗

尽管无针对飞行员和航空机组成员旅行疫苗使用的规章制度和推荐，但是考虑到他们出行频繁、停留短暂、有时行程和目的地不可预知，有理由为他们提供流脑、乙脑、黄热病和伤寒疫苗。同样他们也是一群在工作外频繁出行的人群，所以在咨询期间应询问他们是否有可以同时处理的其他行程计划。

### 疟疾药物预防

机组成员通常由航空公司告知哪个目的地存有疟疾。一些欧洲及亚洲航空运营者有更长时间的飞往疟疾流行地区的经验，这些航空公司针对疟疾预防有各种规章。尽管疟疾在部分目的地国家有传播，但有时大部分美国航空公司通航的首都或大都市没有疟疾风险（比如中国或菲律宾）。这通常不是撒哈拉以南非洲地区，在那里即使短暂 24 小时的停留也有大量的暴露风险（但是在肯尼亚内罗毕没有疟疾风险）。虽然在目的地酒店的风险是微乎其微的，但风险可能在国际机场不可预知的运输延误及转机游玩中增加。即使在短暂的停留期间（比如，在西非前往南非途中），当航空器机门打开时仍有一些风险。已经有少量关于航空机组短暂转机感染疟疾风险的出版数据，但一些信息提示风险小于普通旅行者。

不幸的是，美国及欧洲前往疟疾流行地区的机组的经历显示机组人员持续感染疟疾，以及进展成严重复杂疾病。一些疾病可能由航空公司缺失防护措施、防止蚊虫叮咬预防措施的失败、疟疾预防药物的不依从和药物毒性的错误信息引起。疟疾传播可能是集中或间断的，所以每次前往高度流行地区应加强药物预防。

航空机组成员应易获得教育材料及药物预防，如果需要，应有能力进行预防措施个人风险评估。在疟疾患病率高的目的地（比如，西非各国家），机组成员停留转机时应采取药物预防。对于疟疾风险较低的目的地，应基于当地传播强度、住宿情况和个人行为，建议机组使用驱虫剂且不采用药物预防。机组成员应始终：

★ 自学掌握尽可能多的疟疾知识

★ 理解个人防护措施如驱虫剂的重要性，且会正确使用

★ 当推荐时正确服用疟疾药物预防药物

★ 知道在暴露后如果发热或寒战，需急诊医疗

★ 知道疟疾症状或体征出现的情况下如何在目的地或家中获得医疗救助

由于疟疾预防的疗程周期和部分药物副作用难以使机组满意，因此根据不同目的地城市，疟疾的药物预防有几种方案。针对具体国家的建议可以在本书（详见第三章，黄热病和疟疾信息，按国家划分）或 CDC 旅行者健康网站上（www.cdc.gov/travel）获得。国际航线通常选择阿托伐醌－氯胍组合药物；其副作用及使用剂量使其成为最合适的选择。

更多关于疟疾预防的信息详见第三章，疟疾。

### 食物与水注意事项及旅行者腹泻

飞行员及机组成员与其他旅行者一样，应遵循同样的安全饮食注意事项和旅行者腹泻预防治疗措施（详见第二章，旅行者腹泻）。他们也深谙旅行者腹泻的识别和自我处理以缩短会影响他们工作的病程时间。

### 血液及性传播感染

尽管这些风险和预防在其他部分有详细阐述，值得重申的是频繁旅行者随意且无保护性性行为的可能性会增加。一般认为来自西方国家的人群感染 HIV 和其他性传播感染疾病的风险相当；但是，旅行者远远高出此类感染风险。旅行者感染此类疾病不仅包括淋病和衣原体疾病，还包括乙肝和丙肝等慢性疾病。当在发展中国家旅行时，不推荐进行牙科手术和诸如针灸、文身和穿孔等类操作。

对有特殊健康需求旅行者的建议

第八章

**参考书目**

1. Bagshaw M, Barbeau DN. The aircraft cabin environment. In: Keystone JS, Freedman DO, Kozarsky PE, Connor BA, Nothdurft HD, editors. Travel Medicine. 3rd ed. Philadelphia: Saunders Elsevier; 2013. p. 405–12.

2. Byrne N. Urban malaria risk in sub-Saharan Africa: where is the evidence? Travel Med Infect Dis. 2007 Mar; 5(2): 135–7.

3. Byrne NJ, Behrens RH. Airline crews' risk for malaria on layovers in urban sub-Saharan Africa: risk assessment and appropriate prevention policy. J Travel Med. 2004 Nov–Dec; 11(6): 359–63.

4. CDC. Notes from the field: malaria imported from West Africa by flight crews—Florida and Pennsylvania, 2010. MMWR Morb Mortal Wkly Rep. 2010 Nov 5; 59(43): 1412.

5. Schwartz MD, Macias-Moriarity LZ, Schelling J. Professional aircrews' attitudes toward infectious diseases and aviation medical issues. Aviat Space Environ Med. 2012 Dec; 83(12): 1167–70.

6. Selent M, de Rochars VMB, Stanek D, Bensyl D, Martin B, Cohen NJ, et al. Malaria prevention knowledge, attitudes, and practices (KAP) among international flying pilots and flight attendants of a US commercial airline. J Travel Med. 2012 Dec; 19(6): 366–72.

# 人道主义救援人员

Brian D. Gushulak

## ■ 概述

　　每年，有成千上万的人通过相关组织机构或个人活动，为各地提供人道主义救援和灾难救援。在大规模灾难（如，地震和海啸）后，越来越多的旅行者加入到人道主义救援工作中。另外，很多已经参加国际宣教协会或以信仰为基础的活动的人士，通常也会加入到人道主义救援和灾难救援工作中。确保人道主义救援人员的健康很重要，这使得他们能够帮助需要帮助的人，并且避免对当地卫生机构造成额外负担。

与其他旅行者一样，目的为提供人道主义救援或灾难救援的旅行者，需要在旅行前、旅行期间和旅行后确保自身的安全和健康。这包括了解并准备所有旅行目的地需要的物品。另外，提供人道主义救援期间，救援人员可能经历特殊的风险和情况，包括：

★ 暴露于造成危机或事件突然发生的环境，如自然灾害或冲突

★ 在极端条件下长时间工作，而且通常会接触受累人群

★ 基础设备被毁或缺乏，包括食物、用水、住宿、运输和卫生服务有限

★ 安全和保护水平低

★ 与事件和地区资源能力相关的压力、伦理和道德挑战

人道主义救援可能对健康产生不利影响。以长期人道主义救援人员为对象的研究表明，≥ 35% 的人报告在执行任务期间健康状况恶化。据记载，人道救援工作人员有遭受意外事故和暴力事件的风险，而且由此引发的死亡人数多于疾病和自然灾害导致的死亡。最近的估计表明，救援工作人员的暴力相关的死亡、医疗救援和住院风险约为 6/10 000 人年。救援地区、救援性质和救援所用时间不同，所遭遇的情况和结果也有所不同。

一项以美国红十字会员工为对象的研究表明，外伤或事故发生率为 10%，而暴力暴露风险为 16%。同一项研究还表明，≥ 40% 的人员遭受的压力大于预期。美国和平部队志愿者间开展的一项更早的研究表明，意外伤害约占死亡原因的 70%，而第二大死因是被害，为 17%。而疾病导致的死亡约占和平部队死亡人数的 14%。

但是，人道救援工作人员的风险并不是根据救援性质而均匀分布的。针对人道主义救援和灾难救援工作人员的暴力持续监控表明，一小部分不安全地区（阿富汗、巴基斯坦、苏丹和索马里）发生了大多数此类事件。

## ▣ 旅行前考虑

### 评估和旅行前医疗护理

旅行前评估时，需要特别注意身体方面和精神方面的状况，另外还需要对旅行者进行培训，这样可以降低发病的可能和遣返回国的需求。全面的医学检查可以帮助旅行者确诊之前未识别的疾病并在旅行前进行治疗。仔细评估风险因素（酒精或

物质滥用、性传播疾病和精神疾病的家族史和个人史）可能需要其他检查的配合，并且可能确诊之前未识别的精神障碍或慢性疾病。确认酒精或物质依赖、抑郁症或其他精神障碍很重要，因为这些疾病可能会由于执行任务期间的压力而出现恶化，而且这些疾病通常也是需要紧急遣返回国的原因。计划长期停留的旅行者，需要评估口腔情况，并且在离境前解决口腔问题。

对于传教士或其他有信仰的救援工作者，卫生保健工作者可能还要考虑其他问题。此类人群可能在国外停留很长时间，甚至可能是整个职业生涯，因此卫生保健工作者必须考虑长期居住在旅行目的地时可能遇到的健康风险。另外，这类人群可能有家人陪伴，包括婴幼儿。上述因素使得其他旅行健康考虑成为必要，而这些考虑可能与其他短期人道主义救援和灾难救援人员不同。更多信息，详见下文观点：长期旅行者和外派人员与疟疾。

对于将在人道救援期间提供医疗护理或参加临床研究的人员，需要根据职业风险和暴露前 / 暴露后预防措施的需求进行评估。前往冲突活跃或警察较少的地区的人道主义救援和灾难救援人员，可能会获益于专门的安全简报，该简报可以是工作组织提供的也可以是私人机构提供的。医疗基础设施可能会因为灾害而受损或遭到破坏。因此，对于有潜在疾病或怀孕的志愿者，不建议其前往灾区，但鼓励通过其他方式给予支持。计划参与动物救援的旅行者，需要参考第六章，携带动物和动物产品通过国境口岸，并与卫生保健工作者讨论狂犬病的暴露前预防措施。

对于需要为埃博拉患者或其他经血液或体液传播疾病的患者提供护理的旅行者，需要确定其工作组织可提供个人防护装备（PPE），如口罩、手套、隔离衣和眼部保护。如果工作组织无法提供这些物品，则旅行者需要自己携带 PPE，因为旅行目的地可能没有 PPE。

无论救援人员将在哪个地方工作，都应在旅行前采取一些基础防护措施，包括，常规免疫接种、疟疾药物预防（有条件的话）、饮食安全措施、旅行者腹泻的自我管理、蚊虫叮咬的风险和外伤预防。

### 咨询和建议

受雇前培训和教育很重要，因为救援人员的疾病或外伤会对施救地区造成负担。外伤和交通事故是世界各地旅行者的常见风险，因此，旅行者应尽可能地注意自身环境，并在可能的情况下谨慎选择交通工具和旅行时间。在灾区和紧急情况下，旅行者应该注意可能导致风险的因素，如，碎石、不稳定的建筑、中断的供电系统、环境危害和极端温度。尽管不常见，但是发达国家的紧急情况可能涉及不常见的暴露，如，2011年日本核电站受损后的辐射暴露。

前往冲突活跃地区的旅行者，需要注意手雷和其他未爆炸武器相关的伤害。在当地服务或设施受损或毁坏的情况下，人道主义救援人员应该对有限的住宿条件、后勤补给和个人支持有心理准备。

前往资源匮乏地区的人道主义救援和灾难救援人员，可能会从有关目的地提供护理的道德复杂性的旅行前培训中获益。

### 准备

### 卫生用品

应建议旅行者准备比其他卫生包更精细的旅行卫生包，而且应该熟悉基本急救知识，以便在获得医疗护理前对外伤进行自我处理。救援人员需要对自己的用水消毒，并可能需要携带高能量的不易腐坏的食物，以便紧急使用。人道主义救援和灾难救援人员应该调查在旅行目的地可获得的资源，以确定旅行卫生包中需要放置什么物品。

对于有需要治疗的潜在疾病的患者，应尽可能携带处方和服务期间足够的药物。建议将药物分两份装，以防丢失或盗窃。对于佩戴牙套和假牙的旅行者，可能需要携带暂时的口腔黏接材料，以便短期处理牙套不牢固。除了基本的旅行保健药盒（详见第二章，旅行保健药盒），人道主义救援人员还应该携带下列物品：

### 洗漱用品

- 牙刷和牙膏
- 护肤乳
- 肥皂和洗发水
- 润唇膏
- 如果使用矫正镜片：
  > 多带一副处方眼镜（放置在保护套中）和处方
  > 眼镜清洁用品和修理用品
  > 多带一套隐形眼镜和眼镜清洁用品
- 一次性剃须刀，多带一个放置盒
- 指甲刀

- 厕纸
- 生理期用品

## 保护性衣物

- 宽松轻便的衣服
- 长裤
- 长袖衬衫
- 帽子
- 靴子
- 淋浴用鞋子
- 雨具
- 手帕
- 毛巾（最好为吸水性强的旅行用毛巾）
- 手套（如果要进行体力劳动，则准备皮手套；如果要处理血液或体液，准备橡胶手套）
- 护目镜

## 日常生活用品

- 太阳镜
- 防晒霜
- 驱虫剂
- 防水表
- 手电筒
- 备用电池
- 针线包
- 洗衣粉
- 小型的晾衣绳和晾衣夹
- 旅行用插头或电压适配器
- 小刀，如瑞士军刀和莱泽曼
- 如果旅行目的地是食物和用水可能受到污染的地区
    > 瓶装水或水过滤器/净化系统/水净化片
    > 不易腐坏的食物
- 如果旅行目的地为疟疾流行地区

> 蚊帐（经驱虫剂处理过）

## 安全及应急用品

● 带钱包的腰带

● 现金

● 国际工作时使用的手机或卫星电话（带充电器）

● 在有拉链的包里装入蜡烛、火柴和打火机

● 多带一个带拉链的背包

## 个人用品

因为在灾区可能面对生命逝去、严重受伤、妻离子散和严重损毁等情况，人道主义救援人员需要做好面对极端压力的准备。在这种情况下，将个人物品（如，家人照片、喜欢的音乐或宗教材料）放在身边，可以缓解压力。随时和家人朋友保持联系也是另一种支持方式。卫星电话很小，几乎可在世界各地工作，而且每天租金仅 10 美元不到。

## 重要文件

在不确定的情况下，一些签证或其他工作许可可能需要额外的护照规格的照片。旅行者应该携带重要文件的照片，如，护照和身份证，以及（有条件的话）行医资格证等。一些医学信息，如，免疫接种记录和血型也是有用的。旅行者应携带这些文件的复印件，另将这些复印件放在国内保管。另外，旅行者还应该携带紧急情况联系人的联系方式。

## 向使馆登记

离境前，旅行者应该通过国务院智能旅行者登记计划（STEP，https：//step.state.gov/step/）向旅行目的地的美国使馆登记，从而保证当地使馆获悉救援人员来到当地、救援人员可以接收通知并可能被包含在救助计划中。救援人员还应该考虑附加的旅行健康和医疗救助保险，包含生病或外伤时需要的医疗护理和救助费用。

## ■ 旅行后考虑

对于回国的人道主义救援和灾难救援人员，如果在旅行期间受到持续性损伤或在回国后出现疾病症状，则建议寻求医疗护理。为了保证评估的准确性，救援人员应该将近期旅行史和具体情况告诉医生。

根据离境的时间长度或活动（如，在卫生护理机构工作），回国的人道主义救援和灾难救援人员可能从全面医学检查中获益。回国也被认为是风险时期，因为可能存在心理调节的困难，存在这种情况时，应该寻求治疗或咨询。对于目睹或亲历重大伤亡事件或暴力事件（袭击、绑架或严重道路交通事故）的旅行者，应考虑将其转诊，进行危机事故咨询。

有研究表明，超过 30% 的救援人员报告在回国后不久感到抑郁。高质量的事后情况说明可以帮助心理调节。一般情况下，人道主义救援和灾难救援人员可以适应工作中的急性或慢性压力，表明他们具有心理调节能力，但是适当的休息和支持可以帮助他们完全适应回国后的环境。

## 参考书目

1. Aid Worker Security Database (AWSD) [database on the Internet]. London: Humanitarian Outcomes. 1997–present. Total incidents by country; [cited 2014 Sep 24]. Available from: https: // aidworkersecurity. org/incidents/report/country.

2. Callahan MV, Hamer DH. On the medical edge: preparation of expatriates, refugee and disaster relief workers, and Peace Corps volunteers. Infect Dis Clin North Am. 2005 Mar; 19(1): 85–101.

3. CDC. Coping with a traumatic event: information for the public. Atlanta: CDC; 2009 [cited 2012 Sep 23]. Available from: http: //www. bt. cdc. gov/masscasualties/copingpub. asp.

4. Connorton E, Perry MJ, Hemenway D, Miller M. Humanitarian relief workers and trauma-related mental illness. Epidemiol Rev. 2012 Jan; 34(1): 145–55.

5. Gamble K, Lovell D, Lankester T, Keystone JS. Aid workers, expatriates and travel. In: Zuckerman J, editor. Principles and Practice of Travel Medicine. Hoboken, NJ: Wiley; 2001. p. 448–66.

6. Kortepeter MG, Seaworth BJ, Tasker SA, Burgess TH, Coldren RL, Aronson NE. Healthcare workers and researchers traveling to developing-world clinical settings: disease transmission risk and mitigation. Clin Infect Dis. 2010 Dec 1; 51(11): 1298–305.

7. McFarlane CA. Risk associated with the psychological adjustment of humanitarian aid workers. The Australas J Disaster Trauma Stud [serial on the Internet]. 2004 [cited 2012 Sep 23]. Available from: http: //www. massey. ac. nz/~trauma/issues/2004-1/mcfarlane. htm.

8. Mitchell AM, Sakraida TJ, Kameg K. Critical incident stress debriefing: implications for best practice. Disaster Manag Response. 2003 Apr–Jun; 1(2): 46–51.

9. Nurthen NM, Jung P. Fatalities in the Peace Corps: a retrospective study, 1984 to 2003. J Travel Med. 2008 Mar–Apr; 15(2): 95–101.

10 Peytremann I, Baduraux M, O'Donovan S, Loutan L. Medical evacuations and fatalities of United Nations High Commissioner for Refugees field employees. J Travel Med. 2001 May–Jun; 8(3): 117–21.

# 长期旅行者和外派人员

Lin H. Chen, Davidson H. Hamer

旅行者在旅行期间患病或受伤的风险会增加。因此，要特别关注计划长期去中低收入国家的旅行者（一般指六个月以上），无论其是既定计划的外派人员还是自由探险者。旅行前咨询应有针对性地讨论包括旅行目的地、预防接种、无疫苗可防护的感染性疾病、损伤以及长期旅行者可能会遇到的心理、文化方面的问题。

## ▓ 境外医疗救助

所有的长期旅行者在出发前应进行全面体检和口腔检查。在境外居留期间，旅行者应预先估计在哪些地点可能会需要医疗救助，应计划好在哪里可获得救助并能支付费用。工作目的或有组织（如大学或和平组织）的旅行者可能会有医疗救助点；其他旅行者则应预先确定医疗救助的来源（见第二章，身患疾病的旅行者在国外获得医疗帮助）。由于当地不一定有健康保险，长期旅行者应确定是否增加旅行健康保险和撤离保险（见第二章，旅行保险、旅行健康保险和医疗救助保险）。

旅行者在有些国家可能会遇到假药或残次药物。从药片和包装上难以区分真假，因此旅行者应携带足够的常规药物（如降压药或降脂药）（见第二章，观点：药物质量和假药）。

## 疫苗

常规疫苗包括流感疫苗，应按期及时接种。长期旅行者无论工作、就读还是入境，还应了解旅行目的需要接种的疫苗。需关注的旅行相关疫苗：

★ 甲肝疫苗和伤寒疫苗适合于累积的风险，但应注意后者不能提供完全保护。

★ 旅行相关的乙型肝炎感染较少见，但风险仍高于非旅行者，因此所有长期旅行者和外派人员应考虑接种。

★ 在脑膜炎疫区或流行区，旅行者经常与当地人群接触则更容易患脑膜炎，应考虑接种四价疫苗。

★ 根据免疫接种实践咨询委员会（Advisory Committee on Immunization Practices）的推荐，计划在疫区居住或在病毒传播季节旅行超过一个月以上的旅行者推荐接种乙脑疫苗［见第三章，流行性乙肝脑炎（日本脑炎）］。

★ 有狂犬病的国家，特别是在无法提供人用狂犬病免疫球蛋白的地区（很多国家的确存在），长期旅行者接受狂犬病暴露前免疫预防措施很重要。

★ 去往黄热病疫区或有黄热病疫苗接种要求的国家居留或旅行的旅行者，应接种黄热病疫苗。

长期旅行者可能还会去目的地的周边旅行，因此还要考虑周边地区的疾病风险。例如，去首尔的短期旅行者不必考虑乙脑，但生活在首尔的外派人员可能会去韩国的乡村或亚洲其他地区，就会存在乙脑感染风险。

## 无疫苗预防的感染性疾病

### 疟疾

有研究数据显示，疟疾发生率随着居留时间的累积而上升，同时预防措施的使用率会下降。例如从西非居留 6～12 个月后回国的英国旅行者，其疟疾发生率是居留 1 周旅行者的 80 倍。去往加纳的外派人员当中，疟疾药物预防措施的依从度随着居留时间的增加而下降，超过一年的人员均已放弃使用。大约只有一半的人员间歇使用驱蚊剂，三分之一以上的人员从不使用。即使是大多数来自英国外交和联邦事务部的外派人员，他们非常了解疟疾以及相应的预防措施，但也只有不到四分之一的时间坚持使用疟疾药物预防措施。只有 25% 的人严格遵守规定，13% 的人感染了疟疾。非洲旅行者感染疟疾的风险相对较高，这些长期旅行者和外派人员的研究数据显示出令人忧虑的风险和状况。

计划居住在疟疾流行地区的旅行者应在其整个居留期间坚持使用抗疟药。使旅行者相信抗疟药的安全有效性非常重要。多西环素在军队中长期服用具有较好的耐受性，美国疾控中心也没有其作为预防用药在服用期间的限制性的建议。甲氟喹在和平组织志愿者中具有较好的耐受性，中断率只有 0.9%，长期服用后没有发现累积性效应的证据。甲氟喹每周只服用一次，适于氯喹耐受地区的长期用药，但其神经精神性副反应的问题越来越受到关注。

FDA 对该药物可能存在神经性副反应这个新的提示，可能会限制其在旅行者中的接受程度。阿托伐醌 - 氯胍经上市后监测显示出了很好的长期耐受性。因腹泻导致的中断率只有 1%。氯喹连续 5～6 年每周服用，剂量累积到 100g 时，应关注视网膜毒性的发生。建议服用 5 年后，每 6～12 个月做一次眼底检查。除此之外，其他抗疟药长期服用无须特殊检查。

前往疟疾流行地区的女性长期旅行者如可能会怀孕，需给予慎重考虑（见本章妊娠期的旅行者）。怀孕期间感染疟疾会导致母亲和胎儿发生严重的并发症。如有怀孕计划，则需调整抗疟药方案。

所有育龄期的女性长期旅行者最好在旅行前明确是否要怀孕。已怀孕或是计划怀孕的女性在长期旅行期间服用甲氟喹，对于整个孕期是安全的。研究数据显示，怀孕期间服用甲氟喹预防疟疾并没有增加致畸效应或不良妊娠的风险。怀孕期间长期服用氯喹也没有不良反应。如果女性长期旅行者正在服用阿托伐醌 - 氯胍、多西环素或伯氨喹，应停药并开始每周服用甲氟喹（氯喹敏感地区可服用氯喹），至少等待 3～4 周达到甲氟喹可治疗的血药浓度再怀孕。

服用抗疟药时怀孕不一定要药物流产，但要在旅行前咨询潜在的风险。阿托伐醌 - 氯胍对胎儿的影响尚未可知，但多西环素在动物试验中与胎儿毒性有关，因此孕妇禁用。伯氨喹可能会损伤有 G6PD 缺陷的胎儿，因此也不应在孕期使用。

长期旅行者应注意与药物预防措施相应的配套措施，如防蚊虫叮咬的个人防护方法（在蚊帐中睡觉、使用纱窗或使用驱蚊霜等）。考虑到旅行目的地抗疟药的质量问题，旅行者应从国内携带足够的抗疟药。

即使医生鼓励旅行者坚持使用个人防护措施，并保证长期药物预防措施的安全和有效性，旅行者的依从性还是会随着时间的延长而下降。因此，医生对去往疟疾流行地区的长期旅行者进行旅行前咨询时，应强调感染疟疾的严重性，并告知疟疾的症状和体征，一旦发病应立即寻求治疗。如果诊断为疟疾，旅行者还应考虑携带可靠的疟疾治疗药物。更多讨论请见本章下一节，观点：长期旅行者及外派人员与疟疾。

## 其他疾病

长期旅行者的腹泻等消化道疾病很常见，因此要学会急性腹泻的处理包括补水、服用抗胃肠动力药、经验性抗菌治疗以及适时就医。

如果旅行者或外派人员长期居留或与当地人群有密切接触，结核感染风险就会相应升高至当地的感染水平。旅行者特别是医疗工作者，或在医院、难民营、监狱工作的人员，应在旅行前后重复进行结核菌素试验或 干扰素 γ 释放试验。与此类似，登革血清转换在疫区援助人群中的月发生率达 3.4‰。长期旅行者和外派人员还应防止蚊虫叮咬以减少其他蚊媒病毒性疾病的患病风险。

旅行者和外派人员坚持使用避孕套的比例很低（约 20%），其感染艾滋病和性传播疾病的风险较高。长期旅行者应接受目的地 HIV 和性传播疾病感染风险和预防措施的教育。医疗工作者潜在的 HIV 职业暴露也很重要，在旅行前咨询中应告知如何规避风险以及暴露后的预防措施包括高效抗逆转录病毒治疗等（见本章，卫生保健工作者）。

输血是外派人员可能感染丙型肝炎的途径之一。戊型肝炎通过粪－口途径传播，在亚洲的感染风险最高，在许多热带地区也有传播。暴发性疾病对孕妇的感染风险最高。其他感染风险因地区而异，如贾第鞭毛虫病、阿米巴痢疾、类圆线虫病、血吸虫病、皮肤利什曼病和丝虫病等。

不在土地上光脚走路可预防类圆线虫属线虫感染，不在淡水中游泳或涉水可预防血吸虫感染。后者风险对于一些长期旅行者很难避免，如生活在亚撒哈拉地区的长期旅行者喜欢漂流或是在湖边度假。长期旅行感染类圆线虫病和血吸虫病的风险会增加，因此旅行者要考虑在归国后进行相关筛查。如果旅行者有潜在的皮肤利什曼病和丝虫病感染地区暴露风险，要考虑是否有感染。相比短期旅行者，长期旅行者更容易患慢性腹泻和感染后肠易激综合征（也许是满不在乎所致），为降低此风险，应持续注意食品水的卫生。

## ▦ 受伤

受伤是导致旅行者非正常死亡的主要原因，因此长期旅行者应掌握相关安全常识。道路和行车安全很重要，应尽可能选择最安全的交通工具。很多国家存在道路常常是坑坑洼洼缺少维护、交通法规执行不力、交通工具可能没有安全带也很少保养以及司机开车莽撞也很少培训等问题。详见第二章，预防意外伤害。

## ▦ 心理问题

长期旅行的压力能够引起或加剧精神疾病方面的反应。应评估长期旅行者已存在的精神疾病、抑郁情绪、近期主要的生活压力以及可能导致精神疾病反应药物的使用情况，这些情况可能需要深入分析。应鼓励所有长期旅行者通过规律运动和健康饮食来维持身心健康。长期旅行者应了解焦虑和抑郁的征兆，并知道如何处理。随身携带亲朋的照片或纪念品，以及在家中与爱人亲密接触能够缓解长期旅行的压力。更多信息见第二章，精神健康。

### 自由式旅行的长期旅行者

给没有旅行计划（或只有个大概的旅行计划）的旅行者提供旅行前服务难度很大。旅行者应接种尽可能多的疫苗以预防相关疾病感染，但应注意接种疫苗的优先次序。

由于旅行计划不确定，旅行者必须知道他们需要对一些常见病进行自我诊断和治疗，包括旅行者腹泻、上呼吸道感染、尿路感染、阴道炎、皮肤病和骨骼肌肉等（详见第二章，可自我治疗的疾病）。除上述策略，旅行者还有必要关注医疗资源及需紧急医疗评估和急救转运的症状和体征，以预防长期旅行期间出现的健康问题和受伤问题。

## ▦ 长期旅行者和外派人员归国后筛查

无论是外派工作人员、和平组织志愿者，还是深度探险者，长期旅行者回国后都需要进行一个全面的医学检查，以评估潜在的感染暴露。应详细询问旅行史相关的潜在高风险暴露，包括食物、水、动物和人员接触，这是旅行后评估的基础。体格检查重点关注特殊的症状和体征，以及实验室根据暴露类型有选择的系列筛查，包括血细胞分类计数、肝功氨基转移酶和相关的血清学检查。这些实验室检查有助于检测亚临床感染并确定是否对常见抗原出现血清转换（见第五章，归来旅行者的无症状筛查）。旅行后评估有助于对今后的旅行进行预防性评估。

## 参考书目

1. Chen LH, Wilson ME, Davis X, Loutan L, Schwartz E, Keystone J, et al. Illness in longterm travelers visiting GeoSentinel clinics. Emerg Infect Dis. 2009 Nov; 15(11): 1773–82.

2. Chen LH, Wilson ME, Schlagenhauf P. Prevention of malaria in long-term travelers. JAMA. 2006 Nov 8; 296(18): 2234–44.

3. Clerinx J HD, von Gompel A. Post-travel screening. In: Keystone J, Kozarsky P, Freedman DO, Nothdurft HD, Connor BA, editors. Travel Medicine. 3rd ed. Philadelphia: Saunders Elsevier; 2013. p. 467–74.

4. Cockburn R, Newton PN, Agyarko EK, Akunyili D, White NJ. The global threat of counterfeit drugs: why industry and governments must communicate the dangers. PLoS Med. 2005 Apr; 2(4): e100.

5. Cunningham J, Horsley J, Patel D, Tunbridge A, Lalloo DG. Compliance with long-term malaria prophylaxis in British expatriates. Travel Med Infect Dis. 2014 Jul–Aug; 12(4): 341–8.

6. Hamer DH, Ruffing R, Callahan MV, Lyons SH, Abdullah AS. Knowledge and use of measures to reduce health risks by corporate expatriate employees in western Ghana. J Travel Med. 2008 Jul–Aug; 15(4): 237–42.

7. Lim PL, Han P, Chen LH, MacDonald S, Pandey P, Hale D, et al. Expatriates ill after travel: results from the Geosentinel Surveillance Network. BMC Infect Dis. 2012; 12: 386.

8. Pierre CM, Lim PL, Hamer DH. Expatriates: special considerations in pretravel preparation. Curr Infect Dis Rep. 2013 Aug; 15(4): 299–306.

9. Toovey S, Moerman F, van Gompel A. Special infectious disease risks of expatriates and long-term travelers in tropical countries. Part II: infections other than malaria. J Travel Med. 2007 Jan–Feb; 14(1): 50–60.

10. Visser JT, Edwards CA. Dengue fever, tuberculosis, human immunodeficiency virus, and hepatitis C virus conversion in a group of long-term development aid workers. J Travel Med. 2013 Nov–Dec; 20(6): 361–7.

# 长期旅行者及外派人员与疟疾

Lin H. Chen

长期旅行者和外派人员在疟疾流行地区居留期间感染疟疾的风险很高，但有时他们并未意识到坚持使用抗疟药和采取个人防护措施以降低感染风险的重要性。甚至那些了解防护措施重要性的人可能也无法坚持甚至停用。疟疾预防指南主要是预防短期旅行者感染恶性疟原虫。长期旅行者理想的预防疟疾措施由于旅行者特点和旅行计划的多样性（包括在疟疾流行地区内外旅行）、可获得医疗服务的质量差异性，以及有限的抗疟药长期服用安全性和有效性数据报告而难以制定。而且，疟原虫的耐药性、传播季节性和传播密度会随环境和种群转换而进化。

对于本讨论，长期旅行者定义为无免疫力并居留在疟疾流行区 6 个月以上的旅行者。近期的综述总结了已发表的关于长期旅行者感染疟疾风险、个人防护措施应用、长期使用疟疾药物预防措施的安全性和耐受性等相关数据（文本框 8-4）。

## 个人风险注意事项

一些旅行者已经知道去疟疾流行地区长期旅行或居留要预防疟疾是常规建议。即使旅行者相信采取药物预防措施是有效的，但也经常会被其他旅行者或当地人说服认为服用药物并非必须而且某种程度上也对身体有害。尽管如此，详细的旅行者风险和态度评估有助于医生判断旅行者在长期旅行中采取预防措施的依从可能性。可考虑询问下列问题：

★ 旅行者对个人防护措施的信任度

★ 旅行者对采取持续性药物预防措施的理解和选择

★ 旅行特点，包括住宿条件，旅行中的活动和社会支持与社交网络

★ 经济因素

★ 目的地相关的基础设施，包括医疗服务、高质量的护理、药物供应和有效的驱蚊霜、杀虫剂及蚊帐等

> ## 文本框 8-4　长期旅行者和外派人员相关研究综述中的重要结果[1]
>
> ★ 长期旅行者比短期旅行者感染疟疾的风险高。
>
> ★ 长期旅行者未充分采取个人防护措施，总是不能坚持使用药物预防措施。
>
> ★ 旅行者在长期居留期间使用很多未经验证的方法如：开始居留一段时间后即停止药物预防措施、连续使用不同的抗疟药、依赖备用应急自我治疗、在高风险时期或地区间断使用药物预防措施。
>
> ★ 所有的药物预防方法各有千秋，但至少在高风险地区和高风险季节还是推荐采取药物预防措施。仅在高风险地区和高风险季节采取药物预防措施的旅行者，应确保能够获得可靠且核准的全程抗疟治疗方案（文本框 3-3 和表 3-8）。
>
> ★ 在发展中国家购药的长期旅行者，其健康会受到假药（包括抗疟药）的威胁。
>
> ★ 伯氨喹可用于在间日疟流行区长期暴露的旅行者（G6PD 水平正常），作为假定抗复发治疗。
>
> [1] 改编自: Chen LH, Wilson ME, Schlagenhauf P. Prevention of malaria in long-term travelers. JAMA. 2006; 296（18）: 2234 - 44.

## ▉ 实用性建议

### 个人防护措施

　　旅行者，特别是长期旅行者和外派人员，如何预防疟疾这个问题比较复杂，需要针对个体的专业建议。

　　对于长期旅行者和外派人员，必须要强调疟疾预防中个人防护措施是药物预防措施的重要补充，包括调整行为以尽可能减少蚊虫叮咬、住在有纱窗和门帘的房子里、使用空调、在杀虫剂处理过的蚊帐中睡觉、在居住区使用杀虫剂喷雾、控制环境减少蚊虫滋生、使用有效的驱蚊霜以及外出活动时穿长袖上衣和长裤等（文本框 8-5）。

### 疟疾药物预防措施

　　药物预防措施可降低患病风险、减少住院治疗甚至死亡。然而，一些旅行者还是会忽略使用药物预防措施的建议。建议要让旅行者克服障碍，认识到疟疾的严重性，设计一套合理可行的药物预防方案（文本框 8-6）。例如，长期旅行者或外派人员去往有季节高发性和高传播风险地区的疟疾流行国家，要依靠个人防护措施，并且在高发季节或进入高传播风险地区期间采取药物预防措施。然而，去往疟疾持续传播地区的旅行者，应在居留期间坚持采取疟疾药物预防措施。

还有一种情况会有助于医生与长期旅行者深入讨论：如果在旅行期间发热，他们是否应继续采取药物预防措施。旅行者大多难以正确使用和判读快速诊断的检测结果，因此该方法不适于旅行者自行诊断（在美国，快速诊断检测仅限实验室使用）。由于发热有很多除疟疾之外的可能原因，旅行者应坚持使用推荐的、耐受良好的药物预防措施。另外，即使在服药期间也应检测有无疟疾。当然，其他可治疗的发热原因也应排查。当怀疑疟疾时，不管是否在坚持采取药物预防措施，若预计超过 24 小时无法获得医疗服务的旅行者，应考虑启动应急自我治疗并实施一个完整的抗疟疗程。应告知自我治疗的旅行者在可能时仍需要后续的治疗。

---

## 文本框 8-5  个人防护实用建议

**医师在咨询时为长期旅行者和外派人员提供的防护方法**

- 指导使用含拟除虫菊酯的杀虫剂处理衣服和蚊帐。
- 讨论应用驱蚊霜的有效性。
- 驱蚊霜有效性和安全性的经验性回顾：自从 DEET 广泛使用 60 多年，尚未见长期使用出现副反应的报道。
- 讨论居住地预防蚊虫方法的应用，包括下水道的维护、蚊虫滋生地的清除、屏障的安装、室内喷洒杀虫剂等。
- 根据当地按蚊的叮咬习性提出防护建议。

---

## 文本框 8-6  抗疟疾实用建议

**长期旅行者和外派人员的药物预防措施**

- 使旅行者确信药物预防措施长期使用的安全性和有效性。
- 氯喹长期服用（5～6 年每周 1 次）应关注视网膜毒性。在服药 5 年后应每 6～12 个月进行一次眼底检查。
- 鼓励旅行者在疟疾流行地区生活时应尽可能采取药物预防措施。
  - ★ 对于生活在季节性或区域性疟疾传播国家的旅行者，应在高发季节或高发地区旅行期间采取药物预防措施。

★ 评估旅行者是否应携带疟疾治疗用药。如果诊断为疟疾，旅行者应服用有效且与其他药物无交叉反应的药物（见第三章，疟疾）

★ 意识到假药以及劣质抗疟药的广泛存在，特别是在亚洲和亚撒哈拉地区。应从本国或当地可靠有信誉的途径获得药物。

● 与长期暴露于间日疟高度流行地区的旅行者讨论间日疟（例如在巴布亚新几内亚旅行 6 个月）。

★ 检测 G6PD，确定外派人员在离开疟疾流行地区归国后是否能够采取假定抗复发治疗。

很不幸的是，许多国家没有患疟疾的人也常被误诊为疟疾。除了接受不必要的治疗，误诊的长期旅行者和外派人员可能会认为之前的药物预防措施无效而停止继续使用。在旅行前咨询时让旅行者意识到这个问题很难，但还是应尽力去尝试。

## ■ 总结

所有旅行者的疟疾预防建议都必须个体化。通过评估旅行者的偏好给予量体裁衣式的建议，根据旅行者对疟疾的认知程度判定旅行者可能的依从度。比起简单地要求药物预防，这样做会有更好的依从性。下列信息应传达给关注疟疾预防的长期旅行者：

★ 坚持采取药物预防措施至关重要。

★ 使用个人防护措施，如蚊帐、纱窗等尤为关键（因为很多人不会长期使用驱蚊霜）。

★ 尽可能确定当地可靠的医疗设施。

★ 研究数据证实长期使用药物预防措施是安全的。

★ 抗疟药应从国内购买，因为假药、劣质药在疟疾流行地区广泛存在。

★ 出现发热症状，必须要考虑排查疟疾（见第五章，归来旅行者的发热）。

★ 如果旅行者去的地方缺乏足够的医疗设施，应购买医疗转运保险。

★ 尽管不建议个人使用快速诊断检测，但有些旅行者更适合携带支持后续治疗的备用治疗物品。

★ 假定抗复发治疗适于暴露于间日疟流行地区的旅行者（应有 G6PD 检测水平正常的记录）。

★ 在疟疾流行国家中外派人员和当地居民关于疟疾的错误观念很普遍，长期旅行者只应相信声誉好的机构提供的健康建议。

## 参考文献

1. Berg J, Visser LG. Expatriate chemoprophylaxis use and compliance: past, present and future from an occupational health perspective. J Travel Med. 2007 Sep–Oct; 14(5): 357–8.

2. Chen LH, Wilson ME, Davis X, Loutan L, Schwartz E, Keystone J, et al. Illness in longterm travelers visiting GeoSentinel clinics. Emerg Infect Dis. 2009 Nov; 15(11): 1773–82.

3. Chen LH, Wilson ME, Schlagenhauf P. Controversies and misconceptions in malaria chemoprophylaxis for travelers. JAMA. 2007 May 23; 297(20): 2251–63.

4. Chen LH, Wilson ME, Schlagenhauf P. Prevention of malaria in long-term travelers. JAMA. 2006 Nov 8; 296(18): 2234–44.

5. Cunningham J, Horsley J, Patel D, Tunbridge A, Lalloo DG. Compliance with long-term malaria prophylaxis in British expatriates. Travel Med Infect Dis. 2014 Jul–Aug; 12(4): 341–8.

6. Keiser J, Singer BH, Utzinger J. Reducing the burden of malaria in different ecoepidemiological settings with environmental management: a systematic review. Lancet Infect Dis. 2005 Nov; 5(11): 695–708.

7. Lengeler C. Insecticide-treated bed nets and curtains for preventing malaria. Cochrane Database Syst Rev. 2004(2): CD000363.

8. Newton PN, Green MD, Fernandez FM, Day NP, White NJ. Counterfeit anti-infective drugs. Lancet Infect Dis. 2006 Sep; 6(9): 602–13.

9. Pluess B, Tanser FC, Lengeler C, Sharp BL. Indoor residual spraying for preventing malaria. Cochrane Database Syst Rev. 2010(4): CD006657.

10. Toovey S, Moerman F, van Gompel A. Special infectious disease risks of expatriates and long-term travelers in tropical countries. Part I: malaria. J Travel Med. 2007 Jan–Feb; 14(1): 42–9.

对有特殊健康需求旅行者的建议

第八章

# 即刻出发的旅行者

## Gail A. Rosselot

旅行者最好在出发前4～6周寻求医学咨询，但医生总是在旅行者出发前几天、甚至是几小时被要求提供旅行前咨询。"即刻出发的旅行者"是指匆忙（如一些商务旅行者或是移民者因家族紧急原因突然返回祖国）出发的人，或是已计划好旅行但拖延了寻求旅行前咨询时间的人。无论什么原因，医生都能够为旅行者即将出发的旅行甚至很仓促的旅行提供帮助，包括疫苗标准接种程序或加速接种程序、健康咨询、开处方、推荐旅行目的地的健康服务。

## ■ 疫苗

推荐接种疫苗时应考虑旅行者的旅行计划以及在目的地的活动。应注意，免疫保护力一般在疫苗接种两周后起效（加强免疫的起效时间会更短些），因此旅行者如果在马上出发前接种疫苗可能不会受到完全保护。建议旅行者采取食物、水、昆虫相关的预防措施（见第二章，食物和水的注意事项，防蚊、蜱和其他节肢动物），以防旅行者没有获得疫苗的完全保护，同时也可预防无疫苗保护的疾病。

### 常规疫苗

大多数在美国上过学的旅行者都已经接种过合格的常规疫苗。如果旅行者没有完全按年龄及时接种常规疫苗，应接种首剂或增加一剂。根据旅行者的年龄和身体条件，建议接种肺炎、脑膜炎和B型流感嗜血杆菌等疫苗。旅行者应注意如果需要接种一种以上的活病毒疫苗（黄热病疫苗、麻腮风疫苗、水痘疫苗、流感疫苗），必须在同一天或间隔至少28天接种。

### 推荐疫苗：单剂次接种即有免疫力

研究表明，即使旅行者出发前的时间很有限，某些单剂接种的疫苗也能产生免疫保护力。包括甲肝疫苗（单价）、伤寒疫苗（注射型）、脊灰疫苗（灭活型）和脑膜炎双球菌疫苗。甲肝疫苗第 2 剂应在首剂接种 6 个月以后接种。

## 推荐疫苗：需多剂次接种

对于需要接种多次才能获得完全保护的疫苗，即刻出发的旅行者无法完成全程免疫接种程序。旅行者如需要预防乙型肝炎、乙型脑炎或狂犬病，需要医师考虑其他方法。

### 乙型肝炎

如果时间允许，可以完成单价乙肝疫苗（安在时）加速程序（0，1，2 个月，12 个月加强 1 针），或是甲乙肝疫苗（双福立适）超级加速程序（0，7，21~30 天，12 个月加强 1 针）。如果出发前无法完成加速程序，应在后续就诊时完成已开始的接种程序。对于延期归国的旅行者或外派人员，应帮助他们在旅行地完成接种程序。

### 乙型脑炎

乙型脑炎疫苗（Ixiaro）尚无加速程序。一项研究显示，23 名接受两针（0，14 天）Ixiaro 疫苗接种的人中，有 22 人在第 28 天产生了抗体，这提示短时间隔接种疫苗可能会提供短期内的保护，但还需要进一步证实。仅接种一针疫苗的人可能会有一定免疫应答但难以达到保护水平。有乙型脑炎感染风险的旅行者如在出发一周前无法完成首次乙型脑炎疫苗接种，应严格遵循防蚊措施，或者帮助旅行者在旅行目的地寻找合适的疫苗接种资源。

### 狂犬病

狂犬病疫苗程序需要多次接种（0，7，21 或 28 天），即刻出发的旅行者一般在出发前难以完成。已经开始但未完成接种程序的旅行者如有暴露可能，应视为未免疫状态而采取暴露后预防措施。应告知旅行者防止动物咬伤的重要性，一旦咬伤应使用肥皂水彻底清洗伤口并立即就医。去往落后地区或偏远地区的旅行者应考虑购买医疗救助保险，以防需要转运进行暴露后预防措施。

## 强制接种的疫苗

黄热病疫苗接种记录在接种 10 天后生效。如果旅行者行程中有黄热病疫苗接种要求的国家，但时间不够，则可能需要调整行程或重新制定旅行计划。否则旅行者在入境时会遇到问题，或在口岸要求接种黄热病疫苗。此外，接种黄热病疫苗不到十天的旅行者进入黄热病疫区会有感染黄热病的风险。有黄热病疫苗接种禁忌的旅行者会被出具医学豁免证明。

去沙特朝圣，包括麦加朝觐的成年旅行者以及两岁以上儿童要求接种脑膜炎疫苗。朝觐签证申请者接种疫苗时间应在到达沙特前大于 10 天并小于 3 年，否则将会被拒签。

世界卫生组织（WHO）要求某些国家对在该国居留 4 周以上的旅行者从该国出发前应出示脊灰疫苗接种证明。接种证明应记录在预防接种国际证书上，有效期从接种后 4 周至 1 年。这个要求对即刻出发的旅行者即使出发当天接种疫苗也不是问题，因为如果旅行者旅行超过 4 周接种记录就会生效。但如果旅行者旅行超过 1 年，应在计划离开前至少 4 周再次接种脊灰疫苗（见第三章，脊髓灰质炎）。

## ■ 疟疾

即刻出发的旅行者可以获得有效的疟疾药物预防措施。抗疟药的选择取决于多种因素，包括旅行日程、当地疟疾的耐药性，医学禁忌证和注意事项、成本和旅行者意愿等。氯喹和甲氟喹应在出发前 1～2 周开始服用，因此大多数医生对于两周以内出发的旅行者都推荐多西环素或阿托伐醌－氯胍，这两种药物在到达疫区前 1～2 天服用即可。应指导旅行者在出发前购买抗疟药，并强调防蚊虫叮咬的重要性，一旦发病应立即就医。

## ■ 健康咨询

旅行前的健康咨询对于即刻出发的旅行者非常关键。根据已有的旅行健康风险知识和经验给出相应建议。关注旅行的主要风险，传递简单的、个体化的预防和自我治疗信息。为旅行者提供旅行者腹泻相关的教育及处方药，如氟喹诺酮或大环内酯类药物。如有高原病风险，亦如此处理。即刻出发的旅行者可能会在旅行地购买药物，应建议在出发前从国内购买所需的药物，以免买到假药。

与旅行者讨论下列主题（深入讨论见第二章和第三章的相应主题）：

★ 意外受伤，包括车祸（健康旅行者意外死亡首因），和个人安全

★ 评估海外医疗服务，考虑旅行健康保险和医疗转运保险的需要程度

★ 旅行健康药盒，包括额外的常见处方药和非处方药

★ 蚊虫预防措施

★ 预防狂犬病以及动物咬伤后的处理方法

★ 食物和水安全

★ 性传播疾病

★ 长时间飞行相关问题，包括深静脉栓塞（针对有此风险的旅行者）和时差问题

★ 建议考虑加入美国国务院的智行者登记计划（STEP），登记旅行信息以接收警示信息（https：//step.state.gov/step/）

★ 旅行健康信息相关文献和互联网资源，包括 CDC 旅行健康项目（www.cdc.gov/travel）

医生应鼓励即刻出发的旅行者在旅行后就诊继续未完成的疫苗接种程序，并为下一次可能说走就走的旅行做好准备。基于此种可能，还应考虑提前为某些旅行计划进行疫苗接种。

## ■ 特殊的挑战和另外的考虑

**旅行者在数小时内出发：** 如果时间不允许就诊，医生仍应通过电话或邮件等形式为旅行者提供一般预防信息。建议旅行者访问 CDC 网站（www.cdc.gov/travel）、美国国务院网站（www.travel.state.gov）和国际旅行医学协会诊所目录（www.istm.org）等了解相关信息。如有必要，建议在机场购买旅行健康药盒。有些国际机场已有旅行健康或预防接种诊所，建议旅行者在出发前去就诊咨询。

**已患病旅行者：** 这些患者如果没有足够的时间做好准备，可能会增加旅行相关疾病的风险。应考虑购买旅行健康保险、医疗救助保险（如可能），并应带足所需药品和病史记录。旅行者去进行旅行前咨询或征求主治医生意见这一点非常重要。有些情况如怀孕和免疫抑制，需要进一步的讨论和详细的计划，也有可能延迟旅行。

**延期居留的即刻出发旅行者：** 建议这些旅行者在旅行地尽早去医疗条件好的诊所就医，寻求更多的评估和咨询。即刻出发的咨询无法为外派人员提供足够的时间进行全面的身心评估。

**未核准的疫苗接种请求：** 由于时间限制，有些旅行者可能要求使用未核准的疫苗接种方案（改变接种程序、双倍剂量、部分接种程序）。使用非标准的疫苗接种程序会给旅行者导致很多后果，包括医学法律问题和无法产生免疫保护。

**经常即刻出发的旅行者：** 经常接待即刻出发旅行者的诊所可能希望将此视为一个管理问题来解决。其中一个解决方案是建立咨询就诊的灵活性；另外一个方案是诊所，特别是作为公司或大学的诊所，可以尝试早期识别可能会有国际旅行的人群，并主动进行干预。

## 参考文献

(1) CDC. Epidemiology and Prevention of Vaccine-Preventable Diseases. 12th ed. Washington, DC: Public Health Foundation; 2012 [cited 2014 Sep 24]. Available from: http://www.cdc.gov/vaccines/pubs/pinkbook/index.html.

(2) CDC. General recommendations on immunization—recommendations of the Advisory Committee on Immunization Practices (ACIP). MMWR Recomm Rep. 2011 Jan 28; 60(2): 1–64.

(3) Chen LH, Leder K, Wilson ME. Business travelers: vaccination considerations for this population. Expert Rev Vaccines. 2013 Apr; 12(4): 453–66.

(4) Chiodini J. The challenging traveler. Practice Nurse. 2008 Apr 11; 35(7): 41–8.

(5) Connor BA. Hepatitis A vaccine in the last-minute traveler. Am J Med. 2005 Oct; 118 Suppl 10A: 58S–62S.

(6) Erra EO, Askling HH, Yoksan S, Rombo L, Riutta J, Vene S, et al. Cross-protective capacity of Japanese encephalitis (JE) vaccines against circulating heterologous JE virus genotypes. Clin Infect Dis. 2013 Jan; 56(2): 267–70.

(7) Grieve S. Duty of care, part 1: the pre-travel consultation. Practice Nursing. 2011; 22(6): 298–303.

(8) Lankester T. Health care of the long-term traveller. Travel Med Infect Dis. 2005 Aug; 3(3): 143–55.

(9) Ross MH, Kielkowski D, de Frey A, Brink G. Travelling for work: seeking advice in South Africa. Travel Med Infect Dis. 2008 Jul; 6(4): 187–9.

(10) Zuckerman JN, Van Damme P, Van Herck K, Loscher T. Vaccination options for last minute travellers in need of travel-related prophylaxis against hepatitis A and B and typhoid fever: a practical guide. Travel Med Infect Dis. 2003 Nov; 1(4): 219–26.

# 美国军事部署的特殊考虑

## Alan J. Magill

作为一项政策，美国军队可遵循 CDC 黄皮书的绝大多数建议。然而，有些特定条件仅适用于军队，有些政策或建议与黄皮书推荐给普通旅行者的不同。在职军医主要是管理用于预先部署的药品，而地方医生接触的则是处于放松状态的人，如休假、近期刚退役或是退伍军人。预先部署和后期部署的信息、规定和医生、服役人员及其家人以及退伍军人的指南，可在卫生临床部署中心网站（www.pdhealth.mil）查询。本章节的目的是为了让美军事医疗队定期查阅黄皮书的军医知晓不同之处，经常诊治军人的地方医生同样也应知晓。

许多国家中，军队是最大的旅行群体之一。军队由于人员特征、旅行目的地和需求均与普通旅行者不同，应视其为特殊群体。本章节重点介绍军队人员旅行前疫苗和疟疾药物预防措施的特殊注意事项。这些实例来自美军部队，但其观念也适用于其他部队。2014 年，大约有 120 万美军在服役中，约 100 万为后备役。

平民群体与军队群体的特点见表 8-3。总的说来，现役军队群体更年轻、健康状态更好，主要是男性。

## ■ 军队健康防护

军队健康防护（Force Health Protection，FHP）是军事医学的重要内容，其定义是指挥官、上级主官、个人和军队卫生系统在军事行动范围中采取各种措施以提升、保护、促进、保持和恢复军人的身心健康。疫苗接种和服用抗疟药是军队健康防护的两个方面。

FHP 的医学干预是部队指挥官的职责，而建议来自所在部队的军医。当有预先接种疫苗或服用抗疟药的需要时，军事计划中的命令应包括这些要求。军人须在适当的医疗监督下接受相应干预措施。如果某种疫苗或药物是医学禁忌使用，应尽可能寻找替代物。部队的军医要记录没有接受标准预防措施的军人，他们一旦发病就要采取更多的监测或治疗措施。

表 8-3　军队群体和平民旅行群体的不同

| 特征 | 旅行医学 | 军事医学 |
|------|---------|---------|
| 首要关注点 | 个人 | 作战单元 |
| 目标 | 为个体旅行者提供最优建议和干预措施 | 确保任务执行顺利；难以对每个人提供最有效建议和干预措施 |
| 依从度 | 强烈鼓励但是自愿 | 强制遵从，疫苗和抗疟药是 FHP 的一部分 |
| 教育方式 | 一对一教育 | 作战单元教育 |
| 群体 | 不能预先筛查；旅行健康提供者需要面对所有不同年龄以及患患者群 | 可以预先筛查。有严重健康问题的人不允许参军或参加行动 |
| 特定群体 | 婴儿、儿童、孕妇、老人、肝肾功损害和常服药的人 | 军人或参加行动的人很少有特殊群体 |
| 疾病患病状态 | 与平民群体相似 | 很少，一般都是健康状态 |
| 性别分布 | 常态分布 | 85% 为男性 |
| 不常见的活动 | 探险活动，如徒步、攀岩、潜水或洞穴探险 | 限制在军营或其他设施中活动，飞行员、特种部队、操作复杂武器系统、敌对或极端环境、作战压力、夜间行动、夜视镜的使用 |
| 抗疟药使用时间 | 多为短期，2～3 周 | 与短期旅行者相比，美军经常长期服用抗疟药，多数超过一年或更长 |

　　FHP 的规定在国防部定位为指示和说明。所有的指示和说明都可在线查询（www.dtic.mil/whs/directives）。军人及军队受益人疫苗保护策略和项目可在指令 6205.O2E 中（2016.09.19）查询（www.dtic.mil/whs/directives/corres/pdf/620502p.pdf）。虽然华府策略制订的层次更高，但最终疫苗和抗疟药的使用决定是由作战指挥官根据军医的建议下达的。在特定条件下军人会免予接种疫苗，有两种免予接种类型：医学类型和行政类型。医学类型的同意免予接种是一种能够被医疗人员证实的医学功能。同意行政免予接种的是非医学的功能，通常由部队主官决定。更多免于疫苗接种的信息可在以下网址查询：www.vaccines.mil/VHC/ExemptionGuidance.aspx。

## 常规及旅行相关的预防接种

国防部的政策指出，一般应遵循 CDC 和预防接种咨询委员会（Advisory Committee for Immunization Practices）的预防接种建议，应与 FDA 的要求和指导一致，同时考虑军事设施和暴露风险的特殊需求。为配合国防部全球预防接种计划，军队疫苗机构（MILVAX）提供 5 个美军服务分支机构以加强军事医学准备，具体信息见 MILVAX 网站（www.vaccines.mil）。

特别的是，MILVAX 网站上的快速参考标签（www.vaccines.mil/Quick Reference）提供了有关产品细节和规定文件快速通道及全部信息，对于军事和平民的服务商都会有帮助。国防部有关疫苗政策和地域特异疫苗推荐也可从该网站下载。

## 地理辖区职责

美军发出的 FHP 推荐是基于地域的辖区（AOR）（www.vaccines.mil/QuickReference）。每个辖区都由一个统一的作战司令部指挥控制部队，这个联合（美军所有的部队）司令部为所属辖区的现役军人提供建议。例如，阿富汗属于中央司令部（CENTCOM）辖区。所有部署在和去往阿富汗的军人都应接种上述快速参考网页上"疫苗建议"列表中的疫苗，除非有医学禁忌。

## 疟疾的药物预防措施

为部署在疟疾流行地区的美军部队预防疟疾是 FHP 的一项重要工作目的。疟疾可以通过下列措施预防：①教育和训练；②个人防护措施的使用，包括蚊帐，氯菊酯浸润处理的衣服和驱蚊剂；③在需要的地方使用药物预防。疫苗和药物预防联合指导上规定了军医指派经过培训的人员为有疟疾感染风险的军人和平民提供详细的疟疾预防措施以及在咨询时指导如何服用规定的抗疟药、认识到按时服药的重要性、了解药物可能的副反应以及一旦发生副反应如何寻求医疗救助（www.vaccines.mil/documents/1682_Joint_Instruction_Immunization_2013.pdf）。

美军军人归国后出现有疟疾病例，这反映出了美军在世界的部署情况。2013年，随着阿富汗驻军的减少，疟疾感染病例有所下降。去亚撒哈拉地区训练和执行任务的军人主要的风险是恶性疟感染。

根据军队的行动和压力特点，FHP 中的疟疾药物预防对于军人有些特殊要求。当抗疟药的使用是作为 FHP 的一项内容执行时，部队只能服用 FDA 批准的抗疟药。按照 FHP 要求，没有核准的药物不允许使用，如果这些药的使用对个人或部队确实有最大利益，应由经过培训且有经验的医生提供一对一的医学评估，提供这样使用的基本医学原理证明，并且提供给每个人这种药或疫苗的别名处方。

2011 年 9 月，美军非洲司令部（AFRICOM）发布一项变更规定，将阿托伐醌 - 氯胍复合制剂（Malarone）作为推荐用药，建议在非洲疟疾高风险地区执行短期或长期任务的军人服用。适用于这项规定的高风险地区由医学情报国家中心确定。从使用角度来说，高风险地区包括了亚撒哈拉的大部分地区。对于由于不耐受或药物禁忌无法服用阿托伐醌 - 氯胍复合制剂的军人，多西环素是推荐的二线治疗药物。对于不能服用阿托伐醌 - 氯胍复合制剂和多西环素的军人，甲氟喹则作为三线预防药物。在使用甲氟喹之前，必须要考虑该药核准使用标签上描述的绝对和相对禁忌证。

2013 年 4 月，负责卫生事务的国防部助理部长签署了一项疟疾预防用药的新指南，阿托伐醌 - 氯胍复合制剂和多西环素在亚撒哈拉地区以外的地区都作为一线推荐用药。甲氟喹对于因不能耐受或禁忌证而无法服用一线药物的人仍应保留。在服用甲氟喹用于预防疟疾之前，医生应明确基于个人体质的所有禁忌证，并且确保甲氟喹药物 FDA 指南给到服用甲氟喹的人（www.accessdata.fda.gov/drugsatfda_docs/label/2013/076523s007lbl.pdf）。

作为政策的规定，美军军人回国后常规服用伯氨喹用于假定抗复发治疗（PART）预防间日疟或卵形疟的复发。PART 也称作"终末预防"。PART 方案中，伯氨喹也适用于其他离开疟疾流行地区的健康人群。作为终末预防，伯氨喹的使用在军队中比大多数平民旅行者中更普遍。

FDA 核准的 PART 方案是每天 15 mg，连续服用 14 天。这个方案在 1952 年就被核准延续至今。在过去几十年里积累的大量可靠数据显示，消除导致复发的休眠子阶段的伯氨喹总剂量取决于间日疟的株型和患者的体重。因此，应根据体重和感染的间日疟株型优化剂量。

2003 年，CDC 根据现有的研究结果推荐 PART 方案中伯氨喹的剂量为每天 30 mg，连续服用 14 天，但 FDA 核准的方案仍维持低剂量。这个 14 天的方案很难遵循，除非采取直视治疗，但这种方式也很难做到。由于不能遵循并且还是每天 15 mg 连续 14 天的低剂量方案，间日疟复发在归国军人中经常会有周期性的爆发。

因此现在推荐军人使用高剂量的 PART 方案。这项建议与国防部文件 6200.02 的精神一致（2008.02.17），文件中提到 PART 方案中伯氨喹推荐高剂量是"在美国是医学实践的标准"。

尽管 CDC 把伯氨喹作为间日疟流行地区的首选预防药物之一，但伯氨喹并非 FDA 核准的预防药物。由于伯氨喹作为首选预防药物的使用是非核准的，基于 FHP 的要求，部队不能使用，但授权的医疗机构可以根据个人情况提供。

服用伯氨喹最重要的风险是导致 G6PD 缺乏的人发生溶血性贫血。现在规定所有的军人在参军时都要做 G6PD 筛查。然而，有些人如预备役军人可能未经筛查就参加任务，或者在应用 PART 方案的部队中，医生可能无法确认所有人 G6PD 的筛查结果。医生应知道对于未意识到自己有 G6PD 缺陷的人服用伯氨喹可能会发生溶血性贫血。

伯氨喹在军人离开疟疾流行地区后任何时间都能服用。为了便于加强伯氨喹服用方案 14 天的依从性，最好是在部队调整部署前两周时给药。在此期间，部队在离开前一般仍然会在基地完成服药程序。一旦离开基地，军人依从性和副反应的监视就会更加困难。根据 FHP 规定，军人须把服用抗疟药作为任务完成，军人没有权利拒绝服药。实际上，这取决于部队长官对这项规定执行的严格力度。然而由于执行不力，部队中的疟疾总是持续爆发。

美军部队和平民使用药物预防的不同总结见表 8-4。

表 8-4　CDC 和美国军队关于疟疾药物预防推荐的不同之处

| | CDC 推荐 | 美国军队规定 |
| --- | --- | --- |
| 疟疾药物预防方案的选择 | 药物预防并不根据药物的比较推荐，而是根据旅行者个人的不同情况而强调预防目的来推荐，如既往史、旅行计划、药物反应、副反应、成本和医学禁忌证如药物过敏等 | 对于大规模的军队部署来说很难进行个体化建议和推荐。基于此，2013 年 4 月，美军调整了疟疾药物预防方案。阿托伐醌 - 氯胍复合制剂和多西环素作为部署在非亚撒哈拉地区部队的首选疟疾预防药物推荐。阿托伐醌 - 氯胍复合制剂适合短期旅行（不超过 2~3 周）和经常旅行的军人，以尽可能减少长期暴露后的药物预防治疗。2011 年 9 月 AFRICOM 调整推荐规定，推荐在大部分亚撒哈拉地区使用阿托伐醌 - 氯胍复合制剂 |
| 多西环素 | 所有地区可选择 | 是推荐的亚撒哈拉地区一线用药 |

续表

| | CDC 推荐 | 美国军队规定 |
|---|---|---|
| 甲氟喹 | 除东南亚以外的所有地区可以选择 | 不是首选推荐药物。只适用于因不耐受或禁忌证不能使用阿托伐醌氯胍复合制剂和多西环素的人。在服用甲氟喹前，医生应明确基于个人体质的所有禁忌证，并且确保甲氟喹 FDA 指南（www.accessdata.fda.gov/drugsatfda_docs/label/2013/076523s007lbl.pdf）给到服用甲氟喹的人 |
| 阿托伐醌－氯胍复合制剂 | 所有地区可选择 | 阿托伐醌氯胍复合制剂是亚撒哈拉地区的推荐用药，也是其他地区的首选用药 |
| 伯氨喹药物预防 | CDC 推荐在间日疟流行的地区作使用伯氨喹作为药物预防 | FDA 未批准伯氨喹用于疟疾预防。因此，根据 FHP 指南的要求，美国军队不能使用伯氨喹作为药物预防方案 |
| PART | 伯氨喹 30 mg（基础量）每天，连续服用 14 天 | FDA 未批准高剂量 30 mg（基础量）14 天的方案。然而伯氨喹是 FDA 批准的用于 PART 方案药物。CDC 推荐的高剂量方案作为美国医学实践的标准被推荐使用 |

缩写：AFRICOM，美军非洲司令部；FDA，食品药品管理局；FHP，军队健康防护系统；PART，假定抗复发治疗。

## ■ 军队的特殊需求

美国军人可能会遇到诸如生物恐怖战剂的威胁，而平民则很少考虑。FHP 能提供疫苗、免疫球蛋白、药物预防和药物治疗方案，但只能依据 FDA 核准的产品和方案用于 FDA 核准的适应证。

FDA 未核准的产品只能在机构审查委员会审核通过的协议并跟现行 FDA 核准的临床新药申请要求一致的前提下，给自愿知情同意的士兵使用。

FDA 未核准的产品只有在特殊情况下给没有知情同意的士兵使用。这种情况通过紧急使用授权程序管理。被 2004 年的生物反恐法案（公法 108～276）修正的联邦食品药品和化妆品法案（21 USC 360bbb-3）第 564 节，允许 FDA 行政长官在紧急境况包括对公共安全或美国军事力量受攻击风险的增加，或存在影响国家安全的潜在威胁下，授权使用未核准的产品或已核准药品未核准的方案。

## 参考文献

1. Armed Forces Health Surveillance Center. Update; malaria, US Armed Forces, 2013. MSMR. 2014 Jan; 21(1): 4–7.

2. Brisson M, Brisson P. Compliance with antimalaria chemoprophylaxis in a combat zone. Am J Trop Med Hyg. 2012 Apr; 86(4): 587–90.

3. Carr ME Jr, Fandre MN, Oduwa FO. Glucose-6-phosphate dehydrogenase deficiency in 2 returning Operation Iraqi Freedom soldiers who developed hemolytic anemia while receiving primaquine prophylaxis for malaria. Mil Med. 2005 Apr; 170(4): 273–6.

4. Food and Drug Administration. Emergency use authorization of medical products. Rockville, MD: Food and Drug Administration; 2007 [cited 2014 Sep 13]. Available from: http: //www. fda. gov/ RegulatoryInformation/Guidances/ucm125127. htm.

5. Office of the Assistant Secretary of Defense (Health Affairs). HA-Policy 13-002. Guidance on medications for prophylaxis of malaria. Washington, DC; 2013 Apr 15. [cited 2014 Sept 13]. Available from: http: //www. health. mil/~/media/MHS/Policy%20Files/Import/13-002. ashx.

6. Townell N, Looke D, McDougall D, McCarthy JS. Relapse of imported Plasmodium vivax malaria is related to primaquine dose: a retrospective study. Malaria J. 2012 Jun 22; 11(1): 214.

7. US Africa Command. Force Health Protection procedures for deployment and travel. 2011 [cited 2014 Sep 13]. Available from: http: //www. med. navy. mil/sites/nepmu2/Documents/threat_ assessment/AFRICOM-FHPGuidance-22SEP11. pdf.

8. US Department of Defense. Department of Defense directive: Force Health Protection (FHP), no. 6200. 04. Washington, DC: US Department of Defense; 2004 [updated 2007 Apr 23; cited 2014 Sep 13]. Available from: http: //www. dtic. mil/whs/directives/corres/pdf/620004p. pdf.

9. US Department of Defense. Department of Defense instruction: application of Food and Drug Administration (FDA) rules to Department of Defense Force Health Protection programs, no 6200. 02. Washington, DC: US Department of Defense; 2008 [cited 2014 Sep 13]. Available from: http: // www. dtic. mil/whs/directives/corres/pdf/620002p. pdf.

10. Whitman TJ, Coyne PE, Magill AJ, Blazes DL, Green MD, Milhous WK, et al. An outbreak of Plasmodium falciparum malaria in US Marines deployed to Liberia. Am J Trop Med Hyg. 2010 Aug; 83(2): 258–65.

# 海外留学及其他国际旅行的学生

Gary Rhodes，Inés DeRomaña，Bettina N. Pedone

在过去二十年里，美国学生在海外留学的数量增长超过了三倍。在 2011～2012 学年，有 283 332 名学生为修学分留学海外，比上一学年增长了 3.4%。

留学目的地的前四名都在欧洲，但前 25 名中有 15 个国家都不在欧洲。在过去十年中，选择去非洲亚撒哈拉地区、亚洲或中东地区留学的学生比例几乎成倍增加。大量的学生在医疗关注及流行疾病与美国和欧洲不同的国家留学。随着留学作为美国学校或大学学位项目的一部分，许多学生在美国国外获得了完整的大学学位或研究生学位。

海外留学和国际旅行能够改变人生并且是积极的经历。然而，学生及家人必须准备应对并了解健康和安全风险的问题。这种准备应包括出发前从专业医生那里获取健康建议，评估当地潜在的健康和安全风险，减缓策略和获取留学当地健康和安全支持资源的信息，更多资源见表 8-5。

| 表 8-5　海外留学资源 | |
| --- | --- |
| 组织 | 描述 |
| NAFSA：国际教育工作者协会，www.nafsa.org 相关文章：《如何负责任地留学海外：健康、安全及良好行为规范》，留学安全责任国际工作小组负责健康、安全工作的实施，http://www.nafsa.org/Find_Resources/Supporting_Study_Abroad/Network_Resources/Education_Abroad/Responsible_Study_Abroad_Good_Practices_for_Health___Safety/ | 给实施留学项目的机构提供有用信息，以及给学生提供健康安全相关信息。为项目赞助者、学生及其父母 / 监护人 / 家人的良好实践提供制订计划和实施过程中的建议，特别是那些有关健康和安全的问题 |
| 国际教育旅行标准委员会（CSIET），www.csiet.org 相关文章：《学生安全保障：交换生的安全指导》http://www.csiet.org/uploaded_files/410/files/Press%20Releases/CSIET_Student_Safety_Guidelines-Final_6-23-09.pdf | 为美国初、高中学生留学交换项目提供标准，以及良好的健康和安全实践 |

| 组织 | 描述 |
|---|---|
| 全球教育中心，SAFETI 项目（教育旅行海外安全首要信息），http: //globaled.us/safeti<br>SAFETI 项目清单<br>http: //globaled.us/SAFETI/program_audit_checklist.asp<br>http: //studentsabroad.com<br>全球学者和全球学生：留学在线学习<br>http: //globalscholar.us<br>http: //globalstudent.us | 提供支持海外留学项目发展和实施，关注健康和安全问题的资源，为美国学院和大学支持海外留学提供资源。<br>健康安全和留学问题清单，指导机构的政策和程序<br>为学生提供包括特定国家手册在内资源的网站<br>提供大学和高中水平的在线课程，内容包括出发前、留学期间和留学后的健康安全信息 |
| 留学论坛 www.forumea.org | 提供实践标准、道德准则以及赞助者和留学项目相关的组织、机构资源 |

## 海外留学项目管理

面向美国学生的大部分海外留学项目都小于一年并且是作为攻读美国学位的组成部分。海外留学项目因管理结构而各有不同。一些是通过当地大学管理而没有美国人员支持。另一些是通过美国学院和大学管理在所在国家获得合法地位，从美国提供并带来工作人员和老师去实施教学项目。还有一些是雇佣当地的员工或当地主任管理他们的海外中心，或通过与非盈利或盈利公司合作，提供海外留学项目（一般是指第三方提供者）。

美国机构的管理架构也是不同的。一些机构有多个留学工作人员，而有些则没有全职人员。有些大学雇佣专业人员来关注健康安全问题，而有些则没有人员专门提供健康安全支持。一些机构要求健康保险包括整合全面的医疗服务、24 小时救助、紧急撤离和遣返。其他机构可能会为留学推荐获取全面的健康保险但可能只能提供有限的信息甚至没有信息。

一些学院和大学推荐或是要求学生在旅行前去咨询旅行健康医师，除了了解一般的出发前健康评估，还要了解选择的国家相关注意事项。无论学校是否提供旅行前健康门诊支持，学生应当把咨询专业医师作为留学前计划中的一部分。咨询应帮助学生了解如何准备好在留学国家健康安全的生活。应包括留学国家地方性的健康问题信息，美国可以开的常见药品以及如何获得医疗服务。

## ■ 出发前计划

留学项目顾问应与机构的医学专家合作为学生提供全面的旅行前咨询，包括评估学生的健康和免疫状况、项目期限、活动类型和在国外留学期间将会参加的其他旅行，还应包括下列：

★ 国家、地区相关的健康和环境信息

★ 性别相关的健康信息

★ 强制的、推荐的和常规的疫苗接种

★ 推荐的预防和自我治疗的药物以及急救包（见第二章，旅行保健药盒）

★ 为有特殊需要的和残疾学生提供建议和资源，包括为有已患病的学生制订特殊计划，包括用药规定、持续护理和由于文化应激、生活改变可能导致有关心理生理问题的紧急治疗信息

★ 营养和饮食缺乏的一般建议

★ 有关含酒精饮料和毒品的警示，以及为那些已有依赖性问题的学生制订特殊计划

★ 狂犬病知识教育（避免喂养动物以及暴露后措施）

★ 血源性病原体感染警告（针头、血制品、文身、打洞、手术、针灸等）和安全性行为（包括紧急避孕）

★ 紧急医疗情况的一般性指导，包括在国外找医生（见第二章，身患疾病的旅行者在国外获得医疗帮助）

★ 完整的健康和意外保险政策和紧急救助覆盖信息，包括医疗保险和撤离保险

★ 旅行前体格检查和口腔检查

出发前，留学顾问和健康医师应鼓励学生不断了解所去国家的信息，并了解健康和安全问题以及文化和政治环境。

本章前面人道主义援助人员的信息有助于学生在落后地区留学期间参与实习、现场调研、社区服务项目或开展研究。

美国国务院为学生提供在线资源（http://studentsabroad.state.gov），包括帮助学生计划健康且安全的留学经历提供详细的信息。国务院的旅行网站（http://travel.state.gov）上有不同国家相关的信息，包括诸如犯罪问题和交通安全等。学生应查看所去的国家是否有旅行提示或警示，在做旅行决定时应考虑这

些信息。留学生对要去的国家应了解足够的背景信息并且知道在紧急情况下如何获得大使馆或领事馆的帮助。建议留学生在出发前登录国务院网站注册智行者登记计划（STEP，https：//step.state.gov/step/）。学院和大学代表也能为他们的学生作为群体注册 STEP。CDC 旅行者健康网站（www.cdc.gov/travel）上为国际旅行者提供最新的旅行者健康建议。

## ▣ 海外健康与安全

### 食品饮用水安全

食品饮用水污染是旅行者患病的首要原因之一。基本的预防措施能够使患腹泻和其他疾病的风险降到最低。食品饮用水针对性的建议取决于目的地国家。在大多数发展中国家，留学生应只饮用封装的瓶装饮料或净化过的水（见第二章，适用于旅行者的水消毒方法）。留学生应当避免在饮料中加冰块，因为冰块有可能是不干净的水做的。熟食应加热吃、生水果和蔬菜应使用干净水洗过或旅行者自行去皮后吃。较差的冷藏条件、未煮熟的肉和从街边购买的食物会带来食物污染相关问题。更多信息见第二章，食品饮用水注意事项。旅行者也可下载 CDC 的 APP"这个我能吃吗"，以获得食品饮用水的安全指导（wwwnc.cdc.gov/travel/page/apps-about）。

### 遵守所在国家法律和道德准则

留学专家及其他工作人员应告知留学生其所在国家和所在机构的法律法规可能与国内和本校的法律法规不一样。留学生必须遵守所在国家的法律。有关所在国家法律的更多信息，可在国务院网站上查询（http：//travel.state.gov）。

### 精神和身体健康

留学生在申请留学项目时必须考虑自己的身心健康，与家人和医生讨论任何存在的医学或精神问题并使潜在的问题最小化。

NAFSA：国际教育工作协会的出版物，"解决影响海外教育参与者精神健康问题的最佳实践"，可在 www.nafsa.org/mentalhealth 上下载，鼓励留学项目要"敏锐地在问题没有严重之前或者没有严重脱离学业和职业计划之前，联系留学生并提供专业的帮助"。美国学院和大学校园可以看到出国留学的学生有精神问题的数量在持续增加。对于离开家庭支持的学生来说，在国外处理有压力的情况可能会有困难，并可能触发身心问题。应鼓励学生在出发前告知任何慢性的身心健康状况或住宿需求。留学顾问能够通过信任保证和解释这种信息有助于鼓励学生适应海外生活而不是阻止他们出国。美国国际通行网站（www.miusa.org）对有特殊需求的海外留学生提供信息和资源并能够直接联系寻求援助。

### 处方药

学生旅行时必须携带有签名的处方，处方上应有学生的名字、药物的名称（商品名和通用名，如果不同还应有国际通用名）、剂量和数量。还应有治疗医生对推荐剂量、诊断和治疗解释说明的一封信。这对于管控药物和注射药物特别重要。

这些记录翻译成去往国家的语言会更有帮助。建议将处方的复印件留给家庭成员或国内的朋友。大多数国家禁止携带超出个人使用数量的药物。

美国国内的常见药物在去往国家也许是非法的。学生应在旅行前跟美国大使馆或领事馆确认他们处方药物的合法性。与医生讨论是否应当调整药物，并在出发前有足够的时间调整用药。除非有专业医生的指导，学生应当避免在出发前立刻调整药物，也不应在国外期间停药。

美国的处方在海外是不被药房承认的，有些处方药在所在国家也不一定买得到。强烈建议学生在出发前开足处方药，以减少在海外买药的需求，降低买到假药、劣药的可能（见第二章，观点：药物质量和假药）。购买和邮寄药物可能不现实，因为许多国家的法律不允许邮寄药物，包括处方药。学生应使用带有标签的原装容器带足所有处方药。

### 紧急联系人

学生应当打印紧急信息卡（如果没有，可在下列网址下载样式：http: // studentsabroad.com/emergencycard.asp）填写联系人电话和个人信息，并随时携带副本。学生应与美国的紧急联系人共享海外联系人信息，并且与留学项目和留学学校共享美国的紧急联系人信息。学生应当让留学项目工作人员和在家的紧急联系人知道其行踪、活动，并提供旅行证明的复印件（护照、签证、机票和处方）和旅行路线给他们。

### 交通和行人安全

交通事故是学生在海外最主要的受伤原因。学生必须了解所在国家什么是安全合法的旅行方式。国际道路安全旅行协会（www.asirt.org）可以查到有用的信息资源。

### 酒精和吸毒

在海外，酒精和毒品的错用和滥用导致事故、伤害、不必要的关注和偷窃风险增加。在国外的环境中，需要有能力应对新的、变化的环境，这种能力在毒品和酒精的影响下会受到损害。许多学生的年龄在美国没有到法定饮酒年龄，但在有的国家却已达到。他们中有许多在出发前还没有接受足够的酒精和毒品预防教育，并解释饮酒和滥用毒品风险的后果。在海外违反毒品相关法律可能会有一系列严重后果。有些国家一旦被发现违反毒品法律，可能会判终身监禁甚至处以死刑。留学专业人员应与相关机构的专家协作，指导学生避免在国外饮酒和滥用毒品的风险。

## 参考书目

1. Forum on Education Abroad. Code of ethics for education abroad. Carlisle, PA: Forum on Education Abroad; 2008 [cited 2012 Sep 24]. Available from: http: //www. forumea. org/documents/ForumonEducationAbroadCodeofEthics. pdf.

2. Gore J, Green J. Issues and advising responsibilities. NAFSA's Guide to Education Abroad for Advisors and Administrators. 3rd ed. Washington, DC: NAFSA Association of International Educators; 2005. p. 261.

3. Institute of International Education. Americans study abroad in increasing numbers. New York: Institute of International Education; 2009 [cited 2014 Sep 24]. Available from: http: //www. iie. org/en/Who-We-Are/News-and-Events/Press-Center/Press-Releases/2009/2009-11-16-Americans-Study-Abroad-Increasing.

4. Institute of International Education. Host regions of US study abroad students, 2000/01–2011/12. New York: Institute of International Education; 2013 [cited 2014 Sep 24]. Available from: http: //www. iie. org/Research-and-Publications/Open-Doors/Data/USStudy-Abroad/Host-Regions/2001-12.

5. Interorganizational Task Force on Safety and Responsibility in Study Abroad. Responsible study abroad: good practices for health and safety. Washington, DC: NAFSA: Association of International Educators; 2002 [cited 2014 Sep 24]. Available from: http: //www. nafsa. org/Find_Resources/Supporting_Study_Abroad/Network_Resources/Education_Abroad/.

6 NAFSA: Association of International Educators. Best practices in addressing mental health issues affecting education abroad participants. Washington, DC: NAFSA: Association of International Educators; 2006 [cited 2014 Sep 24]. Available from: http: //www. nafsa. org/mentalhealth.

7 Pedersen ER, LaBrie JW, Hummer JF. Perceived behavioral alcohol norms predict drinking for college students while studying abroad. J Stud Alcohol Drugs. 2009; 70(6): 924–8.

# 大型集会旅行

Joanna Gaines，Gary W. Brunette

## 概述

大型集会的典型定义为大量人群（从 1000 人到 > 25 000 人）在特定的时间段和特定的地点，为了一个特定的目的聚集在一起。更具体的说，人群数量多到足以使当地资源变得紧张的聚集都可以认为是大型集会。旅行者参加大型集会的风险是独特的，因为由于参加者涌入、场地拥挤、临时的饮食设施和卫生设施、卫生条件差以及严峻的安全状况，这些都与传染病传播风险的增加有关。

## 大型集会特点

为旅行者提供服务的医务人员和旅行者自身都应了解各种会有患者参加的大型集会的特点。这些事件可以是自发的（如 2013 年纳尔逊曼德拉的葬礼全球有上千人参加）也可以是有计划的事件。有些大型集会会在不同的地点定期举行，如奥林匹克运动会或足球世界杯，而有些则是在同一地点举行，如朝觐或是温布尔顿网球公开赛。大型集会能够有效地描述集会发生地点、场地、目的、规模、参加者、持续时间、开始时间、活动类型以及能力等信息。

★ 地点：考虑因素包括确认主办方、基础设施条件、环境状况，是否有足够的安全保障。

★ 场地：场地设施差异性很大，集会可能是在室内或是室外。场地的设施包括食物、水和卫生的供应设施，质量可能千差万别。有些大型集会是机动的，参加者会从一个地方移动到另一个地方，如朝觐活动。

★ 目的：了解人们参加集会的目的很重要。大型集会的目的可以是政治的、宗教的、社会的或是竞技体育；集会的目的能够影响参加者的行为活动和心情。

★ 规模：组织方必须做好大规模人群的管理准备，密集人群可能会使疾病容易传播，诱发如骚乱、踩踏等问题从而导致人员受伤。

★ 参加者：参加者可能有独特的人群分布特征，或有不同的特点，如性别或年龄

★ 持续时间：持续时间越长，当地的资源紧张程度就会越高。

★ 开始时间：大型集会和当地的能力会受到集会时间的影响。天气和旅游旺季等因素都能影响主办方组织安全集会的能力。

★ 活动：了解参加者将要参加的活动：有些活动可能有风险或是紧张的行为，或牵涉酒精和毒品滥用。

★ 能力：主办方的发现、响应、防范公共卫生应急事件的能力各有不同。了解之前举办的集会曾出现的健康问题，能够帮助旅行者做好预防措施。

## ■ 大型集会相关的健康问题

大型集会会给参加者造成一定风险，如已有的身体条件恶化，伤害、传染病的潜在传播等形式。大型集会经常会有紧急医疗服务的准备，通常会配置处理诸如心肌梗死和哮喘等紧急医疗状况的装备。中暑、脱水、低温或者晒伤等情况也会影响参加者，但通常也能现场处理。

由于存在灾难性事故的可能性，大型集会特别关注安全性。大型集会的伤亡多是由于人群管理能力薄弱、建筑垮塌、火灾和暴力等。大型集会参加者也会面临感染传染病的风险。在以前，大型集会曾经有过流感、脑膜炎和诺如病毒感染的爆发。大型集会已经成为全球卫生安全问题。2009 年 H1N1 大流行期间和 2013 年中东呼吸综合征在阿拉伯半岛爆发期间，有两百万朝觐者参加朝觐活动。旅行者参加大型集会可能会将传染病输入主办地，同时也可能将传播的疾病带回家。2010 年德国麻疹的爆发，就与去法国泰泽参加大型集会的旅

行者有关。

## ■ 医生指南

医生能够为旅行者准备防范大型集会有关的、独特的健康风险。

### 风险评估分析

★ 询问旅行者旅行路线和活动安排。核实旅行者的旅行路线，确定与之有关的额外风险。患者参加大型集会可能要增加路缘带或是扩展旅行。例如，如果患者表示要参加 2016 年里约热内卢的奥林匹克运动会，可能无须考虑疟疾预防用药和接种黄热病疫苗。然而，如果旅行者在巴西期间还要选择去亚马逊热带雨林（那里是疟疾和黄热病的流行地区）就会面临风险。CDC 旅行者健康网站发布旅行提示，教育旅行者和医师有关特定目的地的健康相关问题（www.cdc.gov/travel）。

★ 考虑患者独有的特点。慢性的健康状况可能会由于参加大型集会相关的活动而恶化。患者应确保他们在旅行期间有足够的医疗支持和处方记录。

### 减缓风险

★ 确定大型集会参加者除了入境要求的其他需要。例如，所有朝觐者去麦加朝圣要求接种脑膜炎疫苗，而其他去往沙特的旅行者则没有此要求。

★ 确定给参加者的建议，主办方也会根据公共卫生关注提供附加的建议。为了应对 2013 年 MERS 疫情，沙特建议年长者或免疫功能不全的人推迟朝觐。

★ 为旅行者提供预防措施的健康教育。包括蚊虫趋避剂或建议如何从供应商选择安全食物和水。应教育所有参加大型集会旅行者了解定期洗手的重要性，以及当卫生条件不够时乙醇消毒剂的使用。

★ 访问 CDC 旅行者健康网站，www.cdc.gov/travel。该网站会定期更新旅行者提示；大型集会可能也会提供信息如朝觐或奥林匹克运动会。

## ■ 旅行者指南

★ 应在出发日期前至少 4～6 周咨询旅行医师。要有足够的时间接种尽可能多的疫苗。与医师讨论旅行路线和任何计划的活动，以便医师能够给出更加准确的建议，确保旅行者的健康和安全。如果当地没有旅行医师，基层医师应能够帮助旅行者接种足够的疫苗和提供必要的健康信息。

★ 在智行者登记计划（STEP）（https：//step.state.gov/step/）上登记旅行计划。旅行者能够订阅旅行提示，旅行警告和特定目的地的信息，并且确保国务院知晓旅行者在旅行期间遇到严重的法律、医疗或是经济困难。在国外发生紧急状况时，STEP 也能够帮助国内的朋友和家人找到海外的旅行者。

★ 确保任何存在的医疗状况在出发前得到有效控制。旅行者应与医师在旅行前咨询期间讨论一下病史。

★ 访问 CDC 旅行者健康网站（www.cdc.gov/travel）。了解更多目的地的信息和浏览任何有关目的地的旅行提示。

## 参考书目

1. Abubakar I, Gautret P, Brunette GW, Blumberg L, Johnson D, Poumerol G, et al. Global perspectives for prevention of infectious diseases associated with mass gatherings. Lancet Infect Dis. 2012 Jan; 12(1): 66–74.

2. Arbon P. Mass-gathering medicine: a review of the evidence and future directions for research. Prehosp Disaster Med. 2007 Mar–Apr; 22(2): 131–5.

3. Emergency Management Australia. Safe and healthy mass gatherings: a health, medical and safety planning manual for public events. Fyshwick, Australia: Commonwealth of Australia; 1999 [cited 2014 Sep 24]. Available from: http: //www. health. sa. gov. au/pehs/publications/ema-mass-gatherings-manual. pdf.

4. Lombardo JS, Sniegoski CA, Loschen WA, Westercamp M, Wade M, Dearth S, et al. Public health surveillance for mass gatherings. Johns Hopkins APL Technical Digest. 2008; 27(4): 1–9.

5. McCloskey B, Endericks T. Learning from London 2012: a practical guide to public health and mass gatherings. London: Health Protection Agency; 2013 [cited 2014 Sep 24]. Available from: http: //webarchive. nationalarchives. gov. uk/20140714084352/ http: //www. hpa. org. uk/webc/HPAwebFile/HPAweb_C/1317138422305.

6. Milsten AM, Maguire BJ, Bissell RA, Seaman KG. Mass-gathering medical care: a review of the literature. Prehosp Disaster Med. 2002 Jul–Sep; 17(3): 151–62.

7. Steffen R, Bouchama A, Johansson A, Dvorak J, Isla N, Smallwood C, et al. Noncommunicable health risks during mass gatherings. Lancet Infect Dis. 2012 Feb; 12(2): 142–9.

第八章 对有特殊健康需求旅行者的建议

⑧ World Health Organization. Communicable disease alert and response for mass gatherings: key considerations. Geneva: World Health Organization; 2008 [cited 2014 Sep 24]. Available from: http://www.who.int/csr/Mass_gatherings2.pdf.

# 新入境美国的移民和难民

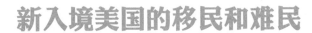

Christine K. Olson，William M. Stauffer，Elizabeth D. Barnett

　　根据国土安全部提供的信息，2012 财年大约有 58 000 名难民进入美国。另外，2012 财年有 100 万名移民获得合法永久居留权，其中有 547 559 名已居住在美国，484 072 名直接来自海外。表 8-6 和 8-7 列出了 2012 财年难民和新移民的前十名国家。

　　美国移民和国籍法案（INA），包含移民、临时准入、入籍和脱去外籍，要求所有的难民和移民申请者须经过授权医生体格检查，以防止有不允许的健康问题。难民在海外体检，而移民在美国或海外体检，取决于其居住地的要求。医师小组须经当地美国大使馆或领事馆授权从事移民体检活动；现有 760 多名体检医师。公民外科医生为特殊指派，用于授权对需要转换身份的人（如申请变为美国永久公民）进行官方移民体检。

　　CDC 全球移民和检疫局（DGMQ）与国务院紧密合作，由国务院授权医师小组，国安部美国公民和移民服务局指派医师作为公民外科医师。DGMQ 提供技术支持，指导需要做的体格检查项目，包括特殊疾病（如结核）的委托筛查。另外，对于特殊群体如难民，CDC 发布了健康建议（如寄生虫病的治疗）。这些健康建议可以在有资金和后勤支持时实施，但不是必须在移民前全部完成。

表 8-6　前十名新进难民出生国家，2012 财年

| 出生国家 | 新进难民数 |
| --- | --- |
| 不丹 | 15 070 |
| 缅甸 | 14 160 |
| 伊拉克 | 12 163 |
| 索马里 | 4911 |
| 古巴 | 1948 |
| 刚果民主共和国 | 1863 |
| 伊朗 | 1758 |
| 厄立特里亚 | 1346 |
| 苏丹 | 1077 |
| 埃塞俄比亚 | 620 |

表 8-7　前十名新进移民出生国家，2012 财年

| 出生国家 | 新进移民数 |
| --- | --- |
| 墨西哥 | 75 997 |
| 中国 | 38 920 |
| 菲律宾 | 37 069 |
| 多米尼加共和国 | 33 627 |
| 印度 | 24 625 |
| 越南 | 23 446 |
| 海地 | 16 995 |
| 孟加拉 | 13 489 |
| 牙买加 | 11 640 |
| 巴基斯坦 | 9874 |

　　尽管有些群体会在刚到达美国后进行常规筛查体检（如难民），但大多数移民都不是必须做的。任何有资质的专业医师都可以开展新到筛查体检。

## 到达美国之前

### 海外体检和治疗

CDC 为医师小组提供技术指导并监测海外移民体检过程的质量。委托移民体检的目的是检测有无不允许的身体条件，包括公共卫生关注的传染病、有危险行为的精神失常和药物或药物诱导的失常（www.cdc.gov/immigrantrefugeehealth/exams/ti/panel/technicalinstructions-panel-physicians.html）。对特定的难民群体，医师小组须提供额外的预防医学干预措施，如接种疫苗抵御疫苗可预防的疾病和对寄生虫疾病实施预防性治疗，包括线虫感染和疟疾（www.cdc.gov/immigrantrefugeehealth/guidelines/refugee-guidelines.html）。

移民体检包括体格检查、精神健康评估、梅毒血清学检测、疫苗记录回顾和胸部透视，如果胸部透视提示结核感染需要做抗酸杆菌涂片和痰培养。有些身体条件如结核、某些性传播疾病和麻风病需要在移民前进行治疗。

对于结核感染的人，需要在移民前做结核杆菌培养、药敏试验和直视督导治疗直至治疗结束。随着结核筛查培养要求的增加，结核筛查量大约增加了三倍（2012年，有 60% 以上的结核患者涂片阴性而培养阳性）。

### 预防接种证明

申请永久居留移民签证的人必须出示免疫接种咨询委员会（ACIP）（www.cdc.gov/vaccines/hcp/acip-recs/vaccspecific/index.html）推荐的预防接种记录。2009 年，CDC 采用修正的疫苗标准决定移民签证申请人须接种哪些 ACIP 推荐的疫苗。这些标准允许 CDC 根据公共健康需求灵活调整疫苗接种要求（www.cdc.gov/immigrantrefugeehealth/laws-regs/vaccinationimmigration/revised-vaccination-criteria-immigration.html）。疫苗接种标准规定：

★ 是适合年龄

★ 预防可能导致爆发的传染病

★ 预防已经消除或者美国正在消除的疾病

这些要求适用于所有的成年移民和大多数移民儿童。

然而，小于 10 岁的国际收养儿童可能会豁免。2004 年、2006 年和 2013 年，在收养自中国没有免疫过的儿童群体中出现了一些输入性麻疹病例。收养家庭应了解，给在海外的儿童接种疫苗可降低输入性疾病的风险。

难民在美国入境时不需要符合 INA 免疫接种要求，但在到达 1 年后申请永久居民时必须出示预防接种记录。关注的预防接种要求技术指导可在下列网址查询：http: //www.cdc.gov/immigrantrefugeehealth/exams/ti/panel/vaccination-panel-technical-instructions.html。

### 申请者类型

为了判定申请者是否达到不许可条件，将影响公共卫生医疗状况的重要性分为 A 类和 B 类。A 类条件拒绝移民或难民入境。移民或难民有不许可的身体条件经过治疗或获得美国移民局的豁免签证也可能获得签证。B 类条件包括身体或精神不正常、疾病或残疾程度严重或天生。建议 B 类的移民或难民在入境后进行评估。

### 提示和随访

当移民和难民入境时，在口岸收集由医师小组完成的体检表格（表格由国务院制定）。这些表格汇总了海外体检结果包括健康状况的分类。基于这些信息，CDC 提示州或当地卫生部门辖区所有到达定居的 A 类移民和难民（有豁免）和 B 类结核移民，需要后续的评估和可能的治疗。提示和国务院制订的体检表格电子数据通过 CDC 电子疾病提示系统（EDN）传送给州或当地卫生部门。同时也要求州立和当地卫生部通过 EDN 系统报告 CDC 后续的评估结果和发现的任何严重公共卫生医疗状况。报告可以更好地了解近期到达的移民和难民疾病流行模式，也是监测海外移民体检质量的一个方式。

## ▩ 达到美国后

### 移民健康状态和健康筛查

尽管海外移民体检对所有移民是强制要求，但这种体检主要是关注申请者是否有不允许的健康相关问题。去美国的难民逐渐强化了健康筛查、预防接种以及对乙肝、贫血、疟疾和其他寄生虫疾病进行预防性治疗。建议给所有难民和国际收养儿童（移民的一种）在到达美国后进行健康筛查，但并非必须。更加全面的到达后健康筛查可以有机会筛查传染性或非传染性疾病，提供预防服务（如预防接种和潜伏性结核治疗）以及提供个人咨询（如营养和心理健康），建立持续的初级保健和家庭医疗。B 类的非难民移民也建议在到达后评估。然而，这些评估主要是针对特定健康状况，如结核。

常规到达后健康筛查一般在州或当地卫生部门、有协议的私人门诊或社区健康中心指导下进行。许多医生不熟悉要求筛查的疾病和移民者所在国家的流行病，可能无法处理这些人群流行的医疗问题。另外，医师和卫生系统在处理新到移民时经常会遇到语言、社会、文化的障碍。还有，难民和移民经常优先做与新环境相关的事情，如英语课，学校、住房，工作等，这些可能会优先于健康服务。然而，有些组织在促进开展健康筛查（如难民健康合作者协会 ARHC，www.refugeehealthcoordinators.org/default.html），提供这些服务的诊所网络在逐渐增多（诊所邮件列表见下列网址：www.globalhealth.umn.edu/community-initiatives/index.html）。更多的资源见附录 C，移民健康资源。

医生应了解，接种多剂疫苗中的一剂即可满足以移民为目的预防接种要求（完整疫苗接种程序在移民前并非必须）。因此，应查看预防接种记录以确保接种剩下的针剂完成疫苗程序并推荐适龄的预防接种（非移民目的）。

诊所须清楚的一点是，移民群体经常会返回母国探亲访友。这些人群有时称为VFR 旅行者。VFR 与其他国际旅行者相比，具有更高的旅行相关传染病风险（疟疾、结核、伤寒、甲肝），并且很少去进行旅行前咨询。这部分人群咨询的更多信息可详见第八章，回国探亲访友（VFRs）的移民。

### 新到难民的健康筛查

许多难民和移民来的国家都有热带病或其他传染病的高度流行，会给个人和公共卫生带来威胁。另外，没有治疗的慢性病，如高血压、糖尿病和肥胖症也越来越多。识别有长潜伏期的传染病如结核、乙肝、某些肠道线虫如类圆线虫和其他寄生虫如血吸虫等特别有难度。建议对特定人群到达后的健康评估进行针对性设计，根据来自国家、种族、离境前干预措施的证据，如预防接种、疟疾及肠道寄生虫的根除性治疗、所在国家或首次避难国家的流行病学风险。

医学健康筛查应包括详细的病史和生活史调查以及体格检查。CDC 与儿童家庭难民安置管理办公室（ORR）、CDC 之外的诊所和领域内专家以及难民健康合作者协会代表，合作制订了基于证据的筛查指南。指南的主要内容见文本框8-7。全文内容和推荐检测项目的概要列表可在下列网址查询：www.cdc.gov/immigrantrefugeehealth/guidelines/domestic/domesticguidelines.html。地方性流行病数据很重要，但这方面特定人群的指南还没有。然而，正在建立特定人群的健康档案，注明了医生应该关注的不同人群的健康问题（www.cdc.gov/immigrantrefugeehealth/profiles/index.html）。

到达后医学筛查的另外一个功能是组织协调随之而来的初级保健工作。许多难民还没有进行适龄肿瘤筛查，如宫颈巴氏涂片、乳腺造影、结肠癌筛查等。这些筛查需求应在最开始的就诊时明确。医师要知道，许多移民群体的肿瘤发生率很高，如宫颈癌、胃癌以及鼻咽癌。

### 文本框 8-7　难民国内健康评估建议内容[1,2]

★ 查看所有记录，包括胸部透视（海外体检记录）

★ 完成病史和体格检查，包括视力、听力和口腔检查

★ 指导精神健康筛查，如有临床提示应进行详细的生活史调查，包括任何创伤、虐待或强奸史

★ 依据当地流行病评估传染性疾病，包括结核、艾滋病和其他性传播疾病，疟疾和其他寄生虫感染（血吸虫和肠道线虫，包括类圆线虫）

★ 查看海外根除治疗记录

★ 评估慢性疾病，包括肥胖症、高血压、糖尿病和营养不良，如维生素 $B_{12}$ 缺乏

★ 进行适龄人群肿瘤筛查，如乳腺造影、结肠镜或宫颈巴氏涂片等

★ 根据需要更新预防接种

★ 完成实验室检测：血常规、尿常规、HIV 检测、来自国家乙肝流行大于 2% 的进行乙肝检测，特殊的性传播疾病检测，其他筛查如基础新陈代谢和肝功检测

1 有关移民和难民体检的更多讨论可在下列网址查阅：www.cdc.gov/immigrantrefugeehealth/guidelines/refugee-guidelines.html。

2 完整的难民健康国内筛查指南见：www.cdc.gov/immigrantrefugeehealth/guidelines/domestic/domestic-guidelines.html。

2010 年 1 月，HIV 检测从美国准入要求中删除，但强烈建议所有新入境美国的移民和难民检测 HIV。提供有文化敏感性的 HIV 检测咨询服务非常关键。

营养不良在难民群体中更常见，如来自尼泊尔的不丹人存在维生素 $B_{12}$ 缺乏问题。这种问题在人群中的流行率，从移民前群体的 64%，到到达后群体的 27%~32%。医生应了解难民群体营养不良和微量元素缺乏的可能性并且做相应的筛查检测。

全世界许多难民来自国家的地区都存在潜在的铅污染，包括含铅汽油、燃烧矿物燃料及废弃物、使用传统的含铅药物、食品、陶器或餐具等。这些到美国的难民儿童铅污染也得到了充分证明。因此，CDC 建议对从 6 个月至 16 岁的难民儿童在到达时进行血铅浓度检测，在成为永久居民后 3～6 个月重复检测一次。

除了 CDC 对到达后难民的国内医学筛查指南，也有其他的出版资源供医师参考。最近，加拿大公共卫生局出版了一致性文件，对刚到达加拿大的难民进行证据依赖的筛查。资源列表见附录 C。

难民可参加州医疗补助项目，以覆盖这些医学筛查和其他任何需要的医疗服务。无医疗补助资格的难民在许多州都有难民医疗救助，从到达时间起算可享受最多八个月。更多信息可联系所在州负责 ORR 的卫生管理部门获取（www.acf.hhs.gov/programs/orr/programs/cma）。

### 移民和国际领养儿童的医学筛查

对于移民的医学筛查，还没有正规的机制或资金来源。因此移民（除了国际领养儿童）难以常规开展到达后的各种医学筛查，这些筛查多于 B 类评估的医学建议。然而，所有新移民将会受益于全面的到达后健康筛查。

推荐对国际领养儿童进行正规的到达后医学检查。国际收养儿童和难民到达时有许多相似的健康问题。与领养儿童不同的是，难民到达美国后的一段时间内一般只接触和自己的文化相同的群体，与外界社会交流有限，而国际领养儿童经常参与到家务和社区活动中，由于资源有限会导致一些常见的感染。这种不同可能会造成到达后数周至数月内的感染条件持续存在（如甲肝、乙肝和贾第鞭毛虫感染）。美国儿科学会在红皮书："社区传染病报告"为到达美国的国际领养儿童提供服务的医生提供了指南；红皮书可在下列网址下载：http://aapredbook.aappublications.org。医生应鼓励通过国际旅行接收领养儿童，并将其带回国的人及时接种疫苗，家庭成员和护理人员也应及时接种疫苗，以预防相关传染病。更多信息请查阅第七章，国际领养，以及下列网址：www.cdc.gov/vaccines/parents/adoptions.html。

## 参考书目

1. Barnett ED. Immunizations and infectious disease screening for internationally adopted children. Pediatr Clin North Am. 2005 Oct; 52(5): 1287–309, vi.

2. CDC. Technical instructions for panel physicians. Atlanta: CDC; 2014 [cited 2014 Sep 24]. Available from: http: //www. cdc. gov/immigrantrefugeehealth/exams/ti/panel/technical-instructions-panelphysicians. html.

3. CDC. Vitamin B12 deficiency in resettled Bhutanese refugees—United States, 2008–2011. MMWR Morb Mortal Wkly Rep. 2011 Mar 25; 60(11): 343–6.

4. Lowenthal P, Westenhouse J, Moore M, Posey DL, Watt JP, Flood J. Reduced importation of tuberculosis after the implementation of an enhanced pre-immigration screening protocol. Int J Tuberc Lung Dis. 2011 Jun; 15(6): 761–6.

5. Maloney SA, Fielding KL, Laserson KF, Jones W, Nguyen TN, Dang QA, et al. Assessing the performance of overseas tuberculosis screening programs: a study among US-bound immigrants in Vietnam. Arch Intern Med. 2006 Jan 23; 166(2): 234–40.

6. Miller LC. International adoption: infectious diseases issues. Clin Infect Dis. 2005 Jan 15; 40(2): 286–93.

7. Minnesota Department of Health. Lead poisoning in Minnesota refugee children, 2000–2002. Disease Control Newsletter [Internet]. 2004; 32(2): 13–5. Available from: http: //www. health. state. mn. us/divs/idepc/newsletters/dcn/2004/0402dcn. pdf.

8. Nyangoma EN, Olson CK, Benoit SR, Bos J, Debolt C, Kay M, et al. Measles outbreak associated with adopted children from China—Missouri, Minnesota, and Washington, July 2013. MMWR Morb Mortal Wkly Rep. 2014 Apr 11; 63(14): 301–4.

9. Office of Immigration Statistics. Yearbook of Immigration Statistics: 2012. Washington, DC: US Department of Homeland Security; 2014 [cited 2014 Sep 24]. Available from: http: //www. dhs. gov/yearbook-immigration-statistics-2012-legal-permanent-residents.

10. Posey DL, Blackburn BG, Weinberg M, Flagg EW, Ortega L, Wilson M, et al. High prevalence and presumptive treatment of schistosomiasis and strongyloidiasis among African refugees. Clin Infect Dis. 2007 Nov 15; 45(10): 1310–5.

11. Posey DL, Naughton MP, Willacy EA, Russell M, Olson CK, Godwin CM, et al. Implementation of new TB screening requirements for U. S. -bound immigrants and refugees—2007–2014. MMWR Morb Mortal Wkly Rep. 2014 Mar 21; 63(11): 234–6.

12. Pottie K, Greenaway C, Feightner J, Welch V, Swinkels H, Rashid M, et al. Evidence based clinical guidelines for immigrants and refugees. CMAJ. 2011 Sep 6; 183(12): e824–925.

13. Walker PF, Barnett ED, editors. Immigrant Medicine. Philadelphia: Saunders Elsevier; 2007.

# 免疫缺陷的旅行者

## Camille Nelson Kotton，David O. Freedman

### ■ 免疫缺陷旅行者的预防方法

由于各种身体条件如用药、治疗等导致免疫抑制的旅行者进行旅行前准备，必须关注下列问题：

★ 免疫抑制的原因是什么？不同条件和药物导致的抑制程度不同，还有很多未知情况。指南关注的免疫缺陷旅行者的预防接种，不如其他类型的旅行者接种的研究依据多，但是现有的最佳方案。

★ 旅行者的身体状况稳定吗？旅行卫生保健者或许可以联系该旅客常用和专业的卫生保健提供者（经患者同意后）讨论该旅客是否适合出行，针对行程提供专门的医学建议，并且核实药物及服用剂量可以维持身体处于正常的状态。

★ 旅行者的身体条件、用药和治疗导致的禁忌证是否降低疫苗的有效性，或是加大了旅行需要的预防措施副反应发生的风险？因目的地不同，这些措施包括但不限于预防接种和疟疾预防用药以及旅行者腹泻处置。

★ 推荐的旅行相关疾病预防措施会直接或通过药物相互反应导致潜在的身体条件不稳定吗。

★ 旅行目的地有可能导致潜在的身体条件不稳定或对加重免疫缺陷旅行者的特殊健康风险吗？如果有，有无推荐的特殊干预措施减缓风险。

★ 如果免疫缺陷旅行者在旅行中发病，有无可用的医疗救助（见第二章，身患疾病的旅行者在国外获得医疗帮助）？旅行者要做什么，是否必须医疗救助？免疫缺陷旅行者必须做好计划，知道何时如何寻求海外医疗救助并且如何付费。

旅行者的免疫状态与预防接种直接相关。疫苗推荐的总体考虑，如旅行目的地和可能暴露的疾病风险，对于免疫缺陷旅行者与其他旅行者是一样的。疫苗可预防的严重疾病甚至死亡的风险，必须与接种活疫苗对免疫缺陷者带来的潜在副反应权衡利弊。在一些复杂的情况下，旅行者如不能耐受推荐的预防接种或预防用药，则应考虑改变行程、调整旅行中计划的活动，或推迟旅行。出于临床评估和预防接种的目的，基于免疫抑制的机制和水平，将免疫缺陷旅行者分为四组。不同分类的成年免疫缺陷旅行者的疫苗推荐见表 8-8。

## ■ 没有显著免疫缺陷的身体条件

尽管需要考虑之前或潜在的疾病特点，健康状态属于下列条件之一的，均认为是没有显著免疫缺陷分组的旅行者。由于考虑旅行相关的预防接种，应跟其他旅行者一样准备。

1. 旅行者在下列条件下接受激素治疗：
   > 短期或长期每日或隔日使用小于 20 mg 泼尼松或等价剂量治疗 [1]
   > 长期隔日使用短效方案治疗
   > 维持生理剂量（替代治疗）
   > 激素吸入
   > 局部应用激素（皮肤、耳朵或眼睛）
   > 关节内、关节腔或肌腱注射激素
   > 大剂量激素应用后超过一个月（泼尼松每日 ≥ 20 mg 或等价剂量 > 2 周）。
      然而即使是短期的大剂量激素应用（< 2 周）治疗后，一些专家仍建议推迟 2 周再接种活疫苗

2. 没有严重免疫抑制的 HIV 患者（严重免疫抑制的定义见个人疫苗推荐：http：//www.cdc.gov/vaccines/hcp/acip-recs/index.html）。

3. 患肿瘤的旅行者最后一次化疗在三个月以前，并且处于缓解期。

4. 造血干细胞移植受者术后超过两年，没有服用免疫抑制药物，没有恶性肿瘤发生，没有移植物抗宿主病。

5. 患有自身免疫性疾病（如系统性红斑狼疮、炎症性肠病或类风湿关节炎）的旅行者没有使用免疫抑制或免疫调节药物治疗（但缺少可靠的数据）。

6. 患有多发性硬化症（MS）的旅行者没有使用免疫抑制或免疫调节药物，以及病情没有恶化的旅行者。尽管患有 MS 的旅行者接种活疫苗的风险还在争论，

---

1 美洲传染病学会建议，活疫苗接种与免疫抑制程度较低的皮质类固醇治疗 / 隔日皮质类固醇治疗应间隔一个月，但这是相矛盾的。

国家 MS 协会和 CDC 均建议遵循 CDC 提供的对于先天免疫缺乏、没有使用免疫抑制或免疫调节药物的以及没有恶性进展的人进行预防接种的指南。

### 表 8-8　成人免疫缺陷者的预防接种

| | HIV 感染 CD4 细胞 ≥ 200/mm³ | 严重免疫抑制（HIV/AIDS），CD4 细胞 < 200/mm³ | 严重免疫缺陷（非 HIV 相关） | 脾缺如 肾衰竭 | | 慢性肝病，糖尿病 |
|---|---|---|---|---|---|---|
| **活疫苗** | | | | | | |
| 卡介苗（BCG） | X | X | X | U | U | U |
| 流感疫苗，减毒株（LAIV） | X | X | X | U | P | P |
| 麻腮风疫苗（MMR） | R¹ | X¹ | X¹ | U | U | U |
| 伤寒疫苗，Ty21a | X | X | X | U | U | U |
| 水痘疫苗（成人）² | C | X | X | U | U | U |
| 黄热病疫苗³ | P³ | X³ | X | U | OC⁴ | OC⁴ |
| 带状疱疹病毒疫苗 | C⁵ | X⁵ | X | U | U | U |
| **灭活疫苗** | | | | | | |
| B 型流感嗜血杆菌疫苗（Hib） | U | U | R⁶ | R⁷ | U | U |
| 甲肝疫苗⁸ | U | U | U | U | U | U（糖尿病），R（肝病） |
| 乙肝疫苗⁹ | R¹⁰ | R¹⁰ | U¹⁰ | U¹⁰ | R¹⁰ | R¹⁰,¹¹ |
| 流感疫苗（灭活） | R | R | R | R | R | R |
| 乙型脑炎疫苗¹² | ND | ND | ND | ND | ND | ND |
| 脑膜炎共价疫苗 | U¹³ | U¹³ | U | R¹³ | U | U |
| PCV13 随后接种 PPSV23¹⁴ | R | R | R | R | R | C |
| 脊髓灰质炎疫苗（IPV） | U | U | U | U | U | U |
| 狂犬病疫苗 | U | U | U | U | U | U |
| 白破疫苗（Td） | R | R | R | R | R | R |
| 或成人百白破疫苗（Tdap） | | | | | | |
| 伤寒疫苗（Vi） | U | U | U | U | U | U |

缩写：X，禁忌使用（参照免疫接种咨询委员会 ACIP）；U，正常使用。R，该类患者推荐使用；P，警示使用（参照 ACIP）；OC，其他注意事项；C，考虑使用；ND，无数据；PCV13，13 价肺炎结合疫苗；PPSV23，23 价肺炎多糖疫苗。

[1] HIV 感染者的 CD4 细胞计数 ≥ 200/mm³ 在 6 个月以上，如果没有麻疹的免疫力，推荐接种 MMR 疫苗。有麻疹感染高风险的以及 MMR 接种禁忌的，可以注射免疫球蛋白获得短期保护。

[2] 有细胞免疫缺陷的人不应接种水痘疫苗，但体液免疫受损（先天性或获得性低血红蛋白血症或血红蛋白异常）的人可以接种。免疫抑制的宿主应间隔 3 个月接种两剂该疫苗。

[3] 详见第三章，黄热病。黄热病疫苗对于 CD4 细胞计数在 200～499/mm³ 的无症状 HIV 患者应警惕接种所致的副反应。而 CD4 细胞计数 ≥ 500/mm³ 的无症状 HIV 患者则无须警惕。ACIP 规定无 AIDS 和 CD4 细胞计数 ≥ 200/mm³ 的有症状 HIV 患者也考虑禁忌接种黄热病疫苗。

[4] 没有数据表明这些人群接种黄热病疫苗后严重副反应发生的风险会升高；然而，可能会与免疫缺陷的程度有关，医务工作者应认真衡量这些人群接种疫苗的风险和益处。

[5] ACIP 规定无 AIDS 和 CD4 细胞计数 ≥ 200/mm³ 的有症状 HIV 患者也考虑禁忌接种。

[6] 造血干细胞移植受者应在手术成功后 6～12 个月接种 3 剂次，无须考虑接种史。两剂之间至少间隔 4 周。

[7] 仅限于没有接种过 Hib 疫苗的脾缺如成人。

[8] 常规推荐给所有有男男性行为的男性、多个性伴侣的人、血友病患者、慢性肝炎患者、注射吸毒者及其他人群。

[9] 乙肝疫苗推荐给有性暴露感染风险的人，包括性伴侣有乙肝表面抗原阳性的人、有非夫妻性行为的人、寻求性传播疾病检测和治疗的人、男男性行为的人、有皮肤或黏膜暴露血感染风险的人、现在或近期注射毒品的人、乙肝表面抗原阳性的家人、为发育性残疾人服务的员工和居民、有血液和血液污染的体液暴露风险的医护人员和公共安全工作人员、终末期肾病患者、去往中高度乙肝感染流行地区（乙肝表面抗原阳性 > 2%）的国际旅行者、慢性肝病患者和 HIV 感染者。

[10] 近期接受血液透析或者其他有免疫抑制情况的成人患者应接种 3 剂 Recombivax HB 疫苗，分别于 0、1、6 个月接种，每剂 40μg/ml，或者同时接种两剂 20μg/ml 的 Engerix-B 疫苗，按照四剂接种程序：0、1、2、6 个月。疫苗接种后检测乙肝表面抗体，如果没有免疫应答或滴度不够（< 10 mlu/ml）应再次接种。HIV 感染的无免疫应答者如果在经过高效抗逆转录病毒治疗后 CD4 细胞计数上升至 500/mm³，可能会对后续的疫苗接种有免疫应答。见其他免疫抑制群体的讨论内容。

[11] 小于 60 岁的糖尿病患者在诊断后应尽快接种；60 岁或以上的糖尿患者在经治医生的指导下基于下列情况接种：基于 HBV 感染的可能性，包括长期持续血糖监测带来的暴露风险升高；基于感染 HBV 导致慢性并发症的可能性；基于疫苗的免疫应答情况；不是由乙肝病毒导致的所有肝病患者。现在，糖尿患者或慢性肝病患者接种疫苗后并不建议常规检测抗体反应。

[12] 免疫抑制人群中 Ixiaro 的应用尚无安全性或有效性评价数据。一般说来，免疫能力改变的人能够按照常规程序和剂量安全地接种灭活疫苗，但有效性可能会下降。在美国，仅允许接种灭活的 Vero 细胞来源的乙型脑炎病毒疫苗（Ixiaro），而国际上可用的其他类型乙型脑炎病毒疫苗包括活疫苗均不允许在美国接种。

[13] 脾缺如和终末期代偿缺陷的人群接种两针剂间隔需至少大于 2 个月。

[14] 脾缺如、HIV 感染者或免疫抑制的人年龄在 19 岁以上如果没有免疫过，应先接种 1 针 PCV13，间隔 8 周后再接种 1 针 PPSV23。

## ■ 限制性免疫缺陷相关的身体条件和治疗

### 无症状 HIV 感染

无症状 HIV 感染者 CD4 细胞计数在 200～500/mm³ 之间，可认为是有限的免疫缺乏，应根据表 8-8 的指南接种疫苗（有关 MMR 疫苗更多具体的建议可在下列网址查询：http: //www.cdc.gov/mmwr/preview/mmwrhtml/rr6204a1. htm 和 http: //www.cdc.gov/mmwr/preview/mmwrhtml/rr6002a1.htm）。应使

用抗逆转录病毒治疗时的 CD4 细胞计数而非最低计数，对 HIV 感染者进行分类。淋巴细胞重建全部功能的精确时间难以确定，为了达到最大的疫苗接种效果同时风险最小，许多医生建议，如果可能，疫苗应在免疫功能重建后延迟 3 个月接种（对于 MMR，建议在抗逆转录病毒治疗后延迟至少 6 个月以上，年龄和 CD4 细胞计数的标准见表 8-8）。尽管抗体反应的血清转换率和抗体几何平均滴度可能低于正常人水平，但本分类中许多 HIV 感染者接种绝大多数疫苗均能产生出保护水平的抗体滴度。无症状 HIV 感染者接种几种不同的疫苗后，可以观察到 HIV 病毒载量短时升高并很快回到基线水平。这种病毒载量升高的临床意义尚未可知，但这并不妨碍接种任何疫苗。

### 多发性硬化症

一般认为，多发性硬化症 MS 患者可以接种灭活的疫苗。但出现临床复发时应延迟 4~6 周接种，直至病情稳定或有好转。破伤风、乙肝或流感疫苗的接种，似乎不会升高 MS 患者复发的短期风险。然而，已发表的研究还缺少其他疫苗（如甲肝、乳头瘤病毒、脑膜炎、百日咳、肺炎、脊髓灰质炎和伤寒等）的安全性和有效性证据。接受干扰素、醋酸格拉替雷、米托蒽醌、芬戈莫德或那他珠单抗治疗的患者接种灭活疫苗虽然没有有效数据支持，但在理论上是安全的。

即使病情处于稳定期，现代 MS 治疗方案也经常包括进展期和早期的免疫调节治疗。在 MS 患者使用免疫抑制剂如米托蒽醌、咪唑硫嘌呤、甲氨蝶呤或环磷酰胺等治疗期间、长期应用类皮质激素治疗期间、或使用免疫抑制生物制剂治疗期间，不应接种活病毒疫苗。使用干扰素、醋酸格拉替雷治疗的患者免疫缺陷会更严重。

个别发表的研究提示，MS 稳定期的患者在距免疫抑制治疗开始一个月前和停止一个月后可以安全接种腮腺炎、麻疹、风疹、水痘和带状疱疹病毒疫苗。一项研究提示接种黄热病疫苗能够加剧 MS 患者的症状；这种接种风险应与患者的神经内科医师讨论。

### 其他慢性身体条件

慢性身体条件与免疫缺陷的程度相关，如脾缺如、慢性肾脏疾病、慢性肝脏疾病（包括丙型肝炎）以及糖尿病。这些患者应根据表 8-8 的指南接种疫苗。免疫功能代偿的患者能够接种任何活的或灭活的疫苗。评估慢性病患者免疫代偿总体水平的因素，包括疾病严重性、持续时间、临床稳定性、并发症、并存病和其他任何潜在的免疫抑制治疗（见本章第一节，患慢性疾病的旅行者）。

服用后文列出的免疫抑制药物、19 岁或以上有免疫抑制状况的成年人（包括慢性肾衰竭和肾病综合征）、移植受者、功能性或器质性脾缺如的人、恶性肿瘤患者、脑脊液渗漏者、或耳蜗移植患者，如未接种过 PCV13 或 PPSV23 疫苗，应接种 1 剂 PCV13，8 周后再接种 1 剂 PPSV23 疫苗。之前接种过 ≥ 1 剂 PPSV23 的患者，应在最后一剂 PPSV23 接种 1 年之后接种 1 剂 PCV13 疫苗。需要额外接种 PPSV23 的成人，应在 PCV13 接种 ≥ 8 周后接种，或在最近一剂 PPSV23 接种 ≥ 5 年接种。

有报告称慢性肾病患者乙肝疫苗接种效果不明显。糖尿病患者也有乙肝疫苗接种效果下降的现象。在乙肝接种初次接种程序完成后可能需要再接种 1 剂。对于血液透析和免疫功能不全的患者可以通过接种高剂量的乙肝疫苗提高接种效果。

脾缺如患者易患有荚膜细菌造成的严重败血症。尽管接种效果不如脾功能正常的人，但许多临床指南均建议该类患者接种脑膜炎、肺炎和嗜血杆菌疫苗，无论其是否有旅行计划。

★ 有限的数据表明在行脾切除术的人群中，如果是因为血液恶性肿瘤行脾切除术的人，疫苗接种效果比其他原因的会更差。

★ 建议有风险的儿童和成人接种 Menactra A/C/Y/W 四价结合脑膜炎疫苗，脾缺如患者两剂间要间隔至少 2 个月；如果风险持续存在，应每 5 年加强一次。

★ 推荐脾缺如者接种 Menveo A/C/Y/W 四价结合脑膜炎疫苗，成人使用两剂次程序、12～15 月龄和两岁儿童使用四剂次程序。

★ 多糖蛋白结合疫苗可因 B 型流感嗜血杆菌疫苗（Hib 结合疫苗）的接种引起免疫应答增强并延长保护期。许多有经验的医生建议没有 Hib 结合疫苗接种史的脾切除术患者补种该疫苗。

★ 推荐无脾患者在接种 PPSV23 疫苗 8 周和 5 年后接种 PCV13 疫苗（见前述和表 8-8）。

终端补体缺陷患者和接受了单克隆抗体治疗的患者对脑膜炎球菌的易感性增加，应该免疫接种以增强对脑膜炎球菌的抵抗力。

## ■ 严重免疫功能不全的身体条件及治疗

### 严重免疫功能不全（非 HIV）

严重免疫功能不全的人包括白血病或淋巴瘤、常见恶性肿瘤、再生障碍性贫血、移植物抗宿主病或遗传性免疫缺陷，其他还包括近期接受放射治疗、实体器官移植、主动免疫抑制以及造血干细胞移植患者（两年内移植或持续服用免疫抑制药物）。有严重免疫抑制的人不适宜接种活疫苗，即使接种灭活疫苗可能也会无效，这些患者应在免疫功能提升后再考虑旅行。

慢性淋巴细胞白血病患者免疫力较差，即使在早期也很少对接种疫苗产生免疫应答。在造血干细胞移植 12 个月后，应按照标准儿童疫苗程序开始复种疫苗。然而，MMR 和水痘疫苗的接种应在移植 24 个月如果有免疫力后进行。灭活的流感疫苗可在移植术≥ 6 个月以后接种，之后每年一次。应考虑加强注射，灭活的疫苗最早在术后四个月就可以接种。

对于实体器官移植，感染风险在移植术后的第 1 年最高，因此要在一年后再考虑去往有风险的地区旅行。

当正在进行强力的免疫抑制治疗（见下文）或治疗开始前两周时，接种灭活疫苗是无效的。治疗至少停止 3 个月后，才应复种所有应接种的灭活疫苗。

进行下列医疗处理的人应视为严重免疫抑制：

- 高剂量皮质类固醇——多数医师认为每公斤体重大于 2 mg 的剂量或体重 10 kg 以上的人，每天 20 mg 以上泼尼松或等价剂量治疗 2 周以上，视为有足够的免疫抑制力，应考虑接种活病毒疫苗的安全性问题。并且疫苗接种的免疫应答可能会受影响。医生应在患者高剂量全身应用皮质类固醇治疗停止后 1 个月以上，再考虑接种活病毒疫苗。
- 烷基化药物（如环磷酰胺）。
- 抗代谢药物（如硫唑嘌呤、6 - 巯基嘌呤）。
- 移植相关的免疫抑制药物（如环孢霉素、他克莫司、西罗莫司、硫唑嘌呤和麦考酚酯）。
- 肿瘤化疗药物，不包括三苯氧胺，但包括每周低剂量的甲氨蝶呤应用，存在机会性感染率的升高，且接种疫苗存在钝性反应，被列入严重免疫抑制。有研究证明甲氨蝶呤单一治疗不影响流感疫苗的接种效果，但会影响肺炎疫苗的接种效果。

- 肿瘤坏死因子（TNF）阻滞剂，如伊那西普、阿达木单抗、赛妥珠单抗、高利单抗、英利昔单抗阻碍了有些疫苗和慢性感染的免疫反应。当单独或与甲氨蝶呤联合使用治疗类风湿病时，TNF 阻滞剂会影响甲肝疫苗、流感疫苗和肺炎疫苗的免疫应答；
  - ★尽管会有明显的免疫应答损伤，但对大多数人来说接种疫苗后产生的抗体滴度已足够产生保护力。因此，用 TNF 阻滞剂的治疗方案不影响甲肝疫苗、流感疫苗和肺炎疫苗的接种。如可能，甲肝疫苗应在旅行前完成接种程序。
  - ★根据已知信息，对于这些治疗来说活疫苗是禁忌使用的。
- 其他有免疫抑制或免疫调节的生物制剂也可能导致显著的免疫抑制。尤其是有些单克隆抗体，如利妥昔单抗、阿仑单抗的免疫抑制效应更明显。至少应在治疗停止 6 个月以后甚至更长时间才能接种。

### 有症状 HIV/AIDS 导致的严重免疫抑制

HIV 感染的旅行者 CD4 T 细胞计数相关知识对于旅行前咨询是很必要的。HIV 感染者 CD4 细胞计数 < 200/mm$^3$、没有免疫功能重建的 AIDS 病史，或是出现有症状 HIV 导致的临床损害，都应考虑为有严重的免疫抑制[见第三章，人类免疫缺陷病毒（HIV）感染]，不应接种减毒活疫苗或细菌疫苗，以避免疫苗接种导致的严重系统疾病风险[1]。即使是灭活疫苗，其免疫应答也会受影响。因此，当 HIV 感染者 CD4 细胞计数 < 200/mm$^3$ 时不应接种疫苗，在抗逆转录治疗免疫功能重建后 3 个月后才应再接种疫苗。

刚诊断的 CD4 细胞计数 < 200/mm$^3$ 的初治患者，应推迟旅行直至经抗逆转录病毒治疗后 CD4 细胞数恢复。推迟旅行可最大程度地降低感染风险，避免发生免疫重建性疾病。

### 家庭接触者

有严重免疫抑制患者的家人应接种活疫苗如黄热病疫苗、MMR 或水痘 / 带状疱疹疫苗，但不应接种减毒流感疫苗。免疫抑制患者应注意在使用口服脊灰疫苗地区的脊灰疫苗病毒粪口途径传播风险。天花疫苗（多为军人）也会传播给有免疫抑制的家人和密切接触者。

---

1 对于 MMR 疫苗，CD4 细胞的百分数小于 15% 的所有人群，或 5 岁以上 CD4 细胞计数 < 200mm$^3$ 的人群可视为有严重免疫抑制。详见 http://www.cdc.gov/mmwr/preview/mmwrhtml/rr6204a1.htm。

## ■ 免疫抑制旅行者的特殊注意事项

### 黄热病疫苗

强烈建议有严重免疫抑制的旅行者不要去黄热病疫区旅行。黄热病会产生一系列严重副反应，如可致命的黄热病疫苗相关嗜内脏疾病，而他们无法接种黄热病疫苗。如果去往推荐接种黄热病疫苗地区（图 3-16 和 3-17）的旅行不可避免而疫苗也不能接种，应告知旅行者黄热病的风险，仔细指导如何避免蚊虫叮咬，并出具疫苗接种的医学豁免证明（第三章，黄热病）。

有预防接种咨询委员会提示的黄热病疫苗接种情况的患者，如无症状 HIV 患者（见第三章，黄热病，"注意事项"），如果去黄热病疫区旅行无法避免，应考虑接种黄热病疫苗；被接种者应在密切监视下接种，以防止可能发生的副反应。这样的接种者免疫应答可能较弱，可在接种一个月后检测血清学抗体水平。血清学检测相关信息可联系所在州的卫生部门或 CDC 媒介疾病部，电话 970-221-6400。现有的临床数据和流行病研究还不足以评估有限免疫缺陷人群中黄热病疫苗相关严重副反应的实际风险。

如果没有实际暴露风险仅是国际旅行要求，医生应给无症状 HIV 感染者或部分免疫缺陷患者提供豁免证明。有些国家不接受豁免证明，如果入境时被拒绝，与其在目的地接种黄热病疫苗，不如遣返回国更加安全。

### 疫苗应答

相关旅行者应了解免疫抑制者的免疫应答可能较为温和。免疫应答下降并不一定是因为免疫抑制治疗方案。令人鼓舞的是，最近在患者实体器官移植前预防接种的研究数据提示，保护性抗体的滴度在移植术后仍能够存在一段较长时期。总的来说，大多数旅行相关疫苗接种的血清学免疫应答检测，既非临床推荐也不具有临床可操作性。

### 疟疾药物预防

与免疫功能正常的旅行者一样，免疫抑制的旅行者去往疟疾疫区应服用抗疟药，并且接受防蚊虫叮咬的咨询（见第三章，疟疾）。免疫抑制旅行者的特殊考虑包括下列可能性：

★ 疟疾预防的药物可能会与旅行者正在使用的药物产生交叉反应，包括导致心脏

QTc 间期延长、心律不齐甚至死亡。

★ 潜在的疾病状况或免疫抑制疗法可能会导致免疫抑制的旅行者感染疟疾后发生更严重的疾病。

★ 疟疾感染以及抗疟药的服用可能会加重潜在的疾病状况。

★ HIV 感染者感染疟疾的严重性会增加：疟疾感染会增加 HIV 病毒载量并导致疾病进程恶化。

高效抗逆转录病毒治疗（HAART）的 HIV 患者服用抗疟药物会遇到大量的潜在药物交叉反应问题。表 8-9 显示了联合 HAART 使用抗疟药最常见的潜在交叉反应，但应强调的是，这些交叉反应仅是基于药代动力或代谢考虑，而非任何临床失败证据。

★ 整合酶抑制剂（雷特格韦、杜鲁特韦、埃替格韦）/NRTI 与 CDC 推荐的抗疟药合用未见交叉反应，尽管埃替格韦与 cobicistat 的增强合剂可能导致理论上的甲氟喹水平升高。

★ 恩曲他滨 / 替诺福韦 / 依非韦仑（Atripla）与氯喹、甲氟喹或多西环素合用未见药物交叉反应。依非韦仑可降低阿托伐醌 – 氯胍的血清浓度，但尚未见到临床合用导致疗效失败的证据。

★ 含蛋白酶抑制剂（PI）药物的合用会导致很多药物交叉反应。洛匹那韦 / 利托那韦（Kaletra）与替诺福韦 / 恩曲他滨（Truvada）或任何含 PI 药物的联用，能够导致阿托伐醌 – 氯胍和甲氟喹的血清浓度下降。这样的治疗方案优先选用多西环素作为抗疟药。

★ 相对少见的药物联用未显示在表 8-9 中，可在利物浦大学的网站上在线检索与 HAART 药物的交叉反应（www.hiv-druginteractions.org）。

抗疟治疗方案包括青蒿素及其衍生物、奎宁 / 奎尼丁、本芴醇（蒿甲醚 / 本芴醇合剂的成分，Coartem）和阿托伐醌 – 氯胍，可与许多 NNRTIs、PIs 以及 CCR5 受体拮抗剂马拉韦罗有潜在的交叉反应。进行 HAART 治疗的患者治疗疟疾时应寻求专业的建议。

器官移植受者长期使用免疫抑制的药物可与疟疾预防和治疗的药物存在药物交叉反应。甲氟喹、多西环素、氯喹、伯氨喹会导致钙调磷酸酶抑制剂（他克莫司和环孢霉素 A）水平上升，磺胺多辛乙胺嘧啶可能会降低抗疟药的血清浓度。一些旅行相关预防药物需要根据肝肾功能情况调整剂量。

一些临床病例报告提示，脾缺如患者更容易感染疟疾，因此这类患者去往疟疾疫区时应认真考虑疟疾预防药物方案。

### 表 8-9　疟疾预防药物和 HIV 或移植相关常见药物的潜在交叉反应

| 药物 | 蛋白酶抑制剂 | NRTIs | NNRTIs | 整合酶和进入抑制剂 | 钙调磷酸酶抑制剂（他克莫司和环孢霉素 A） |
|---|---|---|---|---|---|
| 甲氟喹 | 降低所有蛋白酶抑制剂的血清浓度，不影响甲氟喹的浓度 | 不详或可预期 | 不详或与依非韦仑或其他药物的交叉作用可预期 | 埃替格韦与可比司他的增强合剂可能导致理论上的甲氟喹水平升高 | 导致心脏 QT 间期延长或升高钙调磷酸酶抑制剂水平 |
| 阿托伐醌 – 氯胍 | 所有蛋白酶抑制剂包括利托那韦、洛匹那韦、阿扎那韦能够导致阿托伐醌 – 氯胍血清浓度下降 | 不详或是理论交叉反应 | 依非韦仑能够导致阿托伐醌 – 氯胍血清浓度下降 | 不详或可预期 | 无数据 |
| 多西环素 | 不详或可预期 | 不详或可预期 | 无研究。依非韦仑能够导致多西环素血清浓度的理论水平下降 | 不详或可预期 | 导致升高钙调磷酸酶抑制剂水平 |
| 氯喹 | 不详或可预期 | 不详或可预期 | 不详或可预期 | 不详或可预期 | 导致心脏 QT 间期延长或升高钙调磷酸酶抑制剂水平 |
| 伯氨喹 | 不详或可预期 | 不详或可预期 | 无研究。依非韦仑能够导致伯氨喹血清浓度的理论水平下降 | 不详或可预期 | 导致升高钙调磷酸酶抑制剂水平 |

缩写：NRTI：核苷类逆转录酶抑制剂；NNRTI，非核苷类逆转录酶抑制剂。

[1] 交叉反应仅是基于药代动力或代谢考虑，而非任何临床失败证据。本表显示了最常见的抗逆转录病毒药物联合使用抗疟药的交叉反应，包括整合酶抑制剂（雷特格韦、杜鲁特韦、埃替格韦）/NRTI、马拉韦罗 /NTRI、恩曲他滨 / 替诺福韦 / 依非韦仑（Atripla）、洛匹那韦 / 利托那韦 / 替诺福韦 / 恩曲他滨（Kaletra/Truvada）。详细信息可在下列网址查询：www.hiv-druginteractions.org。

### 肠道感染

许多食品水相关的感染，如沙门菌、弯曲杆菌、贾第鞭毛虫、李斯特菌和隐孢子虫等，会导致免疫抑制患者发生严重的疾病或发展成慢性疾病。

所有的旅行者都应注意安全饮食和饮用水；但即使严格注意也有可能发生旅行

者腹泻。旅行者自行治疗选择抗生素，需要根据慢性病患者正在服用的药物考虑潜在的药物交叉反应。氟喹诺酮类药物和利福昔明是常用的有效抗菌药，很少与HARRT 药物有明显的交叉反应。大环内酯类抗生素可能与 HAART 药物以及器官移植相关的免疫抑制有明显的交叉反应（表 8-10）。水源性感染可能由娱乐活动时吞咽的水导致。为了减少隐孢子虫病和贾第鞭毛虫感染风险，患者应避免在可能有污染的地方（例如下水道或是动物粪便）游泳，游泳时避免吞咽水。患有肝病的旅行者应避免直接暴露于可能污染弧菌的盐水。

注意手部卫生，包括经常彻底洗手，是防止胃肠炎的最好方法。在接触过公用物体表面应洗手，接触任何动物或动物生活的地方也应洗手。

表 8-10　旅行者腹泻治疗用抗生素和 HIV 或移植相关药物之间的潜在交叉反应

| 药物 | 蛋白酶抑制剂 | NRTIs | NNRTIs | 整合酶和进入抑制剂 | 钙调磷酸酶抑制剂（他克莫司和环孢霉素 A ） |
|---|---|---|---|---|---|
| 氟喹诺酮类 | 环丙沙星无交叉反应。其他喹诺酮类药物与阿扎那韦、沙奎那韦、洛匹那韦有潜在的交叉反应 | 不详或可预期的交叉反应 | 环丙沙星无交叉反应。其他喹诺酮类药物与利匹韦林有潜在的交叉反应 | 不详或可预期的交叉反应 | 导致心脏 QT 间期延长或升高氟喹诺酮类药物浓度；剂量根据肾功能调整 |
| 阿奇霉素 | 不详或可预期的交叉反应 | 不详或可预期的交叉反应 | 不详或可预期的交叉反应 | 不详或可预期的交叉反应 | 可能导致升高钙调磷酸酶抑制剂水平 |
| 利福昔明 | 仅非吸收性抗生素无数据 | 仅非吸收性抗生素无数据 | 仅非吸收性抗生素无数据 | 仅非吸收性抗生素无数据 | 无数据，可能导致降低钙调磷酸酶抑制剂水平 |

缩写：NRTI：核苷类逆转录酶抑制剂；NNRTI，非核苷类逆转录酶抑制剂。

### 降低其他疾病风险

地方性特有的感染可能会造成免疫抑制人群发生严重疾病的风险上升，包括内脏利什曼病和几种吸入性真菌感染（如东南亚的马尔尼菲青霉菌感染和美洲的球孢子菌病）。许多发展中地区的结核病发生率很高，对去往这样地区免疫抑制旅行者建立结核感染状态，有助于评估随后的旅行相关疾病。根据旅行者免疫抑制的程度，可通过结核菌素试验、结核分枝杆菌抗原特异性干扰素 γ 释放试验或胸部透视来评价本地结核感染状态。

　　HIV 晚期患者以及移植患者应经常针对一种或更多种机会性感染疾病（如肺孢子虫、分枝杆菌、弓形虫等）进行初级预防或二级预防。旅行前应确认要严格遵守所有应注意的要求 [ 人类免疫缺陷病毒（HIV）感染 ]。

## 参考书目

1. Agarwal N, Ollington K, Kaneshiro M, Frenck R, Melmed GY. Are immunosuppressive medications associated with decreased responses to routine immunizations? A systematic review. Vaccine. 2012 Feb 14; 30(8): 1413–24.

2. Askling HH, Rombo L, van Vollenhoven R. Hepatitis A vaccine for immunosuppressed patients with rheumatoid arthritis: a prospective, open-label, multi-centre study. Travel Med Infect Dis. 2014 Mar–Apr; 12(2): 134–42.

3. Barte HL, Horvath TH, Rutherford GW. Yellow fever vaccine for patients with HIV infection. Cochrane Database Syst Rev. 2014 Jan 23; 1: CD010929.

4. Farez MF, Correale J. Yellow fever vaccination and increased relapse rate in travelers with multiple sclerosis. Arch Neurol. 2011 Oct; 68(10): 1267–71.

5. Geretti AM, Doyle T. Immunization for HIV-positive individuals. CurrOpin Infect Dis. 2010 Feb; 23(1): 32–8.

6. Kaplan JE, Benson C, Holmes KH, Brooks JT, Pau A, Masur H, et al. Guidelines for prevention and treatment of opportunistic infections in HIV-infected adults and adolescents: recommendations from CDC, the National Institutes of Health, and the HIV Medicine Association of the Infectious Diseases Society of America. MMWR Recomm Rep. 2009 Apr 10; 58(RR-4): 1–207.

7. Kotton CN, Hibberd PL, AST Infectious Diseases Community of Practice. Travel medicine and the solid organ transplant recipient. Am J Transplant. 2009 Dec 9; (Suppl 4): S273–81.

8. Loebermann M, Winkelmann A, Hartung HP, Hengel H, Reisinger EC, Zettl UK. Vaccination against infection in patients with multiple sclerosis. Nat Rev Neurol. 2011; 8(3): 143–51.

9. Rubin LG, Levin MJ, Ljungman P. 2013 IDSA clinical practice guideline for vaccination of the immunocompromised host. Clin Infect Dis. 2014 Feb; 58(3): 309–18.

10. Visser LG. TNF-α antagonists and immunization. Curr Infect Dis Rep. 2011 Jun; 13(3): 243–7.

11. Wyplosz B, Burdet C, François H, et al, Persistence of yellow fever vaccine-induced antibodies after solid organ transplantation. Am J Transplant. 2013 Sep; 13(9): 2458–61.

李云峰、田睿　翻译

邱文毅、郎少伟　校对

附　　录

Appendix

# 附录 A 提升旅行医学实践的质量

## Stephen M. Ostroff

尽管随着科学与医疗资讯的不断增加，旅行医学领域不断成熟，但是旅行医学仍然是一个年轻的医学实践领域。包括美国在内，目前世界上仍然没有公认的旅行医学专业或者附属专业。提供旅行医学服务的医生没有旅行医学的"执业证"，却有其他专业的资格证书，包括传染病学、内科学、儿科学、护理学、药学以及家庭医学。美国提供旅行医学服务的诊所也并非为旅行医学专门注册。

鉴于这些情况，旅行者如何最大限度地确保旅行医学提供方提供了优质旅行医疗服务，以及他们提供的建议、预防措施、治疗服务符合标准呢？同样，医生如何确保患者对旅行医学的相关事项有足够的了解呢？

对旅行健康服务质量方面的研究有限，但是一些研究表明旅行者拜访受过旅行医学培训的医生比拜访普通医生更有可能获得旅行前、旅行后的建议及服务。同样的，2006 年美国传染病学会发布的旅行医学指南（文本框 A-01）推荐从专业的旅行医学医生那里获得旅行前和旅行后的医学服务。这对前往国外旅行、准备冒险旅行、或有特殊需求以及健康问题的旅行者尤其重要。

以下是为有提高旅行医学知识意愿的医生提供的部分资源列表。寻求旅行医学相关服务的人群或许想知道是否他们的医生或诊所参与了这些组织或活动。

## ■ 旅行医学相关专业组织

### 国际旅行医学会（ISTM）

成立于 1991 年，是一个卓越的跨国组织，专门处理旅行医学相关问题。全球拥有超过 3200 名会员。

国际旅行医学会活动包括：

★ *Journal of Travel Medicine*

★ 一个活跃的论坛 listserv（TravelMed）：会员可以共享信息及提问

★ 特殊兴趣组：包括旅行医学护士及旅行医学药剂师

★ 两年一期的旅行医学会议及每年一期的地区性会议

★ 国内和分布在 89 个国家隶属于国际旅行医学会的国际旅行医学诊所目录

★ 涉及多方面主题的 60 个在线学习课程

★ 旅行医学知识证书考试：医生、护士、药剂师、其他从事旅行医学咨询的专业人员可参加

★ 国际旅行医学会旅行医学持续专业发展计划

国际旅行医学会从 2003 年开始举办旅行医学知识证书考试。知识体系的主要内容涵盖了旅行医学专业范围，从中产生基础考题。由国际旅行医学会考试委员进行持续更新。知识体系主要内容包括：

★ 旅行医学相关流行病学

★ 免疫学及疫苗学（包括旅行相关疫苗）

- 旅行前咨询和管理

- 患者的评估

- 有特殊要求的旅行者

- 特殊行程

- 预防和自我治疗

- 注意事项

★ 旅行期间感染的疾病

- 虫媒疾病

- 人际间传播疾病

- 食源性和水源性疾病

- 叮咬相关疾病

- 环境危害导致的疾病

★ 其他旅行相关情况

- 旅行期间或旅行后发生的情况

- 环境因素诱发的情况

- 人身安全威胁

- 心理文化问题

**★ 旅行后管理**

★ 旅行医学的一般问题

- 国外医疗

- 旅行门诊管理

- 旅行医学信息资源

自开展考试开始以来，已有超过 2600 名考生参加了旅行医学知识证书考试。旅行医学会组织为期两天的强化考试预备课程。成功通过考试将会被授予旅行健康证书（CTH）。2011 年开始颁发的旅行健康证书有效期为 10 年，通过考试者可通过专业发展活动及再次考试重新获得证书。提供旅行医学服务或对旅行医学感兴趣的人员应强烈建议考虑成为国际旅行医学会会员。国际旅行医学会的网站上列出了从业者的名单，有旅行健康证书的医生也列在其中，并有注明。国际旅行医学会目前有超过 1000 名会员获得旅行健康证书。

国际旅行医学会也提供研究项目。包括科研基金、旅行奖励以及诸如GeoSentinel 监测网络提供支持。

## 美国热带医学与卫生学会（ASTMH）

成立于 1951 年，可追溯到 1903 年，由多个前身组织合并而成，美国热带医学与卫生学会有一个专门的分部处理热带医学和旅行医学问题，即美国临床热带医学及旅行者健康委员会。

美国热带医学与卫生学会活动包括：

★ *The American Journal of Tropical Medicine and Hygiene*

★ 年会

★ 电子分布表

★ 热带和旅行医学顾问目录

★ 那些通过美国热带医学与卫生学会认可的热带医学文凭课程或有足够热带医学
   经验的人可以参加两年一次的临床热带医学及旅行者健康证书考试

临床热带医学及旅行者健康知识的 ASTMH 资格证书知识体系内容包括：

★ 基础医学及基础理论

★ 传染病及热带疾病（包括寄生虫、细菌、真菌和病毒）

★ 其他疾病及状况

★ 临床综合征的诊断和治疗方法

★ 旅行者健康

★ 热带地区公共卫生

★ 流行病学和疾病控制

★ 实验室诊断

通过 ASTMH 考试的人数超过 750 人，ASTMH 网站上列出了名单。ASTMH 每年会提供临床热带医学及旅行者健康的强化更新课程，目的是为那些计划参加证书考试的人做准备。

## 野外医学会

成立于 1983 年，该协会（www.wms.org）重点关注探险旅行，包括野外旅行及潜水医学，它的活动内容包括：

★ *Wilderness and Environmental Medicine*

★ 野外急救实践指南

★ 年会、全球大会和专科会议

★ 认证高级野外生命支持的领先课程

★ 参加获取高山医学文凭的课程

★ 完成所有野外医学课程，学员可获得野外医学学院奖学金

## 美国传染病学会（IDSA）

IDSA（www.idsociety.org）是代表美国传染病医生的最大组织。尽管 IDSA 不是专门处理旅行医学问题的组织，它有很多活跃的会员是热带与旅行医学疾病的专家或对旅行医学有浓厚的兴趣。2006 年 IDSA 出版了大量的循证指南，用于指导美国的旅行医学实践（文本框 A-1）。IDSA 还在自己的杂志上发表旅行相关研究杂志包括：*The Journal of Infectious Diseases*，*Clinical Infectious Diseases*，和 *Open Forum Infectious Diseases*。

## 国际传染病协会（ISID）

ISID（www.isid.org）成立于 1986 年，拥有来自全球 155 个国家近 20 000 名会员。和 IDSA 一样 ISID 并非重点关注的是旅行医学。但是它的国际研究，尤其是在资源匮乏的国家，使得旅行医学成为 IDSA 的一个重要课题，还为国外旅行目的地的许多传染病医生提供了有价值的信息来源。由 IDSA 支持的旅行医学的主

要活动包括：

★ *International Journal of Infectious Diseases*

★ 两年一次的国际传染病大会

★ 新出现疾病监测程序（Pro-MED），一个信息开放的电子上报系统（www. promedmail.org），上报新发传染病和毒素，包括疫情暴发情况

### 航空航天医学协会

这个组织（www.asma.org）由航空、航天领域及环境医学领域与空中、太空旅行者打交道的专家组成，它的主要活动包括：

★ 期刊：*Aviation，Space，and Environmental Medicine*

★ 年会

★ 与航空航天医学有关的医学继续教育

---

### 文本框 A-1　优质旅行前评估的基本要素

以下要素由 Spira 和 IDSA 指南改编，提供一个优质的旅行前医学评估的概况

★ 评估旅行者的健康状况：包括潜在的健康问题及疫苗接种史

★ 仔细分析行程：包括旅行时长、季节、行为及旅行方式

★ 疫苗及其他预防措施评估

★ 指导疾病预防及如何保持健康，包括如何在海外获得医疗服务

---

## ■ 在美国以外地区旅行时寻求医疗服务

ISTM 及 ASTMH 网站上都列出了美国地区外的这些组织成员的诊所及旅行健康服务提供者的名字。建议旅行者在出发前浏览这些列表，确定前往的旅行目的地存在这些医疗资源。一些国家或地区的旅行医学组织也有旅行医学网站也可以提供就医的信息，包括：

★ 加拿大：Health Canada（www.phac-aspc.gc.ca/tmp-pmv/yf-fj/index-eng.php 和 travel. gc.ca）

★ 英国：Great Britain：National Travel Health Network and Centre（www.nathnac. org）和 British Global and Travel Health Association（www.bgtha.org）

★ 南非：South African Society of Travel Medicine（www.sastm.org.za）

★ 澳大利亚：Travel Medicine Alliance（www.travelmedicine.com.au）

★ 中国：International Travel Healthcare Association（www.itha.org.cn/）

紧急的旅行相关医疗保健也可通过联系美国大使馆他们可能可以提供医生的名单。旅行者也应考虑联系一些可以提供国外医疗服务和医疗救助的私人公司。比如国际紧急救援中心，可以提供全球服务。医生的位置及详细信息可以访问 www.internationalsos.com。

## 参考书目

1. Boddington NL, Simons H, Launders N, Hill DR. Quality improvement in travel medicine: a programme for yellow fever vaccination centres in England, Wales and Northern Ireland. Qual Prim Care. 2011; 19(6): 391–8.

2. Chiodini JH, Anderson E, Driver C, Field VK, Flaherty GT, Grieve AM, et al. Recommendations for the practice of travel medicine. Travel Med Infect Dis. 2012 May; 10(3): 109–28.

3. Hill DR, Ericsson CD, Pearson RD, Keystone JS, Freedman DO, Kozarsky PE, et al. The practice of travel medicine: guidelines by the Infectious Diseases Society of America. Clin Infect Dis. 2006 Dec 15; 43(12): 1499–539.

4. Kozarsky P. The Body of Knowledge for the practice of travel medicine—2006. J Travel Med. 2006 Sep–Oct; 13(5): 251–4.

5. LaRocque RC, Jentes ES. Health recommendations for international travel: a review of the evidence base of travel medicine. Curr Opin Infect Dis. 2011 Oct; 24(5): 403–9.

6. Ruis JR, van Rijckevorsel GG, van den Hoek A, Koeman SC, Sonder GJ. Does registration of professionals improve the quality of travelers' health advice? J Travel Med. 2009 Jul–Aug; 16(4): 263–6.

7. Schlagenhauf P, Santos-O'Connor F, Parola P. The practice of travel medicine in Europe. Clin Microbiol Infect. 2010 Mar; 16(3): 203–8.

8. Sistenich V. International emergency medicine: how to train for it. Emerg Med Australas. 2012 Aug; 24(4): 435–41.

9. Spira A. Setting the standard. J Travel Med. 2003 Jan–Feb; 10(1): 1–3.

# 附录 B 旅行相关疫苗汇总表

David R. Shlim

表 B-1 是接种或开具旅行相关疫苗的快速索引表。在接种任何疫苗前都应严格外注意其剂量以及应肌内注射还是皮下注射。还应该查看详细的使用说明、禁忌证、注意事项以及本书讨论的或制造商处方信息中提到的特定疫苗的不良反应。其他疫苗接种，请参考第三章的相关疾病部分。

表 B-1 旅行相关疫苗汇总

| 疫苗 | 商品名（生产商） | 年龄 | 剂量 | 接种方式 | 时间表 | 加强免疫 |
|---|---|---|---|---|---|---|
| 甲型肝炎疫苗（灭活） | Havrix（GlaxoSmithKline） | 1~18 岁 | 0.5ml（720ELU） | 肌内注射 | | 无 |
| | | ≥ 19 岁 | 1.0ml（1440 ELU） | 肌内注射 | 0, 6~12月 | |
| 甲型肝炎疫苗（灭活） | Vaqta（Merck & Co., Inc.） | 1~18 岁 | 0.5ml（720ELU） | 肌内注射 | | 无 |
| | | ≥ 19 岁 | 1.0ml（1440 ELU） | 肌内注射 | 0, 6~18月 | |
| 甲、乙型肝炎联合疫苗 | Twinrix（GlaxoSmithKline） | ≥ 18 岁（常规接种） | 1.0ml（720 ELU HAV+ 20μg HBsAg） | 肌内注射 | 0, 1, 6月 | 无 |
| | | ≥ 18 岁（加速程序） | 同上 | 肌内注射 | 0, 7, 21~30天 | 12月 |

| 疫苗 | 商品名（生产商）| 年龄 | 剂量 | 接种方式 | 时间表 | 加强免疫 |
|---|---|---|---|---|---|---|
| 重组乙型肝炎疫苗[1] | Engerix-B （GlaxoSmithKline）| 0~19岁（常规接种）| 0.5 ml（10μgHBsAg）| 肌内注射 | 0, 1, 6月 | 无 |
| | | 0~10岁（加速程序）| 0.5 ml（10μgHBsAg）| 肌内注射 | 0, 1, 2月 | 12月 |
| | | 11~19岁（加速程序）| 1.0ml（20μgHBsAg）| 肌内注射 | 0, 1, 2月 | 12月 |
| | | ≥20岁（常规接种）| 1.0ml（20μgHBsAg）| 肌内注射 | 0, 1, 6月 | 无 |
| | | ≥20岁（加速程序）| 1.0ml（20μgHBsAg）| 肌内注射 | 0, 1, 2月 | 12月 |
| 重组乙型肝炎疫苗[1] | Recombivax HB （Merck & Co., Inc.）| 0~19岁（常规接种）| 0.5 ml（5μgHBsAg）| 肌内注射 | 0, 1, 6月 | 无 |
| | | 11~15岁（青少年加速程序）| 1.0ml（10μgHBsAg）| 肌内注射 | 0, 4~6月 | 无 |
| | | ≥20岁（常规接种）| 1.0ml（10μgHBsAg）| 肌内注射 | 0, 1, 6月 | 无 |
| 灭活日本脑炎疫苗 | Ixiaro（Valneva）| ≥17岁 | 0.5 ml | 肌内注射 | 0和28天 | 常规接种后>1年[2] |
| | | 3~16岁 | 0.5 ml | 肌内注射 | 0和28天 | 尚无数据 |
| | | 2月~2岁 | 0.25 ml | 肌内注射 | 0和28天 | 尚无数据 |
| 流脑多糖白喉类毒素结合疫苗（MenACWY-D）[3] | Menactra（Sanofi Pasteur）| 9~23月 | 0.5 ml | 肌内注射 | 0, 3月 | 如果存在持续风险[4] |
| | | 2~55岁 | 0.5 ml | 肌内注射 | 1剂 | |
| 流脑低聚糖白喉CRM197结合疫苗（MenACWY-CRM）[3] | Menveo（Novartis）| 2~12月 | 0.5 ml | 肌内注射 | 0, 2, 4, 10~13月 | 如果存在持续风险[4] |
| | | 7~23月 | 0.5 ml | 肌内注射 | 0, 3月（第二剂在2岁时接种）| |
| | | 2~55岁 | 0.5 ml | 肌内注射 | 1剂 | |
| 流脑B型流感嗜血杆菌多糖破伤风类毒素结合疫苗[5] | MenHibrix（GSK）| 6周~18月 | 0.5 ml | 肌内注射 | 0, 2, 4, 10~13月 | 如果存在持续风险[4] |

续表

| 疫苗 | 商品名（生产商） | 年龄 | 剂量 | 接种方式 | 时间表 | 加强免疫 |
|---|---|---|---|---|---|---|
| 流脑多糖疫苗（MPSV4） | Menomune（Sanofi Pasteur） | ≥2周岁 | 0.5 ml | 皮下注射 | 1剂 | 如果存在持续风险[6] |
| 脊髓灰质炎灭活疫苗 | Ipol（Sanofi Pasteur） | ≥18岁 | 0.5 ml | 皮下或肌内注射 | 如果已完成脊髓灰质炎疫苗的儿童常规免疫，接种1剂 | 前往脊髓灰质炎流行国家的长期旅行者或许需要重复加强接种，详见第三章，脊髓灰质炎 |
| 狂犬病疫苗（人二倍体细胞） | Imovax（Sanofi Pasteur） | 任何年龄段 | 1.0 ml | 肌内注射 | 暴露前接种：0, 7, 及21或28天 | 无，详见第三章，狂犬病暴露后免疫 |
| 狂犬病疫苗（纯化鸡胚细胞） | RabAvert（Novartis） | 任何年龄段 | 1.0 ml | 肌内注射 | 暴露前接种：0, 7, 及21或28天 | 无，详见第三章，狂犬病暴露后免疫 |
| 伤寒疫苗（口服减毒活疫苗） | Vivotif（PaxVax） | ≥6岁 | 1粒[7] | 口服 | 0, 2, 4, 6天 | 5年后重复常规接种 |
| 伤寒疫苗（Vi荚膜多糖疫苗） | Typhim Vi（Sanofi Pasteur） | ≥2岁 | 0.5ml | 肌内注射 | 1剂 | 2年 |
| 黄热病疫苗 | YF-Vax（Sanofi Pasteur） | ≥9月[8] | 0.5 ml | 皮下注射 | 1剂 | 10年[9] |

缩写：ELU，灭活甲型肝炎病毒的酶联免疫法检测单位；HAV，甲型肝炎病毒；HBsAg，乙型肝炎表面抗原；IM，肌内注射；U，甲型肝炎抗原单位；SC，皮下注射。

[1] 血液透析及其他免疫功能低下患者应咨询处方剂量差异。
[2] 持续日本脑炎病毒暴露的风险。尚无在常规接种后 2 年或 2 年以上加强免疫应答的数据。尚无何时需要加强免疫及其时间的数据。
[3] 如果婴儿在旅行前接种疫苗，间隔时间可缩短至 8 周。
[4] 9 个月～6 岁之间接种了流脑结合疫苗（MenACWY-D 或 MenACWYCRM）的儿童建议 3 年后复种。7～55 岁接种了流脑结合疫苗的个体建议 5 年后复种。有持续风险的个体建议此后每 5 年复种。
[5] 接种了 HibMenCY-TT 的婴儿和儿童前往流脑高流行地区如非洲流脑带时，其接种的疫苗并不防护 A，W 血清群，应在旅行前接种四价流脑疫苗。
[6] 55 岁以上存在高风险的人群应每 5 年后复种一剂流脑多糖疫苗。
[7] 应储存于 35.6℉～46.4℉（2℃～8℃）冰箱。用不超过 98.6℉（37℃）的凉水送服。
[8] 在特殊考虑 9 个月以下婴儿及 60 或 60 岁以上老人是否接种黄热病疫苗时，请在接种前参考第三章黄热病。
[9] 2014 年，世界卫生大会（由世界卫生组织举办）通过了从 2016 年 6 月的《国际卫生条例》中关于删除"黄热病疫苗每 10 年加强免疫要求"的建议。一旦做出更改，受种者的一份完整的疫苗接种或预防措施国际证书将会终生有效。尚不确定何时以及是否对所有黄热病疫苗接种入境要求的国家接受此更改。美国预防接种咨询委员会（ACIP）正在考虑是否需要继续加强接种黄热病疫苗的问题。在 ACIP 更新其建议之前，CDC 推荐美国旅行者前往黄热病毒暴露高风险地区时，每 10 年加强接种黄热病疫苗。有关黄热病疫苗加强接种的最新信息，可访问 CDC 旅行健康网 www.cdc.gov/travel。

# 附录 C 移居者卫生资源

## William M. Stauffer

从历史上来看，黄皮书已经解决了美国公民前往其他国家的旅行健康问题。随着世界人群的流动性越来越大，旅行医学的学科不断发展，开始认识到非传统人群也开始跨越国界进出美国。其中一个这样的人群包括来自其他国家短暂或永久移居至美国的人。美国的移居者包括移民（有证和无证）、难民、寻求庇护者以及国际领养儿童。另外，学生及企业员工为美国的常客。很多为传统旅行者服务的诊所也作为美国医疗系统联系点为这部分人群提供服务，尤其是移民和难民。本节内容主要为提供资源以协助为这些人群提供服务的临床医生及组织获取最新的患者护理指南，在线教育材料及打印资源。

## 临床参考资料

### 编制的指南

★ 美国疾病控制与预防中心：美国为安置难民制定的出发前和达到后假定治疗及医学筛查指南，可访问 www.cdc.gov/immigrantrefugeehealth/guidelines/refugee-guidelines.html

★ 美国儿科学会：被收养者、难民、移民的医学筛查及预防接种指南，在线红皮书参见 http：//aapredbook.aappublications.org

★ 加拿大移民和难民健康合作中心：新移民和难民社区医疗的临床预防指南，可访问 www.ccirh.uottawa.ca

### 网站

★ 美国疾病控制与预防中心
  ● 移民和难民健康：安置在美国的移民和难民的信息及资源，可访问 www.cdc.gov/immigrantrefugeehealth/index.htm
  ● 旅行者健康：国际旅行者的健康资源，可访问 www.cdc.gov/travel
  ● 疟疾及其他寄生虫病：寄生虫病的临床及其他公共政策信息，可访问 www.cdc.gov/parasites 和 www.cdc.gov/malaria
  ● 国际突发事件及难民健康：与复杂的人道主义突发事件相关的健康信息，可访问 www.cdc.gov/globalhealth/ierh

★ 难民卫生技术援助中心：多种移民资源及在线教育，可访问 www.refugeehealthta.org

★ 明尼苏达州卫生局：为临床医生提供的多种移民健康资源，可访问 www.health.state.mn.us/divs/idepc/refugee/hcp/index.html 以及难民专题，可访问 www.health.state.mn.us/divs/idepc/refugee/topics/index.html

★ 健康路媒体：不同语言的健康教育资料包括影像资料，可访问 http：//healthyroads media.org

★ 民族医学：有关文化信仰、医疗问题、与新近移民有关的其他医疗卫生相关问题，可访问 http：//ethnomed.org/ethnomed

- ★ 医疗信息翻译：以多种语言翻译的普通医院名称，可访问 www.ealthinfotranslations. com
- ★ MedicalLeadership.org：各种语言的患者资源信息库和提供英语以外的语言服务组织，可访问 www.medicalleadership.org/patient-educations/
- ★ 难民健康信息网：为临床医生、难民、寻求庇护者提供多种语言的纸质、音频、视频资料，可访问 www.rhin.org
- ★ 美国难民和移民委员会：为临床医生、移民、社区提供多种语言包含多种健康问题的工具包，可访问 www.refugees.org
- ★ 美国公民及移民服务局：有关状态调整的信息，可访问 www.uscis.gov
- ★ 联合国难民事务高级专员公署，健康信息系统：特定的难民营或难民为主的人群的健康问题相关信息，可访问 www.unhcr.org/pages/49c3646ce0.html

## 参考书目

### 关注移民健康的参考书

- ★ Immigrant Medicine. Walker PF, Barnett ED, editors. Philadelphia: Saunders Elsevier; 2007.
- ★ Migration Medicine and Health: Principles and Practice. Gushulak BD, MacPherson D, editors. Hamilton, ON: BC Decker; 2006.
- ★ Travel Medicine and Migrant Health. Lockie C, Walker E, Calvert L, Cossar J, Knill-Jones R, Raeside F, editors. Edinburgh: Churchill Livingstone; 2000.
- ★ Refugee and Immigrant Health. A Handbook for Health Professionals. Kemp C, Rasbridge LA, editors. New York: Cambridge University Press; 2004.

### 关注热带疾病的参考书

- ★ Atlas of Tropical Medicine and Parasitology. 6th ed. Peters W, Pasvol G, editors. Edinburgh: Mosby; 2007.
- ★ Mandell, Douglas, and Bennett's Principles & Practice of Infectious Diseases. 7th ed. Mandell GL, Bennett JE, Dolin R, editors. Philadelphia: Churchill Livingstone; 2010.
- ★ Hunter's Tropical Medicine and Emerging Infectious Diseases. 9th ed. Magill AJ, Ryan ET, Hill D, Solomon T, editors. Philadelphia: Saunders Elsevier; 2012.
- ★ Manson's Tropical Diseases. 22nd ed. Cook GC, Zumla AI, editors. Edinburgh, UK: Saunders Ltd; 2008.

★ Tropical Infectious Diseases: Principles, Pathogens and Practice. 3rd ed. Guerrant RL, Walker DH, Weller PF, editors. Philadelphia: Churchill Livingstone; 2011.

## ■ 常用资源

### 阅读清单

明尼苏达大学关于难民及移民健康的阅读清单：对难民及移民健康感兴趣的人制定的综合阅读清单，可访问 www.globalhealth.umn.edu/free-intro-course/immigrant-refugee-health-short-course-resources/index.htm

### 教育机会

- 明尼苏达大学 /CDC：美国热带医学和卫生学会（ASTMH）- 公认的全球卫生课程—关注移民和难民健康的开放讲座及在线内容，可访问 www.globalhealth.umn.edu
- ASTMH- 公认的热带与旅行医学课程：ASTMH- 公认的热带与旅行医学课程清单，可访问 www.astmh.org/Approved_Diploma_Courses/2867.htm
- 哈佛移民创伤项目：http：//hprt-cambridge.org

### 提供移民信息的机构网站

- 美国健康与人类服务部
  - ＞难民安置办公室：www.acf.hhs.gov/programs/orr
  - ＞全球卫生事务办公室：www.globalhealth.gov
- 美国疾病控制与预防中心，移民与难民健康：www.cdc.gov/immigrantrefugeehealth
- 联合国难民事务高级专员公署：www.unhcr.org/cgibin/texis/vtx/home
- 世卫组织难民网页：www.who.int/topics/refugees/en
- 美国热带医学和卫生学会：www.astmh.org
- 国际移民组织：www.iom.int
- 国际旅行医学会，移民及难民健康兴趣团组委员会：http：//www.istm.org/migrantgroup
- 全球卫生理事会：www.globalhealth.org

- 全球卫生大学联盟：www.cugh.org

## 其他资源

- 服务提供方的质量和文化指南：http：//erc.msh.org/mainpage.cfm?file=1.0.ht m&module=provider&language=English

附录 A、B、C：*尹海萍*　翻译

何蕾　校对